요가 시퀀싱 – 요가수업을 혁신적으로 디자인하기

Yoga Sequencing – DESIGNING TRANSFORMATIVE YOGA CLASSES

요가 시퀀싱

요가수업을 혁신적으로 디자인하기

김소영 · 정유경 옮김

Yoga

Sequencing

DESIGNING TRANSFORMATIVE YOGA CLASSES

MARK STEPHENS

영 문 출 판 사

■ 옮긴이

김소영 원광대학교 대학원 요가학 전공 석사/박사
(사)한국담마요가협회 회장
행복한아쉬람 대표

정유경 경희대학교 체육대학원 스포츠의과학 박사
한국과학요가협회 회장
엠케어요가 대표

YOGA Sequencing DESIGNING TRANSFORMATIVE YOGA CLASSES
by MARK STEPHENS

Translation and adaptation of the first English language edition.

『요가 시퀀싱』 요가 수업을 혁신적으로 디자인하는 작업은 자연스럽게 예술, 과학 연구를 위한 사회계층의 원조로 이루어졌다. 비영리 교육단체로서 다양한 과학, 사회, 예술분야를 총괄하여 연결하는 교육적이며, 다문화적 관점의 개발을 목표로 한다. 궁극적으로는 예술, 과학, 인류, 치유를 위한 총체적 관점을 배양하고 나아가 몸과 마음, 자연의 관계를 다룬 문학을 출판, 보급하고자 한다.

요약: "요가 강사, 요가강사교육원 교수, 요가센터 원장, 수련생들을 포함한 다양하고 폭넓은 요가 시장을 위한 67가지 요가 시퀀싱을 안내하고 있다. 요가 시퀀싱은 각종 수업을 계획하고, 실행할 수 있도록 폭넓은 경험을 가능하게 할 뿐만 아니라 심도있게 이해를 돕는 필수개념의 원천이 되도록 한다."
– 출판국

요가 시퀀싱

2018년 12월 21일 초판인쇄
2018년 12월 28일 초판발행

지은이 : MARK STEPHENS
옮긴이 : 김소영 · 정유경
발행인 : 박 병 조
발행처 : 도서출판 영문출판사
등 록 : 1987년 12월 21일 제2-419호
주 소 : 서울시 강남구 삼성동 69-1
전 화 : (02) 514-5590, 776-5590
팩 스 : (02) 756-8943
E-mail : yeongmunsa@empal.com
홈페이지 : www.ymsbook.net
정 가 : 35,000원
ISBN 978-89-7224-444-8 93510

※ 파본은 교환해 드립니다.

지속적으로 삶을 변화시키며 기쁨을 주는

요가의 길을 함께 걷는 강사들과 수련생들에게,

목차

Contents

표

Table

장 (Chapters) 에서

부록 (Appendix) D에서

머리말

Preface

요가는 건강과 웰빙을 전반적으로 증진하는 데 뛰어난 수련법으로서 전 세계적으로 보급되었다. 현재 전 세계에 수천 만 명의 사람들이 요가를 수련하고 있는 가운데, 요가를 가르치는 직업은 분명하고도 확고한 입지를 다져가고 있다. 요가 강사를 양성하는 과정은 나날이 늘어나면서 훌륭한 강사 수준에 적합한 교육 자료에 대한 요구도 증가하고 있다. 이전에 집필한 『요가 지도법: 기본원리와 지도기술(Teaching Yoga: Essential Foundations and Techniques, 2010)』에서 필자는 요가 강사에게 필요한 지침을 포괄적으로 제시하고, 또한 요가 강사가 기본적으로 갖추어야 할 기초지식과 실력, 그리고 주요 주제들을 다루었다. 폭넓게 출간된 요가 서적들 가운데서 다수의 책들은 요가철학과 해부학, 특정 아사나 지도 등의 다양한 주제들을 깊이 있게 다루고 있지만, 요가수업의 기획과 시퀀싱을 위한 심층적인 안내서는 찾아보기 힘든 실정이다.

수많은 요가 강사 및 강사를 양성하는 교육자들이 요가수업을 위한 포괄적인 안내서가 필요함을 지적하면서 본 서를 집필하도록 격려를 아끼지 않았다. 다양한 요가 방식이나 특정 아사나의 수련을 위한 시퀀스를 안내하는 책들은 어렵지 않게 찾아볼 수 있다. 그러나 요가수업을 정교하게 배열하며, 여러 수준과 조건, 환경에 적합한 시퀀스를 디자인하는데 필요한 원칙과 방법을 다루는 책은 찾아보기 쉽지 않다.

필자는 1995년 요가 강사 과정을 마친 후, '말리부 요가(Malibu Yoga)'에서 요가강사 생활을 시작했고, 이후 캘리포니아의 산타 모니카에 있는 '요가 워크스(Yoga Works)'로 자리를 옮겨 요가를 가르쳤다. 그리고 몇 해가 지나서 필자는 몇몇 동료들과 함께 '요가 인사이드 재단(Yoga Inside Foundation)'을 설립해서 북아메리카 전 지역의 다른 환경에서 지속적으로 운영할 수 있는 요가 프로그램을 정립해 나아갔다. 그 후 교도소와 청소년 감호소, 마약 재활 센터, 정신 치료시설, 학교 등을 대상으로 요가를 가르치기 시작했다. 그렇게 요가를 지도한 결과, 우리가 강사 과정에서 배우고 정규 요가 수업에서 다듬은 요가구성의 개념이 매우 제한적이며 '요가 인사이드(Yoga Inside)'에서 마주친 다양한 사람들의 요구와 관심 사항에 대한 준비가 여러 모로 미흡하다는 사실을 깨닫게 되었다. 그래서 우리는 미흡한 준비를 개선해 나아가는 방법에 대해 깊이 숙고하였고, 다시 요가자세(asana)와 호흡법(pranayama), 명상(dhyana)의 기본원리에 대한 심도 있는 연구의 진행으로 전환시킬 수 있었다. 이러한 경험으로 얻은 통찰들을 살펴보면서 우리는 다른 환경에서 봉사활동뿐 아니라, 요가 연구소와 요가 협회는 물론 요가 센터, 피트니스 센터에서 운영하는 정규 요가 수업 등을 아우르는 모든 환경에서 요가 시퀀스에 접근하는 방법에 대해서도 눈여겨보게 되었다. 그렇게 수련과 관찰, 실험을 해서 요가 수업의 기획과 시퀀싱에 대한 원리와 기법을 한층 세련되게 다듬었다. 본 책은 이 모든 과정들을 총망라한 절정체이다.

나는 20여 년 전에 에릭 쉬프먼(Erich Schiffmann)을 만난 이후로 변함없이 요가를 수련해왔다. 나는 쉬프먼으로부터 '내면의 안내'를 받는 방법을 배웠는데, 쉬프먼은 이 방법을 조엘 크래머(Joel Kramer)로부터 배웠다. 여러 해 동안 나는 아슈탕가 빈야사에 깊이 몰입했고 통찰력이 뛰어난 아엥가(Iyengar) 요가의 전수자들과 더불어 수많은 워크샵에 참가했다. 또한 '빈야사 흐름'에서 뿜어져 나오는 영혼과 탄트라가 일으키는 변화의 힘에 눈을 뜨게 되었다. 또한 요가 치유 분야에서 활동한 사람들의 훌륭한 통찰을 알 수 있게 되었다. 그리고 요가 수련을 하고자 하는 사람들을 위해 요가를 쉽게 접근하고 지속적으로 수련할 수 있도록 기능 해부학과 생체역학, 신체운동학 등에 깊은 지식을 연구한 사람들의 훌륭한 통찰을 알 수 있게 되었다. 그 가운데에서도 에릭 쉬프먼과 조엘 크래머의 요가에 대한 직관적인 감각은 아직까지도 내가 요가 수업을 위해 요가를 기획하고, 요가를 가르치는 매순간 내 가슴을 설레이게 한다.

계획적으로 준비된 수업이나, 직관적으로 이루어진 수업에서 예기치 않은 부상이나 괴리감 같은 모순점이 발생할 수 있다. 이것은 쉽고 자연스러운 교육 환경에서 수련생들에게 호흡의 리듬과 심장의 박동에 맞추어 몸과 마음의 소리에 춤추듯 가슴뛰는 경험을 부여하는 최상의 강사가 되어줄 때 해결되어진다. 만남과 추억을 만들고 수련의 원리와 기법을 연마하여 유익을 부여하는 과정을 통해 수련생들에게 성취에서 오는 기쁨을 줄 수가 있으며, 또한 수련생들의 성취의 기쁨을 공감하며 감사하게 받아들이는 자연스러운 교감을 형성할 수 있기 때문이다. 여기서 필자가 제공하고자 하는 것은 이러한 가르침의 정신으로 수련생들에게 힘을 북돋아 주어서 궁극적으로는 깊은 통찰로 이끌고 내적 부분에서부터 스스로 교감하며 자신을 가르칠 수 있게 하기 위함이다.

이 책에 나오는 내용은 내가 모두 지도하는 '요가강사 과정'에서 이수해야 하는 '요가 시퀀싱의 기법과 과학'의 현장에서 여러 해 동안 참가자들을 가르치며 뽑아낸 것들이다. 이런 집중과정에서 경험이 많은 요가강사들뿐만 아니라 강사 과정에 참여한 수백 명의 예비강사들이 서로서로 요가 시퀀싱에 대해 탐색하여 토론하고 의논하며 서로의 생각을 나누었다. 나는 최선을 다해 그들 모두의 의견을 들으며 배웠다. 그들이 기여한 바는 이 책의 곳곳에 새겨져 있으며, 그들이 보여준 폭넓은 통찰들에 대해 존경하는 마음을 전하고 싶다.

요가를 가르치는 일은 내 인생에서 가장 즐겁고 보람된 일이다. 요가를 하러 오는 사람들의 출신과 목적은 대단히 다양한데, 수련생들과의 교감은 내게 커다란 기쁨이었다. 내게서 배운 사람들이 곧 나의 스승이었고, 한 사람 한 사람 모두가 요가에 대한 독특한 통찰을 일깨워주었다. 내가 조용한 곳에서 집필하는 동안, 나에게 물심양면으로 지원을 해준 산타 크루즈(Santa Cruz)에 있는 요가동호회(Yoga Community) 회원과 동료 강사들에게 특히, 감사의 마음을 전하고 싶다. 앤 사프(Anne

Tharpe)와 앨리슨 미첼(Alison Mitchell), 신 랭(Sean Lang), 그리고 '산타 크루즈 요가'의 강사들 모두 내가 집필 작업에 몰두해 있을 때 우리 요가스튜디오가 번창할 것임을 확신해 주었다.

책을 집필하는 일에 들어가면 매일 요가를 수련해서 건강과 마음을 챙기는 일을 등한시 하기 쉽다. 결국 균형을 어떻게 잡을 것인지 문제가 되는데 이 때, 강가 화이트(Ganga White), 샐리 캠튼(Sally Kemptom), 조엘 크래머(Joel Kramer), 다이애너 앨스태드(Diana Alstad), 에릭 쉬프먼, 제임스 우비너(James Wvinner), 제임스 베일리(James G. Bailey), 쉬바 리아(Shiva Rea) 등의 친구들이 나에게 도움을 주었다. 또한 이 친구들을 어떻게 하면 격동하는 삶 속에서도 수십 년 동안 수련을 지속하며 균형을 잡을 것인가를 생생하게 보여주는 귀감이었다. 그들 모두는 내가 이 일을 지속적으로 추진할 수 있도록 나를 북돋아주었고 아주 소중한 아이디어들을 제안해주었다.

내 연구를 뒷받침해준 요가강사들 —토니 아고스티넬리(Tony Agostinelli)와 앤 사프, 신디 청(Cindy Cheung) 등— 은 본 책에 소개한 수많은 자료들을 수집하고 편집하는 데 필요한 도움을 주었다. 캐런 배시(Karen Bassi)와 앤 사프, 멜린더 스티븐스 버키(Melinda Stephens-Bukey) 등은 원고를 비판적인 안목으로 읽고 다양한 의견을 개진해주었다. 요가 시퀀스에 소개한 사진들은 다이애너 밴 에이크(DiAnna Van Eyche)와 내가 찍은 것들이다. 이 책에 나오는 그 외의 사진들은 제임스 우비너가 제공한 것들이다.

배일리 존슨(Bailey Johnson)과 브래나 맥킨(Brenna Mackin), 에리카 애브래하미안(Erika Abrahamian), 에밀리 패리(Emily Perry), 그래타 미챌(Greta Mitchell), 저냇 르후일리어(Jeanette Lehouillier), 재니퍼 스탠리(Jennifer Stanley), 매일리어 롤링스(Malia Rawlings), 마셔 찰랜드(Marcia Charland), 메어리 멀래타(Mary Maleta), 나오미 헤겐바르트(Naomi Hegenbart), 래이 찰랜드(Ray Charland), 로원 롤링스(Rowan Rawlings), 시나 메시나(Seana Messina), 토니 아고스티넬리(Tony Agostinelli) 등은 요가 시퀀스에 나오는 사진을 찍을 때 즐거운 마음으로 참을성 있게 아름다운 모델이 되어 주었다.

'노스 아틀랜틱 북스(North Atlantic Books)'와의 작업은 언제나 유쾌했다. 기획 편집자인 제시카 세비(Jessica Sevey)는 원고를 단행본으로 제작해 나아가는 과정에서 전문가적인 조언을 아끼지 않았으며, 본 책이 처음부터 끝까지 일관성 있고, 명료하게 하는데 많은 도움을 주었다. 편집자인 크리스토퍼 처치(Christopher Church)는 원고 전체를 능수능란한 솜씨로 편집하고 간단명료하게 다듬었다. 수잰 앨버트슨(Suzanne Albertson)의 디자인은 보는 것만으로도 그 아름다움을 여실히 알 수 있다.

마음으로 응원해준 다이애너 밴 에이크(Dianna Van Eycke)와 제니퍼 스탠리(Jennifer Stanley), 마이크 롯킨(Mike Rotkin), 마이클 스티븐스(Michael Stephens), 메린다 스티븐스 버키(Melinda Stephens-Bukey), 존 버키(John Bukey), 리서 화이트(Reatha White), 랠프 퀸(Ralph Quinn), 제임스 우비너(James Wvinner), 시더(Siddha) 등 가족과 친구들에게 감사한 마음을 전한다.

언어에 대한 메모 A Note on Language

요가는 인도에서 발생했고, 그것이 발전하면서 내용의 대부분이 산스크리트(Sanskrit)어로 기록되었다. 다수의 요가 개념의 의미는 여전히 산스크리트어로 표현하는 게 가장 정확하다. 그런데 산스크리트어를 번역하다 보면 정확성에 대한 우려가 나타나기 마련이다. 이것이 고대의 요가 근원을 샅샅이 알지 않아도 된다고 생각하는 강사들에게는 문제가 되지 않을 수도 있다. 그러나 그들을 제외한 다른 많은 강사들은 일반서적과 정기간행물, 전자매체 등을 비롯하여 고대의 가르침에서 많은 것을 배우고 있고, 개념과 요가자세(asana, '하나의 자세를 취하다' 라는 뜻)에 대한 산스크리트 용어를 현장에서 사용하고 있다. 산스크리트 용어를 배우는 것은 특정 철학을 신봉해야 한다는 것이 아니다. 산스크리트어를 배우면 동일한 용어로 세계적으로 소통하며 요가 수련을 심화하는 데 유리하다.

요가의 아사나 및 그 밖의 부분에 가장 일반적으로 쓰이는 용어들은 아엥가(B. K. S. Iyengar)와 팟타비 조이스(Pattabhi Jois), 데시카차르(T. K. V. Desikachar) 등과 같은 세계적인 요가 스승들의 영향을 받아서 형성되었다. 그리고 수많은 요가 관련 서적과 더불어 『요가 저널(Yoga Journal)』과 『요가 인터내셔널(Yoga International)』 등과 같은 잡지들은 산스크리트 용어와 그 철자 형식을 보다 대중화하는 데 기여했다. 본 책에서는 이렇게 일반화된 용어와 형식을 사용하며 각각의 산스크리트 용어가 맨 처음 등장할 때 번역어를 덧붙여 놓았다. 각 장의 설명 부분에서 맨 처음 등장하는 아사나의 이름은 산스크리트어와 번역어를 병기했으며 그 이후에 나오는 아사나는 산스크리트어만으로 표기했다. 번역어가 되었건 산스크리트어가 되었건, 요가 관련 용어들은 모두 이 책 부록 A '용어해설'에서 찾아볼 수 있으며 아사나는 모두 부록 B에 산스크리트어와 번역어로 병기해 놓았다.

역자 서문

요가는 마음의 움직임을 가라앉히거나 그치게 하는 수행이다. 성자 파탄잘리는 요가수행이란 오랜 시간에 걸쳐서 바르고 성실하게 실천하는 것이라고 말한다. 올바른 요가수행의 지침으로 수련을 하여야 요동치고 흔들리는 마음을 제어하고 다스릴 수 있다. 이와 같이 요가수련을 하면 삶은 지속적으로 변화를 일으키고 행복은 점점 가까워진다.

이 책의 저자 마크 스티븐슨(MARK STEPHENS)은 요가로 삶의 변혁을 일으키고, 행복에 이르도록 지도하는 미국의 요가강사이고, 요가강사들의 스승이며, 요가수행자이다. 그가 펴낸 책들은 한결같이 요가수련을 하며 느꼈던 수많은 궁금증과 의문점, 주요사항을 하나하나 밝혀내고, 실증하면서 실제 수련에서 터득한 것들을 초보 요가수련자나 요가강사 등 많은 요가수행자들과 함께 나누려는 따뜻한 마음이 담겨있다. 그래서 요가를 20여 년 수련하고 지도해 온 요가수행자로서 이 책을 번역하게 된 것에 더욱 감사한 마음이 든다.

한국에서의 요가 대중화는 몸과 마음을 건강하게 단련하기 위한 운동수단으로 확산되었지만 지금은 요가가 수행으로 자리바꿈을 하게 되었다. 현대사회에서 요가의 위상은 몸과 마음을 단련시키고, 변화시킬 뿐만 아니라 인생의 변혁을 일으킬 수 있는 혁신적 수행법이 되었다.

마크 스티븐슨은 첫 번째 저서인 요가 지도법(Teaching Yoga, 2010)에서 요가강사에게 필요한 기본 지침을 포괄적으로 설명하면서, 여러 기초지식과 주제들을 제시하고, 인생의 변화에 대한 요가의 효용을 피력했다. 그 후 발간한 이 책(Yoga Sequencing, 2012)에서는 요가강사에게 시퀀스를 중심으로 수업을 기획하는데 필요한 모든 자료를 정교하게 설명하고 있다. 『요가 시퀀싱』은 요가수업의 기획을 위해 수행 동료들과의 공동작업을 하면서 다양하고, 실질적인 지도에 필요한 자료들을 제공하고자 노력한 결과물이다.

이 책은 V부로 구성되어 있다. 제 I부는 요가를 가르치는 기초와 원리로, 다섯 가지 원리와 여러 아사나 계열 속에서 연결되는 시퀀스의 주의사항과 고려사항들을 제시하고 있다. 제 II부는 시퀀스의 기본인 수리야 나마스카라와 초급, 중급, 상급 수련생을 위한 수업 기획법이 설명된다. 제 III부는 유소년, 여성, 노인 등 생애주기에 따라 특성에 맞춘 시퀀스들을 단계별로 나타나 있으며, 제 IV부는 정신건강을 위한 이완 수업과 차크라 시퀀스, 인도정통의학인 아유르베다에 맞춘 요가 시퀀스가 자세히 제안된다. 제 V부는 영혼이 담겨져 있는 종합적인 요가 시퀀스가 정리되어 있어 실제 적용이 용이하게 구성되어 있다. 저자의 요가 전수에 대한 애정은 부록에서도 계속되는데 특히, 부록 B에서는 아사나에 사용되는 근육과 아사나 실행에 앞서 필요한 준비 아사나와 대치 아사나가 설명되어 요가 지도나 수련에 큰 도움이 된다.

2018년 밀양에서 열린 국제요가대회에서는 '요가 시퀀스 대회' 가 종목으로 설정되어 열리기도 했다. 시퀀스는 자연스러운 흐름을 이어갈 수 있는 특성을 가진 수업형태로서 연결성을 갖고 수련자들과 함께 하거나 혼자서도 수련할 수 있는 장점을 갖는다. 난이도 조절도 가능하고, 한 동작 한 동작 숙련해 가면서 한 계열의 시퀀싱을 완성해가는 성취감을 가질 수도 있다. 그렇지만 시퀀스 연결성에 대해 잘 이해할 수 없다면 몸의 부조화를 일으키거나 상해를 입을 수도 있기 때문에 요가 시퀀싱에 대한 지식과 이해, 지도법은 중요한 요소이다. 이 책은 시퀀스에 대한 이론과 실제를 통합적으로 가르쳐주는 훌륭한 지침서이다.

번역에 있어서 용어 표기는 산스크리트(Sanskrit)어로 표현하는 것이 요가 개념의 의미를 정확히 전달할 수 있기 때문에 저자와 마찬가지로 일반화된 산스크리트어는 산스크리트어와 번역어를 병기하였다. 아사나 표기는 맨 처음에 나온 용어에 한해서 산스크리트어와 번역어를 병기하였다. 이후에 나오는 아사나 용어는 산스크리트어로 표기하였다. 발음법은 원어에 가깝게 발음하려면 된소리(ㄲ, ㄸ, ㅃ, ㅆ, ㅉ)가 더 어울리지만 일반화된 번역어에 맞추어서 'ㄲ' 은 'ㅋ' 으로 예를 들면, 까르마는 카르마로, 'ㄸ' 은 'ㅌ' , 'ㅃ' 은 'ㅍ' 즉 따빠스는 타파스 등으로 표기하였다. 시퀀싱과 시퀀스의 번역은 아사나의 배열 자체에 중심이 있는 것은 '시퀀스' 로 배열의 이어짐이 더 강조된 의미에는 '시퀀싱' 으로 표기하였다.

이 책이 많은 요가수행자들에게 보급되어 육체와 마음, 공간과 시간의 한계를 넘어서 요가 수련이 견고하고, 편안하게 전수되어, 삶의 변혁이 일어나고 건강과 행복과 희열로 가득차기를 두 손 모아 기원한다.

이 책이 나오기까지 함께 노력해준 정유경 박사와 도움을 주신 문을식 박사님, 교정에 힘써주신 한상열, 전아영, 김현미, 이창용 선생님께도 감사의 마음을 전한다. 그리고 긴 시간 기다려주시고, 편집과 출판을 위해 힘써주신 영문출판사 박병조 사장님과 직원 여러분께 깊은 감사의 마음을 전한다.

2018년 10월

역자 대표 김 소 영

들어가는 말

요가 시퀀싱 기법과 과학

The Art and Science of Yoga Sequencing

요가를 수련하는 것과 가르치는 것은 불가분의 관계가 있다. 요가 매트 위에서 체험을 하면 자신의 수련이 심화될 뿐 아니라 타인과 요가를 나눌 수 있는 통찰을 얻는다. 수련 속으로 깊이 들어가면 갈수록, 우리 삶을 향상시킬 수 있는 요가의 놀라운 가능성에 대한 광대한 우주적인 요소들을 점점 더 발견하게 된다. 이들 요소들이 서로 관계하여 특별한 효과를 보이는 특정 수련— 행위의 시퀀스 — 이 나온다. 특정 효과는 요가수련이 얼마나 유기적으로 흘러가느냐에 달려 있다. 이때 다음과 같은 의문이 떠오른다. '완전한 수련을 구성하는 데 필요한 요소들은 무엇인가? '요가에 더 쉽게 접근하고 수련을 지속하며 자신을 변화시키려면 어떻게 요가 요소들을 구성할 것인가?' '요가 수업의 시작은 어떻게 하면 가장 좋은가?' '요가수업의 내용에는 무엇이 들어가야 하는가?' '여러 아사나와 호흡수련, 명상 등을 어떤 순서로 배열하는 게 가장 좋은가?' '이 아사나와 저 아사나에는 어떤 관계가 있는가?' '이 아사나는 저 아사나에 어떤 영향을 미치는가? '아사나를 이런 방식으로 배열하는 것과 다른 방식으로 배열하는 것 사이에는 효과적인 면에서 어떤 차이가 있는가?' '서서하는 자세, 코어(core)자세, 팔지지 자세, 젖히기 자세, 비틀기 자세, 굽히기 자세, 골반 열기, 거꾸로 하는 자세 등과 같이 아사나의 계열 내부, 그리고 계열들 사이에는 어떤 관계가 있는가?', '프라나야마(pranayama, 알아차림의 호흡)과 명상수련의 관계는 무엇인가?', '이 수련들에 영향을 주는 것은 무엇이며 다음에 이어지는 것들에 어떤 영향을 미치는가?' '어떤 기준을 바탕으로 하여— 습관이나 직관, 기분이 아니라 — 수업 전체의 구성과 시퀀스를 결정할 것인가?' '1주일이나 1달, 1년, 평생 등의 기간 동안 그리고 한 수업에서 다음 수업으로 어떻게 옮겨가면 좋은가?' '평생 요가를 위한 수업을 디자인하는 데 있어 최고의 방법은 무엇인가?'

요가시퀀스를 결정하는 데 있어 이러한 질문들이 한편으로 단순해보일지 모르나, 요가를 하는 사람들이 매우 다양한 것만큼 복잡하다. 연령과 유전, 생활양식, 심신상태, 주변 환경, 개개인의 목적, 정신철학 등이 모두 요가수련의 변수로 작용한다. 게다가 이런 변수들 가운데 일부는 시간에 따라 변하기 때문에 수련 내용이나 그 방법에 변화를 주어야 하는 상황도 온다. 전인적(全人的)인 관점에서 요가를 보면, 이렇게 수많은 다양한 요소들을 모두 경험과 사색을 바탕으로 진지하게 살펴보는 일은 더없이 중요하다. 다양한 요소들을 적절히 조합하면, 건강하고 유기적인 요가를 지속적으로 할 수 있다. 그렇게 수련을 하다보면 요가의 길을 걸어가는 삶 속에서 점점 더 깊이 균형을 잡아가게 된다.

요가강사가 갖추어야 할 첫 번째 덕목은 요가를 배우는 사람에게 요가의 길을 보여주며 그 길을 안내하는 것이다. 좋은 강사냐 아니냐는 강사생활을 하면서 요가의 가르침에 영감과 지식, 기술, 인내, 열정, 창의력을 얼마나 불어넣느냐에 달려 있다. 가르침의 여러 요소들 — 자아 성찰을 위한 편안한 분위기 조성과 수련생에게 체력단련을 위한 힘이 넘치는 여정속으로 안내하는 수업 구성하기, 그들의 수련과정을 좀 더 정밀하게 단련할 수 있도록 자극하여 인도하기, 현실에 도움이 되는 명상 안내하기, 수련의 자리를 떠나서도 수련을 이어갈 수 있는 방편들을 안내하기 — 은 모두 같은 목표를 지향한다. 곧 자기 존재의 진리를 깨닫는 과정으로서의 요가를 지향하며, 수시로 변하는 일상과 계절처럼 순환하는 인생에서 지속적으로 유지할 수 있는 평정심을 갖도록 한다[1].

요가가 무엇인가를 성취하기 위한 특정 목적을 지향하는 수련법이라면 요가강사의 역할은 훨씬 더 단순할 것이다. 강사는 수련생에게 무엇을 해야 할지, 어떻게 해야 할지에 대해 안내만 해주면 된다. 요가철학과 에너지, 해부학, 심리학 등의 지식을 활용하여 수련생에게 요가 시퀀스를 가르치고, 수업방식과 교재를 고안하여 수련생이 목적을 향해 나아가도록 길잡이 역할을 하면 된다. 신체 수련 부분에서는 자세를 완성하는데 가르침을 집중하면 되고, 호흡법 부분에서는 호흡의 완성과 에너지 균형에 집중하면 된다. 명상 부분에서는 마음을 고요하게 하는 법을 가르치면 될 것이다. 그렇지만 요가는 단순히 성취를 목적으로 하는 수련이 결코 아니다. 요가는 '끝없이 자아를 발견하고 변화시키는 과정' 이다. 이 과정에서 강사는 각 수련생들이 자신만의 길을 한발 한발 걸어갈 수 있도록 지혜롭게 격려하는 안내자의 역할을 해야 한다.

요가를 가르치는 기법과 과학은 요가 수업에 참여한 수련생이 추구하는 필요성에 부합하는 데 초점을 맞춰, 요가자세, 호흡법과 명상 등을 구성하는 방식을 이용하여 창조적으로 표현할 수 있다. 강사의 창의적 발상은 요가철학과 가르치고자 하는 요가방식, 생체역학, 정력적인 필수요건(energetic requirements), 아사나의 효과, 그리고 요가를 의미있게 공감하며 나누려는 마음 등을 하나로 엮어낼 때 그 모습이 드러난다. 이런 점에서 강사는 총체적인 지식과 기술을 활용하여 수련생의 요구와 의도에 맞는 수업을 만들고, 더 나아가서는 훨씬 더 빛나는 행복(wellbeing)으로 가는 길을 안내해야 한다.

이 책에는 수련생과 강사들이 다채롭게 요가를 구성하는 데 필요한 요가 스퀀스를 고안할 수 있도록 자료들을 제공하고 있다. 이 자료들을 잘 활용하려면 요가수련의 기본을 가르치는 요가강사 과정을 이수중이거나 이미 수료한 경우에 가장 이상적으로 활용될 수 있다. 일반도서나 동영상(DVD)을 비롯하여 온라인에서 얻을 수 있는 수많은 자료들도 요가를 가르치는 기법과 과학을 배우는 데 모두 유용하다. 그렇지만 요가를 가르치는 법을 배우려면 지식과 실력을 얻고, 개발하고, 심화할 수 있는 환경에서 사람들과 직접 접촉하며 배우는 것이 가장 바람직하다. 강사는 그런 환경 속에서 강사로서의 잠재능력을 최대치로 끌어올릴 수 있다. 이 책의 목적은 바로 이런 과정에 도움을 주는 데 있다.

I부는 요가 시퀀싱의 기초와 원리를 다룬다. 약 5천 년 전, 인도에서 기원한 요가는 수없이 많은 길이 있는 것처럼, 요가수련의 특정 분야에도 철학적 · 영적 · 지적으로 지향하는 길들이 수없이 많

다. 이렇게 다양한 요가의 세계는 필자가 이전에 펴낸 책(Stephens, 2010)에서 간략하게 살펴보았다. 그렇기 때문에 이 책에서는 자세히 다루지 않기로 한다. 이 책에서는 요가수련을 자세히 밝히는 현대의 자료들뿐 아니라 고대 인도의 사상과 체험에 나오는 자료들을 비롯하여, 요가 시퀀싱에 직접적으로 연관된 지혜와 통찰의 핵심들을 특별히 살펴보고자 한다. 우리는 각 장을 넘어가면서 먼저 요가 시퀀싱의 원리를 폭넓게 살펴본 다음, 다양한 수련생과 공간, 환경, 목적 등을 위해 수업을 디자인하는 기법을 하나하나 살펴볼 것이다. 그리고 수련생들이 아사나의 정련된 동작과 활동적인 행위를 배워서 심화할 수 있도록 수련생들에게 던지는 언어적 신호(verbal cues)를 가장 효과적으로 구성하는 방법을 살펴봄으로써 1부를 마무리하고자 한다.

II부에서는 수준이 다른 수련생들을 위한 수업을 디자인하는 부분으로 옮겨간다. 먼저 태양경배 자세인 수리야 나마스카라(Surya Namaskara)를 살펴본다. 수리야 나마스카라는 복합된 '춤추는 영웅(쉬바신)' 시퀀스를 비롯하여 그 밖의 다른 요가구성에서 도입부로 쓰이는 경우가 많다. 그 다음 장들에서는 각기 초급, 중급, 상급 등의 수련 단계가 어떻게 다른지를 살펴본다. 먼저 각 단계를 정의한 다음, 그 단계에 적합한 수련 요소와 특성들을 상세히 알아본다. 그 후, 각 단계에 어떤 아사나를 가르치는 게 좋은지 알아본다. 골반 열기와 가슴 열기, 균형 잡기, 고요해지기, 활기주기 등과 같은 주제 지향적인 수업에서는 아사나들의 상호관련성을 놓고 어떻게 배치할지를 알아본다. 또한 II부에서는 각 단계에 적합한 호흡법과 명상 기법들을 알아보고, 그 기법들을 아사나들과 관련시켜 구성할 수 있는지를 알아본다.

III부에서는 수련생의 각 인생 주기에 맞는 수업을 디자인하는 데 초점을 맞춘다. 9장에서는 유소년을 위한 요가 시퀀스로 시작하여 초등학생과 중학생, 고등학생 등을 위한 안내지침의 시퀀싱을 살펴본다. 10장에서는 특별한 상태에 있는 여성을 위한 요가로 방향을 돌려, 생리와 임신(3분기로 나눠지는 임신과 산후는 요가 초보자와 숙련자를 위한 각각의 요가 시퀀스)을 위한 요가 시퀀스를 면밀히 살펴보고 나서 폐경기를 위한 요가로 들어간다. 11장에서는 노년을 위한 요가를 다루며, 혈액순환과 관절염, 골다공증, 균형상실, 심장병 등의 개선에 유익한 요가 시퀀스를 구성하는 법을 알아본다.

IV부에서는 보다 깊은 에너지 단계로 들어가는 수련인 특별 수업을 만들어본다. 12장에서는 스트레스와 불안, 우울 등의 원인이 되는 심리적 · 정신적 질환들을 개선하기 위한 요가 시퀀싱에 대해 알아본다. 13장에서는 차크라(chakra)의 전통 사상을 생각해보고, 감정적 · 심리적 문제를 해결하는 데 있어 차크라를 하나의 상징으로 활용하면서 차크라를 위한 요가 시퀀스를 디자인하는 데 초점을 맞춰본다. 14장에서는 아유르베다(ayurveda)의 지혜를 응용하여 각각의 세 가지 체질(바타 vata, 핏타 pitta, 카파 kapha)에 맞는 아사나와 프라나야마를 균형 있게 배열하는 시퀀스를 살펴본다.

V부 15장에서는 이 모두를 종합하여 필자가 애호하는 '영혼이 담긴 빈야사(Soulful Vinyasa)' 수업 구성에 맞춰 요가 수업을 시퀀싱하는 방법에 대해 고찰해본다.

부록 A는 요가와 관련된 낱말들을 풀어주는 '용어해설' 이다. 부록 B에서는 광범위한 아사나들 중에서 125개의 아사나를 간추려서 간략하게 묘사한 아사나 사진들을 살펴볼 수 있다. 부록 C는 요가 수업의 시퀀스를 기획하는데 도움이 되는 '수업 기획 워크시트(class planning worksheet)' 이다. 부록 D는 대중적인 하타요가에서 선별한 요가 시퀀스를 제공한다. 부록 E에서는 www.mark

stephens yoga.com에 있는 TYRC, 즉 '요가 강의자료센터(Teaching Yoga Resouce Center)' 에 대한 정보를 제공한다.

I 부

기초와 원리

Foundations and Principles

제 1 장

시퀀싱의 철학과 원리

Philosophy and Principles of Sequencing

찬란한 모험이 이제 막 시작되려 하고 있다.

— 곰돌이 푸(WINNIE THE POOH)

요가 수업을 기획하고 시퀀싱을 배열하는 방법은 요가의 방식이나 전통, 유형만큼 접근방식이 많다. 각 요가강사들이 자신만의 방식에 따라 창의적으로 만들어내는 수업의 수까지 고려하면 하타요가 또는 신체 요가의 세계에는 수많은 수업 디자인이 존재한다[1]. 요가의 세계가 지속적으로 발전하면 요가수련의 종류는 더욱더 진화할 것이다. 고대의 가르침을 따르는 수련도 있을 것이고, 그렇지 않은 수련도 있을 것이다. 이것은 참으로 아름다운 요가의 일면이라 하겠다. 요가는 살아 있다. 지금 이 순간도 그 어느 누군가가 요가매트에 앉아 끊임없이 기술적인 부분을 설명하거나 또는 수업을 통해 수련생들을 인도함으로써 날마다 생명력있게 변화해가고 있다.

'자신이 가르치는 요가만이 진짜라거나 원조라거나 최고라거나 가장 효과가 좋다거나 가장 이상적이다' 라고 주장하는 경우가 간혹 있으나 사실 요가 시퀀스에는 절대적으로 맞거나 틀린 것은 없다. (비록 현실에서 보여지는 대로, 어떤 수련법은 치명적인 위험성을 내포하고 있거나, 가장 기본적인 원리를 무시한 채 마구잡이 수련법을 진행하는 예외적인 부분이 존재함에도 불구하고, 절대적 완전성이란 존재하지 않기 때문이다.) 서로 다른 환경과 상황에서 서로 다른 사람들에게 요가가 효과를 내는 방식, 특정 전통이나 방식에서 특별히 강조하는 개개의 수련생이나 강사의 의도 등의 면에서 요가의 시퀀스는 서로 다를 수 있다. 그래서 요가강사는 다른 시퀀스를 디자인해서 가르치고자 할 때, 시퀀스가 이치에 맞아야 한다는 책임을 갖고 한도내에서 자유롭게 각기 다른 요가를 구성해서 가르치면 된다. 요가 수업의 골격과 일관성, 의미, 변화의 힘 등에 들어맞도록 요가 시퀀스를 구성할 때는 해부학에서 철학까지, 아사나에서 호흡법까지, 자기수용에서 자아실현까지 요가에서 배운 것을 총동원하여 응용할 수 있다.

요가수업들은 대부분 계획되어 있지 않다. 보편적으로 상황에 따라 창의적으로 변화하기 때문이다. 상황에 따라 창의적으로 변화를 주면 놀랍게 새로운 발견을 할 수도 있다. 만약에 혼자서 요가매트에 앉아 오로지 자신의 감각에 몸을 맡기고 자연스럽게 일어나는 요가 시퀀스를 구성하여 수련하면 자신만을 위한 완벽한 수련은 될 것이다. 많은 사람들이 가정에서 수련할 때 정형화된 요가를 그대로 따르지 않고 내면에서 올라오는 직감에 따라 수련하기도 한다. 이러한 방법도 개인수련으로는 아주 훌륭한 방편 가운데 하나이다. 그러나 다른 사람에게 요가 시퀀스를 디자인해줄 때는 자신의 직감에 맞춰 구성을 하면 혼란이나 어려움, 나아가서는 부상의 위험을 일으킬 수 있다. 개인 수련의 경우에도, 무작위로 구성하거나 직감에만 의존해서 배열하면 수련에서 요구되는 안정이나 평정을 확립하는데 나쁜 영향을 줄 수도 있다. 어떤 특정 요가자세에 다른 자세로 옮겨갈 때 효율성, 매끄러운 흐름, 원활한 전환측면에서는 타당할 수 있다. 그러나 장기적으로는 예기치 못한 위험한 장애요소가 발생할 수도 있고, 에너지의 불균형이 나타날 수도 있으며, 신체적인 과부하나 부상이 발생할 수도 있다.

어떤 요가 방식이나 전통적 방식에서 가장 잘 알려진 아슈탕가 빈야사(Ashtanga Vinyasa)와 비크람(Bikram)에서는 자세의 순서들은 이미 정해져 있다. 이런 정해진 방식의 접근법의 장점은 일부 요가 스타일에서 한 아사나에서 다른 아사나로 옮겨가는 방식이 수련자에게 훌륭한 거울이 된다는 점이다. 왜냐하면 한 자세에서 다른 자세로 옮겨갈 때 유일하게 변하는 것은 수련자 자신이며, 해당 요가 시퀀스를 할 때의 경험은 수련자 자신을 비춰보게 하는 것이지, 요가 시퀀스를 비추어 보게 하는 것이 아니기 때문이다. 다음날 수련을 할 때 전날과 다른 점을 느끼는가? 요가 시퀀스가 있는 수련을 하면 일반 요가와 다른 점은 일차적으로 수련자 자신에 있는 것이지 요가 시퀀스 구성에 있는 것이 아니다. 정해진 요가 시퀀스에 따라 수련을 하면 개인의 깨달음과 영적 진화, 자기변화 과정에 대한 통찰이 깊어진다.

정해진 요가배열인 요가 시퀀스에 따라 수련을 할 때는 수련 순서를 알며 한다. 어떤 사람들은 정해진 배열에 따라 수련을 하면 다음에 할 것들을 미리 예측할 수 있기 때문에 호흡과 신체, 마음을 서로 연결하는 게 어려워 온전히 현재의 순간에 머물지 못하는 경우도 있다. 또 다른 사람은 다음에 수련하는 것을 이미 알고 있기 때문에 지금 현재 하는 수련을 보다 온전히 흡수할 수 있다. 대부분 요가방식에서 나타나는 이런 경향은 전형적으로 정해진 배열을 수련하는 스타일에서 더 자주 발생한다.

정해진 요가시퀀스를 수련할 때 나타나는 문제 중 중요한 것은 반복되는 동작을 함으로써 일어날 수 있는 신체적 무리이다. 예를 들어, 아슈탕가 빈야사 요가의 기본적 시리즈 수련에서는 차투랑가 단다사나(Chaturanga Dandasana, 사지 막대 자세)를 50여 번 하도록 구성되어 있다. 요가를 하는 사람이 유연한 신체에 효과적이고 열정적으로 동작을 한다 해도, 이 자세를 계속 반복하면 허리와 무릎, 엉덩이, 팔꿈치, 목뿐 아니라 어깨와 손목 관절에 무리를 줄 수 있는 대단히 힘든 시퀀스이다. 그러나 스티라(sthira)와 수카(sukha)—고대의 요가 현자였던 파탄잘리(Patanjali)가 아사나 수련의 본질적인 상호관련 요소라고 말한 안정감과 편안함—와 더불어 확고한 의지를 가지고 정해진 시퀀싱을 수련하면 지나친 반복에서 오는 과부하를 줄이거나 완전히 없앨 수도 있다. 그렇지만 정해진 시퀀스, 특히, 특정한 자세를 반복함으로써 쌓일 수밖에 없는 긴장을 체계적으르 풀어주는 반대의 자세가 없는 시퀀스를 반복적으로 수련하면 신체의 변형이나 정신적 피로, 에너지의 불균형을 일으킬 수 있다.

임의로 만든 시퀀스와 정해진 시퀀스 사이에는 책이나 강사 지도교재, 인터넷 사이트 등에서 찾아볼 수 있는 모형을 기반으로 하는 수업, 다른 강사의 수업을 모방한 수업 등이 무수히 많다. 이 모형들은 풍부한 지식을 갖춘 독창적 수업을 구성하는 데는 효과적일지 몰라도, 책의 모형이나 다른 강사의 시퀀스를 기계적으로 응용함으로써 요가를 배우는 사람이나 그 환경에 좋지 않은 영향을 주는 경향이 있다. 또한 원래 의도했던 동작의 생체역학적 동작이나, 유연성, 시퀀스의 에너지학 등의 통합적인 측면과 그 고유성을 해치는 방식으로 시퀀스를 맘대로 바꾸는 경향도 있다. 물론 창의적인 시퀀스는 좋은 일이지만 신체 요가의 유익성과 지속성에 해를 끼치지 않는 기본에 입각한 시퀀스 원리를 바탕으로 하는 것이 이상적이다.

요가 시퀀싱의 전통적 접근
Traditional Approaches to Yoga Sequencing

요가의 역사로 거슬러 올라가보면 요가수련의 시퀀스를 배열하는 방법들이 매우 다양하게 존재한다. 깨달음과 완성을 위한 수련의 측면에서 요가를 넓게 바라보았을 때 방법은 여러 생애를 걸치면서 하는 수련 배열에서부터 하나의 수업 배열에 이르기까지 다양하다. 이번 생애에 걸쳐 수련하는 요가에만 초점을 맞추면, 우리는 마음('칫타 브릿티 니로다하 chitta vritti nirodaha', '마음의 활동을 가라앉히기')을 통제하여 지복에 이르는 수련의 장에 도달하도록 설계되어 수련체계 안에서 완성된, 네 가지 장으로 요가적 진화를 이룬 '파탄잘리 요가 경전(Patanjali's Yoga Sutras)을 만날 수 있다[2]. 하타(Hatha)요가(복합된 아사나와 프라나야마를 수련하는 요가) 발전에 모태가 된 파탄잘리는 각기 다른 성향과 상황에 맞게 다양한 수련법들을 계발하였을 뿐 아니라 이 수련법들을 단계별로 밟아 나아갈 수 있는 길을 제시했다.

지복(ananda)으로 가는 길에 더 쉽게 접근할 수 있도록, 파탄잘리는 다음과 같이 여덟 가지 단계로 세분화된 수련 과정을 제시했다. 1. 야마(yama, 금계), 2. 니야마(niyama, 권계), 3. 아사나(asana, 요가자세), 4. 프라나야마(pranayama, 호흡법), 5. 프라티야하라 (pratyahara, 감각철회), 6. 다라나(dharana, 집중), 7. 디야나(dhyana, 명상), 8. 사마디(samadhi, 삼매)[3]. 이런 기준에 따라 야마에서 시작하여 다음 단계들에 필요한 도덕적 바탕을 확립하고, 니야마로 나아가 자기정화와

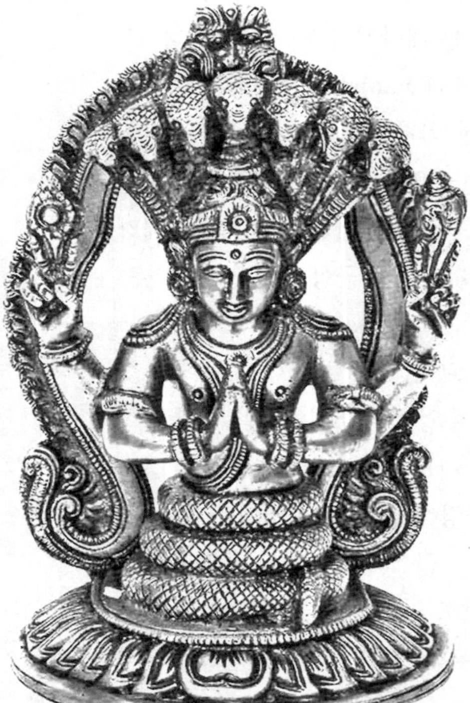

성자 파탄잘리

자아탐구를 한 다음, 아사나를 수련한다. 야마와 니야마를 하기 전에 아사나를 수련하면 정신적인 혼란을 일으키며 아사나의 효과를 무효화 시킬 수 있는 결과를 초래한다고 한다. 파탄잘리가 서기 200년쯤에 집필할 당시의 아사나(문자적으로 '자리를 잡아 앉는다'는 의미)는 앉아서 하는 수련이었는데, 파탄잘리는 이런 단순한 의미에 스티라(안정감)와 수카(편안함)의 속성을 더하여 아사나의 본질을 확립하였다[4]. 지금도 여전히 프라나야마를 제대로 수련하려면 먼저 아사나를 숙달해야 하며, 규정된 순서를 어기면 심각한 결과(부상이나, 심하면 죽음의 위험까지)를 가져올 수 있다고 한다. 그러므로 각 단계는 다음 단계를 준비하는 수련 과정이 된다. 프라나야마에서는 미세한 에너지의 통로를 열어서 에너지의 균형을 심화시키고, 프라티야하라에서는 '외면적으로 산란한 감각들을 풀어내면', 다라나의 집중과 디야나의 명상단계로까지 이어지게 된다. 그리고 나서 그 모든 것이 하나로 녹아드는 사마디, 즉 신과의 합일을 통한 지복의 경지에 이르게 된다.

파탄잘리가 세상을 떠나고 수백 년이 흐른 뒤에 몇몇 아사나와 수련법에 관련된 신체 요가의 모습이 처음으로 등장하기 시작했다. 이를 나중에 '하타 요가(Hatha Yoga)'라 부르게 되었다. 하타 요가에 관한 초기 문헌들, 특히, 14세기 경 스와미 스와트마라마(Swami Swatmarama)의 『하타 요가 프라디피카(Hatha Yoga Pradipika)』(Muktibodhananda, 1993, 566-574)와 『시바 상히타(Siva Samhita)』(Mallinson, 2004, 28)에서는 이전보다 진보된 요가의 4단계를 만날 수 있는데, 이 4단계는 요가수련의 전 분야에 응용할 수 있다고 한다. (『시바 상히타』에서는 이 4단계를 특히, 호흡법 수련을 위해 적용한다.) 4단계는 모두 합해 '브하바(bhava)'로 알려져 있고, 자연스럽게 진보된 수련으로 몸과 호흡과 마음의 체험을 심화시킨다. 4단계는 초급과 중급, 상급, 그리고 최상급 단계를 전통적인 방식으로 설명한다.

1. **시작 단계:** 아람바 아바스타(Arambha Avastha) : 여기서 수련자는 자신의 몸과 친숙해진다. 아사나 안에 있는 기본적인 형태와 동작을 배우면서 육안 해부학(gross anatomy)의 수준에서 요가 아사나를 공부한다. 아엥가(B. K. S. Iyengar, 2009, 168)는 이 단계를 "알아가는 단계(scratching the surface)"라고 표현했다. 이 단계의 목적은 각 아사나의 모든 것에 대한 느낌을 계발하고 안정감과 평안을 닦을뿐 아니라 호흡을 확장하며 가다듬는다.
2. **노력 단계:** 가타 아바스타(Ghata Avastha) : 여기서 수련자는 '어떻게 마음의 속성들이 신체의 변화에 영향을 받는가'를 공부한다. 이 단계의 수련에서는 호흡과 소리, 모든 감각 등을 섬세하게 알아차리고 심신을 담고 있는 몸체를 정화한다. 내면으로 좀 더 깊이 들어가서는 호흡을 멈추는 수련을 하며, 각성을 키우는 방편으로 호흡의 흐름을 세밀하게

하는데 집중하면서 점진적으로 복합된 프라나야마를 수련한다.

3. **숙련 단계:** 파리차야 아바스타(Parichaya Avastha) : 초급 및 중급의 아사나로 몸이라는 신전을 정화하고, 호흡법으로 프라나야마라는 수단을 가다듬으면 마음과 더 깊이 친밀해지는 단계로 들어간다. 이제 아사나와 프라나야마를 하면서 의식의 구현(具現)을 탐색하고 세포 하나하나에까지 각성의 빛을 밝힘으로써 심신이 통합되는 느낌을 받는다.
4. **성취 단계:** 니스팟티 아바스타(Nispatti Avastha) : 신체-호흡-마음이 흠 없는 순수 존재로 닦이고, 일상에서 하는 일이 모두 명상이 되며, 신체와 의식 사이에 구별이 사라지면서 지복의 경지에 도달한다.

초기경전에서 가르치는 대로, 시작 단계(아람바 아바스타)에서 요가를 배우는 사람은 여섯 가지 정화(shatkarma)로 수련을 시작한다. 여섯 가지 정화는 심신[5]의 조화를 확립하여 야마와 니야마, 아사나 등으로 시작하는 파탄잘리의 길을 보다 쉽게 열어 준다. 여기서부터 수련자는 요가수트라에 나온 대로, 아사나 다음에 프라나야마를, 그 다음에는 명상수련의 4단계를 밟아 나아간다. 많은 전통의 가르침과 현대의 가르침은 이런 순서로 요가의 길을 인도한다.

또한 고대의 가르침은 현재 상태부터 깨달음의 경지까지 이르는 데 다른 접근법을 제시하기도 한다. 고대 요가문헌의 핵심에 따르면, 현현한 존재의 에너지는 서로 연결된 다섯 코샤(kosha, 층)에 각각 담겨 있다. 타잇티리야 우파니샤드(Taittiriya Upanishad)가 제일 먼저 언급한 코샤 모형은 내면세계로 떠나는 요가여행을 '각성과 존재가 내면으로 들어감에 따라 점점 더 미세해지면서 통합되어 가는 과정' 으로 묘사한다. 층에는 음식층(annamaya kosha), 생명력층(pranamaya kosha), 감각적 의식층(manomaya kosha), 지성적 의식층(vijnanamaya kosha), 지복층(anandamaya kosha) 등 다섯 가지가 있다. 겉의 육체에서 시작하여 내면의 존재 중심으로 들어가는 여정에서 체험하게 되는 층은 육체를 해부했을 때 드러나는 층이 아니다. 쉬바 리어(Shiva Rea, 1997, 43)는 "층이란 내면에서 일어나는 요가수련과 그 체험, 곧 현대 언어로 '몸과 마음과 영혼', 또는 심신의 상호연결을 조율하는 과정을 은유적으로 표현한 것이다"라고 설명했다.

요가는 존재의 본성을 살펴보고 개념화하는 데에 층 모형을 활용하여 몸과 호흡, 마음, 지혜, 영혼(지복) 등의 조화를 이룬다. 다섯 층으로 이루어진 층의 모든 측면들은 각자 독립적 에너지로 존재하면서, 동시에 서로 엮여서 하나의 무늬(Tapestry)를 이룬다. 하타요가는 존재계의 무늬를 자각하고 물질적인 몸과 미세한 몸(미세체, subtle body)을 연결하며 지복의 경지에 각성을 불러일으키는 순차적 기법을 제시한다. 이 모형에서 안나마야 코샤는 물질적 자아층이고, 음식('anna' 는 '음식' 을, '마야' 는 '이루어진' 을 뜻함)으로부터 영양을 공급받는 존재의 성질을 가리킨다. 에너지의 지혜와 지성적 지혜와 지복의 몸 등과 다양하게 연결하고 물질적인 신체를 탐색하고 체험하면서 요가는 시작한다. 전통 하타요가의 관점에서 보면, 이것은 일생 동안 이어지는 요가 과정에서 시작단계(아람바 아바스타)이다.

프라나마야 코샤, 곧 에너지층은 물질적인 몸을 다른 층들과 연결하고 몸과 마음에 활력을 불어넣어 몸과 마음을 결합시킨다. 프라나로 이뤄진 이 층은 유기체 전체에 퍼져 있으며, 호흡의 지속적인

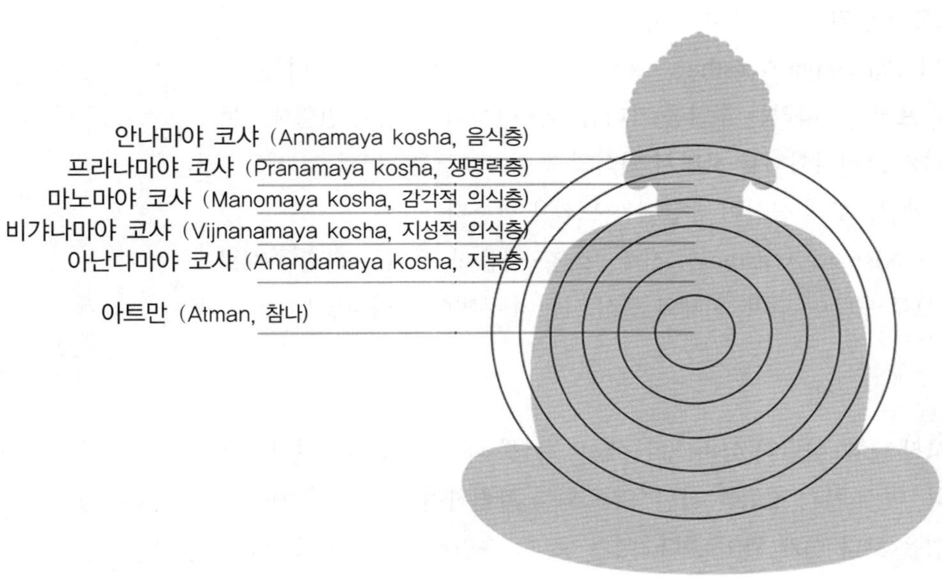

코샤의 2차원 모형

흐름과 움직임 속에서 물질적으로 드러난다. 미세한 몸의 일부인 프라나는 수천 개의 나디(nadi, 에너지 통로) 안에서 흐르면서 물질적인 몸과 생명력인 몸을 유지한다. 프라나마야는 생리적으로 호흡계 및 순환계와 관련 있지만, 호흡계 및 순환계의 지배를 받지도 않고 인접해 있지도 않다. 우리는 프라나야마를 수련할 때 이 에너지를 확장하고 인도하여, 층들 사이의 상호작용을 좀 더 유연하고 조화롭게 하고 몸과 마음과 영혼을 통합한다. 아사나를 탐색하면서 물질적인 몸의 호흡과 함께 수련하면 — 아사나를 수련하고, 유지하고, 닦고, 아사나를 내려놓을 줄 알게 되면 — 물질적인 몸 너머로 자각이 확장된다. 우리의 근원이자 안내자인 프라나와 함께 각각의 독특한 움직임과 효과를 보이는 프라나 바유(Prana-vayus)라고 불리는 것들이 좀 더 미세하게 표현되는 것을 발견하게 된다. 이 단계를 하타요가에서는 노력단계(가타 아바스타)로 볼 수 있다.

코샤속으로 좀 더 깊이 들어가면, 마나스(manas) 또는 "마음(mind)"과 다섯/감각 기관의 마노마야 코샤에 이르는데 이곳은 사고력과 판단력을 전달한다. 여기서부터 숙련단계(파리차야 아바스타)에 이른다. 두뇌 및 신경계와 관련 있는 이 마노마야 코샤(감각적 의식층)으로 말미암아 인간은 다른 유기체와 구분된다. 분별력이 있는 마노마야 코샤는 인간에게 자유 또는 속박을 만들어내는 '나'와 '나의 것'을 구분 짓는 원천이다. 호흡은 이 층과 물질적인 몸의 상호작용을 조정한다. 예를 들어, 우리가 정신적인 긴장으로 인하여 호흡과 건강에 이상이 올 때, 또는 호흡을 통하여 몸과 마음이 하나가 되고 내면의 평화가 찾아올 때 상호작용을 조정한다. 이보다 좀 더 깊이 들어가면 비갸나마야 코샤를 체험한다. '지성적 의식층'은 '분별적 지혜(vijnana)로 이루어지다'를 뜻하며 분별과 판단과 의지의 작용을 하는 의식이 나타난 모습을 가리킨다. 의식이 나타난 모습인 '분별적 의식'은 세상과 자신을 깊게 통찰하기 시작할 때 의식 속으로 떠오른다. 또는 '지성층'이라고 부르는 지성적 의식은 변화와 무감각과 생각에 휘둘리는 육체와 같은 것으로 간주하기도 한다. 물질적인 몸과 미세한 몸을 하나로 체험할 때, 자아와 본성의 합일, 개인적 자아(ego)와 신성의 합일에 대한 통찰이 깊어진다. 이러한 체험이 감각적 의식(manas)에 의해 가려져 있는 사람은 자신을 참나로 여기는 것이 아니라 에고, 곧 '지성적 의식층'으로 여긴다. 쉬바 리어는 이렇게 설명한다. "체험을 지켜보는 자가 순간의 체험 속으로 용해될 때 지복이 빛을 내기 시작한다."

'아난다'는 우파니샤드(Upanishad)에서 '지복(bliss)'의 의미로서, 아난다마야 코샤는 카라나

샤리라(karana sharira), 또는 '원인적인 몸' 으로 알려져 있다. 이것은 언제나 존재해 왔고, 존재하고 있으며, 앞으로도 존재할 것이라는 의식이다. 그것은 마음과 감각과 몸이 잠들어 있는 순간에서조차 존재하는 것이다. 이것은 완전한 지복 단계, 즉 고요한 내적 평화와 평정이 느껴지는 순간, 투영되어진 신성과 일체가 되었을 때 비로소 그 모습을 드러낸다. 전통적 하타 요가 유형의 단계로 구분한다면 니스팟티아 아바스타(Nispattia Avastha)라고 하는 완성의 단계에 해당된다.

요가 시퀀싱에 대한 전통적 접근법은 영적인 각성과 변화의 길을 가는 수련을 위한 것이다. 영적인 각성과 변화는 궁극적으로 생사윤회를 벗어나 해탈하는 길이다. 이러한 요가 시퀀싱의 전통적 접근법을 특히, 주목할 필요가 있다. 이런 관심과 목적을 가지고 요가를 시작해야 하지만, 일상생활의 문제를 해결하고자 요가를 시작하는 사람이 훨씬 더 많다. 대부분은 스트레스를 줄이고, 생활의 균형감각을 개발하고, 체력과 유연성을 강화하고, 삶을 좀 더 행복하게 누리고, 전반적으로 최상의 행복(wellbeing) 등을 추구하려는 목적으로 요가를 시작한다. 그러나 근원적인 것을 추구하는 요가수행자는 그런 생각을 마야(maya), '환영(허상)' 으로 간주한다. 특히, 요가수행자는 '개인의 일상과 그 삶은 실제 존재하는 것이 아니며, 인간도 실제 존재하는 게 아니다' 라고 가르친다.

비록 우리의 삶과 세상이 병든 심신이나 문화적 혼란에서 일어나는 환영에 의해 혼탁해지는 경우가 많더라도, 여기서는 이 삶과 세상을 실제 존재하는 것으로 생각해보자. 이렇게 '우리는 실제 세상에서 실제의 몸으로 산다' 는 생각으로 시작을 하면, 일상에서 의미 있는 필요와 관심, 의도 등을 폭넓게 충족시킬 수 있는 요가 시퀀스를 구성해볼 수 있을 것이다.

파리나마바다(Parinamavada)와 빈야사 크라마(Vinyasa Krama)

완전하고 효과적인 요가 시퀀스는 수련생이 개인수련에서 한 과정에서 다른 과정으로 보다 견실하고 안전하고 명료하게 나아갈 수 있게 돕는 것이다. 수련생은 자신만의 목적을 가지고 요가를 하러 오며 매일매일 달라지고 수련할 때마다 변화하게 된다. 여기에서 요가 수업을 기획하는 데 중심이 되는 두 가지 본질적인 철학 개념을 융합해보고자 한다. (1) 파리나마바다(parinamavada), '끊임없는 변화가 삶의 고유한 인과성이다' 라는 이해이다. (2) 빈야사 크라마(vinyasa krama), '빈야사' 는 '특별한 방법으로 배치하기' 를 뜻하고 '크라마' 는 '정해진 순서에 따라 단계별로 나아가기' 를 뜻하므로, '빈야사 크라마' 는 각기 다른 목적을 이루고 능력을 계발할 수 있도록, 아사나와 프라나야마, 기타 요가 기법을 자세한 지식을 바탕으로 순차적으로 배열하고, 배치된 아사나를 가리킨다(Krishnamacharya 1934, 160). 이에 대해 좀 더 살펴보도록 하자.

우리가 변화의 지속성을 인정한다해도, '어떻게 계속 일어나는 변화에 깨어 있으면서 참여할 것인가' 라는 의문이 생긴다. 이러한 의문은 요가를 시작할 때 의도와 목적을 정하는 단계에서부터 수련의 내용과 그 방법을 향상시키고, 사바사나(Savasana, 송장 자세)로 마무리하기, 그리고 어떻게 좀 더 넓은 세상으로 나갈 것인가 하는 단계에 이르기까지 모든 요가수련의 국면에 적용된다. 변화의 개념은 요가 시퀀스에 특별한 의미가 있다. 변화의 개념을 바탕으로 할 때, 우리는 현재의 순간에 자신의 위치와 느낌을 정확히 인식할 수 있다. 그런 뒤에 직면한 환경과 그 현실을 바탕으로 의도한 변화를 이끌어내도록 수련의 진로를 잡아갈 수 있다. 요가 시퀀스를 구성하여 다른 사람에게 가르치는 데 있어, 우리는 수업에 오는 수련생의 현실을 제대로 파악하고 예측하고 존중해서, 수련생이 요가를 통해 자신이 목적한 바를 이룰 수 있도록 길을 안내해야 한다. 수련생을 위해서 각자에게 처해진 수련생의 현재 신체와 감정, 정신 상태를 바탕으로 하여 수련을 시작해야 한다.

'안정적이고 편안한 상태를 무시하고 단순히 나아가기보다는 자신의 현 상태를 인정하고 거기서부터 나아가라.' 이 통찰이 주는 힘은 그 안에 있는 간결함에 있다. 이 통찰은 곧 요가를 가르치는 선생이라면 수련생의 현 상태를 면밀히 관찰하고, 그 관찰을 바탕으로 해서 안내하기 위해서는 수련생과 수업에 대한 고정관념을 탈피해야 한다는 뜻이다. 또한 이는 수련생의 상태를 고려하지 않고 미리 정해놓은 요가 시퀀스를 가르치기보다는 수업에서 수련생에게 실제로 도움을 줄 수 있는 스퀀스를 구성해서 가르쳐야 한다는 것을 의미한다. 수련생의 상태를 고려하지 않고 임의로 배열해놓으면, 그 시퀀스는 너무 쉽거나, 너무 어렵거나, 너무 복잡하거나, 그렇지 않으면 그날의 특정한 수업에 적합하지 않게 된다. 그리고 이 통찰은 요가를 배우는 수련생의 입장이라면 하나하나 자각하면서 요가를 살펴보고, 안정적이고 편안한 마음을 유지하면서 더 깊고 더 자아 변화적인 수련의 세계 속으로 나아가야 하는 것을 의미한다.

빈야사 크라마의 개념은 크리슈나마차리야(Tiramulai Krishnamacharya)의 가르침에서 나온 것이다. 그의 저명한 제자들 중에는 데시카차르(T. K. V. Desikachar)와 인드라 데비(Indra Devi), 아엥가(B. K. S. Iyengar), 파탓비 조이스(Pattabhi Jois) 등이 있다. 이들은 모두 20세기 중반에서 말엽까지 세계에서 가장 영향력 있는 스승들이 되었다. 이 스승들은 '빈야사 크라마'의 특성을 약간 다르게 설명하지만 개별 수련생이나 수업의 필요를 바탕으로 해서 단계별로 수련을 안내하는 것이 얼마나 중요한지를 강조한다. '빈야사 크라마'는 우리에게 '체계적인 방법으로 요가에 접근하고 호흡과 마음과 몸을 통합하며 순차적으로 깊은 수련 속으로 들어가라'고 한다. 또한 표현방식에서 격하되었으나 일반적으로 알려진 요가용어인 "차투랑가(Chaturanga), 업 독, 다운 독(Up Dog, Down Dog)"로 "빈야사"의 시각을 확장할 것을 요구한다.

빈야사는 호흡과 마음과 몸의 상호작용 속에서 서로를 의식적으로 연결해주는 변화된 형태의 동작이다. 요가의 어근인 '유즈(yuj)'가 '멍에로 말을 마구에 메다(to yoke)'는 뜻이므로, 여기서 '마구에 메다'는 말은 요가 자체를 의미하기도 하는 '결합'에 의한 것이다. 그래서 우리는 호흡이라는 매개수단을 통해 마음과 몸을 계속 결합하면서, 보다 정교하고 복합된 형태의 수련 세계 속으로 점진적으로 나아간다[6].

중요한 호흡기법인 웃자이 프라나야마(ujjayi pranayama, 승리호흡법)를 활용할 때 호흡은 매개수단이 된다. 웃자이 프라나야마는 코를 통해 천천히, 부드럽게, 깨어서 살짝 들릴 만한 소리로 하는 호흡법이다. 웃자이 프라나야마는 수련자가 요가수련을 어떻게 하고 있는지에 대한 각성을 유지하도록 하는 프리즘과 바로미터(barometer)의 역할을 한다. 호흡에 무리가 느껴지기 시작하면 이는 자신이 하고 있는 동작의 형태나 강도를 늦추거나 멈춰야 한다는 의미이다. 호흡을 이런 식으로 활용할 때 우리는 파탄잘리의 『요가 수트라』에 나오는 아사나의 두 가지 기본적 특성인 '안정감'과 '편안함'을 각성하며 앞으로 나아갈 수 있다.

수련 중에 호흡을 자각하면서 하면 동작 하나하나가 그 자체로 빈야사 시퀀스로 된다. 가장 단순한 동작도 빈야사가 된다. 이를테면, 타다사나(Tadasana, 산자세)에서 우르드바 하스타사나(Urdhva Hastasana, 위로 팔 뻗기 자세)로 옮겨갈 때 우리는 빈야사를 한다. 이런 흐름 속에서 '호흡-몸-마음'의 움직임을 자각하고 숨을 한 번 들이쉴 때에도 빈야사를 한다. 이와 같은 작은 시퀀스에서 삶 속의 커다란 시퀀스에 이르기까지 우리는 매 호흡 속, 매 단계 속, 매 시퀀스 속, 그리고 매 수업 속에서 요가를 수련하면서 성장한다. 바로 전에 했던 호흡과 동작은 다음에 할 호흡과 동작의 바탕이 된다. 그래서 우리는 바로 전에 했던 호흡과 동작으로부터 지금 하는 호흡과 동작을 이끌어내며 수련한다. 이것이 '빈야사 크라마'의 본질이다.

'파리나마바다', '빈야사 크라마'의 개념은 수련자가 직관력을 깨닫고자 하여 내면에서 오는 인도의 소리에 귀를 기울이며 하는 개인 수련뿐만 아니라, 미리 기획해 놓은 그룹 수업과 개인 지도에도 응용할 수 있다. 이 과정에서 강사가 유념해야 할 역할에는 다음 세 가지가 있다. 첫째, 수업에 참가하는 수련생들과 전체 상황, 그 현실을 바탕으로 해서 신중한 수련순서를 계획하기. 둘째, 안정감과 편안함의 경험을 하나로 아우르게 하기 위해서 수련생을 관찰하고 수련생들과 소통하기. 셋째, 수련을 통해 수련생에게 넓은 견문을 바탕으로 안내하고 영감을 부여하도록 지도하는 것이다.

이 책에서는 기본적으로 이 세 가지 역할을 바탕으로 하여 쉽게 접근하고, 의미있고, 지속되어질 수 있는 수업을 기획하고 가르치는 역할을 집중적으로 살펴보고자 한다. '파리나마바다'와 '빈야

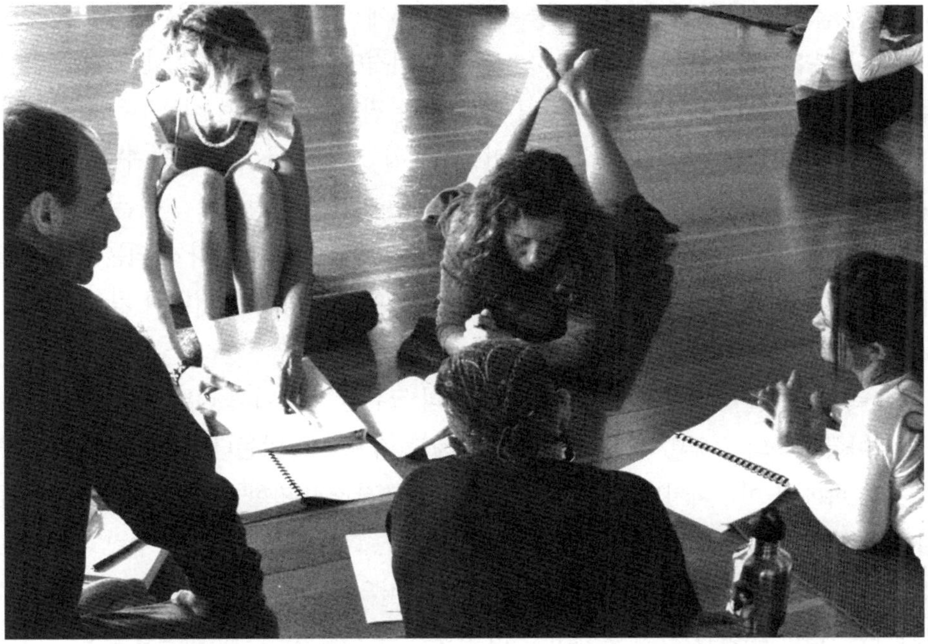

수업을 훌륭하게 설계하려면 연구와 수련과 숙련이 필요하다.

사 크라마' 의 개념을 실전에 적용할 때 우리는 요가 시퀀싱을 주제에 맞고, 효과적이며, 효율적이고, 아름답고, 통합성을 두루 갖춘 것으로 만들어야 할 필요성이 있다[7]. 요가수련을 기획하고 배열하는 것과 관련하여 각각의 주어진 방향들을 간단히 살펴본다.

전달적 측면: 이는 각자가 임하고 가르치는 수련의 기초에 관한 정보와 지식이 정확하게 전달되고 있는가 하는 의미이다. 요가는 내관(內觀)과 영성 철학, 생명학, 기능 해부학, 생체역학, 운동학 등의 풍부한 지식과 지혜를 바탕으로 한다. 풍요로운 통찰의 원천과 인간 존재의 복잡한 다양성을 고려해 보면, 요가 시퀀싱이라는 기법과 과학에서 우리가 배우고 응용할 수 있는 것들은 그야말로 무궁무진하다. 이러한 과정들이 지나치게 벅찬 것으로 보인다면, 수련자는 열려진 마음으로 천천히 호흡하며, 긴 안목으로 요가를 일생 동안 하는 수련으로 여김으로써 다양한 방법과 기법을 한 번에 하나씩 해 나아가면서, 수련의 매 순간마다 새로운 통찰을 얻을 수 있다.

효과적 측면: 요가 시퀀스는 안전과 균형을 유지하면서도 변화를 일으킬 수 있어야 하며 수련 목표 — 그 목표가 무엇이든간에 — 로 한 결과를 성공적으로 이끌어낼 수 있어야 한다. 요가 시퀀스가 달라지면 그 효과도 많이 달라질 수 있다. 그 효과는 수련생에 따라 달라질 수도 있고, 같은 수련생이라도 환경과 상태에 따라 달라질 수 있다. 정서적으로 우울한 수련생이 기분을 전환시킬 목적으로 수업에 나온 경우, 지속적이고 강력한 굽히기(前屈) 자세를 수련하여 불안한 마음을 해소하기 위해 설계된 수업은 반대 효과를 낼 수 있다. 이와 유사하게 불면증을 겪고 있으며 퇴근 이후의 시간에만 수련할 수 있는 수련생의 경우, 수업에 '카팔라바티 (kapalabhati, 정뇌호흡, 머리뼈(두개골, Skull bone) 정화) 프라나야마' 처럼 호흡을 활성화하는 수련이나 젖히기(後屈) 자세가 많으면 오히려 불면증을 가중시킬 우려가 많다.

효율적 측면: 요가 시퀀스가 효율적이면 수련의 목표를 향해 순조롭게 나아간다. 절묘한 수련과정을 거치면서 점차 깊은 요가의 세계로 들어가는 의미에서 효율적 측면을 말한다. 그렇다고 해서 수업의 난이도나 복합성을 제외한 채 단순하게만 이루어져야 효율적이라고 하는 것은 아니다. 요가의 길에서는 많은 인내심이 필요하듯이 내맡김 자세 또한 필요하다. 어떤 식으로든 우리는 온전히 자신의 한계를 받아들이고 좀 더 참을성 있게 수련함으로써 그 한계를 뛰어넘을 수 있다. 인내의 수련과 내려놓음이라는 두 가지 속성이 유기적으로 결합될 때, 수련의 과정에서 만나는 신체적 · 감정적 · 정신적 장애물을 보다 수월하게 제거할 수 있다. 우리가 요가의 길에서 만나게 되는 장애물을 더 수월하게 넘어갈 수 있도록 요가 시퀀스를 하면, 우리는 불필요한 긴장을 풀어내서 가장 심오한 요가 수련 속으로 들어갈 수 있다.

심미적 측면: 수련 속에서 아름다운 존재로서의 고유한 본성이 드러날 때, 앞에서 언급한 시퀀스 접근방식은 아름다움의 근원이 된다. 이 때, 아무것도 강요되지 않는다. 매 순간의 호흡과 동작과 자세 등이 자각 속에서 이루어지면서 자신의 전반적인 목적과 명확한 통찰을 향해 자연스럽게 흘러간다. 명확한 통찰은 요가를 자각하며 수련할 때 떠오른다. 그렇게 할 때 요가 수련의 방향은 자세를 취하고, 그 자세를 타인과 비교하고 의식하는 외면적 지각의 세계에서부터 내면의 통합과 각성의 세계로 나아간다. 그러한 통합과 각성 속에서 우리는 동작을 자각함으로써 자존감을 향상시킨다. 이러한 효과는 우아하면서도 자세 자체만으로도 단순히 기분이 좋은 수련으로 내적인 만족을 이끌어 낼 수

있다

통합적 측면: 마지막으로 온전한 수련이란 모든 경험을 아울러서 통합한 수련을 가리킨다. 수련생이 일차적으로 운동을 하거나 스트레스를 완화하거나 마음을 정리하거나 존재감을 확장시키려는 목적으로 오는 등등, 각자의 목적이 다를지라도 요가강사는 요가의 모든 속성을 아우를 수 있도록 수업을 구성하는 것이 중요하다. 우리는 몸과 마음, 가슴, 영혼이 상호 연결되어 있음을 안다. 이런 점을 수용한다면, 요가강사는 시퀀스를 구성하고 이를 통해 수련생을 안내하는 과정에서 앞에서 열거한 요소들을 통합할 수 있도록 수업의 시간을 배분할 줄 알아야 한다. 수련생이 사바사나에서 일어나거나 요가매트에서 수련을 마칠 때에는 수련의 자리에 들어설 때보다는 자신이 좀 더 통합된 느낌이 있어야 한다.

이들을 모두 종합하여 생각할 때, 우리는 모든 수업의 시퀀스에서 이상적으로 실현할 수 있는 요가 시퀀스의 핵심원리를 파악하고 규정할 수 있다. 이 핵심원리에는 단순함에서 복합적으로 나아감, 역동성에서 고요함으로 나아감, 에너지 균형 잡기, 열정과 편함의 통합, 지속 가능한 자기변화의 구축 등이 있다.

원리1: 단순한 수련에서 복합적 수련으로

Principle One: Moving from Simple to Complex

요가를 수련하면 우리는 의식이 각성된 상태에서 개인적인 변화와 변형의 길을 갈 수 있다. 우리는 안정된 자세와 편안한 감각을 유지한 채 현재시점에서 수련할 수 있음에도 불구하고 이에서 벗어나 미리 나아가면 변형적 수련으로서의 요가를 체험 하도록 하는 의도적 과정으로부터 벗어날 수밖에 없다. 그래서 수련자가 현재의 위치에서 우리가 향하는 목적지까지 단계별로 자각하며 행하는 것은 '빈야사 크라마' 에서 본질적으로 중요한 요소이다. 기본원리는 단순한 동작에서 복합적인 동작으로 서서히 진행하는 것이다. 그렇게 할 때 수련의 전체 과정을 거치면서 체험이 더없이 깊어지고 쉽게 할 수 있게 된다. 여기에서 '저항감을 최소한으로 줄이며 단순함에서 복합적으로 진행하는' 시퀀스의 기본원리가 생성된다.

아사나와 아사나 사이의 움직임, 그리고 아사나 자체를 하려면 아사나의 안정감과 편안함, 균형을 유지할 수 있도록 계속 근육을 이완하고 수축해야 한다. 아무 개념 없이 아사나를 배열하기보다는 각 아사나를 보다 쉽게 익힐 수 있도록 상호 유기적인 관계 속에서 배열하는 것이 중요하다. 걷기 전에 기는 법을 배우고, 뛰기 전에 걷는 법을 배우는 아기처럼, 요가 수련생은 복합적인 아사나를 시도하거나 들숨과 날숨 사이를 들여다보기 전에 먼저 기본 아사나를 충분히 익혀야 효과가 늘어나게 된다. 이와 같이 단일 수업 안에서도 수련생은 단순한 자세에서 시작해서 복합적인 자세로 진행하고, 각 자세와 호흡을 통하여 신체가 특정 자세에서 어떻게 열리고 안정되는지에 대한 각성을 심화시킬 수 있다.

각 아사나에는 다른 자세의 요소들이 들어 있다. 각 아사나를 그 구성요소로 분석하면 수련생의 준비상태와 컨디션, 목적 등을 바탕으로 하여 좀 더 쉽게 접근할 수 있는 요소들을 찾아낼 수 있다. 가장 기본적인 요소들을 찾아내면 신체가 보다 깊고 자연스럽게 친숙함과 안정감과 편안함을 느낄 수 있는 아주 단순한 아사나를 수련할 수 있다. 이 단순한 아사나는 더 복합적인 아사나로 진행하는 출발점이 된다. 단순한 아사나에서 복합된 아사나로 나아갈 때, 우리의 신체는 보다 편안하고 안전한 분위기 속에서 수련의 내용을 가장 깊게 표현한다. 그렇게 하면 가장 복합적인 아사나도 보다 쉽게 접근하게 되어 수련생이 수련의 세계 속으로 더 깊이 들어갈 수 있는 수업의 시퀀스를 디자인하는 데 있어, '단순성에서 복합성으로 나아가는 원리' 와 같은 계열의 아사나를 응용하거나, 한 계열의 아사나에서 다른 계열의 아사나로 나아가는 방식에 응용할 수 있다.

이렇게 단계를 밟아 진행하는 수련의 과정은 이상적으로 여러 체험들을 하기 마련이며 계속하여 수련생은 강사의 명확한 안내에 따라 다양한 연계의 형태와 에너지 작업, 동작을 취하고 푸는 과정을 분석하게 된다. 그리고 절정 아사나의 구성요소를 단순한 형태로 소개하면 수련생은 복합적인 아사나에서 보이는 복잡하게 결합된 여러 요소들을 지적으로 이해하고 의식적으로 구현할 수 있다.

예를 들어, 초보자를 위한 수업에서 '아도 무카 스바나사나(Adho Mukha Svanasana, 얼굴이 아래로 향한 개 자세)' 를 소개할 때는 손 발을 바닥에 대고 '강아지(Puppy Dog) 변형자세' 에서 양 팔을 앞으로 뻗는 자세로 시작하게 한다. 여기에서 다리와 골반을 벌리는 어려운 자세는 피하고, 손과 팔, 팔이음뼈 (上肢帶, Shoulder girdle), 척추 등의 요소에 대해 안내한다. 그런 다음에는 허리뼈(요추, Lumbar vertebrae)와 골반의 중립상태를 경험하는 방편으로 고양이자세와 개자세를 수련하는 한편, 웃타나사나(Uttanasana, 선 굽히기 자세)를 활용하여 넓적다리의 안쪽돌림과 넙다리네갈래근(대퇴넙다리네갈래근)의 활성화를 위한 파다 반다(pada bandha)를 가르칠 수 있다. 이와 같이 수련하면 수련생은 '아도 무카 스바나사나' 를 충분히 표현해서 이 요소들을 보다 쉽게 통합할 수 있을 것이다.

위와 같은 원리를 반영하는 시퀀스를 구성하려면 적어도 기능해부학과 생체역학의 기본 지식을 갖추어야 한다. 이런 지식을 갖추어야 아사나의 상호 관련성을 파악하고, 보다 쉽게 아사나를 여러 구성요소로 분석하게 된다. 그러면 하나의 요소가 다른 요소와 어떤 관련성이 있는지, 하나의 아사나가 다른 계열의 아사나와 어떤 관련성이 있는지 파악할 수 있다. 우리는 '경로 배열(pathway sequence)' 을 논할 때 이 주제를 좀 더 자세히 다룰 것이며, 3장에서 이들의 본질적인 관계를 들여다볼 것이다. 또한 125개의 아사나를 위한 준비 아사나를 소개하는 부록 B를 참조할 수도 있다.

원리2: 동적 수련에서 정적 수련으로, 또는 고요 속으로

Moving from Dynamic to Static Exploration, or Moving into Stillness

우리는 정적인 존재가 전혀 아니다. 우리는 본질적으로 동적인 존재다. 요가수련에서 우리는 존재의 자연스런 특질을 발현할 수 있도록 해야지 억압해서는 안 된다. 우리가 아무런 일을 하지 않고 정지해 있을 때조차도 심장은 계속 뛰고, 순환계는 계속 움직이고, 신경자극은 전신을 돌아다니고, 숨은 끊임없이 들어오고 나간다. 이런 요인들로 인해 우리는 아사나를 'Pose' 로 생각하는 경향이 있다. 포즈(pose)란 모델이 카메라를 향해 취하는 행동이며, 관객에게 의도한 것을 전달하기 위해 일부를 꾸며서 이상적인 모습을 만드는 행위이다. 하지만 아사나는 요가수행자가 신체의 유연성을 향상시키고, 에너지의 균형을 증진하고, 가슴을 보다 깊이 열고, 각성을 명료하게 하면서 내적으로 경험하는 것이다. 하나의 아사나를 오랫동안 유지하는 것을 '정적이다' 라고 생각하기보다는 심신과 호흡의 안정과 편함을 강화할 수 있도록 대단히 작은 움직임까지도 심화하는 자세가 중요하다. 내면의 평화와 명료함으로 가는 여정에서 자연스런 역동성에 마음의 문을 여는 것이 완벽하게 정지하려는 강박적인 노력보다 중요하다.

우리는 아사나의 활동성을 탐색하고, 리드미컬한 호흡의 흐름과 더불어 아사나 속으로 들어갔다가 나오면서, '파리나마바다' 와 '빈야사 크라마' 의 추상적 개념을 실제적으로 표현한다. 움직임을 역동적으로 하면 완성된 동작이 몸과 깊이 동화되도록 몸은 더 천천히, 더 부드럽게, 더 깊이 열린다. 이런 기법을 수련하면, 아사나 속에서 그리고 아사나와 아사나 사이에서, 호흡을 움직임과 힘과 발산 등과 연결시키는 감각이 온전히 깨어나고, 호흡이 전반적인 수련 속으로 녹아든다. 이 두 가지 기법을 수련하면 아사나를 유지하면서 아사나를 안전하고도 깊이 탐색할 수 있는 신체적 바탕이 마련되며, 수련생이 내면에서 일어나는 체험과 보다 깊이 조율한다면 아사나의 효과는 심화된다.

수리야 나마스카라(Surya Namaskara, 태양경배)는 역동적인 동작의 고전적인 예이다. 수련생이 대부분의 아사나 사이에서 빈야사의 흐름을 수행할 때, 아슈탕가 빈야사 방식의 요가에서 역동적인 동작은 수련 전체에 묘미를 더한다. 톨라사나(Tolasana, 천칭 자세)에서 롤라사나(Lolasana, 그네 자세)로, 차투랑가 단다사나(Chaturanga Dandasana, 사지 막대 자세)로, 우르드바 무카 스바나사나(Urdhva Mukha Svanasana, 얼굴이 위로 향한 개 자세)로, 아도 무카 스바나사나(Adho Mukha Svanasana, 얼굴이 아래로 향한 개 자세)로, 단다사나(Dandasana, 막대 자세)로, 또는 시퀀스의 위치에 따라 다른 아사나로 나아간다. 그러나 존 프렌드(John Friend)의 아누사라(Anusara), 폴리 징크(Paulie Zink)와 폴 그릴리(Paul Grilley)의 인(Yin) 요가 등, 주로 아엥가 기법에서 나온 수업이나 아엥가 수업에서도 전신으로 호흡하는 느낌을 개발시키면 수련생에게 자연스런 동작을 활용하여 고요상태로 안내할 수 있다.

고요상태로 들어가는 것은 모든 요가수련에 해당하는 개념이다[8]. 이 장의 뒷부분에서 그리고 이 책에 등장하는 다양한 수련의 단계에서 나타나는 것처럼, 요가매트에 앉는 순간부터 강렬한 수련과정 그리고 사바사나에 이르기까지 고요상태로 들어가는 기회가 곳곳에 있음을 기억할 필요가 있다.

원리3: 에너지 균형 잡기

Principle Three: Cultivating Energetic Balance

우리는 항상 그리고 영원히 우주 힘의 지배를 받는 대상이다. 고대 인도의 육파철학 중의 하나인 상캬(Samkhya) 학파에 따르면, 우주는 우주의식인 푸루샤(purusha)와 물질의식인 프라크리티(prakriti)로 구분되어 있다. 프라크리티는 '구나(guna, 속성)' 라고 하는 세 가지 구나로 이루어져 있다. 구나는 깊은 차원의 마음과 지혜를 드러내는 마음과 감정의 자연스런 성향을 나타낸다. 구나가 드러나는 방식은 저마다 달라서, 구나에 따라 저마다의 기질과 자아감이 드러나는 방식도 달라진다. 이런 이론은 우리의 생각과 감정의 패턴을 분석하고, 이해하며, 요가를 수련하고, 가르치는 분야에 직접 응용하는 데 대단히 유용한 수단이다. 상캬 철학이나 상캬 철학의 이원론적 존재론을 전부 받아들이지 않고서도 상캬 철학이 제시하는 통찰의 근원을 사용할 수 있다. 세 구나는 라자스(rajas)와 타마스(tamas), 삿트바(sattva)를 가리킨다.

- 라자스는 욕망에 이끌려서 욕구와 결핍감 주위를 맴돌며 때에 따라서는 욕망에 사로잡히기도 한다. 뭔가를 하지 않으면 자신이 필요로 하는 것을 상실할지 몰라 두려워한다. 욕망의 대상을 성취하면 마음은 균형과 평정의 상태(또는 상실의 두려움에 빠질 수도 있다)로 되돌아간다. 라자스는 흥분과 열정 그리고 걱정 또는 세상의 것들이 어떻게 다가올 것인가에 대한 기대감으로 가득한 마음으로 세상에서 행동할 수 있도록 고무하는 긴장된 원동력의 감각에 관여한다. 라자스의 에너지가 균형을 이루면 우리는 아침에 잠자리에서 힘차게 일어나서 기운이 충만한 날을 보낸다. 라자스 속성이 과도하게 움직이면 밤에 잠을 이루기가 힘들어지거나 일상에서 만족감을 느끼기가 어려워진다.
- 타마스는 우유부단, 무기력, 게으름 등을 일으키는 혼란한 마음을 반영한다. 타마스는 감각의 대상을 알지 못하는 마음 상태이다. 자신이 무엇을 원하고 무엇을 필요로 하는지를 이해하지 못하는 느낌이다. 이런 성향에 사로잡히면 자기 파괴적인 행동을 하거나 타인에게 해를 가하는 행동을 하기도 한다. 그러면서도 우리는 타마스로 말미암아 마음을 가라앉히고, 이완하고, 휴식과 수면할 때 생명력을 회복할 수 있다.
- 삿트바는 고요하고 맑은 마음의 상태, 완전하고, 충만한 느낌을 가리킨다. 가벼움과 명료함, 평정의 느낌으로 충만하여, 자신과 타인을 좀 더 다정하고 사려 깊게 대한다. 요가철학은 삿트바를 자연스런 마음의 상태라고 말한다. 하지만 우리는 빠르게 흐르는 삶의 흐름 속에서 이런 마음의 상태를 자주 상실한다. 삿트바의 에너지가 나타날 때는 정신의 조화가 외부의 대상에 의존하지 않기 때문에 편안하게 세상 속에서 살 수 있다. 또한 자신과 타인과도 아주 훌륭하게 조화를 이루며 삶을 살 수 있다.

이들 세 구나는 정도의 차이가 있을 뿐 항상 모든 사람의 삶 속에 현존하며 개인의 태도와 성격, 잠재성향 등을 형성한다. 세 구나의 성향을 좋다거나 나쁘다고 평가하기보다는 내면의 느낌이나 인간

관계를 통찰할 수 있는 방편으로 바라보는 쪽이 좋을 듯하다. 일상생활에서 우리는 특정 대상에 이끌린다. 여기에는 아무런 문제가 없다. 보다 중요한 것은 이끌림의 '가치'이다. 우리를 끌어당기는 대상은 우리의 마음을 사로잡는다. 그렇다면 만약 우리의 의도가 명료해지고 주의와 에너지가 집중하는 곳을 자각한다면, 단순한 일상생활의 행위 속에서도 통찰력을 얻을 수 있다.

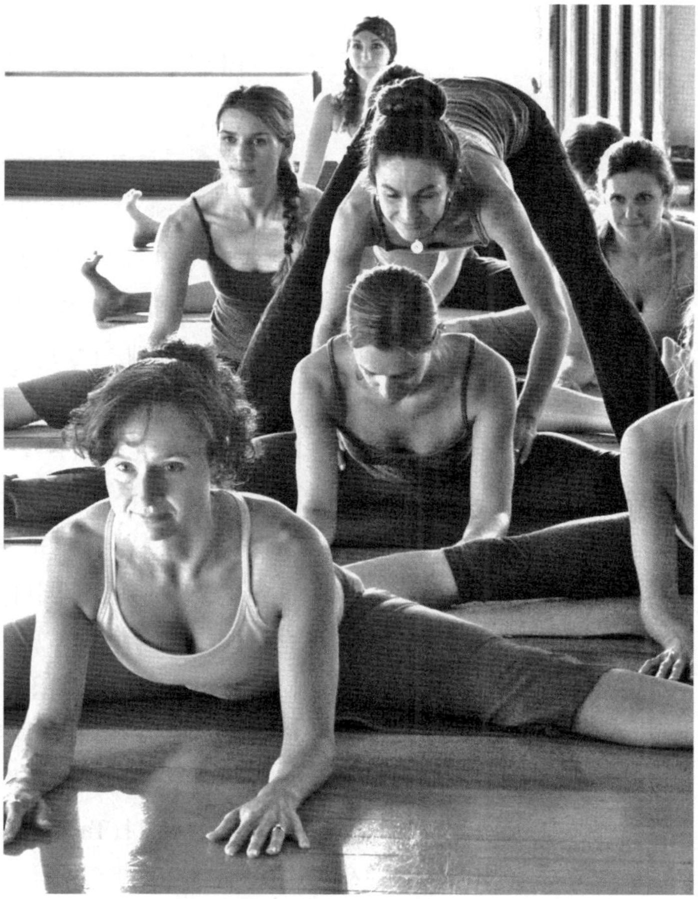

수업이 제대로 균형이 잡히면 수련생은 수련 내내 삿트바 상태를 유지할 수 있다.

데이비드 프렐리(David Frawley, 1999)는 구나의 본질적인 상호작용을 설명하는 데에 석유 등불의 비유를 든다. 석유를 담고 있는 부분은 안정적으로 바닥에 놓여 있으며, 이 부분은 타마스의 성질을 띠며 비활동적이다. 흐르는 속성을 지닌 석유는 라자스를 상징한다. 깨끗하고 하얀 면으로 된 심지는 삿트바를 상징한다. 이 요소들이 상호작용을 함으로써 불꽃이 일어난다. 삶이 건강하게 균형 잡히려면, 세 구나(tri guna)가 모두 참여해야 하며 각 구나는 필요한 때에 맞춰서 활동해야 한다. 타마스가 없으면 우리는 잠을 잘 수 없다. 라자스가 없으면 우리는 움직일 수 없다. 삿트바가 없으면 세상에서 고요히 빛을 발할 수 없다.

하타요가는 끊임없이 변화하는 삶의 한가운데에서 에너지의 균형을 잡아 나아가는 수련이다. 간단히 말해서, 하타의 '하(ha)'는 '에너지의 활성화'에 가깝고, '타(tha)'는 '이완'에 가깝다. 일반적으로 말해, 요가 수업은 지속적으로 에너지를 균형 잡는 수련이어야 한다. 또한 수련생이 온전히 깨어 있으면서도 마음을 고요하고 맑게 유지하는 삿트바적 효과를 이끌어내는 수련이어야 한다. 때에 따라서는 좀 더 자극적인 수업을 안내할 수도 있고, 좀 더 잔잔한 수업을 안내할 수도 있다. 이후에 살펴보겠지만, 수업의 아사나와 프라나야마의 내용 — 그 순서뿐 아니라 — 에 따라 에너지가 활성화될 수도 있고, 아니면 고요해질 수도 있다. 이런 면에서 수련생이 단순하고도 깊이 있게 에너지의 균형을 잡고, 세상 속으로 돌아갔을 때는 좀 더 안정적이고, 깨어 있으며, 의식이 명료하도록 수업을 구성하고 안내하는 것이 이상적이라 하겠다.

원리4: 행위의 결과 통합하기

Principle Four: Integrating the Effects of Actions

각 아사나는 좀 더 깊이 들어가서 변화를 이끌어낼 수 있도록 신체를 확장한다. 예를 들어, 우르드바 다누라사나(Urdhva Dhanurasana, 위로 향한 활 자세, 또는 수레바퀴 자세) 수련에서는 손에 상당한 압력이 가해지고 손목 관절이 때로는 완전히 확장되고, 어깨가 활짝 펴지고, 척추는 깊게 아치형을 이루고, 두 발은 바닥에 단단히 붙이고, 넓적다리는 안쪽으로 회전하고, 엉덩관절 굽힘근(hip flexors)과 복부의 중앙 부위를 강하게 확장한다. 물론 각 수련생의 상태에 따라서 다르겠지만 이런 동작은 신체에 새로운 긴장을 유발할 수 있다. 그래서 이 긴장을 완화시키는 다른 동작을 해야 하는 경우도 생길 수 있다. 이것은 이전에 한 동작들을 좀 더 새롭고, 균형적인 동작으로 통합되게 한다.

이런 완화의 수련은 프라티크리야사나(pratikriyasana)를 통해 행한다. '프라티'는 '대치(代置, against)'라는 뜻이고 '끄리야'는 '행위', '치유'를 뜻한다. 프라티크리야사나는 수련생이 다음 단계의 아사나나 요가 시퀀스 수업 등으로 나아가거나, 아니면 좀 더 균형 잡히고 충만한 가운데서 긴장이 없는 활동으로 진행할 수 있도록 이전의 행위 또는 동작을 통합해내는 것이다.

이 원리는 보통 '대치 자세'의 의미로 응용한다. 이 원리는 특히, 아사나를 연이어 할 때 문제를 야기할 수 있다. 예를 들어, 프라티크리야사나의 좁은 의미에서 굽히기 자세를 깊이 했다가 젖히기 자세를 깊이 하게 되면 척추 양 옆의 근육과 인대에 무리를 줄 수 있다. 시르사사나(Sirsasana, 물구나무 자세) I 와 그 반대 자세인 타다사나(Tadasana), 또는 우르드바 하스타사나(Urdhva Hastasana)를 수련하면 수련생에 따라서 현기증이 일어날 수도 있거나 쓰러질 수도 있다. 어떤 경우가 되었든 축적된 긴장을 풀어내어서 아사나를 통합하는 길이라고는 볼 수 없다. 그 대신에 우리는 수련의 과정에서 아사나의 완화와 통합, 심화 등에 중점을 둔다. 그리하여 다음 아사나에서 곧바로 대치 자세를 하는 것이 아니라 서로 유사한 자세를 함으로써 이전까지 축적된 긴장을 풀어낼 수 있다.

프라티크리야사나를 효과적으로 하기 위해 요가 시퀀스를 구성하는 방법은 여러 가지가 있다. 일반적으로 먼저 완화를 위해 가장 간단한 형태의 아사나를 안내한다. 그런 다음, 축적된 긴장을 풀어내고 안정감과 편안함을 회복할 수 있도록 변화를 준 아사나를 안내하고, 이어서 복합된 아사나를 안내한다. 아사나를 연이어 하는 방식으로 프라티크리야사나를 수련하기보다는 더 넓은 시각에서 바라보며 수업 내의 한 부분에서 완화의 아사나, 또는 반대 아사나를 수련생에게 안내하여 수련을 통합할 수 있도록 하는 편이 낫다. 완화의 아사나 는 부록 B를 참조하라.

원리5: 꾸준한 자기변화 구축하기

Principle Five: Cultivating Sustainable Self-Transformation

건강과 행복, 자기변화를 성취하기 위해 요가를 꾸준하게 수련하려면 노력과 이완 사이에서 균형을 잡으면서 깨어 있어야 하고, 점진적으로 해방감과 열림, 명료함 속으로 깊이 몰입해야 한다. 또한 이는 요가를 전인적으로 접근하는 방식과 관련이 있다. 모든 요가 수업에서 아사나와 프라나야마, 명상 등 수련의 다양한 요소가 어우러지는 것이다. 경험이 많은 요가강사의 경우, 대체로 이런 원리들을 일반적으로 받아들이고 있음에도 — 야마(금계)와 니야마(권계)에 담겨진 요가의 가치와 더불어 —이런 원리들을 실천하지 않는 수업들이 많다. 그 결과 수련생(종종 강사들조차도)들이 부상을 당하거나 완전히 지치거나 나아가서는 수련을 포기하기까지 한다.

빈야사 흐름의 요가이거나, 아엥가, 파워(Power), 아슈탕가, 아누사라(Anusara), 또는 다른 전통 수련법이 되었거나 내가 아는 노련한 요가강사들조차도 요가를 수련하다가 부상을 당한 경험이 한두 번쯤은 있으며 몇 주에서 몇 달 나아가서는 몇 년씩 수련을 중단하기도 했다.

대체로 부상을 당하는 경우에는 다음 세 가지가 있다.

1. 아파리그라하(aparigraha, 불탐)와 아비야사(abhiyasa, 수련)를 망각한 채, 자신의 한계를 자각하지 못하고 무리하게 시도할 때
2. 아비디야(avidya, 무지), 즉 자신이 무엇을 하고 있는지 모르는 무명(無明) 속에서 행할 때
3. 강사의 아파리그라하에 맞추거나, 강사의 아비디야적인 지도에 무심코 따를 때

이 부분에 대해 좀 더 살펴보도록 하자. 척추는 신체의 신경센터에서 모든 세포와 신경에 메시지를 전달한다. 척추의 안쪽 또는 척추 주변의 긴장과 압력은 신체내부의 시스템 안에서의 자연스러운 소통을 방해한다. 그런데 요가의 존재이유라고 할 수 있는 심신의 통합은 신경의 통로가 얼마나 열려 있느냐에 달려 있다. 이 신경의 통로가 수축하면, 이 통로를 따라가는 메시지가 제대로 전달되지 않는다. 그럴 때 특정 부위가 손상되거나 부상을 당하기 쉽다.

손목의 경우를 예로 들어보자. 왜 손목은 부상을 당하기 가장 쉬운 관절인가? 손목 부상의 요인으로 상대적인 취약성, 잘못된 정렬, 반복적인 스트레스 등을 들지만, 종종 그 저변에는 '귀기울이기(listening)'의 문제가 도사리고 있다. 등의 윗 근육이 딱딱하거나 수축되어 있으면, 팔이음뼈(상지대, Shoulder girdle)나 팔로 통하는 신경전달에 문제가 발생한다. 그러면 손과 손목에서 일어나는 일을 자각할 수 없다. 손목으로 가는 신경의 흐름에 문제가 발생하면, 근육에 명령을 내려야 하는 신경의 능력이 사라진다. 그렇기 때문에 손목 관절 주변에서 긴장과다나 관절손상 등과 같은 부상이 발생할 수 있다.

빈야사는 아사나와 프라나야마를 통해 몸의 열림을 점진적이고, 자각적이고, 지성적이고, 온유하게 진행하는 접근법이다. 전통의 지혜에서 나오는 통찰과 더불어서 기능해부학과 신체운동학을 활용할 때 요가 수업은 이상적으로 배열되어서 몸을 깊고도 안전하게 오픈하게 된다. 기운이 신체 내를

순환하는 동안, 수련생이 꾸준하게 수련할 수 있도록 부드러운 만트라와 같은 소리를 내고, 호흡을 덥혀서 체내를 덥히는 데에 자각적인 요가호흡 — 승리 호흡법(ujjayi pranayama) — 을 활용한다. 신체의 동작이 긴장을 유발하면 방해를 받는 호흡의 리듬 속에서 신경의 피드백이 즉각적으로 찾아온다.

요가수련을 꾸준하게 할 수 있는 열쇠는 자각적인 의지와 지성과 자애심으로 수련을 시작하는 것이다. 몸의 다른 부위들을 강력하게 움직이기 전에 자각적인 의지를 가지고 하면 간단한 동작과 호흡으로도 서서히 척추를 덥히고 열어준다. 이는 고대로부터 내려오는 '빈야사 크라마'의 지혜요, 점진적으로 단계를 밟아 나아가는 지혜이다. 수리야 나마스카라 — 내면의 태양, 가슴의 진리에 인사하기 — 로 시작하여, 아침에 햇살을 받는 꽃처럼 모든 것이 수리야 나마스카라로부터 자연스럽게 일어나도록 한다.

수련의 마무리에서 일련의 통합적인 프라티크리야사나로 수련의 절정에서 내려오면서 마지막에는 사바사나로 들어간다. 사바사나는 모든 수련의 과정을 통합하는 가장 중요한 아사나이다. 사바사나 전후의 정신적 · 육체적 · 생명력적 · 생리적 상태는 프라나야마와 명상을 하기에 이상적인 상태이다. 이후 웃자이(승리 호흡법)를 넘어서서 더 깊은 프라나야마 수련 속으로 들어가는 섬세한 과정으로 조율하고 그 과정을 수련할 때 몸은 차분히 가라앉는다. 그리고 아사나와 프라나야마의 과정과 효과로 인하여 수련자의 상태는 더욱 고요해지며, 명상으로 들어가는 완전한 삿트바적인 상태로 몰입한다. 명상을 최종적으로 마무리하는 시점에서는 다음 빈야사를 위해 마음가짐을 새롭게 해보고, 매트에서 일어나 다시 세상 속으로 돌아간다. 모든 수련의 과정을 이렇게 아우를 때 우리는 자기변화의 방편으로 요가를 꾸준하게 수련할 수 있다.

다음 수업에 요가매트에 앉을 때에도 기도하는 자세로 가슴 앞에 양손을 모으는 것으로 시작해야 한다는 점을 유념한다. 가슴 앞에 모으는 것을 '안잘리 무드라(anjali mudra)' 라고 한다. 그런 다음, 양손의 손가락 끝을 이마에 대고, 수련의 의도를 마무리하고, '수련' 자체를 참된 사두(sadhu) — 아힘사(ahimsa, 비폭력)과 사트야(satya, 진실)의 원리에 따라 사는 요가 수행자 — 로서 여기며 수련자에게 인사를 한다. 그런 의도를 가슴에 기억하고 손바닥을 붙인 상태에서 호흡을 느끼면서 숨이 따뜻하게 흐르도록 한다.

제 2 장

요가 수업의 아크(Arc, 弧, 둥근선) 구조

The Arc Structure of Yoga Classes

누구든 정상에서 영원히 머물 수 없다. 정상에 서면 다시 내려와야 한다. 그러므로 처음부터 두려워 할 필요는 없다. 이 점만 신경 쓰면 된다. '정상에 오른 자는 아래에 무엇이 있는지 알지만, 아래에 머무른 자는 정상에 있는 것을 알지 못한다.' 정상에 올라서야 볼 수 있다. 정상에서 내려오면 더 이상 같은 것을 볼 수는 없지만, 이미 본 것은 기억으로 남아 있다. 이에 예술이라 할 수 있는 것은 높은 정상에서 본 그 기억에 의하여 정상 아래에 있는 자신을 지휘하게 된다는 것이다. 더 이상 그것들이 보이진 않지만 경험에 의해 적어도 알고 있는 것이 있으므로.

— 르네 도우말(RENÉ DAUMAL)

우리의 삶 속에서 요가를 오랜 시간 지속적으로 수련했을 때 삶의 질은 개선되고 변화시킬 수 있다. 우리가 요가매트에 앉을 때면 언제나, 아사나, 프라나야마와 그 밖의 다른 기법 등을 비롯하여 반다(bandha)와 드리스타나(dristana) 수련, 활력이 넘치는 동작, 경계에서 수련하기(playing the edge), 노력과 편안함의 균형을 맞추는 법 등을 섬세하게 기술적으로 배울 수 있는 기회가 온다. 헌신과 인내, 참을성, 무집착 등의 정신으로 우리는 요가수련을 평생의 수련회(chautauqua), 곧 자신을 점점 더 깊이 이해하는 배움의 여정으로 삼을 수 있다.

다른 나라의 언어를 배울 때처럼, 요가의 언어를 터득하려면 하나하나의 수련을 배워 나가면서 다양한 요소들을 하나씩 체험으로 통합해야 하기 때문에 시간과 인내를 요구한다. 요가수련의 지성적인 측면을 고려해 보면, 우리가 아사나와 호흡, 명상수련 등에서 아주 다채로운 체험을 통해 자신의 존재와 그 양식을 발견해 나아감으로써 요가의 배움이 깊어지게 된다. 수련생에 따라서는 수련 초기에 몸과 마음이 분리되어 있는 것처럼 체험하거나, 자신과 몸이 분리된 것과 같은 체험을 하기도 한다. 요가가 자신의 몸에 점점 더 익어감에 따라, 요가수련 속에서 육체와 감각기관, 신경근육의 민감성, 감정, 기민한 마음, 의식 등이 모두 서서히, 그리고 점진적으로 하나로 어우러져 간다. 요가 초보자든, 숙련자이든, 요가는 배우고 성장하며 자기변화의 길을 가는 데에 있어 끝이 없는 수련이다.

우리가 오랜 시간 인내심을 가지고 단계별로 요가를 수련할 때, 일생 동안 배우고 터득한 요가수련은 성장을 계속한다. 특정 수련에 관계된 것을 명확히 이해했다고 해도 수련 자체는 늘 일정한 동작을 순차적으로 하는 것임을 잊어서는 안 된다. 각 동작의 순서 — 빈야사 크라마 — 는 수련의 체험과 통합의 질을 좌우하기 때문이다.

요가수업을 구성하는 방식은 수없이 많기 때문에 수련 내용과 시간 그리고 다양한 요소들의 상호관계를 고려하는 가이드라인이 필요하다. 각기 다른 요가 시퀀스는 각기 다른 수련생에게 각기 다른 효과를 미친다(같은 요가 시퀀스를 수련한다 해도, 강도와 속도, 기간 등을 달리하면 역시 그 효과가 달라진다.) 요가강사라면 무릇 수련생이 파리나마바다(parinamavada)의 체험에서 어디쯤 와 있는지 존중해 주면서 수련생의 상황에 맞춰 적절한 수련을 배열해주어야 한다.

요가 시퀀스를 구성할 때 요가강사는 수련생을 데리고 트레킹을 가듯이 안내자 역할을 해야 한다. 자신의 안팎에서 끊임없이 변화하는 환경 속에서 자아성찰과 의식의 진화를 체험해 나아가는 탐사여행에 그들을 초대하는 격이다. 요가 탐사여행을 제대로 하기 위해서는 정신적 · 신체적 준비가 필요하다. 또한 여행의 길에 나타나는 지형지물과 여행자 자신을 파악하는 일이 필요하다. 그리고 그 길 위에서 체험하는 것을 온전히 의미 있게 구현할 수 있도록, 다시 원래의 자리로 돌아오는 길을 안내하는 일도 필요하다.

이런 은유적 표현은 요가수업의 아크 구조에서 나오는 지혜를 가리킨다. 순차적인 수련(vinyasa krama)의 아크 구조에는 다음 다섯 단계가 있다.

1. 요가과정 시작
2. 신체의 준비 운동
3. 절정으로 가는 경로
4. 절정 탐색
5. 통합

이제 아크 구조의 각 부분이 지니는 본질적 속성에 대해 더 자세히 살펴보고, 각 단계마다 수련에 접근하는 방식과 수련을 발전시키는 방법을 살펴보자.

요가수업의 아크 구조

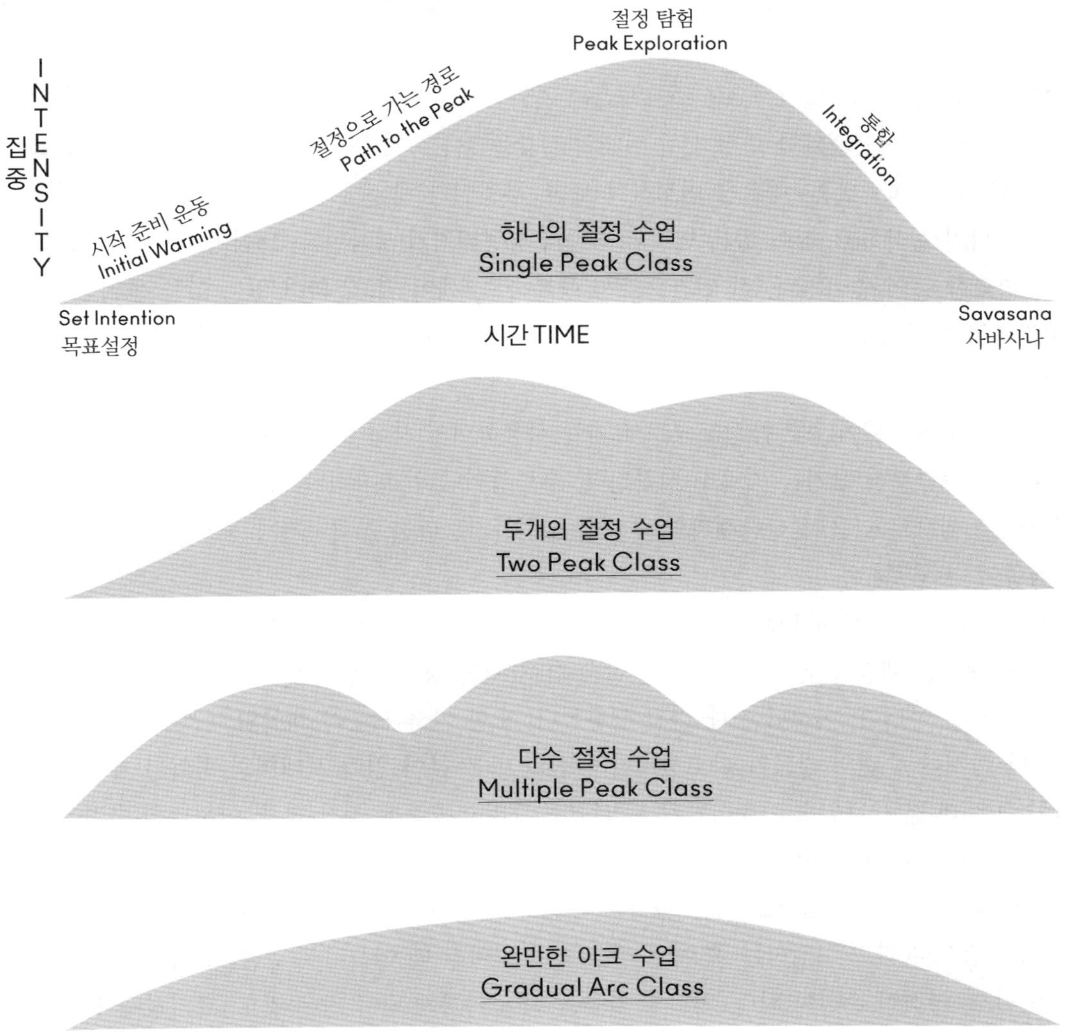

요가 수업의 아크 구조는 다양한 형태를 취하여 집중수련의 수준을 다양화할 뿐 아니라,
수련의 질을 다양화한다.

표 2.1 아크 수업을 위한 기본 모형

1. 정좌 명상, 웃자이 프라나야마	7. 팔 균형 (생략 가능)
2. 준비 동작	8. 젖히기 자세 (수축, 길항작용)
3. 수리야 나마스카라 (고전 A와 B)	9. 비틀기
4. 서서하는 자세 : 외부로 골반 회전	10. 굽히기자세와 골반 열기
5. 서서하는 자세 : 내부로 골반 회전	11. 거꾸로 하는 아사나
6. 복부 (생략 가능)	12. 사바사나

요가 수련 시작

Initiating the Yogic Process

요가를 시작하는 사람은 일차적으로 스트레스를 완화하고, 유연성을 기르고, 육체적 · 감정적 상처를 치유하고, 새로운 인간관계를 형성하며, 신체의 건강을 증진하기 위해서 많이 찾는다. 그러나 일단 수련을 시작하여 신체-호흡-마음을 연결하다 보면, 무엇인가 새롭게 경험되기 시작한다. 수련생은 자각이 깨어나기 시작하고, 살아 있는 느낌이 조금씩 생생해지기 시작한다. 느낌이 좋아지고, 균형감각, 자각, 명료함 등이 좋아진다. 한 인간으로서 행복하고, 깨어 있고, 의미 있는 삶을 살며, 개인보다는 더 훌륭한 어떤 것과 연결되고 싶은 열망이 일어나 일생에 걸쳐 요가를 수련하겠다는 강력한 동기가 생겨난다.

자기변화와 자각의 깨어남을 위한 도구로 요가를 사용하면서 자신이 수련에서 하는 것에 세심한 주의를 기울이는 순간부터 요가는 비로소 시작된다. 수련생이 불안정하거나 넘어지거나 고통스러워하거나 불편한 느낌으로 마음이 산란해지면 수련에 몰입하기보다는 분석하거나 동요하는 마음으로 돌아가는 경향이 나타난다.

스티라(sthira)와 수캄(sukham) 상태에 있을 때, 곧 마음이 안정하고 편안할 때 우리는 아사나에서 변화의 잠재성을 체험한다. '안정되다'는 말은 한 자세를 정지한 상태에서 오랫동안 유지할 수 있음을 뜻하는 것은 아니다. 아사나는 매 순간 생동한다. 또한 아사나는 각 개인의 독특한 표현 방식이다[1]. 저마다 아사나 수련의 강도가 다르겠지만 자신의 마음 문이 열리고 내면의 평화를 체험하기 시작할 때 수련은 더 깊은 차원으로 들어가기 시작한다. 그리고 호흡은 동작 명상, 아사나의 수련에서는 만트라(mantra)가 된다. 이런 식으로 수련은 완전히 깨어서 현재 일어나는 것에 조율하는 자각 명상이 된다[2]. 이렇게 체험을 바탕으로 하는 과정— 특정 신을 숭배하거나 특정 자세를 유지하는 정확한 방법은 이런 것이다 라고 고집하는 게 아닌 —을 밟아 나아갈 때 아사나 수련은 그 자체로 변화를 위한 수련이 되고, 영적인 수련이 된다. 자각의 칼날을 더 날카롭게 닦아 가는 것도, 요가강사가 자각의 안내자가 되는 것도 바로 이 시점에서 비롯된다.

우리가 자아성찰을 할 수 있도록 요가 수업을 안내할 때, 모든 아사나, 아사나와 아사나 사이의 순간, 모든 호흡과 감각, 생각, 느낌 등은 마음과 의식과 영혼의 본성을 들여다 볼 수 있는 창문이 된다. 수련은 고집과 망상으로 가득 찬 마음을 통찰하는 과정이 된다. 스티븐 레빈(Stephen Levine, 1979, 69)은 "고집과 망상으로 가득 찬 마음은 가슴의 위치에서 볼 때 더 잘 보인다."라고 지적하였다. 바로 여기서 아사나 수련은 자기변화의 수련이 되고, 의식이 깨어나서 의식과 연결되는 심오한 느낌이 나타나기 시작한다. 이때 우리는 '요가'라고 하는 내면의 과정이 본격적으로 시작된다.

더 자각적으로 요가 수련에 접근하는 방법에는 여러 가지가 있다. '옴(aum)' 만트라를 하는 것이 불편한 수련생이 있는가 하면 박티(bhakti, 헌신적인 사랑과 믿음)요가의 수련에 심취하는 수련생도 존재한다는 사실을 자각하게 된다. 그렇기 때문에 자기 내면의 감성에 귀를 기울이면서 모든 수련생을 위해 안전한 분위기를 어떻게 마련할 것인지 정할 때는 판단력을 잘 활용해야 한다. 요가를 가르치는 기법이 발전함에 따라 판단력을 활용하는 능력도 향상될 것이다.

요가 수련 첫 단계 —요가 시퀀싱을 하는 첫 단계 —는 서로 인사하는 것부터 시작한다. 수련생이 수련 장소에 들어와서 먼저 인사하도록 안내한다. 비록 짧은 시간이라 하더라도 만나는 수련생과 눈을 마주치며 잠시 머물도록 한다. 수업을 시작할 때는 모든 수련생들에게 '반갑습니다', 또는 '나마스테(Namaste)' 라고 말하며 인사를 한다. 이런 간단한 인사법은 많은 강사들이 익히 알고 있는 것일지라도 따뜻하게 인사를 하면 수련생의 마음에 신뢰가 쌓이며 각 수련생은 더 편안하게 일상을 내려놓고 내면으로 들어갈 수 있을 것이다.

수업을 시작할 때 몇 분만이라도 고요히 앉아 있으면 수련생이 충분히 '지금 여기' 를 느끼며 자신의 신체와 호흡, 마음, 영혼 등에서 느끼는 것과 조율을 하는 데에 도움이 된다. 그러므로 수업에 참가한 수련생 모두가 편안하게 앉는 자세나 가부좌를 하도록 안내한다. 각 수련생에게 골반이 반듯한 위치에 올 수 있도록 방석의 높이를 조정할 수 있게 안내하며, 필요하다면 시범을 보여준다. 수련생이 내면과 조율하고, 호흡의 흐름을 자연스럽게 하도록 유도한다. 골반을 느끼면서, 마치 궁둥뼈가 바닥으로 가라앉아 바닥에 접지하는 듯한 느낌으로 궁둥뼈를 방석 위에 놓이게 한다. 그런 다음 자신의 호흡에 주의를 기울이며, 숨이 들어오고 나감에 따라 자연스런 몸의 움직임을 느껴보도록 한다. 수련생의 얼굴과 눈, 관자놀이 등을 이완하도록 한다. 편안함과 안정된 자리에서 서서히 숨을 깊이 들이쉬고, 자연스럽게 신체에서 반응하는 호흡의 효과를 느끼며, 숨을 들이쉴 때마다 크고 넓게 확장하고, 숨을 내쉴 때마다 고요하게 이완하도록 한다. 호흡 사이의 공간에 주의를 기울이되, 날숨이나 들숨의 끝에서 숨을 참지 않으며, 호흡 사이의 정지 지점에서 느껴지는 감각을 호흡의 흐름과 더불어 자연스럽게 느끼게 한다. 고요하고 안정적으로 호흡을 수련하면서 숨소리가 마치 나무 사이에서, 또는 바다의 해안가에서 불어오는 산들바람의 소리처럼 들리도록 목을 통해 들어오고 나가는 호흡의 소리를 듣도록 한다. 수련 내내 소리와 감각에 대한 감수성을 키우고, 호흡의 흐름이 균형 잡히도록 지도한다.

모든 수련생에게 정좌와 호흡, 바라보기, 느낌 등으로 이끌어낸 후, 부드럽고 수용적인 내면의 공간에서 '안잘리 무드라(anjali mudra)' 로 양손을 가슴 앞에서 합장하듯이 모으도록 안내한다(공경의 인장, 곧 가슴 앞에서 양손을 모으는 기도 자세). 계속 호흡의 흐름을 놓치지 않고 손을 모은 상태에서 수련자의 손가락 끝을 이마에 갖다 대도록 유도한다. 이것은 이마와 가슴을 연결하는 것을 상징한다. 이러한 내면이 서로 연결된 상태에서 잠시 동안 내면을 되돌아보고, 자신이 왜 여기에 와 있는지 되새

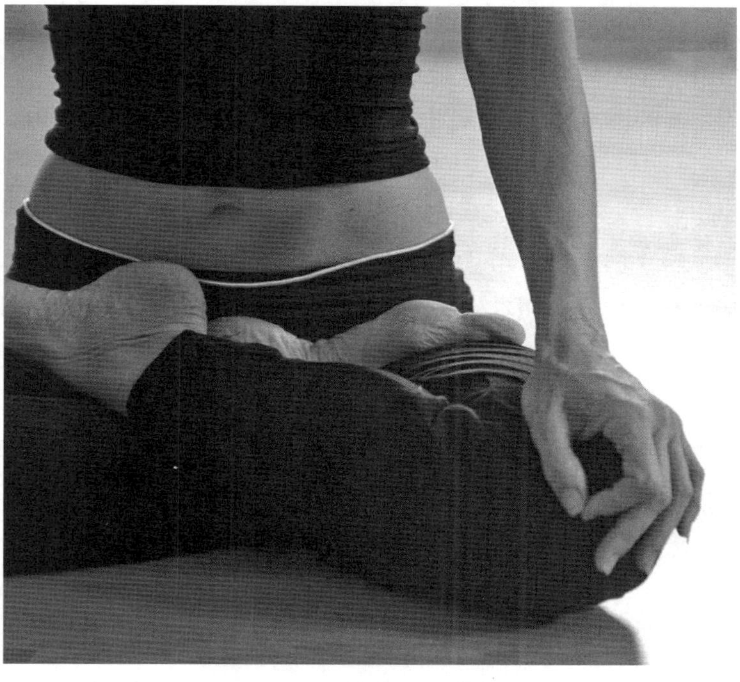

'갸나 무드라(jnana mudra, 지혜 무드라)' 의 손 위치는 존재를 통합하여 전체성으로 들어가는 것을 상징한다.

겨보고, 자신이 하는 수련의 의도와 목적을 좀 더 명확하게 새길 수 있도록 안내한다.

당신 자신의 의도와 수업환경(class setting)을 고려하여 다음과 같은 사항을 원할 수도 있다.

- 몇 분 동안 고요한 정좌 명상을 하거나, 아니면 명상을 안내한다.
- 분위기를 조성하고 수련의 주제를 제시하는 시나 다른 글을 읽어준다.
- 수업마다 다른 또는 계절별로 다른 성음(聖音, chant)을 앞에서 안내한다.
- 프라나야마로 깨어난다. 웃자이(ujjayi pranayama)는 꼭 해야 한다. 중급 및 상급 수업의 시작을 위해 나디 쇼다나(nadi shodhana)와 카팔라바티는 해도 좋고, 안 해도 괜찮다.

여기에서 수련생이나 강사 자신의 수련을 특별한 대상(사람이나 사물)에 봉헌하는 시간을 마련해도 좋다. 이처럼 물건을 바치는 시간이 특정 종교를 위한 의식이 아니라 순전히 개인적인 의식임을 알려주면, 이 수업 시점에서 다른 수련생이 좀 더 편안하고 자유롭게 느낄 수 있다. 강렬한 아사나들을 연속적으로 한 뒤처럼, 수업에서 잠깐 쉬는 시간이 오면 다시 한 번 양손을 가슴 앞에 모으고 손가락 끝은 이마에 대고 원래의 마음가짐으로 되돌아오도록 안내한다.

요가스튜디오의 수업에서 수련하는 사람은 대부분 '옴(aum)' 소리를 함께 하는 것을 좋아한다. 옴은 신비하고 신성한 소리이다. 베다와 우파니샤드, 바가바드 기타 등에서는 '옴'을 '우주의 근원적인 소리', '신의 목소리', '창조가 시작되는 소리' 등으로 묘사한다. 일부 힌두교에서는 옴의 'a' 글자는 창조를(창조신 브라흐마 Brahma의 정수에서 나오는), 옴의 'u' 글자는 세계의 유지를(비슈누 Vishnu 신이 연꽃 위에 있는 브라흐마의 균형을 잡음으로써), 옴의 'm' 글자는 존재 주기의 완성(비슈누가 잠들면 만물은 원래의 본질 속으로 녹아든다)을 뜻한다고 한다[3]. 옴의 성음은 요가수련의 시작을 알리고 분위기를 조성하며, 내면의 각성을 불러온다. 이 세 가지 소리는 수련의 창조적 가능성을 상징하고, 삶의 균형을 이루는 근원 속으로 들어가며, 수련 과정에서 나타나는 정신적 장애물을 제거하는 데에 이용할 수 있다. 자신의 신체언어로 옴의 성음을 거부하는 의사를 표시하는 수련생도 있을 수 있다. 그런 수련생이 있을 때는 그냥 수업을 진행해도 괜찮고, 아니면 잠시 시간을 내어 '옴'의 의미와 성음에 대해 설명을 해도 좋다.

여기서 논의한 요소들을 종합해볼 때 하타요가(hatha yoga)라고 하는 통합의 과정이 시작한다. 하타요가는 '호흡과 신체, 쿤달리니 에너지의 일깨움'에 초점을 맞춰서, 우리의 집중을 방해하는 외부 요소들을 제거하는 요가이다. 항상 이런 수련의 도입부와 환경, 의도, 주제, 그리고 수업 전반에 걸친 다양한 측면을 고려하는 분위기를 적절하게 마련하도록 한다. 이 과정에서 가장 본질적인 부분은 호흡을 자각하는 것이다. 우리가 수업 전반에 걸쳐 호흡을 자각할 때, 이 자각은 하나의 실 — 사실 수트라(sutra)는 '실'이라는 뜻임 —처럼 수련 전체를 엮어준다. 수련생이 내면을 자각하여 신체와 호흡과 마음을 하나로 연결하도록 안내하는 일은 수련생이 수련의 기초를 확고히 다질 수 있도록 돕는 일이다.

'수련의 도입부에서 수련생이 어떻게 앉을 것인가 —보통 가부좌를 하거나 비라사나(Virasana, 영웅 자세)를 하거나— 누울 것인가'는 수업의 거시적인 안목과 수련생의 능력에 따라 결정하는 것이 좋다. 대부분의 수련생에게는 가부좌의 자세가 더 안정적이고 쉽다. 중급에서 상급 수업에 이르기까지 비라사나는 수업의 시작을 알리는 아주 훌륭한 아사나이다. 회복기나 출산 전후를 위한 수업이나 유소년 수업, 치료요법 수업에서는 등을 바닥에 대고 눕는 자세로 차분하게 수련을 시작하는 것도 좋다. 수업의 분위기, 에너지 수준, 정신적인 집중도 등을 관찰하고 수업에 대한 감각을 잡도록 한다. 이러한 관찰과 직관적 평가를 기준으로 삼아 '얼마나 앉아 있을지, 앉아 있는 시간에 무엇을 할 것인지' 등을 결정하도록 한다. 여기서 프라나야마를 통해 내면으로 깊이 들어가면 수업은 더 빨리 삿트바(sattva) 상태 속으로 옮겨갈 수 있다. 카팔라바티와 같은 호흡법을 수련하면 타마스(tamas) 상태에 있는 수련생의 에너지 수준을 높이는 데 도움이 된다. 나디 쇼다나는 라자스(rajas)적 그룹의 수련생을 진정시키는 데 도움이 된다. 수련의 도입부에서 명상수련을 좀 더 길게 하는 방법도 고려해 보는 것도 좋다. 수련생들이 도입부의 앉아서 하는 좌선명상에 몰입하는 것처럼 보이면, 말로 안내를 하든 그렇지 않든, 몇 분 더 좌선하는 쪽을 고려하도록 한다.

수련의 시작을 산 자세(Tadasana)로 하거나 아니면 곧바로 신체 수련으로 수업을 시작하는 강사들이 적지 않다. 또한 체육관의 환경처럼 시간이 없이 빡빡한 시간적 압박 속에서 운동의 형태로 요가를 지도하는 강사들도 적지 않다. 수련생이 잠시나마 내면을 점검하고 현재의 느낌과 호흡에 조율해보고 수련에 임하는 마음을 다잡아보는 시간이 있다면— 사실 그 속에 요가의 의미가 조금이라도 있다면 괜찮다 — 운동의 형태를 띤 수련도 나름대로 의미가 있다. 이런 수련 형태에서는 가슴 앞에 양손을 모으는 기도 자세를 하거나 무엇인가 영송할 필요는 없다. 그럼에도 불구하고 수련생은 모두 시작 단계에서 내면을 조율하고 수련에 집중함으로써 일부 수련의 효과를 볼 수 있다.

각성과 집중의 수련으로 수업을 시작하면서 해당 수업을 위한 주제나 집중대상을 나누어보는 일도 고려해볼 만하다.

주제 지향 수업 만들기

Creating a Theme-Oriented Class

신선하고도 의미 있는 요가 수업을 만드는 일은 요가를 지도하는 사람에게는 더없이 보람 있는 일이다. 아슈탕가 빈야사(Ashtanga Vinyasa)나 비크람(Bikram)처럼 이미 정해진 시퀀스 스타일을 지도하든, 아니면 자신만의 시퀀스를 구성해서 지도하든, 모든 수업은 수련생이나 강사 모두에게 요가를 창조적으로 발전시키는 일에 기여할 수 있는 기회이다. 하지만 이런 창조의 과정—새롭고 용이하고 재미있고 지속 가능한 수업을 창안하는—은 만만치 않은 일이다. 수업의 주제는 바로 여기에서 비롯하며, 요가 수업을 더욱 재미있고 기억에 남게 만드는 무수한 가능성이 생겨난다.

마음속에 각 수업의 주제를 지니고 수련할 때, 정렬의 원리에서부터 호흡을 심화시키고, 맑은 각성의 세계로 들어가기까지, 우리는 다양한 수련의 요소들을 명확하고 폭넓게 융화시킬 수 있다. 또한 수련생 자신이 왜 요가 수련장에 나오게 되었는지에 대한 인식을 더 명확히 할 수 있다.

주제가 명확한 수업을 만들려면 자신에게 있는 요가의 감수성과 요가에 대한 지식과 능력에 귀를 기울이는 것으로부터 시작하도록 한다. 그런 다음 자신이 왜 요가를 수련하는지 다시 스스로에게 물어본다. 요가 수련과 요가 지도에서 중요한 것들을 간단하게 메모한다. 이렇게 메모한 것들은 자신이 개인적으로 소중하게 생각하는 요가의 가치들이다. 이 요가의 가치들에 진정으로 마음의 문을 열면, 수업의 주제를 키워낼 수 있는 비옥한 토양을 찾게 될 것이다.

명확한 주제를 지닌 수업을 설계할 때는 요가 시퀀스의 기본원리를 적용하는 데에 세심한 주의를 기울이도록 한다. 그렇게 구성된 요가는 안전하고, 지속 가능하고, 변화를 이끌어내는 수련이 될 수 있다.

수업 주제를 위한 다섯 가지 개념:

신체 동작: 일부 아사나의 지시(cue)는 혼란을 유발할 수 있다. 예를 들어, 타다사나에서 하는 양팔의 가쪽돌림은 우르드바 하스타사나(Urdhva Hastasana, 위로 팔 뻗기 자세)의 동작과는 반대되는 것처럼 보일 수 있다. 이렇게 혼동을 하면, 웃티타 파르스바코나사나 (Utthita Parsvakonasana, 횡각으로 늘린 자세)와 같은 자세에서처럼 양팔을 머리 위로 뻗으려고 할 때 과도한 긴장으로 몸에 해로울 수 있다. 양팔의 가쪽돌림을 수업의 주제로 삼으면, 이런 혼동을 줄일 수 있으며, 수련생은 자유롭게 수련의 다른 측면들을 섬세하게 다듬을 수 있다. 다른 예를 더 들어보자. 넓적다리의 가쪽돌림과 안쪽돌림, 뿌리 내림(root)과 확장의 관계, 허리뼈와 관련된 골반의 중립 자세(모든 척추 동작의 출발점) 등이 있다.

자연과 우주: 당신이 자연과의 연결을 중요하게 여기고, 수련생이 이런 자연과의 연결성을 수련할 수 있는 수업의 시간을 마련한다고 생각해보자. 그렇다면 당신은 계절과 달의 변화, 시간의 변화 등과 관련된 빛과 에너지의 변화에 주목할 것이다. 예를 들어, 지금 계절이 추분에서 동지로 이동하는 시점이라면 빛이 날마다 줄어들고 있다는 사실을 활용하고 자신의 에너지를 더 잘 보존할 수 있도록 아사나와 프라나야마 수련에 적절한 변화를 줄 수 있다. 이것은 우리 생명의 리듬에서 박동하는 빛과 어둠의 감각을 탐색하기 위함이다.

원형(Archetypes)과 신화(Mythology): '아사나(asana, 자세)'의 동사 어근에는 의식(ritual)의 개념이 들어 있다. 또한 상징적 의미를 지닌 일련의 행위 개념이 들어 있다. 우리는 개인적 체험이나 감정적 체험, 영적 체험 가운데 어떤 분야를 강조하고자 할 때 이러한 개념을 사용하기도 한다. 상징 세계에서는 수많은 신화의 인물이 등장하고, 이들은 전 세계적으로 다양한 문화 속에서 발견되며, 각 상징에서는 삶과 의식 조건과 환경을 반영하는 심오한 지혜를 발견할 수 있다. 수리야 나마스카라 자세에서 영적인 가슴 중앙에 있는 내면의 태양과 깊게 연결되는 느낌으로 태양에 경배를 하든, 아니면 아쉬타바크라(ashtavakra, 팔각)의 이야기를 염두에 두고 아쉬타바크라사나에서 양팔의 균형을 잡음으로써 잘못된 인식과 복잡한 특징들을 넘어서면, 가능성은 무한히 열려 있다.

아사나 계열(Asana Families): 수업 전반에 걸쳐 어떤 아사나의 계열 — 가령 젖히기 자세의 계열 — 을 집중적으로 안내하면 수련생은 그 측면의 수련 속으로 깊이 들어갈 수 있다. 이 부분에서 당신은 '어떻게 다양한 아사나 계열의 요소들이 서로 연결되어 있는지'에 대해 제대로 집중할 수 있다. 예를 들어, 수리야 나마스카라(태양 경배) 자세와 서서하는 자세로 몸이 자연스럽게 따뜻해지면, 엉덩관절굽힘근(hip flexim)은 다리를 내미는 동작을 통해 열리고, 척추 근육은 비틀기 동작을 통해 유연해지고, 팔이음뼈는 어깨 스트레칭을 통해 열리게 된다. 이럴 때 이 아사나들을 충분히 표현할 수 있는 방법을 모색해볼 수 있다.

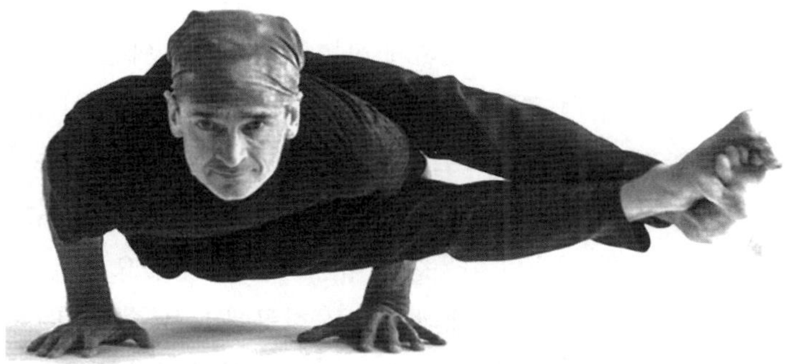

팔각 자세는 '삶 속에서 가능성은 제한되어 있다'는 마음속의 매듭을 풀 수 있음을 나타낸다.

차크라(Chakra): 차크라를 하나의 에너지 센터나 신성한 의식의 발산으로 받아 들이든, 아니면 심신의 상태를 반영하는 상징으로 받아들이든, 차크라 중심의 수업을 안내하면 수련생은 인상적인 체험을 한 상태에서 요가매트에서 다시 사회 속으로 나갈 수 있다. 내가 7일 동안 안내하는 수련회에서는 아사나와 프라나야마, 명상수련 등과 더불어 매일 하나의 차크라를 중심으로 수련하는 경우가 많다. 매일 각 차크라의 균형을 잡으며, 기초교육과 창조, 발현, 사랑, 나눔, 자각, 지복의 수련을 한다. 매일 균형 잡힌 수련을 안내하면서 차크라 및 그 의미와 상호 연계된 시퀀스를 구성하는 일은 편안한 마음으로 즐겁게 할 수 있는 부분이다.

창조적인 요가강사들이 많이 존재하듯이 수업의 주제를 정하는 방법 또한 많이 존재한다. 그러므로 수련생에게 요가에 뚜렷하게 도움이 되는 수업을 안내할 수 있도록, 영성 철학과 자세에 대한 고려, 체험과 수련의 양극성, 섬세한 에너지학, 휴일 등의 여러 분야에서 여러 가지로 모색을 계속해야 한다.

신체의 준비운동

Warming and Awakening the Body

서서히 신체를 따뜻하게 하면 유연성은 늘어나고, 부상의 위험은 줄고, 내면의 불이라고 하는 타파스(tapas, 열)가 생성되어, 몸 안의 독소와 심리적 집착을 줄여준다. 전통적으로 유연성을 기르는 분야에서는 준비 운동을 크게 두 가지로 설명한다. 첫째는 수동적인 방식으로 따뜻한 방이나 따뜻한 물이 채워진 욕조 등의 외부 힘을 빌리는 것이다. 둘째는 능동적인 방식으로 자신이 주도해서 하는 것이다(Alter, 1996, 149–50). 여러 연구들에 따르면 비크람(Bikram) 스타일의 요가나 "핫"요가에서 볼 수 있는 것처럼 수동적인 방식은 엉덩관절 굽힘근을 늘리는 데 있어 능동적인 방식 보다 더 훨씬 더 효과적이다. 예를 들어, 발라사나(Balasana, 아기 자세)나 웃타나사나(Uttanasana, 선 굽히기 자세)에서 그렇다. 하지만 체온이 올라가면 결합조직의 끌어당기는 힘이 줄어든다. 그때 부분적으로 수동적인 방식에서는 신체의 변화에 대한 각성이 떨어지기 때문에 근섬유의 파열을 일으킬 수 있다(Troels, 1973, 1–126). 준비 운동을 하는 수동적 방식은 강렬한 동작을 하기 위해 신체를 준비하는 데 좋은 반면, 능동적 방식의 장점은 활발한 근육 활동으로 혈류량의 증가, 신진대사율의 증가, 신경자극 속도의 증가(신체 동작을 섬세하게 알아차리게 한다), 상반신경지배의 증가(반대편의 근육이 더 효율적으로 기능한다) 등이 있다.

신체를 따뜻하게 하는 능동적 방식에는 '일반적 유형'과 '목표지향 유형' 두 가지가 있다. 두 가지 유형 모두 요가문헌이나 서양 수련문헌에서 중요하게 여긴다. 일반적 유형은 신체 전반을 따뜻하게 하는 활동으로 이루어져 있다. 이런 활동은 수련을 시작할 때 해야 한다. 앞에서 언급한 수련의 도입부 전에 할 수도 있고, 아니면 도입부에서 할 수도 있다. 온몸이 따뜻해지면 절정의 아사나를 할 때까지 신체의 따뜻함을 유지하는 것이 중요하다. 그래야 척추와 신체의 유연성을 지속적으로 유지할 수 있고, 수련 내내 마음을 한곳에 모을 수 있다. 신체의 열기를 식히는 아사나는 절정의 아사나 뒤에 하여, 그때까지의 수련을 통합하면서 사바사나(송장 자세)로 나아가게 한다.

아사나의 깊은 차원을 개발하기 위한 준비과정으로 신체를 따뜻하게 하는 방법에는 다음과 같은 것이 있다.

웃자이 프라나야마(ujjayi pranayama): 기본적인 호흡 기법으로 후두개 (epiglottis) 부위(기침을 하거나 양치질을 할 때 느껴지는 부위)의 목을 살짝 좁히고 코로 호흡하는 기법이다. 이렇게 하면 후두의 진동이 증가하고, 나무 사이로 불어오는 산들바람 소리나 해변의 파도소리와 같은 소리가 난다. 웃자이 프라나야마를 하면 숨이 콧속의 비갑개(turbinate)를 통과하면서 따뜻해진다. 그런 다음, 폐가 따뜻해지고, 혈액이 따뜻해지며, 몸이 따뜻해진다. 이렇게 되면 아사나를 수련할 때 신체는 깨어나서 자연스럽게 열리게 된다. 웃자이 프라나야마는 수련생이라면 모두가 안전하게 수련할 수 있는 요가호흡 기법이다(임산부는 몸이 지나치게 뜨거워지지 않도록 유의한다).

카팔라바티 프라나야마(kapalabhati pranayama): 이 수련은 심혈관계를 활성화하여 강력하게 온 몸에 온기를 불어넣는 기법이다. 카팔라바티('카팔라'는 '머리뼈'을, '바티'는 '빛남'을 뜻한다) 프라나야마는 혈액에 많은 양의 산소를 공급하고, 상쾌하게 해서 온 몸에 활력을 불어넣는다[4]. 자연스러운 호흡에서 들숨은 근육에 의해 촉진되며 능동적이고, 날숨은 탄력있는 폐의 수축에 의해 이루어지며 수동적이다. 이런 호흡의 패턴은 카팔라바티 프라나야마에서 뒤바뀐다. 날숨은 능동적으로 하고 들숨은 수동적으로 하는 것이다. 웃자이 프라나야마의 날숨이 끝나고 다시 숨이 반쯤 들어온 다음, 다시 재빠르게 코를 통해 내뱉는다. 숨을 모두 비워내고 아주 잠깐 쉰다. 소리는 목으로 내지 않고 콧구멍으로 낸다. 몇 분 동안 웃자이 프라나야마를 하고 나서 1~3분 동안(1~3차례) 이 기법을 수련하면, 몸이 따뜻해져서 동작이 크고 활력적인 아사나를 더 편안하게 할 수 있게 된다.

고양이와 개 기울이기(Cat and Dog Tilts): 1단계와 1~2단계 수업은 골반과 척추와 팔이음뼈를 오르락내리락 하듯 움직이며 '고양이와 개 기울이기'라고 하는 자세를 하여 효과적으로 준비 운동을 한다. 손발을 모두 바닥에 대고, 양 무릎은 엉덩이 아래쪽에 나란히 하고, 손목은 어깨보다 약간 앞으로 해서 어깨 너비로 벌려 놓게 한 다음, 수련생에게 호흡과 더불어 동작하라고 지시한다. 들이쉬면서 골반을 복부쪽으로 회전하여 당기고, 가슴은 앞쪽으로 끌어올린다. 그런 다음, 숨을 내쉬면서 앞의 자세와 반대로 한다. 척추를 활처럼 휘게 하고 이마와 두덩뼈(치골, Pubis)가 서로를 향하여 끌어당겨지도록 한다. 몇 차례 반복해서 한다. 그러면 서서히 척추 주변부가 깨어나고, 신체의 동작과 더불어 호흡이 고르게 흐르기 시작한다.

아슈탕가 프라남(Ashtanga pranam, 여덟 부분의 인사): 이 기법의 동작은 역동적이며 고전적인 수리야 나마스카라를 응용한 것이다. 숨을 내쉬면서 팔라카사나(Phalakasana, 널빤지 자세)로 시작하면서 가슴과 턱은 천천히 바닥에 놓는다(여덟 부분이 바닥에 닿아서 엎드린다고 해서 '여덟 부위의 인사' 라고 함). 숨을 들이쉬면서 양발를 뒤쪽으로 뻗고 —발과 골반은 바닥에 내려놓고, 넓적다리 안쪽은 위로 회전하여 올리고, 꼬리뼈는 발꿈치 쪽으로 밀어낸다 — 손과 손가락으로 바닥을 단단히 짚고, 어깨는 팔꿈치 높이만큼 들어올리고, 가슴 중앙을 앞쪽으로 끌어당긴다고 느낀다(목에 과도한 긴장이 가지 않도록 목은 중립적으로 늘일수 있는 위치를 유지한다).

살라바사나 B(salabhasana B, **메뚜기 자세** B)는 척추세움근(척추기립근, spinae erector), 엉덩관절(고관절) 폄근, 팔, 어깨, 다리 등을 일깨우는 데에 아주 뛰어난 자세이다. 숨을 내쉬면서 팔다리로 바닥을 누르면서 지탱하기를 몇 번 반복한 다음, 발라사나(Balasana) 자세로 휴식을 취하거나, 아니면 강아지 자세(Puppy Dog Pose)나 아도 무카 스바나사나 (adho mukha svanasana, 얼굴이 아래로 향한 개 자세)로 진행한다.

수리야 나마스카라: 하타요가에서 하는 신체 준비 운동의 고전은 수리야 나마스카라, 즉 태양 경배 자세이다. 온 몸에 열을 내는 '수리야 나마스카라' 는 비틀기 자세를 제외하고 굽히기 자세와 젖히기 자세, 서서하는 자세, 팔 지지, 거꾸로 하는 자세 등 모든 아사나 계열과 관련을 맺으며 준비 운동과 일깨우기를 목표로 한다. 수리야 나마스카라의 종류, 형태, 시간은 전반적인 수업의 방향과 단계에 따라 달라질 수밖에 없다. 그 가운데 세 가지 시퀀스(고전적인 A, B)에 대해서는 4장에서 상세히 설명하도록 하겠다.

아도 무카 스바나사나(adho mukha svanasana): 얼굴이 아래로 향한 개 자세는 중급반과 상급반에서 수련하는 도입부의 준비 운동으로 안성맞춤이다. 이 아사나는 손발은 물론 어깨와 가슴, 등 위쪽, 다리 뒤쪽을 부드럽게 열어준다. 아도 무카 스바나사나는 다음과 같은 역동적인 동작을 할 때 함께 안내한다. 몸을 앞으로 숙여 팔라카사나를 하고 다시 아도 무카 스바나사나로 돌아오는 순환을 여러 차례 반복한다. 다리로 자전거 페달을 밟는 동작을 하고, 한 다리를 뒤로 뻗은 다음 들어올린다. 이런 동작을 할 때 아도 무카 스바나사나를 안내하라. 플로우 스타일의 요가 수업에서 얼굴이 아래로 향한 개 자세를 초반의 준비

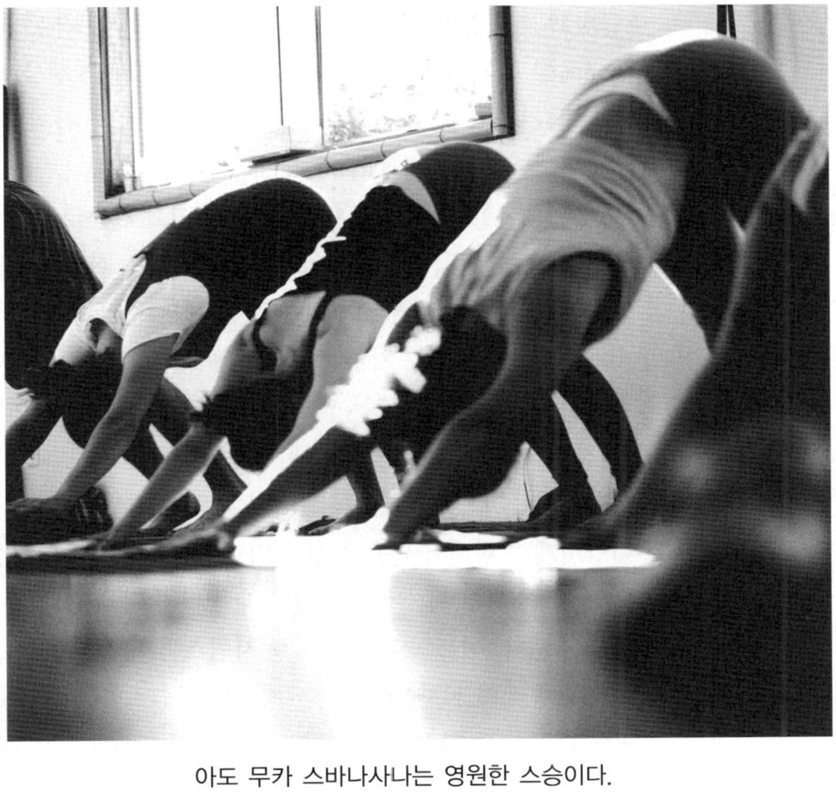

아도 무카 스바나사나는 영원한 스승이다.

운동으로 수련하면 이 아사나를 더 자세히 이해할 수 있다. 그런 다음, 수리야 나마스카라의 한 부분으로서 이 자세를 잠깐 동안 유지하는 수련을 하면 좋을 것이다.

널빤지(Plank) – 차투랑가(Chaturanga) – 얼굴이 위로 향한 개 자세(Up Dog) – 얼굴이 아래로 향한 개 자세(Down Dog): 팔라카사나로 시작하여 최대 1분 동안 자세를 유지하며 이 아사나들의 조합 원리 및 에너지의 작용을 설명한다. 뒤꿈치를 뒤로 밀고, 넓적다리를 살짝 안쪽으로 돌려서 다리에 힘을 주라고 지시한다. 이때 손으로는 바닥을 누르고 어깨뼈(견갑골, Scapula)는 뒤쪽 갈비뼈를 향해 아래로 끌어당기게 한다. 그러면 자동적으로 복부의 근육이 깨어나고, 다리의 동작과 더불어 수련생의 신체는 골반 쪽에서 가라앉지 않고 널빤지 형태를 유지할 수 있게 된다. 숨을 내쉬면서 천천히 차투랑가 단다사나(사지 막대 자세)로 옮겨가라고 지시한다. 양 어깨가 팔꿈치 높이까지 내려왔을 때 동작을 멈춘다. 어깨뼈는 뒤쪽 갈비뼈와 넓은 가슴, 그리고 동작을 하는 배와 다리 쪽을 향해 아래쪽으로 돌린 상태를 유지한다. 숨을 내쉬면서 서서히 우르드바 무카 스바나사나(얼굴이 위로 향한 개 자세)로 옮겨가라는 신호를 한다. 이제 양발은 뒤쪽을 향하고, 다리는 앞에서 설명한 바와 같이 메뚜기 B 자세를 취하고, 어깨는 손목과 나란히 하고, 위쪽의 척추는 앞으로 내밀고, 시선은 앞쪽이나 위쪽, 또는 뒤쪽을 향한다. 숨을 내쉬며 아도 무카 스바나사나를 한다. 복부 중심부를 이용해서 엉덩이를 위로 들어 올려서 뒤쪽으로 내린다. 이런 순환을 몇 번 반복한다.

살람바 시르사사나 Ⅰ(Salamba sirsasana Ⅰ, 물구나무 자세 Ⅰ): 빈야사 방식의 요가를 선호하는 수련생은 물구나무 자세로 수련을 시작한다는 말을 들으면 깜짝 놀란다. 플로우 방식의 요가에서는 물구나무 자세는 주로 수업의 막바지에서 마무리 수련으로 한다. 그러나 아엥가 기법을 수련하는 중급반과 상급반에서는 물구나무 자세를 준비 운동 자세의 고전으로 활용한다. 타다사나(Tadasana)로 시작하여 다리를 자극하고 일깨워서 전신을 깨어나게 한다. 그런 다음, 양팔을 머리 위로 들어 올려서 우르드바 하스타사나(위로 팔 뻗기 자세)를 하며 어깨와 팔을 늘인다. 그런 다음, 상체를 숙여서 웃타나사나(Uttanasana)를 하여 2~3분 동안 그 자세를 유지하고, 훨씬 더 강하고 힘든 물구나무 자세를 할 수 있도록 준비한다. 그리고 물구나무 자세를 2분에서 10분 동안 하고 발라사나(Balasana)나 웃타나사나(Uttanasana)에서 휴식을 취한다.

서서하는 아사나 시퀀스: 서서하는 자세는 준비 운동을 일반적으로 지속하는 데 대단히 훌륭한 기법이다. 특히, '널빤지 – 차투랑가 – 얼굴이 위로 향한 개 자세 – 얼굴이 아래로 향한 개 자세' 등과 같은 빈야사와 결합할 때, 또는 팔의 균형을 잡는 동작들 사이에서 서서하는 자세는 훌륭한 역할을 한다. 서서하는 자세는 수련에 강력한 효과를 발휘하고, 발과 다리와 골반 등을 자각하게 하고 따뜻한 기운을 불어넣으며, 골반 부위를 열어서 몸의 중심부에도 자각과 따뜻한 기운을 불어넣는다. 이 시퀀스는 다양하게 변형해서 활용할 수 있다. 변형된 시퀀스는 복합된 자세에 열기를 불어넣는데, 수업의 후반부에 하게 된다. 여기에는 팔 균형과 젖히기 자세를 할 수 있도록, 척추와 어깨와 팔의 위치 부분이 포함되어 있다. 이들의 관계와 변형 시퀀스는 제 3장에서 살펴볼 것이다. 아사나 계열 안에서, 그리고 아사나 계열들 사이에서의 아사나를 시퀀스하는 방법도 제 3장에서 살펴볼 것이다.

코어(Core)의 활성화: 파리푸라나 나바사나(Paripurana Navasana, 완전한 배 자세)나 톨라사나(Tolasana, 천칭 자세), 롤라사나(Lolasana, 그네 자세), 그리고 요가 자전거와 자타라 파리바르타나사나(Jathara Parivartanasana, 회전하여 비트는 자세) 등과 같이 복부 중앙 부위를 일깨우는 동작은 전신을 따뜻하게 하는 데에 뛰어나다. 이렇게 역동적인 중앙 부위를 다루는 동작은 복부의 코어에 집중할 뿐 아니라, 다리와 몸통과 팔이음뼈의 에너지를 활성화하기도 한다. 편안하게 진행하는 수업에서 중심 부위를 따뜻하게 하여 일깨우는 방편으로 앞에서 소개한 동작뿐 아니라 좀 더 쉽게 접근할 수 있는 동작들을 안내하도록 한다. 아이가 노는 것처럼, 사지를 바닥에 댄 다음, 한 팔을 머리 위로 스트레칭하고 반대쪽 발을 엉덩이에서부터 뒤쪽으로 반듯이 늘려준다. 그러고 나서 천천히 반대쪽 팔과 다리를 수차례 외전하고 중심으로 돌아온다. 그런 다음 반대쪽 팔과 다리를 늘려준다.

수업과 배경, 주제, 계절, 목적에 따라 도입부에 신체를 따뜻하게 자극하는 방법에는 춤과 비슷한 동작, 기공 수련, 물구나무서기 등 다양한 방법이 있다. 수업의 절정으로 가는 과정을 내다보면서, 초반의 신체 준비 운동이 준비 과정임을 유념하라. 그리고 여기에서 동작과 동작을 배열하는 기본적 원리를 바탕으로 하여 디자인한 특정 과정에 이 준비 운동을 반드시 수련해야 한다는 사실을 명심하라. 대부분의 수업에서 초반부에 준비 운동을 해두면 서서하는 자세의 순서 속에서 체온을 자연스럽게 유지할 수 있다.

절정으로 가는 경로
The Pathway to the Peak

수업의 절정에 이르는 동작의 시퀀스를 디자인하려면 단순하고 접근하기 쉽게, 깊게 그리고 가장 잘 유지 할 수 있는 수련 동작을 조합하는 것을 먼저 고려해야 한다. 절정에 이르는 경로에서 체험하는 것이 절정에서 하게 되는 체험의 질을 좌우한다. 절정의 순간이라는 것이 그 이전에 동작이나 자세를 수련하며 내면에서 최고조로 올라온 열기라고 여기거나 그 열기와 혼동해서는 안 된다. 절정에서 중요하게 여겨야 할 부분은 열기가 아니라 '열림'이다. 일련의 강력한 아사나와 동작을 하는 빈야사 요가나 파워 요가 등에서처럼 일부 요가에서는 절정을 결정하는 요소로 절정에서 느끼는 열기를 꼽지만, 사실 절정은 이전의 아사나와 동작을 수련하여 수업의 가장 어려운 부분에 심신을 준비하는 부분이라고 보는 것이 더 정확할 것이다.

절정으로 가는 경로로 아사나의 시퀀스를 구성할 때, '절정 아사나'에서 하는 동작과 자세를 미리 예측하거나 예상하여 아사나의 순서를 정하게 된다. 그러려면 먼저 절정 아사나를 각 구성요소로 나누어 보아야 할 것이다. 모든 아사나의 구성요소는 일차적으로 (1) 중력의 영향을 받는 신체, (2) 관절의 자세, (3) 근육의 지지 동작 등이다. 예를 들어, 아도 무카 브릭사사나(Adho Mukha Vriksasana, 거꾸로 선 나무 자세)에서는 몸은 완전히 거꾸로 있고, 팔은 바르게 편 상태에서 신체의 체중을 받치고, 척추는 중심에서 늘린 상태에 놓이고, 골반은 중립에 있고, 다리는 완전히 늘려준다. 그리고 양손으로 반대 자세를 지지하며, 관절을 안정시키기 위해 전신의 근육이 같은 힘으로 협력수축을 해서 해부학적 신체의 자세를 유지한다. 아도 무카 브릭사사나의 자세를 안정적으로 유지하기 위해서 몸을 어떻게 해야 하는지를 정확히 파악하려면 앞의 요소들을 좀 더 세분해서 살펴보면 된다. 수련생이 더

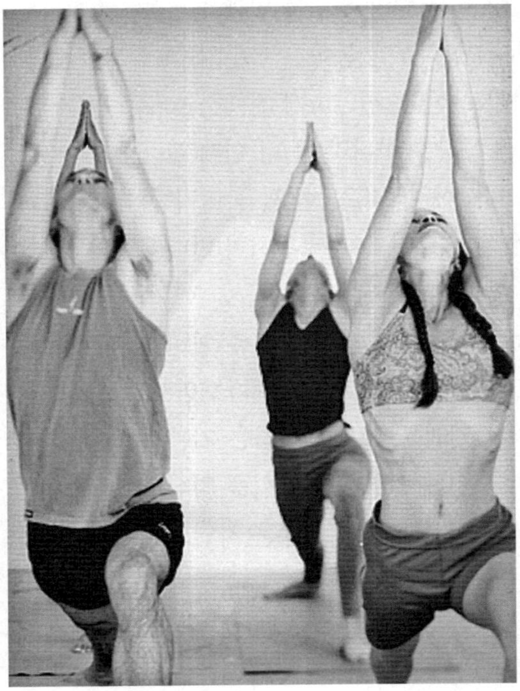

비라바드라사나 I 은 비대칭의 형태로 약간 복합적인 서서하는 자세이다. 이 아사나의 구성요소는 무엇인가?

편리하게 시작할 수 있도록 부록 B에 125 아사나의 기본적 구성요소가 있다.

절정에서 수련하는 아사나의 구성요소를 분석하여 다음 단계에서는 그 구성요소들을 일부 포함하는 간단한 아사나를 마련한다. 서서히 신체의 준비 운동을 하는데 계속 주의를 기울이고, 절정 부분의 자세와 동작으로 서서히 나아갈 수 있도록 아사나를 단순한 것에서 시작하여 복합된 것으로 나아가는 순서로 배열한다. 그렇게 하면 절정에 이르는 경로를 배열하게 된다. 이 시퀀스의 아사나들은 준비(와 통합)의 아사나로 그 자체가 절정 아사나를 구성하는 요소가 된다.

절정에 이르는 경로를 따라가며 수련생은 차례대로 특정 동작으로 특정 자세를 취할 때 필요한 것을 개발하고 체험하게 된다. 이 자세와 동작들은 절정 아사나보다 행하기 쉽고 편해야 한다. 그러면 준비 과정에서 하는 수련의 내용을 심신으로 이해하는 것이 더 용이해질 것이며 절정 아사나를 수련할 때 이를 응용할 수 있을 것이다. 절정 아사나가 아도 무카 브릭사사나라면 그 전에 타다사나와 우르드바 하스타사나, 아도 무카 스바나사나 등을 할 때, 수련생은 이미 손과 팔과 어깨 등에 대한 안내를 이미 들었을 것이다. 일단 절정에 이르면 앞에서 했던 안내가 수련생의 심신을 다시 일깨우고, 아도 무카 브릭사사나를 더 지혜롭고 쉽게 동작할 수 있도록 신호탄이 되어 줄 것이다.

절정 아사나에 이르는 경로는 수없이 다양할 수 있다. 경로가 다르면 체험도 달라진다. 항상 똑같은 과정을 거쳐서 특정한 절정의 자세로 가기보다는 경로에서 나타나는 준비 아사나의 시퀀스와 내용을 달리하면서 실험해보는 것도 좋을 것이다. 단순한 것에서 복합된 것으로 나아가는 기본 원리에 유의하고 자신이 분석한 절정의 구성요소를 따라가면서, 먼저 자신의 수련에서 준비과정의 동작을 달리했을 때 효과가 어떻게 달라지는지를 살펴보도록 한다. 이렇게 하면 창조성이 향상되고 '절정 아사나'에 신선하고 흥미롭게 접근함으로써 수업에 새로운 묘미가 더 해질 것이다.

먼저 아래의 질문에 답하며 구성요소를 파악하도록 한다.

- **특정 부위를 열기 위해 무엇이 필요한가?** 관절에 집중하는 것에서부터 시작하라. 관절에 집중하면 다양한 동작을 할 수 있게 관절이 열린다. 여기에 관계된 관절 주변에서 어떤 근육을 가장 많이 확장해야 하는가? 어느 근육의 힘을 이완해야 하는가? 특정 관절을 완전히 열라는 안내를 받지 않더라도 해당 아사나에 관련된 다른 관절들에게도 위와 같은 질문을 던진다. 어떤 아사나가 이 '열림'과, 또는 이와 '유사한 열림'과 관련이 있는가?

  예시: 비대칭형의 하누마나사나(Hanumasana, 신성한 원숭이 자세, 일명 '분할

(split)' 에서 우리는 뒤넙다리근(오금줄, Hamstrings)과 엉덩이굽힘근, 엉덩이폄근 (Extensors), 엉덩이모음근(Hip adductors), 엉덩이안쪽돌림근(Hip internal), 엉덩이 가쪽돌림근(Hip external) 등을 깊게 풀어낸다. 이렇게 관절을 여는 데 도움이 되는 자세들 중에서 간단한 아사나는 다음과 같다. 뒤넙다리근을 위한 웃타나사나 (Uttanasana), 뒤넙다리근과 안쪽돌림근을 위한 웃티타 트리코나사나(Utthita Trikonasana, 삼각 자세), 뒤넙다리근과 엉덩관절모음근을 위한 프라사리타 파돗타나사나(Prasarita Padottanasana, 다리 벌려 앞으로 숙인 자세), 안쪽돌림근뿐 아니라 엉덩관절굽힘근과 엉덩관절폄근 등을 위한 안자네야사나(Anjaneyasana, 낮은 런지 자세)와 에카 파다 라즈 카포타사나 프렙 (Eka Pada Raj Kapotasana Prep, 한 다리 접은 왕비둘기 자세), 그리고 가쪽돌림근을 위한 가루다사나(Garudasana, 독수리 자세) 등이 있다.

- **그렇게 특정 부위를 열려면 어떤 협력이 필요한가?** 보통 신체의 특정 부위를 열려면 우선 다른 부위가 열려 있어야 한다. 양 어깨뼈 사이의 마름근(능형근, Rhomboideus)이 따뜻해지고 유연해지면 양팔을 머리 위로 들어 올리는 일은 한결 쉬워진다. 그렇다면 마름근을 따뜻하고 유연하게 하는 간단한 아사나는 어떤 것이 있을까?

  예시: 다종다양한 서서하는 자세를 통하여 특히, 안쪽돌림하는 서서하는 자세에 초점을 맞춰 수련하며, 다리와 엉덩이 부위를 집중적으로 따뜻하게 해줌으로써 하누마나사나를 준비한다. 아슈타 찬드라사나(Ashta Candrasana, 초승달 자세), 비라바드라사나(Virabhadrasana, 전사) Ⅰ과 Ⅱ, 파다 하스타사나(Pada Hastasana, 양손 발바닥 밑으로 넣은 자세) 등의 수련으로 종아리 근육(특히, 장딴지근(비복근, Gastrocnemius)과 가자미근(넙치근, Soleus))을 열어준다. 다리 뒷쪽을 집중적으로 열어준다.

- **자세를 견고하게 유지하는 데는 무엇이 필요한가?** 스티라와 수캄, 곧 안정감과 편안함이라는 아사나의 기본을 떠올려보라. 자세를 견고하게 유지하는 데는 안정감과 편안함이 꼭 필요하다. 자세가 더 견고해질 때 안정감과 편안함이 더 자연스럽게 나타난다. '절정 아사나' 를 수련하기 위해서는 신체의 특정 부위가 안정되어야 한다. 그렇다면 어떤 부위가 견고함을 유지해야 하는가? 이와 관련하여 손쉽게 수련할 수 있는 것에는 어떤 아사나가 있는가?

  예시: 하누마나사나는 아사나의 기본으로 골반과 다리를 견고하게 접지하는 게 필요하다.

- **견고함의 원천은 무엇인가?** 견고함의 원천을 파악하려면 아사나의 기본에서부터 시작하라. 바닥에는 무엇이 있는가? 편안함을 놓치지 않으면서 더 확고하게 수련할 수 있는 방법에는 무엇이 있는가? 다음으로 하나의 아사나 안에서 연결고리가 취약한 부분은 무엇인가? 취약한 연결고리 속에서 신체의 근육은 아사나의 자세를 유지하고 관절을 지지하는 일이 더 어려워진다. 이런 부위는 어떻게 하면 안정되게 할 수 있는가?(아래에 나오는 '힘이 많이 드는 동작' 에 관한 질문을 참조하라) 이와 관련된 또는 견고함에 필요한 유사한 동작과 관련된 수련 중에는 어떤 아사나가 더 간편할까?

예시: 근육이 경직되어 있고 움직임의 반경에 제한되어 있어서 수련생 대부분은 하누마나사나를 수련할 때 다리와 골반을 바닥에 접지하는 일을 어려워한다. 이는 앞쪽 다리의 궁둥뼈 부위 아래에 받침대를 받치는 것이 얼마나 중요한지를 보여준다. 뒤쪽 다리를 뒤로 쭉 뻗은 상태에서 뒤쪽 다리의 골반을 앞쪽으로 회전시킬 때 궁둥뼈가 바닥에 확고히 접지할 수 있도록 받침대는 충분히 높아야 한다.

- **'절정 아사나' 의 기본자세와 정렬의 원리는 무엇인가?** 수련을 더 안전하고 지속 가능하게 하려면 한 관절을 다른 관절과 알맞게 정렬하는 일이 중요하다. 절정 아사나는 복합적이기 때문에 지속적으로 바른 정렬을 유지하는 일은 결코 쉽지 않다. 절정 아사나의 정렬 요소들을 세밀하게 나눠볼 때는 기본자세와 정렬에 관련된 아사나 중에서 어떤 아사나가 간편할지를 찾아보라.

  예시: 하누마나사나로 골반이 대칭적 기초를 형성할 수 있도록 골반의 측면을 앞쪽으로 회전할 때는(무릎을 보호하고 넙다리뼈를 안쪽돌림하여) 뒤쪽 다리를 정렬하는 데에 일차적으로 신경을 써야 한다. 비라바드라사나 I 과 에카 파다 라즈 카포타사나 프렙 등은 이와 같은 정렬의 형태와 활력적인 동작을 해야 하는 간편한 아사나이다.

- **'절정 아사나' 에서 활력적인 동작에는 무엇이 있는가?** 안정감과 편안함을 유지하려면 비교적 정적인 아사나의 동작을 하면서 또는 한 아사나에서 다른 아사나로 이동하면서 무언가를 해야 할 필요가 생긴다. 절정 아사나에는 어떤 동작들이 있는가? 일차적으로 같은 양의 근육을 쓸 때는 다른 동작들도 시도해 본다. 예를 들어, 비교적 어렵게 웃자이 프라나야마를 지속하면서 경직된 부위로 호흡을 하는 것처럼 말이다. 그런 다음, 비슷하게 활력적인 동작을 요구하는 아사나에는 어떤 것이 있는지 살펴본다.

  예시: 앞쪽 다리로 강하게 넙다리네갈래근(quadriceps femoris)을 수축하면 뒤넙다리근이 더 쉽게 이완된다. 뒤쪽 다리는 능동적으로 안쪽돌림을 하여 뒤쪽 다리의 스트레칭을 유지하고 무릎관절이 뒤틀리는 것을 예방한다. 또한 이렇게 활력적인 동작은 골반을 회전하여 더 중립적이고 대칭적인 자세를 유지하는 데도 좋다. 그리고 비라바드라사나 I 과 에카 파다 라즈 카포타사나 프렙은 이와 유사한 자세와 활력적인 동작을 요구하는 간편한 아사나라 할 수 있다.

- **절정에 이르는 경로에서 아사나를 할 때는 어떤 긴장이 나타날 수 있는가?** 모든 아사나는 새로운 부위의 긴장이 일어날 수 있음을 상기해보자. 절정에 이르는 경로에서 아사나마다 새롭게 나타나는 부위의 긴장을 살펴본다.

  예시: 이는 절정에 이르는 경로에서 어떤 아사나를 준비 아사나로 수련하느냐에 달려 있다.

- **절정에 이르는 경로에서 생긴 따뜻함과 열림을 방해하지 않고 새로 나타난 부위의 긴장을 해소할 수 있는 아사나에는 어떤 것이 있는가?** 긴장으로 생긴 부위를 늘려주고 이완하거나 또는 절정에 이르는 경로에서 나타난 에너지의 불균형을 해소하고 나서 아사나의 흐름에 통합의 기운을 불어넣을 수 있는 아사나가 있다. 긴장을 풀어주는 아사나와 변형 아사나를 알아보자.

절정 아사나의 구성요소가 파악되면 절정에 이르는 경로를 더 창조적이면서도 지혜롭게 디자인할 수 있다. 이러한 디자인은 점진적으로 신체를 준비 운동하는 것과 발을 맞춰서 해야 한다. 또한 단순한 아사나에서 복합된 아사나로 옮겨갈 때도 그렇게 해야 한다.

절정에 이르는 경로의 요가 시퀀스에는 대부분 수리야 나마스카라와 서서하는 자세 등이 있는데 이 자세들에서는 절정 아사나를 집중적 준비 운동으로 탐색할 수 있는 기회를 다양하게 경험할 수 있다. 수리야 나마스카라는 비틀기를 제외하고 모든 형태의 동작이 들어 있다. 또한 수리야 나마스카라에서는 다양한 형태의 복합된 아사나를 바탕으로 하여 정렬의 원리와 활력적인 동작을 더 명확히 자각할 수 있도록 수련생을 안내하는 방법이 수없이 많이 존재한다. 수리야 나마스카라를 하다가 일시 정지해서 특정 자세나 동작을 깊이 탐색하도록 안내하고 싶다면, 수련생이 아직 준비 운동의 단계에 있거나 일부 아사나를 오랫동안 유지하기 힘들 수 있기 때문에 느긋하게 수련하도록 안내하는 것이 중요하다.

서서하는 자세는 절정 아사나와 관련하여 집중적으로 신체를 따뜻하게 하고 일깨우는 동작을 탐색해볼 수 있는 완벽한 환경을 제공한다. 또한 서서하는 자세는 신체의 특정부위를 집중적으로 따뜻하게 할 뿐 아니라 신체 전반을 지속적으로 따뜻하게 해주기도 한다. 이 지점에서 수련생이 엉덩관절의 안쪽돌림과 가쪽돌림의 동작, 허리뼈와 관련하여 골반의 중립상태로 들어가는 움직임, 탄력적인 부력의 특성[5], 모든 아사나에 응용할 수 있는 뿌리내림-확장 원리 등을 더 잘 이해할 수 있도록 안내를 되풀이해서 해도 좋다. 또한 특히, 팔과 어깨와 몸통의 자세에 변화를 주어서, 특정 부위와 동작에 더 잘 집중할 수 있도록 창의적으로 아사나를 변형시켜서 안내할 수도 있다.

요가강사로서 수업 전체의 요가 시퀀스에서 모든 아사나를 정확히 분석해낼 수 있는 능력을 배양하려면 기능해부학과 생체역학, 아사나의 미세한 에너지학 등을 연구해야만 한다. 특히, 수업 환경에서 수련생의 신체 환경이 다양하고 인체가 대단히 복잡하기 때문에 그러한 연구는 일생 동안 배우고 전문적으로 개발해야 하는 기나긴 과정이 될 수밖에 없다. 그래도 처음부터 자신의 방식으로 매 수업을 구성하고 안내하는 데 있어 자신의 창의성을 발휘해야 할 것이다. 지식과 기술의 기초를 발전시키는 동안 부록 B에 나오는 요가 시퀀스의 모형을 비롯하여 이 책에 등장하는 원리와 지침, 사례, 기법, 모형 등을 적절히 활용하도록 한다. 그렇게 하면 이론의 기반이 든든해져서, 효과적이고, 효율적이고, 훌륭하며 통합적인 방식으로 중간과정의 시퀀스를 디자인할 수 있게 될 것이다.

절정 탐험

Exploring the Peak

'절정 아사나'는 전체 수업에서 가장 쉬우면서도 동시에 가장 어려운 부분이기도 하다. 절정에 이르는 경로에서 준비 아사나를 하면서 다양한 관점으로 절정을 확실하게 볼 수 있게 되면 절정 아사나는 한결 쉬워진다. 이런 식으로 접근하면 예기치 않게 발생하는 문제를 줄이면서 도저히 상상할 수 없거나 이루어낼 수 없었던 것을 체험하는 기쁨을 만끽할 수 있게 된다. 절정 아사나에는 가장 많은 힘과 열림, 균형 등을 필요로 한다는 점에서 가장 힘든 아사나이기도 하다.

절정에 젖히기 자세를 배치하는 요가수업이 많다. 젖히기 자세는 대단히 복합적인 편임을 감안한다면 젖히기 자세를 절정에 배치하는 것은 일리가 있다. 그렇다고 해서 절정에서는 젖히기 자세만 하는 게 아니다. 절정에 들어가는 아사나는 그 종류를 가리지 않는다. 수업과 수련생, 주제, 기타 고려사항에 따라서 선택하면 된다. 사실 실질적으로도 어떤 아사나라도 절정 아사나가 될 수 있다. 경험이 많고 건강한 수련생에게 매우 단순한 아사나로 비추어지는 것일지라도 신체적으로 문제가 있는 수련생에게는 상당히 어려울 수 있다. 그러므로 겉으로 간단해 보이는 아사나일지라도 여러 요소들로 구성되어 있기 때문에 절정 아사나로서 손색이 없다고 할 수 있겠다.

절정에 임박해서 수련생이 온전히 이완하고, 고르게 숨을 쉬고, 개인적인 수련 의도를 새길 수 있도록 '여유(space)'를 만드는 일이 중요하다. 여기에서 공간이란 수련생이 몇 번 호흡하는 동안 신체를 이완하고 각성의 중심 속으로 들어가는 수련일 수도 있고, 또는 발라사나(Balasana) 등 휴식 자세에서 길게 쉬면서 그때까지 이룬 따뜻하고 열린 마음을 유지하는 것일 수도 있다. 마음이 따뜻해진다고 해서 무조건 불안과 긴장이 없어지는 것이 아님을 인정할 수 있어야 한다. 이 따뜻함을 계속 유지하면서도 더욱 중요한 것은 수련생이 마음을 내려놓고 절정을 온전히 탐색할 수 있도록 안내하는 일이다.

이 시점에서 수련생에게 '요가는 이상적인 자세를 성취하려는 수련이 아니라 자기탐색과 자기수용과 자기변화의 과정'임을 상기시키면 좋다. 수련생이 자신의 강점을 키울 수 있도록 안내한다. 수련생이 '안정감과 편안함, 그리고 현존'이라고 하는 아사나의 핵심원리를 잘 따라할

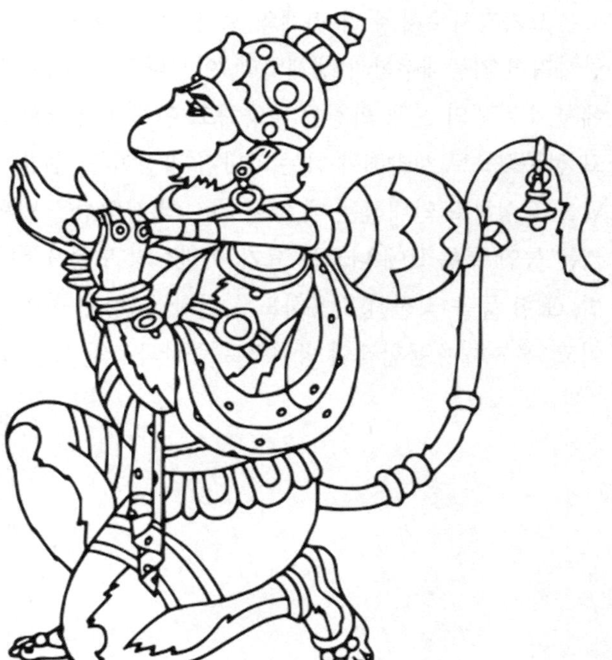

원숭이 신(神)인 '하누만(Hanuman)'에서 유래하는 '하누마나사나'는 중급반과 상급반의 절정을 위해 가장 좋은 아사나라고 하겠다.

수 있도록 안내한다. 요가수업 안에서 수련생의 능력과 관심은 모두 천차만별이기 때문에 적절하게 수정하고 변화를 더하여 안내한다. 요가강사로서 자신의 기술을 개발하면서 마음이 안정될 때, 수업에서 더욱 편안한 마음으로 수련을 다양하게 안내하게 되고, 각 수련생의 일거수일투족에 섬세하게 반응할 수 있다.

절정 아사나를 수련할 때는 수련생이 각 아사나를 적어도 몇 번 되풀이해서 익힐 수 있도록 충분한 시간을 배려하도록 한다. 지금 안내하는 아사나가 비대칭형이라면(신체의 왼쪽과 오른쪽의 자세가 다르다면), 왼쪽과 오른쪽을 모두 번갈아가며 할 수 있도록 안내해야 한다. 수련생에 따라 수업이 다양하기 때문에 수련생이 아사나를 대하는 친숙도와 능력이 서로 많이 다를 수 있음을 인지하고, 수련생 자신의 체험과 필요를 바탕으로 하여 수련생에게 충분한 시간을 제공하고 심적으로 지지해주어야 한다. 수련생 중 일부는 다른 사람보다 더 길게 아사나를 수련하고 싶어 할 수도 있다. 그런 경우라면, 아사나를 길게 수련하고 싶어 하지 않는 사람들을 위해 대치 아사나를 준비해두도록 한다. 그래서 일부 수련생이 하나의 아사나를 길게 할 때 그 아사나를 일찍 끝낸 사람에게는 다른 아사나를 잠시 안내하는 것이다.

수련의 통합

Integrating the Practice

앞에서 설명했듯이 프라티크리야사나는 개별 아사나와 일련의 아사나, 나아가서 수업 전체의 요가 시퀀스 등에 응용할 수 있다. 수련생은 경험을 쌓아가면서 각 수련의 시작에서부터 사바사나로 완전히 내려놓기까지 노력과 편함 사이의 균형을 배워 나아간다. 그런데 절정까지 서서히 올라갔다가 내려오는 수업의 구조에서는 절정의 수련을 끝내고 사바사나로 가는 과정에서 그전의 수련을 더 깊은 차원에서 통합할 수 있는 아사나를 안내해야 한다. 절정 이후에 통합하는 과정은 대체로 4단계로 이루어진다. (1) 절정의 프라티크리야사나 (2) 비교적 정적이고 깊은 이완 아사나 (3) 프라나야마와 명상 (4) 사바사나

절정의 프라티크리야사나: 절정 아사나 수련에서 나타나는 긴장을 해소할 수 있는 아나사 시퀀스를 안내하도록 한다. 예를 들어, 하누마나사나를 지속하면 뒤넙다리근과 안쪽돌림근, 서혜부 등이 지나치게 긴장한다. 그러므로 이제 이런 부위들을 부드럽게 다룰 수 있는 아사나를 찾아본다. 세투 반다 사르방가사나(Setu Sarvangasana, 다리 자세)는 궁둥뼈결절에서 뒤넙다리근의 힘줄 부착을 복원하는 데 아주 뛰어나다. 아르다 맛센드라사나(Ardha Matsyendrasana, 반半 물고기 자세)나 숩타 파리바르타나사나(Supta Bandha Sarvangasana Parivartanasana, 누워서 옆으로 비튼 자세) 등과 같이 다리를 간단하게 비틀어서 내전시키면 안쪽돌림근과 서혜부가 편안해진다. 절정을 수련한 다음에 어느 방향으로 가느냐에 따라 절정의 대치 아사나들을 적절히 혼합하여 그 방향으로 수업을 더 자연스럽게 진행해야 한다.

깊은 이완과 통합: 긴장을 해소한 다음에는 수련생이 신체를 진정시키고 깊은 이완과 에너지의

균형 상태로 들어갈 수 있도록 일련의 아사나를 지도하도록 한다. 앉은 숙이기 자세와 골반을 여는 자세는 신체의 열기를 가라앉히는 데 뛰어나다. 절정에 이르는 경로를 디자인할 때만큼이나 이 아사나들을 배열할 때 깨어 있으라. 절정에 이르는 경로가 그전까지의 수련을 통합하는 과정이 되려면 단순한 아사나에서 복합된 아사나로 가야 한다. 또한 정지상태로 들어갈 때도 역동적인 수련을 통하여 들어가야 한다. 마지막으로는 살람바 사르방가아사나 (Salamba Sarvangasana, 어깨 서기 자세)나 할라사나(Halasana, 쟁기 자세), 비파리타 카라니(Viparita Karani, 거꾸로 하는 자세) 등과 같이 신체를 가라앉히는 거꾸로 하는 자세로 나아간다.

프라나야마와 명상[6]**:** 이제부터 우리는 주로 아사나 수련에 초점을 맞춘 수업에서 프라나야마와 명상 단계로 들어가게 된다. 이 부분을 본격적인 프라나야마와 명상과 혼동해서는 안 된다. 본격적인 프라나야마와 명상을 위해서는 적어도 30분, 나아가서 1시간 정도가 필요하게 된다. 앞에서도 언급했던 것처럼 프라나야마와 명상을 위해서는 균형 잡힌 아사나 수련이 최고다. 자연환경 속에서 진행하는 수련회를 안내하거나 2시간짜리 수업을 지도하는 경우라면 이 단계에서(또는 사바사나를 끝낸 후에) 프라나야마와 명상으로 수련과정을 심화시켜라. 대부분의 요가수업에서 아사나 수련을 마칠 때 좋은 호흡법 두 가지를 소개한다면 카팔라바티(Kapalabhati, 두개골 정화)와 나디 쇼다나(nadi sodhana, 좌우 콧구멍을 번갈아가며 하는 호흡)가 좋다. 이 기법들을 어떻게 지도할 것인가에 대한 상세한 안내는 Stephens (2010)를 참조하면 유익하다. 명상 단계에서는 몇 분 동안 좌선을 한 뒤에 수업을 마치면 수련자가 매트에서 벗어나 다음 빈야사로 자연스럽게 나아가는 데 아주 좋다. 명상 속으로 깊이 들어가려면 사바사나가 끝나고 시간이 충분할 때(적어도 30분) 하는 게 좋다.

사바사나: 최상의 회복 아사나라고 할 수 있는 사바사나를 적어도 5분 정도 함으로써 수업을 마무리하는 것이 좋다. 수련생이 사바사나를 통하여 요가수업의 효과를 충분히 소화하고 온전함과 열림과 전체성의 느낌을 갖도록 지도하라.

아사나 통합의 심화

Deepening the Integration of Asana

각각의 수련은 자기변화의 길로 가는 하나의 과정이다. 이 과정은 모든 호흡과 아사나와 요가 시퀀스 속에서 이어지며, 평생에 걸쳐 하는 수련 속에서도 계속 이어진다. 이러한 자기변화의 과정 속에서 단순하고, 점진적으로 깨어 있음을 확장하려면 지속적으로 평정상태(samasthihi), 즉 신체와 호흡, 마음, 영성이 평정을 찾는 쪽으로 되돌아와야 한다. 이렇게 할 때 아사나의 수련은 일종의 요가 치킷사(yoga cikitsa, 요가 치료), 즉 '요가 테라피'가 된다. 요가 치료 안에서 수련자의 신체는 재구성되고 그의 모든 존재는 정화된다[7]. 이것은 모든 요가수업의 본질이다. 그 본질에 따라 수련생이 실질적으로 몸과 마음과 영혼을 자각하고 변화하고 통합할 수 있도록 요가강사로서 공간을 만들고 아사나를 배열하고, 수업을 안내할 수 있어야 한다.

이번 장에서 다룬 내용을 참고해서 아사나 수련의 통합을 향상시키고 각 수련의 효과를 극대화할 수 있는 방안을 몇 가지 제시하고자 한다.

- **휴식할 수 있는 공간을 마련한다.** 수업을 시작할 때는 수련생들에게 '수업 내내 안정감과 편안함을 느낄 수 있어야 하며, 자신의 한계까지 수련해보는 것이 중요하다'는 사실을 주지시킨다. 수련생이 휴식을 취하고 싶은 만큼 충분히 쉬면서, 수련을 재개하기 전에 자신의 호흡과 에너지의 균형을 다시 잡을 수 있는 공간을 만들도록 배려하고, 필요하다면 격려까지 해주면 더욱 좋다. 발라사나(Balasana, 아기 자세)의 시범을 보이면서 '이 아사나는 언제나 마음만 먹으로 찾을 수 있는 친근한 벗'임을 상기시킨다. 강한 아사나의 시퀀스를 마칠 때면 언제나 휴식할 수 있는 여지를 배려한다.
- **새롭게 자기평가를 할 수 있는 시간을 마련한다.** 수련생이 본래의 수련 목적으로 되돌아와서 자신의 느낌을 점검해보고, 평정상태라는 본래의 목적과 느낌으로 아사나 수련을 재개할 수 있도록 수업의 흐름 속에서 짧든 길든 휴식 시간을 배려한다.
- **프라티크리야사나를 적용하여 안내한다.** 아사나의 수련에서 오는 긴장을 해소하고 신체의 균형을 잡을 수 있으려면 프라티크리야사나를 적용하여 수련하는 게 필요하다.
- **에너지가 균형 잡힌 시퀀스를 안내한다.** 요가수업을 계획할 때 해당 수업에서 에너지의 균형을 잡으려면 아사나 시퀀스의 흐름과 절정 등을 세심하게 고려해야 한다.
- **사바사나.** 수업에서 한 수련을 전체적으로 통합하고 마무리하는 데는 몇 분 동안—5분여 동안—사바사나를 하는 게 절대적으로 필요하다. 편안하게 누워서 호흡을 자연스럽게 하고, 신체를 바닥에 온전히 내려놓고, 신체와 호흡과 마음이 완전히 가라앉도록 하는 것은 수련을 통합하는 지름길이다.
- **명상을 위한 시간을 마련한다.** 수련의 전 과정에서 이상적으로 명상적인 체험을 할 수 있으려면 수업 속에서 더 깊은 고요 속으로 들어갈 수 있는 시간을 마련할 때 수련생은 자신의 체험을 심화할 수 있다. 명상을 위한 시간은 수업을 시작할 때 마련해도 좋고, 아사나 수련이 진행되는 과정에서 해도 좋고, 전체 수련을 마무리할 때(사바사나 이전 또는 뒤에)도 좋다.
- **요가매트에서 나온다.** 요가매트에서 일어나면, 세상으로 돌아와서 그 속에서 깨어 있고 현존하는 빈야사가 시작된다. 요가매트에서 일어나 세상으로 돌아갈 때의 움직임과 호흡, 생각, 느낌 등을 주의 깊게 살펴보도록 수련생을 안내한다. 수업을 마칠 때면 수련생이 잠시 모은 손을 가슴과 이마에 대는 방법을 고려해서 구성해야 한다. 이는 일과 중에도 머리와 가슴을 연결하는 것을 상징하며, 그렇게 머리와 가슴이 연결된 상태에서 일상생활을 하는 노력을 의미한다.

제 3 장

아사나 계열 내적, 외적 시퀀싱

Sequencing Within and Across Asana Families

> 삶은 특정 부분이 아니라, 전체를 이해해야 한다. 그렇기 하기 위해서는 책을 읽고, 하늘을 바라보고, 춤추고, 노래 부르고, 시를 쓰고, 시련을 겪으며 이해해야 한다. 이 모든 것이 바로 삶이기 때문이다.
>
> — 지두 크리슈나무르티(J. KRISHNAMURTI)

아사나를 구성요소로 나누어서 순서에 따라 각 아사나를 선별하여 배치시키는 것에서부터 요가 시퀀싱은 시작된다. 요가수업의 아크 구조에서 어떻게 각 구성요소와 관련된 동작들을 안정적이고 편안하게 이어갈 것이냐에 따라 아사나 순서가 결정된다. 2장에서 제시한 원리를 토대로 이런 접근방식을 따르면 요가수업에서 안정되게 변화를 주면서 지속 가능한 수련으로 디자인할 수 있다. 그렇게 디자인된 수업을 따라갈 때 수련생은 초급에서 중급으로, 중급에서 상급으로 꾸준히 발전해 나아갈 수 있다. 요가방식이나 수준에 상관없이 요가수업을 디자인할 때 이런 접근법을 적용해 볼 수 있다. 또한 아래 3단계의 과정에 따라 설정해 볼 수도 있다.

1. 각기 다른 아사나들의 일반적 특성을 고려하여 이를 아사나 시퀀싱에 어떻게 적용할 수 있는지 살펴본다.
2. 각 아사나의 구성요소를 파악하여 이를 각 아사나의 상호관계와 시퀀싱에 어떻게 적용할

수 있는지 살펴본다. (부록 B 참조).

3. 절정의 아사나와 수업의 주제를 선별하고서 1단계와 2단계의 직관을 바탕으로 아크 구조가 있는 수업 시퀀스를 구성한다. (5–15장의 사례 참조).

아사나의 일반적 특성
The General Properties of Asanas

요가수련의 목적을 이루기 위해서는 각 아사나를 계열별로 묶을 필요가 있다. 각 아사나의 계열은 기본적인 자세와 기능의 해부학적 성질을 어떤식으로 공유하느냐에 따라 분류할 수 있다. 각 계열 안에서 아사나의 일반적 특성을 면밀히 살펴보고, 이후에 개별 아사나 사이의 상호관계와 개별 아사나의 특성을 면밀히 살펴볼 수 있다. 요가 아사나들을 다음과 같은 계열로 분류해본다.

표 3.1 아사나 계열

아사나 계열	기본적 특징
서서하는 자세	신체의 중량이 주로 한 발이나 양 발에 가는 모든 아사나
코어 일깨우기	일차적으로 복부 코어의 근육을 활성화하는 데 초점을 맞춘 모든 아사나
팔 지지	신체의 중량이 주로 한 손이나 양손, 또는 팔에 가는 모든 아사나
젖히기	척추가 해부학적 위치를 넘어서 뒤로 늘려주는 모든 아사나
비틀기	서서하는 자세를 제외하고, 일차적인 자세가 척추를 회전하는 데 있는 모든 아사나
굽히기	서서하는 자세를 제외하고, 일차적인 동작이 골반을 앞쪽으로 회전하고 등 부위를 늘려주는 모든 아사나
골반 열기	서서하는 자세를 제외하고, 골반에 부착된 근육을 늘려주는 모든 아사나
거꾸로 하는 자세	신체가 거꾸로 뒤집히는 모든 아사나

이 아사나 계열들에 수리야 나마스카라(태양경배)와 사바사나(송장 자세)를 추가한다. 수리야 나마스카라는 여러 계열의 아사나를 모아 놓은 것이지만 그 자체로 독립적으로 수련하는 아사나이기도 하다. 사바사나는 하나의 독립적인 아사나로 혼자 누워서 수련하거나, 아니면 서서 수련한다.

아사나는 대부분 여러 계열의 아사나 요소를 포함하고 있기 때문에 위와 같은 분류는 다소 자의적으로 보이기도 하고, 문제의 소지가 있을 수 있다. 예를 들어, 아도 무카 스바나사나(얼굴이 아래로 향한 개 자세)는 신체의 뒷면을 늘려준다는 면에서 확실히 굽히기 자세이기도 하고, 90°로 골반을 굽힌다는 점에서는 골반 열기이고, 물구나무서기와 유사하게 손과 팔, 어깨, 몸통을 동작한다는 점에서는 팔 지지 자세이며, 척추를 늘리기 위한 바탕으로 다리를 쓰며 무게중심을 점점 강하게 양발에 놓는다는 점에서는 서서하는 자세이기도 하다. 또한 어떤 아사나는 두 세 가지의 비틀기와 굽히기, 골반 열기 계열 등을 함께 사용하기도 한다. 그리고 여러 계열에 나오는 아사나의 경계를 넘나들며 사용하는 변형 아사나들도 다양하게 존재한다. 그렇지만 여기에서 제시한 분류는 전 세계적으로 요가에서 주류로 인정받는 것들이며, 아사나의 상호관계를 보다 명확히 파악할 수 있는 지침이 되어줄 것이다. 그래서 이 책에서는 하나 이상의 계열을 사용하는 아사나일지라도, 일단 하나의 계열로 분류하여 그 이론적 근거를 설명해보았다.

서서하는 자세

Standing Asanas

서서하는 자세는 모든 아사나 수련에 있어서 신체적으로 강력하게 접지하는 기초 자세이다. 수련생은 두 발로 선 자세에서 다리와 골반, 척추, 팔, 머리 등으로 안정적인 기초 자세를 할 때 어떻게 아사나의 지지상태가 이뤄지는지를 몸으로 터득하기 시작한다. 수련생은 양발로 파다 반다(pada bandha)를 활력이 넘치게 동작할 때, 안정적인 기초자세가 탄력이 있음을 깨닫는다[1]. 서서하는 자세에서 안전함과 편안함을 조화하여 자신만의 균형 잡힌 서서하는 자세를 찾아가기 시작한다. 수련생은 균형 잡힌 서서하는 자세 속에서 몸과 호흡, 마음, 영혼 등이 연결되어 있음을 느낄 때 평정심을 자각한다. 이런 평정심을 심화할 때 수련생은 존재에 대한 가벼움이 접지에 달려 있음을 몸으로 터득하여, 좀 더 편안하고 기쁜 마음으로 요가수련과 일상생활을 영위할 수 있게 된다.

서서하는 자세는 (1) 넙다리뼈(대퇴골, femur)의 가쪽돌림 (2) 넙다리뼈의 중립자세와 안쪽돌림 등 두 가지로 구분할 수 있다. 가쪽돌림하는 서서하는 자세는 보통 사타구니(서혜부, grain)와 넓적다리 안쪽 부위를 늘려 가쪽돌림근과 벌림근을 강화한다. 안쪽돌림하는 서서하는 자세는 보통 가쪽돌림근과 벌림근을 늘려 모음근과 안쪽돌림근을 강화한다. (중립상태의 회전은 그 동작과 효과 면에서 안쪽돌림과 거의 유사하지만 실제 회전이 일어나는 것은 아주 적다.) 서서하는 균형의 아사나는 서 있는 다리와 다리이음뼈(하지대, 下肢帶)를 강화하는데, 좀 더 안정적인 균형을 모색해보면 넘어지는 것에 대한 불안감을 감지할 수 있다. 이를 종합해보면, 서서하는 자세에서 우리는 수련의 통합에 대해서 배울 수 있다. 어떻게 두발이 다리와 골반, 척추, 가슴, 머리, 팔—나아가서 호흡과 영혼 — 과 연결되어 있는지를 이해할 수 있다.

초반에 신체를 따뜻하게 하고 일깨우는 동작(고양이 자세, 개 기울기 자세, 수리야 나마스카라, 카팔라바티 프라나야마)에 이어서 수련하는 서서하는 자세는 복합된 아사나를 위한 준비이며, 전신을 따뜻하게 하고 열리도록 하는데 좋은 안전한 아사나 계열이다. 서서하는 자세는 수련의 초반부에 심신을 활력적으로 자극하고, 마음을 모으고, 신체를 일깨운다.

서서하는 자세의 시퀀싱에 관하여

- 서서하는 자세는 다른 모든 아사나 수련을 준비하는 데 좋다. 특정 서서하는 자세와 그 변형 아사나는 다른 계열에 속하는 특정 아사나를 더 세밀하게 준비하는 데 좋다.
- 타다사나는 모든 서서하는 자세를 위한 기초 아사나이다. 그러므로 타다사나를 먼저 가르친다. 이때 파다 반다, 양발의 접지와 전신의 각성 및 확장 사이의 자연스런 관계(뿌리내림과 확장의 원리), 노력과 편함의 균형, 평정심으로 마음 문 열기(균형 잡힌 선 자세를 의미하는 사마스티히) 등에 초점을 맞춰 가르친다.
- 다른 모든 아사나를 준비하는 서서하는 자세로, 타다사나와 아도 무카 스바나사나, 또는 프라사리타 파돗타나사나(Prasarita Padottanasanam, 다리 벌려 앞으로 숙인 자세) 등을 활용한다.
- 가쪽돌림 서서하는 자세와 안쪽돌림 서서하는 자세를 따로 배열한다. 가쪽돌림 서서하는 자세로서는 웃티타 트리코나사나(Utthita Trikonasana, 삼각 자세)나 비라바드라사나Ⅱ(Virabhadrasana, 전사 자세Ⅱ), 파르스바코나사나(Parsvakonasana, 측면 뻗기 자세) 등이 있다. 안쪽돌림 서서하는 자세로는 파르스봇타나사나(Parsvottanasana, 측면 늘리는 자세), 파리브릿타 트리코나사나(Parivrtta Trikonasana, 회전한 삼각 자세), 비라바드라사나Ⅰ, 비라바드라사나Ⅲ 등이 있다.
- 단순한 자세에서 복합된 자세로 나아가는 원리에 맞춰, 골반을 가쪽돌림하는 서서하는 자세는 골반을 안쪽돌림하거나 가운데로 회전하는 서서하는 자세 전에 배치한다. 골반을 가쪽돌림하는 서서하는 자세를 수련하면, 골반을 안쪽돌림하는 서서하는 자세에서 제대로 정렬을 이루는 것이 쉬워진다. 여기에는 타다사나라고 하는 중요한 예외가 있다. 고전적인 수리야 나마스카라에서 안자네야사나(Anjaneyasana, Low Lange Pose, 낮은 런지 자세)와 같은 역동적인 워밍업 배열에 들어가는 서서하는 자세와 요가의 서서하는 자세와 관련된 기본동작을 다룰 때는 먼저 타다사나를 가르쳐야 한다.
- 초급 및 중급반의 수업을 창의적으로 배열해 보았다면(예를 들어, 아슈탕가 빈야사처럼 정해진 배열이 아니라면), 골반을 안쪽돌림하고 가쪽돌림하는 서서하는 자세들 사이에서 앞뒤로 움직이는 동작을 삼가해야 한다. 그럴 때 수련생은 회전 아사나를 연달아 하면서 현재 상태에 머무르며 동작에 필요한 지식을 유지하면 골반을 보다 유연하고 안전하게 열 수 있을 것이다.
- 비라바드라사나Ⅰ에서 비라바드라사나Ⅱ로 옮겨갈 때는 수련생이 앞쪽발의 무릎을 발뒤꿈치 바로 뒤에서 발뒤꿈치와 나란히 오게 하고(절대로 무릎을 발가락 쪽으로 내밀지 않는다), 발의 중앙 부위와 나란히 정렬시킬 수 있도록 자세히 안내를 한다. 골반 부위가 경직될 수 있기 때문에 수련생은 비라바드라사나Ⅰ에서 비라바드라사나Ⅱ로 옮겨가는 수련이 힘들다. 보통의 경우 앞 무릎이 안쪽으로 들어가고(무릎 인대를 상하게 할 수 있음), 골반 앞쪽이 바깥쪽으로 벌어지고(골반관절의 인대(ligament)와 혈액낭(bursa)에

과도한 압박이 가해질 수 있음), 골반이 지나치게 앞쪽으로 회전할 수 있다(허리뼈에 압박이 더해질 수 있다).

- 초급반의 수업에서 균형을 잡는 서서하는 자세는 서서하는 자세 배열의 초반부에 배치하여야 한다. 그래야 수련생은 다리가 덜 피로한 상태에서 균형을 잡는 서서하는 자세를 잘할 수 있다.
- 브릭사사나(Vrksasana, 나무 자세)처럼, 초급 및 중급반의 수업에서 골반을 가쪽돌림하며 균형을 잡는 서서하는 자세는 골반을 가쪽돌림하는 서서하는 자세 배열의 이전이나 중간에 배치한다.
- 경직되어 있을 때 안쪽돌림을 방해하는 가쪽돌림근을 더 잘 늘릴 수 있도록, 골반을 안쪽돌림하는 서서하는 자세의 배열을 수련하기 직전에 가루다사나(Garudasana, 독수리 자세)를 가르친다.
- 뒤넙다리근과 골반, 척추, 팔이음뼈를 늘려주고 전신을 준비운동으로 예열해주며서 비틀기 부분이 없는 서서하는 자세를 먼저 수련하여 비틀어 서서하는 자세를 준비시킨다.
- '단순성에서 복합성으로'의 원리를 실천함으로써 척추를 점진적으로 회전하며 열게해주는 비틀어 서서하는 자세를 배열한다. 예를 들어, 배열을 할 때 파리브릿타 아슈타 찬드라사나(Parivrtta Ashta Chandrasana, 회전한 초승달 자세)에 앞에 파리브릿타 웃카타사나(Parivrtta Utkatasana, 회전한 의자 자세)를 배열하고, 파리브릿타 트리코나사나 앞에는 파리브릿다 아슈터 찬드라사나를 배열하고, 파리브릿타 파르스바코나사나(Parivrtta Parsvakonasana, 회전하여 뻗은 측면 자세) 앞에 파리브릿타 트리코나사나를 배열한다. 여기에 '앞에'라는 말은 한 아사나의 바로 앞에 배열해야 한다는 말이 아니라, 해당 아사나를 하기전에 배열해야 한다는 말이다.
- 비틀어 서서하는 자세는 젖히기 자세를 준비하는 데 아주 뛰어나며, 특히, 엉덩관절굽힘근을 열게하는데 훌륭하다. 본래 척추를 회전하는 것과 관련된 서서하는 자세 말고도, 중급반이나 상급반에서 젖히기나 절정부분을 가지고 비틀어 서서하는 자세를 다양하게 변형하여 창의적으로 소개한다.
- 팔 지지 자세를 절정 부분으로 하거나 주제로 삼는 수업에서는 어깨 확장 자세 [이를테면, 고무카사나(Gomukhasana, 소 얼굴 자세)나 가루다사나, 프라사리타 파돗타나사나 변형자세 C, 나마스테 거꾸로 하는 자세 등] 를 서서하는

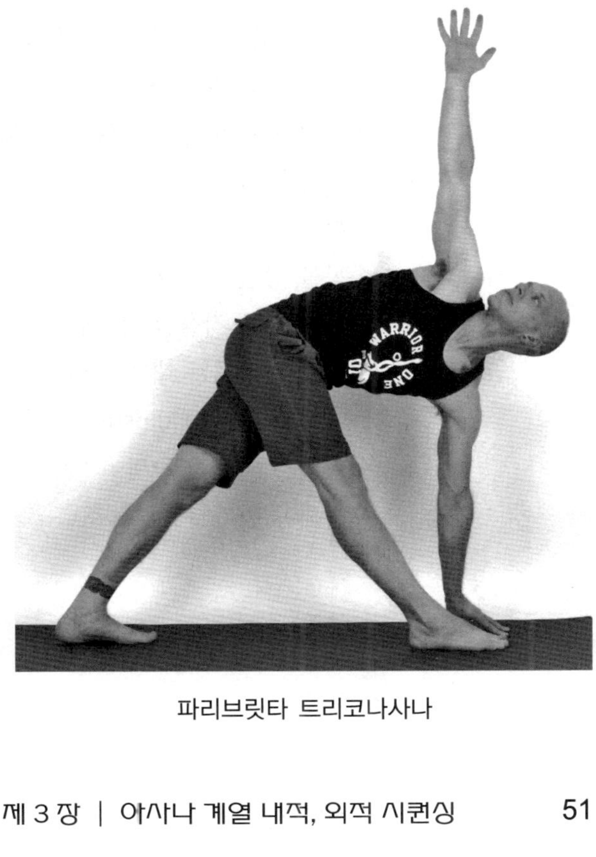

파리브릿타 트리코나사나

자세 배열, 특히, 안자네야사나와 아슈타 찬드라사나, 비라바드라사나 I, 비라바드라사나 II 등과 창의적으로 통합해본다. 이때 허리뼈와 관련된 골반의 중립상태, 그리고 골반 들어올리기는 자세를 보다 깊이 알아차림으로써 허리 부위를 보호하도록 한다.

- 중급반과 상급반의 수업에서, 관련된 서서하는 자세(예를 들어, 파르스바코나사나의 변형자세에서 에카 파다 코운딘야사나 A(Eka Pada Koundinyasana A, 한 다리 뻗은 코운딘야 자세 A), 차투랑가 단다사나(Chaturanga Dandasana, 사지 막대 자세) 등에서 다른 자세로 이어질 때, 두 자세 사이에 팔 지지 자세를 중간 아사나로 안내한다.
- 젖히기 자세를 중점적으로 하는 수업에서, 서서하는 비튼자세뿐 아니라 엉덩관절굽힘근 (안자네야사나와 비라바드라사나 I, 비라바드라사나 II)과 팔이음뼈를 늘려주는 서서하는 자세를 보다 깊이 살펴본다.
- 전신의 무게가 넙적다리뼈머리(대퇴골두)로 향하여 하향 압력이 지나치면 넙적다리뼈머리와 목, 관절와순(labrum), 엉덩관절 등이 심하게 상할 수 있기[2] 때문에, 서서하는 균형 아사나를 수련할 때는 가쪽돌림을 하다가 안쪽돌림을, 또는 안쪽돌림을 하다가 가쪽돌림을 [예를 들어, 아르다 찬드라사나(Ardha Chandrasana, 반달 자세)를 하다가 파리브릿타 아르다 찬드라사나(Parivrtta Ardha Chandrasana, 회전한 반달 자세)]를 하지 마라. 이런 동작을 거듭 되풀이해서 하면(실제 모든 수업에서 이와 같은 동작을 할 때처럼) 위험도가 급격하게 증가한다. 때에 따라서는 거듭 되풀이해서 수련하지 않아도 긴장이나 부상이 발생할 수 있다.
- 수련생이 숙련되고 노련한 수련자가 아니라면, 하나의 시퀀스 시리즈에서 5개 이상의 서서하는 자세를 연속해서 하지 않도록 한다. 초급반의 수업에서는 한 번에 두 개 서서하는 자세(비라바드라사나 II와 파르스바코나사나 등과 같은)를 하는 것으로 제한한다.
- 웃타나사나(Uttanasana, 선 굽히기 자세), 파당구스타사나(Padangusthasana, 엄지발가락 잡기 자세), 파다 하스타사나(Pada Hastasana, 양손 발바닥 밑으로 넣은 자세) 등은 수리야 나마스카라 시리즈나 여타 서서하는 자세 배열에 뒤이어서 에너지를 중화하는데 아주 뛰어나다.
- 손목을 강렬하게 사용하는 아사나(손목 요법의 보충내용 참조)를 수련한 뒤, 그 밖의 다른 손목 치료 동작을 하는 데는 웃타나사나가 좋다.
- 서서하는 자세는 대체로 물라다라(muladhara), 마니푸라(manipura), 스바디스타나(svadhisthana) 차크라와 관련이 있다. 차크라의 각성은 일차적으로 우리가 수련하는 의식과 관련이 있는 것이지, 특정한 신체부위를 자극하는 데에 있지 않음을 유의해야 한다(13장 참조).

코어 일깨우기

Core Awakening

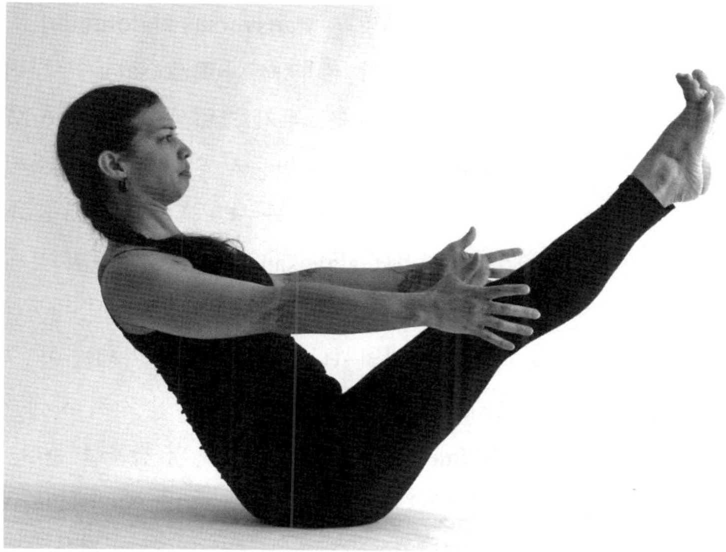

나바사나

사람들에게 인기 있는 헬스운동에서 이상적인 코어는 '식스팩 복근'으로 알려져 있지만, 식스팩 복근은 복부근육의 피상적인 부분에 불과하다. 이 배곧은근(복직근, Rectus abdominis)이 지나치게 발달하고 경직되면, 척추 문제나 호흡의 문제, 특정 부위의 압박감 등의 원인이 될 수 있다. 또한 코어가 정제될 때 찾아오는 우아함과 편안함, 균형미와 고상함, 안락함과 안정 등을 상실할 수 있다. 요가강사인 애너 포리스트(Ana forrest)가 오랫동안 강조한 것처럼, 우리는 감정적 · 신체적 막힘과 억압을 해소하고 싶어하며 복부 깊은 곳에 묻혀 있는 불안을 간직하기보다는 풀어내고 싶어 한다. 대체로 우리는 수련생에게 공간을 창출하는 법을 가르치며, 신체의 중심을 깊이 자각하고 자신의 빛을 외부로 발산하면서 강하고도 유연한 코어를 수련하는 방향으로 수련생을 안내하고 싶어 한다. 코어가 강화되고, 열리고, 정교해짐에 따라, 그것은 균형, 견고함, 편함, 그리고 가벼움의 근원이 된다.

코어에 대한 확장된 생각으로, 발의 가운데 아치, 다리의 안쪽 위부터 골반 바닥, 척추 위에서 정수리까지 뻗어 올라가는 이미지를 그려보게 한다. 아사나 수련을 통해서, 가운데 통로로 힘차게 끌어들이면서, 공간을 만들기 위해 거기서 발산하도록 한다. 이 생명력 자각을 일깨우기 위한 중요한 행위로서 파다 반다와 물라 반다를 참조한다.

이것은 자체적으로 정교한 코어의 중심에 있는 근육들을 강화시키고 정교하게 해서 더욱 명확한 코어 일깨우기 수련을 더 쉽게 할 수 있고 더 유지할 수 있게 한다.

여기서 골반과 척추와의 관계에서 아래쪽 몸에 지지와 운동성을 주는 앞면과 가운데에 있는 근육을 강화시키기 위해 고안된 아사나와 역동적인 동작을 강조한다(수축 젖히기와 아사나로 들어가고 나오는 다양한 역동적인 동작은 등 쪽으로부터 척추를 강력하게 지탱하는 근육을 강화시킨다). 깊고 지속적인 코어 일깨우기 수련은 주로 임산부에게 금기시되고 허리에 문제가 있는 수련생에게 신중하게 접근되어야 한다[3].

코어 일깨우기의 시퀀싱에 관하여...

- 코어 일깨우기 수련은 일반적으로 몸을 덥히면서 좀 더 척추, 골반, 배, 그리고 등을 덥히는

데에 중점을 둔다.

- 모든 주요 복부 근육에 균형 잡힌 일깨움을 준다: 배곧은근(복직근, addominis), 속배빗근(내복사근, internal obliques)과 바깥배빗근(외복사근, external obliques), 배가로근(복횡근, transversus abdominis), 그리고 엉덩허리근(장요근, iliopsoas).
- 코어 일깨우기는 바카사나(Bakasana, 두루미 자세)같은 아사나에서 가벼움에 대한 깨어난 느낌, 그리고 아도 무카 브릭사사나(Adho Mukha Vrksasana, 거꾸로 선 나무 자세)같은 자세에서 안정성을 만들기 위한 팔 지지 자세 바로 전에 이상적으로 탐색된다.
- 바카사나, 우르드바 쿡쿠타사나(Urdhva Kukkutasana, 위로 향한 수탉 자세), 갈라바사나(Galavasana, 날으는 까마귀 자세), 그리고 골반이 어깨보다 더 높이 올라가는 다른 팔 지지 자세를 위한 준비로 배곧은근과 엉덩허리근을 일깨우는 데에 더 강조를 둔다.
- 파르스바 바카사나(측면 두루미 자세), 아스타바크라사나(Astavakrasana, 팔각 자세), 그리고 몸통이 뒤틀리는 다른 팔 지지 자세를 위한 준비로 배가로근과 배빗근(복사근, Obliques)을 일깨우는 데에 더 강조를 둔다.
- 파리푸르나 나바사나(Paripurna Navasana, 완전한 배 자세)같은 아사나에서 강하게 엉덩허리근을 쓴 후에, 골반의 앞 회전을 최소화하기 위하여 아도 무카 브릭사사나 전에 그것을 풀어주어라.
- 깊은 복부 코어 강화 수련이 바로 따라오는 깊은 젖히기는 결코 배열하지 마라. 만약 코어 작업을 젖히기 전에 한다면, 먼저 간단한 비틀기의 배열을 통해서 코어를 중화시켜라.
- 코어 복부 작업은 젖히기에서 따라오는 허리뼈에 지지를 주는 데 탁월하다.
- 유지된 코어 시퀀스에서, 점차적으로 복부 코어에 더 깊게 자각을 가져오기 위해서는 톨라사나(Tolasana, 천칭 자세) 전에 다리 들기와 골반 기울이기를, 그리고 롤라사나(Lolasana, 그네 자세) 전에 톨라사나를 한다.

팔 지지 자세

Arm Support Asanas

두 손으로 몸 전체의 균형을 유지하는 것은 완벽한 집중을 요구하고, 수련생으로 하여금 아사나 수련에서 다라나의 명상적 수준으로 더 깊이 들어가게 한다. 팔 균형 자세는 수련생에게 표면적으로는 조절되고 있는 것처럼 보이는, 욕망과 에고가 밀접하게 엮어진 두려움이라 할 수 있고, 자연스럽게 실패에 이르게 한다. 팔 균형의 이러한 요소는 자신감과 겸손함을 길러주는 완전한 아사나군에 속한다. 왜냐하면 대부분의 수련생들은 팔 균형이 적어도 어느 정도는 몹시 도전적인 것임을 발견하게 될 것이기 때문이다. 그럼에도 이들 아사나는 유머스럽기도 하면서 즐거운 놀이처럼 흥겨움을 갖게 하는 요소가 있다. 그러나 어떤 아사나에서는 수련을 더욱 쉽게 하고, 잘하기 위해, 성급히 하게 되는데 그 때는 반드시 좌절이나 부상을 초래하게 된다.

손목은 모든 팔 지지 아사나에서 가장 큰 위험에 처해 있다. 손목터널 증후군을 포함하는 예민한 손목 문제가 있는 수련생은 최대한의 팔 지지 자세를 하면 안 되고, 가볍게 긴장된 손목을 가진 수련생은 손목의 압박을 최소화하고, 아프지 않을 때까지 고정된 팔 지지대를 사용하도록 충고 받는다. 팔 지지 아사나를 수련으로 배치하거나 일련의 아사나로 가르치거나, 수련생들에게 건강 손목 시퀀스에서 설명된 손목 요법을 제공하는 것이 중요하다. 수련생들은 어떠한 팔 지지 자세를 시도하기 전에 긴장이나 아픔 없이 그들의 손바닥을 바닥에 평평하게 놓을 만큼 충분한 손목 확장이 있어야 하고 그들의 팔을 바닥에 90°로 놓을 수 있어야 한다. 어깨가 약하고 불안하고 안 좋은 수련생은 더 많은 어깨 강화 팔 자세를 하기 전에, 2분간 고통이 없는 아도 무카 스바나사나를 할 만큼 어깨띠로 충분한 안정과 유연성을 발전시킬 때까지 어깨 건강을 위한 시퀀스를 하도록 한다. 제한된 어깨 굽힘은 또한 아도 무카 스바나사나와 핀차 마유라사나(Pincha Mayurasana, 깃털 편 공작 자세)에서 척추에 바나나 형태를 주는 주요 원인이 된다.

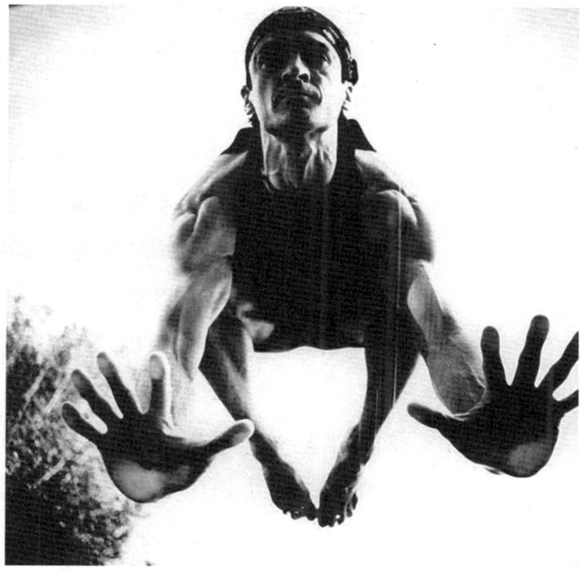

바카사나

손목 건강을 위한 시퀀스

Healthy Wrist Sequence

가벼운 손목 통증을 경험하는 수련생은 수련을 시작하기 전에 그들의 손가락, 손목, 팔, 어깨를 따뜻이 함으로써 이익을 얻을 수 있다. 손목과 팔 마사지는 통증을 줄이는 데에 효과적이다. 통증이 가벼운 동안은 다음 연습이 도움이 될 수 있다:

1. **타다사나 손목 요법 :** 원형으로 최대한 범위에서 부드럽게 손목을 돌리고, 반복적으로 방향을 바꿔주고, 약 30초간 부드럽게 털어준다. 손목요법은 매번 수리야 나마스카라에서 간단한 형식으로 섞어질 수 있다.
2. **웃타나사나, 또는 손목 프라티크리야사나 (대치자세) :** 수리야 나마스카라 가운데 웃타나사나로 구부릴 때는 언제나, 손바닥이나 손등을 바닥에 놓고 편하게 주먹을 쥔다. 이것은 파다하스타사나보다 손목에 강도를 적게 한다 (또한 더 많은 수련생이 이 동작을 할 수 있고, 손목요법 웃타나사나로 숨을 내쉬면서 쉽게 할 수 있다).
3. **손목 펌프:** 손가락을 깍지 끼고서 손목을 다른 손과 움직이는 저항을 일으키면서 움직인다. 통증이 없으면 1~2분 반복한다.

4. **안잘리 무드라 :** 손바닥과 손가락(관절부터 손가락끝까지)을 1~2분 기도 자세로 가슴에서 강하게 누른다. 이것은 역팔렌 검사(Phalen maneuver)로 불린다; 만약 손목관절이 30초안에 타는 듯한 감각이 있으면, 이것은 손목터널 증후군임을 보여준다. 팔의 위치를 바꾸어서 손목의 뒤와 팔을 나란히 놓고, 1분간 강하게 누른다.(팔렌 검사 Phalen maneuver).
5. **손 댄스 :** 편안히 무릎을 꿇고, 손가락을 앞으로 향하게 두 손을 바닥에 놓는다. 손바닥을 위로 올리고, 손가락을 밖으로 뻗어 내린다. 이어서 손가락을 안으로 해서 올리고, 다시 뻗어서 내린다. 이어서 안쪽으로 끌어 올리고, 다시 손가락을 밖으로 뻗었다가 내리고, 다시 손가락을 끌어 올리는 방식을 매 회마다 되풀이한다.

지속적인 손목 민감함이나 긴장은 일반적으로 얼음, 수면 중 부목 대기, 항염증제(강황과 마늘 포함), 침술, 그리고 다른 대체 요법으로 좋아질 수 있다. 수련생에게 모든 가능한 방법을 해보고 더 자세한 안내를 위해서 의사와 상담하도록 해라.

어깨 건강을 위한 시퀀스

Healthy Shoulder Sequence

건강한 어깨의 열쇠는 균형 잡힌 힘과 유연성이다. 불균형이 불안정이나 충돌을 일으킨다면, 먼저 통증이 있는 활동은 피하고, 어떤 던지는 운동이 있는 특히, 공 던지기 같은 손목이 어깨 위로 올라가는 불안정한 동작은 피한다. 지속적인 통증은 얼음과 항염증제로 치료해야 한다. 움직임과 힘의 건강한 범위를 발달시키기 위해서, 다음 아사나와 연습을 살펴본다:

1. 책상에 엎드려서 손을 내려뜨리고서, 코드만 진자운동(Codman's Pendulum-swing exercise)으로 앞뒤로 흔들고, 작은원으로 돌린다.
2. 가루다사나를 해서 팔로 마름근(rhomboid muscles)을 늘려준다: 가루다사나 자세가 안 되면, 한 팔로 다른 팔을 수평으로 모아서 가슴에서 부드럽게 당긴다.
3. 위팔세갈래근(triceps), 넓은등근(광배근, latissimus dorsi), 가시아래근(극하근, infraspinatus), 작은원근(소원근, teres minor), 상완의 큰가슴근(대흉근, pectoralis major) 과 위팔두갈래근(biceps), 앞톱니근(전거근, serratus anterior), 하완의 등세모근(승모근, trapezius)을 늘리기 위해서는 고무카사나 팔 자세을 사용해라.
4. 가시아래근, 작은원근, 앞톱니근, 어깨세모근(삼각근, Deltoid), 그리고 큰가슴근을 늘리기 위해서는 파르스봇타나사나를 사용해라.
5. 큰가슴근과 어깨세모근을 늘리기 위해선 프라사리타 파돗타나사나 C, 또는 팔 자세를 사용해라.
6. 앞톱니근과 마름근의 강화와 스트레칭으로 어깨뼈를 안정시킨다: 사지로 팔을 쭉 뻗어주고,

천천히 가슴을 바닥쪽으로 낮춰주는 것과 바닥에서 멀어지는 것을 교대해준다; 이게 쉬울 때는, 팔라카사나(널빤지 자세)를 하고, 또한 팔라카사나와 차투랑가로 천천히 뒤로 앞으로 움직이면서 발전시킨다.

7. 돌림근개를 강화시키기 위해서: 비라바드라사나 II로 팔의 가쪽돌림을 통해 가시위근(극상근, supraspinatus); 아도 무카 스바나사나로 팔의 가쪽돌림을 통해 가시아래근과 작은원근; 파르스봇타나사나로 등척성 수축을 통해 어깨밑근(견갑하근, subscapularis)을 강화한다.
8. 통증이 없으면 살라바사나 C와 비라바드라사나 III로 팔을 머리 위로 구부리고 유지함으로써 어깨를 더 강화시켜 보도록 한다. 여전히 이 자세로 통증이 없으면, 아도 무카 스바나사나를 최대 1분간 유지하도록 해보고, 최종적으로 5분까지 해보도록 한다. 여전히 통증이 없으면, 아도 무카 브릭사사나를 해보고, 최종적으로 2분까지 유지하도록 한다.

손목, 팔, 어깨에서의 힘과 안정감은 팔 지지 자세에서 코어 근육을 요구하고 깨워준다. 위에서 언급했듯이 팔 지지 전에 복근 동작은 올라가는 느낌과 코어로부터 발산되는 느낌을 갖는 데 도움이 된다. 그러나 팔 지지는 또한 코어에서 움켜쥠이나 지탱하는 것이 아니라 유연함이 요구된다. 능동적인 활동과 코어를 통한 확장 사이의 균형을 찾는 것이 손으로 몸을 균형 잡는 데서 중요 요소 가운데 하나이다. 이것은 아도 무카 브릭사사나에서 가장 분명한데, 거기서 강한 코어 근육은 몸의 중심을 안정시키지만, 허리근과 배곧은근에서 딱딱한 코어 근육은 골반과 연관된 엉덩이와 척추의 충분한 신장을 제한시키고, 아랫등에서 바나나 형태처럼 되거나 골반의 앞쪽으로 회전하게 되어 악화시키게 된다.

팔 균형 시퀀싱에 관하여...

- 수련생은 더 많은 무게를 손으로 가져오는 준비로 손목, 팔, 어깨를 강화하는데 적어도 일년은 팔라카사나, 차투랑가 단다사나, 그리고 아도 무카 스바나사나를 연습해야한다.
- 수리야 나마스카라, 서서하는 자세, 코어 일깨우기, 또는 거꾸로 하는 자세로 준비되어진 다음에 팔 균형을 배열한다.
- 팔 균형에서 가벼움과 안정감을 주는 복근이 코어를 더욱 활성화시켜준다.
- 팔 균형을 처음 배우는 수련생에게 소개할 때는, 오직 한가지 팔 균형 아사나를 가르치고, 위치와 동작에 대한 상세하고 단계적 설명과 시연을 제공해라. 수련생이 적어도 아사나를 3번은 해보도록 충분한 시간을 준다.
- 입문자 수준의 팔 균형은 바카사나, 바시스타사나(성자 바시스타 자세), 부자피다사나(양다리 어깨에 올려 손으로 버티기 자세)가 아도 무카 브릭사사나 예습에 포함된다.
- 아도 무카 브릭사사나는 아도 무카 스바나사나를 복습함으로써 소개하고, 그런 다음 큰 무게를 손목, 팔, 어깨에 놓는 데 보다 편안하도록 벽에서 2단계 손짚고 서기

입문 시퀀스를 한다.

- 핀차 마유라사나는 쉬슈라사나(돌고래 자세)를 복습함으로써 단련하고, 그런 다음 벽에서 손짚고 서기 입문으로 나아가라.
- 중급 수준의 클래스에서 한가지 이상의 팔 균형을 소개하거나 탐색할 때, 간단한 것에서 복합된 것으로 움직이면서 형태와 행위가 밀접하게 연결된 아사나를 골라라〔예를 들어, 아도 무카 브릭사사나 그리고 핀차 마유라사나; 바카사나, 부자피다사나, 그리고 팃티바사나(개똥벌레 자세); 파르스바 바카사나 그리고 드위 파다 코운딘야사나〕.
- 상급 클래스로 가는 중급에서, 팔 균형을 서서하는 자세와 섞어서, 연속적인 서서하는 자세에서 발달된 수련과 시작 부분을 각 팔 균형의 기반에 다음과 같이 적용한다:
  - 바카사나와 팃티바사나를 위한 준비 동작으로 웃티타 트리코나사나, 프라사리타 파돗타나사나, 웃카타사나(의자 자세), 그리고 말라사나(화환 자세). 수련생에게 바카사나로 들어가도록 신호하기 위한 처음 기반이 되는 자세로는 말라사나, 웃카타사나의 고전적 형태를 사용한다.
  - 부자피다사나를 위한 준비 동작으로 웃타나사나, 말라사나, 그리고 프라사리타 파돗타나사나, 말라사나 또는 더 경험이 있는 클래스에서 수련생에게 신호하기 위한 처음 기반이 되는 자세로서 프라사리타 파돗타나사나 A를 사용하고, 아도 무카 스바나사나로 시작하고 발에서 팔 주위로 올라가서 부자피다사나를 위한 기반을 마련한다.
  - 에카 파다 코운딘야사나 A를 위한 준비 동작으로 웃티타 트리코나사나와 웃티타 파르스바코나사나를 한다.
  - 파르스바 바카사나와 에카 파다 코운딘야사나 B를 위한 준비 동작으로 파리브릿타 트리코나사나, 파리브릿타 파르스바코나사나, 그리고 파리브릿타 웃카타사나를 한다.
- 상급 흐름으로 가는 중급에서, 웃티타 파르스바코나사나의 복합된 변형으로부터 에카 파다 코운딘야사나 A로, 아스타바크라사나로, 에카 파다 코운딘야사나 A로, 차투랑가 단다사나로 이행한다.
- 상급 흐름으로 가는 중급에서, 아도 무카 브릭사사나를 차투랑가 단다사나로 이행하도록 준비한다(예를 들어, 웃타나사나, 비라바드라사나Ⅲ, 또는 파리브릿타 아르다 찬드라사나로부터).
- 상급 클래스에서, 팔 균형 빈야사를 위한 기초 아사나로서 시르사사나Ⅱ(때때로 삼각 머리서기로 불리는 물구나무 자세Ⅱ)를 다음과 같이 사용한다;
  - 시르사사나Ⅱ에서 바카사나로, 시르사사나Ⅱ로, 발라사나(아기 자세) 또는 차투랑가 단다사나로 (또는 여러 번 시르사사나Ⅱ로부터 바카사나로 시르사사나Ⅱ로 움직이면서, 바카사나를 매번 5~8 호흡 동안 유지한다).
  - 시르사사나Ⅱ에서 파르스바 바카사나로, 드위 파다 코운딘야사나로, 에카 파다 코운딘야사나 B로, 시르사사나Ⅱ로, 다른 쪽으로, 발라사나 또는 차투랑가 단다사나로 바꾸면서, 각 팔 지지에 5 ~ 8 호흡을 유지한다.

  ◦ 시르사사나Ⅱ에서 우르드바 쿡쿠타사나 또는 파르스바 쿡쿠타사나로, 시르사사나Ⅱ로 (만약 파르스바라면 다른 쪽도 해준다), 발라사나 또는 차투랑가 단다사나를 한다.

- 팔 균형은 일반적으로 몸을 따뜻하게 하고 따라서 젖히기에 좋은 준비 동작이다. 어느 팔 균형이 젖히기 시퀀스에 있는지에 따라, 연관된 어깨 근육을 젖히기 하기 전에 늘려준다.
- 아도 무카 브릭사사나와 핀차 마유라사나는 우르드바 다누라사나(위로 향한 활 자세)와 나타라자사나(춤추는 시바 신 자세)같은 어깨 구부리기 젖히기를 위한 탁월한 준비 동작이다. 그것들은 또한 벽에서 가장 잘 탐색되는 브리스치카사나(전갈 자세)를 위한 기반적인 아사나이다.

계속적인 팔 균형 시퀀스 다음에는 언제나 다양한 손목 스트레칭 요법을 하게 한다.

젖히기(뒤로 구부리기) 자세

Back Bends

몸의 앞면 특히, 심장 센터, 복부, 그리고 서혜부에 걸쳐서 깊은 스트리칭과 함께, 젖히기는 수련생들 사이에서 뜨거운 반응을 일으킨다. 그 열정은 억제되지 않는 진격이나 또는 두려워하는 후퇴로 향하곤 하는데, 수련생들이 이 감정의 극 가운데서 평정을 개발하기 위한 또 다른 기회를 준다. 젖히기의 주요 신체적 목적은 몸 앞면에서 호흡과 에너지의 충만한 움직임을 여는 것이지, 몸 앞면을 가장 근사하게 깊이 스트레칭 시키는 것이 아닌 것이다. 수련생들에게 젖히는 수련은 가슴을 열리도록 하는 성질을 강조해서 뒤로 젖히기 수련에서 아주 강렬하게 꾸준히 노력하는 느낌을 찾도록 안내 한다: 극단으로 향하는 자신의 느낌에서 자신에게 연민을 느끼는 것으로, 아파리그라하의 근원으로서 자발적인 내적 조화의 느낌을 열어주고, 판단보다는 평가의 느낌을 강화시키는 호흡 내에서 치유하는 현존을 느껴보고, 끝없는 변화 과정에서 모든 것을 통합시키는 접합제처럼 심장에서 순수한 사랑을 인식한다. 젖히기를 성취가 아닌 평정의 수련으로, 그리고 가슴을 여는 데에 집중하며, 완전함이 아닌 자유로움의 목적을 위한 정화로서 고무시켜야 한다.

젖히기 계열에서의 아사나는 유용성에서 수축, 견인, 그리고 지렛대 젖히기로 분류되는데, 각각은 중요한 차이와 행위를 가지고 있다:

- *수축 젖히기*: 몸의 등에 따라 있는 근육은 중력을 극복하기 위해 동심원적으로 수축한다 (예를 들어, 살라바사나 A로 들어올리기).
- *견인 젖히기*: 몸의 앞면에 있는 근육은 중력을 극복하기 위해 신장시켜 수축한다 (예를 들어, 우스트라사나로 뒤쪽을 낮추는 것).
- *지렛대 젖히기*: 몸의 앞면을 늘리기 위해 견고한 물체(바닥, 벽, 또는 몸의 다른 부분)에다가 팔/다리를 압박한다(예를 들어, 다누라사나 또는 우르드바 다누라사나).

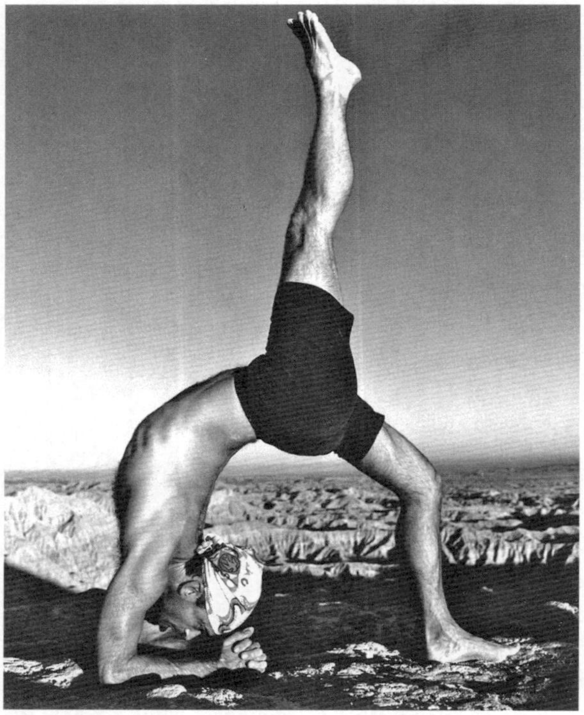

에카 파다 우르드바 다누라사나

후굴의 이러한 각 분류 내에서, 위팔뼈(상완골, Humerus)는 늘려지거나 굽혀질 수 있다. 살라바사나 A, 우스트라사나, 또는 세투 반다 사르방가사나(다리 자세)같은 아사나에서 늘림이 있다; 살라바사나 C, 카포타사나(비둘기 자세인데, 흔히 이 이름으로 불리는 비대칭적 엉덩이 열어주기인 에카 파다 라즈 카포타사나와 혼동하지 말 것), 또는 비파리타 단다사나(거꾸로 된 막대 자세)같은 아사나에서 굽힘이 있다. 이러한 다른 팔 자세는 팔이음뼈를 통해서 활동과 이완의 다른 영역을 다음과 같이 요구한다:

- *어깨 늘려 젖히기*: 팔의 늘림은 어깨뼈가 마름근, 하위 등세모근, 그리고 앞톱니근에 의해서 안정화되어지기를 요구하고, 동시에 큰가슴근과 작은가슴근(소흉근, Pectoralis minor)은 풀어져야 한다.
- *어깨 굽혀 젖히기*: 굽힘은 등세모근, 넓은등근, 큰가슴근 그리고 위팔세갈래근이 풀어지기를 요구한다.

젖히기 시퀀싱에 관하여....

- 젖히기는 준비하고 도입하는 수련의 일부로서 수리야 나마스카라로 자연스럽게 통합된다. 이 초기의 흐르는 듯한 시퀀스에서 젖히기를 가볍게 점진적으로 탐색하도록 강조하는 것이 중요하다.
- 몸의 예열과 열림이 큰 압박이 없이 찾아 올 때만 연속적으로 더 깊은 젖히기로 점진적으로 발전한다.
- 깊고 지속적인 젖히기는 몸이 가장 따뜻하고, 비교적 복합된 아사나를 위해 가장 잘 준비가 될 때인 수련의 절정에 배열되어야 한다.
- 깊거나 지속적인 코어 일깨우기 수련 바로 다음에는 깊거나 지속적인 젖히기는 배열하지 않는데, 왜냐하면 단단해진 코어 근육이 척추의 확장과 느림을 막기 때문이다.
- 수리야 나마스카라, 서서하는 자세, 팔 균형, 그리고 거꾸로 하는 자세는 모두 안전하고 깊은 젖히기를 위해 필요한 예열을 발생시킨다.
- 척추 세움근의 적극적인 사용을 요구하는 젖히기(즉, 살라바사나 A같은 수축 젖히기)은 보다 따뜻해지고, 척추를 따라 근육들을 깨우고, 그리하여 그들을 지렛대 젖히기에서 보다 쉽게 부드럽게 될 수 있도록 팔, 다리, 또는 벽이 아사나를 지탱하는 젖히기 전에 배열되어야 한다.

- 넙다리네갈래근, 엉덩이 굽힘근, 그리고 서혜부 근육을 열기 위하여 서서하는 자세 시퀀스를 사용하고, 더욱 크게 엉덩이를 늘리도록 한다.
- 안자네야사나, 아슈타 찬드라사나, 그리고 비라바드라사나 I 은 그들이 엉덩이 굽힘근을 열어주어 모든 젖히기를 위한 탁월한 준비 동작으로 볼 수 있고, 척추의 늘림과 관련해서 골반의 중립성을 가르치는 데에 도움이 된다.
- 대부분의 수련생에게 젖히기 그 자세로써, 허벅지, 엉덩이 굽힘근, 그리고 서혜부 근육을 늘려주기 때문에 더 깊은 젖히기를 위한 훌륭한 준비 동작인 숩타 비라사나(누운 영웅 자세)를 하기 위한 준비 동작으로 넙다리뼈의 내부 회전을 가르치기 위해서 비라사나 (영웅 자세)를 수련한다.
- 젖히기에서 안전한 굽힘을 위한 어깨를 준비하기 위하여(넓은등근, 큰가슴근, 그리고 등세모근을 열어주는) 어깨를 열어주는 아사나를 사용한다: 아도 무카 스바나사나, 고무카사나 팔, 가루다사나 팔.
- 숩타 밧다 코나사나(누운 나비 자세)와 안자네야사나는 둘 다 부드러운 젖히기 요소를 가지고 있고, 젖히기를 위하여 엉덩이와 허벅지를 훌륭히 열리게 한다. 이 아사나들은 어깨 굽힘 젖히기에서 더 용이하도록 어깨 굴절 스트레칭을 포함할 수 있다.
- 세투 반다 사르방가사나에서 어깨 신장을 위해서 어깨를 열기 위하여 프라사리타 파돗타나사나 C같은 아사나를 사용한다. 또한 아슈타 찬드라사나에서 똑같은 팔 위치와 앞으로 접는 어깨 스트레칭을 탐색한다.
- 젖히기과 굽히기 사이에서 앞뒤로 번갈아 하지 마라. 젖히기 시퀀스 가운데, 무릎을 가슴으로 당기지 말고, 시퀀스가 끝날 때까지 척추의 굽히기 자세를 하지 말라 – 젖히기 수련이 끝날 때까지는 젖히기로 그대로 있거나 중립적인 척추 자세로 있어라.
- 다누라사나같은 엎드린 젖히기를 할 때는, 등 근육의 목표인 따뜻함과 일깨움을 주기 위하여 연속적으로 더 깊은 살라바사나 A로 힘차게 들어가고 나온다.
- 세투 반다 사르방가사나같은 반듯이 누운 젖히기를 할 때는, 먼저 다리자세를 향하여 엉덩이를 점차 올려줌으로써 다리를 올리는 일련의 동작을 하고, 팔을 머리 위로 올려 바닥에 놓고, 발꿈치를 들어 올려 꼬리뼈를 더 밑으로 밀어 넣고 아래쪽 등에 공간을 만든다. 그 후에 한 번에 하나씩 척추뼈를 바닥에 내려놓는다. 팔을 처음 시작한 바닥의 위치에 내려놓는다.
- 비대칭적인 기반 젖히기 전에(발, 다리, 골반이 양 측면에서 같은 위치에 있는) 대칭적인 기반 젖히기를 둔다.
- 수련생들이 다음 아사나의 기본형을 쉽고 안정적으로 할 때만, 세투 반다 사르방가사나, 우르드바 다누라사나, 그리고 비파르타 단다사나의 에카 파다(한 다리) 변형 자세를 소개해라.
- 에카 파다 라즈 카포타사나(한 다리 접은 왕비둘기 자세), 하누마나사나(신성한 원숭이 자세), 그리고 나타라자사나같은 비대칭적인 젖히기를 위한 준비 동작으로 비교적 골반의

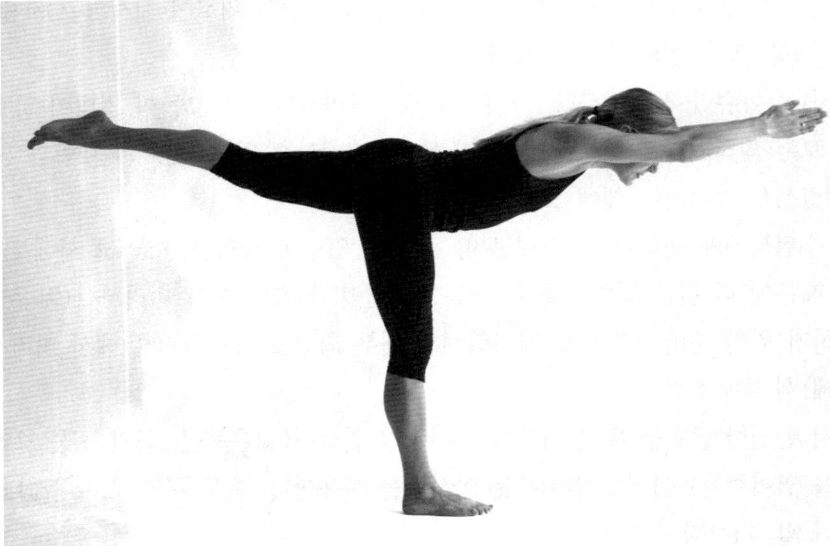

비라바드라사나 III

중립성과 대칭의 자세로부터 뒷쪽 다리의 안쪽 회전을 가르치기 위해 비라바드라사나 I 을 수련한다. (1) 엉치엉덩관절(천장관절, Sacroiliac joint)에서 압력을 최소화시키고 (2) 허리뼈에서 어떤 뒤틀림을 최소화시키는 평평한 자세로 엉덩이의 움직임을 최대화시키기 위하여 이 회전을 사용한다. 에카 파다 라즈 카포타사나와 하누마나사나를 수련할 때는, 확실히 골반이 안정적이고 양쪽이 동등한 접지를 가지도록 해라. 이 동작은 대부분의 수련생들에게 보조도구의 사용을 요구한다.

- 나타라자사나의 젖히기를 균형 잡는 비대칭적 서기를 위한 준비 동작으로 비라바드라사나 Ⅲ의 기반적 아사나를 포함시켜라. 골반, 상체, 그리고 팔이음뼈의 상대적인 대칭을 유지하는 것을 돕기 위하여 끈(Strep)을 사용하는 것을 강력히 권한다.
- 타다사나로부터 우르드바 다누라사나로 내려가기 위한, 그리고 우르드바 다누라사나로부터 타다사나로 돌아오기 위한 –장기간 강화하는 수련인– 필수적인 준비 동작은 라구 바즈라사나(작은 번개 자세)의 역동적인 수련에 있고, 편하고 안정적으로 느낄 때만 우스트라사나로부터 카포타사나를 향하여 천천히 위 아래로 움직인다. 수련생들은 큰 긴장 없이 다시 올라올 수 있을 때만 뒤로 내려가야 하고, 점차적으로 그들의 손바닥을 안잘리 무드라(기도 자세 또는 숭배인)를 해서 카포타사나로 뒤로 내리는 힘을 발달시켜야 한다.
- 수련생이 어깨 아래 손목의 정렬, 팔의 정렬, 다리 평행과 손과 발 사이의 간격, 엉덩이와 맞추어진 무릎, 그리고 아래쪽 갈비뼈에 대등한 위쪽 앞면 골반뼈(전상장골극 ASIS)와 함께, 우르드바 다누라사나에서 안정감과 편안함을 보일 때만 타다사나로부터 우르드바 다누라사나로 뒤로 내려감을 지도하라.
- 젖히기를 위한 프라티크리야사나 수련은 중립적 자세로 하는 척추의 이완으로 시작한다.

간단한 선택은 사람이 젖히기를 서서 했는지, 엎드려했는지, 똑바로 누워했는지에 따라 달라진다. 서서 했으면, 엎드려 하는 자세나 똑바로 누운 자세로 가거나, 교대적으로 아도 무카 스바나사나에서 척추를 늘리고 이완시켜주고, 동시에 허리뼈를 중립적 신장 상태로 (필요하다면 무릎을 구부리고) 유지하도록 유의한다.

- 수준 높은 중급과 상급 클래스에서, 젖히기는 일련의 절정 수련의 하나로서 배열되어질 수 있다. 젖히기 자세는 척추를 중립적으로 만들고 절정으로의 다음 행로를 위한 몸-마음을 준비하는 대치 아사나를 해주기를 요구한다.
- 엎드린 자세에서, 발가락을 붙이고 다리는 넓게 벌리고 발라사나의 수정 자세로 이행해서, 엉덩이를 더 편하게 풀어주고, 따라서 허리뼈의 굽힘을 최소화한다. 아래쪽 등이 더 열린 수련생들은 발라사나의 전통 자세로 부드럽게 그러나 똑바로 움직이도록 할 수 있다.
  중급 클래스에서는 위에 언급한대로, 엎드린 자세로부터 아도 무카 스바나사나로 이행할 수 있다.
- 똑바로 누운 자세로부터 이행할 때는, 무릎은 내려놓고 팔은 무릎아래 내려놓거나, 머리 위로 뻗어 바닥에 내려놓는다; 세투 반다 사르방가사나로 발을 두고, 두 발은 매트의 가장자리로 벌려 놓는다.
  척추를 이완하기 위한 다른 쉬운 동작으로 엉치뼈 아래 블록이 있거나 또는 없는 아난다 발라사나(행복한 아기 자세), 사바사나, 또는 숩타 밧다 코나사나가 포함된다. 사바사나 자세에서, 무릎 아래에 베개를 넣어 아래쪽 등의 압력을 더 감소시킨다.
- 처음 긴장을 풀어주기 위하여 -깊은 비틀기가 아닌- 부드럽게 틀어주고, 옆에서 옆으로 비교적 짧은 유지 후에 실행하고 연속적으로 더 깊고 더 지속적인 비틀기로 움직인다.
- 특히, 가쪽돌림근과 궁둥구멍근을 늘려주는 고무카사나 같은 앞으로 굽혀 골반 열어주기 동작은 아랫 등과 엉치엉덩관절에서 압력을 풀어주는 데에 도움이 되고, 더 깊이 이완하는 굽히기가 더 편하도록 해준다. 수련생들로 하여금 이러한 대치 아사나로 더 천천히 더 깊게 움직이도록 시간을 주고, 숨을 계속 따라가도록 유도하고, 동시에 젖히기가 자연스럽게 자극되는 일깨워진 에너지와 의식을 즐기도록 한다.
- 젖히기 뒤에 하는 코어 통합 동작은 아랫 등을 안정화하는 데에 도움을 준다. 그럼에도 전체적 시퀀싱이 정리단계 시점에 이르거나 저녁수업에는 권하지 않는데 이는 젖히기가 교감신경계를 자극하기 때문이다.
- 파리브릿타 자누 시르사사나(측면으로 무릎에 머리대기 자세)같은 측면 스트레칭과 파스치못타나사나(굽히기 자세라고 불리는 서쪽 스트레칭 자세)를 포함하는 더 깊은 굽히기로 점차 이동하라.
- 사바사나의 길로 가는 다음 아사나의 대치 아사나와 함께, 할라사나(쟁기 자세), 살람바 사르방가사나(어깨 서기 자세), 핀다사나(태아 자세), 그리고 카르나피다사나 (귀 압박 자세)를 지시한다.

비틀기 자세

Twists

비틀기는 즐겁게 몸의 코어 쪽으로 깊이 관통하여, 특히, 신장과 간 같은 내부 장기를 자극하고 탄력있게 하며, 척추에서 유연함과 자유로움을 주고, 가슴, 어깨, 목, 그리고 엉덩이를 열어준다. 자타라 파리바르타나사나(Jathara Parivartanasana, 회전하는 비틀기 자세)같은 누워서 하는 적극적인 비틀기는 (파르스바코나사나 또는 아스타바크라사나 같은) 회전하는 동작을 포함하는 많은 아사나에서 가장 주요한 그룹인 배빗근을 강화시킨다. 규칙적인 비틀기는 척추 연조직의 정상적인 길이와 탄력과 척추디스크와 척추후관절의 건강을 유지하도록 도와주고, 척추의 자연스러운 운동 범위를 회복시킨다[4].

아름다운 시적 아이러니로, 우리의 몸을 더욱더 프레첼(Pretzel, 앉아서 몸통 비틀기)로 비틀 때, 우리는 내부에 간직되고 축적된 신체적 감정적 긴장을 더 쉽게 푼다는 것을 안다. 이 긴장의 풀어짐과 함께, 비틀기는 몸과 마음에 더 중립적이고 삿트바적인 상태로 데려오는 경향이 있다. 따라서 비틀기는 일반적으로 따뜻하게 하거나 차갑게 하는 것이 아니라, 두 가지를 포함한: 비교적 추운 상황에서는 따뜻하게 하고, 따뜻한 상황에서는 차갑게 하는 것이다. 이러한 성향이 주어진 시퀀스에서 여러 위치에 비틀기를 배열하도록 한다.

비틀기 시퀀싱에 관하여...

- 항상 주어진 비틀기에서 균형을 북돋우며 각 측면에 동일하게 수련해야 한다.
- 일반적으로 다른 아사나 계열로부터 아사나를 할 때 일어날 수 있는 긴장을 감소시키는 수단으로써 비틀기는 절정에서는 길목으로 안내하고, 수련에서는 몸을 예열하는 부분으로 비틀기를 지도한다.
- 자타라 파리바르타나사나의 역동적인 비틀기 행위는 몸을 점차로 데워주고, 절정으로 가는 경로에서 몸에 긴장을 덜어주고 따뜻함을 유지시켜주는 부분으로 행해질 수 있다.
- 어떻게 골반을 안정시키고 척추를 늘리는가를 가르치는 데에 탁월한 서서하는 비틀기는 이상적으로는 안정된 접지와 늘리기라는 똑같은 특성을 요구하는 앉아서 하는 비틀기의 준비 동작으로 놓여진다. 아르다 맛센드라사나(반 물고기 자세), 바라드바즈라사나 (성 바라드바즈의 자세), 그리고 마리챠사나 C(성 마리치 자세 C) 같은 앉아서 하는 비틀기를 가르치기 위한 준비 동작으로 파르스봇타나사나의 안정된 기초로부터 파리브릿타 트리코나사나를 가르쳐라.
- 굽히기, 젖히기, 그리고 기울이기로 몸통 근육의 커다란 바깥층을 풀어주는 것이 깊은 수준의 작은 척추 근육에서 더 쉽고 더 완전한 회전을 하도록 한다.
- 중화시켜주는 아사나로써, 비틀기는 근심을 가라앉히고 무기력을 줄여주는 데에 탁월하다.
- 비틀기는 온건히 신경 체계를 자극하고 에너지를 일깨우며, 굽히기와 골반을 열어주는

동작의 깊게 이완된 시퀀스 다음에 나온다.

- 다른 아사나 계열에서 나온 준비 아사나와 함께, 비틀기는 젖히기과 젖히기 뒤에 나오는 (진정시키는 것을 포함하여) 중화하는 아사나를 위한 탁월한 준비 동작이다.
- 비틀기는 깊은 젖히기과 굽히기 후에 특별히 척추를 중화하는 데에 뛰어나다.
- 비틀기는 창조적으로 웃카타사나, 비라사나, 고무카사나(그러나 팔을 사용하거나 앞으로 구부리는 동작 없이), 아르다 프라사리타 파돗타나사나(반 다리 벌려 앞으로 숙인 자세) 그리고 웃티타 하스타 파당구스타사나(엄지발가락 잡고 늘리는 자세) 같은 비틀기가 아닌 다양한 아사나에서 살펴볼 수 있다.
- 부드럽게 행해진 비틀기는 시원하게 하고, 사바사나를 향하여 통합적인 진로의 일부인 방식으로서 살펴봐야 한다. 그러나 사바사나로 들어가기 앞서, 척추에서의 긴장과 한쪽과 다른 쪽을 비틀기 해주는 데서 일어난 불균형의 느낌을 더욱 풀어주기 위해서 파스치못타나사나 같은 대칭적인 앞으로 굽히기와 함께 비틀기를 행한다.

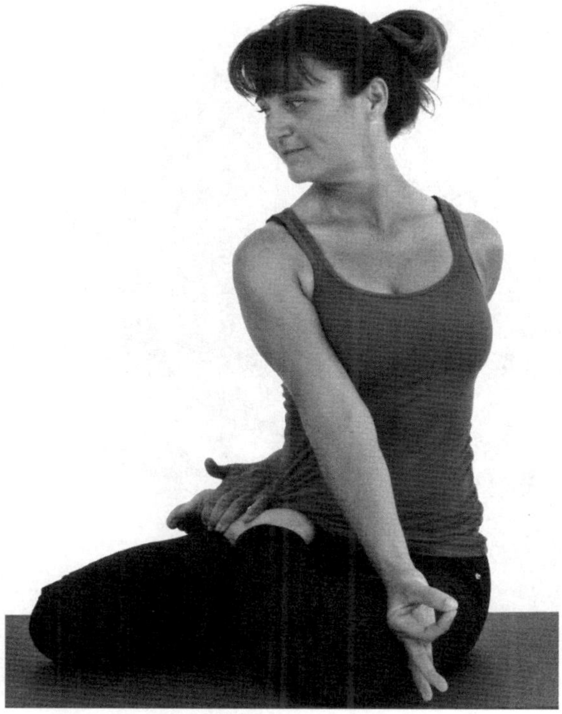

바라드바즈라사나

- 강렬한 비틀기 시퀀스 후에는, 프라티크리야사나를 위해 다음과 같은 점에 유의한다:
  - 골반과 다리를 재정렬하기 위해 우파비스타 코나사나(박쥐 자세)같은 대칭적인 굽히기를 한다.
  - 골반을 더 풀어주고 횡격막 주위와 심장 센터를 통해서 공간을 열어주기 위하여 숩타 밧다 코나사나를 한다.
  - 가슴을 더 열어주기 위하여 세투 반다 사르방가사나 같은 간단한 젖히기를 한다.

굽히기(앞으로 구부리기) 자세

Forward Bends

굽히기는 내적 신비와 삶의 역동성으로 끌어들이는 자세로 깊게 진정시키는 아사나이다. 고전적 좌법인 굽히기, 파스치못타나사나는 전통적으로는 떠오르는 태양을 맞이하며 시작된 수련의 일몰을 상징하는 산스크리트어로 "서쪽 스트레칭 자세"라고 번역된다. 여기서 우리가 자신에게 숙인 채 바라

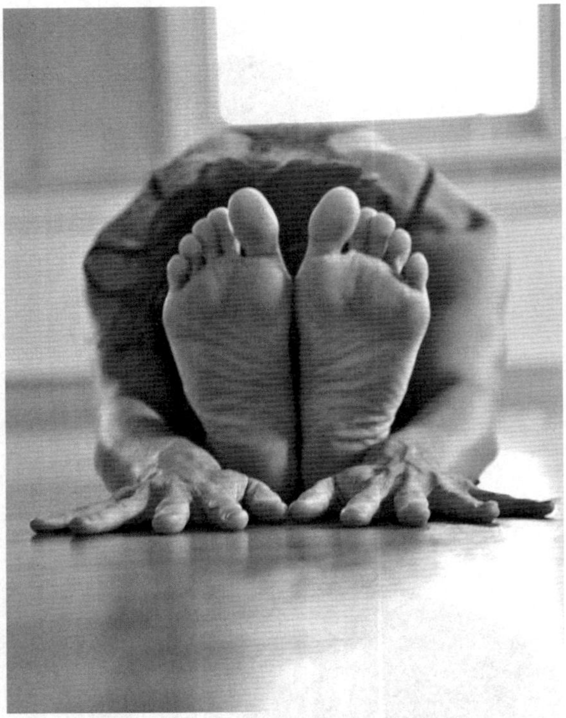

파스치못타나사나

볼 때, 이 아사나는 자연적으로 더 깊은 자기 성찰을 가져다 주고, 그것은 어떤 마음이 일어나느냐에 따라 감정적으로 윤택해지거나 어려움에 직면할 수도 있다. 발라사나 같은 다른 굽히기는 깊게 성찰하게 한다; 우리는 임신 9개월 동안 이 자세로 있고 자연스럽게 우리를 보살피고 보호하기 위하여 태아 자세로 돌아온다. 골반과 복부 기관을 자극할 때, 굽히기의 섬세한 에너지 효과가 하위 차크라에 집중되고, 종종 몸에서 깊게 간직된 근원적 감정을 드러나게 한다. 숨의 흐름을 고요하게 하면서 적어도 몇 분간 굽히기를 유지하는 것은 이러한 감정들을 안전하게 살펴보도록 해준다.

앞으로 굽힐 때, 우리는 대부분 직접 보지 못하는 몸의 취약한 뒷부분을 드러내고 늘리게 된다. 라구 바즈라사나 같은 젖히기에서 종종 알 수 없는 큰 공포감이 생기는 것처럼, 우리는 앞으로 굽힐 때에도 당황하여 뒤쪽 근육을 붙잡게 되는 경향이 있다. 충분히 굽히기로 풀어지기 위해서는, 우리는 발의 족저근막에서 시작하여 다리 아래의 아킬레스 힘줄, 장딴지근, 그리고 가자미근, 허벅지 뒤와 안쪽에 있는 뒤넙다리근과 모음근, 큰볼기근(대둔근, Gluteus maximus), 골반 뒷부분과 아랫 등에 있는 궁둥구멍근과 허리네모근(요방형근, Quadratus lumborum), 그리고 전체 등에 가로지르고 있는 근육, 주로 척추세움근, 뭇갈래근, 그리고 넓은등근을 통하여 움직이는 전체의 근육 사슬을 풀어주어야 한다(Aldous 2004, 65). 이런 풀어줌은 등쪽이 점차 풀어지는 것에 따라 인내가 필요하고, 굽히기의 품위가 뚜렷하도록 해준다. 공격적으로 추구될 때, 오금 줄과 아랫등이 다치기 쉽다. 디스크 손상이 있는 수련생은 굽히기를 예민한 자각과 인내를 가지고 수련해야하며, 단다사나(막대 자세)와 숩타 파당구스타사나(누워서 엄지발가락 잡는 자세) 같이 아랫등이 아닌 뒤넙다리근과 골반을 늘리는 자세에 집중하는 아사나에 머물러야 한다.

굽히기 시퀀싱에 관하여...

- 모든 굽히기는 수캄(Sukham)의 깊은 느낌에 의식적 주의를 가지고 접근하며, 웃타나사나로 굽힐 때는 수리야 나마스카라의 준비 운동으로 시작해야 한다.
- 비록 굽히기가 아무 때나 수련되어질 수 있다 해도, 다른 아사나, 특히, 아랫등과 엉덩이를 통해서 몸이 따뜻하고 일깨워졌을 때, 가장 안전하게 접근된다.
- 숩타 파당구스타사나 같은 누워하는 굽히기는 아랫등에 가장 안전하고, 초보자나 비교적 경직된 수련생과 함께 할 때는 다른 강렬한 뒤넙다리근을 늘려주는 아사나 전에 놓여야 한다. 만약 끈을 사용하는 것이 어깨를 바닥에 대고 엄지발가락을 움켜잡는 것(대신 끈을

잡는 것)에 필요한 것이라면 끈을 사용하도록 권유해야 한다.

- 앉은 굽히기는 단다사나의 이해를 통해서 가장 잘 시작되는데, 그것은 다른 모든 앉은 굽히기를 위한 기초 아사나이다. 단다사나는 굽히기 자세이다; 만약 지시한다면, 수련생들로 하여금 골반의 중립성을 확립하기 위해 소도구 위에 앉아서, 더 깊은 앞으로 굽히기의 기본으로서 골반을 앞으로 회전시키는 작업을 하면서 다리 뒤쪽을 깊게 늘리기 위해서 발 주변에 끈을 사용하도록 권유한다.
- 엉덩이 근육과 엉덩관절 가쪽돌림 근육을 풀어주는 고무카사나와 카포타사나 예비동작 같은 골반 열기 자세는 앉는 굽히기를 위한 뛰어난 부분적 준비 동작이다.
- 비라사나는 앉는 굽히기를 위한 무릎을 준비하는 데에 뛰어나다. 비라사나로 앉아 있는 동안, 굽히기에서 풀어지도록 요구받는 윗등(특히, 마름근과 가운데 등세모근)에서 가운데 있는 근육을 열기 위하여 가루다사나로 팔의 위치를 둔다.
- 일련의 서서하는 자세는 일반적으로 안전하고 깊은 굽히기를 위해 충분히 몸을 덥혀준다. 파르스봇타나사나, 웃티타 트리코나사나, 그리고 아르다 찬드라사나는 앉아서 하는 굽히기보다 깊은 뒤넙다리근 늘리기를 위한 준비 동작으로 뒤넙다리근을 예열하고 풀어주는 데 탁월하다.
- 깊게 진정시키는 아사나로서, 굽히기의 지속된 시퀀스는 이상적으로는 젖히기, 팔 균형, 또는 자극적인 거꾸로 하는 자세(특히, 시르사사나)를 한 후에 특별히 식혀주기 위한 수련자의 절정 아사나 다음에 나오는 타(tha) 수련의 일부로서 배열되어진다.
- 만약 근심을 감소시키는 데에 초점을 맞추었다면, 굽히기과 젖히기 또는 비틀기 사이에서 앞뒤로 번갈아하지 않도록 하는데, 그것은 자극적이기 때문이다. (앞에서 언급한대로, 지속적인 굽히기과 젖히기 사이에서 에너지학에 관계없이 앞뒤로 번갈아 하지 않도록 하는데, 그것은 등에 긴장을 줄 수 있기 때문이다.)
- 젖히기와 팔 균형 다음으로, 숩타 파당구스타사나는 수련생들로 하여금 앉는 굽히기에서 더 큰 열림과 편안함을 위해 신체적으로 준비시키는 골반 열기와 뒤넙다리근을 늘려준다.
- 단다사나로부터 기초적인 앉는 굽히기, 이어서 점차 개발되는 더 깊은 대칭적 굽히기의 파스치못타나사나가 시작된다. 궁둥뼈는 뿌리를 단단히 하고, 다리는 활력있게 하고, 호흡은 일정하며, 심장 중앙을 위로 향하게 한다. 그리고 공간이 풍부하도록 유지하면서 단다사나로부터 파스치못타나사나로 향하는 가볍고 역동적인 움직임을 권유해야 한다.
- 엉치엉덩관절에서 균형을 확립하기 위하여 대칭적인 굽히기와 함께 (두 다리가 다른 위치에 오는) 비대칭적 앉는 굽히기를 덧붙여야 한다.
- 굽히기 아사나는 앉는 또는 누운 골반 열기 자세, 비틀기와 함께 배치될 수 있다. 골반 열기 자세는 더 깊은 고요함을 발생시키고, 반면에 비틀기는 비교적으로 자극적인 경향이 있다.
- 몸의 유사한 자세가 있는 팔 균형을 위해 확장과 몸 이해를 만들기 위해 다음과 같이 굽히기를 사용한다:

- 팃티바사나를 위한 준비 동작으로 우파비스타 코나사나 또는 쿠르마사나(거북 자세).
- 아스타바크라사나를 위한 준비 동작으로 아카르나 단다사나(Akarna Dandasana, 활쏘는 자세)의 양쪽.
- 부자피다사나를 위한 준비 동작으로 마리챠사나 A의 양쪽.
- 에카 파다 바카사나(한 다리 두루미 자세)를 위한 준비 동작으로 티리앙 무카 에카 파다 파스치못타나사나(한 다리 밖으로 접은 굽히기 자세)의 양쪽.

깊은 굽히기 수련 다음으로, 뒤넙다리근을 재통합시키는 대치 아사나로서 세투 반다 사르방가사나 같은 부드러운 젖히기와 척추를 재통합시키는 간단한 비틀기를 지시해야 한다.

골반 열기 자세

Hip Openers

대부분의 서서하는 자세와 모든 굽히기가 골반 안과 주위의 근육을 늘리는 동안, 골반 열기 자세 계열이 앉은 자세, 누운 자세, 엎드린 자세로 발견된다. 골반이 안정되고 열려있을 때, 엉덩이는 실제로 기동성의 핵심이 된다. 그러나 의자에 습관적으로 앉는 것과 힘든 운동 행위에 참여하는 것이 골반을 몸의 가장 단단한 부분으로 만드는 유전학과 결합하여, 움직이는 범위의 제한과 잠재적으로 아랫등에 긴장을 가져올 수 있다. 열린 골반은 안전하고 깊은 젖히기, 굽히기, 그리고 명상을 위해 힘들이지 않고 파드마사나(연꽃 자세)나 다른 교차한 다리 자세로 앉을 때 중요한 요소 가운데 하나이다. 골반 열기 자세를 분석하면, 무릎에 있는 압력에 맞추어야 한다; 골반과 발이 자세에서 고정될 때, 엉덩이와 연관된 근육을 늘리는 대부분의 자세는 무릎에 압력을 주게 되고 무릎 인대를 접지르거나 무릎 안쪽이나 주위에 있는 근육을 긴장시킬 수 있다.

서서하는 자세, 젖히기, 그리고 굽히기에서 보여주는 다양한 이로움을 가지고, 각 관련 근육을 맞추는 균형 잡힌 수련을 통해서 엉덩이에서 움직임의 건강한 범위를 발달시키고 유지시켜야한다:

- *엉덩관절 굽힘근* : 주요 엉덩관절 굽힘근– 엉덩허리근과 넙다리곧은근(대퇴직근, Rectus femoris)–이 딱딱할 때, 골반은 전방 회전으로 당겨지고, 아랫등은 척추전만증이 발달하기 쉽다. 경직된 엉덩관절 굽힘근은 또한 젖히기를 제한시킨다. 서서하는 자세인 안자네야사나와 비라바드라사나 I 과 II 가 이 근육들을 늘려주는 데에 매우 효과적이지만, 숩타 비라사나와 에카 파다 라즈 카포타사나 준비운동 같은 전형적인 골반 열기 자세는 엉덩관절 굽힘근이 더 풀어지게끔 맞추어져 있다.
- *엉덩관절 폄근* : 경직된 엉덩관절 폄근은 궁둥뼈를 무릎 뒤로 당기고, 잠재적으로 아랫등을 납작하게 하고 등뼈(흉추, Thoracic vertebrae)에서 척추 후만증을 일으킨다. 딱딱한 엉덩관절 폄근은– 특히, 뒤넙다리근과 아래 큰볼기근 섬유– 굽히기를 제한시킨다;

그것들은 뻗은 다리 굽히기에서 가장 직접적으로 늘려진다.

- *엉덩관절 벌림근* : 경직된 벌림근은– 특히, 중간볼기근(중둔근, Gluteus medius)–(약한 모음근과 함께) 서서하는 런지 자세에서 앞무릎을 밖으로 벌리는 주요 원인이고, 가루다사나와 고무카사나에서 무릎을 교차하려는 수련생에게 피할 수 없는 강한 수련이고, 엉치엉덩관절에 주는 압력의 원인이다. 다시 그 경직됨이 움직임의 범위를 가장 많이 제한하는 아사나들은 또한 엉덩관절 벌림근을 특히, 고무카사나에서 가장 많이 늘려준다.
- *엉덩관절 모음근* : 경직된 모음근(약한 벌림근과 함께)은 런지 자세에서 앞무릎을 안으로 모이게 하고, 다양한 기립, 팔 균형, 앉는 아사나에서 다리를 벌려 놓기를 더 어렵게 한다. (비교적 짧은 넙적다리뼈머리, 장골대퇴인대가 빡빡한 모음근에 의해 야기된 것이기 때문에 움직임의 범위를 제한한다.) 우파비스타 코나사나와 밧다 코나사나(잡은 각 자세)가 모음근을 열기 위한 전형적인 앉는 아사나이다.

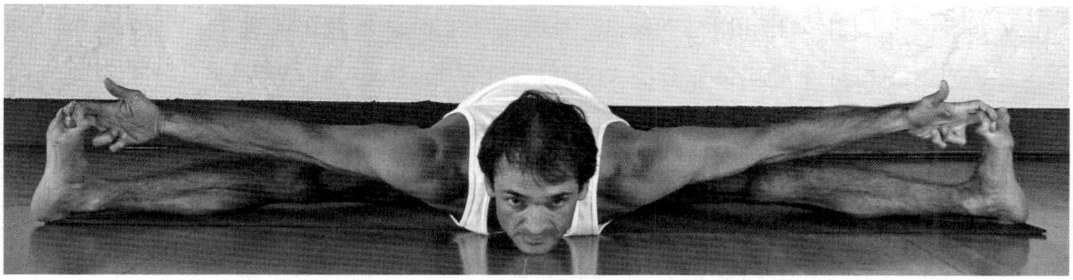

우파비스타 코나사나

- *안쪽돌림근* : 경직된 안쪽돌림근은 타다사나에서 서있을 때 무릎을 서로 벌어지게 할 수 있고, 파드마사나와 비라바드라사나 Ⅱ와 같은 자세에서 열리는 것을 제한한다. 모음근과 밀접히 연결되어, 우파비스타 코나사나와 밧다 코나사나는 이들 근육을 늘리는 데에 효과적이다.
- *가쪽돌림근* : 몸에서 가장 강력한 근육인 큰볼기근이 넙다리뼈의 주요 가쪽돌림근이다. 경직되거나 과용될 때– 많은 댄서에게 있는 경우처럼– 무릎과 발은 바깥으로 빠지고, 많은 서서하는 자세에서 잘못된 정렬을 가져와서 엉치엉덩관절에 압력을 주기 쉽다. 고무카사나와 숩타 파리바르타나사나(누운 회전 자세)가 효과적으로 이 근육들을 늘려준다.

골반 열기 자세에 관하여...

- 흐름(flow) 형식의 클래스에서, 수리야 나마스카라는 골반대(다리이음뼈, pelvic girdle) 안과 주위에 자각을 집중시키는 일련의 굽히기, 젖히기, 그리고 서서하는 자세를 통하여 골반으로의 여행을 시작한다.

- 대부분의 서서하는 자세는 많은 팔 균형 자세, 젖히기, 그리고 깊은 골반 열기이다. 그리고 굽히기에서 더 깊게 골반을 열어주는 요건들을 위한 효과적인 준비 동작으로, 몸 아랫부분을 따뜻하게 하고, 열어주는 골반 열기 자세들이다. 앉는 자세, 누운 자세, 엎드린 자세로 더욱 지속된 골반 열기 수련을 위한 준비 동작으로 골반 열기에 대한 적극적인 활용을 해본다.
- 아도 무카 스바나사나, 전갈 꼬리 자세에서 한 다리를 위로 뻗어서 힘차게 엉덩이를 늘리게 된다.
- 에카 파다 라즈 카포타사나 준비동작 A와 같은 골반 열기 자세는 허리뼈의 자연스런 만곡을 유지하면서 엉덩이를 늘려 확장 이완하는 데에 탁월하다. 블록이나 벽에 한 다리를 놓는 것 같은 수정 자세는 심지어 많이 경직된 수련생도 이 아사나를 할 수 있게 한다. 골반의 안쪽 그리고 가쪽돌림근의 균형 잡힌 열기를 개발하기 위하여 아난다 발라사나와 연결해서 이 자세를 시도하면 된다.
- 바늘에 실꿰기 (Thead the Needle, 비둘기자세 pigeon라고도 한다.-역주)는 에카 파다 라즈 카포타사나 준비동작 B를 위한 탁월한 준비 자세이다. 만약 서서하는 자세의 시퀀스로부터 에카 파다 라즈 카포타사나로 이행한다면, 뒤쪽 다리를 안으로 회전시키고 골반을 대칭적 위치로 옮긴다는 준비를 위해서 안자네야사나 또는 비라바드라사나 I 을 해라. 이 모든 아사나는 엉덩허리근을 늘려주기 때문에, 몸통과 다리 사이에서 더 많은 자유로운 움직임을 허용한다. 이것은 무릎에 아주 위험할 수 있는 아사나 가운데 하나라는 것을 유의해라. 뒤쪽 다리의 엉덩이를 단단히 바닥이나 블록에 접지시키고, 엉덩이, 무릎은 아래로 쭉 뻗고, 허벅지는 안으로 돌리고, 골반은 앞으로 돌려서 뒤쪽 다리를 뒤로 반듯이 뻗어낸 채 유지하는 것이 매우 중요하다.
- 더 깊게 돌림근과 모음근을 풀어주려고 움직일 때(특히, 파드마사나를 향해 시퀀싱 할 때), 밧다 코나사나, 아카르나 단다사나, 그리고 아그니스탐바사나(땔감 자세)를 탐색해라.
- 앉아서 다리를 겹친 자세에서 단순한 것에서 복합된 것으로 움직일 때, 간단히 다리를 겹친 수카사나(간단한 자세)로 시작하여, 아르다 파드마사나(반 연꽃 자세)로 점차 발전시켜 완전한 파드마사나를 시도한다.
- 특정 골반 열기 자세는 열리고, 일깨워지고, 활성화된 엉덩관절 굽힘근과 모음근을 사용하는 많은 팔 균형을 위한 준비 자세로 효율적으로 배열될 수 있다. 이와 관련된 것은 팔 균형에 관한 윗 장을 참고하면 된다.
- 골반 열기 자세는 팔 균형과 젖히기를 위한 준비 자세로 어깨 열기 동작이 포함되도록 창의적으로 조정될 수 있다. 예를 들어, 비라사나, 가루다사나에서 등의 중심에서부터 늘리도록 초점을 맞추거나, 고무카사나로 넓은등근, 세모근, 큰가슴근, 그리고 위팔세갈래근을 늘리기 위하여 팔의 위치를 조절하도록 한다.
- 수련의 타(tha) 부분에서, 지속적인 골반 열기 자세는 깊게 진정시키게 되고, 서서하는 자세나 팔 균형, 젖히기, 그리고 거꾸로 하는 자세의 강한 배열에서 더 깊은 통합을 만든다.

• 골반 열기 자세는 사바사나로 가는 길에서 자연스럽게 굽히기, 기울이기 그리고 부드러운 비틀기와 강하게 결합된다.

거꾸로 하는 자세

Inversions

거꾸로 하는 자세를 했을 때, 세상도 뒤바뀐 것으로 보인다. 여기서 우리가 중력에 반대가 되어 어색한 유대감을 경험하게 된다. 이때 가장 단순한 움직임까지도 헷갈릴 수 있다. 시각적 신경근육학적 자각에서 이 변화는 몸으로부터 중력의 효과를 거꾸로 행하면서, 세상에서 우리의 존재감이 더 확장됨을 경험한다. 두뇌는 공급되는 혈액으로 정화되고, 마음도 정화되고, 신경은 안정되고, 그리고 모든 것이 더 고요하면서 깨어있어서 명상으로 장엄하게 초대되는 느낌이 든다. 처음에는 너무 도전적이었던 거꾸로 하는 자세-살람바 시르사사나(물구나무 서기 자세)-가 안정적이고 쉬운, 타다사나처럼 되고, 수련생들이 이 아사나로 한 번에 몇 분 동안 유지하도록 해준다. 살람바 시르사사나 또는 살람바 사르방가사사나를 수련하는 수련생들은 아도 무카 브릭사사나로 들어가고, 나오는 부드러운 움직임을 포함해서 여러 다른 아사나로 안정감과 편안함을 더하는 더 미세한 근육의 정렬을 발달시킨다.(자세한 설명은 4장을 보라.)

살람바 시르사사나 I 또는 살람바 사르방가사사나를 수련하지 않는 수련생들은 아래에 나오는 다른 거꾸로 하는 자세를 포함해서 아마도 가장 진정시키고 깊게 회복시키는 아사나인 비파리타 카라니(능동적 거꾸로 자세, "거꾸로 되는, 뒤집기의 행위나 동작)에서도 완전히 거꾸로 하는 자세의 이로움을 얻을 수 있다. 비파리타 카라니는 모든 수련생에게, 특히, 격렬한 수련, 스트레스 받은 날, 또는 에너지가 쳐진 때 할 수 있는 뛰어난 아사나이다.

거꾸로 하는 자세 시퀀싱에 관하여...

• 살람바 시르사사나 I 은 중급과 상급 클래스에서 적절한 준비 동작과 함께 먼저 시작할 수 있는 뛰어난 예열 아사나이다.

• 클래스의 시작 부분에 살람바 시르사사나 I 을 시퀀싱할 경우, 타다사나로 서서 시작해서, 수련생들에게 살람바 시르사사나 I 에서 나중에 직접 적용할 접지 그리고 안정성과 이어서 수련할 원칙에 대해서 가르쳐라. 살람바 시르사사나 I 로 깊게 다가가면서, 등을 늘려주고, 거꾸로 해서 숨 쉬는 것이 어떤지를 보여주는 웃타나사나를 활용한다.

• 살람바 시르사사나 I 를 위한 준비 동작으로 팔이음뼈를 열기 위하여, 아도 무카 스바나사나, 가루다사나 팔 자세, 그리고 고무카사나 팔 자세를 수련해라. 이 스트레칭은 살람바 시르사사나 I 에서 더 쉬운 어깨 굴곡을 만들 것이다.

• 중급과 상급 클래스에서, 팔이음뼈를 더 열고 손목으로부터 어깨를 멀리 끌어내는 데

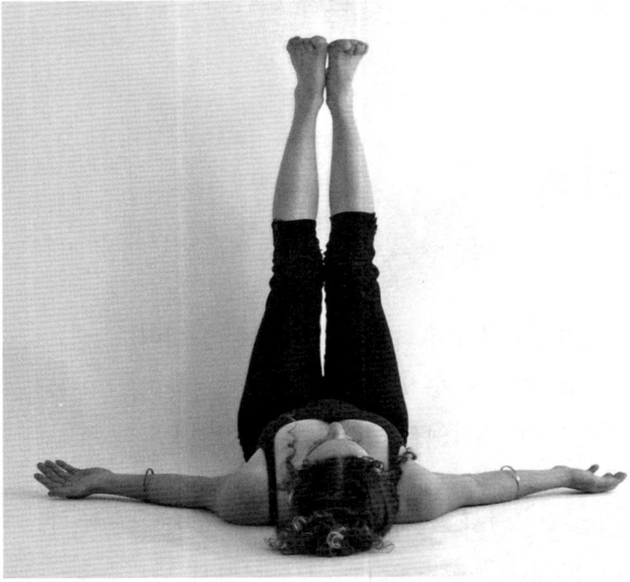

비파리타 카라니

요구되는 행위를 구체화시키기 위하여 쉬슈라사나를 수련해야 한다.

- 지속적인 살람바 시르사사나 I 수련을 위한 준비 자세로, 특히, 변형 자세가 포함될 때, 엉덩관절 굽힘근, 아랫등, 그리고 복부 코어를 열어줌으로써 더 확실한 예열과 일깨우기를 해야 한다.
- 살람바 시르사사나 I 의 기초에 참을성 있고 체계적인 준비를 해라: 자뼈(척골, Ulna) 손목점의 뿌리내림을 확실히 하기 위하여 손가락을 느슨히 겹치고, 뒤 갈비뼈에 대해 어깨뼈를 뿌리내리면서 팔꿈치를 굳게 안정시키고, 어깨를 손목으로부터 멀리 하고, 척추세움근을 자극해서 척추를 통해 공간을 열기 위해서 머리의 정수리를 통하여 꾸준히 뿌리 내리도록 한다[5].
- 살람바 시르사사나 I 에서 풀어지기 전에, 중급과 상급 수련생들에게 변형 자세인 우르드바 단다사나(위로 향한 막대 자세)를 하도록 해라. 그것은 다리가 낮아져 바닥과 평평하게 된 다음 그것을 머리위로 다시 뻗고, 결국 발라사나로 풀어지게 된다.
- 살람바 시르사사나 I 는 절정 아사나로 배열될 수 있고, 다리 자세(가위처럼 벌리고, 밧다 코나사나로 구부리고, 파드마사나로 접고)와 상체 자세(비틀기, 굽히기, 그리고 젖히기)에서 여러 변형 자세를 수련할 수 있다.
- 살람바 시르사사나 I 을 마치는 시퀀스에 놓을 때, 몸-마음을 더 깊이 진정시키기 위해 시르사사나 후에 살람바 사르방가사나를 해라(반대로는 안함).
- 중급과 상급 수련생들은 살람바 시르사사나 I 로부터 깊은 젖히기인 비파리타 단다사나로의 이행을 탐색할 수 있다.
- 상급 수련생들은 살람바 시르사사나 (버전 2-4)로 팔 자세에서 여러 변형 자세를 탐색하여 결국 팔 없이 균형을 잡는다(니라람바(Niralamba) 시르사사나, 지지 없는 순수 머리서기).
- 살람바 시르사사나 I 는 핀차 마유라사나를 위한 훌륭한 준비 동작이다.
- 살람바 시르사사나 I 로부터 풀어져서 발라사나로 휴식한 후에, 세투 반다 사르방가사나, 할라사나, 또는 살람바 사르방가사나를 포함하는 목에서 긴장을 풀어주는 아사나를 제시해라.
- 할라사나는 거꾸로 하는 자세이면서 진정시키는 굽히기 자세이다. 살람바 사르방가사나에서

끝나는데, 그것은 살람바 사르방가사나로 이행하기 위한 기본적인 기반이 되는 자세이다.

- 가슴과 윗등을 확장하기 위하여 어깨와 팔로 안정시키는 데 중점을 두면서, 목 아래 공간을 유지하는, 세투 반다 사르방가사나의 팔을 늘려 젖히는 자세로 젖히기로 가슴을 열어줌으로써 할라사나를 위해 준비한다. 목뼈(경추, Cervical vertebrae)에서 굽힘과 압력을 줄이고 공간을 만드는 것을 돕기 위하여 팔과 어깨 밑에 담요를 사용하도록 권장한다.
- 살람바 시르사사나 I 의 자극적인 효과와는 대조적으로, 살람바 사르방가사나는 진정시키고 차갑게 한다. 그것을 사바사나로의 프라티크리야사나의 부분으로서 배열한다.
- 할라사나로 살람바 사르방가사나를 위해 준비한다.
- 살람바 사르방가사나에서 변형은 번갈아 한 다리를 바닥으로 또는 머리위 바닥에 내려놓는 밧다 코나사나 다리 자세, 우파비스타 코나사나 다리 자세(상체와 엉덩이를 통해 회전하는 것을 포함해서), 그리고 세투 반다 사르방가사나로 다리를 앞에 내려놓는 것을 포함한다.
- 살람바 사르방가사나로부터, 안정적이고, 안전하게 다리를 파드마사나로 접을 수 있는 수련생들에게 우르드바 파드마사나와 핀다사나의 선택권을 제시한다. 그렇지 않으면 할라사나와 카르나피다사나를 제시한다.
- 중급과 상급 수련생들은 살람바 사르방가사나로부터 세투 반다 사르방가사나로(그리고 반대로도) 이행할 수 있다.
- 몸이 수직으로 정렬된 귀, 엉덩이, 무릎, 그리고 발목으로 충분히 뻗어지는 상급 수련생들은 니라람바 사르방가사나(Niralamba Sarvangasana)로 허벅지 양 쪽에 손을 두는 것을 수련할 수 있다. 이것은 목에 문제가 있는 누구라도 해서는 안 된다.
- 먼저 할라사나의 모든 요소들을 확립함으로써 카르나피다사나를 위한 준비를 하고, 그 다음에 목과 아랫등에서의 감각에 유의하면서, 천천히 귀 쪽으로 무릎을 내려놓는다.
- 마츠야사나(물고기 자세)와 웃타나 파다사나(쭉 뻗은 다리 자세)로 할라사나, 살람바 사르방가사나, 그리고 카르나피다사나와 반대자세를 한다. 웃타나 파다사나로, 팔꿈치가 어깨 밑으로 바닥에 있고, 다리가 바닥 위에 앞으로 뻗어 있는 수정된 형태로 시작한다.
- 비파리타 단다사나는 가장 단순하고 가장 용이한 거꾸로 하는 아사나이다. 그것은 깊게 이완시키고 차갑게 한다. 어떤 이유로든 시르사사나 또는 살람바 사르방가사나처럼 완전한 거꾸로 하는 자세를 하지 않겠다고 선택한 수련생은 이 아사나로 완전한 거꾸로 하는 자세의 많은 이로움을 받을 수 있다. 딱딱한 뒤넙다리근과 아랫등에 문제가 있는 수련생들은 엉치뼈 밑에 받침을 놓아야하고 또는 그들의 엉덩이를 벽으로부터 더 멀리 두도록 올려야 한다.
- 아파나사나(바람 빼기 자세)로 가슴 쪽으로 무릎을 당기거나, 또는 수정된 숩타 밧다 코나사나로 서로 멀리 가게 하면서, 발을 벽에서 미끄러져 내려옴으로써 비파리타 단다사나로부터 돌아온다.

송장자세

Savasana

사바사나(savasana 송장자세로부터)는 다른 요가자세와 호흡법을 수련한 뒤에 재통합을 위한 궁극적인 아사나이다. 수련생들에게 팔은 바닥 위에 내려놓게 하고 손바닥은 위로 향한 채, 등을 대고 누워 가능한 한 편안하게 몸을 펴라고 요청한다. 만약 그들이 아래쪽 등에 어떤 불편함을 느낀다면, 무릎 아래 접은 담요를 두도록 한다. 가슴을 조금 올려서, 어깨뼈가 서로 약간 이완되게 하고, 심장 중심에서 더 넓게 아래로 눕는다. 마지막 숨에서 숨을 깊게 들이쉬고, 내쉬는 숨에 모든 것을 내려놓고, 숨이 어떻게 자연적으로 흐르던지 흘러가도록 허용해야 한다. 수련생들에게 스캔하면서 몸에서 모든 긴장을 풀어주도록 지시하는 것에 최소한의 안내를 해주어야 한다. 마침내 근육이 그 어떤 것도 전혀 할 필요가 없어진다. 단지 일어나는 것을 지켜보게 한다. 모든 근육과 뼈가 서로 제자리에 놓이는 느낌, 모든 몸을 통해서 분리되고 용해됨을 느끼도록 제시한다. 예를 들어, 생각이 오가는 것이 자연스러운 것처럼, 집착됨 없이 관심을 갖고 생각을 흐르게 하고, 더 고요하고, 더 조용하고, 더 명확해지고– 노력없이 숨을 쉼으로써 호흡을 한다. 적어도 5분 동안 사바사나로 남아 있는다.

만약 수련생들이 수업 도중에 나가야 한다면, 그들이 떠나기 전에 사바사나로 쉬게 한다. 부드러운 목소리로 사바사나로부터 수업을 부드럽게 깨워서, 호흡으로 자각해 돌아오게 한다. 가슴과 배가 단순하게 올라가고 내려가는 느낌을 제시하고, 점차 더 깊게 의식적으로 호흡하도록 신호를 보내고, 가능하면 조금씩 변하게 하면서 숨이 몸–마음에서 자각을 다시 일깨우도록 한다. 작은 움직임을 손가락, 손, 발가락, 그리고 발에 가져오도록 제시한다. 깊게 들이쉬면서, 팔을 머리 위로 뻗어준 다음, 오른 쪽으로 구부려서 몸을 웅크리고, 몇 호흡 동안 자신을 돌아본다. 그리고 천천히 올라와서 앉는다. 이 때, 명상하기에 이상적인 시간이다.

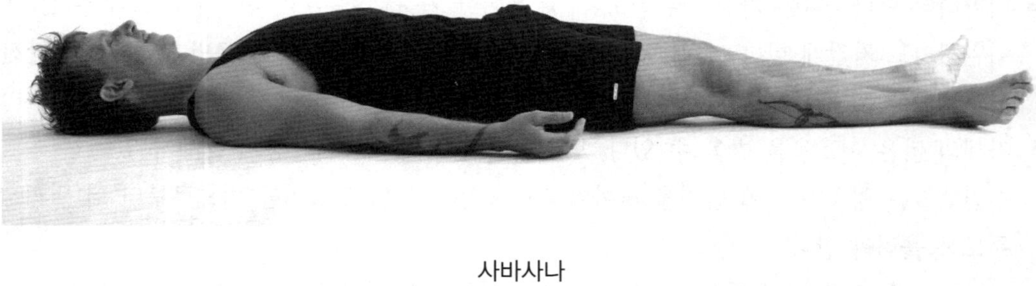

사바사나

표 3.2 단계별 요가 클래스에 적용된 기본적인 도표

	1 단계 : 75 분	2 단계 : 90 분	3 단계 : 108 분
앉는 명상과 웃자이 프라나야마	2-3분; 웃자이 소개	3-5분; 웃자이 정교하게 하다	3-5분; 웃자이 확장하다
처음 준비 동작	고양이와 개 기울기; 늘린 고양이와 개; 강아지 개; 발라사나	카팔라바티를 소개한다. 45초에 1-3회; 고양이와 개 기울기; 아도 무카 스바나사나 1-2 분	카팔라바티, 1-2분에 1-3회; 아도 무카 스바나사나 2-3 분
수리야 나마스카라	3 고전적인; 1-2 A's 1-2 B's	1-3 고전적인; 2-3 A's 2-3 B's	3-5 A's 3-5 B's
서서하는 자세 -바깥쪽	프라사리타 자세로부터; 비라바드라사나 II; 웃티타 파르스바코나사나; 웃티타 트리코나사나; 타다사나로부터; 브릭사사나 옆으로 바꾸기 전에 각 아사나 5-8호흡 유지.	프라사리타 자세로부터 또는 비라바드라사나 I 로부터 유동적 이행; 비라바드라사나 II 에서 웃티타 파르스바코나사나 양쪽, 그 다음 이행; 타다사나에서 브릭사사나 또는 웃티타 하스타 파당구스타사나 웃티타 트리코나사나에서 아르다 찬드라사나.	비라바드라사나 I 로부터; 비라바드라사나 II 에서 웃티타 파르스바코나사나; 에카 파다 코운딘야사나 I 을 통해서 차투랑가로 선택적 이행; 웃티타 트리코나사나; 아르다 찬드라사나. 각 1-2분 유지; 변형 자세를 제공

표 3.2 단계별 요가 클래스에 적용된 기본적인 도표 (계속)

	1 단계 : 75 분	2 단계 : 90 분	3 단계 : 108 분
서서하는 자세 -안쪽	프라사리타 파돗타나사나 A; 파르스봇타나사나; 아슈타 찬드라사나 각 5–8 호흡 유지.	프라사리타 파돗타나사나 A와 C;파르스봇타나사나; 파리브릿타 트리코나사나. 아도 무카 스바나사나 으로부터; 아슈타 찬드라사나에서 파리브릿타 파르스바코나 사나 준비 자세 각 5–8 호흡 유지.	프라사리타 파돗타나사나 A(바카사나 옵션과 함께), 그 다음 변형 C; 파르스봇타나사나; 파리브릿타 트리코나사나에서 파리브릿타 아르다 찬드라사나. 아도 무카 스바나사나로부터; 아슈타 찬드라사나에서 비라바드라사나III로 파리브릿타 하스타 파당구스타사나로 비라바드라사나III로 아도 무카 브릭사사나로 차투랑가. 비라바드라사나 I 에서 파리브릿타 파르스바코나사나; 에카 파다 코운딘야사나 II 를 통해서 차투랑가로 선택적 이행.
복부	파리푸르나 나바사나 준비 3번; 요가 자전거 1분	파리푸르나 나바사나에서 아르다 나바사나 2–3번); 요가 자전거 1–2분; 자타라 파리바르타나사나 3–5번; 다리 올리기.	파리푸르나 나바사나에서 아르다 나바사나에서 톨라사나 3–5번; 톨라사나에서 롤라사나 3–5번, 5–10 호흡 유지; 요가 자전거 2–3분; 자타라 파리바르타나사나 5–10번); 바히야 쿰바카와 웃디야나 반다로 끝나는 카팔라바티 프라나야마.
팔 균형	벽에서 아도 무카 브릭사사나 준비 1; 벽에서 팔(forearm) 균형 준비 2. 손목과 어깨 스트레칭	바카사나; 부자피다사나; 벽에서 아도 무카 브릭사사나 준비 1과 2; 벽에서 선택적 아도 무카 브릭사사나. 벽에서 핀차 마유라사나 준비 1과 2; 벽에서 선택적 핀차 마유라사나. 손목과 어깨 스트레칭	아도 무카 브릭사사나, 핀차 마유라사나; 시르사사나 II 팔 지지 빈야사(선택; 바카사나, 팃티바사나; 파르스바 바카사나, 에카 파다 코운딘야사나, 우르드바 쿡쿠타사나). 아스타바크라사나, 갈라바사나, 웃타나 프라시타사나.

표 3.2 단계별 요가 클래스에 적용된 기본적인 도표 (계속)

	1 단계 : 75 분	2 단계 : 90 분	3 단계 : 108 분
젖히기	살라바사나 A 3번; 세투 반다 사르방가사나 1-3번.	준비: 어깨 스트레칭과 함께 안자네야사나. 살라바사나 A 1-3번; 살라바사나 C 준비 1-3번; 세투 반다 사르방가사나 1-3번; 또는 다누라사나 1-3번 선택적 우르드바 다누라사나 1-3번	선택적 우르드바 다누라사나 1-3번 준비: 안자네야사나, 비라사나 그리고 어깨 스트레칭. 살라바사나, A 5호흡에서 차투랑가 빈야사로, 살라바사나 B 5호흡으로 차투랑가 빈야사로, 살라바사나 C 5호흡으로 차투랑가 빈야사로, 다누라사나 1-3번으로 차투랑가 빈야사로, 우르드바 다누라사나 1-3번으로 비파리타 단다사나 1-3번 우르드바 다누라사나와 비파리타 단다사나에서 선택적 에카 파다 ; 선택적 드롭 백
비틀기	양 무릎을 구부리고 자타라 파리바리타나사나; 바라드바즈라사나 I ; 마리챠사나 C 준비. 각 1-2분 유지.	자타라 파리바리타나사나; 아르다 맛센드라사나 준비; 마리챠사나 C; 스와스티카사나. 각 1-2분 유지	자타라 파리바리타나사나; 아르다 맛센드라사나; 마리챠사나 C; 바라드바즈라사나 II ; 마리챠사나 D; 스와스티카사나. 각 1-2분 유지
굽히기와 골반 열기	단다사나; 파스치못타나사나; 밧다 코나사나; 우파비스타 코나사나.	단다사나; 파스치못타나 사나; 자누 시르사사나 A;파리브릿타 자누 시르사사나; 밧다 코나사나; 우파비스타 코나사나.	단다사나; 파스치못타나사나; 자누 시르사사나 A; 밧다 코나사나; 티리앙 무카 에카 파다 파스치못타나사나; 크로운차사나; 파리가사나; 우파비스타 코나사나; 쿠르마사나
거꾸로 하는 자세	비파리타 카라니; 살람바 사르방가사나 준비	비파리타 카라니, 또는 시르사사나 I ; 발라사나; 할라사나; 살람바 사르방가사나; 카르나피다사나; 웃타나 파다사나.	시르사사나 I (또는 1-6); 할라사나, 살람바 사르방가사나; 우르드바 파드마사나; 마츠야사나; 웃타나 파다사나. 1분 동안 카팔라바티와 함께 선택적 톨라사나를 더하고, 그 다음 빈야사.
사바사나	5분 또는 그 이상	5분 또는 그 이상	5분 또는 그 이상
명상	최대 몇분간	몇십분간	가능한 길게

시퀀싱의 다음 단계
The Next Step in Sequencing

여기 나온 아사나 계열에 있는 아사나의 일반적 성질을 고려할 때, 수업을 다듬어 가는 기본적 도구와 통찰력을 가질 수 있다. 그 과정에서 다음 단계는 개인적 아사나의 구성 요소와 상호관계, 시퀀싱에 관해 제시하는 것을 더 자세하고 명확하게 확인하는 것이다. 부록 B는 우리가 다양한 클래스를 고안하는 데서 이용할 이러한 요소와 관계의 개요를 제공한다. 클래스를 고안하기 위해서 다음 단계로 들어가기 전에, 우리는 다음 장에서 시퀀싱의 하나인 마지막 측면을 보게 된다: 아사나와 연관된 지도에서 행위의 순서를 포함하여 어떻게 아사나의 안내를 배열할 것인지 방법을 살펴본다.

제 4 장

아사나 지시 사항의 시퀀싱

Sequencing Asana Instructions

세상에는 수많은 명언을 수록한 책들이 존재하지만 현실에 적용되기에는 부적합하다. 문제가 생기기 전까지 필요 충분한 대안처럼 들리지만, 정작 당신이 넘어져 피가 나는 시련이 닥쳤을 때 그것들은 아무 것도 말해주지 않는다.

— 마크 트웨인(MARK TWAIN)

요가 수업의 가장 큰 아이러니와 과제는 요가 아사나 수련의 본질과 구조가 주로 내면적이기에 대체로 당신에게 보이는 게 전부가 아니라는 것이다. 그것이 수련생이 아사나를 어떻게 느끼는가를 수업에서 정교하게 해야 하는 중요한 원천이 된다. 아사나에서 그 정교함을 탐색하기 위해 하는 것은 동작을 행하면서 조종하는 의도, 주의, 호흡, 몸을 포함하는 느낌, 성찰 그리고 행위라는 내적 구조에 의지하게 된다. 따라서 강사로서의 역할은 어느 정도 제한되는데, 각 아사나와 변화에서 호흡, 정렬, 힘찬 움직임, 변형, 수정, 소도구(Prop), 위험성 그리고 더 쉽고 안정성을 가지는 기법에 대한 명확한 교육을 하는 강사의 능력에 따라 다르기 때문이다. 모든 수련생이 다르기 때문에, 효율성은 수업에서 일반적 안내를 제공하면서도 서로 다른 수련생들의 독특한 경험에 맞는 개별화된 제안을 하는 우리의 능력에 달려있다. 수련생이 수련할 때 보고 듣는 능력 –정렬하는 도전적 자세, 안정되고 편하게 하는 자질, 주의력을 포함– 그리고 그것들을 강사의 개념과 이해에 근거해서 의미가 있고 알맞게 연결시키는 능력이 순서적으로 아사나 수련을 가르치는 효율성의 열쇠이다.

당신이 아는 것을 가르치기

Teaching What You Know

이러한 현실성을 가지고, 아사나를 세밀하면서 체계적으로 가르치는 것이 중요하다. 이것은 당신 자신의 개인적 능력과 한계를 인지하고, 경험상 알고 있는 것을 가르치는 것에 분명히 하는 것이다. 아사나를 가르치기 전, 적어도 기본적 정렬 원칙과 힘찬 움직임, 단계별로 수련생이 아사나에 들어가고 나갈 때 분명히 안내하기 위한 구두 신호, 실제 설명하는 방식, 아사나의 다른 방식의 모습, 신체적인 설명, 그리고 안전하고 깊게 탐색하기 위한 소도구의 활용을 포함하여 무엇을 가르치고 어떻게 가르칠지를 알고 있어야 한다. 오랜동안 수련, 심화 학습, 강사 수련, 실습, 그리고 통찰적인 수련법이 한데 모아지고, 당신의 개인적인 수련으로 충분히 결합되어져서, 당신의 가르침이 생겨난다.

수업에서 아사나를 가르치기 전에, 먼저 자신에게 가르쳐본다. 아사나를 반복적으로 하면서 알고 있다고 여기는 것을 시험해보고, 기본적 원리로 이해한 것을 가지고 놀 듯이 해보라. 그런 다음 아사나 한 시퀀스를 똑같이 하면서 다른 시퀀스의 효과와 변화의 방식을 실험해본다. 수업을 위한 시퀀스들을 짜서, 수업을 설명하는 방식을 개발하고 다듬기 위해 조용히 구두 신호를 하면서 당신 자신만의 수업을 해본다. 친구나 가족에게 각 단계를 가르쳐보고, 기술과 지식을 정교하게 하기 위해 반복적으로 연습한다. 쉽게 흘러가는 것과 쉽게 흘러가지 않는 것을 생각해보고, 점차적으로 더욱 더 많은 지식을 가르치는 것으로 통합시킨다. 수련하면서 좀 더 힘든 아사나나 설명해주기 어려운 아사나에 더 집중하고, 계속적으로 기술과 지식을 정교하게 한다.

동작의 특정한 순서와 각 아사나의 관련 구두 신호를 살펴보기 전에, 먼저 효과적인 안내를 하는 주요 다섯 단계를 알아본다.

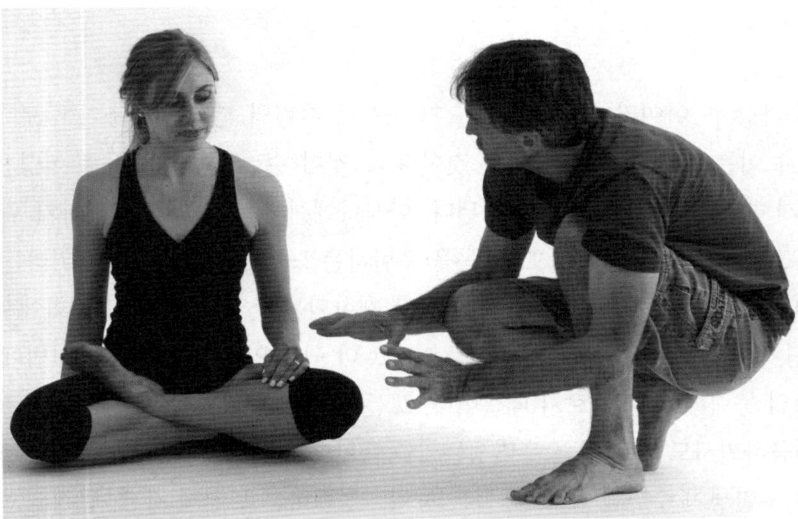

당신의 경험으로부터 아는 것만 가르쳐라.

1 단계 : 아사나 시범보이기

Step One: Demonstrating Asanas

시범은 가르치고 배우는 과정에서 핵심적 부분으로 특히, 시각 중심적인 수련생들에게는 더욱 그렇다. 드물게 예외적인 경우도 있지만, 당신은 일반적으로 금기사항, 중요사항, 불안정 요인, 에너지 있는 동작, 그리고 수정 자세와 더불어 수련생들에게 시범을 보임으로써 아사나에 대한 교육을 시작해야 한다. 아래에 당신이 수련생들에게 줄 수 있는 명확한 지도의 예가 있다. 다음은 두 가지 기본적인 형식의 시범이다.

흐름에 따라가는 시범: 당신이나 보조강사가 수련생들에게 당신이 요구하는 것을 따라하면서 할 수 있도록 생생한 모범을 보여주면서, 말을 하면서 가르치는 것을 보여준다. 이상적으로는 그들이 당신을 볼 수 있고, 당신도 그들을 볼 수 있는 장소에 마주해서 거울 역할을 해주며, 마치 그들이 거울을 보는 듯이 시범을 한다(즉, 당신이 왼발을 뺄 때, "여러분의 오른발을 바깥으로 빼세요."라고 말한다). 이것이 모든 흐름 형태의 수업에서 중요한 기술이고 하타요가의 모든 양상에서 유용하여서, 수련생들이 당신이 해보라고 요구하는 것을 수련에 방해 없이 볼 수 있게 해준다.

주위에 모여서 하는 시범: 당신은 수업의 흐름을 멈추고 수련생들에게 당신이나 보조강사 주위에 모여 아사나를 지켜보도록 한다. 이것은 더 세부적인 지도와 시범을 할 수 있고, 또한 시범을 보이며 설명할 때 수련생들이 아사나의 여러 요소들을 더 자세히 관찰할 수 있게 한다.

일반적으로 수업 중 각 아사나에 시각적으로 첫 동작에 대한 설명을 하는 데에는 흐름에 따라가는 시범을 해라. 수업의 특성- 주로 흐름의 지속성과 수련생들의 아사나에 대한 숙련도-에 따라 당신은 이 첫 시각적 설명에 많은 시간을 줄 수도 있고 적은 시간을 줄 수도 있다. 더 정성스런 안내가 필요한 초급 클래스에서는 수련의 흐름 가운데 있을 때라도 더 천천히 시범을 보여서 아사나의 정렬과 위험 감소 요인을 잘 알려줘야 한다. 더 상급반에서는 한 호흡의 간격에서 시각적 시범을 할 수 있고, 수련생들이 한 아사나에서 멈추게 하고, 당신이 돌아다니면서 수련생들을 관찰하고 더 깊은 안내를 해줄 수 있다.

당신은 모두가 쉽게 볼 수 있는 곳에 위치하는데, 처음에는 매트 위에 있지만, 수업 중에는 대부분의 수련생들이 가장 잘 볼 수 있고 당신도 잘 볼 수 있는 곳에

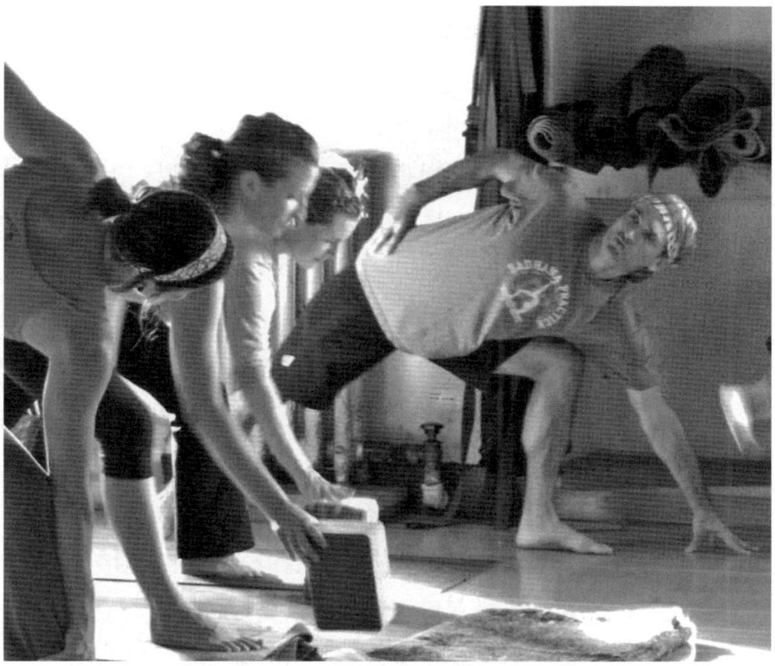

아사나 시범

위치한다. 첫 아사나부터 당신이 수업에 요구하는 것을 정확히 시범해 보이도록 한다. 예를 들어, "발을 매트 앞에 모으고, 손바닥을 가슴쪽으로 당기세요."라고 말한다. 이 말을 하면서, 수련생들의 주의를 끌기 위해 좀 더 멋진 모습으로 정확히 보여주며, 당신이 요구하는 바를 신체적 동작과 구두 신호를 일치시켜서 효과적으로 전달한다. 클래스가 더 복합된 아사나로 발전함에 따라, 어떻게 각 아사나로 이동하는지 계속해서 보여준다. 항상 호흡이 어떻게 몸의 동작을 일으키고 이끄는지 강조해 준다.

워크샵은 정교하게 주위에 모여서 하는 시범을 하기 때문에 알맞은 장소가 되어야 당신이 때때로 흐름을 멈추고 하나의 아사나나 약간의 관련된 아사나[1]에 초점을 맞출 수 있다. 이때 수련생들이 많이 배울 수 있다. 주위에 모여서 하는 방식을 사용할 때는 다음과 같이 한다:

- 당신은 방의 가운데에 위치하고, 모두가 당신을 볼 수 있도록 모이게 한다.
- 클래스 수련생들이 시범 도중 움직이면서 다른 좋은 지점에서 관찰할 수 있게 한다.
- 당신이 무엇을 하려는지 설명하고, 또한 위험에 대해 주의를 주면서 짧게 최종 자세나 짧은 시퀀스를 보여준다. 예를 들어, 살람바 시르사사나 Ⅱ(물구나무 서기 자세 Ⅱ)에서 바카사나(두루미 자세)를 시범보이면, 손발로 걸어와서(손목관절 위치와 에너지적인 행위를 설명), 머리를 바닥에 대고(위치와 머리 목 어깨의 정렬을 설명), 발을 안으로 붙이고(기초자세와 척추의 변화를 설명), 다리를 머리 위로 뻗어 살람바 시르사사나 Ⅱ로 가고(한 번에 한 다리씩 올리거나, 무릎을 가슴으로 구부리거나, 두 다리로 함께 차올리거나 다른 대안을 보여줌), 무릎을 어깨로 끌어서(가벼움의 주요 원인으로서 코어가 활성화됨을 설명), 바카사나로 올리고(무게 이동, 파다 반다, 그리고 기본 반다에 중점), 머리를 다시 바닥에 내려놓고(목 정렬을 반복), 살람바 시르사사나 Ⅱ로 돌아오고(아래 등과 목에 주의), 그리고 손발로 다시 걸어서 발라사나(아기 자세)로 돌아가거나, 살람바 시르사사나 Ⅱ에서 차투랑가 단다사나(사지 막대 자세)로 바꾸는 것을 보여준다.
- 똑같은 시범을 반복하는데, 이번에는 단계별로 자세히 정렬, 에너지 가득한 움직임, 수정자세, 변형, 그리고 아사나를 위한 소도구 사용을 설명하면서 중간중간 정지상태를 보여준다. 아주 명확히 말하면서, 아사나의 중요한 점에 머물면서 각각에서 서너 개의 중요한 점을 시범 보인다.
- 소도구가 포함되면, 수련생에게 소도구를 가져오도록 요청한다.
- 아사나로 옮겨가거나 정교하게 하거나 아사나에서 돌아올 때, 몸의 점진적이고 연속적인 움직임에 대해 특별히 명확히 해야 한다.
- 시범을 마치고 질문을 받는다. 무엇을 이해하지 못했는지 수련생들에게 질문한다. 나아가 변형자세로 들어가거나 돌아올 때를 포함하여 아사나의 특정 형태에 대해 물어봄으로써 질문을 유도해 본다.
- 수련생들이 시범을 본 후, 매트로 돌아가면, 수련실을 돌아다니며 개인적 안내와 도움을 주면서 단계상 똑같은 시퀀스를 통해 그들을 안내한다.

2 단계 : 아사나 들어가기

Step Two: Transitioning into Asanas

수련생들에게 아사나로 들어가면 지금 여기 그 상태에 머물면서, 또한 호흡과 함께하도록 자주 상기시킨다. 그리고 이완하고, 모든 아사나의 기반과 가장 중요한 요소를 간결하게 설명하면서 교육을 시작한다. 이것은 아사나에 들어가기 전에 몸을 처음으로 정렬해야 하는 것들을 포함하고 있다. 아사나의 기반이 되는 초점은 (a) 가장 바닥에 먼저 닿는 곳이 어디인가, (b) 척추와 직접적인 관련이 있는가, (c) 잠재적으로 긴장이 크고, 위험이 있는가에 있다. 여기에서 기반이 되는 것은 특히, 척추를 따라서 몸에서 안정, 편안함, 그리고 공간의 확보를 만드는 것이다. 이는 균형잡힌 안정에 이르게 한다. 이때, 가장 기본적이며 기초가 되는 것이 바닥에 어느 부분이 닿는가를 통해 형성된다. 닿는 부위에 따라서 어떻게 많은 아사나에서 완전한 아사나가 표현될 수 있는지 큰 영향을 준다. 예를 들어, 발과 다리는 서있는 자세에서 주요 기반이지만, 골반은 이차적인 기반으로 그 위치가 척추, 어깨, 팔 그리고 호흡에 영향을 주는 원인이 된다. 이 이차적인 기반은 골반과 팔이음뼈가 가장 흔하지만 다른 곳일 수도 있는데, 나중에 이 장에서 각 아사나 계열내에서 시퀀싱하는 설명을 할 때 살펴보기로 한다. 주요 기반은 아닐지라도, 이차적인 기반도 전반적인 아사나에서 마찬가지로 중요하다.

기반으로부터, 단계별로 수업을 안내하면서 아사나의 다른 요소들을 설명한다. 특정한 지도는 특정한 아사나에 따라 달라지지만, 아사나로 이행하기 위한 기본적 설명은 항상 '안정적으로 머물기'라든가 아사나의 기반을 강조하는 말들로 시작해야 한다.

수련생들에게 안정적으로 머물라고 설명하는 호흡에서, "… 들이쉬면서"나 "…들이 쉬세요" 또는 들이쉬면서 첫 움직임을 시작하도록 설명하는 말을 함으로써 항상 특정한 동작 설명을 시작한다. 들이쉴 때, 수련생들은 몸 안에서 더 많은 공간을 확보할 것이다. 특정한 아사나에 따라, 당신은 그 공간을 특정한 아사나의 긴장감이 가리키는 데로 이끌도록 그들의 주의를 집중시킨다. 어떤 아사나에서는 전반적인 변환 동작을 하기 전에 한번 이상 호흡의 흐름과 시작하는 행위 사이의 관계를 설명해주고, 실행하기 전에 구체화하는 데 도움이 되도록 호흡과 동작의 관계를 보여주는 것이 도움이 된다.

예를 들어, 세투 반다 사르방가사나(다리 자세)를 준비할 때, 수련생들은 다리를 나란히 놓고 엉덩이를 맞추어 반듯히 눕는다. 당신의 시작하는 설명은 다음과 같을 수 있다.

- 가능한 한 고요하게 이완하면서, 무릎을 붙이고 손바닥을 심장과 배 쪽으로 당기듯 하며 호흡의 흐름과 함께 몸에서 자연스런 움직임을 느껴본다.
- 천천히 깊은 숨을 쉬면서, 어떻게 모든 것들이 팽창하는지- 갈비뼈옆과 갈비뼈뒤쪽이 펴져나가고, 가슴이 팽창하고, 빗장뼈(쇄골, Clavicle)가 서로 벌어지고-느껴본다.
- 숨을 천천히 내쉬면서, 몸에 있는 모든 것이 이완되는 것을 느껴본다. 숨을 다 내쉬고, 배가 자연스럽게 움직이는 것, 아래쪽 등이 바닥으로 내려가고, 꼬리뼈가 바닥에서 감아 올라가기 시작하는 것을 느껴본다.
- 이 상태로 머물면서, 숨을 확장하는 호흡 사이에 자연스런 간극을 허용해 준다.

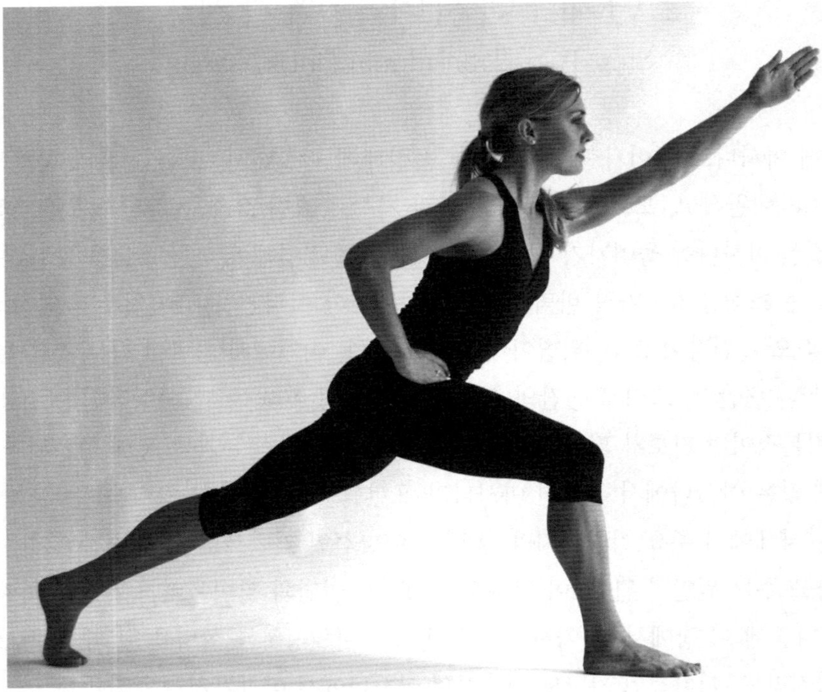

파리브릿타 파르스바코사나로 바로 변환하기

- 숨을 완전히 내쉬며, 꼬리뼈가 말아 올라가고, 두덩뼈는 배 쪽으로 당겨지는 것을 느껴본다. 이것이 다리 자세, 세투 반다 사르방가사나 같은 젖히기로 움직임을 시작하고자 하는 동작이다.
- 거기에 머물면서, 무릎을 발꿈치 위로 띄우면서 팔은 옆면에 내려놓는다.
- 숨과 함께 머물면서, 내쉰 다음 호흡에서 꼬리뼈가 감아 올라가는 느낌을 더 지속한다.
- 안쪽 허벅지를 밑으로 향하여 돌리는 것을 돕고, 엉치뼈의 긴장을 낮출 수 있도록 파다 반다를 활성화한 다음, 남아있는 모든 호흡을 내 쉴 때에 꼬리뼈가 말려 들어가는 것을 느낀다. 숨을 들이마실 때 계속 발로 지탱할 수 있도록 하고, 꼬리뼈를 이용하여 다리자세의 모양이 나타날 수 있는 통로가 되게 한다.

하타 요가의 형식과 수업의 수준과 취지에 따라, 변환 행위의 방식과 세부사항이 어느 정도 달라진다. 예를 들어, 아엥가 요가같은 형식에서는 서서하는 자세는 일반적으로 타다사나(산 자세)나 프라사리타 자세에서 접근하는데, 빈야사 플로우 같은 흐름 지향적인 수업에서는 대부분의 서서하는 자세는 아도 무카 스바나사나(얼굴이 아래로 향한 개 자세)나 직접적인 다른 서서하는 자세로부터 접근된다. 어떤 수업에서는 물라 반다와 같은 섬세한 에너지 행위에 더 강조를 두고, 다른 데서는 가장 기본적인 요소에 설명을 집중한다. 그러나 형식, 수준, 그리고 다른 고려사항에 관계없이, 견실하고, 편안하게, 뿌리내리고, 확장하면서, 숨을 들이쉬며 아사나로 동작이 시작하도록 설명해 준다.

어떻게 하나의 아사나로 변환하는가 하는 것이 그 아사나가 어떤 형태가 될 지를 종종 결정한다. 이상적으로는 명확하게 변환적인 정렬을 하며 아사나로 들어간다. 한 자세에서 다른 자세로 이동할 때, 에너지 행위가 바뀌듯이, 정렬 요소가 바뀐다. 따라서 수련생들에게 정렬과 에너지 행위에 대한 명확한 안내를 해서 알맞은 정렬, 활동, 해체를 확실히 하도록 도와주는 것이 중요하다. 많은 아사나에서 수련생들이 정렬로부터 그것으로 들어간다면, 연관된 위험성이 더 안 좋아질 뿐 아니라, 알맞게 정렬되는 확실한 길도 다시 시작되어야 할 지 모른다. 명확성을 위하여 수업에 타다사나로부터 비라바드라사나 Ⅱ(전사 자세Ⅱ)로 설명하는 것을 살펴보자; 이 설명은 변환으로 들어가는 것을 위한 것이며 (다음 섹션의 주제인) 아사나를 정교하게 하기 위함은 아니다.

- 전사 Ⅱ를 준비하며, 앞을 바라보고 약 4 피트 [약 1.2m] 떨어져 발을 옮겨놓거나 점프한다 (당신은 이미 여기서부터 수련생과 마주하고, 발은 이미 비라바드라사나 Ⅱ로의 변환을 시범보이기 위해 자리 잡고 있다).
- 발 폭을 떼어놓고, 발을 서로 평행이 되게 한다(임의적으로 거리를 두도록 설명하는 것은 수련생들의 신체적 균형이 현저히 차이가 나게 되는 문제점이 있다는 것을 알고 있어야 한다).
- 오른발을 90° 돌리고 왼발은 살짝 안으로 돌린다(이것을 시범 보인다). 손을 엉덩이쪽으로 당기고, 엉덩이를 균등하게 느껴지는 데에 둔다(당신이 요구하는 바를 명백히 하기 위해서 과장된 움직임으로 시범 보인다). 이제 골반을 앞뒤로 몇 번 움직여 치우치지 않고 균형잡히게 느껴지는 감각을 찾는다.
- 균형잡힌 엉덩이와 치우치지 않은 골반을 유지하면서, 팔을 서로 바깥쪽으로 뻗고, 손바닥을 잠시 위로 돌리고, 팔꿈치를 구부리고, 어깨뼈를 등갈비에 바짝 붙이고, 유지하며, 팔을 다시 서로 멀리 뻗고, 손바닥을 바닥 쪽으로 뒤집는다.
- 오른 손톱 끝을 주시하며 판다 반다로 발을 뿌리 내리면서 다리를 통해 뻗어나가고, 척추를 통해 더 확장시켜면서 깊이 숨을 들이쉰다.
- 숨을 내쉬며, 천천히 오른 무릎을 구부리며, 발의 중심선으로 가져오고, 왼쪽 다리는 반듯이, 강하게, 안정되게 유지하고, 척추는 견고하게 유지한다. 무릎이 발꿈치를 넘어가면, 발가락을 앞으로 옮겨서 무릎을 얼마 구부렸든 간에 발꿈치 위에 바로 정렬하게 한다.
- 무릎을 얼마나 구부렸느냐에 골반이 앞으로 돌아갈 경향이 있다는 것을 알고 있다. 허벅지가 바닥과 평행해 질 때까지 무릎을 구부리며 얼마나 구부렸느냐 하는 것보다 골반의 균형을 유지하는 데에 더 신경을 쓴다.

잠시 중간 단계 수업(수업 수준 차이는 있어도 대부분인 상태인)에서 요청하여 비라바드라사나 Ⅱ를 하는 것을 상상한다. 주위를 보며, 당신은 수련생들의 앞무릎이 발꿈치에서 넘어와 있는 것을 발견하는데, 그것은 아사나에서 뒤로 밀 때 앞쪽 십자 인대에 잠재적으로 해로운 압박을 줄 수 있다. 또한 앞무릎이 벌어진 것을 발견할 수 있는데, 이는 무릎이 바깥으로 향하고 힘(이 위치에서는 틀어지지 않아야 한다)과 엉덩이를 벌리는 압력이 생겨날 수 있다. 골반은 앞으로 돌아가기가 쉬운데, 이는 허리뼈에서 척추전만을 야기하고 척추가 더욱 비뚤어지게 한다. 왼발과 다리부터 어깨, 목, 팔까지 뒤틀릴 수 있는 곳이 많다. 분명히 변환에서 수련생들을 안내하는 것은 중요하다.

충분한 시간을 갖고 각 아사나를 확실히 당신 클래스에 안내하는 것은 수련생들이 그들의 몸과 마음으로 당신의 가르침을 확실히 이해하도록 해준다. 인내심을 쌓고 명료하게 말하는 것은 수련생들이 아사나의 다양한 요소를 확립하는데 더 편하게 느끼게 해준다. 더 의식적으로 아사나로 들어가도록 고무함으로써, 수련생들은 그들의 행위에 주의를 기울이는 중요성을 더 알게 되고, 더 정교한 자각으로 옮겨갈 것이다. 이러한 의식의 자각에서의 효과는 아사나 수련에서 더 안전한 탐색과 정교함이 될 것이고, 더 향상하고자 하는 수련생에게는 더 깊고 지속적인 수련으로 가는 확실한 길이 될 것이다.

3 단계 : 아사나 심화하기

Step Three: Refining Asanas

아사나는 항상 살아있고 호흡과 더불어 진화한다. 수련생이 아사나에서 느끼는 것에 파장을 맞출 때, 그들의 경험을 더 심화시키는–얼마나 늘려줄 것이지, 얼마나 노력을 쏟을 것인지, 쉽게 균형감을 개발하는 것, 여러 방식으로 몸의 다른 부분들도 참여시키는 것, 호흡을 가다듬는 것, 의식적으로 자각하는 것과 에너지를 움직이고 더 섬세한 자각을 열어 가는 것– 기회를 갖는다. 수련생들의 개인적 수련에서, 충분히, 꾸준히 이런 부분에 참여할 수 있고, 그 경험에 함께 할 수 있고, 탐색 과정에서 의식적으로 될 수 있다.

강사로서 당신은 관찰에 근거하여 수정과 변형을 위한 분명한 제시를 하고 아울러 정교함의 요소에 주의를 줌으로써 자아관찰과 정교함의 과정을 고무시키고 안내할 수 있다. 수정을 포함한 정교함에 대한 당신의 안내는 수업에서 관찰하는 것으로부터 어느 정도 이끌어지고, 수련생들을 아사나로 처음 안내할 때부터 시작한다. 일단 수련생들이 아사나를 하고 있으면, 당신은 더 확실한 안내로 이끌어주는 많은 통찰력을 발휘해야 한다. 이것은 예리한, 관심있는, 체계적인 관찰로 시작한다. 아사나의 기반을 처음 마련하는 것부터 시작해서, 당신의 구두 신호는 미리 정해진 설명문보다는 관찰하는 경향으로 가르칠 때, 수련생 개인들에 대한 당신의 관찰을 더욱 반영해야 한다[2].

수련생들을 아사나로 처음 안내한 후에는, 그들이 실제로 하고 있는 것을 멈춰서 바라본다. 적절한 주의 집중, 이해, 몸 인지, 근육 힘과 유연성, 뼈 구조, 그리고 다른 요인들이 수련생의 아사나에서 얼마나 보이는지에 큰 차이를 가져온다. 자세히 볼 때 무엇이 보이는가? 수련생을 그의 기반으로부터 척추, 호흡, 얼굴, 팔다리까지 바라보며, 다른 각도에서 관찰하며 앞면 뒷면 다른 면에서 무엇이 다소 뚜렷한지 알아차린다. 그는 안정적으로 보이는가? 이완되었는가? 호흡은 어떤가? 얼굴은 편해 보이는가 긴장되어 보이는가? 눈은 부드럽고 초점을 맞추고 있는가 또는 굳어있고 흔들리는가? 균형이 잡혀 보이는가? 이따금 위치를 크게 조정하는가 호흡과 함께 작은 조정을 하고 있는가? 전반적인 인상은 어떤가? 특히, 아사나에서 가장 위험한 것과 관련해서는 무엇을 첫 번째로 알아채고 있는가? 어떤 간단한 수정이 아사나에서 수련생의 견고함, 안정감, 균형감, 행복감에 도움을 준다고 생각하는가? 첫 정렬 신호를 따르는가? 그가 의식적으로 안정적이고 평온해지는 것으로 보이는가? 몸의 어떤 부분이 아사나에 능동적으로 참여하는 것으로 보이는가? 그는 더 안정되고, 편안하고, 공간을 갖기 위한

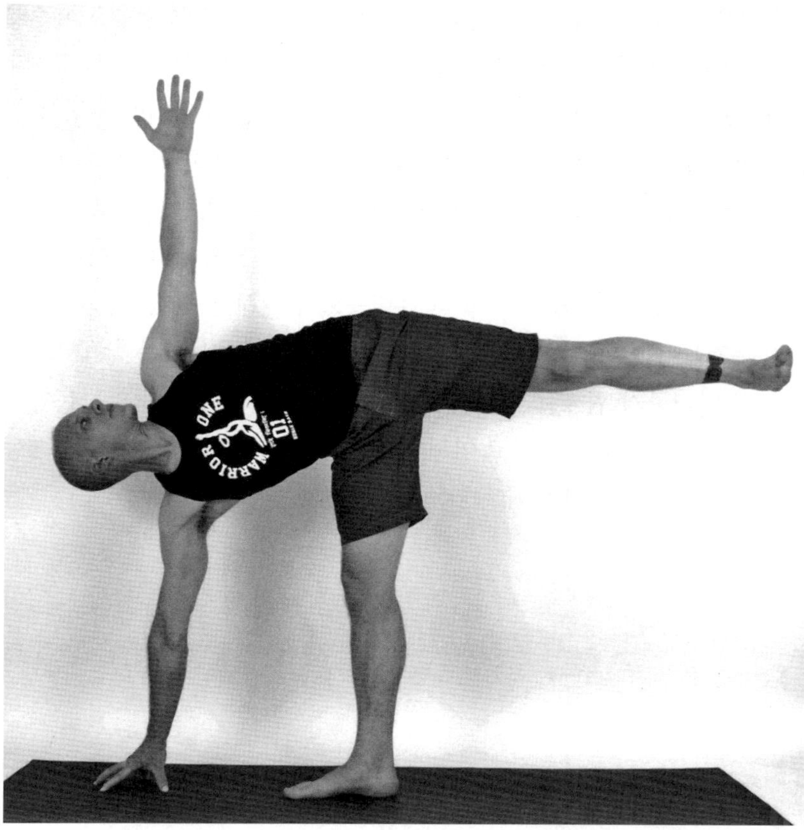

아르다 찬드라사나를 정교하게 함

노력을 기울여서 어느 부분에서 효과를 보고 있는가? 그는 더 도전적인 방향으로 아사나를 취하는 변형을 기꺼이 탐색할 것으로 보이는가?

당신의 관찰에 근거해서, 더 명확한 지도를 해야 한다. 개인이나 몇몇 수련생에게보다 전 클래스에서 교육할 때 명확히 한다. 예를 들어, 웃티타 트리코나사나(삼각 자세)에서 어떤 수련생은 앞에 있는 발의 무릎을 지나치게 늘이기 쉽다. 전 클래스에서 교육할 때는, "다리 앞부터 발 아래로 강하게 뿌리를 내리고, 다리 근육들이 깨어있으며, 넙다리네갈래근을 써서 무릎뼈(슬개골, Patella)가 올라가는 것을 느껴보세요"라고 말할 수 있다. 무릎에서 과신전하는 것에 맞추어, "앞쪽 무릎을 지나치게 늘이는 경향이 있다면, 그것을 조금 구부려서 넙다리네갈래근을 쓰려고 하면서 그 위치를 유지하려고 해보세요."라고 계속해서 말한다. 한 수련생에게 특정한 교육을 맞춘다면, 직접 가서 함께 작업(관찰하고 구두 신호를 하고 직접 손으로 알려주고 소도구를 제공함)을 하거나 좀 떨어져 이름을 말하고 그 수련생만을 위해서 특정한 교육을 한다는 것을 분명히 말한다. 이상적인 설명으로 바로 그 수련생에게 더 개별적인 구두 신호를 해주는 것이다.

정교한 설명을 할 때는 무엇이 아사나에서 가장 위험이 되는 것인지 언급하면서 시작한다. 예를 들어, 수업이 엄지 끝을 바라보라는 설명과 함께 웃티타 트리코나사나에 들어서면, 목이 일반적으로 가장 위험하다(수련생이 부상이나 다른 더 위험에 처하는 상황을 당하지 않는다면). 첫 구두 신호는 그래서 다음과 같을 것이다. “머리를 드는데 목에 문제가 있으면, 목을 완전히 이완시키고, 머리는부드럽게 위치하도록 하세요.” 유사한 예로, 클래스에 임신한 수련생이 있고 그녀의 단계나 임신 상태에서 수정이 필요한 아사나에 있다면, 정교한 다른 영역으로 옮기기 전에 수정사항을 설명한다.

많은 수련생이 그들이 하는 것 이상으로 힘든 아사나를 시도하고, 자리를 잡는데서 자주 비정렬을 일으키고 호흡을 놓친다. 기본 정렬 설명을 반복하면서 소도구 활용을 포함하여 더 잘할 수 있도록 방식을 수정하는 언어신호, 손으로 교정하는, 시범을 보이는 설명 등을 섞어서 지도한다. 여기서 또한 당신은 수련생이 아사나보다 호흡하는 게 더 흥미롭도록 제시할 수 있고, 시도해보려는 것으로 호흡을 계획해서 넣는 것보다는 아사나를 하면서 호흡을 완전하게 해보도록 할 수 있다.

정렬로 더 잘 안내하기 위해서 어떻게 서로 다른 에너지가 결합하여 기운찬 행위를 함으로써 더 큰 안정성과 수용성을 낳는지 잘 느끼고 이해하게 하는 균형 잡힌 정렬 설명을 제공해라. 여기에 상반되는 균형 가운데 몇 가지 예시가 있다:

표 4.1 상반되는 행위에 신호주기 (Cueing Oppositional Actions)

상반되는 균형	구두 신호로 통합하기	아사나의 예
	앞 – 뒤	
발	"발뒤꿈치와 발앞쪽 볼로 똑같이 지탱합니다."	모든 서서하는 자세
아래쪽 발	"정강이를 뒤로 당기면서 종아리를 뒤꿈치 쪽으로 부드럽게 놓습니다."	모든 서서하는 자세
무릎	"넙다리네갈래근에 힘을 주고, 무릎뼈를 올리면서 무릎 뒤를 펴줍니다."	타다사나
허벅지	"허벅지 위를 압박하면서 뒤쪽 근육을 고르게 펴줍니다."	웃티타 트리코나사나
골반	"두덩뼈를 위로 당기면서 꼬리뼈는 아래로 당겨줍니다." "앞쪽 다리에서 엉덩이 앞을 들어 올리면서 아랫배와 천골은 서로 가볍게 당겨줍니다."	아도 무카 스바나사나 비라바드라사나 I
척추	"뒤쪽 아래 갈비뼈를 팽창시키며 앞쪽 아래 갈비뼈는 부드럽게 당깁니다."	비라바드라사나 II
어깨	"어깨뼈가 등쪽으로 이완되게 하고 빗장뼈를 타고 확장되도록 합니다."	타다사나
목/머리	"턱은 앞으로, 아래로, 안으로 살짝 당기고 목의 뒤쪽이 확장되게 합니다.	아도 무카 스바나사나
	위 – 아래	
파다/물라 반다	"발로 고르게 지탱을 하면서 안쪽 아치를 올리고, 안쪽 허벅지를 뒤로 감습니다. 궁둥뼈를 서로 당기고 물라 반다로 골반 앞으로 점차 들어올립니다."	모든 서서하는 자세, 거꾸로 하는 자세, 젖히기
발/엉덩이	"넙다리뼈를 위로 올리며, 발을 통해 땅에 뿌리를 내리면서 파다 반다를 하며 근육의 힘으로 다리를 안으로 위로 당깁니다."	파르스봇타나사나
골반/척추	"골반이 치우치지 않은 느낌과 물라 반다를 유지하면서 힘차게 척추를 통해서 넓히며 끌어올립니다."	웃카타사나
어깨/손가락	"가볍게 어깨뼈를 등갈비뼈 쪽으로 넣고, 손과 손가락은 내뻗습니다."	우르드바 하스타사나
물라 반다/구개	"물라 반다를 알아차리며, 에너지의 느낌이 척추로 올라가는 것을 느껴보고 빛이 입천장으로 올라가고 퍼지게 하는 것을 느껴봅니다."	파드마사나

표 4.1 상반되는 행위에 신호주기 (Cueing Oppositional Actions) (계속)

상반되는 균형	구두 신호로 통합하기	아사나의 예
	위-아래	
물라 반다/정수리	"물라 반다를 유지하면서, 척추 기저에서 정수리로 늘립니다"	단다사나
파다 반다/정수리	"땅과 연결해서 에너지 근원으로서 발과 안쪽 아치의 자각이 몸 중심을 통과해서 정수리로 뚫고 나오는 것을 느낍니다."	타다사나
	안-밖	
발	"발 뒤쪽 바깥 모서리로 뿌리를 내리면서, 발의 볼록한 부분으로 안정을 취합니다.	웃티타 트리코나사나
발목	"안쪽, 바깥쪽 발목뼈를 발과 다리 사이로 고르게 중심에 갖다 놓습니다"	모든 서서하는 자세
무릎	"엉덩이와 안쪽 허벅지를 이완시키고, 무릎을 구부리고, 발을 같이 당기면서 무릎 안팎으로 균등한 압박감을 유지합니다."	받다 코나사나
다리	"파다 반다를 하면서 안쪽 허벅지를 뒤로 감으면서 힘차게 정강이를 서로 당깁니다."	타다사나
골반	"엉치뼈에 공간을 만들도록 안쪽 허벅지를 뒤로 감으면서 허벅지 바깥쪽을 몸 중심으로 당기고, 회음부가 강하게 올려지는 것을 느낍니다."	타다사나 단다사나 우르드바 다누라사나
척추	"물라 반다를 하고 에너지가 척추 중앙으로 끌어올려져서 척추로부터 몸통 양쪽으로 뻗어나감을 시각화하고 의식적으로 느낍니다."	아도 무카 스바나사나
팔	"안쪽 팔을 바닥으로 회전시키면서 손바닥과 손가락으로 굳건히 받치고, 마치 팔의 위팔세갈래근을 바닥쪽으로 바깥 아래로 돌리는 것처럼 어깨뼈를 척추로부터 바깥쪽으로 밉니다."	아도 무카 스바나사나

일단 기본적 정렬과 안전이 조정되면, 뿌리내림과 확장 사이의 관계를 강조하기 위하여 아사나의 기반으로 돌아간다. 여기에 이 관계를 안내하는 몇 가지 방식들이 있다.

표 4.2 뿌리내림과 확장 (Roots and Extension)

기반 원칙과 구두 신호		아사나의 예
손	• 손바닥이 바닥에 있을 때, 수련생들에게 손가락을 편안히 활짝 펴게 하고, 엄지는 넓게 펴서 다치지 않게 검지와 엄지 사이 공간을 만든다. • 손바닥 중심으로부터 각 손가락 관절과 끝으로 뻗치면서, 관절과 손바닥 전체 그리고 손가락으로 굳건히 지지해야 한다. • 이 뿌리내림으로부터, 안쪽 손바닥에서 손목으로 그리고 팔과 어깨로 힘차게 당겨지는 느낌을 갖도록 한다. • 손바닥 전체의 압박에 균형을 유지하기 위하여 엄지와 검지의 관절을 고정시키고, 손목으로 안정성과 공간을 위한 균형 잡힌 기반을 만드는 것이 중요하다.	아도 무카 스바나사나(얼굴이 아래로 향한 개 자세) 아도 무카 브릭사사나(거꾸로 선 나무 자세) 차투랑가 단다사나(사지 막대 자세)
발	• 각 발의 네 모퉁이로 똑같이 무게를 나눈다. • 발바닥의 볼록한 안쪽 모서리로 굳건히 뿌리 내리듯 해서 안쪽 아치와 발목을 충분히 일깨우고 들어올린다. • 발가락을 딱 붙이지 않고 넓게 벌리고 밑으로 누른다.	모든 서기 자세
궁둥뼈	• 앉아서 하는 아사나에서 중요한 첫 행위는 단단히 궁둥뼈로 뿌리내리고 치우치지 않게 골반을 위치시켜 더욱 단단히 궁둥뼈 앞부분으로 뿌리내리는 것이다. • 둔부의 피부를 궁둥뼈에서 멀어지게 하지 않는다. • 궁둥뼈를 서로 가볍게 끌어당기는 미세한 느낌을 만들어서 회음가로 근육을 가볍게 수축하도록 자극하여 물라 반다를 자각한다. • 굽히기하거나 비틀기 할 때 궁둥뼈를 바닥에 붙이는 것을 유지하려고 한다.	타다사나(산 자세) 파스치못타나사나(굽히기 자세)
다리	• 다리를 펼 때, 에너지의 강한 선이 넙다리뼈 위에서부터 다리, 발목을 거쳐 발뒤꿈치 중앙으로 내려오게 한다. 이것을 앉거나, 서거나, 다리를 붙이거나(타다사나에서 처럼), 벌리거나 (파돗타나사나처럼) 해라. • 다리의 근육 조직을 다리의 뼈로 끌어당기는 느낌을 만들면서 안쪽 허벅지를 감듯이(앉아 있으면) 뒤로 돌린다(내부적으로 회전되는 서서하는 아사나에서 있다면).	단다사나(막대 자세) 우파비스타 코나사나(박쥐 자세)

표 4.2 뿌리내림과 확장 (Roots and Extension) (계속)

기반 원칙과 구두 신호		아사나의 예
팔	• 등쪽 갈비뼈를 기저로 하고, 어깨뼈를 척추로부터 감아나가면서, 상체로 팔을 통합시킨다. • 팔 뼈의 위에서부터 팔, 팔꿈치, 손목을 거쳐 손으로 그리고 손가락 끝으로 나가게 강하게 뻗는다. • 팔의 근육 조직을 뼈쪽으로 고르게 당겨서, 힘차게 에너지를 팔로 끌어올린다	아도 무카 스바나사나(얼굴이 아래로 향한 개 자세) 아도 무카 브릭사사나(거꾸로 선 나무 자세)
머리	• 목뼈의 자연스러운 굴곡을 유지하면서 머리를 흔들리게 하지 말고 머리 위를 바닥에 꼿꼿이 둔다.	시르사사나(물구나무 자세)

비교적 긴 시간 동안 아사나를 유지할 때는, 더 깊은 정교함이나 더 탐색할 기회를 설명하기 위하여 다양한 교육을 지도할 수 있다. 여기에 몇 가지 예가 있는데, 각각은 수업이 더 심화될 준비가 되었고 개별적 수련생의 수정이 맞추어졌다고 가정한다.

표 4.3 심화된 정교한 신호 (Deeper Refining Cues)

타다사나 (산 자세)	"파다 반다를 유지하고, 안쪽 허벅지의 자각을 느끼며, 가볍게 허벅지를 뒤로 감듯이 합니다. 거기서 궁둥뼈를 서로 가볍게 당기며, 회음에서 점차 가볍게 올릴 때 물라 반다의 감각을 자각합니다. 특히, 골반 기저으로부터 척추를 통해 들어올리고, 심장 중심 주위를 팽창시켜 머리 꼭대기로 뻗어나가게 합니다."
웃타나사나 (선 굽히기 자세)	"발로 뿌리 내리고 다리에서 작용하는 효과를 느끼면서, 궁둥뼈가 늘어나는 것을 느낍니다. 두덩뼈를 더 뒤쪽으로, 위로 고정시키는 느낌을 갖고, 배꼽이 심장 쪽으로 당겨지며 심장은 바닥쪽으로 당겨집니다."
우르드바 무카 스바나사나 (얼굴이 위로 향한 개 자세)	"얼굴이 위로 향한 개 자세로 숨을 들이쉬며, 척추를 가슴 쪽으로 당기는 느낌을 갖습니다. 어깨뼈는 등갈비뼈를 향하여 아래로, 안으로 끌어당기면서 빗장뼈를 끌어올리고 펼칩니다: 내쉴 때, 배에서부터 시작해서 엉덩이를 위로 올려 얼굴이 아래로 향한 개 자세로 돌아갑니다. 이 때 두덩뼈를 끌어올립니다."
아도 무카 스바나사나 (얼굴이 아래로 향한 개 자세)	"손바닥과 손가락으로 굳건히 균형있게 누르면서, 넙다리뼈 위를 압박합니다. 다리를 더 충분히 뻗으면서 척추를 길게 늘립니다."

표 4.3 심화된 정교한 신호 (Deeper Refining Cues) (계속)

비라바드라사나 I (전사 자세 I)	"뒷쪽 발의 바깥쪽 모서리로 굳게 뿌리 내리도록 하면서, 골반이 치우치지 않은 느낌을 유지하도록 합니다. 뒤쪽 다리의 안쪽 허벅지가 강하게 뒤로 감기게 합니다. 강한 기반으로부터 아래 등에서 더 큰 확장감을 느끼며, 의식적으로 호흡할 때마다 척추가 더 길어진다고 생각합니다. 갈비뼈 앞쪽 아래는 부드럽게 들어올려서 척추의 자연스러운 만곡을 유지하게 하고, 팔과 손가락 끝으로 강하게 위로 그리고 뒤로 뻗어줍니다."
비라바드라사나 II (전사 자세 II)	"발은 어느 쪽도 움직이지 않으며, 매트가 따뜻한 꿀과 버터로 덮여있다고 상상합니다. 얼마나 더 안정감을 유지할 수 있겠습니까? 발로 자각을 더 가져옵니다. 두 발을 실제로 움직이지는 않고, 다리를 서로 당기는 힘찬 행위를 합니다. 다리에 있는 근육이 더욱 깨어나는 것을 느끼면서, 물라 반다의 자연스럽고 충분한 자각을 느낍니다. 호흡을 하면서 척추와 가슴에서 더욱 더 많은 공간을 만들어냅니다. 에너지 선이 당신의 손끝과 머리 꼭대기로 흐르고 있습니다."
아르다 찬드라사나 (반달 자세)	"마무리 동작은 있는 그대로 유지하거나 또는 왼쪽 엉덩이가 오른쪽 엉덩이쪽으로 돌아간 상태를 그대로 유지하도록 조심하면서, 왼손을 뻗어 왼발을 잡을 때 가능하면 거의 움직이지 않고 구부리도록 시도해 보세요. 몸의 긴장감과 아래쪽 허리를 그대로 유지하면서 발을 엉덩이 멀리 밀어 내봅니다. 또는 당신 엉덩이와 어깨가 유연하다면 베카사나(개구리자세)의 손모양으로 발을 잡아볼 수가 있는지 시도해보고, 왼발을 왼쪽 엉덩이 쪽으로 누릅니다. 당신이 왼손으로 왼쪽 엉덩이를 잡을 수 있는지 보고 쉽게 잡을 수 있고, 안정감이 느껴진다면 한 발로 서서 균형을 맞추어 양손으로 발을 움켜지도록 해봅니다."
시르사사나 I (머리로 서기 자세 I)	"배에서 속박감 없이 숨을 내쉬면서 배가 가볍고 섬세하게 활동하는 것을 느끼고, 골반과 척추를 통해 더욱 안정감과 공간성을 느낀다. 지금의 자각, 안정감, 공간성을 유지하면서, 천천히 다리를 바닥으로 반정도 낮추면서 에너지 선이 다리와 발 중앙을 통해서 흐르게 한다. 안정적이고 긴장이 없는 선까지만 내려온다. 숨을 다섯 번까지 유지하도록 한 다음 다리를 천천히 펴서 머리 위로 올리고, 고정된 머리 꼭대기로부터 척추와 발을 통해 의식을 뻗어나간다."

4 단계 : 아사나에서 돌아오기

Step Four: Transition out of Asanas

아사나에 대한 생각이 강사와 수련생의 인식에 강하게 영향력을 준다. 특히, 아사나가 자기 발견과 변화 과정의 일부가 아니라 성취하고 통달할 무언가로 접근될 때 영향을 준다. 귀추 할 만한 한 가지는 아사나 수련 중 가장 깊이 표현되어지는 것에 대단히 집중했다가 돌아올 때, 자각에 대한 주의가 줄어든다. 수 년간의 관찰에 따르면 상당히 일화적인 증거가 많은 수련생들이 아사나에 들어가거나, 유지하거나, 탐색하는 것 보다는, 돌아오면서 더 다친다는 것을 보여준다. 데시카차르(1995, 27)가 "나무에 오르는 것으로는 충분하지 않다; 다시 아래로 내려올 수가 있어야 한다."고 말한 것처럼

아사나에서 돌아오도록 인도하는 것은 변환하는 동작에서 무엇이 위험한지 이해하고 수련생이 적용할 수 있도록 정확한 신체적 행위를 보여주는 것을 포함한다. 위험의 범위가 아사나와 수련생에 따라 바뀌는 것처럼, 당신의 교육도 다양한 상황에 맞게 맞추어져야 한다. 대부분의 아사나 변환에서 이것은 아사나의 기반으로 다시 자각을 가져오는 것과 안정적인 중심의 느낌을 재확립하는 것으로 시작한다. 수련생에게 마음으로부터 척추라든가 다른 다칠 가능성 있는 부분을 보호하도록 고무하면서, 강사의 구두 신호는 아사나의 안정적 기반이 유지되도록 시퀀스를 설명하고, 수련생을 이끌어주어야 한다. 대부분의 아사나에서 구두 신호는 더 많은 노력을 통해 특정한 에너지로 가져오게 하는데, 이것이 활성화될 때, 다칠 수 있는 부분에 잠재적인 압박을 줄여준다.

예를 들어, 웃티타 트리코나사나로부터 똑바로 서는 자세로 돌아올 때, 특히, 아사나가 어떻게 접근하고 연결되는지 이해하지 못한 수련생은 활력이 없어서 부주의하게 빨리 원위치로 돌아온다. 이런 변환 방식은 아래쪽 등에 긴장을 갖게 하거나 앞쪽다리 뒤넙다리근을 위축시키게 한다. "이런 위험을 최소화하도록 신호를 보내기 위해서는 다음과 같이 지시한다. "호흡을 충분히 내쉬고, 뒤쪽 엉덩이 위에서부터 단단하게 뒷발 쪽으로 뿌리내립니다. 꾸준하고 활기있게 유지합니다. 들이쉬는 숨의 길이에 맞춰 숨을 마시면서 천천히 상체를 원위치로 올려 돌아옵니다.

상체가 옆으로 뻗어지거나 앞으로 굽히는 여러 다른 서서하는 자세에서, 강사는 숨을 내쉴 때 복근의 자연스러운 활동을 강조하는 것과 함께, 숨을 들이쉬면서 몸의 중심을 가볍게 활동시키도록 신호를 줄 수 있다. 예를 들어, 파르스봇타나사나(측면 늘리는 자세)에서 나올 때, 위쪽 몸통의 전 무게가 골반으로부터 앞으로 그리고 밑으로 매달려서, 상체가 다시 수직으로 일어 설 때 낮은 등과 함께 엉덩이 늘림근과 근육이 강력히 수축하게 한다. 이것은 수련생에게 아래쪽 등에 과도한 스트레스를 주게 한다. 이 아사나에서 마지막으로 내쉴 때, 강사는 수련생이 복근을 활성화하고 다리와 발로 더 강력히 중심을 잡아서 심장과 함께 이끌면서 위로 끌어올려야 하고, 배는 아래쪽 등을 더 지지하며 돌아오도록 지시한다.

많은 아사나에서 돌아올 때, 몸의 부분을 다른 곳보다는 바닥으로 움직이게 되는데, 이 경우에 생기는 위험은 조절감을 상실하여 늘려진 것의 반작용으로 근육에 상처를 입거나 바닥에서 균형을 못 잡는 것이다. 이것은 많은 서서하는 자세와 균형잡기, 팔 균형, 그리고 거꾸로 하는 자세에도 포함된다. 예를 들어 시르사사나 Ⅰ(물구나무 자세 Ⅰ)에서 바닥으로 발을 내릴 때, 일반적 경향은 아무 생

각 없이 빨리 다리를 떨어뜨리는 것인데, 이것은 종종 아사나의 기본에 변화(목에 충격)를 가져오고, 몸의 뒤쪽으로 수축시키는 근육이 늘어나는 반발을 초래한다. 여기에서 다시 더 의식적이고, 더 단순하고, 더 안전한 돌아옴을 위하여 중심 잡는 행위, 코어 복근 지지, 그리고 천천히 움직이는 것이 중요한 것이다. 또한 변환적인 선택, 무릎을 구부리고 시작하기, 발을 엉덩이 쪽으로 가져오기, 그리고 발과 다리를 바닥에 천천히 가져가는 쉬운 방법으로써 천천히 허벅지를 가슴 쪽으로 풀어주기를 할 수 있다.

수강반의 수련생 가운데 경험의 수준에 알맞게 안내하기 전에 아사나에서 안전하게 돌아오는 방법에 대한 보여주는 시범을 보여준다. 일단 아사나로 안내하면, 그들에게 돌아오거나 힘을 빼라고 하기 전에 몇 번의 호흡을 하도록 명확한 지시를 한다. 거꾸로 하는 자세에서 돌아올 때, 갑자기 바로 똑바로 서지 않도록 하며, 이렇게 하면 현기증이 나거나 기절할 수 있다.

이런 예시의 공통된 맥락은 모든 아사나 변환에서 수련생이 변환적 이동을 시작할 때 무엇이 일어나는지 느껴주면서, 호흡과 연관해서 점차적인 돌아옴에 중점을 두는 것이 중요하다. 이것은 아사나를 지탱하는데 힘을 썼던 근육의 점진적인 이완을 가져오고, 돌아오면서 새롭게 활성화된 근육으로 더욱 자각하게 해준다. 끝나는 변환이 부드럽고 우아한 만큼, 수련생들은 아사나의 미세한 에너지적인 효과에 더 적응하고, 이것은 다음 아사나에서 더 충분히 그리고 자연스럽게 이어질 것이다.

5 단계 : 아사나 효과 흡수 및 통합하기

Step Five: Absorbing and Integrating the Effects of Asanas

모든 아사나는 몸-마음에 효과가 있다. 우리는 가끔 하나의 아사나에서 다음 아사나로 너무 빨리 움직이기 때문에 더 미세한(그리고 종종 그렇게 미세하지 않은) 많은 효과를 놓치고 있다. 2장에서 언급했듯이, 프라티크리야사나 수련은 아사나 효과를 가장 충분히 흡수하고 통합하는 하나의 중요한 방법이다. 간단한 휴식과 정지 고무하는 것, 특히, 강력한 아사나나 시퀀스 후에, 그것으로부터 진동하는 에너지적인 감각에 젖어보는 것이 중요하다. 이 탐색을 위한 공간을 만드는 여러 방법에 대하여 2장에 있는 부제 "아사나 통합의 심화"를 참조하면 된다.

아사나 계열 내에서 시퀀싱 신호들

Sequencing Cues Within Asana Families

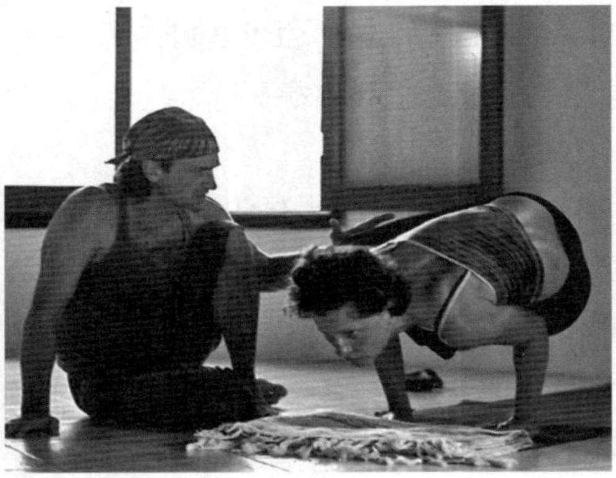

수련생에게 설명하는 데에 인내심을 가져라

우리는 더 명확히 각 아사나 계열에서 지시의 순서를 알아 볼 수 있다. 여기서 소개되는 제안은 수련생을 안내하기 위해서 위에서 소개된 5단계 과정의 더 확장된 맥락에서 접근하여야 한다. 분명히 잠재적으로 말할 것이 많고, 이런 모든 말은 수련생들이 그들의 수련에서 내적 경험이 있는 방식으로 얻어질 수 있다. 충분한 시간과 수련으로, 당신은 효율적이고 분명한 언어로 더 간결하게 함으로써 당신의 지시에서 간결성을 발견한다. 언어적 안내를 정교하게 하기 위하여, 5년간은 한 달에 한 번, 다음 몇 년간은 석 달마다, 그리고 십년 뒤에는 적어도 일 년에 한 번 녹음을 해서 들어본다.

서서하는 자세를 위한 구두 신호

기본적인 아사나로서 타다사나를 사용하여 다음과 같이 기초에서 수련하도록 가르친다.

- 파다 반다를 위한 교육을 하고 발의 앞, 뒤, 안쪽, 바깥쪽으로 똑같이 무게를 균형 잡는 중요성을 가르친다.
- 파다 반다를 활성화하고, 넙다리뼈의 가벼운 내적 회전과 함께 넙다리네갈래근이 수축하면서 넙다리뼈를 다시 압박하는 것을 가르치고, 어떻게 내적 회전이 골반이 치우치지 않게 쉽게 회복시키면서 궁둥뼈 사이의 공간을 넓혀주는 지에 대해 강조한다.
- 대부분의 수련생이 그들의 골반이 앞쪽으로 기울어져 있고, 이것이 아래쪽 등을 압박해서 추간판 문제를 일으킬 수 있다는 데에 유의한다.
  엉덩이 굽힘근, 엉덩이 폄근, 그리고 복근 중심을 열고 강화시키는 수련은 안정적인 골반의 중립성으로 가게 도와준다.
- 파다 반다와 물라 반다 사이의 연결을 느끼도록 안내하고, 아사나 수련 중 물라 반다를 유지하게 권한다.
- 대부분 수련생이 골반의 중립성을 가지면, 척추는 상당한 근육의 불균형이나 척추측만, 척추후만 또는 병적으로 다리 길이가 차이나는 것이 아니면 자연적인 곡선(중립적인 확장)이 있게 될 것이다.
- 완전히 내쉬면서 자연스럽게 일어나는 가벼운 복근의 움직임으로 안내하며, 이것이 얼마나 허리뼈를 안정시키고 늘어나게 하는지 강조한다. 배는 유연하면서도 안정적이어야 한다.
- 갈비뼈 아래 가장자리를 올리도록 하고, 골반의 위 가장자리로부터 멀어지게 함으로써 척추를 더 늘리도록 지시하면서, 갈비뼈(늑골, Rib)가 몸통으로 자연스럽게 부드러워지게

한다.

- 내부로부터 천골을 올리고 넓히도록 지시하면서, 어깨뼈가 등 갈비뼈로 향하여 가볍게 내려가도록 해주며, 심장 중앙을 확장하라고 강조하면서 어깨를 안정화시키고 목을 편안하게 해준다.
- 귀 쪽으로 먼저 어깨를 들어 올림으로써 빗장뼈의 넓어짐을 교육하고, 척추의 아래 그리고 중간 가슴우리(흉곽, Thorax)부에서 정렬을 잃지 않도록 하고 어깨를 다시 밑으로 내린다.
- 귀의 자리를 어깨에 맞추는 것을 느끼도록 가르쳐서 목과 머리의 자리를 정교하게 하고, 그런 다음 턱을 살짝 앞쪽 아래로 당기고, 목의 뒤쪽을 늘리면서 목구멍을 통해 올라가는 것을 느낀다.
- 마지막으로 정수리의 왕관(사하스라라 차크라-역주)에서 하늘 끝까지 의식을 열도록 신호한다.

팔 지지 아사나를 위한 시퀀싱 신호들

팔 균형을 지도할 때, 각 아사나를 위해 뒤에서 묘사된 대로 간단한 예비 수련으로 시작한다. 수련생에게 각각 팔 균형을 두세 번 수련할 기회를 주어야 한다. 시도할 때 무엇이 일어나는지 면밀히 지켜보도록 요구해야 한다: 팔지지를 어디에서 느꼈는가? 어디를 응시하는가? 호흡의 흐름은 어떠한가? 무엇 때문에 아사나에 나오게 되었는가? 무엇을 생각하게 하는가? 무엇을 느끼게 하는가? 이렇게 매번 아사나를 할 때 무엇이 일어나는지 계속 생각하도록 권장하며, 아사나를 더 단순하고, 더 안정적이고, 더 재미있게 만들도록 그들이 하고 있는 것을 점차 정교하게 지도한다.

- 손으로 하는 것이든, 팔과 손으로 하는 것이든 그 기반을 설명한다.
- 손을 쓸 때, 손가락들은 활짝 벌리도록 강조하지만, 엄지의 기저와 검지의 자뼈 사이의 엄지두덩이 공간에서 신경과 인대가 긴장되지 않도록 엄지는 너무 벌리지 않도록 한다.
- 손바닥 전체를 통해 균형 잡힌 지탱을 가르치는데, 균형 잡힌 기반을 형성하고 손목 관절의 압박을 균등하게 해주기 위해서 검지의 관절을 통해 강하게 뿌리내리는 것을 포함한다. 이 행위는 안쪽 팔뚝을 감아 내리는(동시에 어깨를 척추로부터 넓게 밖으로 회전시킨다) 느낌을 만듦으로써 강화된다.
- 강하게 손으로 고정하는 것과 손목, 팔, 어깨를 통해서 올라가는 것의 관계를 설명한다.
- 목에 긴장하지 말고 일반적으로 엄지 간격의 한 점에 집중하여 응시한다.
- 어깨에서 안정적으로 떠오르는 느낌을 권하며, 충분히 안정성을 유지하게 하면서 위치를 정교하게 하고 어깨 관절에서 압박을 줄이기 위해서 충분히 움직일 수 있게 한다.
- 바카사나는 튼튼한 복근으로 어깨 위로 골반을 올려주는 아사나인데, 몸 가운데로 에너지를 끌어당기는 것이 균형과 가벼움을 주는 아도 무카 브릭사사나(거꾸로 선 나무 자세)같은 아사나에서는 더욱 안정성을 형성하기 위하여 복근 중심(가벼운 물라 반다와 웃디야나

반다)의 꾸준한 활동을 강조한다.

발과 다리가 함께 하는 팔 지지 아사나에서, 수련생에게 안정성을 원칙으로, 그것을 유지하는데 전념하도록 권장한다.

팔 지지의 기초 아사나: 얼굴이 아래로 향한 개 자세

Down Dog as the Foundational Arm Support Asansa

시퀀싱 교육의 기본적인 원칙들을 따르면서, 바닥으로부터 일어나고, 가장 긴장과 부상의 위험이 있는 곳: 손목, 어깨, 뒤넙다리근으로부터 전체적인 아도 무카 스바나사나(얼굴이 아래로 향한 개 자세)를 하는 것을 안내한다. 우리는 교대로 (손으로부터 올라오는) 상체와 (발로부터 올라오는) 하체를 살펴본다. 아도 무카 스바나사나는 뿌리내림과 확장의 원칙을 배우고 형성하는 탁월한 아사나이다. 수련생에게 팔 전체와 손가락 끝으로 강하게 압박하도록 권하면서, 손목 관절에서의 압박을 균형 잡는 방법으로서 검지의 관절을 뿌리내리도록 면밀히 유의하도록 한다. 이 뿌리 내리는 행위는 팔의 꼭대기에서 비롯되어야 한다. 그렇게 하면서 수련생에게 손목, 팔꿈치, 그리고 어깨 관절을 통해 자연적인 늘어남 가운데서 이 뿌리내리는 행위의 "반작용(rebound effect)"를 느꼈는지 물어본다.

손가락들은 활짝 펴주어야 하지만, 엄지만은 3분의 2 정도만 펴주어서 엄지와 검지 사이 엄지두덩 공간에 있는 인대를 보호해준다. 일반적으로 중지는 어깨와 일렬로 평행이 되어야한다. 수련생의 팔이 평행인지 살펴 보아라; 이것은 수련생의 손이 어깨와 일직선을 이루는지 가르쳐준다. 손목을 어깨에 정렬시키는 것은 어깨가 알맞게 외적으로 회전하게 해주고, 그것은 작은원근과 가시아래근(주요 네 회전근 중의 둘)을 활성화시키고 강화시킨다. 그리고 등쪽 갈비뼈에 어깨뼈를 당겨서 어깨 관절을 안정화시키고, 윗 등에 걸쳐 더 많은 공간을 만든다, 따라서 목이 더 쉽게 이완되게 한다. 만약 수련생이 팔을 늘리는 데 어려워한다면, 손을 약간 바깥으로 놓도록 하며 서로 질문을 하면서 조절 한다; 수련생이 팔꿈치를 지나치게 늘린다면, 그에게 손바닥을 가볍게 안으로 돌리게 한다.

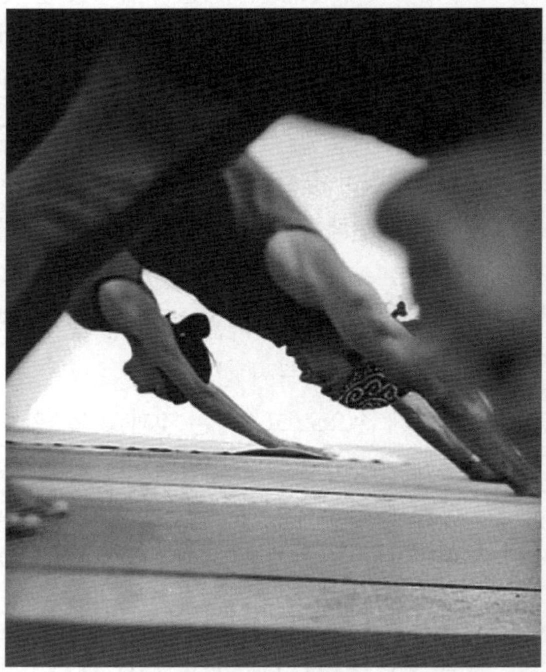

아도 무카 스바나사나

딱딱하거나 약한 어깨는 아도 무카 스바나사

나에서 목, 등, 팔꿈치, 손목, 그리고 어깨 자체에 대부분 위험을 낳는다. 어떤 경우든 이 아사나에서는 적절한 노력이 힘과 유연성을 발달시키고, 어깨가 충분히 굴곡을 이루게 열어주고, 더 깊고 더 균형 잡힌 힘을 발달시켜 준다. 어깨뼈는 등 갈비뼈에 지탱해 뿌리내리고 있어야 하고, 어깨뼈를 척추로부터 밖으로 뻗어내야 한다. 외적으로 돌리는 어깨는 손바닥 안을 들리게 하는 경향이 있다는 것에 유의해야 한다. 이것은 내적으로 돌리는 팔뚝에 의해 대치될 수 있다.

뿌리내림과 확장 원칙은 똑같이 아래쪽 몸에도 적용된다. 발의 볼록한 곳에 뿌리 내리는 것은 안쪽 아치를 올리도록 도와주고, 이것은 파다 반다의 한 가지 효과이다. 이것은 물라 반다를 일깨우는 데 자극을 줄 것이다. 발은 엉덩이 거리만큼 벌리거나 그것보다 조금 넓게 벌리는데, 발의 바깥쪽 모서리는 평행을 유지한다. 허벅지를 단단히 하고 넙다리뼈 위를 강하게 압박하는 것은 아사나에서 척추를 늘이는 데 있어 (뿌리 내린 손과 함께) 핵심 행위이다. 허벅지를 단단하게 하면서, 수련생에게 안쪽 허벅지를 가볍게 뒤로 감도록 하여 엉치뼈에서 압력을 완화시켜주면서, 두덩뼈는 뒤로 그리고 위로 끌어올리고 꼬리뼈는 뒤로 그리고 가볍게 밑으로 끌어준다. 어떤 수련이든 이 아사나에서 처음 몇 번은, 다리로 자전거 타기, 각 엉덩이 쪽으로 비틀고, 우아하게 걷고, 번갈아 걷기 그리고 몸의 양쪽으로 길게 늘여주는 뒤쪽 다리의 힘줄, 아래쪽 등, 어깨, 발목, 그리고 발을 탐색하면서 부드럽게 열어주기를 한다. 이 동작은 느낌이 좋고 몸에도 좋을 수 있다.

아주 유연한 수련생은 아도 무카 스바나사나에서 무릎을 너무 뻗는 경향이 있다. 무릎을 살짝 구부리도록 안내한다. 단단한 엉덩이와 뒤넙다리근을 가진 수련생은 다리를 반듯이 뻗는 것이 어렵거나 아프거나 불가능할 것이다. 그들에게 다리를 좀 더 벌리게 해서(심지어 요가 매트만큼 넓게) 골반의 앞 회전과 허리뼈의 자연스런 굴곡을 쉽게 해주게 한다. 점차적으로 뒤넙다리근과 엉덩이 폄근의 유연성을 심화시키는 데로 나아가면서 아사나를 유지하며 무릎을 구부리는 것은 괜찮다고 알려준다.

규칙적인 수련을 하면, 목은 충분히 강하고 유연하게 되어서 (귀는 팔과 정렬을 이루고) 위팔 사이에 머리를 유지하도록 도와준다. 그 힘이 개발되기까지 목이 이완되고 머리도 긴장이 없도록 한다. 숨을 내쉬는 순간마다, 수련생은 복근이 가볍고 자연스럽게 활동하는 것을 느낀다. 숨을 들이쉬며 배에서 움켜쥠이나 압박감이 없이 가볍고 섬세한 활동을 유지하도록 한다. 수련생의 자각을 균형 잡힌 웃자이 프라나야마, 뿌리내림과 확장, 안정된 시선, 그리고 꾸준함과 편안함의 함양으로 돌아오게 해서 유지하도록 지도한다.

젖히기를 위한 시퀀싱 신호

- 이완해라. 이것은 지금까지 가장 깊고 가장 안전한 젖히기로 들어가는 가장 효과적인 방법이다.
- 기반을 확립해라. 젖히기를 위한 정신적 준비는 자각을 척추와 심장 센터로 가져온다. 이곳이 우리가 궁극적으로 젖히기에서 자각을 끌어오기를 원하는 곳이면서, 기반의 안정성이 가장 깊은 가능한 젖히기로 더 안전하게 이동하도록 해줄 것이다.
- 허벅지를 회전해라. 안쪽돌림은 가장 효과적으로 지도되어지고, 타다사나에서 그런 다음 세투 반다 사르방가사나에서 허벅지 사이에 블록을 쓰는 것으로 느껴지고 다시 블록을 끌어들이거나(타다사나에서) 내려놓는 것이(세투 반다 사르방가사나에서) 느껴진다. 발바닥이 바닥에 있을 때, 파다 반다를 적용하여 이 행위를 강화한다.
- 결코 둔부를 일부러 쥐어짜지 마라. 대신 큰볼기근의 윗 쪽(더 수평적인) 조직을 완화시키도록 설명해주는데, 이것은 만약 수축시키면, 바깥쪽으로 허벅지를 가쪽돌림시켜서 척추 기저에 있는 엉치엉덩관절에 압박을 더하게 한다.
- 골반을 뒤로 회전해라. 이 동작은 허리뼈에 더 많은 길이를 당기게 하고, 아래쪽 추간판에 압력을 덜어주어서 척추 위로 젖히기는 것을 돕는다. 더욱이 수련생에게 위앞엉덩뼈가시(전상장골극, ASIS뼈)을 앞쪽 갈비뼈 아래로 가져오도록 요구하여 더 설명해준다.
- 더 큰 척추의 확장(예를 들면 더 깊은 젖히기)을 허용하도록 척추를 통해서 길이를 만들어라. 척추를 따라 이완한 후, 척추를 가능한 한 길게 늘인다.
- 등뼈에서 젖히기에 집중한다. 등뼈에 갈비뼈가(근육과 함께) 결합되어있는 것이 등뼈의 구조와 결합되어서 척추의 확장을 제한하고 허리뼈와 목뼈 부분에서 과도한 구부림으로 이어진다.
- 마지막으로 목뼈를 확장해라. 목뼈가 치우치지 않게 두고 등뼈를 통해 젖히기를 최대화한 후에야 확장시킨다.
- 어깨뼈의 아래쪽 끝을 심장 쪽으로, 안으로 그리고 위로 끌어당겨라. 이것은 젖히기의 흉부를 더 깊게 하고 심장 센터를 더욱 열어준다.
- 복장뼈를 위로 올려라. 이것은 심장 중앙을 더욱 확장해 준다.
- 호흡을 꾸준히 부드럽게 유지하라. 마치 심장을 통해서 팽팽한 영역으로 들어가듯 호흡해라.

비틀기를 위한 시퀀싱 신호

- 깊게 호흡하며 뿌리 내리고, 위로 길게 늘이는 것은 더 깊은 비틀기의 비결이다.
- 비틀기를 할 때, 척추뼈는 자연적으로 가깝게 당겨지며 가슴우리와 폐를 압박한다. 그것은

충분히 들이쉬고 부드럽게 내쉬는 것을 더욱 힘들게 한다. 뿌리내림과 확장을 강조할 때, 깊게 들이쉬고 천천히 내쉬는 것을 더욱 강조해주어라.

- 다른 아사나처럼 특히, 앉아 비틀기에서 늘려주는 것의 핵심은 뿌리내리기이다. 수련생에게 앉아서 하는 모든 비틀기에서 궁둥뼈와 골반을 통해서 단단히 뿌리 내리게 해서 등 아래쪽의 길이와 안정성을 유지하게 하도록 가르쳐라.
- 아르다 맛센드라사나(반 물고기 자세)에서처럼 한 발이 바닥에 있다면, 뿌리-확장 관계를 강화시키기 위해 마치 한발로 서있는 것처럼 내리 누르도록 설명한다.
- 앉아있거나, 누워있거나, 숨을 들이쉬면서 척추를 통해 더 늘리도록 안내하면서, 숨을 내쉬면서 더 깊은 비틀기를 하는 더 많은 공간을 만들도록 한다.
- 이 과정을 힘차게 수련하도록 권하면서, 숨을 들이쉬며 비틀기에서 가볍게 빠져나오고, 그래서 늘리는 데에 더 쉬어지고, 다음 내쉬는 숨에 더 회전되며, 계속 해서 비틀기에서 나올 때까지 이런 식으로 해주도록 한다.
- 비대칭으로 앉아 비틀기에서는 수련생에게 궁둥뼈를 평평하게 하고 골반이 치우치지 않게 한다; 궁둥뼈(좌골, Ischium)와 골반 옆면의 흐름은 뒤로 이동해서 틀어지기 쉬운데, 이것은 비틀기가 깊어진다는 착각을 주게 되고, 허리뼈 쪽으로 더 틀어지게 하고, 골반이 뒤로 빠지게 만든다.
- 누워서하는 비틀기에서는 무릎을 반대쪽 바닥에 대는 것과 어깨를 바닥에 대는 것에 관심을 갖도록 한다; 이것은 등 아래에서보다 등뼈에서 더 비틀어지게 도와준다.
- 목은 평평하게 유지하거나 편안하다면 같이 돌려준다; 비틀기 할 때 어깨뼈를 등 밑으로 내리고 빗장뼈에서 펴지게 해줌으로써 목에 공간과 편안함을 더해 줄 수 있다.
- 모든 비틀기에서, 등뼈중간으로부터 움직임을 시작하게 하고, 등뼈중간으로부터 척추를 위 아래로 비틀어준다.
- 비틀기를 유지할 때, 안전과 주의사항을 지도한다.
- 양쪽을 똑같이 비틀어 준다. 만약 수련생의 궁둥뼈를 받쳐주고 있는 소도구의 두께가 일정치 않을 경우, 균형을 이루게 함으로써 높이를 조절하도록 한다.

굽히기를 위한 시퀀싱 신호

- 굽히기를 하기 전에, 자각을 호흡으로 부터 가져오고, 호흡을 통해서 척추 전체로 가져오며, 척추를 이완시키고 늘리는데 중점을 둔다.
- 모든 앉아서 하는 굽히기 자세에서는 궁둥뼈의 중심 유지가 중요한 행위가 되게 한다. 이것은 단다사나에서 가장 잘 전해진다; 궁둥뼈를 통해 자연스럽게 뿌리 내리는 것은 척추를 통해서 그리고 발로 빠져나가는 에너지 선이 일깨워지게 하고, 안전하고 깊게 앞으로 구부리기 위한 기반을 마련해 준다.
- 단다사나로 앉아 있을 때, 수련생의 자세를 평가해라; 수련생이 (엉치뼈를 약간 앞으로

기울이고) 골반의 중립성을 가질 수 없다면, 견고한 소도구 위에 앉아 그 중립성을 수월하게 만들고, 척추를 늘리려고 해야 한다.

- 앞으로 하는 구부리기를 골반의 앞 회전을 통해 시작하고 최대화하면서, 척추의 중립적 연장을 최대화한다. 많은 수련생에게 척추의 중립성은 대부분의 앉아서 굽히기를 하면서 똑바른 자세로 유지한다는 것을 의미한다.
- 아파나사나(바람 빼기 자세)와 숩타 파당구스타사나(누워서 엄지발가락 잡는 자세) 같은 누워서 하는 굽히기 자세는 아래등과 다리 뒤에 있는 넙다리근에 가장 용이하다.
- 한 다리나 두 다리를 뻗고 앉아서 하는 굽히기 (단다사나 또는 파스치못타나사나에서, 안쪽으로 허벅지를 회전하면서, 골반의 앞 회전을 쉽게 하기 위해 허벅지를 눌러주어서 아래등에 공간을 유지하게 해준다.

거꾸로하는 자세를 위한 시퀀싱 신호

거꾸로 하는 자세에서 가장 큰 신체적 위험은 목에 대한 것이다(이것은 비파리타 카라니[역전 자세] 에는 적용되지 않는다). 거꾸로 자세를 세우는 데에는 위험을 최소화하는 방식으로 명확하고 꼼꼼한 안내를 하는 것이 중요하다. 목뼈에 문제가 있는 수련생은 목을 더 긴장시키는 어떤 아사나도 수련하지 않도록 충고 한다. 여기서는 다른 거꾸로 하는 자세를 논의 하기 전에 가장 일반적으로 가르쳐지는 거꾸로 하는 자세– 살람바 시르사사나 I 과 살람바 사르방가사나(어깨 서기 자세)를 자세히 알아본다.

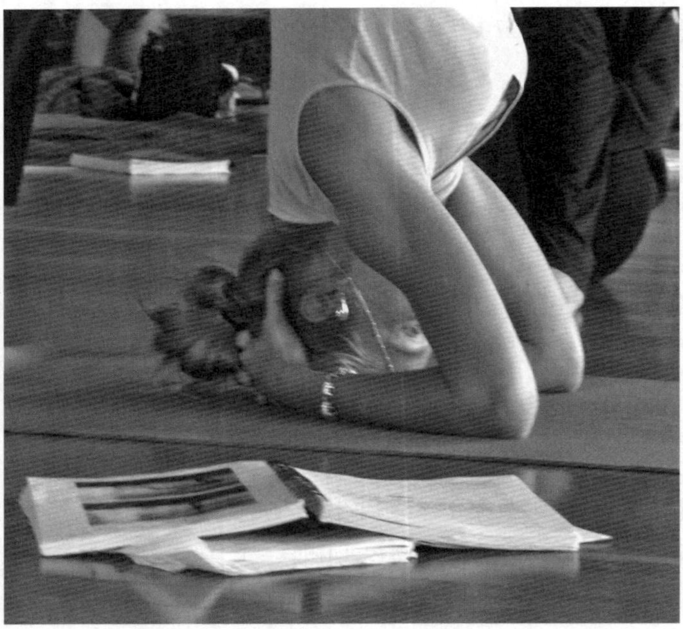

살람바 시르사사나 I

살람바 시르사사나 I 을 위해서는:

- 수련생이 이 아사나가 처음이면, 벽에서 수련해 보도록 해라.
- 두 기본적인 뿌리내림을 가르쳐라: 팔꿈치와 정수리. 팔꿈치를 어깨 넓이로 벌리고 팔로 자세 잡는데서 시작한다.
- 무릎과 팔뚝을 바닥에 대고 시작한다. 손가락을 교차할 때, 손바닥을 벌리고 손가락을 충분히 풀어서 손목의 자뼈(척골, ulnar) 면에서 팔꿈치까지 단단히 뿌리 내릴 수 있도록 한다.
- 머리 위는 바닥 위로 바르게 놓여지고, 머리 뒤는 엄지의 밑면으로 가볍게 받쳐주어야 한다.

- 천천히 다리를 쭉 펴게 하고, 단단히 팔뚝으로 눌러주고, 어깨뼈를 뒷쪽 갈비뼈 아래로 끌어주고, 어깨를 손목에서 밀어 간격을 멀리한다.
- 이 자세를 유지하면서 다리를 팔꿈치 쪽으로 걸어가게 해서 엉덩이를 어깨 위로 가능한 한 높게 가져간다; 여기에서 척추를 길게 늘이려고 한다. 지속적인 웃자이 프라나야마와 드리스타나를 하도록 한다.
- 팔꿈치를 통해서 단단히 뿌리를 내리고, 무릎은 가슴 쪽으로 당기고, 발뒤꿈치는 엉덩이 쪽으로 당겨서 골반을 위로 회전하여, 올려 천천히 다리를 하늘로 곧게 뻗어주도록 한다.
- 일단 위아래가 바뀌면, 팔뚝에서 뿌리내리는 것으로 자각을 가져으고, 팔꿈치를 실제로 움직이는 것은 없이 서로 당겨지는 느낌을 갖도록 설명해준다; 이것은 어깨를 넓혀주고 커다란 등 근육을 활성화하고, 안정감을 더해준다.
- 이제 다른 뿌리내림의 근원을 강화해 본다; 정수리를 비교적 굳게 누르면서 뿌리내림 – 확장 효과를 촉발시키고, 척추 세움근과 뭇갈래근을 척추 가까이로 활성화시킨다. 이것은 목에서 압박을 덜어주고, 전체 척추를 길게 하며, 안정된 가벼운 느낌을 불러일으킨다.
- 마지막으로 발목을 같이 가져와서, 강하게 발을 굽히고(엄지가 정강이 쪽으로), 힘차게 뒤꿈치를 뻗어, 발을 곧게 뻗게 하고 연꽃잎처럼 엄지를 뻗어준다.
- 시르사사나 부터 돌아올 때는, 가장 쉬운 방식은 무릎을 구부리고 허벅지를 가슴으로 당겨서 천천히 발라사나로 낮추어준다.

살람바 사르방가사나를 수련할 때, 대부분 수련생의 목이 바닥쪽으르 압박된다. 여러 번 하면서 윗등, 어깨, 팔, 그리고 가슴이 열리고 힘을 가지게 되면 목은 바닥을 압박하지 않는다. 그렇게 발달하기까지 접은 담요를 써서 토대를 세우고, 담요 모서리로부터 3인치(7.5cm) 정도 안에서 어깨로 누워준다. 일단 다리가 머리 위로 보내지면, 어깨가 토대 위에 있고, 목은 원활하고, 머리는 바닥 위에 두어야 한다.

여기서 다음과 같이 지도한다:

- 팔을 옆으로 내리고 숨을 내쉬며, 손바닥으로 누르고, 천천히 다리를 머리 위로 끌어서 할라사나(쟁기 자세)로 만든다.
- 발이 바닥에 닿지 않으면, 아르다 살람바 사르방가사나에서 손과 팔꿈치로 엉덩이를 지지하거나, 내리면서 발을 위해 머리 위에 의자나 벽을 놓고 수련한다.
- 발이 머리 위로 바닥에 닿으면, 등 뒤로 손을 깍지 끼고, 어깨를 가볍게 떨어뜨려가며 몸 무게를 어깨 위쪽으로 가져오도록 한다.
- 다리를 활력있게 하기 위하여 발을 단단히 바닥으로 밀어주고, 넙다리뼈를 위로 올려주어 골반이 앞으로 회전해서, 허리뼈를 통해서 더 길어지게 한다. 가능하다면 바닥 쪽으로 굽혀 발을 쭉 뻗도록 해라; 필요하다면 발가락을 아래로 밀어내고, 발을 블록, 의자, 또는 벽 위에 놓아서 활용할 수도 있다.

- 이제 가능하면 손을 바닥 가깝게, 등에 두고(등을 받치고), 천천히 하늘을 향하여 뻗어 올린다(가장 쉬운 방법은 무릎을 구부리고, 번갈아 올리다 보면 다리가 쭉 뻗어 올라가게 된다.)

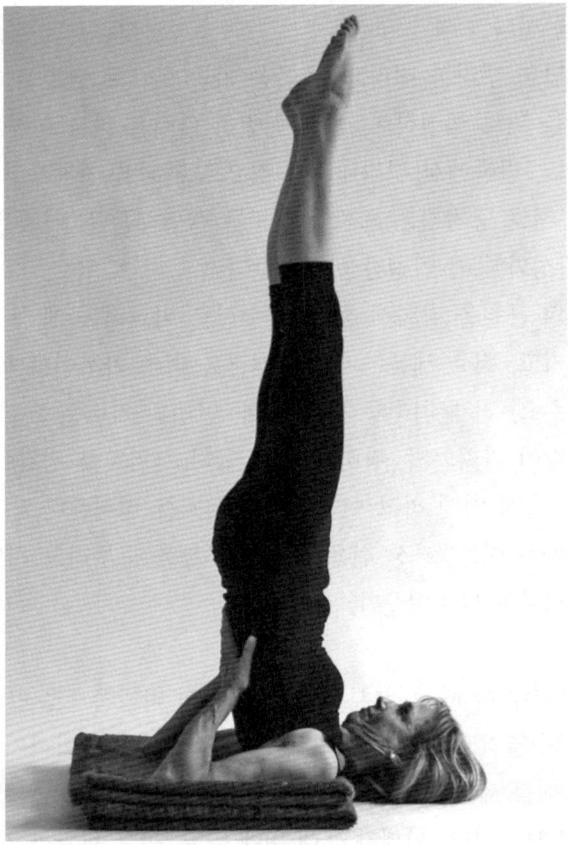

살람바 사르방가사나

II 부

초급, 중급, 상급반 수업 디자인하기

Designing Beginning, Intermediate, and Advanced Classes

제 5 장

수리야 나마스카라

Surya Namaskara-Sun Salutations

태양이 떠올랐네요. 이제 모든 게 괜찮을 거예요.

— 조지 해리슨(GEORGE HARRISON)

수리야 나마스카라(태양경배)는 1930년대에 K. Y. 리예르(Lyer)와 T. 크리슈나마차리아 (T. Krishnamacharya)[1]의 혁신적 작업을 통해 처음으로 도입된1 요가 아사나 수련법으로 초보자들이 하기에 가장 훌륭한 아사나 실습법이다. 요가수련생들은 대부분 수리야 나마스카라를 다양하게 변형시켜 수련한다. 요가 수업에서는 호흡과 동작을 똑같이 하여 일치감을 느끼기도 한다. 수리야 나마스카라를 하면, 몸 전체가 따뜻해지면서 깨어나고, 근육은 부드러워지며, 관절은 열리고, 신경계와 혈액순환계와 미세한 에너지 통로들도 자극을 받는다. 또한 동시에 의식의 각성을 가져오면서 호흡, 몸, 마음과 영혼이 동작과 하나가 되기 시작한다. 수리야 나마스카라는 모든 아사나들을 기반으로 창조적으로 발전된 연속동작이다.

세상에는 수리야 나마스카라를 변형시킨 수많은 동작들이 있다. 제니타 스텐하우스(Janita Stenhouse)는 자신의 저서 『태양 요가(Sun Yoga)』(2001)에서 수리야 나마스카라의 변형동작을 25가지로 소개하고 있다. 여기에는 세 종류의 수리야 나마스카라, 곧 고전 수리야 나마스카라와 수리야 나마스카라 A와 수리야 나마스카라 B를 주로 안내하고자 한다. 한 종류의 수리야 나마스카라에도 수련생들의 능력과 조건에 맞추어 응용할 수 있는 수많은 변형 동작과 자세들이 있다.

표 5.1 수리야 나마스카라의 12가지 동작

아사나		사진 종류
1. 타다사나(Tadasana, 가슴 앞으로 합장한 자세, 또는 산 자세)	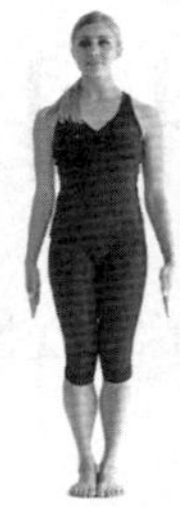	고전, A, B
2. 우르드바 하스타사나(Urdhva Hastasana, 위로 팔 뻗기 자세)	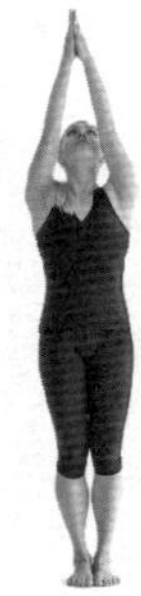	고전, A
3. 웃타나사나(Uttanasana, 서서 앞으로 굽히기 자세)	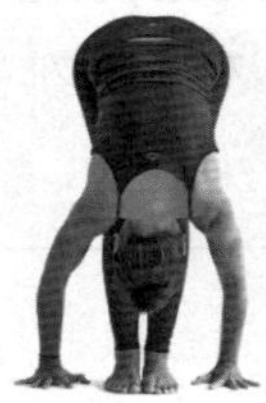	고전, A, B
4. 아르다 웃타나사나(Ardha Uttanassana, 반 서서 등펴기 자세)	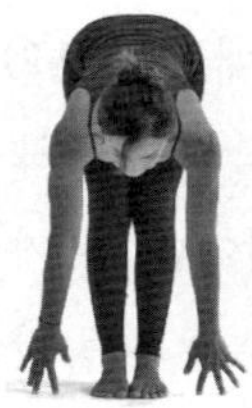	고전, A, B
5. 안자네야사나(Anjaneyasana, 낮은 런지 자세)	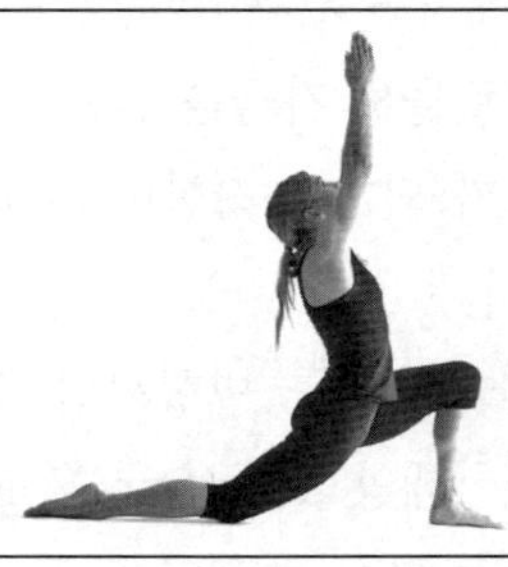	고전

표 5.1 수리야 나마스카라의 12가지 동작 (계속)

아사나		사진 종류
6. 팔라카사나(Phalakasana, 널빤지 자세)	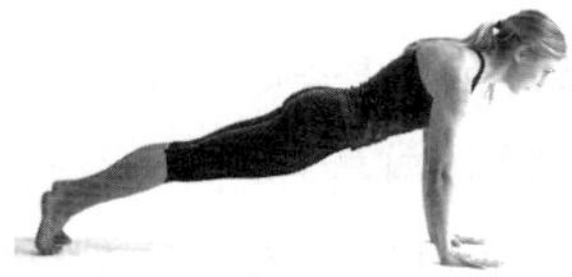	고전 (A/B 선택)
7. 차투랑가 단다사나(Chaturanga Dandasana, 사지 막대 자세)	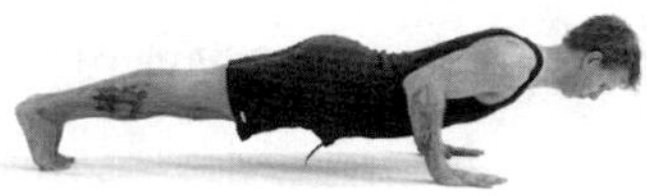	A, B
8. 살라바사나 B(Salabhasana B, 메뚜기 자세 또는 '쉬운 뱀 자세)	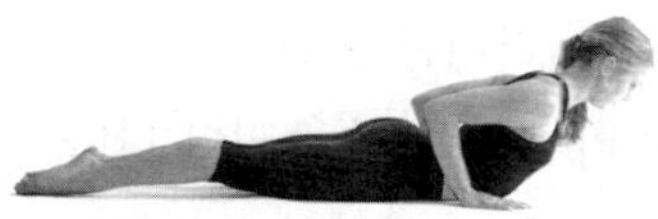	고전(A/B선택)
9. 웃카타사나(Utkatasana, 의자 자세)	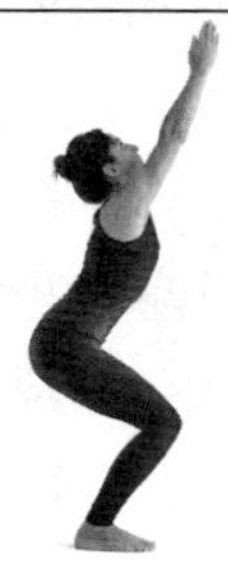	B
10. 우르드바 무카 스바나사나(Urdhva Mukha Svanasana, (얼굴이 위로 향한 개 자세, 상견 자세)	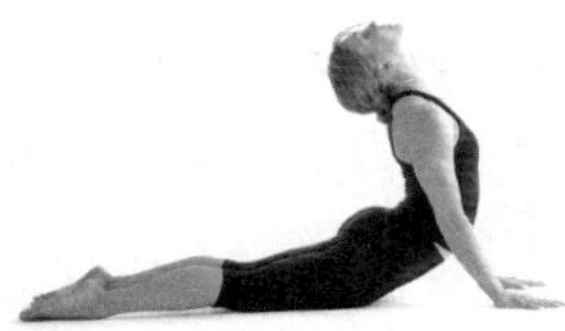	A, B
11. 아도 무카 스바나사나(Adho Mukha Svanasana(얼굴이 아래로 향한 개 자세, 하견 자세)	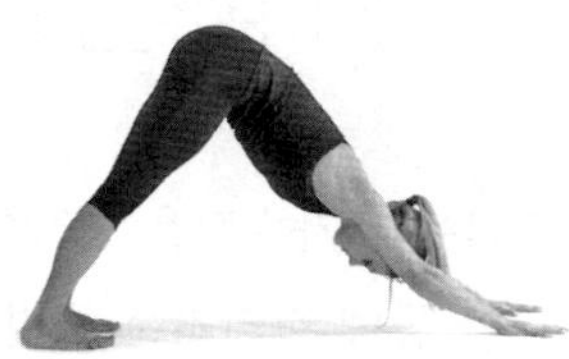	고전, A, B
12. 비라바드라사나 I (Virabhadrasana I, 전사 자세 I)	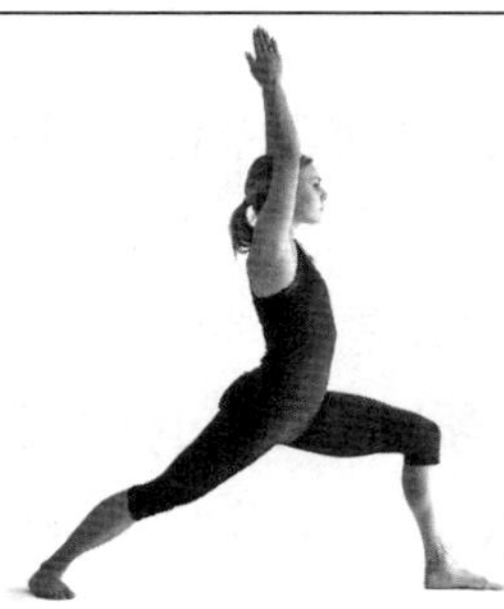	B

수리야 나마스카라의 일반적인 특징들

General Properties of Surya Namaskara

- 수리야 나마스카라는 몸의 움직임과 호흡을 연결시키는 첫 동작으로 매우 좋다.
- 온 몸을 따뜻하게 하고 다른 아사나 동작들을 준비하기에 탁월하다.
- 고전 수리야 나마스카라는 움직임이 과격하지 않아서 아침 수업이나 초보자들에게 적당한 시퀀스다.
- 수리야 나마스카라는 척추의 세움근과 엉덩이의 굽힘근과 팔이음뼈를 각성시키기에 좋은 시퀀스다.
- 초보자 수업에서는 수리야 나마스카라를 준비하는 단계로 '고양이와 개 자세' 와 등 대고 누워서 뒤넙다리근을 늘리기와 어깨를 열어주는 동작들을 실행해 주는 것도 좋다.
- 수리야 나마스카라 A는 고전 수리야 나마스카라보다 온 몸을 더 뜨겁게 데워 깨운다.
- 수리야 나마스카라 B는 어려운 동작들로 경험자들에게 적당하며, 이 시퀀스를 통해 우리는 엉덩이의 굽힘근을 비롯하여 골반의 중립과 척추의 늘어남과의 관계를 더 깊이 경험하게 된다.
- 우르드바 하스타사나와 웃카타사나, 안자네아사나와 비라바드라사나 I에서 어깨 구부리기뿐만 아니라 유연하게 연결되는 자세들에서 팔과 어깨의 역동적인 움직임은 젖히기 자세와 거꾸로 하는 자세를 준비하는 데 매우 좋다.
- 뒤넙다리근의 스트레칭은 더 깊이 숙이는 굽히기 자세와 서서 하는 아사나들을 준비시켜 준다.
- 춤추는 전사 자세와 같은 창조적인 플로우 시퀀스들은 절정 아사나(peak asana) 과정에서 열려야 하는 특정 부분에 초점을 맞춰서 짜기도 한다.

고전 수리야 나마스카라 Classical Surya Namaskara

고전 수리야 나마스카라는 요가수련을 시작할 때 하면 좋은 시퀀스다. 아사나들을 연결시킨 이 시리즈는 아사나의 수련을 통해 길러지는 물리적 특성들을 강조한다.

- 타다사나 또는 사마스티히를 통해 우리의 몸은 땅에 뿌리를 내리고 확장되며 마음은 평정을 찾는다.
- 우르드바 하스타사나를 통해 척추가 바르게 정렬하고 늘어난다.
- 웃타나사나를 통해 등이 이완되면서 쭉 늘어난다.
- 아르다 웃타나사나를 통해 몸을 앞으로 반 굽힌 상태에서 척추가 늘어나고 가슴도 깨어난다.
- 안자네야사나를 통해 엉덩이의 굽힘근과 넙다리네갈래근과 팔이음뼈가 쭉 늘어나고

감각들이 깨어난다.

- 팔라카사나를 통해 양팔과 어깨와 가슴과 코어(core 등과 복부로 연결되는 근육이 자리하는 몸의 중심-역주)가 튼튼해진다.
- 살라바사나 B를 통해 척추 세움근과 엉덩이 폄근이 튼튼해진다.
- 아도 무카 스바나사나를 통해 전신이 늘어나고 튼튼해진다.

고전 수리야 나마스카라는 시퀀스 1에 나와 있는 동작들을 물 흐르듯 연결해서 실시한다. 호흡과 호흡 사이에 자연스럽게 정지하는 순간이 있는데 각각의 아사나들은 그 길이만큼 유지하면 된다. 아사나들의 들고나는 움직임에 따라 호흡도 달라지는데 그 조합을 알고 싶으면 표 5-2를 참고로 한다. 아사나들에 대해 더 자세히 알고 싶으면 스티븐스 Stenphens(2010, 159-67)을 참조하거나 www.markstephensyoga.com/resources를 참조한다.

표 5-2 고전 수리야 나마스카라에서 호흡과 동작을 위한 신호

들숨	날숨
1. 사마스티히에서 우르드바 하스타사나로 전환하면서 팔을 위로 들어올린다.	2. 상체를 숙여 접으면서 웃타나사나를 취한다.
3. 척추와 가슴의 중심을 앞으로 쭉 늘여서 아르다 웃타나사나를 취한다.	4. 오른발을 뒤로 빼서 무릎을 바닥에 놓는다. 발등은 눕힌다.
5. 상체와 팔을 들어 올려 안자네야사나를 취한다.	6. 두 팔을 옆으로 해서 내려놓는다.
7. 왼발을 뒤로 빼서 팔라카사나를 취한다.	8. 무릎과 가슴과 턱을 차례로 바닥에 내려놓는다.
9. 두 팔로 바닥을 밀면서 가슴을 들어 올려 살라바사나 B를 취한다(양발로 바닥을 세게 누른다).	10. 양 무릎과 양손으로 바닥을 짚은 뒤에 아도 무카 스바나사나를 취하거나 아니면 바로 아도 무카 스바나사를 취한다.
11. 오른 발을 양손 사이에 놓고 상체를 일으켜 안자네야사나를 취한다.	12. 들어 올린 팔을 옆으로 해서 내려놓는다.
13. 척추와 가슴의 중심을 앞으로 쭉 늘여서 아르다 웃타나사나를 취한다.	14. 상체를 숙여 접으면서 웃타나사나를 취한다.
15. 양팔을 위로 올려 손바닥을 붙여서 우르드바 하스타사나를 취한다.	16. 가슴에서 합장하면서 사마스티히를 취하는 동안 늘려진다.

[시퀀스 1] 고전 수리야 나마스카라

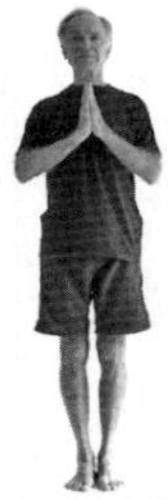

1. 사마스티히
1-5분. 인사를 하고 목적을 세운 뒤 지도를 시작한다.

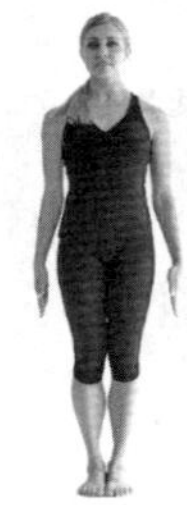

2. 타다사나
날숨.

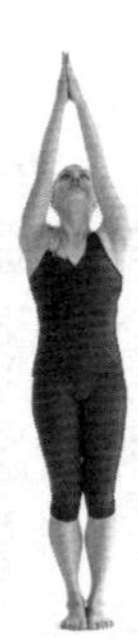

3. 우르드바 하스타사나
들숨. 팔을 합장한 뒤 그대로 머리 위로 올려 뻗는다.

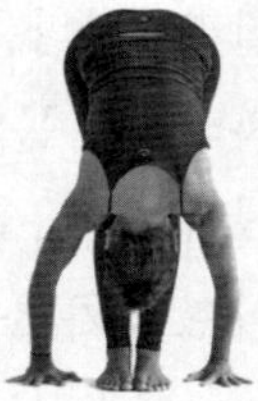

4. 웃타나사나
날숨. 합장한 팔을 앞으로 뻗어 내리면서 천천히 상체를 접는다.

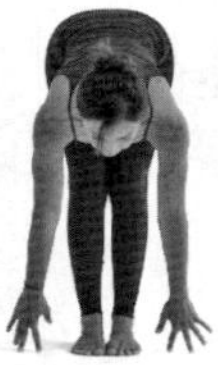

5. 아르다 웃타나사나
들숨. 가슴을 수평으로 평행하게 들어올린다.

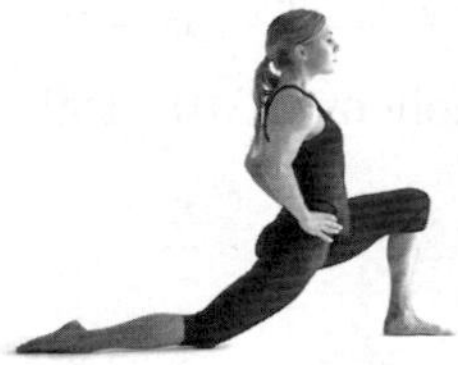

6. 안자네야사나 준비동작
날숨. 오른발을 뒤로 빼서 무릎을 바닥에 놓는다. 발등은 눕힌다.

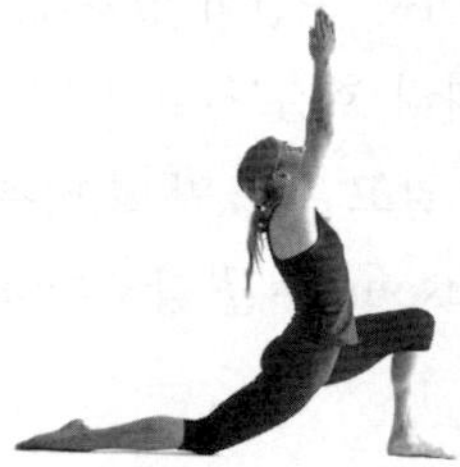

7. 안자네야사나
들숨. 양팔을 머리 위로 들어올린다.

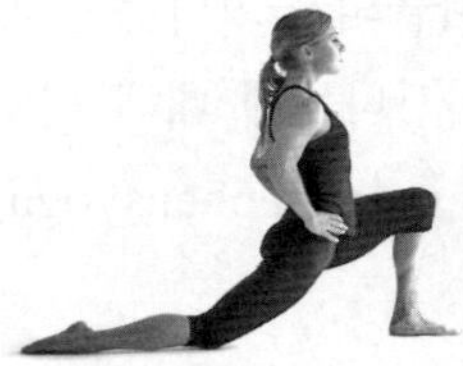

8. 안자네야사나 준비동작
날숨. 손가락이 바닥을 향하도록 위치시킨다.

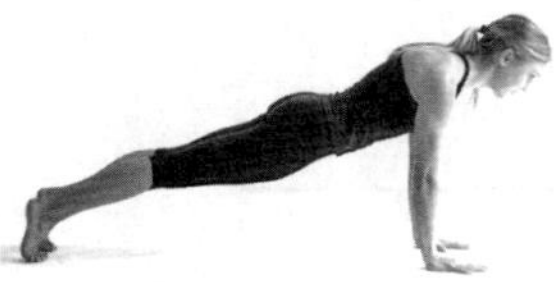

9. 팔라카사나
들숨. 왼발을 뒤로 빼서 널빤지 자세를 취한다.

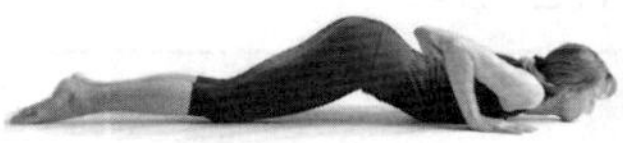

10. 아슈탕가 프라남
날숨. 무릎과 가슴과 턱을 바닥에 내려놓는다.

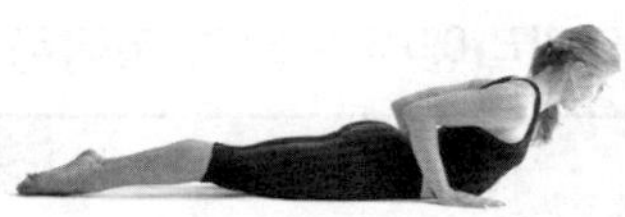

11. 살라바사나 B
들숨. 손으로 바닥을 밀어서 어깨를 팔꿈치 높이로 들어 올리고 어깨에서 힘을 뺀다.

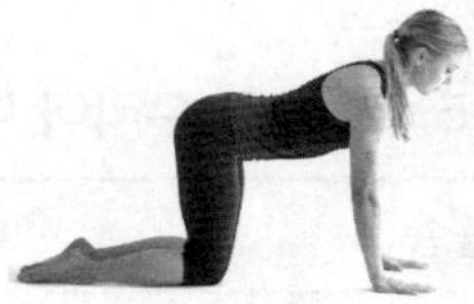

12. 비달라사나
날숨. 무릎과 손으로 바닥을 누른다. 또는 이 과정을 생략하고 바로 다음 동작으로 전환한다.

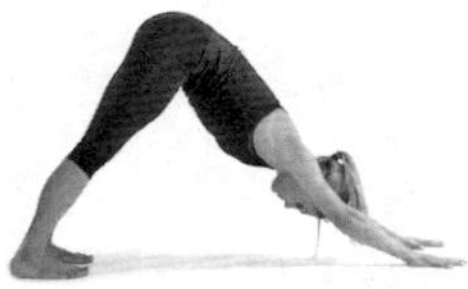

13. 아도 무카 스바나사나
살라바사나 B에서 바로 이 동작으로 넘어올 수도 있다.

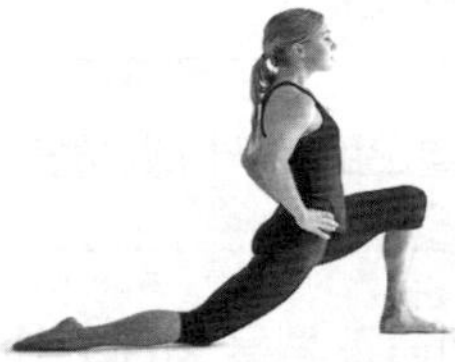

14. 안자네야사나 준비동작
호흡을 멈추고, 오른 발을 앞으로 옮긴다.

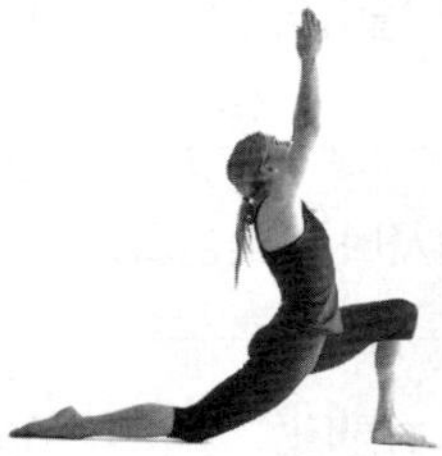

15. 안자네야사나
들숨. 팔을 머리 위로 들어 올린다.

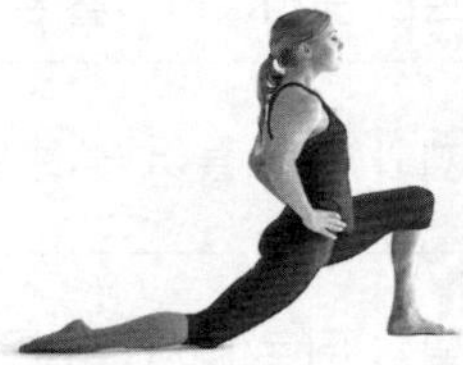

16. 안자네야사나 준비동작
날숨. 손가락이 바닥을 향하도록 위치시킨다.

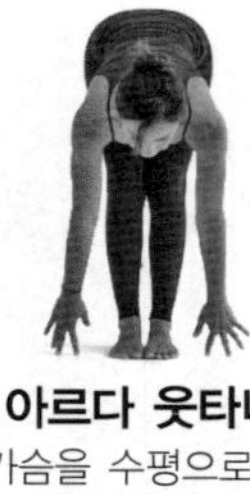

17. 아르다 웃타나사나
들숨. 가슴을 수평으로 평행하게 들어올린다.

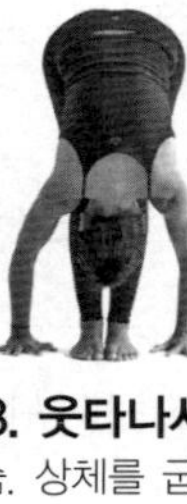

18. 웃타나사나
날숨. 상체를 굽힌다.

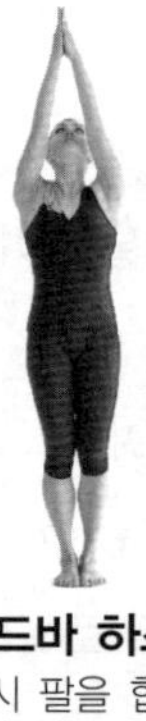

19. 우르드바 하스타사나
들숨. 다시 팔을 합장한 뒤 그대로 머리 위로 올려 뻗는다.

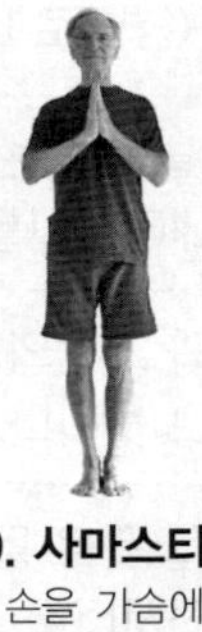

20. 사마스티히
날숨. 두 손을 가슴에 모은 뒤 쉰다.

수리야 나마스카라 A

Surya Namaskara A

수리야 나마스카라 A는 고전 수리야 나마스카라처럼 사마스티히, 우르드바 하스타사나, 웃타나사나, 아르다 웃타나사나와 같은 순서로 시작하고 끝날 때도 이 동작들을 반대로 하면서 끝난다. 거기에 새로운 요소 네 가지, 즉 차투랑가 단다사나(Chaturanga Dandasana, 사지 막대 자세)와 우르드바 무카 스바나사나(Urdhva Mukha Svanasana, 얼굴이 위를 향한 개 자세)와 '플로팅(floating 팔의 힘만으로 점프하여 다리를 앞이나 뒤로 옮기는 동작-역주)'과 5회 호흡하는 동안 자세를 유지하는 아도 무카 스바나사나가 추가된다. 이 새로운 요소들 때문에 이 시퀀스는 고전 시퀀스보다 더 도전적이고 타파스(tapas, 요가 중 몸에서 나는 열) 위주로 지향된다.

수리야 나마스카라 A를 지도할 때 사마스티히에서 아르다 웃타나사나까지는 고전 수리야 나마스카라와 배열이 똑같다. 그리고 수련생들이 이 시퀀스를 처음 경험한다면, 아르다 웃타나사나에서 팔라카사나로 전환할 때 점프를 하지 말고 한 발씩 뒤로 보내라고 말한다. 고전 수리야 나마스카라에서 설명했듯이 팔라카사나를 실시할 때 동작의 특성을 자세히 설명해준다. 특히, 상체를 낮춰서 차투랑가 단다사나로 전환할 때 널빤지처럼 몸을 일직선으로 유지해야 한다는 것을 강조한다. 팔라카사나에서 차투랑가 단다사나로 전환할 때 다섯 가지 역동적인 동작들에 주의해야 한다.

첫 번째, 허벅지를 굳건히 하고 안쪽 허벅지를 나선형으로 돌리며 다리에 힘을 준다.
두 번째, 발뒤꿈치를 뒤로 누른다.
세 번째, 숨을 내쉬며 배를 척추쪽으로 가볍게 당기면서 코어를 능동적으로 참여시킨다.
네 번째, 팔이음뼈를 등 쪽으로 내린다.
다섯 번째, 복장뼈는 수평선을 향한다.

상체를 낮추어 차투랑가 단다사나로 전환하기 힘들다면 고전 수리야 나마스카라에서처럼 '무릎과 가슴과 턱' 순으로 상체를 바닥에 내려놓으라고 말하거나 시범을 보여준다. 이 대체동작을 실시하는 수련생들에게는 우르드바 무카 스바나사나가 아니라 살라바사나 B를 다음 동작으로 권한다. 팔꿈치를 굽힐 때는 팔꿈치를 몸통에 너무 바짝 붙이거나 너무 벌리지 말고 어깨와 일직선을 되도록 굽히게 한다. 상체를 낮출 때는 손바닥 전체로 바닥을 단단히 밀고 집게손가락의 관절에 힘을 주어 바닥을 움켜쥐라고 말한다. 그렇게 하면 손목이 받는 압력을 균형 있게 유지해서 다치기 쉬운 손목에 반복적으로 가해지는 압력을 줄일 수 있기 때문이다. 시선은 아래를 응시하는데 그러면 목은 자연스럽게 굽어진다. 또는 시간이 흐르고 수련을 꾸준히 해서 목의 긴장이 사라지면 수평선을 응시하게 한다.

수리야 나마스카라에서는 아사나들을 계속 연결해서 하는 특성이 있는데, 이것 때문에 차투랑가 단다사나를 제대로 실시하지 않고 하게 되면 부상이 발생하는 경우도 생긴다. 어떤 경우에는 차투랑가 단다사나를 아예 실시하지 않기도 한다. 차투랑가 단다사나는 들숨과 날숨(날숨으로 우르드바 무카 스바나사나를 시작된다) 사이에 자연스럽게 생기는 호흡의 짧은 정지 상태에서 실시해야 한다고 수련생들에게 주지시킨다. 차투랑가 단다사나를 안정감 있게 실시하고 싶으면, 어깨를 팔꿈치 높이로 내려야 하고 팔이음뼈를 등 아래 방향으로 내려야 한다. 이것은 우르드바 무카 스바나사로의 전환을 준비하기 위한 필수 작업이다. 어깨가 팔꿈치보다 너무 낮으면, 너무 과한 압력이 어깨에 가해지고 가슴이 바닥에 떨어져버린다. 또 이어서 우르드바 무카 스바나사나를 했을 때, 목에 너무 힘을 주고 가슴을 지나치게 확장시키면서 어깨를 귀까지 말아 올리게 된다. 차투랑가 단다사나를 취할 때 수련생들이 힘이 없어서 어깨를 팔꿈치 높이로 유지하지 못하면, 전환과정에서 무릎을 먼저 바닥에 놓도록 권한다.

수련생들이 팔라카사나에서 차투랑가 단다사나로 안정적으로 이동할 수 있을 만큼 힘을 길렀을 때, 아르다 웃타사나에서 차투랑가 단다사나로 바로 이동하는 유려한 플로팅 동작을 가르친다. 수련생들은 대부분 팔라카사나로 점프백(Jump back, 팔의 힘만으로 점프하여 다리를 뒤로 옮기는 동작–역주)하는 것을 이미 배웠는데 여기에 두 가지 문제가 있다. 하나는 점프백이 허리뼈에 갑작스런 충격을 주는 것이고, 다른 하나는 (점프백을 할 때 호흡을 완전히 내쉬어버리기 때문에) 차투랑가 단다사나로 이동할 때 호흡의 연결성이 끊어진다는 점이다. 그래서 아르다 웃타나사나에서 시작되는 플로팅 동작을 가르칠 때는, 들숨에 가슴을 앞으로 쭉 빼내면서 손바닥을 땅에 단단히 뿌리내릴 수 있을 만큼 무릎을 깊게 구부리게 해야 한다. 그런 다음 점프백으로 발을 뒤로 보내는 것과 동시에 가슴을 앞으로 내밀어서 차투랑가 단다사나를 실시하게 한다. 이 간단한 동작을 반복 연습하도록 만든다. 시간을 들여 연습을 하면 차투랑가 단다사나로 이동하는 도중에 아도 무카 브릭사사나(거꾸로 선 나무 자세)를 실시할 수 있을지도 모른다. 아르다 웃타나사에서 플로팅 기법을 시작할 때 더 가볍게 뜰 수 있도록 웃디야나 반다를 활성화하는 복부 호흡을 자연스럽게 네다섯 번 실시하는 것도 중요하다.

우르드바 무카 스바나사나는 몸을 효과적으로 각성시키는 강력한 젖히기 자세다. 이 자세는 위에서 설명했던 것처럼 차투랑가 단다사나에서 몸이 바르게 정렬된 뒤에야 제대로 행해질 수 있다. 우르드바 무카 스바나사나의 대체 동작으로 살라바사나 B를 실시하기도 하는데, 허리에 통증이 있거나 팔이나 다리나 어깨의 힘이 약해서 손과 발로 몸을 지탱할 수 없는 수련생들에게는 살라바사나 B를 선택사항으로 항상 제시한다. 우르드바 무카 스바나사나를 배우기 전에 허리쪽을 튼튼하게 하고 다리를 활성화시키는 살라바사나 B를 연습하는 것도 도움이 된다. 우르드바 무카 스바나사나 자세에서 두 다리의 활성화와 정렬은 매우 중요하다. 허벅지의 안쪽 근육들을 말아 위로 올려 다리를 확실히 고정시키는 동안 두 발은 뒤로 쭉 뻗은 채 바닥을 단단히 누른다. 발등으로 바닥을 누르면서 발가락이 뒤로 쭉 길어진다고 상상하라. 발이 뿌리를 더 깊이 내릴수록 다리는 더 활성화될 것이다. 이런 발의 자세를 토대로 골반을 발목에서 멀어지도록 앞으로 쭉 내밀고 꼬리뼈는 발뒤꿈치 쪽으로 내리누른다. 골반의 무게가 허리쪽으로 실리겠지만 엉덩이를 수축하지 않는다. 엉덩이 근육을 수축하면 넙다리뼈가 외회전해 엉치엉덩관절을 누르기 때문이다.

바닥을 손으로 밀면서 가슴을 들어 올린다. 그리고 등이 한 가운데에서 뒤로 휘어지는 느낌에 집중하면서 우르드바 무카 스바나사나를 완성한다. 집게손가락 마디마디를 바닥에 딱 붙이면, 압력이 손과 손목에 골고루 분산되어 손목을 혹사할 가능성이 줄어든다. 또 손바닥 전체로 바닥을 강하게 밀면, 팔은 더 길게 펴지고 가슴도 더 넓고 높게 확장된다. 이렇게 됨으로써 젖히기 자세를 할 수 있을 정도로 척추가 펴지게 된다. 손목은 어깨선과 일직선으로 위치해야 한다. 손목이 어깨보다 앞에 있으면 허리쪽에 과한 압력이 주어질 것이다. 뒤에 있으면, 손목이 과신전될 것이다. 어깨와 관련된 손목의 위치는 팔라카사나에서 차투랑가 단다사나로 전환하는 과정에서 두 발이 어느 부분에 착지하는가에 따라 결정된다. 발가락들을 고정시킨 상태에서 살짝 흔들어주면 엉덩이와 어깨는 더 앞으로 가게 된다. 또 팔을 수직으로 세운 상태에서 두 발을 뒤로 쭉 뻗는 자세는 어깨를 뒤로 더 젖히는 효과를 낳을 것이다. 세상에 정확히 옳은 방법이란 없다. 수련생들의 독특한(시시때때로 변하는) 몸의 구조(팔의 길이와 상체의 길이와 등의 휘어지는 정도)에 따라 발가락은 얼마나 움직여야 하고 발은 얼마나 뒤로 더 뻗어야 하는지 결정한다. 이 세세한 동작들을 시범으로 보여주면서 허리쪽과 손목에 주는 영향들을 자세히 설명한다. 그리고 우르드바 무카 스바나사를 처음부터 끝까지 전체적으로 보여주면서 설명한다.

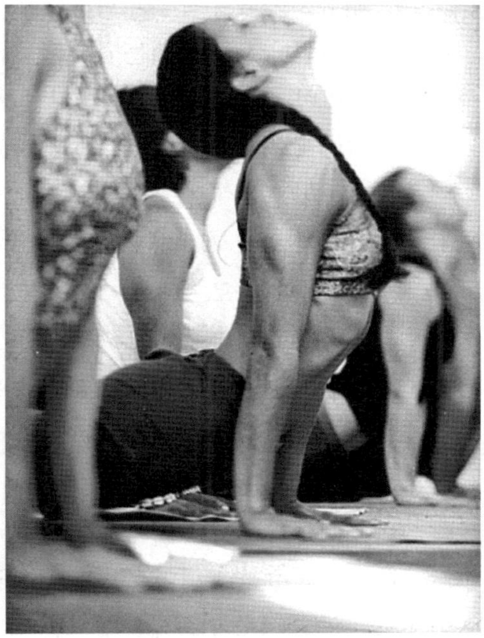

우르드바 무카 스바나사나

수련생들이 이 젖히기 자세를 할 때 등의 곡선을 의식적으로 그리도록 요구한다. 또 팔이음뼈의 아래 꼭짓점도 가슴 중앙으로 끌어들이는 느낌으로 움직이게 한다. 어깨가 약한 수련생들은 어깨로 버티려할 것이다. 이것은 목을 혹사시키고 가슴을 닫게 하고 호흡을 가쁘게 만들며 무게를 허리쪽에 집중시키는 경향을 낳는다. 이런 수련생들에게는(손목에 무리가 가지 않은 한) 손으로 바닥을 더 세게 밀어 귀 가까이에 있는 어깨를 아래로 내리게 해야 한다. 머리는 흔들림 없이 유지해야 한다. 많은 수련을 통해 몸-마음이 이완되고 안정되면 이 아사나의 마지막 동작인 머리를 뒤로 젖히는 자세를 해도 된다. 손으로 바닥을 단단히 밀고 있는 동안 가슴 부분에 공간을 더 만들려면, 손바닥을 힘있게 나선방향으로 돌리 듯 하고, 젖히기 자세를 더 깊게 하고 싶으면 척추를 가슴 가운데로 당기게 한다.

우르드바 무카 스바나사나에서 아도 무카 스바나사나로의 전환은 날숨을 쉬면서 시작된다. 들숨의 절정에서 우르드바 무카 스바나사나를 완성한 뒤, 날숨으로 자연스럽게 연결될 복부의 느낌을 감지해보라고 수련생들에게 말한다. 그리고 복부의 코어가 점진적으로 연결되는 것을 이용해 엉덩이와 등을 들어 올리게 될 것이라고 말한다. 이렇게 아도 무카 스바나사나로 전환하면서 골반의 중립성을 찾기 위한 노력으로, 두덩뼈를 위로 들어 올리면서 뒤로 당기는 느낌을 만들어내게 한다. 시간이 흐르면서 이 움직임은 양발가락들로 동시에 바닥을 밀어내는 동작으로 이어진다. 양발가락들을 동시에 굴리듯 돌려서 발가락으로 바닥을 밀게 하는 동작을 수반한다. 발이나 발가락이 약한 수련생 또는 초보 수련생들은 한 발씩 바닥에 '딛도록' 권한다. 이 전환과정에서 팔이음뼈를 척추에서 멀리 떨어뜨려 놓은 채 팔은 (지나치게 신전되지 않을 정도로) 곧고 강하게 뻗고 있어야 한다. 이것이 너무 어렵거나 초보 수련생인 경우에는 먼저 무릎을 바닥에 대고 기어가는 자세에서 발가락을 세운 뒤 손바닥을 밀어 아도 무카 스바나사를 완성한다. 어깨가 강하고 안정적이거나 경험이 많은 수련생인 경우에는 차투랑가 단다사나로 먼저 이동한 다음 아도 무카 스바나사나로 전환함으로써 힘을 더 기를 수 있다.

아도 무카 스바나사나에서 아르다 웃타나사나로의 전환은 두 가지 방법이 있다. 하나는 발을 하나씩 앞으로 보내는 것이고, 다른 하나는 양손의 힘만으로 플로팅을 하는 것이다. 초보이거나 손목이 약한 수련생들에게는 전자를 권한다. 플로팅기법을 가장 잘 지도하는 방법은, 아도 무카 스바나사나에서 팔은 그대로 유지하고 어깨도 강하고 안정적으로 유지한 채 제자리에서 뛰어오를 수 있을 만큼 높이 뛰는 연습을 시키는 것이다. 이렇게 몇 차례 연습을 시킨 후, 손목 위에 어깨가, 어깨 위에 엉덩이가 와서 서로 수직으로 일직선을 이루고 다리는 바닥과 수평을 이루는 것을 목적으로 양다리를 차올려 곧바로 쭉 뻗는 연습을 시킨다. 수련생들은 손바닥 전체로 바닥을 더 단단히 짚고 팔의 힘을 키움으로써 더 편하고 가볍게 이 연습을 할 수 있을 것이다. 또 발을 바닥에서 떼기 전에 숨을 끝까지 내뱉고 웃디야나 반다를 가볍게 활성화시키는 것은 플로팅을 더 가볍게 하도록 도와준다. 이렇게 몇 차례 연습한 뒤 마시는 숨에 다시 한 번 두 다리를 가장 높이 튀어 오르게 하는데, 이번에는 두 다리가 될 수 있는 한 양손에 가까이에 착지하게 한다. 이렇게 들숨의 절정에서 아르다 웃타나사나 자세를 취하게 되는데 이때는 이미 척추는 길어지고 상체는 앞으로 신장된 상태이다.

수리야 나마스카라 A나 B에서, 차투랑가와 업 독(Up Dog)과 다운 독(Down Dog)과 플로팅의 순서로 연속해서 동작을 하면 손목에 긴장이 생긴다. 그래서 내쉬는 숨에 웃타나사나로 전환할 때 그 숨의 길이만큼 손등을 바닥에 내려놓게 한다. 또 손가락을 그러쥐어서 손목 바깥쪽의 근육을 펴게 한다. 웃타나사나부터는 고전 수리야 나마스카라에서 했던 것과 똑같다. 어느 정도 시간이 지나면, 수리야 나마스카라 A를 쉬지 않고 5회까지 반복할 수 있도록 격려한다.

[시퀀스 2] 수리야 나마스카라 A

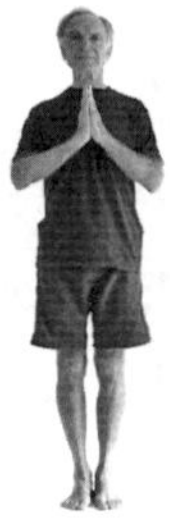

1. 사마스티히
1–5분. 인사를 하고 목적을 세운 뒤 지도를 시작한다.

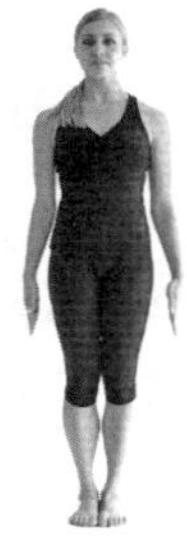

2. 타다사나
고전 수리야 나마스카라와 동일하다.

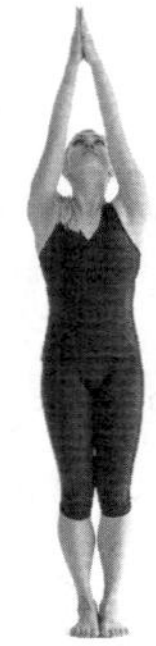

3.우르드바 하스타사나
고전 수리야 나마스카라와 동일하다.

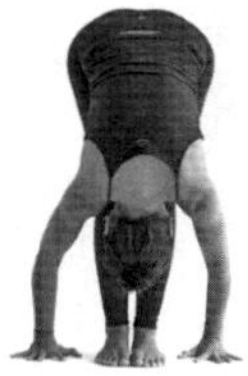

4.웃타나사나
고전 수리야 나마스카라와 동일하다.

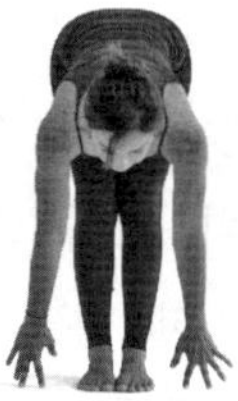

5. 아르다 웃타나사나
고전 수리야 나마스카라와 동일하다.

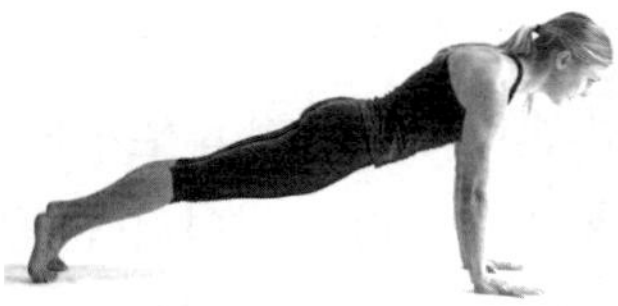

6. 팔라카사나
선택1: 이 널빤지 자세를 한 뒤 상체를 더 숙인다.

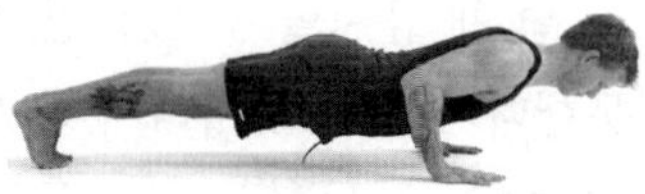

7. 차투랑가 단다사나
선택2: 아르다 웃타나사나에서 플로팅해서 차투랑가 단다사나로 곧장 전환한다.

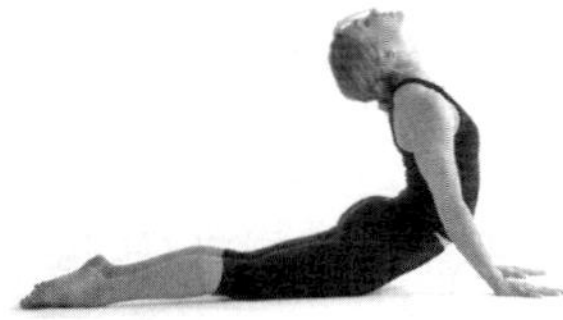

8. 우르드바 무카 스바나사나
들이쉬는 숨에 우르드바 무카 스바나사나로 전환한다.

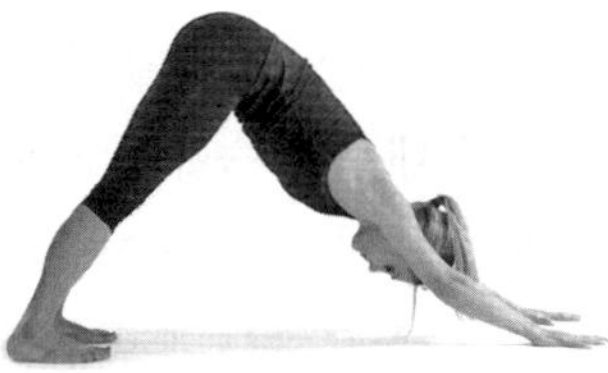

9. 아도 무카 스바나사나
내쉬는 숨에 아도 무카 스바나사나로 전환한다. 2분간 호흡을 5회 정도 하면서 유지한다.

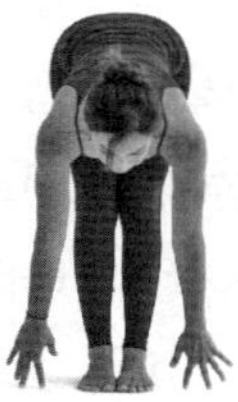

10. 아르다 웃타나사나
선택1: 플로팅을 하지 않고 한 발씩 앞으로 가져온다.

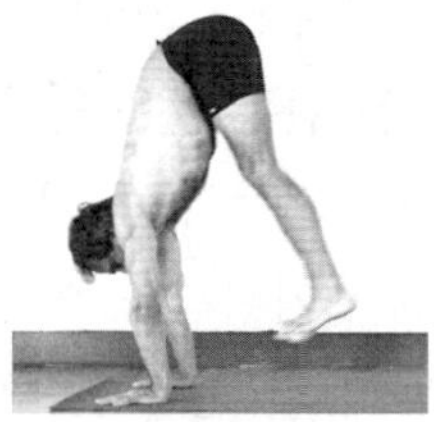

11. 플로팅
선택2: 플로팅으로 아르다 웃타나사나로 전환한다.

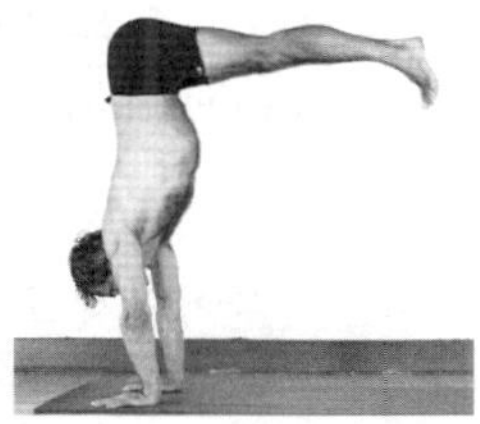

12. 곡괭이 자세
선택3: 다리와 무릎을 쭉 펴고 엉덩관절을 굽힌 곡괭이 자세로 떠서 아르다 웃타나사나로 착지한다.

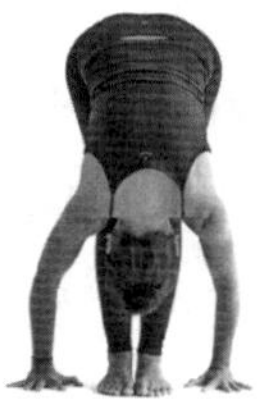

13. 웃타나사나
고전 수리야 나마스카라와 동일하다.

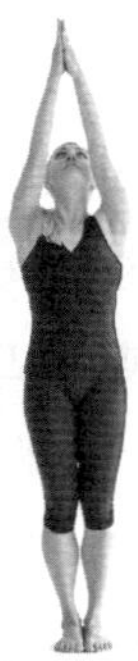

14. 우르드바 하스타나사나
고전 수리야 나마스카라와 동일하다.

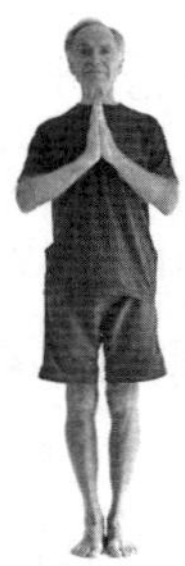

15. 사마스티히
고전 수리야 나마스카라와 동일하다.

수리야 나마스카라 B

Surya Namaskara B

수리야 나마스카라 B에서는 웃카타사나(Utkatasana)와 비라바드라사나 I (Virabhadrasana I)이 추가된다. 시퀀스는 사마스티히에서 웃카타사나로 전환하면서 시작된다. 첫 번째 웃카타사나는 먼저 손을 서혜부에 올려놓고 무릎을 굽힌다. 동시에 넓적다리 윗부분을 뒤꿈치 쪽으로 내리고 골반을 몇 차례 회전한다. 마치 척추가 골반에서 자연스레 빠져나오는 느낌일 것이다. 이렇게 골반의 중립성을 유지한 채 팔을 옆으로 내린 뒤 손바닥이 밖을 향하도록 팔을 돌린다. 이때 팔이음뼈가 아래로 또 뒤쪽 갈비뼈 쪽으로 이동하면서 가슴이 확장되는데 그것을 느껴본다. 들이쉬는 숨에 양 팔을 옆으로 벌려 머리 위로 올린다. 이렇게 가슴과 팔을 스트레칭하고 있는 동안 어깨뼈는 계속 아래로 내려간 상태를 유지해야 한다. 두 팔은 수평을 유지하고 눈은 살짝 아래를 보거나 목이 편한 곳을 보거나 정면을 본다. 팔을 곧게 편 채 유지할 수 있으면, 양 손바닥을 붙이고 엄지손가락을 본다. 사마스티히에서 웃카타사나로 이동했다가 다시 웃카타사나에서 사마스티히로 여러 번 반복한다. 이때 호흡과 동작의 연결성을 비롯해서 파다 반다에서 물라 반다로의 전환, 척추와 팔의 확장과 뿌리내림은 매우 중요하다. 그런 후 내쉬는 숨에 웃카타사나에서 웃타나사나로 전환한다. 팔을 합장한 채로 쭉 뻗어 앞으로 내릴 때 다리는 곧게 펴고 있어야 한다. 웃타나사나부터 아도 무카 스바나사나까지 연결 동작 5개는 수리야 나마스카라 A와 동일하게 한다.

아도 무카 스바나사나에서 비라바드라사나 I 으로 전환할 때 두 가지 방법이 있다. 전통적 아슈탕가 빈야사 요가에서는 왼쪽 발을 들어 뒤꿈치를 안으로 약간 돌린 다음에 오른발을 앞으로 옮긴다. 그런데 빈야사 플로우 요가에서는 대부분 들이쉬는 숨에 오른발을 뒤로 뻗은 후 내쉬는 숨에 앞으로 끌어당겨 오른 손 옆에 위치시킨다. 어떤 방법을 이용하든 비라바드라사나 I 을 연습하기 전에 아슈타 찬드라사나(초승달 자세)를 먼저 연습하는 것이 좋다. 아슈타 찬드라사나를 연습함으로써 수련생들은 하이런지(high lunge, 한 발을 뒤로 뺀 상태에서 앞무릎을 굽혀 몸을 앞쪽으로 움직이고 뒤쪽 다리의 무릎은 편 자세-역주) 자세를 알게 되고, 엉덩이 굽힘근과 서혜부를 부드럽게 깨우는 공간을 경험하게 된다. 그러면 동시에 무릎이 발뒤꿈치와 일직선을 이루게 하는 정렬의 원칙이 얼마나 중요한지 확실히 알게 된다. 여기에 더해 더 세밀한 준비 작업으로, 수련생들에게 손가락을 높게 하도록 주의하게 하면서 어깨뼈를 등 아래로 잡아당기고, 척추를 늘리면서 목 주변의 공간을 확보하기 위하여 복장뼈를 앞으로 내밀도록 한다.

아슈타 찬드라사나나 비라바드라사나 I 을 실시할 때는 모두 상체를 꼿꼿이 세우면서 무릎을 항상 직각으로 유지해야 한다. 뒤쪽 다리는 단단히 고정시킨 채 손은 엉덩이 위에 얹어 골반을 몸의 한가운데에 위치시킨다. 아슈타 찬드라사나로 연습했다면, 다음 단계로 균형 잡기 편하게 뒷발의 발꿈치를 안으로 틀고 비라바드라사나 I 을 준비한다. 이때 파다 반다를 실시하고, 엉덩이를 앞쪽으로 돌리고, 뒤쪽 다리의 안쪽 허벅지를 밖으로 돌리며 골반 높이를 맞추어준다. 손은 여전히 골반 위에 놓은 채, 앞무릎을 서서히 구부리는 동안 최대한으로 골반의 중립성을 유지하려고 노력한다. 또 무릎이 발끝보다 앞으로 나가지 않도록 주의한다. 무릎이 다른 곳으로 가지 않고 발뒤꿈치와 일직선을 이루게 하는 것은 매우 중요하다. 무릎이 너무 앞으로 나가면 무릎의 십자인대 앞부분에 과한 압력을 주게 된다. 그래서 어떤 수련생이 이 자세를 하면서 뒤쪽 다리의 무릎이나 허리쪽에서 압박감을 느낀다면, 런지자세를 풀거나 무릎을 덜 굽히도록 지도한다. 아슈타 찬드라사나에서 뒤 발꿈치를 완전히 세우는 것은 뒤쪽 다리의 무릎과 허리쪽의 압력을 줄이거나 없애는 역할을 한다. 이런 식으로 런지자세를 완성하면, 팔을 옆으로 내린 뒤 손바닥이 밖을 향하도록 돌리면서 어깨관절에서 발생하는 팔의 외회전을 느껴본다. 그런 뒤 팔이음뼈를 아래로 끌어내린 상태를 계속 유지하면서 팔을 양옆으로 펼쳐 머리 위로 올린다. 잠시 시선을 아래로 향하면서 갈비뼈 앞쪽을 약간 더 낮춘다. 그런 다음 시선을 들어 정면을 보고 팔을 뒤로 젖히면서 자세를 그대로 유지하려고 노력한다. 이 자세는 어깨를 강하게 구부리면서 척추를 휘지 않고 바르게 펼 수 있도록 도와준다. 또 기본적으로 아도 무카 브릭사사나와 같은 아사나를 할 때 필요한 몸의 각성을 개발시켜준다. 머리 위로 뻗은 팔을 유지하면서 손바닥을 붙인 뒤, 목의 상태가 괜찮다면 시선을 들어 엄지를 바라본다.

비라바드라사나 I 을 더 깊이 경험하고 싶다면, 두 발바닥을 모두 마룻바닥에 단단히 붙이면 된다. 뒤쪽 다리를 내회전시키면서 정강이로 발뒤꿈치를 눌러 바닥에 내려놓는다. 양발을 모두 바닥에 단단히 붙이고 항문을 조여 척추에서부터 가슴과 손가락 끝에 이르기까지 안정적인 에너지적 상승이 일어나게 한다. 갈비뼈의 아랫부분을 들어 올려 골반에서 멀어지도록 해 넓은 공간을 만들어 허리쪽의 압력을 줄여준다. 이완된 눈과 정돈된 호흡과 열린 가슴도 중요하다. 비라바드라사나 I 은 에너지의 여러 라인들을 비롯하여 땅으로 뿌리내림과 늘림의 관계, 안정감(sthira)과 편안함(sukham) 사이의 균형을 배우기에 참 좋은 아사나다. 비라바드라사나 I 에서 차투랑가 단다사나로 이동할 때는 단순하고 유연하게 호흡과 하나가 되어서 움직여야 한다. 대부분의 수련생들 특히, 나이가 든 초보 수련생들은 동작을 할 때마다 한쪽 발을 바닥에 붙이지 않고 드는 경향이 있다. 심지어 차투랑가 단다사나에서도 그렇게 한다. 이런 식으로 발을 바닥에 붙이지 않으면 단다사나를 안정적으로 유지할 수 없다. 손발을 모두 이용하는 막대 자세의 온전한 모습은 어디론가 사라져버리고 비대칭적인 이상한 자세가 되어버린다. 이런 자세로는 안정적으로 우르드바 무카 스바나사로 전환하기도 힘들다. 그리고 이 변형자세를 반복하게 되면, 엉치엉덩관절(Sacroiliac joint)이 불안정해지고 만성적 하부 요통으로 발전할 가능성이 있다. 이제 왼 발을 앞으로 옮겨 비라바드라사나 I 을 다시 실시한 뒤, 아도 무카 스바나사나, 아르다 웃타나사나, 웃타나사나, 사마스티히 순서로 실시해 시퀀스를 완성한다. 쉬지 않고 동작을 연결해서 하는 이 시퀀스에서는 수련생들로 하여금 호흡과 함께 동작을 실시할 수 있도록 안내한다. 어느 정도 시간이 지난 후에는 힘을 길러 이 수리야 나마스카라 B를 쉬지 않고 5회 반복하도록 제안한다.

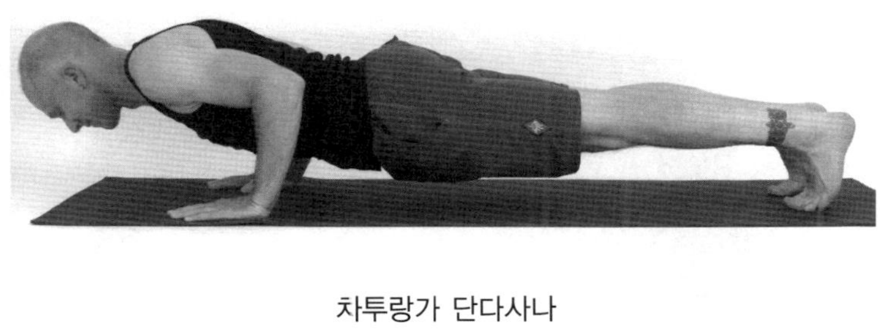

차투랑가 단다사나

[시퀀스 3] 수리야 나마스카라 B

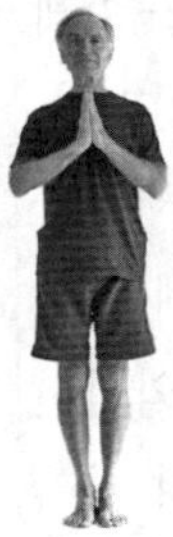

1. 사마스티히
1–5분. 인사를 하고 목적을 세운 뒤 지도를 시작한다.

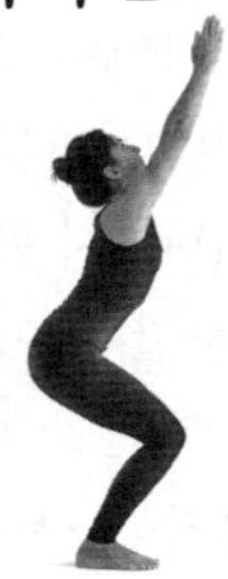

2. 웃카타사나
들숨. 무릎을 깊게 굽히면서 팔을 머리 위로 올린다.

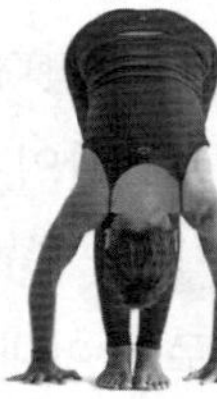

3. 웃타나사나
날숨. 상체를 앞으로 내려 굽힌다.

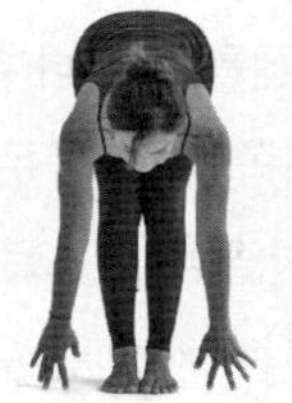

4. 아르다 웃타나사나
고전 수리야 나마스카라와 동일하다.

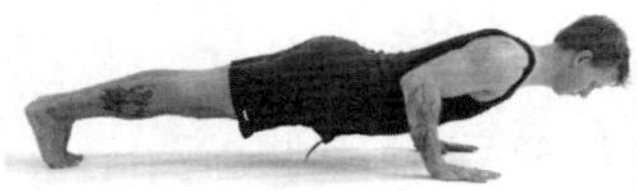

5. 차투랑가 단다사나
수리야 나마스카라 A와 동일하다.

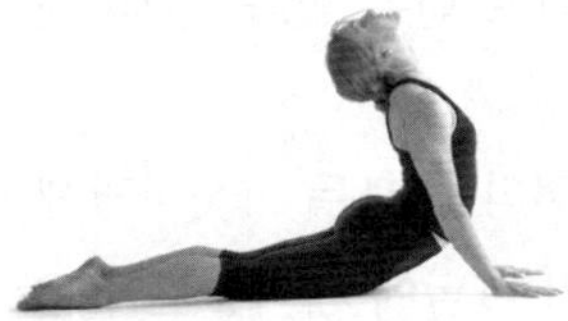

6. 우르드바 무카 스바나사나
수리야 나마스카라 A와 동일하다.

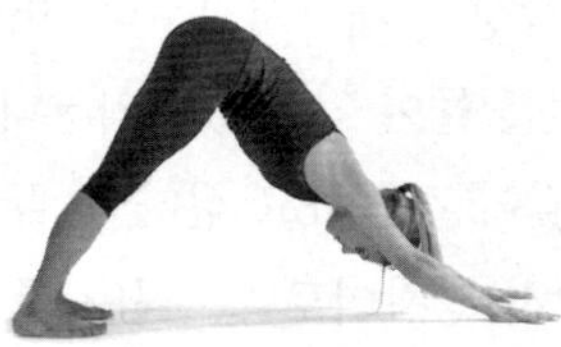

7. 아도 무카 스바나사나
수리야 나마스카라 A와 동일하다.

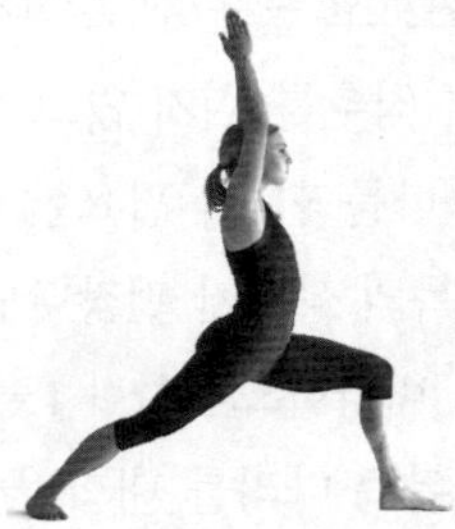

8.비라바드라사나 I
선택1: 오른발을 앞으로 내딛는다. 들이쉬는 숨에 전사I 자세를 한다.

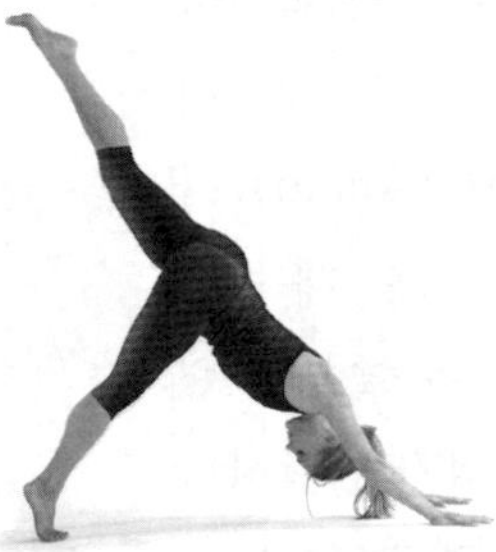

9. 개의 꼬리 자세
선택 2a: 들숨. 오른 다리를 위로 들어 뻗는다.

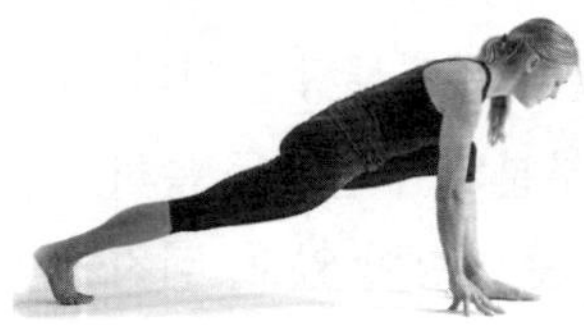

10. 전사 준비동작
선택 2b:날숨, 오른발을 앞으로 내딛는다.

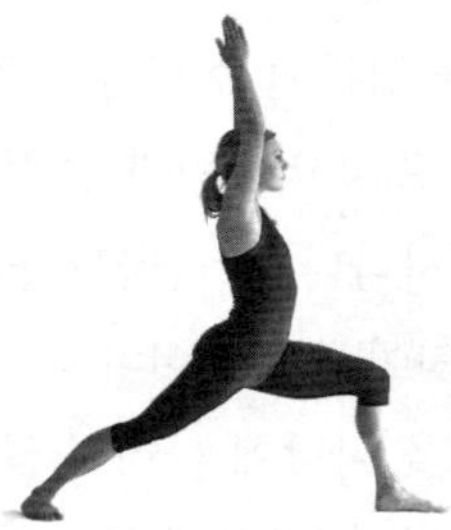

11. 비라바드라사나 I
선택 2c: 들숨, 전사 I 자세를 취한다.

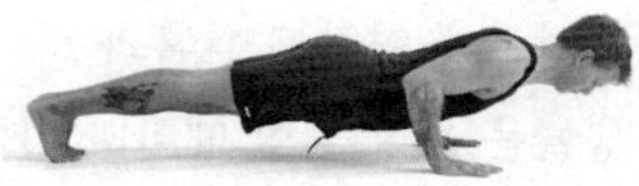

12. 차투랑가 단다사나
날숨을 쉰다.

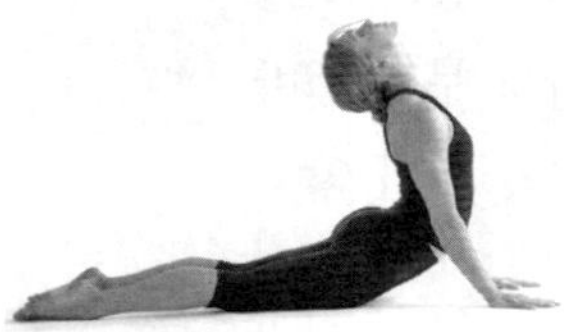

13. 우르드바 무카 스바나사나
수리야 나마스카라 A와 동일하다.

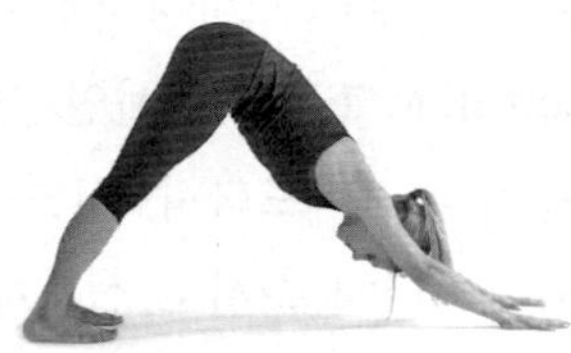

14. 아도 무카 스바나사나
호흡을 끝까지 내쉰 뒤 방향을 바꿔서 8–13을 반복한다. 다시 이 자세가 돌아오면, 호흡을 5회 하는 동안 자세를 유지한다.

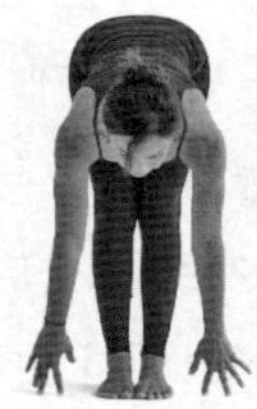

15. 아르다 웃타나사나
고전 수리야 나마스카라와 동일하다.

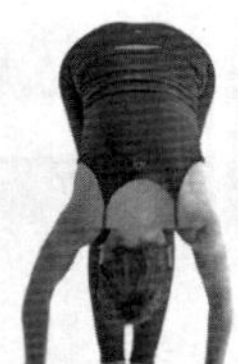

16. 웃타나사나
날숨. 상체를 다리 가까이 붙여 굽힌다.

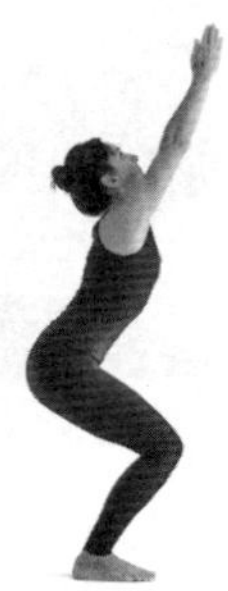

17. 웃카타사나
들숨. 무릎을 깊이 구부리면서 양팔을 옆으로 펼쳐 위로 뻗는다.

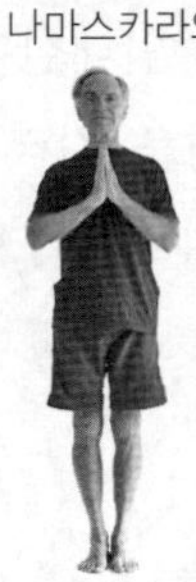

18. 사마스티히
날숨을 쉬면서 똑바로 선다.

춤추는 전사 자세

Dancing Warrior

탄트라의 발흥기인 11세기 후반까지 역사를 거슬러 올라가 더듬어보면 요가와 춤은 오랜 세월 서로 밀접하게 관련되어 왔을 가능성이 높다. 인도에는 유명한 시바 신과 배우자 여신 파르바티 신을 포함하여 다양한 신들과 신화적 인물들을 묘사하는 유명한 춤들이 있다. 또 19세기 초에 유럽과 미국에서 발달한 조화로운 체조 (harmonial gymnastics)와 비밀리에 전수되어 온 춤 (esoteric dance)과 같은 많은 춤 형식들은, 20세기 초 인도의 요가를 창의적이고 혁신적으로 바꾸는 작업에 중요한 원천이었다는 증거가 많다 (Singleton 2010, 143-60). 이렇게 춤과 요가를 접목하는 일은 근래에도 계속되고 있다. 쉬바 리아 (Shiva Rea)는 1990년대에 캘리포니아대학교 LA 캠퍼스의 '세계 예술과 문화학부'에서 요가와 춤에 관한 연구를 했는데 그 연구를 부분적으로 참조해 춤추는 전사 자세 (Dancing Warrior)를 개발했다. 이 아름다운 플로잉 시퀀스는 온몸을 데워주고 중급과 상급 클래스에서 다른 아사나들을 위한 준비작업으로 탁월하다.

이 시퀀스는 다운 독에서 시작해 들이쉬는 숨에 오른 다리를 뒤로 뻗어 올린다. 내쉬는 숨에 오른 다리를 앞으로 당겨 양손 사이에 위치시키고 왼발 뒤꿈치는 살짝 들어 안쪽으로 당긴다. 들이쉬는 숨에 상체를 일으키면서 손을 위로 뻗어 전사 자세 I 을 완성한다. 내쉬는 숨에 무릎이 발끝을 넘지 않도록 유의하면서 양팔을 수평으로 내려 전사 자세 II 를 완성한다 (무릎이 안으로 휘지 않고 엉덩이가 밖으로 나가지 않아야 한다). 마시는 숨에 왼손은 왼다리를 따라 내려가고 오른팔은 하늘 높이 쭉 뻗어 파르스바 비라바드라사나 (측면 전사 자세)를 완성한다. 이 자세에서는 등이 뒤로 굽어지는 것이 아니라 옆구리가 펴지는 것이다. 그리고 무릎 뒤쪽을 꽉 누르지 않도록 조심해야 한다. 내쉬는 숨에 상체가 정면으로 오면서 웃티타 파르스바코나사나 (횡각으로 늘린 자세)를 취하는 동안 하늘로 뻗은 오른팔은 원을 그려 360° 원을 완성한다. 마시는 숨에 오른 팔로 360° 원을 하나 더 그리면서 전사자세 II 로 돌아간다. 내쉬는 숨에 차투랑가 단다사나를 실시한다. 업 독과 다운 독을 실시한 뒤, 이제 왼발을 앞으로 옮기면서 전체 과정을 한 번 더 실시한다. 이런 식으로 최대 5회를 반복한다. 대체동작으로 아슈탕가 프라남을 활용하는 것도 좋다. 수련에 불편하지 않게 호흡을 충분히 길게 해야 하며, 그러하니 호흡 수련을 더 자주 해야 한다고 수련생들을 격려한다. 호흡을 쥐어 짜내어 동작을 취하는 것이 아니라 호흡과 하나가 되어 아사나와 동작들의 전환과정을 세세히 감지할 수 있도록 호흡을 연습한다. 중급과 상급 수련생들은 에카 파다 코운딘야사나 I 과 아스타바크라사나를 차투랑가 단다사나로 전환하기 전에 실시하는 것도 좋다.

[시퀀스 4] 춤추는 전사 자세

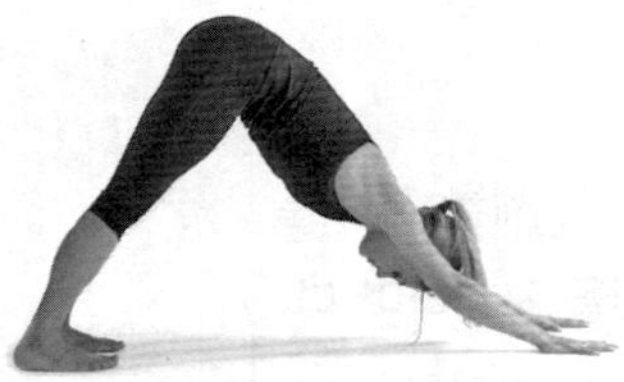

1. 아도 무카 스바나사나
숨을 끝까지 내쉰다.

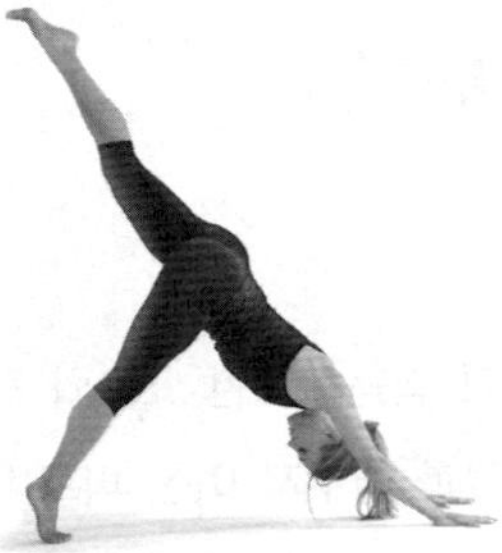

2. 개의 꼬리
들숨. 오른 다리를
위로 들어 올려 뻗는다.

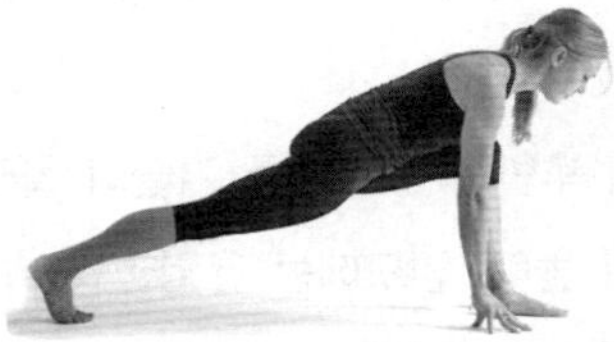

3. 전사 준비동작
날숨. 오른발을 앞으로 보내
준비한다.

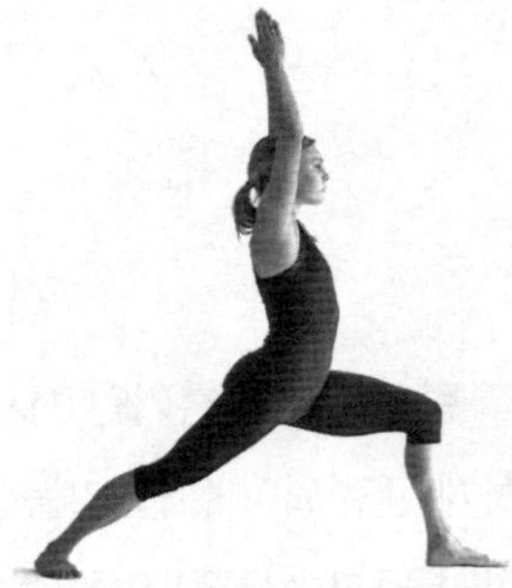

4. 비라바드라사나 I
들숨. 상체를 들어 올려
전사 자세 I 을 취한다.

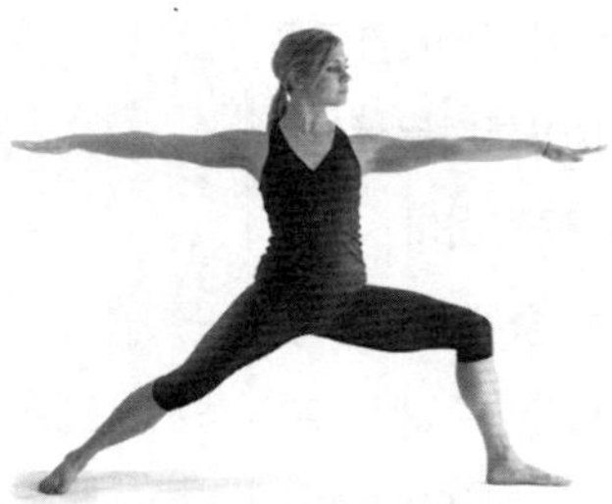

5. 비라바드라사나 II
날숨. 왼쪽 골반을 회전시켜
열면서 팔을 양옆으로 펼친다.

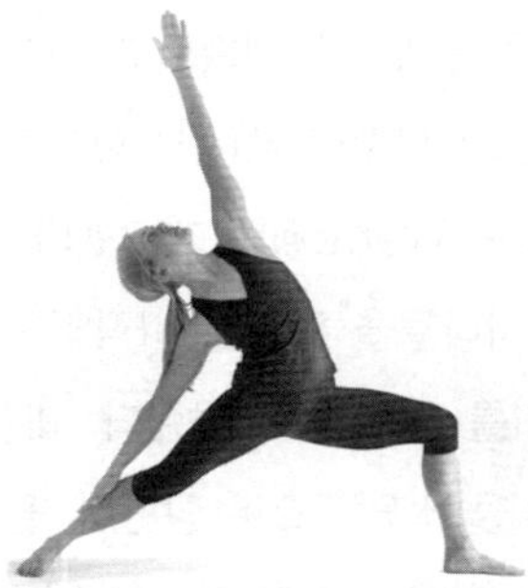

6. 파르스바 비라바드라사나
들숨. 왼손을 왼다리를 따라
아래로 뻗는 동시에 오른 팔은
하늘을 향해 뻗는다.

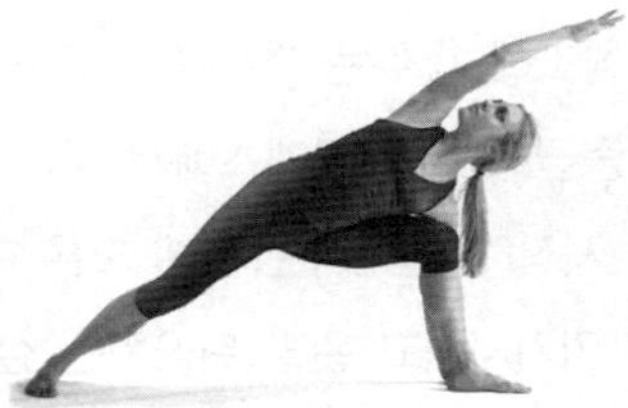

7. 웃티타 파르스바코나사나
날숨. 상체를 정면을 향하고
오른팔은 머리 위로 쭉 뻗는다.

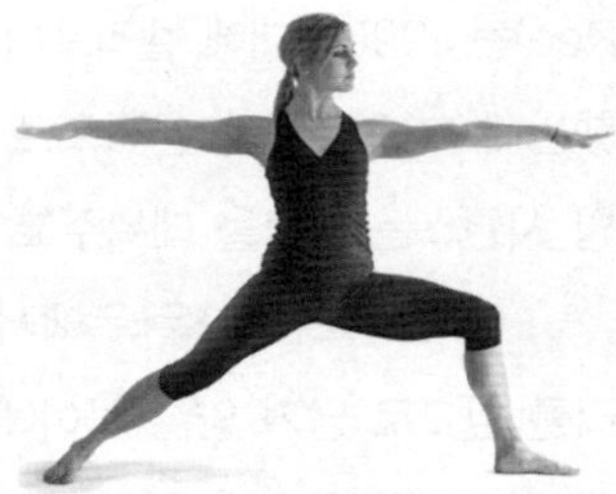

8. 비라바드라사나 II
들숨. 오른 팔을 정면을 향해
원을 그리듯 회전시켜서 360° 를
완성하고 다시 전사 자세 II 로
돌아온다.

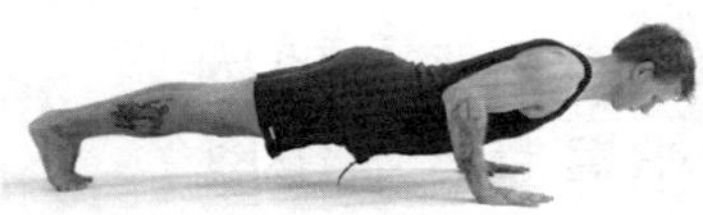

9. 차투랑가 단다사나
내쉬는 숨에 차투랑가 단다사나 자세를 한다.

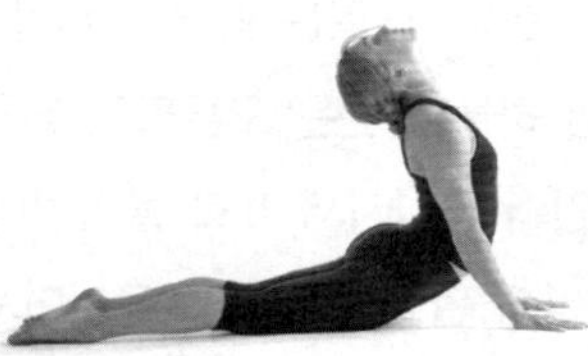

10. 우르드바 무카 스바나사나
마시는 숨에 우르드바 무카 스바나사나를
한다.

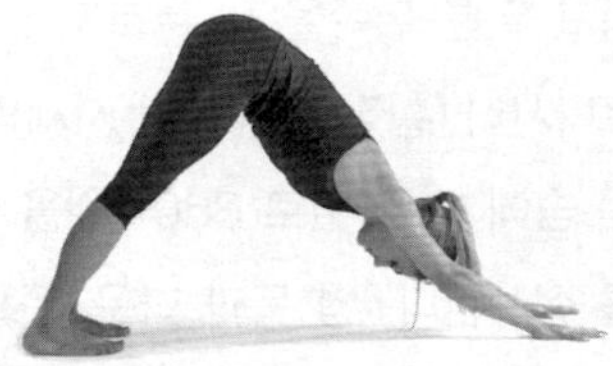

11. 아도 무카 스바나사나
내쉬는 숨에 아도 무카 스바나사나를 한다.
방향을 바꿔 2–10을 다시 실시한다.
전체과정을 3–5회 반복한다.

제 6 장

입문 및 초급 수업

Introductory and Beginning-Level Class

꽃봉오리 안에 꽁꽁 싸여 있는 위험이
꽃 피우기 위해 감수하는 위험보다
더 고통스러운 날이 왔다.

— 아나이스 닌(ANAÏ NIN)

사람들은 요가수업에 여러 가지 동기로 찾아오고 그들의 몸 상태도 다양하다. 헬스나 다른 운동을 해본 사람들은 운동 감각이 좋을지도 모른다. 하지만 요가 수업에서 요구하는 독특한 방식으로 동작을 취하거나 경험해본 적이 거의 없을 것이다. 다시 말해, 복합적이고 어려운 동작들을 취하면서 호흡과 몸과 마음을 의식적으로 연결해 본 경험이 없을 것이다. 많은 초보 수련생들은, 초보자를 위한 워크샵이 아니라 정규수업을 통해 요가를 시작했는데도 낯선 언어들과 기법들과 도전들에 포위되어 흐르는 강물에 몸을 던지는 것 같았다고 말한다. 요가 강사인 맥스 스트롬(Max Strom 1995)은 1991년에 처음으로 요가수업에 갔는데, 그때 그는 '매우 혼란스러웠고 화도 났으며 절망했다' 고 회상한다. ('옴' 찬송과 같은) 영적인 영역이 추가되면, 많은 초보 수련생들은 방어적이 되고, 요가가 더 혼란스럽게 여겨진다.

사실 초급 수준의 요가는 첫 단계다. 초급 수련은 연령이나 몸의 상태와는 관계없이 몸-마음(bodymind)의 구석구석까지 퍼져있는 에너지를 의식적으로 각성시키는 최초의 작업이고, 아슈탕가 빈야사 요가에서는 이를 '요가 치료요법(yoga chikitsa)' 이라고 부른다. 몸의 에너지가 다니는 길이 서서히 열리고 프라나(힌두 철학에서 모든 생명체를 존재하게 하는 힘-역주)가 쉽게 몸의 끝까지 흐르기 시작하면서 독소가 제거되고 신경계도 안정된다. 이 과정이 무탈하게 진행되려면, 수련생들은 호흡으로 움직이는 법과 호흡을 아사나의 수련으로 이용하는 법을 배워야 하고, 또 올바른 정렬과 안정적으로 자세를 잡는 법을 배워야 한다. 초급 수련 중에 긴장이 쌓이거나 동작과 호흡을 습관적으로 하는 등 여러 장애물과 어려움에 부딪힐 것이다. 그리고 좌절도 하고 그대로 수용하기도 할 것이다. 수련하고 또 수련하는 것 외에 몸을 전체적으로 유연하고 튼튼하게 만드는 방법은 없다. 요가는 단계적으로 자기를 발견하고 변화시키는 과정으로 발전시켜, 만성적으로 축적된 긴장을 녹이고, 균형과 마음열림의 더 간단한 근원을 발견하는 수밖에 없다.

요가 강사로서 초급 수련생들을 가르치는 일은 '초심자의 마음(beginner' s mind)' 을 스스로에게 되새기고 더 깊은 수련으로 들어갈 수 있는 기회다. 또 우리는 그 기회를 다른 수련생들에게도 나눠줄 수도 있다. 우리는 초심자의 마음으로 무슨 일에든 마음을 활짝 열어야 한다. 이전의 경험 때문에 어떤 일이 일어날지 충분히 예상할 수 있지만, 세상에 태어나 처음 해보는 것처럼 지금 이 순간에 일어나는 일을 선입견 없이 경험해야 한다. 이런 경험으로 우리는 초급 수련생들을 가슴으로 이해할 수 있게 되어 그들을 더욱 편하고 쉽게 안내할 수 있고, 그들이 자신들의 능력을 최대한으로 발휘할 수 있도록 뒷받침해줄 수 있게 된다. 사실 이것은 상급 수련생들에게 복합된 아사나들을 가르치는 일보다 훨씬 어려운 일이고, 그렇기에 강사로서의 능력을 한층 더 발전시켜줄 것이다.

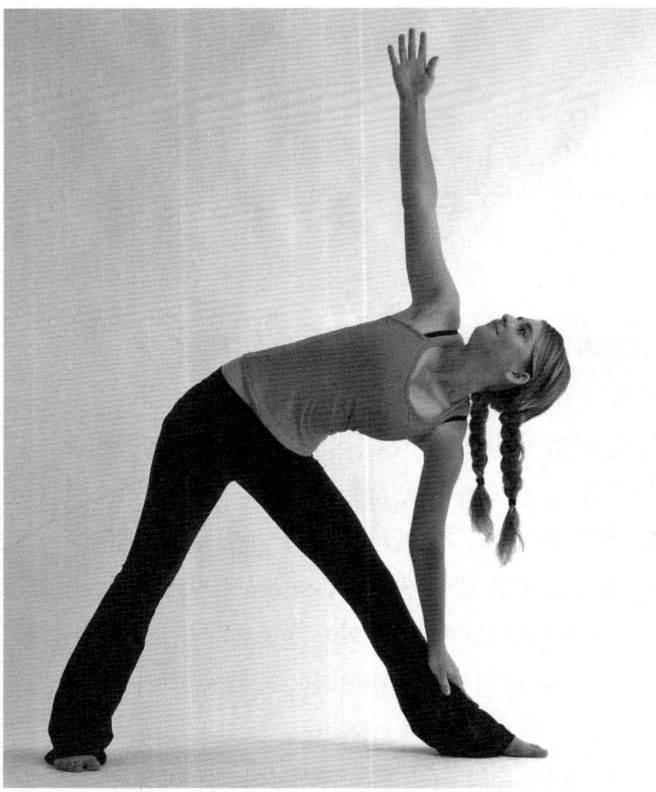

초급 수련생의 웃티타 트리코나사나

요가 강사는 초급 수련생들에게 개별적으로 관심을 가져야 한다. 과거에는 무슨 운동을 했는지 부상을 입은 적이 있는지 요가를 하려는 목적이 무엇인지 물어보아야 한다. 이런 식으로 관심을 가지고 맞이하면, 수련생들은 수업에 더 편안하게 적응할 수 있을 것이다. 요가할 때는 '잘하는 것' 보다 '어떻게 하느냐' 가 더 중요하다. 다시 말해 요가수련은 호흡과 몸과 마음을 의식적으로 연결하는 과정이며, 힘과 유연성과 균형을 개발해주는, 장시간 꾸준한 수련이 필요한 심신 통합적 요법이다. 초급 수련생들에게 이 점을 강조해서 주시시켜야 한다. 다른 운동이나 수련방법보다 요가를 통한 변화는 서서히 일어날 것이고, 보통 수년이 걸리기도 할 것이다. 요가를 꾸준히 수련하면, 지금까지 우리의 삶을 지배했던 습관이 깨지고 새로운 변화가 서서히 일어날 것이다. 이런 변화는 결코 곧바로 오지 않는다. 수련생들에게 발라사나(아기 자세)를 시범으로 보이며 꾸준히 그리고 편하게 수련하는 것에 대한 중요성을 설명한다. 또 언제든지 필요하다고 느끼면 발라사나, 또는 다른 이완 자세를 하면서 쉬라고 말한다. 수련생이 스스로 생각하기에 도구가 필요하다고 느끼든 그렇지 않든 간에 강사는 수련생들이 블록, 끈 그리고 담요 두 개나 베개 등을 그들의 매트 옆에 놓아 두라고 지시한다. 수업중에 수련생들이 도구의 일부나 전부를 이용하는 것이 도움을 더 줄 수 있기 때문이다. 수업을 이끌 때 가능하면 초보 수련생들은 강사 주변에 있는 것이 좋다. 강사가 새 동작을 가르치기도 편하고, 수업 전체를 아우르면서 그들에게 세심하게 안내를 해줄 수 있기 때문이다. 기본 아사나를 중심으로 가르칠 때는 초급 수련생을 믿을 만한 경험자 뒤에 배치하는 편이 좋다(과시하기 좋아하는 경험자의 옆에 두면 멋진 변형자세를 보고 초보 수련생이 혼란스러워하거나, 따라하다 부상을 입을 수 있기 때문에 피하는 것이 좋다).

초급 수련생의 존재를 웃자이 프라나야마와 아사나의 기본 요소를 복습하는 기회로 활용한다. 중급과 상급 수련생들에게는 이 복습이 도움이 되기도 하고 인내심 테스트가 되기도 할 것이다. 수리야 나마스카라를 할 때는 초보자들 옆으로 가서 아사나들의 자세와 아사나들 사이의 전환을 시범으로 보여준다. 경험 있는 수련생들이 아도 무카 스바나사나(다운독)를 실시하는 동안 초보 수련생들은 수리야 나마스카라 중에서 여전히 어려운 동작을 연습하게 한다. 이런 식으로 초보 수련생들에게 좀 더 세심하게 그리고 그들 상태에 맞춰 다양한 변형동작들을 안내한다.

표 6.1 호흡법을 가르쳐야 할 시기와 대상

호흡법	시기	대상
자연 호흡 (Natural breathing)	어떤 수준의 수업든 처음 시작할 때 하기에 좋은 호흡법이다.	모든 수련생들
웃자이(ujjayi)	수업의 초반부에 가르친다.	모든 수련생들
사마 브릿티 (Sama–vritti)	자연 호흡과 웃자이와 함께 가르친다.	모든 수련생들
비샤마 브릿티 (Vishama–vritti)	자연 호흡과 웃자이와 함께 가르친다.	모든 수련생들
안타라 쿰바카 (Antara–kumbhaka)	호흡량을 늘이기 위한 목적으로 웃자이와 함께 가르친다.	웃자이를 잘하고 반다를 해본 적이 있는 중급자. 임산부, 눈이나 귀에 통증이 있거나 고혈압이 있는 사람은 제외
바야 쿰바카 (Bahya–kumbhaka)	안타라 쿰바카를 잘할 때 가르친다.	웃자이를 잘하고 반다를 해본 적이 있는 중급자. 임산부, 눈이나 귀에 통증이 있거나 고혈압이 있는 사람은 제외
빌로마 (Viloma)	호흡량을 늘이기 위한 목적으로 웃자이와 함께 가르친다.	모든 수련생들, 특히, 피로감과 불안감을 느끼는 사람.
카팔라바티 (Kapalabhati)	초보자 수업에서 특히, 코어작업의 일부로 아사나 시퀀스를 하는 동안에 에너지와 호흡을 각성시키고 몸을 더 빨리 데우기 위해 가르친다. 아사나를 하는 동안이라면, 앉은 자세(이상적으로는 비라사나)나 돌고래, 널빤지 자세에서 가르친다.	중급 수련자. 임산부, 눈이나 귀에 통증이 있거나 고혈압이 있는 사람은 제외
바스트리카 (Bhastrika)	호흡법 수업에서나 사바사나를 하기 전에 마지막으로 에너지를 북돋는 작업으로 가르친다.	중급 수련자. 임산부, 눈이나 귀에 통증이 있거나 고혈압이 있는 사람은 제외
시탈리 (Sitali)	정리할 때 가르친다.	모든 수련생들
아누로마 (Anuloma)	프라나야마 수업	웃자이에 익숙하고 편안한 수련생들
프라틸로마 (Pratiloma)	프라나야마 수업	웃자이에 익숙하고 편안한 수련생들
수리야베다 (Suryabheda)	웃자이와 함께 가르친다.	모든 수련생들
찬드라베다 (Chandrabheda)	전통적으로 수리야베다(태양관통호흡)과 번갈아 한다.	모든 수련생들

표 6.1 호흡법을 가르쳐야 할 시기와 대상 (계속)

호흡법	시기	대상
나디 쇼다나 1: 기본	수업의 초반부에 한다.	중급수련생들
나디 쇼다나 2: 빌로마와 함께	나디 쇼다나 1이 익숙해졌을 때 한다.	중급수련생들
나디 쇼다나 3: 쿰바카와 함께	나디 쇼다나 2가 익숙해져서 안정적이고 지속적으로 하고 있을 때 한다.	웃자이를 잘하고 반다를 해본 적이 있는 중급자. 임산부, 눈이나 귀에 통증이 있거나 고혈압이 있는 사람은 제외
나디 쇼다나 4: 빌로마와 쿰바카와 함께	나디 쇼다나 3이 편안해졌을 때 한다.	웃자이를 잘하고 반다를 해본 적이 있는 중급자. 임산부, 눈이나 귀에 통증이 있거나 고혈압이 있는 사람은 제외
나디 쇼다나 5: 카팔라바티와 함께	나디 쇼다나 4가 편안해졌을 때 한다.	웃자이를 잘하고 반다를 해본 적이 있는 중급자. 임산부, 눈이나 귀에 통증이 있거나 고혈압이 있는 사람은 제외

이 호흡법들을 가르치고 수련하면서 더 자세한 정보를 필요하면 스티븐스(2010, 237-62)를 참고한다.

초급 시퀀스 만들기와 가르치기
Creating and Teachning Beginning-Level Seqeunces

- 웃자이 프라나야마를 매일 실시한다.
- 아사나를 유지하는 고요함 속에서도 호흡과 움직임 사이의 관계를 가르쳐야 한다. 앉아서 취하는 편한 자세에서 먼저 시작하고, 기어가는 자세, 즉 고양이와 개 자세를 이용해서 더 큰 움직임을 경험해본다[1].
- 모든 호흡법을 잘 터득해서 더 쉽게 자유로워지는 수단으로 브릿티 호흡법(사마 브릿티와 비샤마 브릿티)을 가르친다.
- 아사나를 취할 때마다 한 점을 집중적으로 바라보는 수련법인 드리스타나(dristana)를 가르친다. 드리스타나는 이리저리 돌아다니는 마음을 호흡과 몸에 고정시키는 역할을 한다.
- 뿌리내림(roots)과 확장(extension) 사이의 관계 즉, 적극적으로 땅에 뿌리를 내리려는 노력과 공간을 더 늘이려는 노력 사이의 관계를 가르친다. 처음에는 앉은 자세에서 가르친 후 양손과 양발을 바닥에 놓은 자세에서 가르친다. 그런 다음에는 타다사나(산 자세)로 서 있는 자세에서 가르친다.
- 유명한 미국의 요가 강사인 조엘 크래머(Joel Kramer)의 '경계에서 수련하기(playing the

edge)' 라는 기법이 있는데 이것은 올바른 자세를 더듬더듬 찾아가는 것을 말한다. 이 기법을 수련생들에게 가르쳐 부상을 예방한다.

- 휴식의 중요성을 상기시키고, 발라사나를 가르친다.
- 아사나의 완성에 이르는 길에 더 쉽게 접근할 수 있도록 다양한 변형 동작들을 지도한다. 반면에 기본 아사나들을 더욱 복합적으로 변형시킨 동작들은 가르치지 않는다.
- 수리야 나마스카라를 더 쉽게 할 수 있도록 몸을 풀어주고 느린 아사나들을 알려준다.
- 서서 하는 아사나를 할 때, 처음에 왼쪽(또는 오른쪽)으로만 한두 아사나를 한 뒤 다른 쪽을 실시한다. 그리고 다음 동작으로 전환한다.
- 다른 동작으로 전환할 때는 우아하고 천천히 이동하도록 충분한 시간을 제공한다.
- 시퀀스를 짤 때 서서 하는 아사나들 중 골반을 가쪽돌림하는 아사나와 안쪽돌림하는 아사나를 분리해서 배열한다.
- 서서하는 균형잡는 아사나를 가르칠 때는 브릭사사나(나무 자세)와 가루다사나(독수리 자세)만 가르친다.
- 아도 무카 스바나사나는 중급 수업에서 배우는 팔의 균형을 잡는 아사나들을 할 수 있도록 몸을 준비시켜주는 아사나다. 그래서 아도 무카 스바나사를 적극적으로 활용한다.
- 젖히기 동작으로 먼저 살라바사나 A(메뚜기 자세 A)을 지도한다. 살라바사나 A는 역동적 움직임으로 자세를 취한 후 호흡을 5회 하는 동안 자세를 그대로 유지한다. 그런 다음 세투 반다 사르방가사나(다리 자세)로 전환해서 역동적으로 경험한 한 뒤 호흡 5회 동안 유지한다. 그리고 두세 차례 반복한다.
- 젖히기 자세를 한 뒤에는 반드시 척추를 쉬어 주어야 한다. 먼저 두 무릎을 굽혀서 모은 채 쉬운 숩타 파리바르타나사나를 실시해 허리쪽을 편안하게 해준다.
- 신경계를 안정시키고 축적된 긴장을 해소하기 위해 몇 가지 굽히기 자세들과 엉덩이를 열어주는 자세들을 실시한다.
- 할라사나(쟁기 자세)와 살람바 사르방가사나(지지형 어깨로 서기 자세)를 지도한다. 어깨 아래에 담요를 받치거나 두 발을 벽이나 의자를 기댄다. 목뼈에 문제가 있는 사람들에게는 비파리타 카라니(자세)를 추천한다.
- 사바사나(송장 자세)를 최소 5분 동안 실시한다.
- 사바사나를 하고 몇 분이 지난 뒤에 천천히 일어나 앉도록 한다. 각성되었지만 여전히 고요한 에너지 속에서 의식이 또렷해진 수련생들은 자신들의 몸-마음을 깊숙이 느낄 것이다.

초급 수업의 시퀀스 Beginning Class Sequences

[시퀀스 5] 초보자를 위한 기본적인 요가 수업

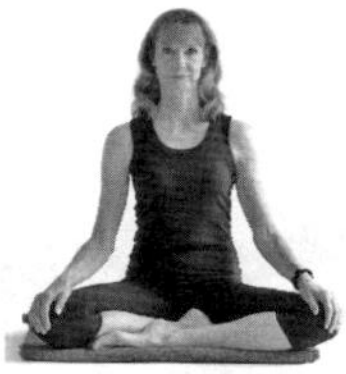

1. 수카사나
1-3분. 인사를 하고 목적을 세운 뒤 안내를 시작한다.

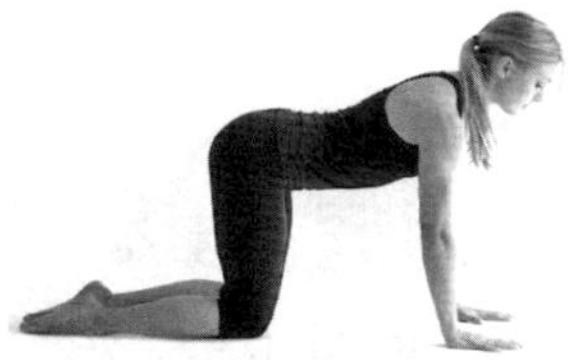

2. 비달라사나
고양이와 개 반복 5회.

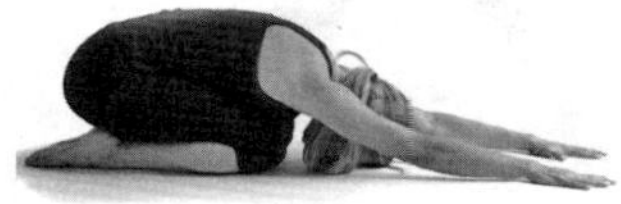

3. 웃티타 발라사나
호흡을 5회. 무릎과 등 아래 부분을 세심히 다루도록 주의를 준다.

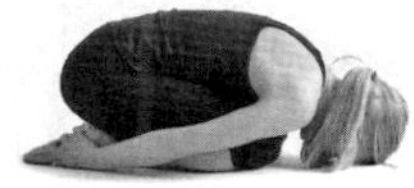

4. 발라사나
호흡 5회.

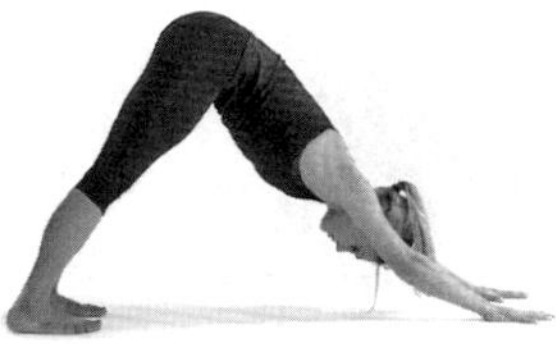

5. 아도 무카 스바나사나
30초. 활력적(energetic) 움직임으로 간단히 몸을 정렬.

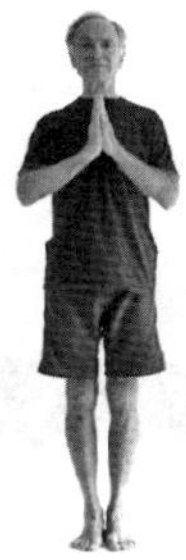

6. 사마스티히
아도 무카 스바나사나에서 두 발을 걸어서 앞으로 옮긴 뒤 천천히 등을 말아서 일어선다. 타다사나를 가르친다.

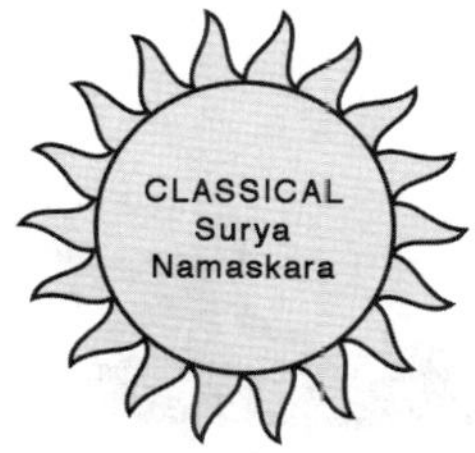

7. 고전 수리야 나마스카라
2회. 첫 회에서는 각 아사나마다 정지시켜서 설명을 자세히 한다.

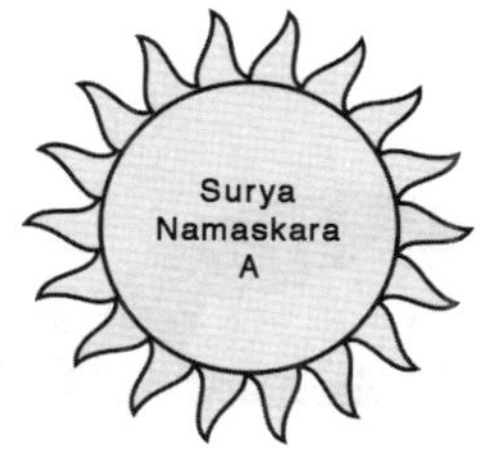

8. 수리야 나마스카라 A
1회. 널빤지와 차투랑가와 업독과 다운독을 하지 말고, 대신에 무릎과 가슴과 턱을 바닥에 대는 자세(아슈탕가 나마스까라-역주)와 살라바사나 B을 실시하게 한다.

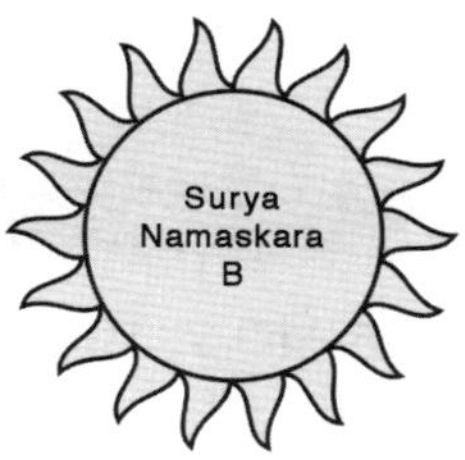

9. 수리야 나마스카라 B
2회. 1회에서는 웃카타사나와 비라바드라사나 I 을 자세히 설명한다.

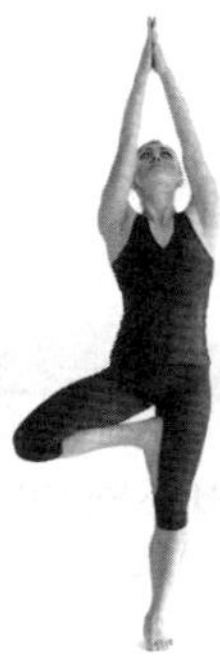

10. 브릭사사나
오른쪽 왼쪽 각각 30초씩 실시한다.

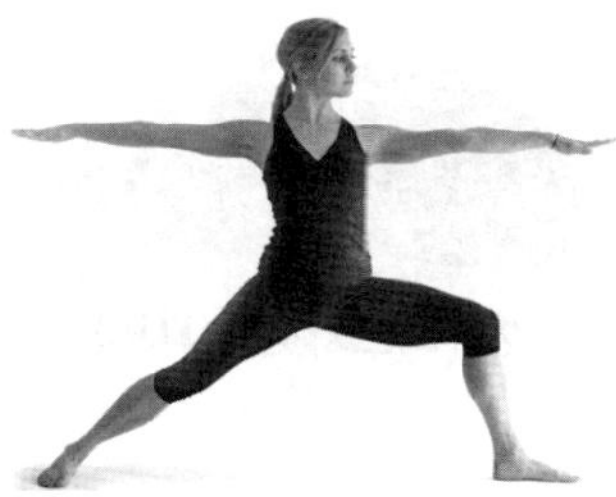

11. 비라바드라사나 II
프라사리타 자세로 준비한다. 양쪽 모두 호흡을 5-10회 실시한다.

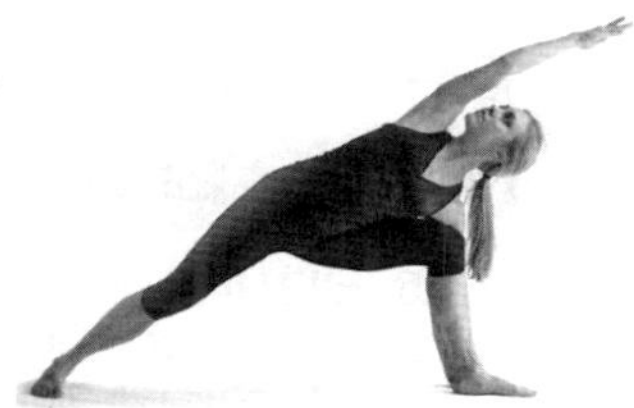

12. 웃티타 파르스바코나사나
전사 자세 II로 준비한다. 양쪽 모두 5-10회 호흡.

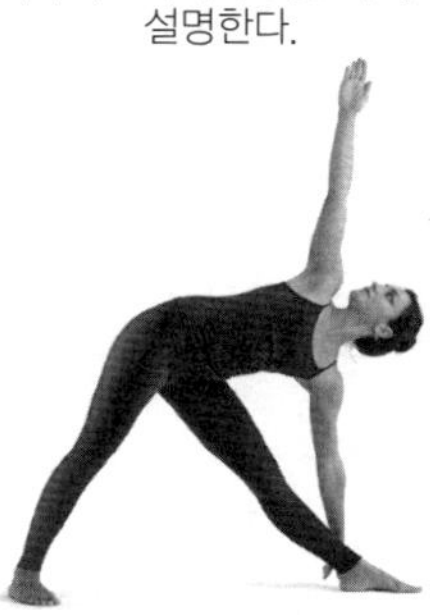

13. 웃티타 트리코나사나
양쪽 모두 5-10회 호흡.

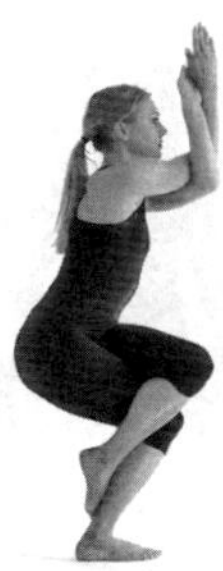

14. 가루다사나
양쪽 모두 30초.

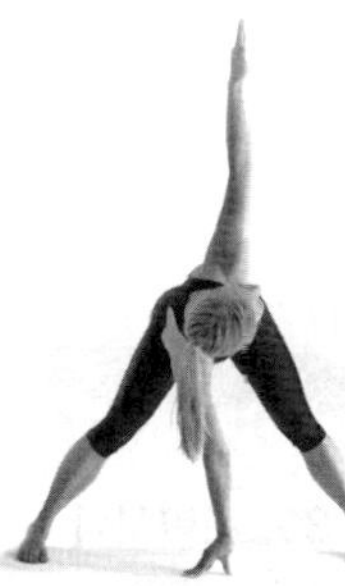

15. 파리브릿타 아르다 프라사리타
양쪽 모두 호흡 5회 동안 유지한 다음, 매트 앞쪽으로 걸어가서 타다사나를 한다.

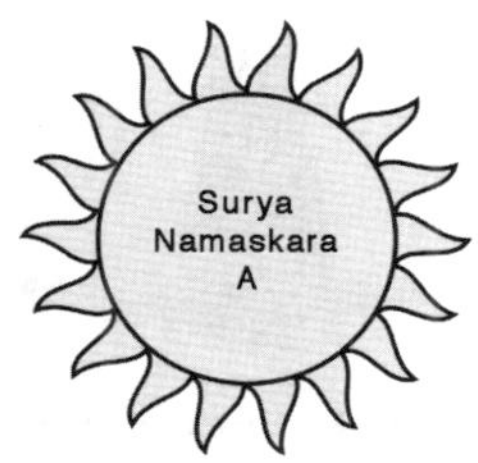

16. 수리야 나마스카라 A
1회.

[시퀀스 5] 초보자를 위한 기본적인 요가 수업 (계속)

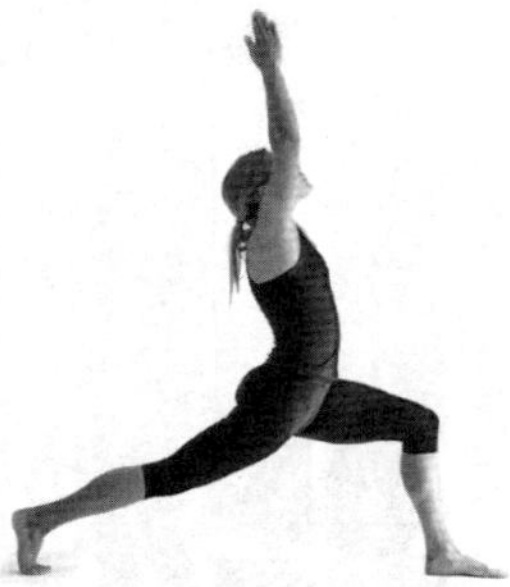

17. 아슈타 찬드라사나
5-10회 호흡.

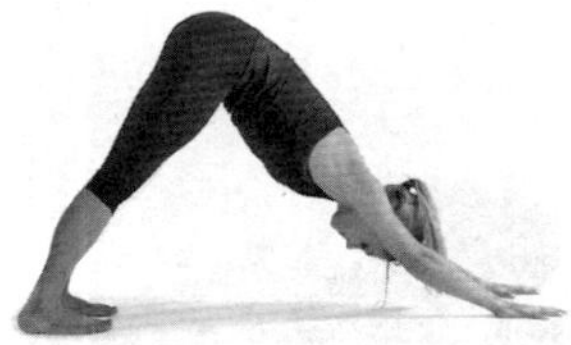

18. 아도 무카 스바나사나
뒤로 걸어가서 이 자세를 하거나, 차투랑가와 우르드바 무카 스바나사를 거쳐 이 자세를 한다.

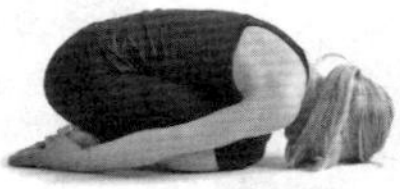

19. 발라사나
1분. 양 무릎을 옆으로 넓게 벌려 무릎과 골반과 허리쪽을 편안하게 해준다.

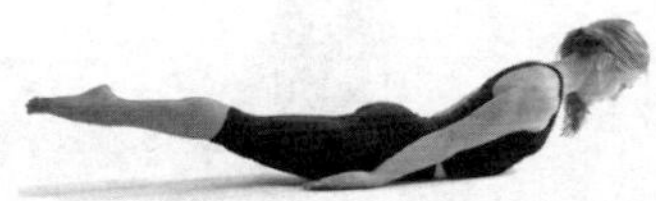

20. 살라바사나 A
총 3회를 하는데, 1회시에는 자세를 유지한 상태에서 호흡을 3번, 2회시에 5번, 3회시에 7번 한다.

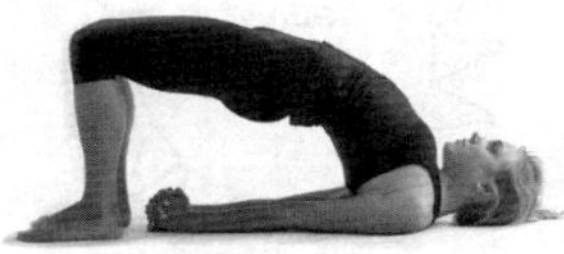

21. 세투 반다 사르방가사나
2회. 5-10회 호흡.

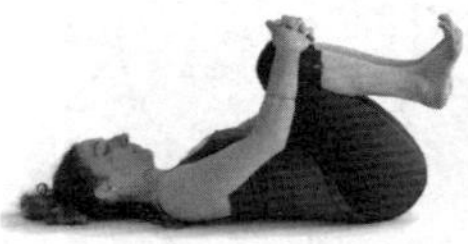

22. 아파나사나
무릎을 원을 그려 부드럽게 회전시키도록 지도한다.

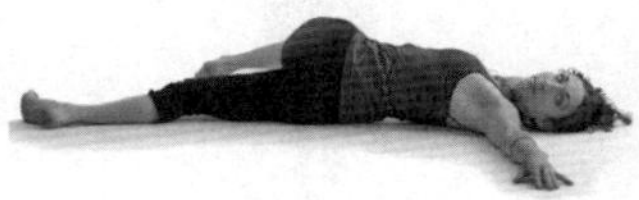

23. 숩타 파리바르타나사나
2회. 양쪽 모두 5-10회 호흡.

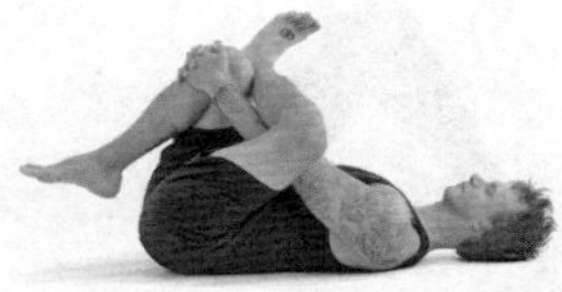

24. 에카 파다 라즈 카포타사나 준비동작
양쪽 모두 1-2분.

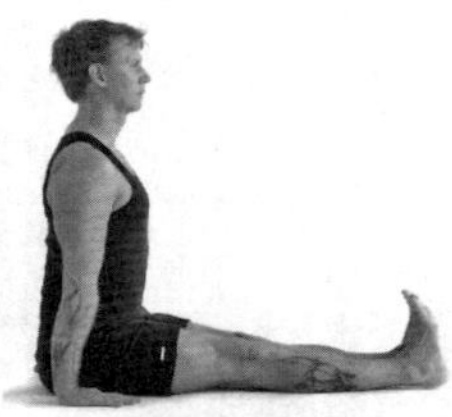

25. 단다사나
1분. 궁둥뼈를 바닥에 단단히 붙인다. 앉아서 하는 아사나에서는 모두 이런식으로 한다.

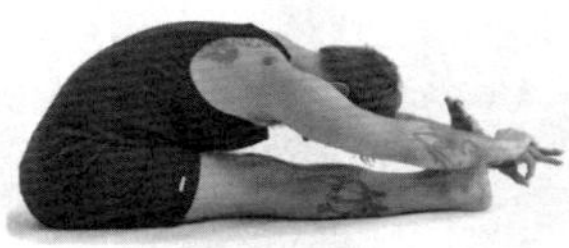

26. 파스치못타나사나
1분.

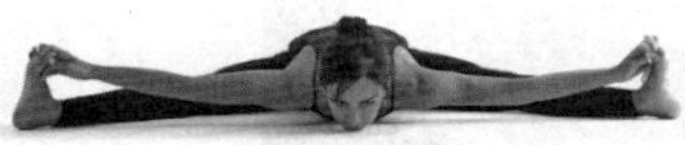

27. 우파비스타 코나사나
1분.

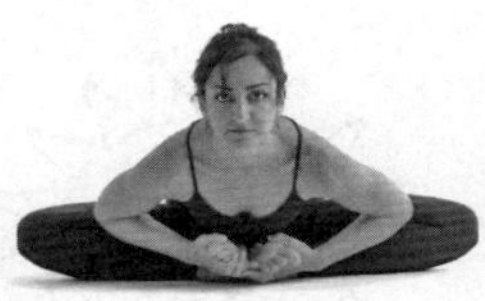

28. 밧다 코나사나
1분.

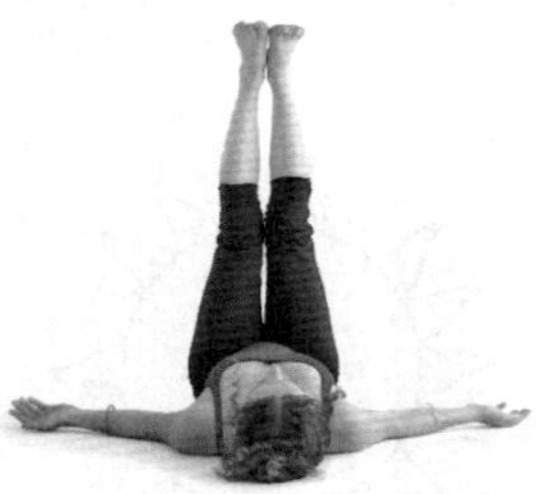

29. 비파리타 카라니
2분.

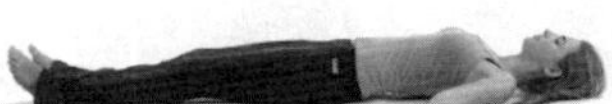

30. 사바사나
5분 이상.

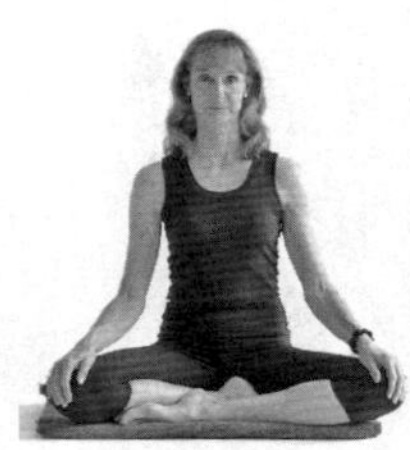

31. 수카사나
명상.

[시퀀스 6] 체력이 강한 초보자를 위한 요가 워크샵

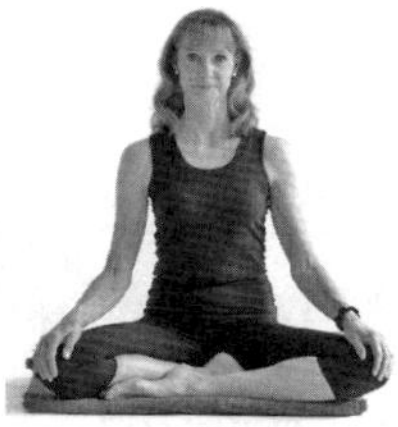

1. 수카사나
1-3분. 인사를 하고 목적을 세운 뒤 안내를 시작한다.

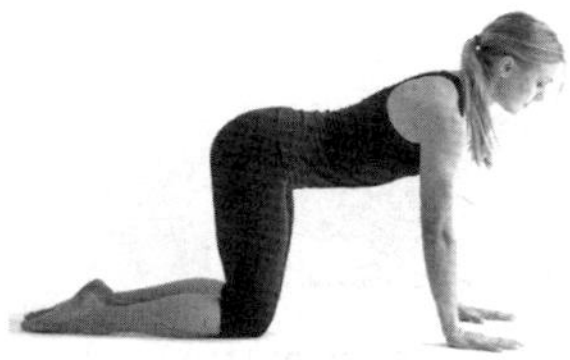

2. 비달라사나
고양이와 개 반복 5회. 척추를 따뜻하게 하고, 호흡과 동작의 연결을 향상시킨다. 웃티타 발라사나에서 쉰다.

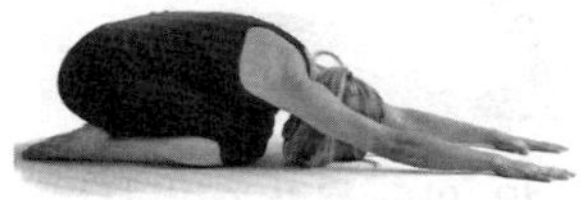

3. 웃티타 발라사나
호흡 5회. 아도 무카 스바나사나에서 처럼 어깨를 회전하라고 설명한다. 무릎과 허리쪽을 특히, 조심한다.

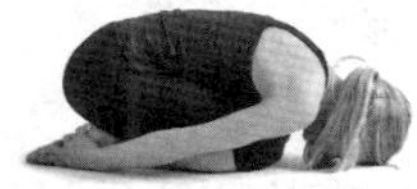

4. 발라사나
호흡 5회. 원하는 만큼 자세를 유지해도 된다.

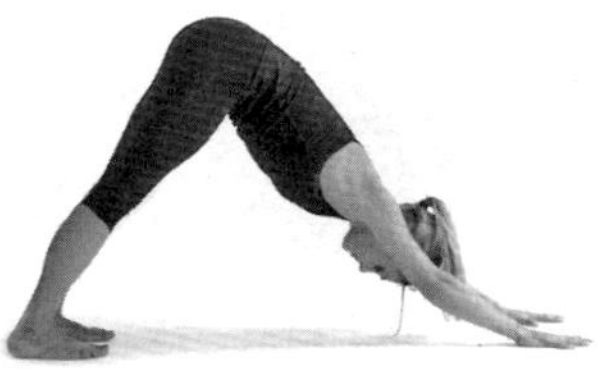

5. 아도 무카 스바나사나
1분. 팔과 다리의 정렬, 뿌리내림과 늘림, 팔과 어깨와 다리에서의 움직임을 강조한다.

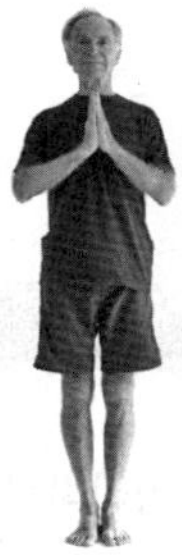

6. 사마스티히
아도 무카 스바나사나에서 걸어서 발을 이동한 뒤 등을 서서히 구부려 말아서 올린다. 타다사나를 가르친다.

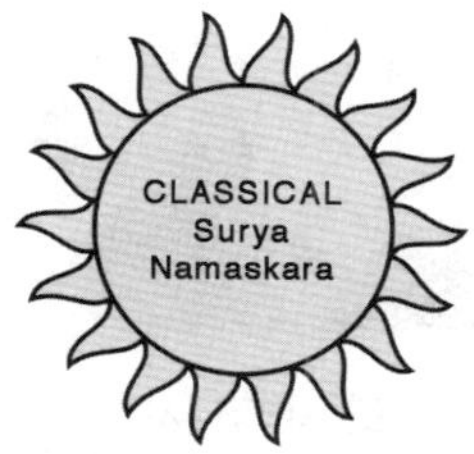

7. 고전 수리야 나마스카라
3회. 첫 번째 할 때는 모든 아사나들을 정지시키면서 설명을 자세하게 한다.

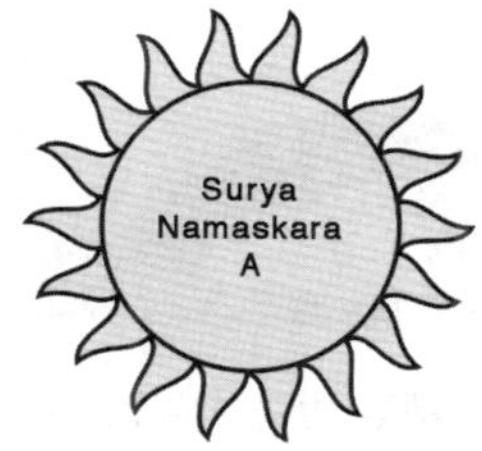

8. 수리야 나마스카라 A
1회. 널빤지와 차투랑가와 업독과 다운독을 하지 말고, 대신에 무릎과 가슴과 턱을 바닥에 대는 자세와 살라바사나 B을 실시하게 한다.

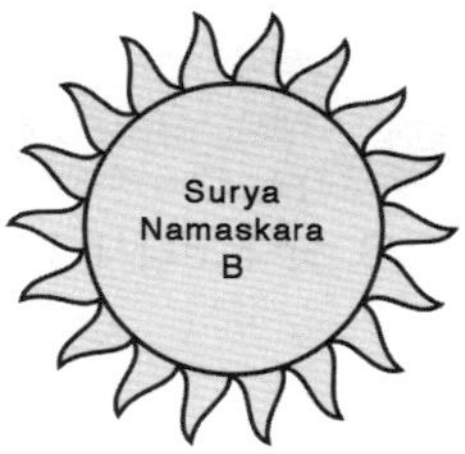

9. 수리야 나마스카라 B
2회. 첫 회에서는 웃카타사나와 비라바드라사나 I 을 자세히 가르친다.

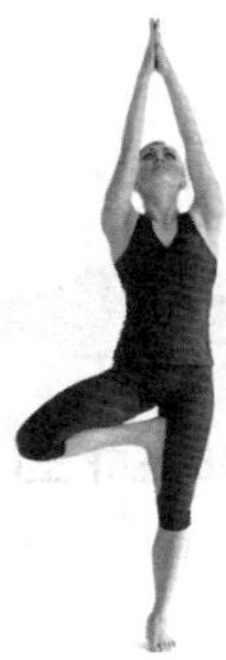

10. 브릭사사나
양쪽 모두 30초.

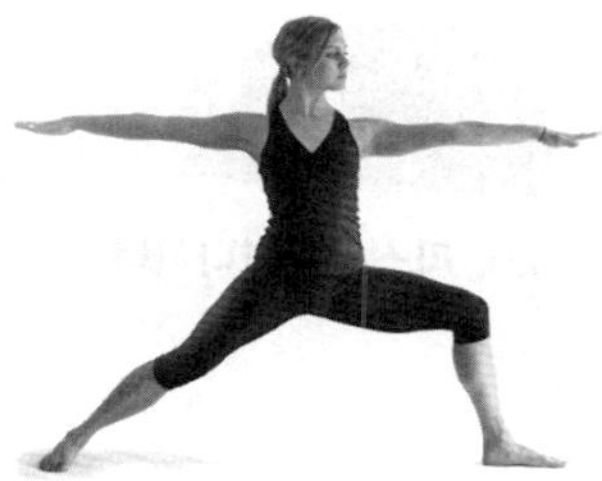

11. 비라바드라사나 II
넓게 벌린 프라사리타 자세로 준비한다. 양쪽 모두 5-10회 호흡.

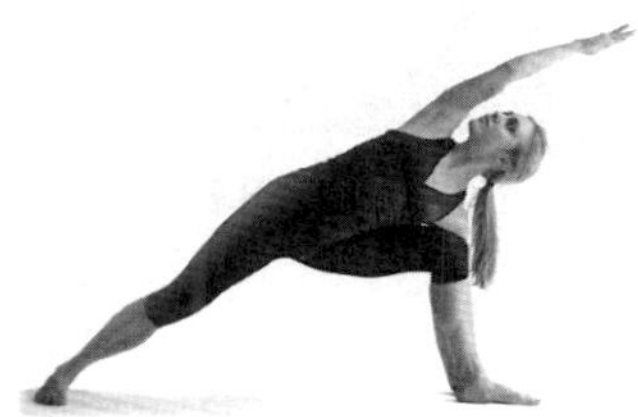

12. 웃티타 파르스바코나사나
전사 자세 II로 준비한다. 양쪽 모두 5-10회 호흡.

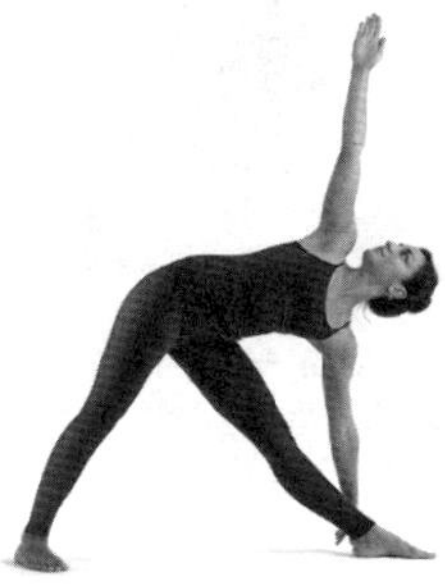

13. 웃티타 트리코나사나
프라사리타자세로 준비한다. 양쪽 모두 5-10회 호흡.

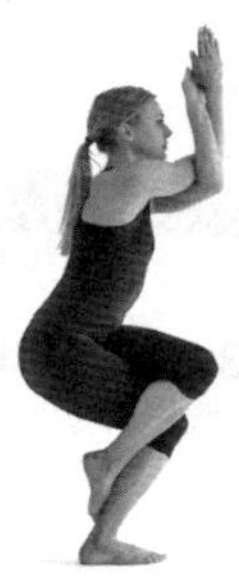

14. 가루다사나
양쪽 모두 30초.

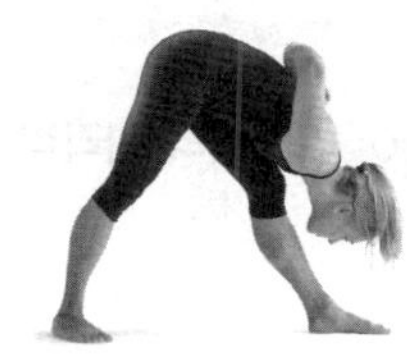

15. 파르스봇타나사나
프라사리타 자세로 준비한다. 양쪽 모두 호흡 5회 동안 자세를 유지하고, 타다사나를 위해 매트 앞쪽에서 선다.

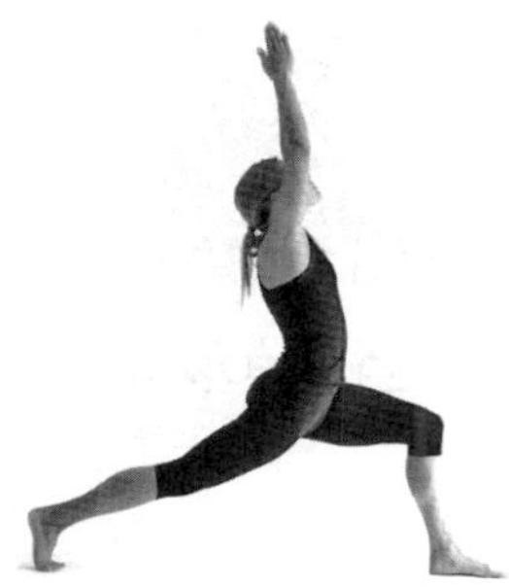

16. 아슈타 찬드라사나
태양 경배 자세를 시작하여 아도 무카 스바나사나까지만 한 뒤, 아슈타 찬드라사나를 실시한다. 호흡 5-10회.

[시퀀스 6] 체력이 강한 초보자를 위한 요가 워크샵 (계속)

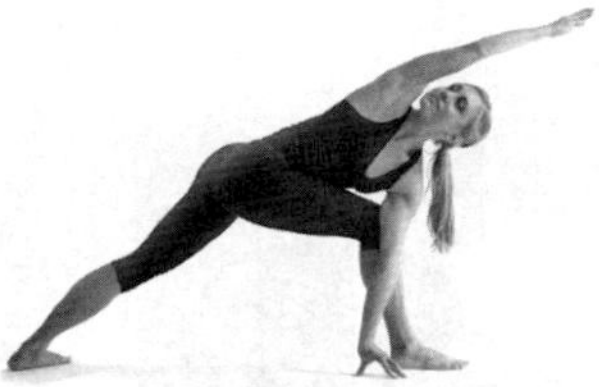

17. 파리브릿타 아슈타 찬드라사나
아슈타 찬드라사나에서 바로 이 자세로 이동한다. 호흡 5–10회.

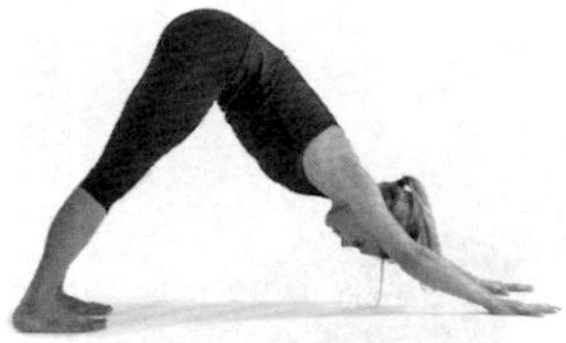

18. 아도 무카 스바나사나
발을 뒤로 보내거나 빈야사로 아도 무카 스바나사나로 전환한다. 끝난 후 발라사나에서 쉰다.

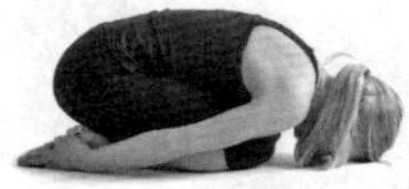

19. 발라사나
1분.

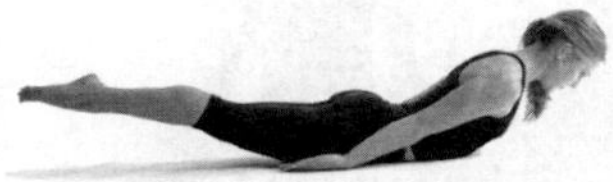

20. 살라바사나 A
총 3회를 하는데, 1회시에는 자세를 유지한 상태에서 호흡을 3번, 2회시에 5번, 3회시에 7번 한다. 3회에는 주먹을 말아 쥔다.

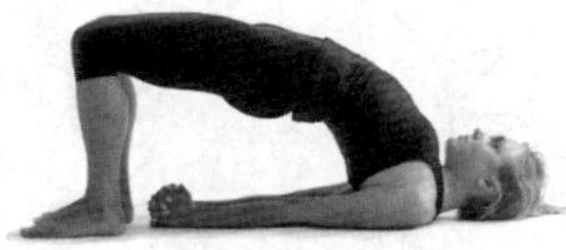

21. 세투 반다 사르방가사나
3회. 각 회마다 호흡을 5–10번 쉰다.

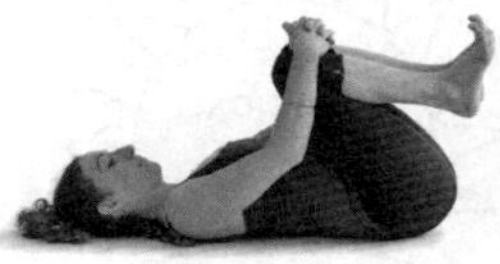

22. 아파나사나
허리쪽의 긴장을 풀어주기 위해 무릎을 천천히 돌려준다.

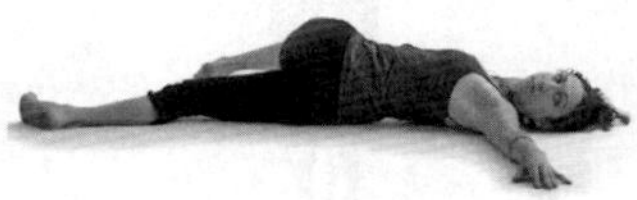

23. 숩타 파리바르타나사나
호흡 5–10회.

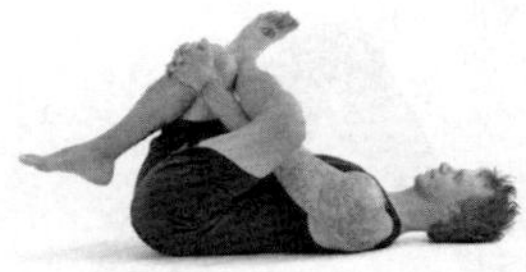

24. 에카 파다 라즈 카포타사나 준비동작
양쪽 모두 1–2분.

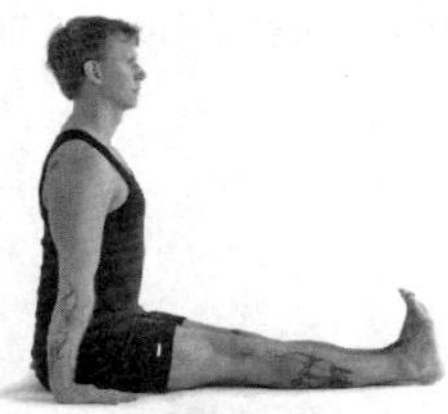

25. 단다사나
1분.

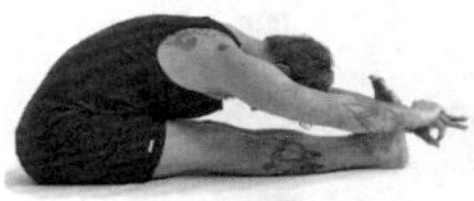

26. 파스치못타나사나
1분.

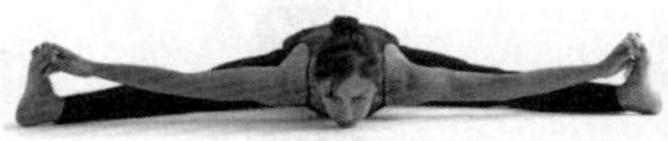

27. 우파비스타 코나사나
1분.

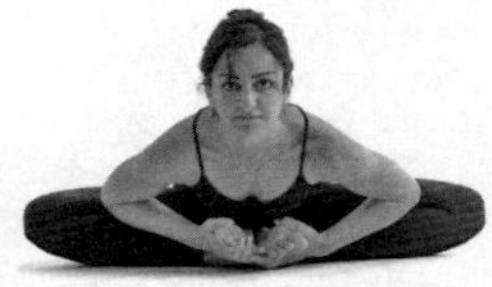

28. 밧다 코나사나
1분.

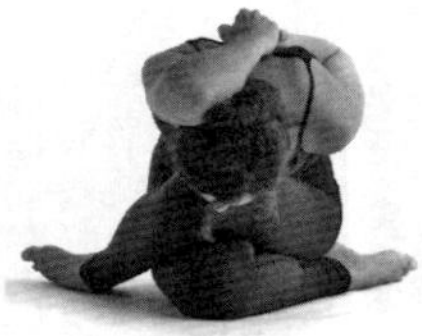

29. 고무카사나
양쪽에 각각 1분씩.

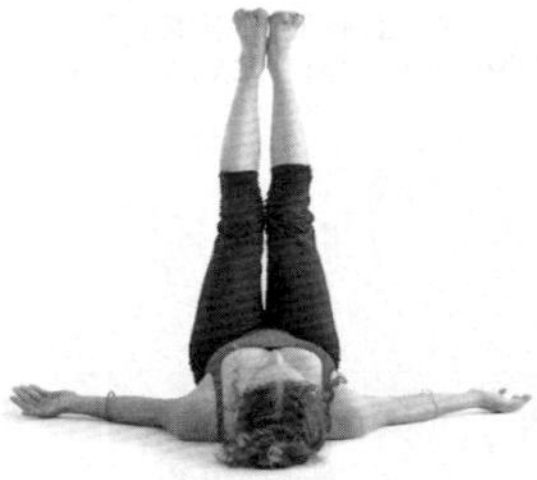

30. 비파리타 카라니
2분.

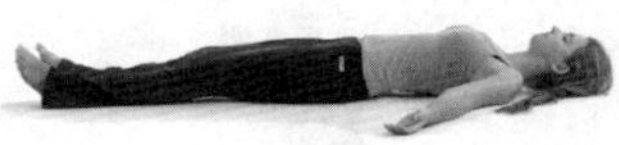

31. 사바사나
5분 이상.

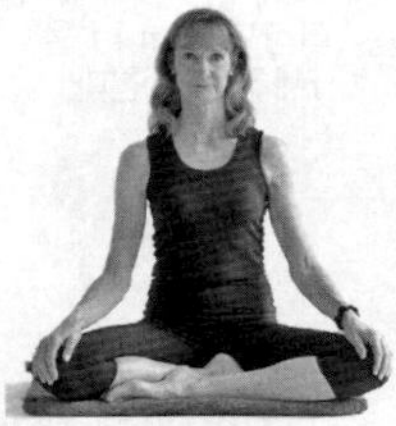

32. 수카사나
명상을 하고 목적을 세운 뒤 수련을 끝낸다.

[시퀀스 7] 초급 수준 : 젖히기 자세를 중심으로

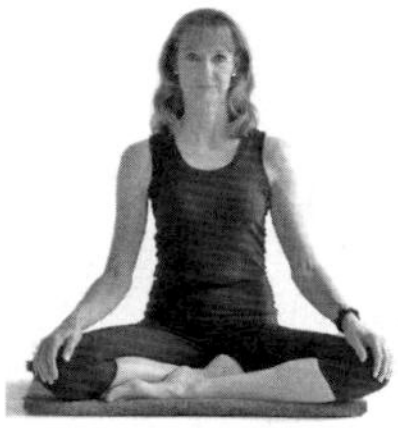

1. 수카사나
1-3분. 인사를 하고 목적을 세운 뒤 안내를 시작한다.

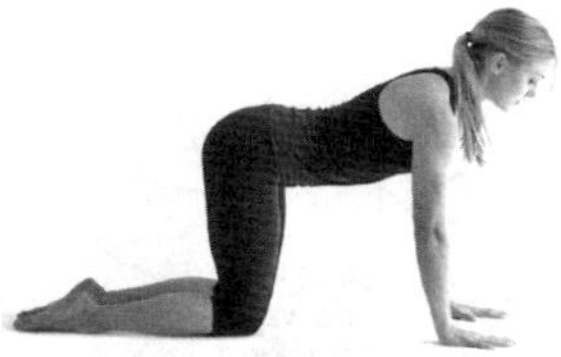

2. 비달라사나
고양이와 개 반복 5회. 웃티타 발라사나로 이완한다.

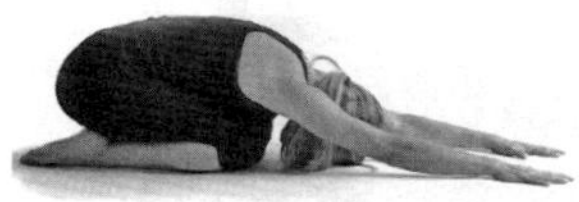

3. 웃티타 발라사나
호흡 5회. 아도 무카 스바나사나에서 처럼 팔을 회전하라고 설명한다. 무릎과 허리쪽을 특히, 조심한다.

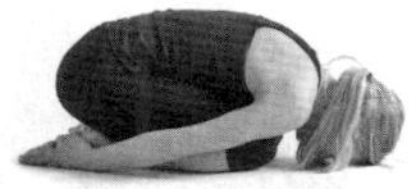

4. 발라사나
호흡 5회. 원하는 만큼 자세를 유지해도 된다.

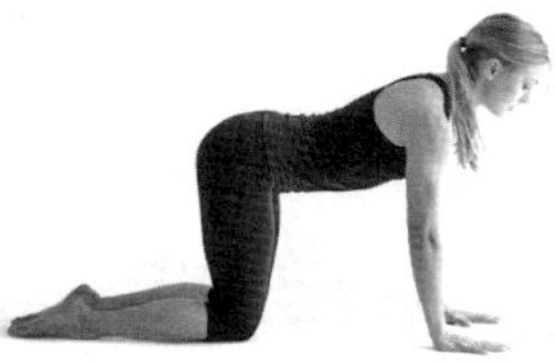

5. 비달라사나
아나하타사나로 가기 전 동작, 호흡 1회.

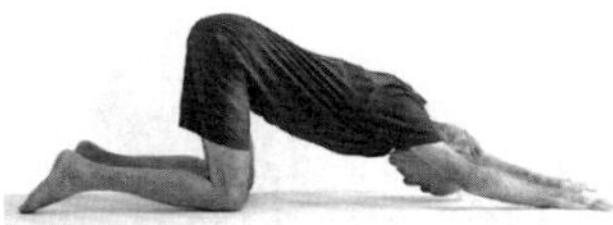

6. 아나하타사나
1분. 어깨를 외회전시킨다.

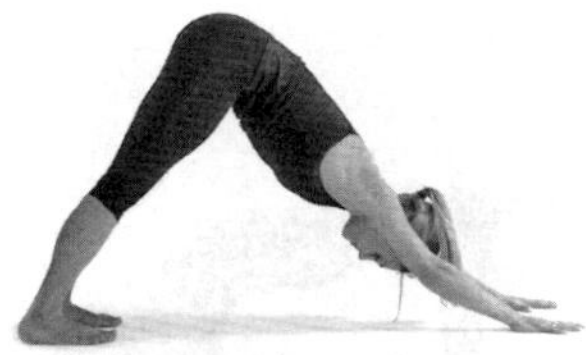

7. 아도 무카 스바나사나
1분. 팔과 다리의 정렬, 뿌리내림과 늘림, 팔과 어깨와 다리에서의 움직임을 강조한다. 타다사나로 이동한다.

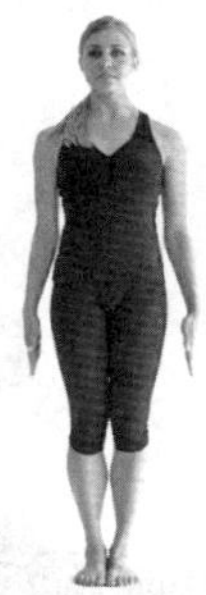

8. 타다사나
1분. 파다 반다를 가르친다.

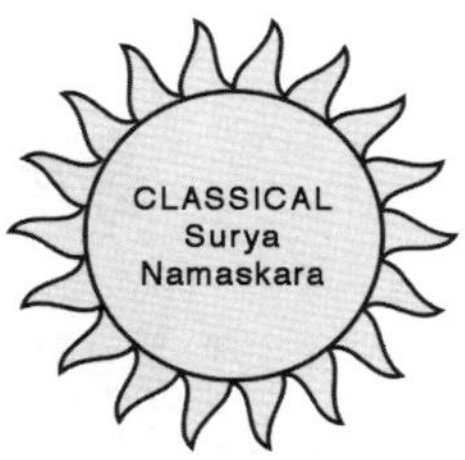

9. 고전 수리야 나마스카라
3회.

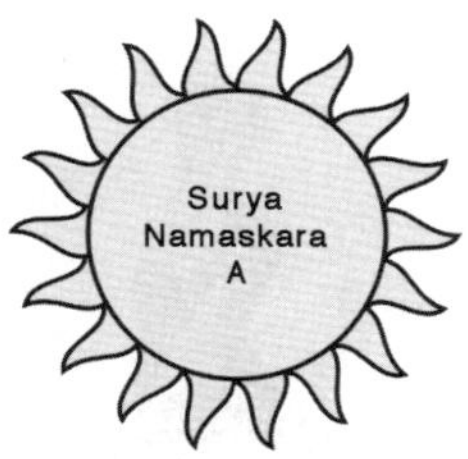

10. 수리야 나마스카라 A
2회.

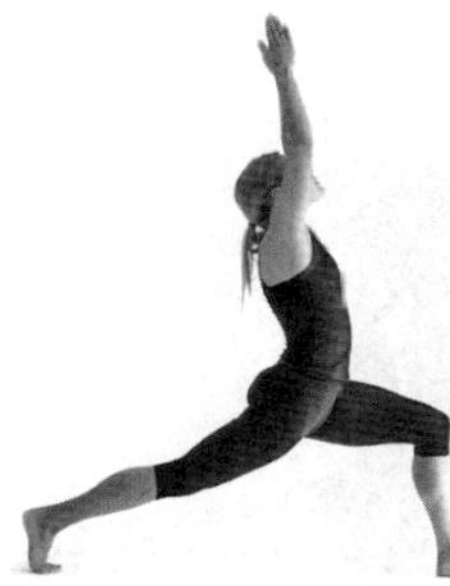

11. 아슈타 찬드라사나
런지 자세에서 앞뒤 움직임을 5회 한다. 호흡 5회.

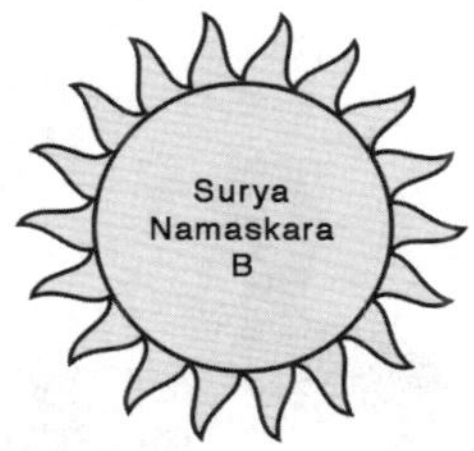

12. 수리야 나마스카라 B
2회. 1회시 웃카타사나와 비라바드라사나 I 을 자세히 설명한다.

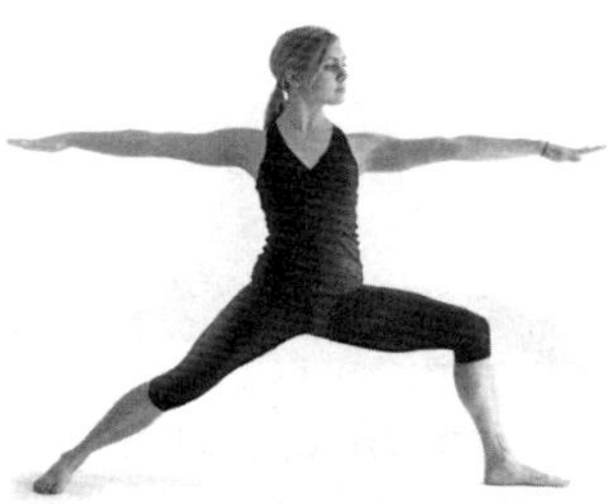

13. 비라바드라사나 II
넓게 벌린 프라사리타 자세로 준비한다. 양쪽 모두 호흡 10회.

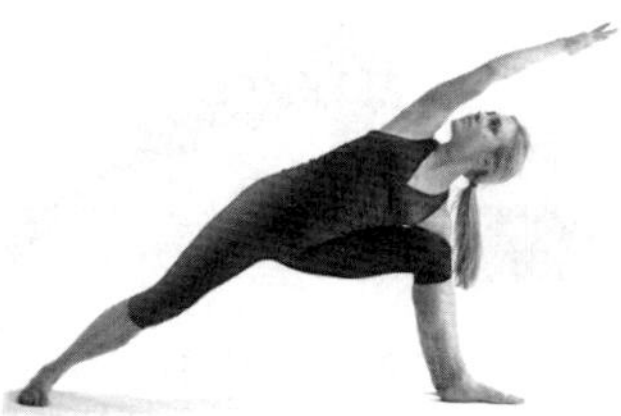

14. 웃티타 파르스바코나사나
양쪽 모두 호흡 10회.

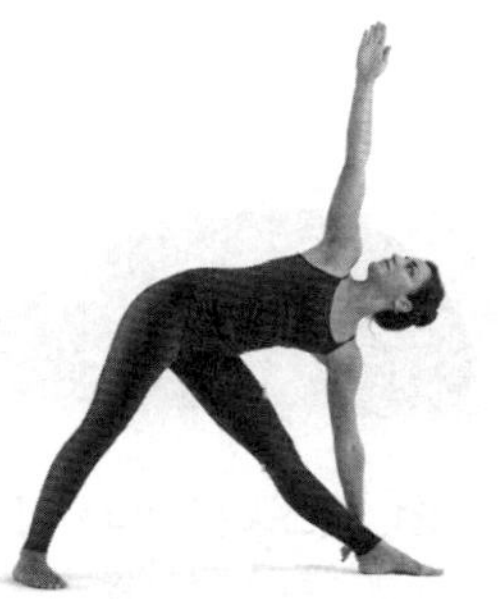

15. 웃티타 트리코나사나
양쪽 모두 호흡 10회.

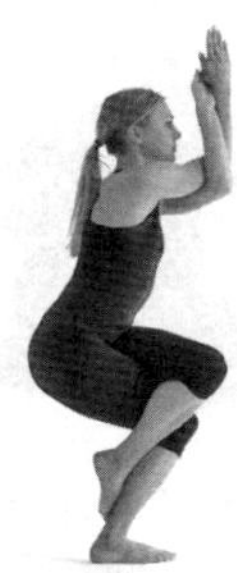

16. 가루다사나
양쪽 모두 1분.

[시퀀스 7] 초급 수준 : 젖히기 자세를 중심으로 (계속)

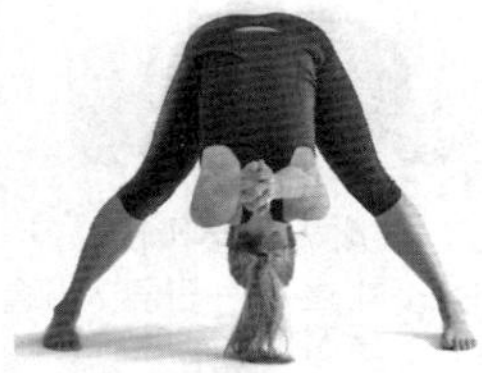

17. 프라사리타 파돗타나사나 C
1분.

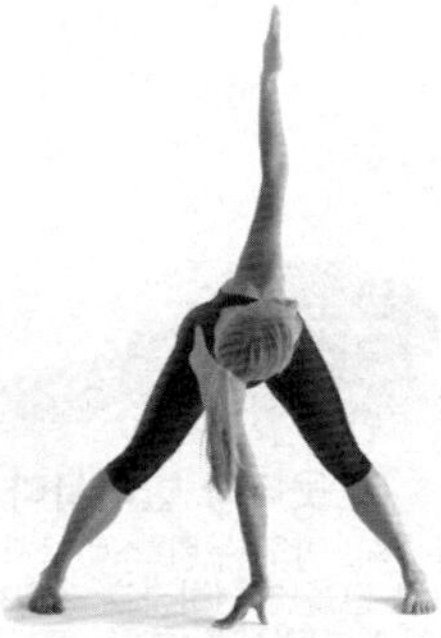

18. 파리브릿타 아르다 프라사리타
양쪽 모두 호흡 10회.

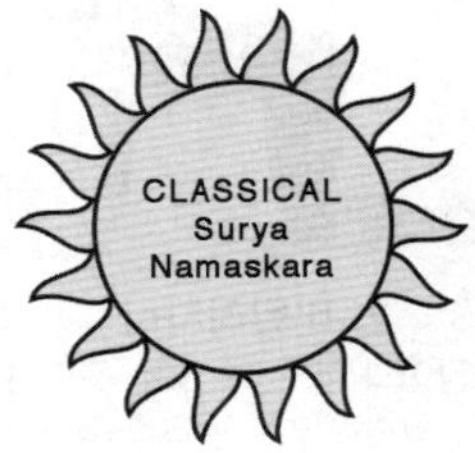

19. 고전 수리야 나마스카라
1회. 아도 무카 스바나사나로 이동한다.

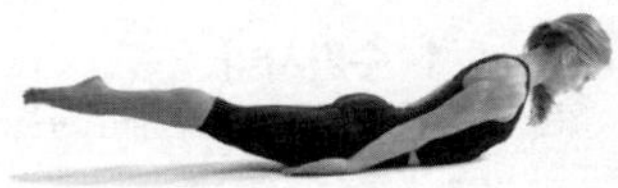

21. 살라바사나 A
총 3회를 하는데 각각 호흡을 3회, 5회, 7회 한다. 3회시에는 손을 말아 쥐도록 한다.

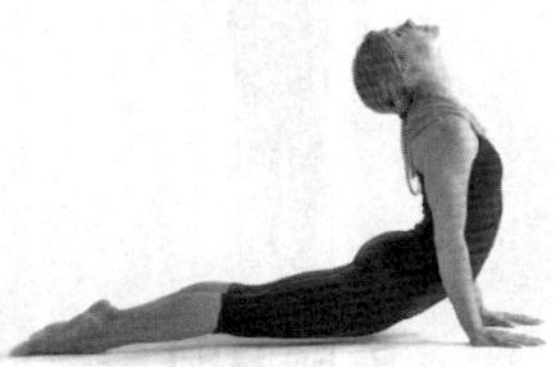

22. 부장가사나
3회. 호흡 5회.

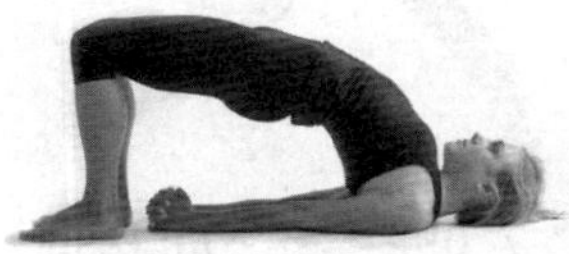

23. 세투 반다 사르방가사나
자세를 유지하면서 호흡에 맞춰 리드미컬하게 3–5회 움직인다. 이것을 두세 번 더 실시하고, 5–10회 호흡한다.

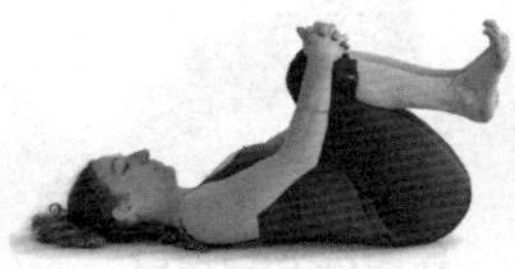

24. 아파나사나
허리쪽의 긴장을 풀어주기 위해 무릎으로 원을 부드럽게 그린다.

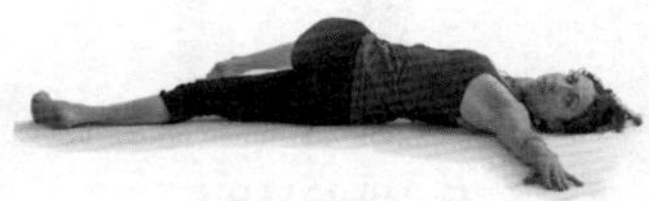

25. 숩타 파리바르타나사나
양쪽 모두 호흡 5–10회.

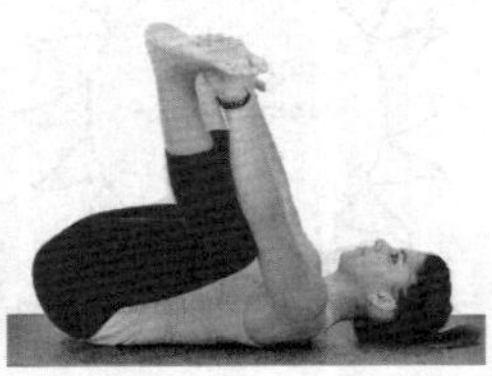

26. 아난다 발라사나
호흡 10회.

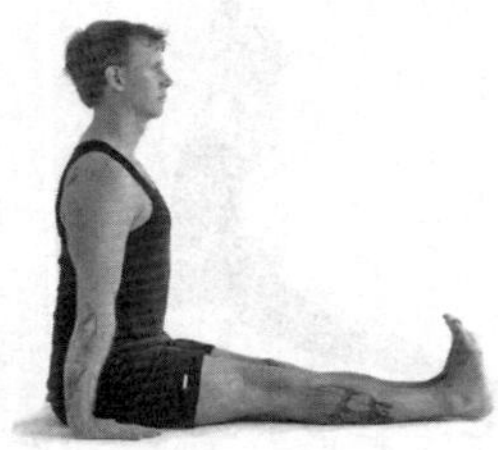

27. 단다사나
1분.

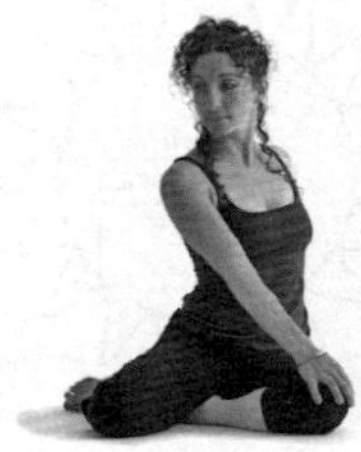

28. 바라드바즈라사나 I
양쪽 모두 1분. 단다사나로 돌아간다.

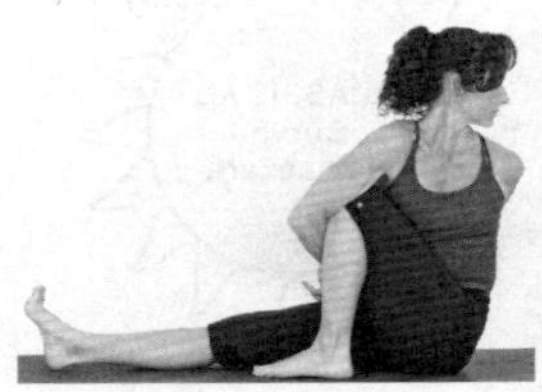

29. 마리챠사나 C
양쪽 모두 1분.

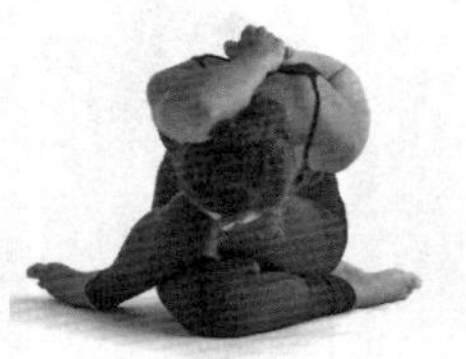

30. 고무카사나
양쪽 모두 1분. 단다사나로 돌아간다.

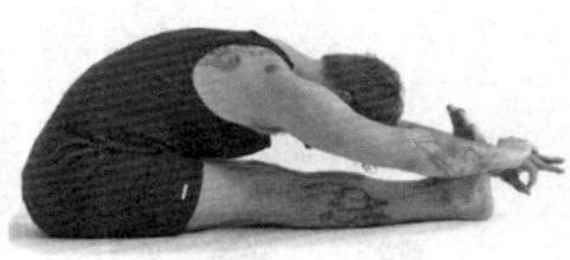

31. 파스치못타나사나
1–2분. 등을 꾸준히 이완시켜야 하다고 강조한다.

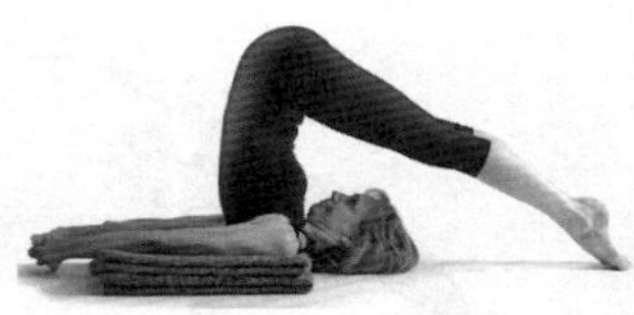

32. 할라사나
동작을 약간 변형시켜서 발을 벽이나 의자, 블록 위에 올리고 손을 엉덩이에 받치거나 비파리타 카라니를 한다.

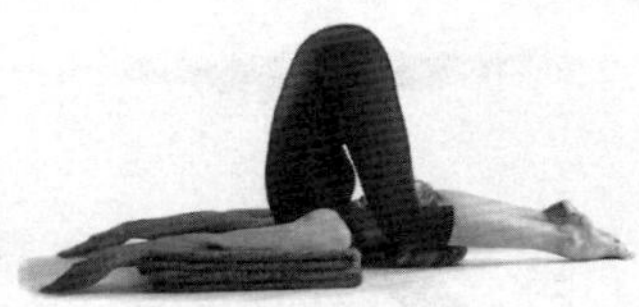

33. 카르나피다사나
호흡 5회. 목과 허리쪽에서 일어나는 감각에 의식을 두라고 강조한다.

[시퀀스 7] 초급 수준 : 젖히기 자세를 중심으로 (계속)

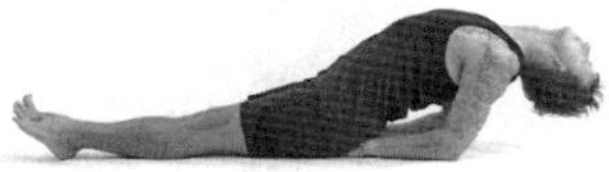

34. 웃타나 파다사나 준비동작
호흡 5회. 머리를 젖힐 때 긴장이 없는지 확인하면서 목에서 힘을 빼라고 말한다.

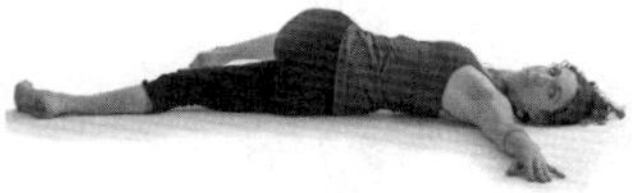

35. 숩타 파리바르타나사나
양쪽으로 호흡 5회.

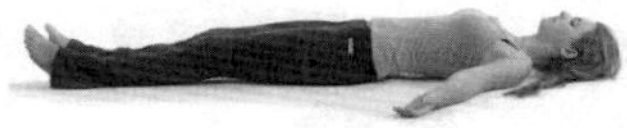

36. 사바사나
5–10분.

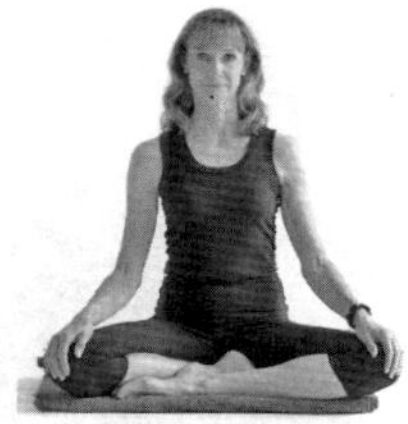

37. 수카사나
명상을 하고 목적을 세운 뒤 수련을 끝낸다.

[시퀀스 8] 초급 수준 : 골반 열기 (Hip Opening) 자세를 중심으로

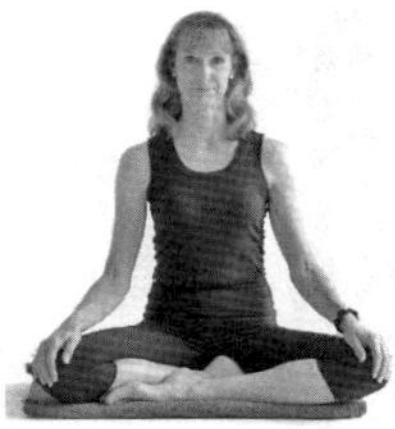

1. 수카사나
1–3분. 인사를 하고 목적을 세운 뒤 안내를 시작한다.

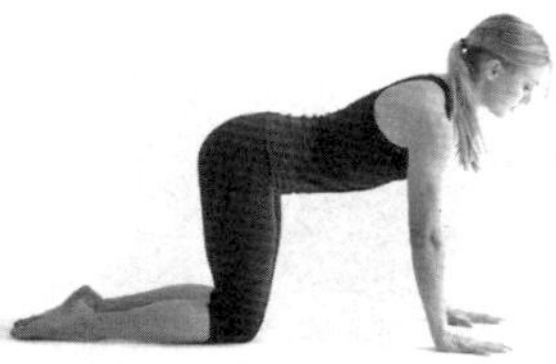

2. 비달라사나
고양이와 개 반복 5회. 웃티타 발라사나에서 쉰다.

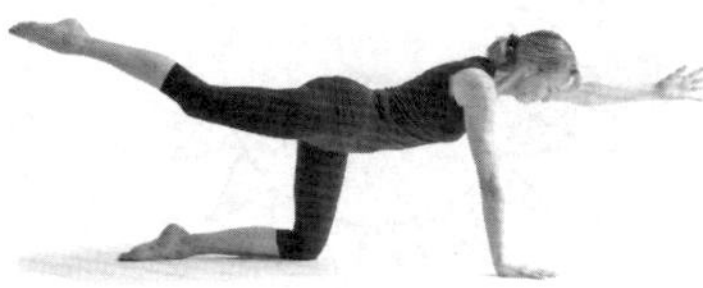

3. 기어가는 자세에서 팔다리 뻗기
양쪽 모두 호흡 5회.

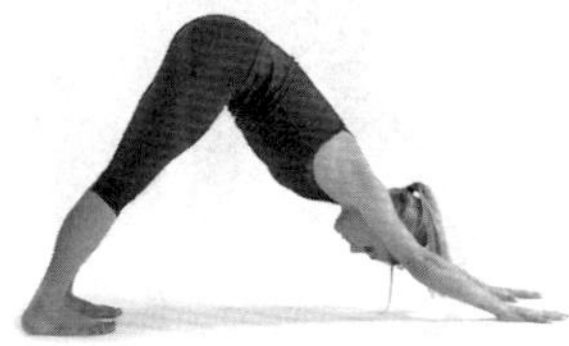

4. 아도 무카 스바나사나
1분. 기본적인 정렬과 활력적 동작을 가르친다.

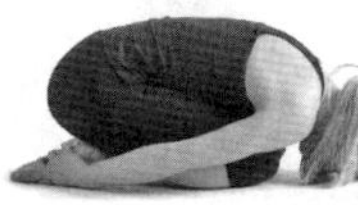

5. 발라사나
호흡 5회. 원하는 만큼 자세를 유지해도 된다.

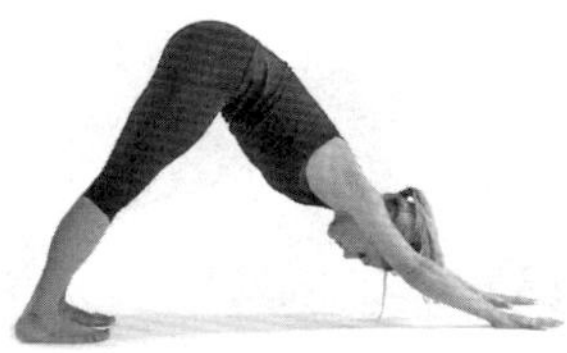

6. 아도 무카 스바나사나
호흡 5회. 걸어서 두 발을 앞으로 이동한다.

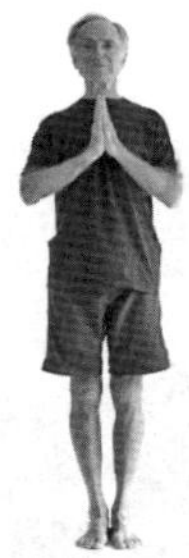

7. 사마스티히
파다 반다 및 뿌리너리과 늘림, 안정된 호흡을 가르친다.

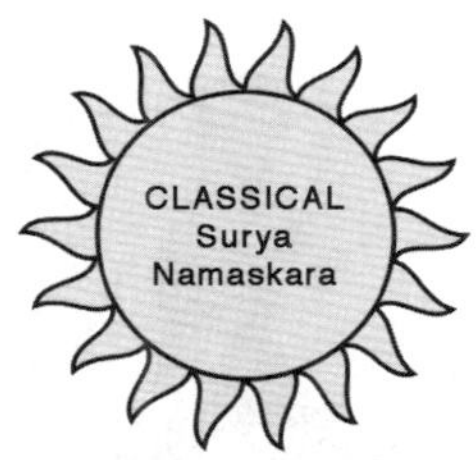

8. 고전 수리야 나마스카라
3회. 매회 안자네야사나에서 정지한 뒤 역동적 움직임을 한다. 그런 뒤 호흡 5회 동안 자세를 유지한다.

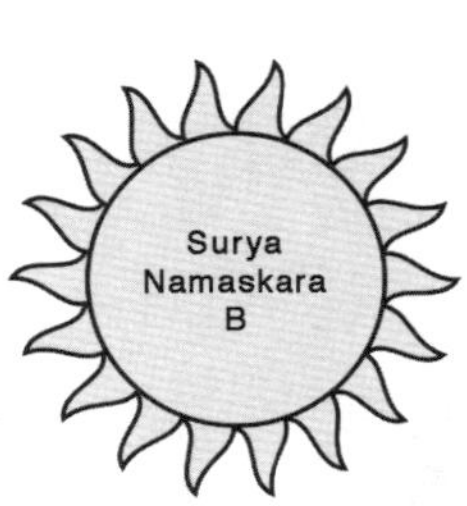

9. 수리야 나마스카라 B
3회. 첫 회에는 타다사나에서 웃카타사나를 거쳐 타다사나로 돌아가는 것을 역동적으로 5회 한다. 또 아슈타 찬드라사나를 처음 할 때는 호흡과 함께 역동적 움직임을 5회 한다. 그 다음 2회시와 3회시에는 비라바드라사나 I 을 지도한다.

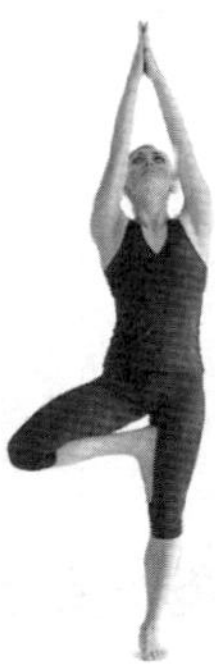

10. 브릭사사나
골반의 높이를 그대로 유지하면서 들어올린 다리로 골반을 열도록 강조한다. 양쪽 모두 1분씩 유지한다.

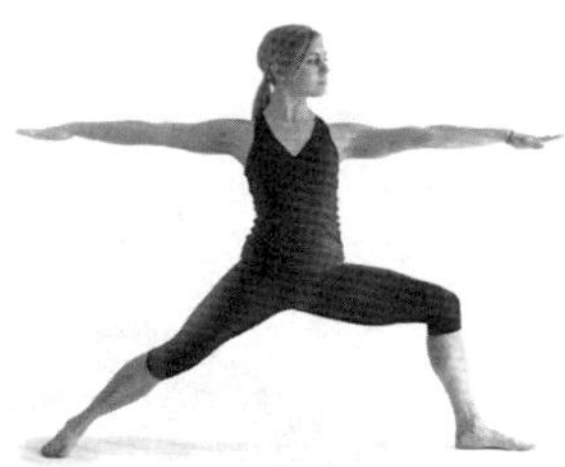

11. 비라바드라사나 II
넓게 벌린 프라사리타 자세에서 준비한다. 호흡 10회.

[시퀀스 8] 초급 수준 : 골반 열기 자세를 중심으로 (계속)

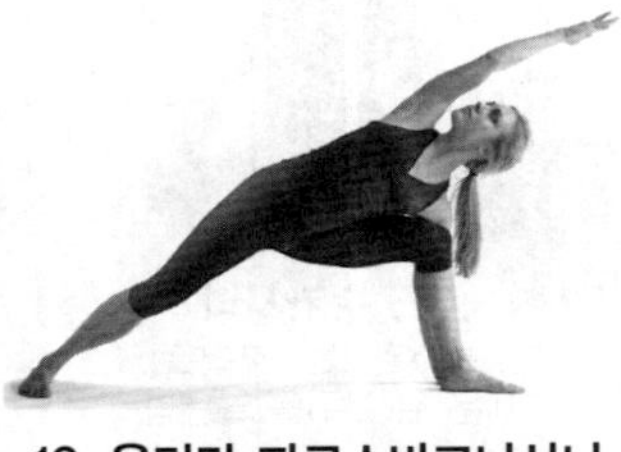

12. 웃티타 파르스바코나사나
전사 자세 II 에서 준비한다.
호흡 10회.

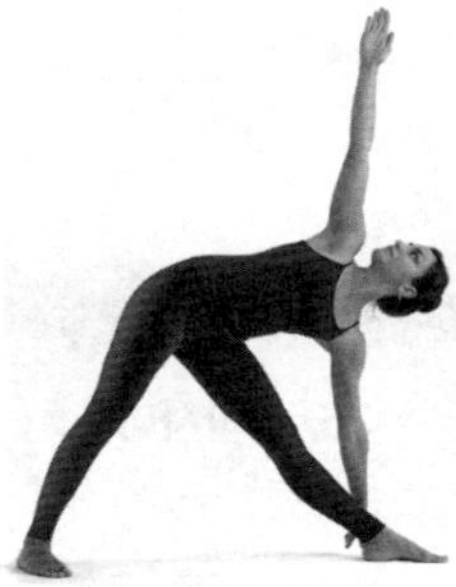

13. 웃티타 트리코나사나
프라사리타 자세에서 준비한다.
호흡 10회.

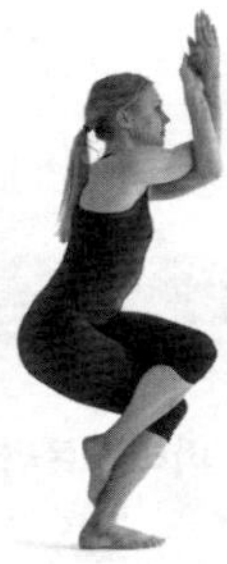

14. 가루다사나
양쪽 모두 1분 유지하거나
다음 아사나처럼 변형한다.

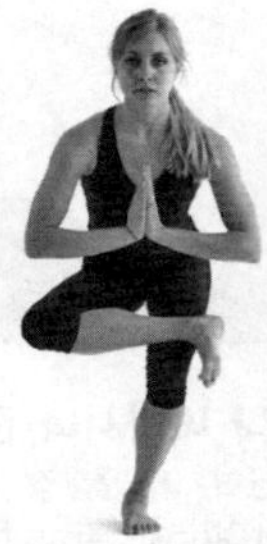

15. 가루아사나 준비동작
양 무릎을 꼬을 수 없는
수련생들에게는 이 준비동작을
권한다.

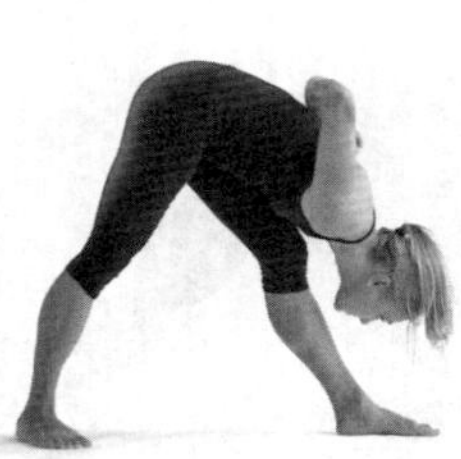

16. 파르스봇타나사나
프라사리타 자세에서 준비한다.
호흡을 10회 하고, 타다사나를 위해
매트 앞쪽으로 나와 선다.

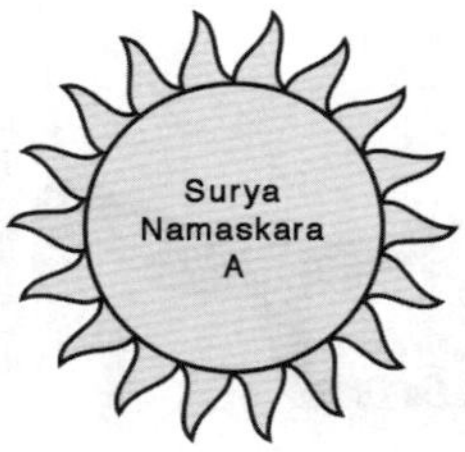

17. 수리야 나마스카라 A
아도 무카 스바나사나를
1분 동안 유지한다.

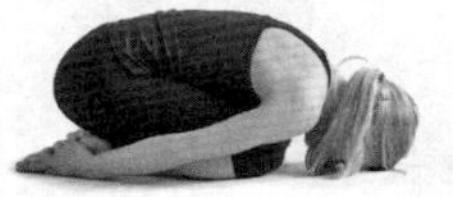

18. 발라사나
호흡 5회.

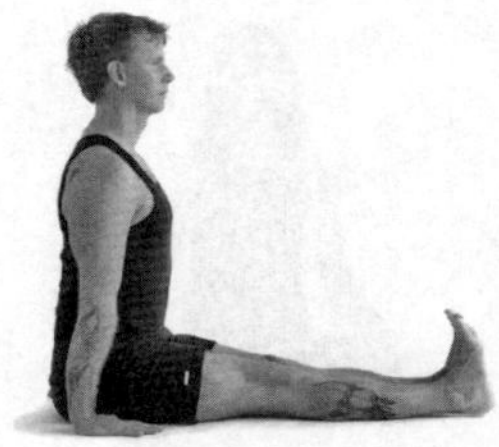

19. 단다사나
호흡 5회.

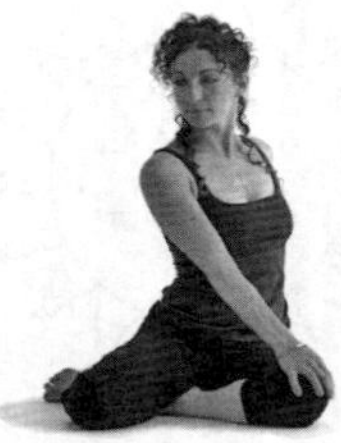

20. 바라드바즈라사나 A
양쪽 모두 1분 동안 유지. 막대
자세인 단다사나를 다시 한다.

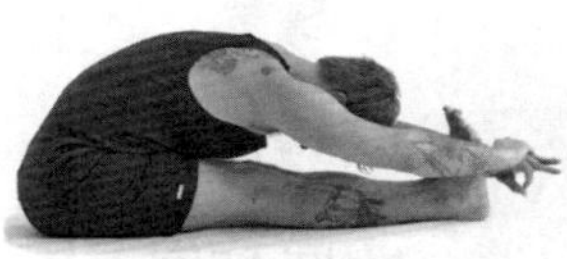

21. 파스치못타나사나
1–2분. 등을 꾸준하게
이완시키는 것이 중요하다.

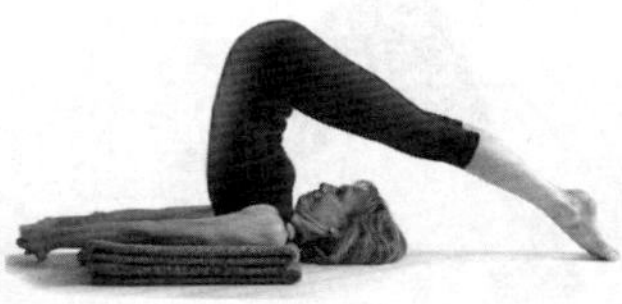

22. 할라사나
호흡 5회. 동작을 약간 변형시켜서
벽이나 의자 블록에 발을 기대고;
잭나이프 자세(90° 로 접은 자세)에서
손으로 엉덩이를 받치거나 비파리타
카라니를 한다.

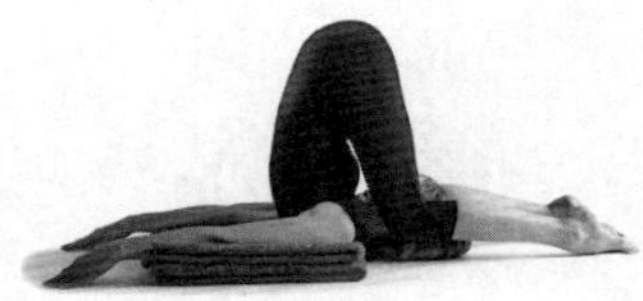

23. 카르나피다사나
호흡 5회. 목과 허리쪽에서
일어나는 감각에 의식을 두라고
강조한다.

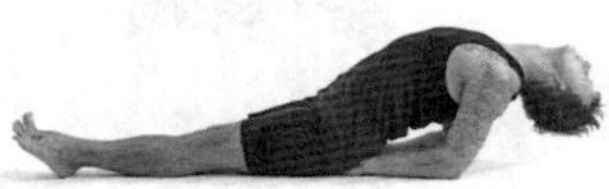

24. 웃타나 파다사나 준비동작
호흡 5회. 머리를 젖힐 때 긴장이
없는지 확인하면서 목에서
힘을 빼라고 조언한다.

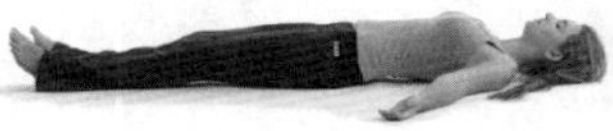

25. 사바사나
5분.

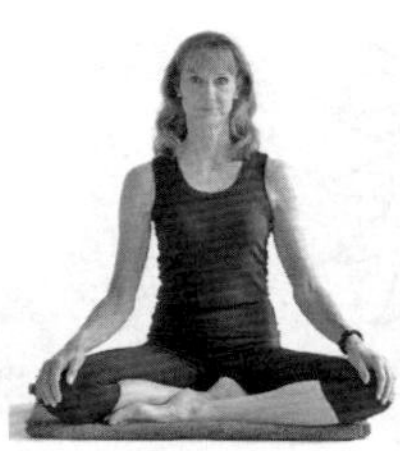

26. 수카사나
명상을 하고 목적을 세운 뒤 수련을
끝낸다.

[시퀀스 9] 초급 수준 : 비틀기 자세를 중심으로

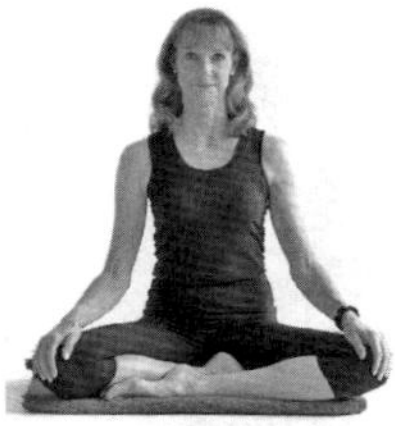

1. 수카사나
1–3분. 인사를 하고 목적을 세운 뒤 안내를 시작한다.

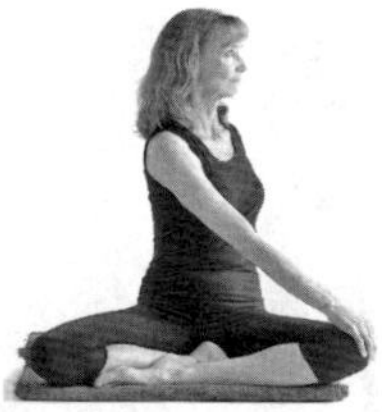

2. 파리브릿타 수카사나
양쪽 모두 1분 동안 비틀기를 유지하면서 호흡에 따라 역동적으로 움직여보라고 말한다. 뿌리내림과 확장과 경계에서 수련하기를 설명한다.

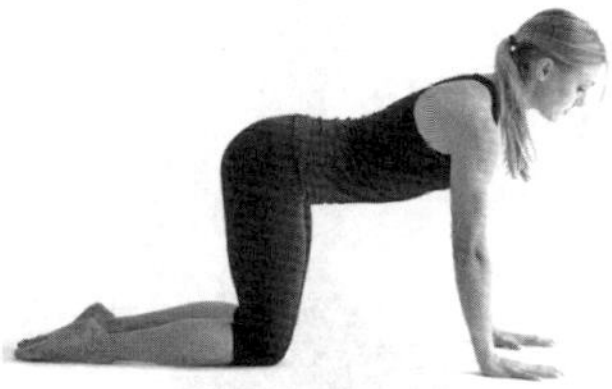

3. 비달라사나
고양이와 개 자세 5회.

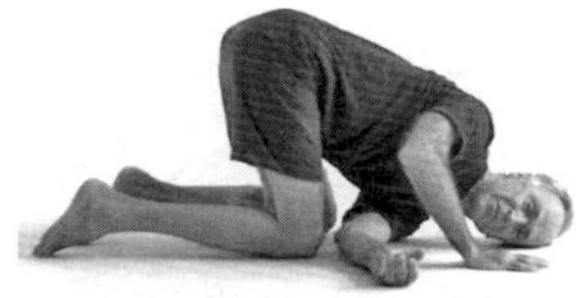

4. 우르드바 무카 파사사나 A
양쪽 모두 1분 간 유지한 뒤, 다음 아사나로의 전환을 위해 비달라사나로 돌아온다.

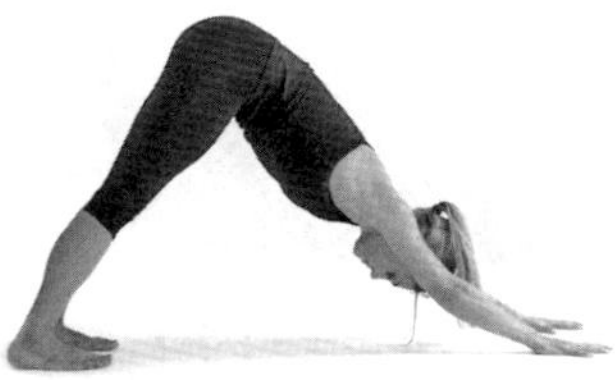

5. 아도 무카 스바나사나
호흡 5회 후 발라사나에서 이완한다. 이것을 4회 반복하고 다음 동작을 위해 타다사나로 선다.

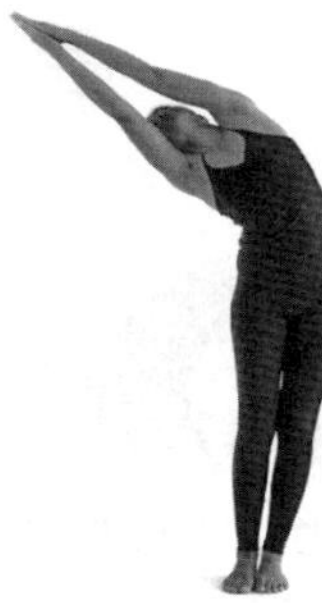

6. 파르스바 우르드바 하스타사나
양쪽 모두 호흡 5회.

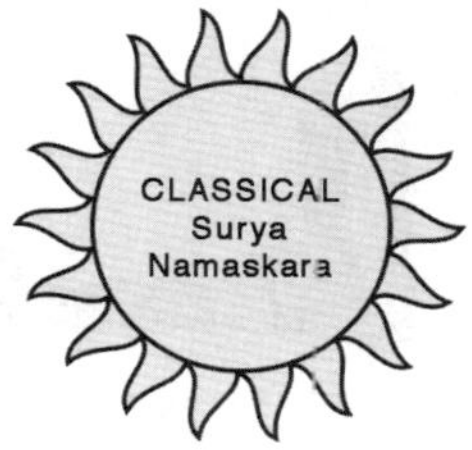

7. 고전 수리야 나마스카라
3회.

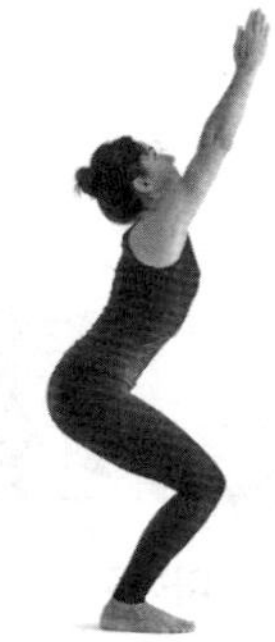

8. 웃카타사나
1분. 등 아래와 관련해서 골반의 중립성을 강조한다.

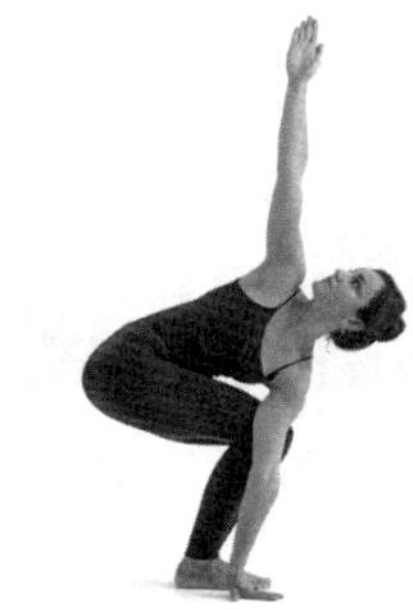

9. 파리브릿타 웃카타사나
양쪽 모두 호흡을 5회 한 다음 타다사나로 선다.

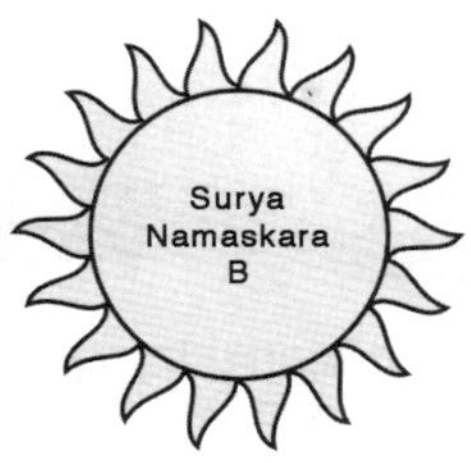

10. 수리야 나마스카라 B
2회. 비라바드라사나 I 대신에 아슈타 찬드라사나를 한다. 2회시에 아슈타 찬드라사나에서 파리브릿타 아르다 찬드라사나로 전환한다.

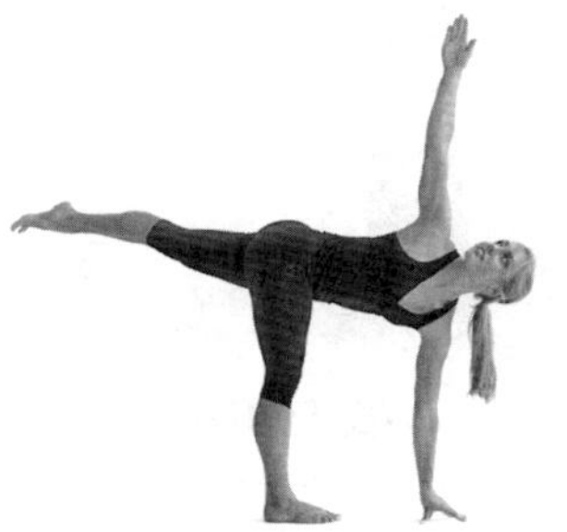

11. 파리브릿타 아르다 찬드라사나
양쪽 모두 호흡 5회로 실시한 뒤, 수리야 나마스카라 B를 완성한다.

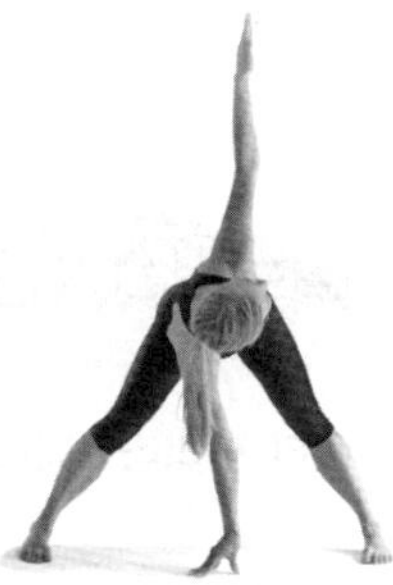

12. 파리브릿타 아르다 프라사리타
양쪽 모두 1분.

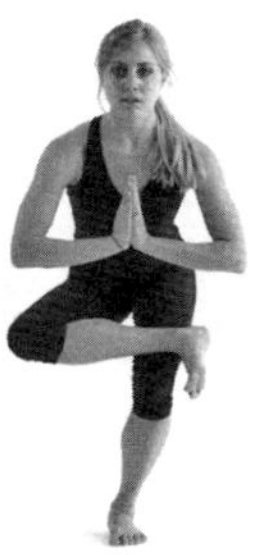

13. 가루다사나 준비동작
양쪽 모두 1분.

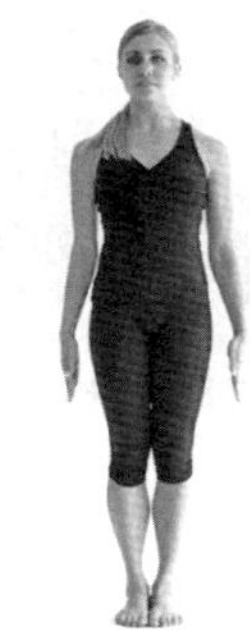

14. 타다사나
호흡 5회. 안잘리 무드라를 실시하면서 목적을 재확인한다.

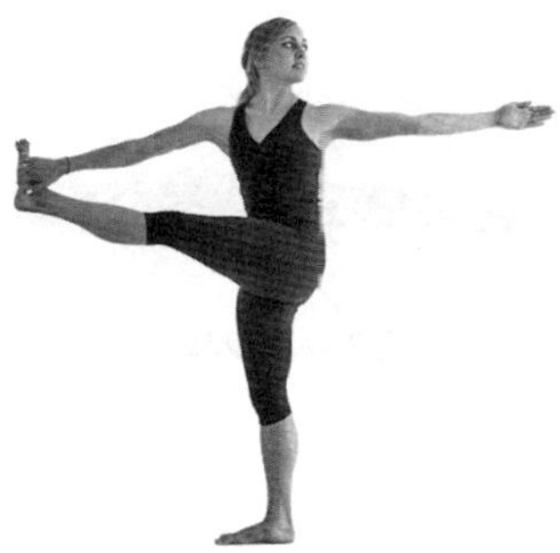

15. 파리브릿타 웃티타 하스타 파당구스타사나
양쪽 모두 호흡 10회. 들어올린 무릎을 90˚로 유지한다.

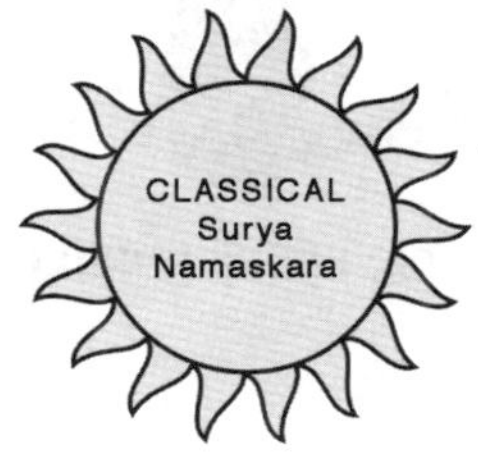

16. 고전 수리야 나마스카라
1회, 발라사나로 휴식

[시퀀스 9] 초급 수준 : 비틀기 자세를 중심으로 (계속)

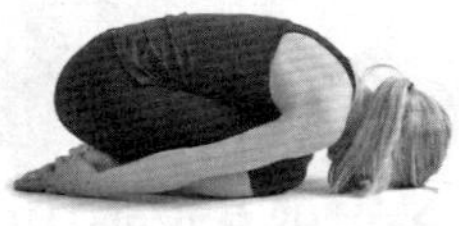

17. 발라사나
30초.

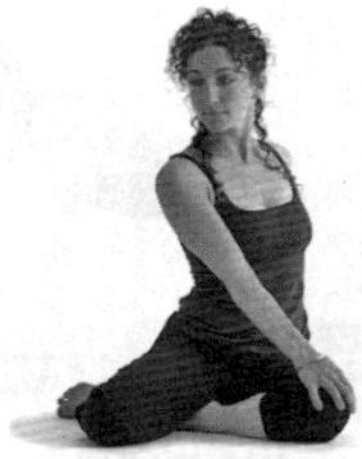

18. 바라드바즈라사나
양쪽 모두 호흡 10회.

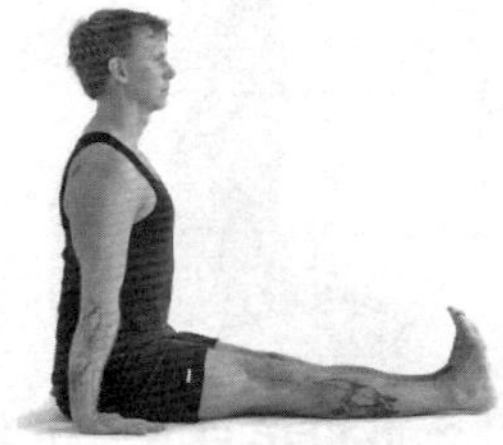

19. 단다사나
호흡 5회. 궁둥뼈를 땅에 단단히 붙이고 다리와 척추를 늘린다.

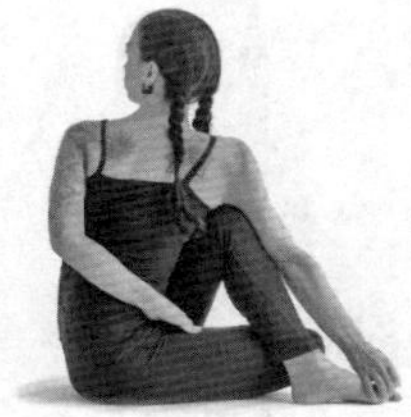

20. 아르다 맛센드라사나
양쪽 모두 호흡 10회.

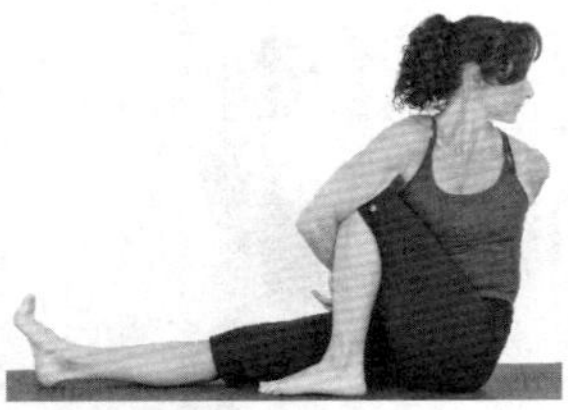

21. 마리챠사나 C
양쪽 모두 호흡 5회. 척추를 늘리고 싶으면 손등으로 바닥을 짚는다.

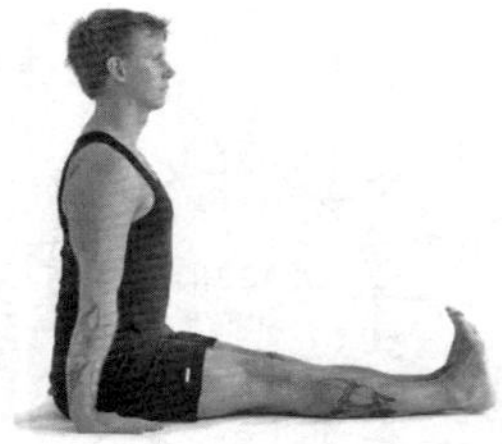

22. 단다사나
호흡 5회.

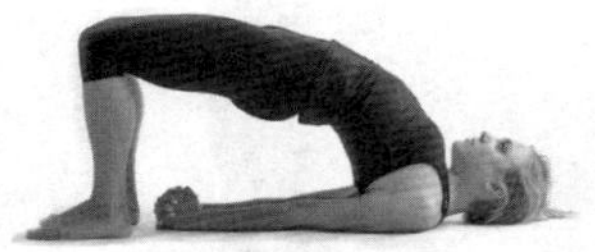

23. 세투 반다 사르방가사나
3회. 호흡 5회 동안 유지한다.

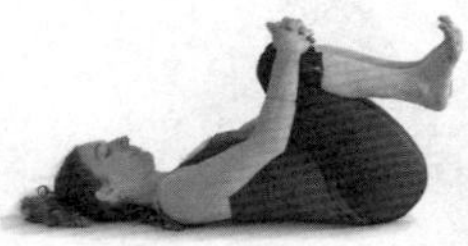

24. 아파나사나
호흡 5회.

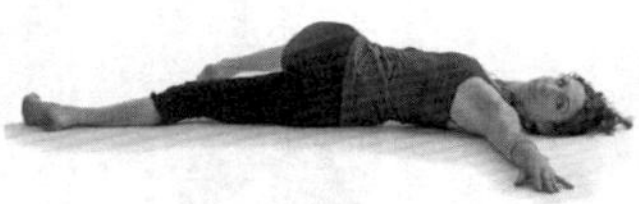

25. 숩타 파리바르타나사나
양쪽 모두 호흡 10회.

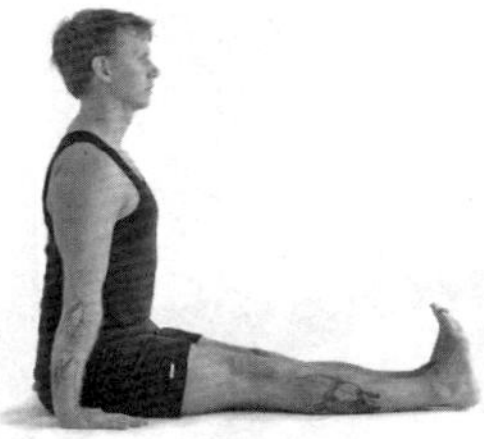

26. 단다사나
호흡 5회.

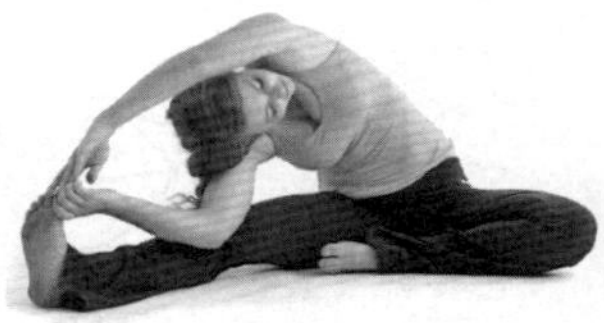

27. 파리브릿타 자누 시르사사나
양쪽 모두 호흡 10회.

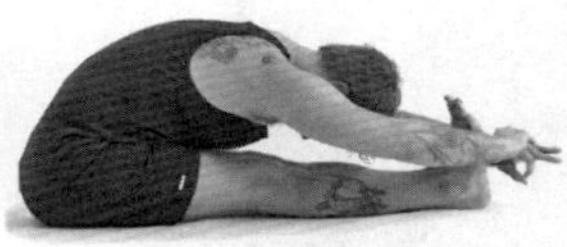

28. 파스치못타나사나
1분.

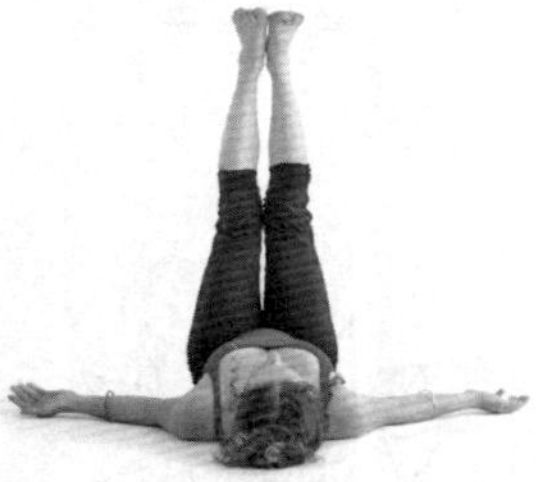

29. 비파리타 카라니
2분.

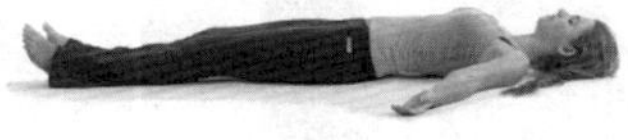

30. 사바사나
5–8분.

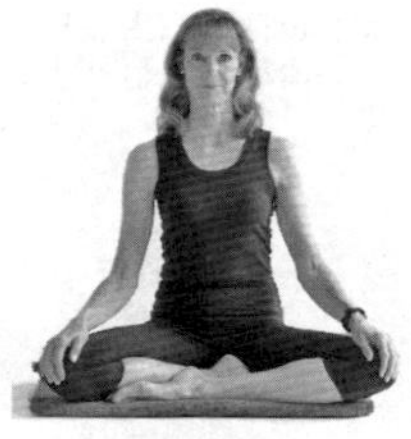

31. 수카사나
명상. 목적을 세우고 옴 (AUM).

[시퀀스 10] 초급 수준 : 서서 균형 잡는 자세를 중심으로

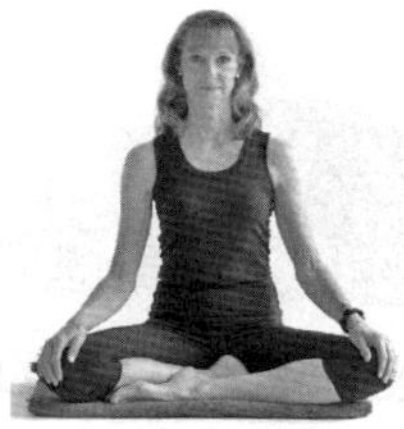

1. 수카사나
1–3분. 인사를 하고 목적을 세운 뒤 안내를 시작한다.

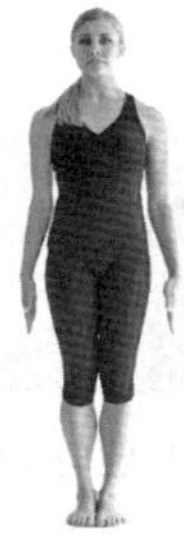

2. 타다사나
파다 반다에 대해 설명하면서 이 자세를 자세히 가르친다.

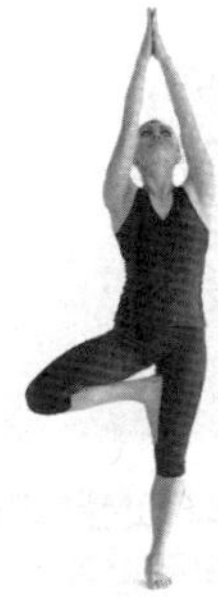

3. 브릭사사나
양쪽 모두 1분 동안.

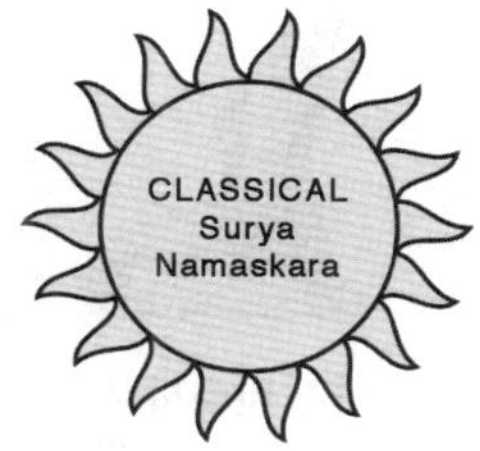

4. 고전 수리야 나마스카라
3회

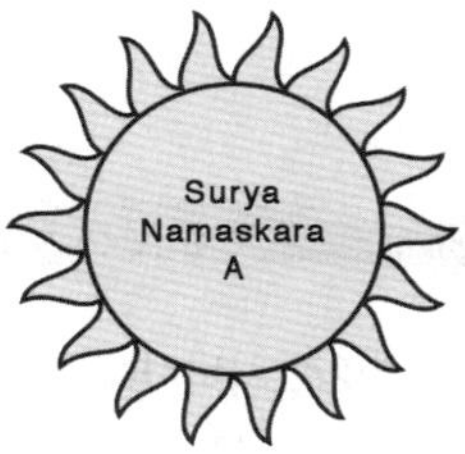

5. 수리야 나마스카라 A
2회. '개의 꼬리'에서 아슈타 찬드라사나로의 전환을 자세히 설명한다.

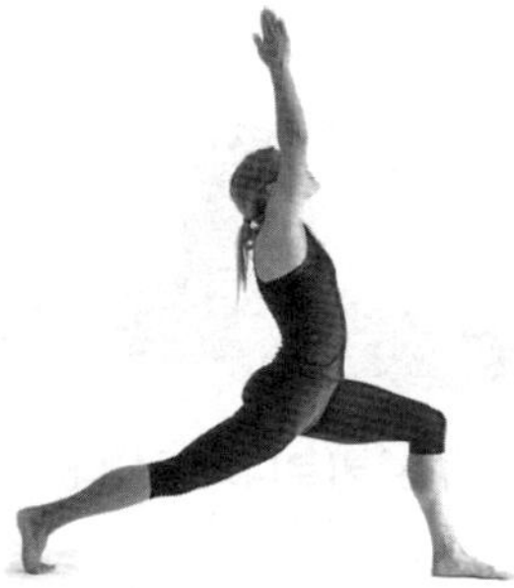

6. 아슈타 찬드라사나
최장 1분 동안 각 방향 유지하면서 호흡에 따라 몸을 역동적 으로 움직인다. 태양 경배 시퀀스를 완성하고 타다사나로 돌아간다.

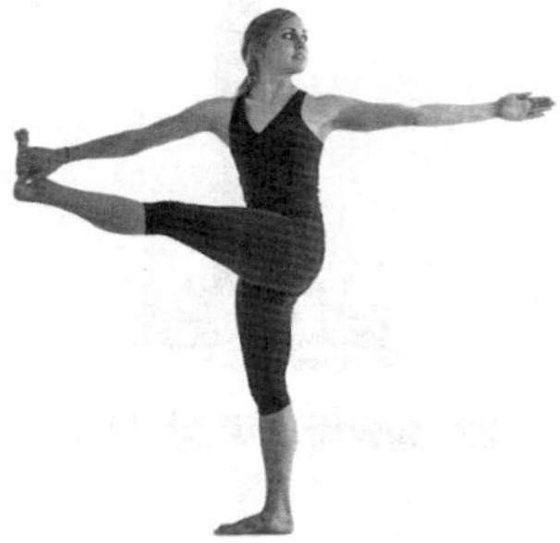

7. 파리브릿타 하스타 파당구스타사나
양쪽 모두 호흡 10회.

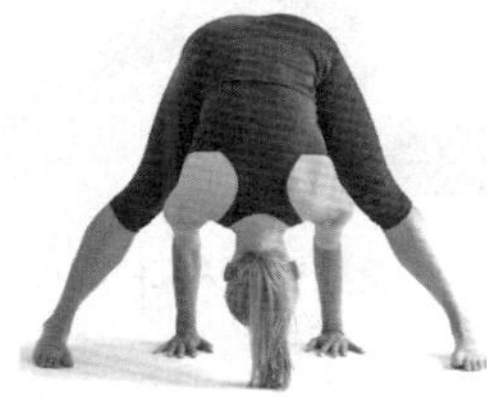

8. 프라사리타 파돗타나사나A
발바닥 전체로 균형을 잡으면서 호흡을 10회 한다.

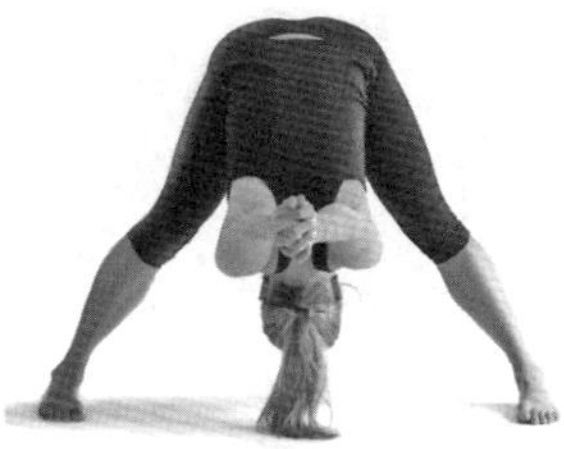

9. 프라사리타 파돗타나사나 C
호흡 5회.

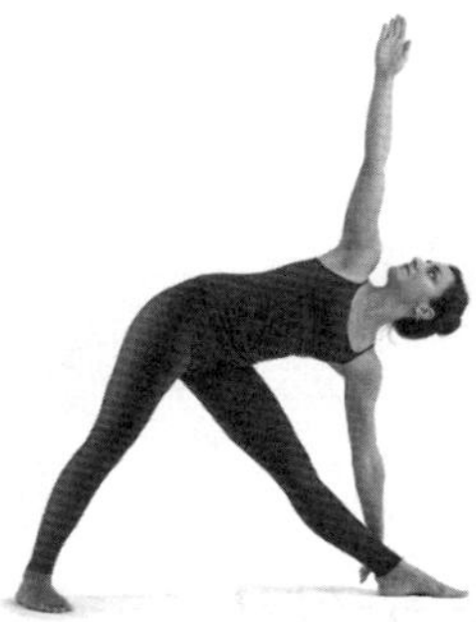

10. 웃티타 트리코나사나
(벽 가까이에서) 프라사리타 자세로 시작한다. 오른쪽 왼쪽 2회씩 하는데 최장 1분씩 유지한다.

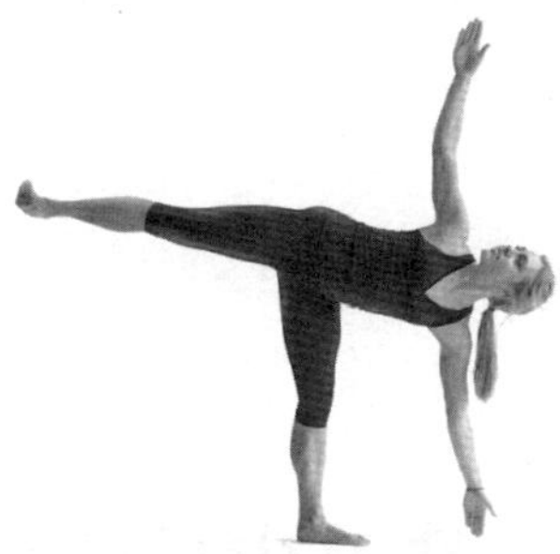

11. 아르다 찬드라사나
양쪽 모두 호흡 5회씩. 벽에 가까이 서거나 의자나 블록을 이용한다.

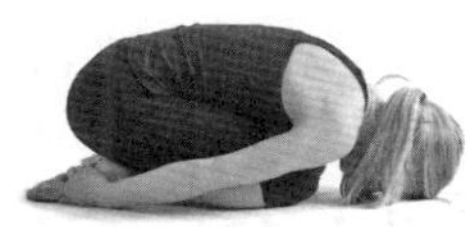

12. 발라사나
1분 동안 휴식.

13. 살라바사나 A
총 3회. 호흡을 1회시 3번, 2회시 5번, 3회시 7번 한다. 3회시에 주먹을 말아 쥔다.

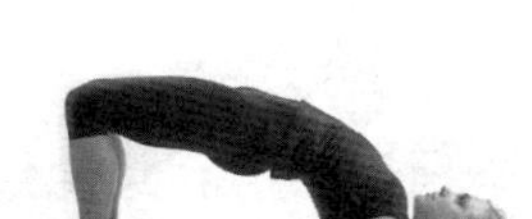

14. 세투 반다 사르방가사나
3회. 호흡 5회.

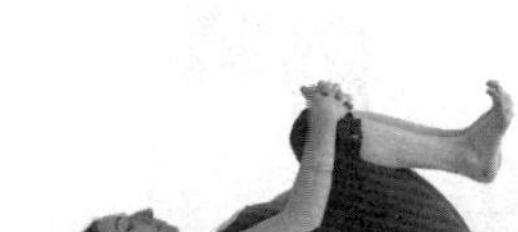

15. 아파나사나
호흡 5회.

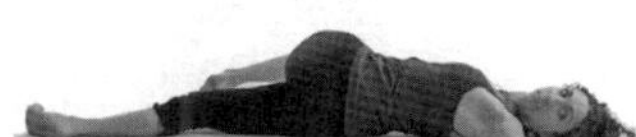

16. 숩타 파리바르타나사나
양쪽 모두 호흡 10회.

[시퀀스 10] 초급 수준 : 서서 균형 잡는 자세를 중심으로 (계속)

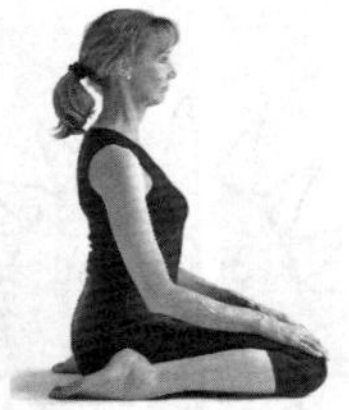

17. 비라사나
1분. 블록을 받치고 앉아도 된다.

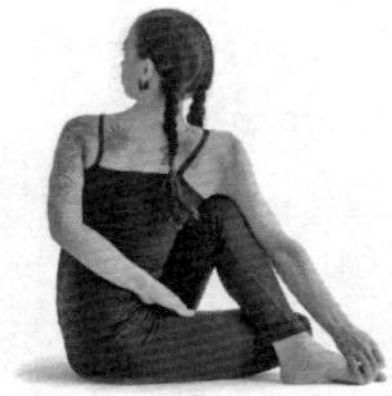

18. 아르다 맛센드라사나
양쪽 모두 호흡 5회.

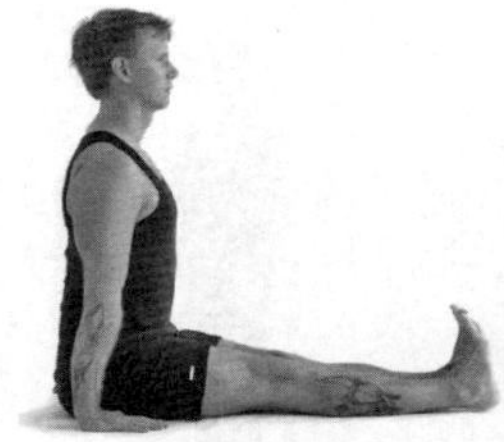

19. 단다사나
호흡 5회.

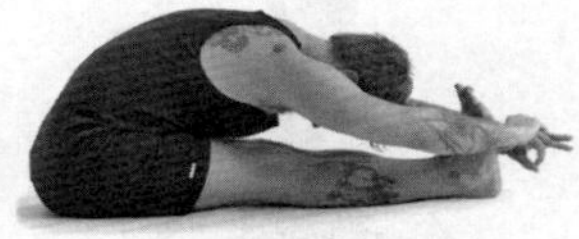

20. 파스치못타나사나
호흡 10-15회.

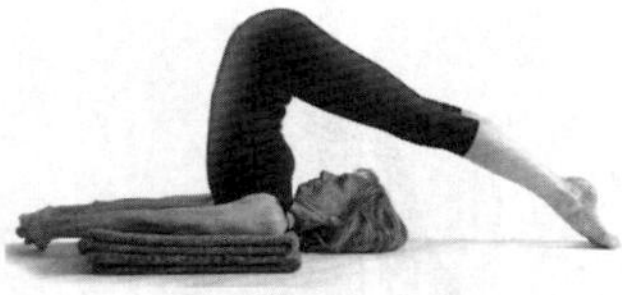

21. 할라사나
호흡 5회.

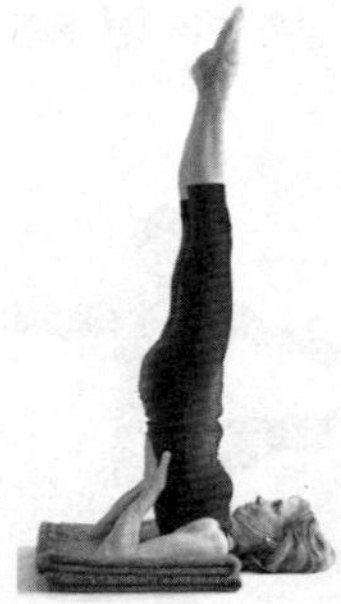

22. 살람바 사르방가사나
1-3분.

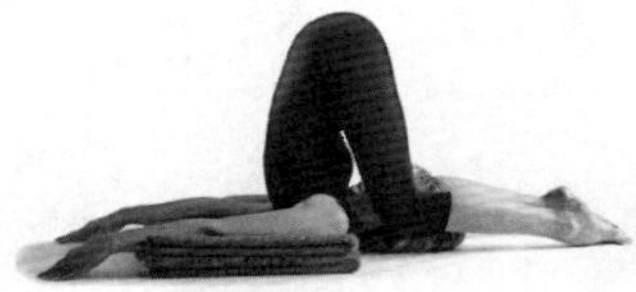

23. 카르나피다사나
호흡 5회.

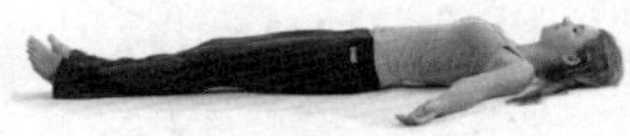

24. 사바사나
5분.

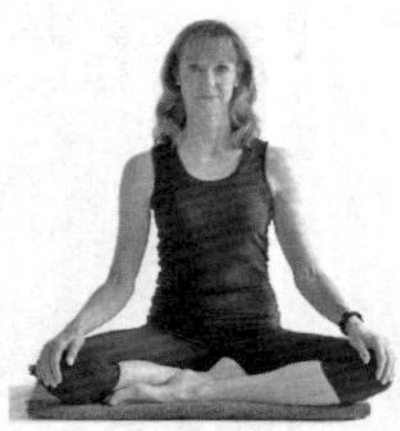

25. 수카사나
목적을 세우고 명상을 한 뒤
수련을 마친다.

[시퀀스 11] 초급 수준 : 팔 지지하는 자세를 중심으로

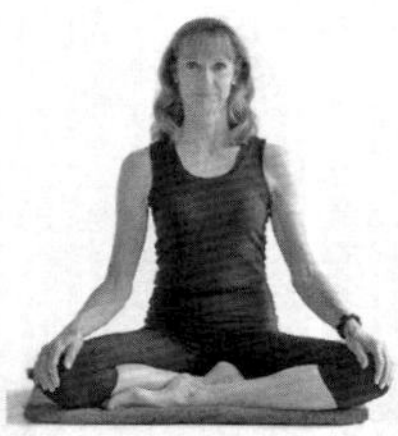

1. 수카사나
1-3분. 인사를 하고
목적을 세운 뒤 안내를 시작한다.

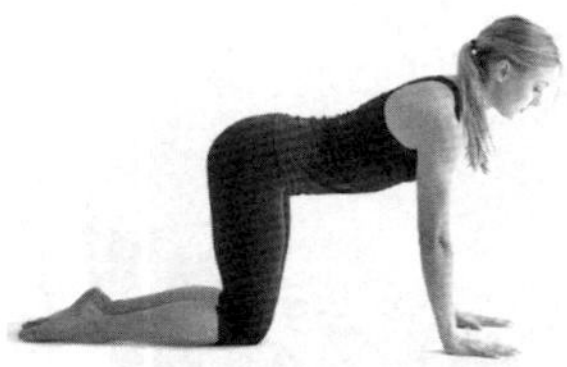

2. 비달라사나
고양이와 개 반복 5회. 척추를
따뜻하게 하고, 호흡과 동작
사이의 연결을 향상시킨다.
웃티타 발라사나에서 쉰다.

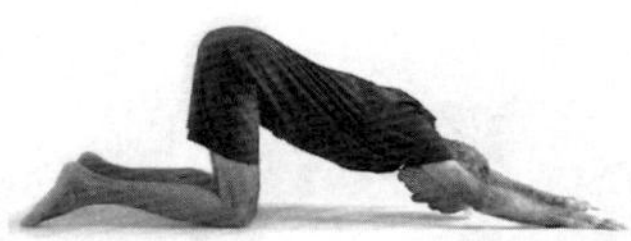

3. 아나하타사나
호흡 10회.
아도 무카 스바나사에서 하는 어깨의
회전에 대해 설명한다.

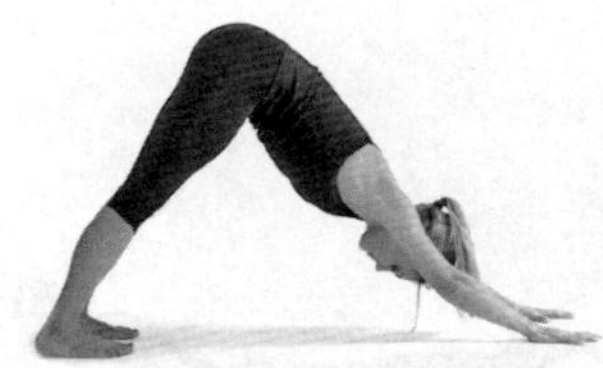

4. 아도 무카 스바나사나
1분. 팔과 다리의 정렬,
뿌리내림과 늘림, 팔과 어깨와
다리에서의 움직임을 강조한다.
타다사나로 선다.

[시퀀스 11] 초급 수준 : 팔 지지하는 자세를 중심으로 (계속)

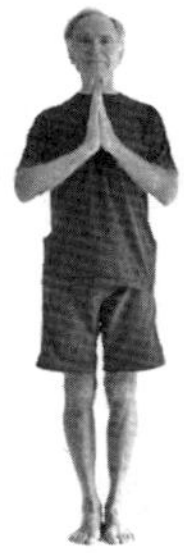

5. 사마스티히
1분. 파다 반다와 뿌리내림과 늘림에 대해 가르친다.

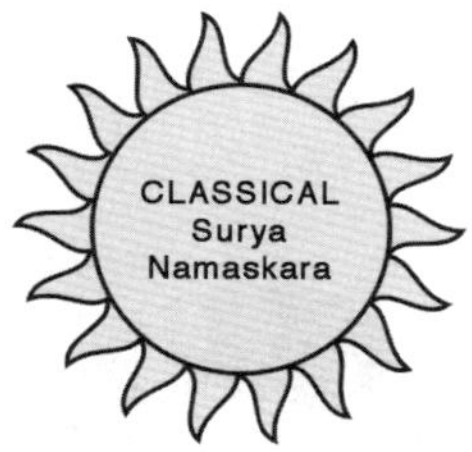

6. 고전 수리야 나마스카라
2회. 첫 회에는 각 아사나마다 정지해서 설명을 자세히 한다.

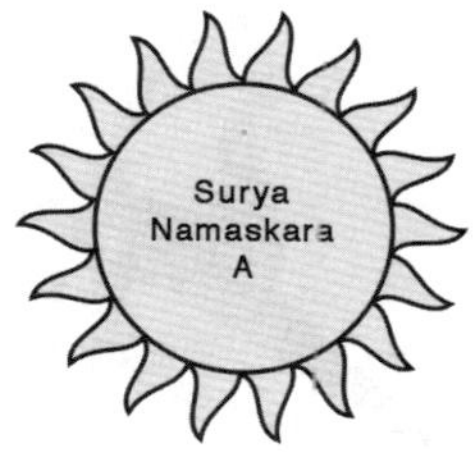

7. 수리야 나마스카라 A
2회. 팔라카사나에서 최장 1분 동안 자세를 유지한다.

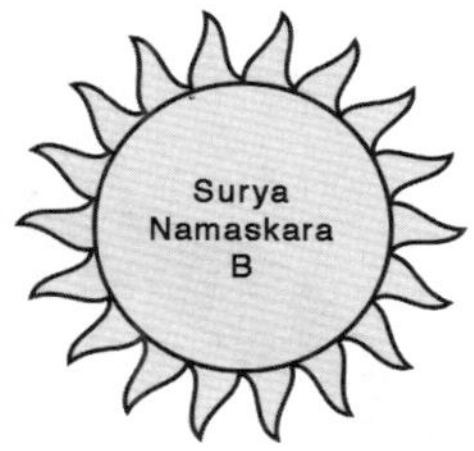

8. 수리야 나마스카라 B
2회. 첫 회에 웃카타사나와 비라바드라사나 I 을 설명한다.

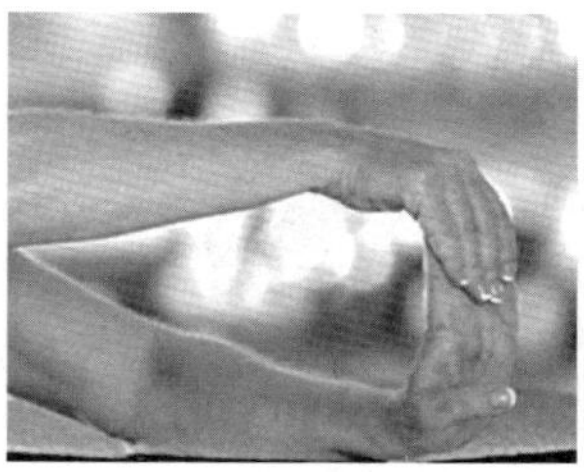

9. 손목 요법
55페이지 부제 참조.

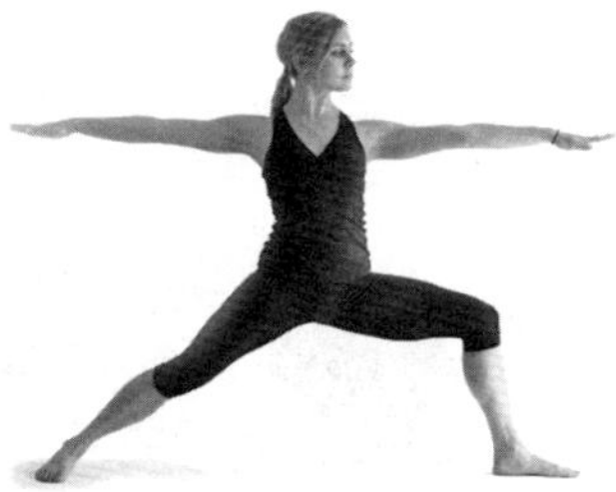

10. 비라바드라사나 II
프라사리타 자세에서 준비한다. 양쪽 모두 호흡을 10회씩 한다.

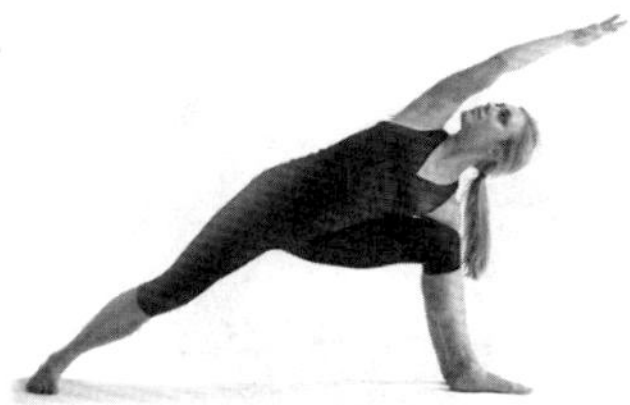

11. 웃티타 파르스바코나사나
전사 자세 II 에서 준비한다. 양쪽 모두 호흡을 10회씩 한다.

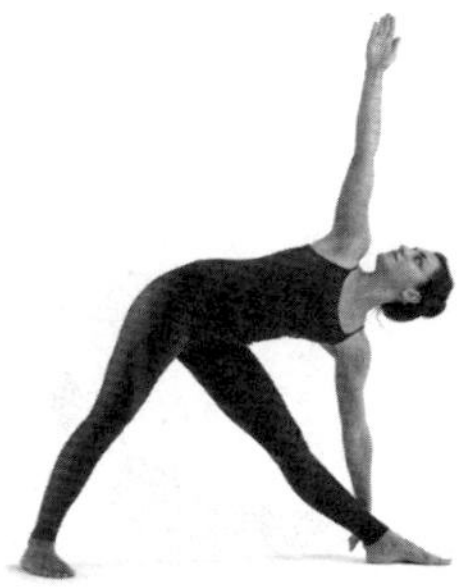

12. 웃티타 트리코나사나
프라사리타 자세에서 준비한다. 양쪽 모두 호흡을 10회 한다.

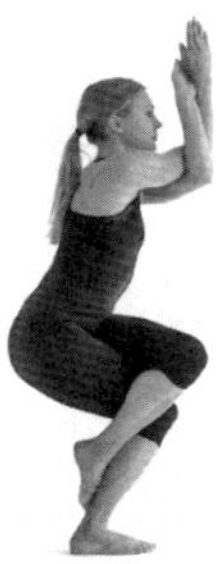

13. 가루다사나
양쪽 모두 1분씩. 이 동작이 어려울 때는 14번을 실시한다.

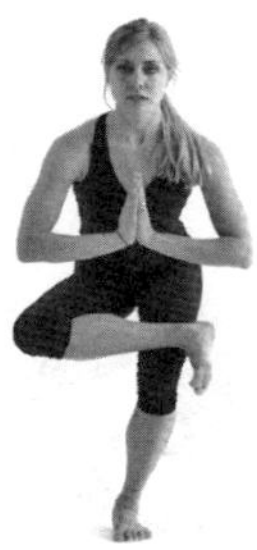

14. 가루다사나 준비동작
양쪽 모두 1분씩.

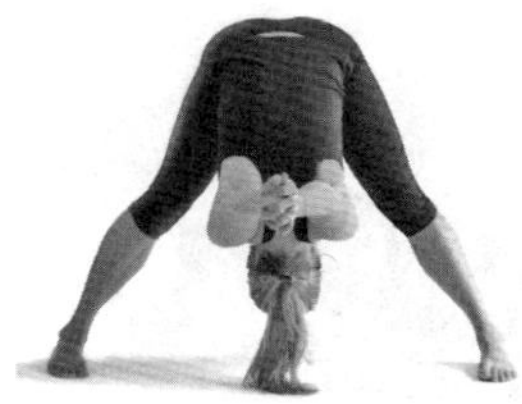

15. 프라사리타 파돗타나사나 C
1분 간 유지한 다음, 타다사나를 한다.

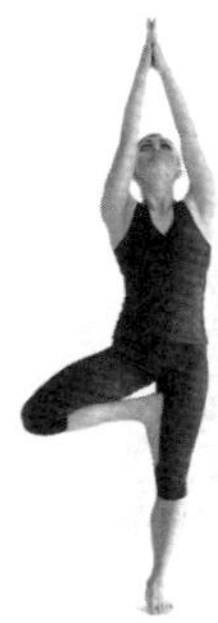

16. 브릭사사나
양쪽 모두 1분씩.

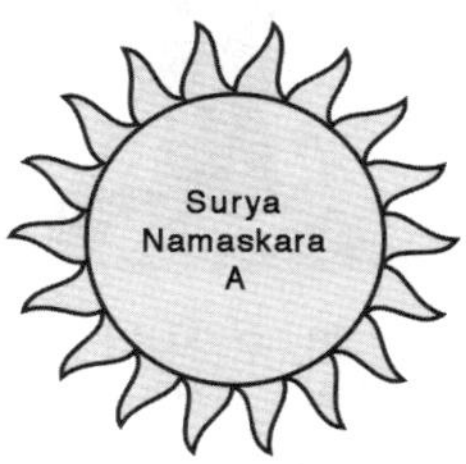

17. 수리야 나마스카라 A
아도 무카 스바나사나를 1분 간 유지한다.

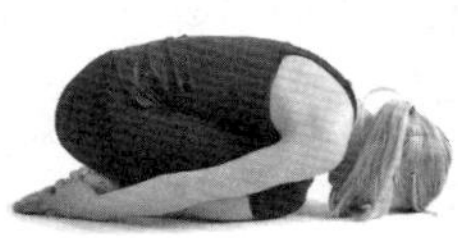

18. 발라사나
호흡 5회.

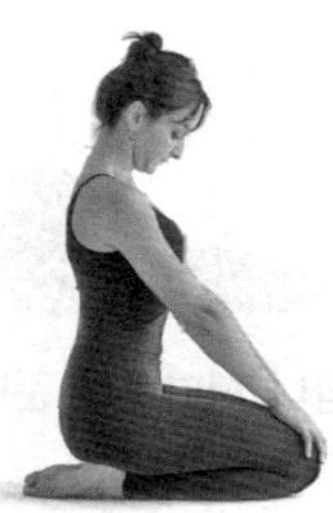

19. 바즈라사나
이 자세를 1분 동안 유지하는 동안 강사는 다음 동작인 바시스타사나의 준비동작을 시범으로 보여준다.

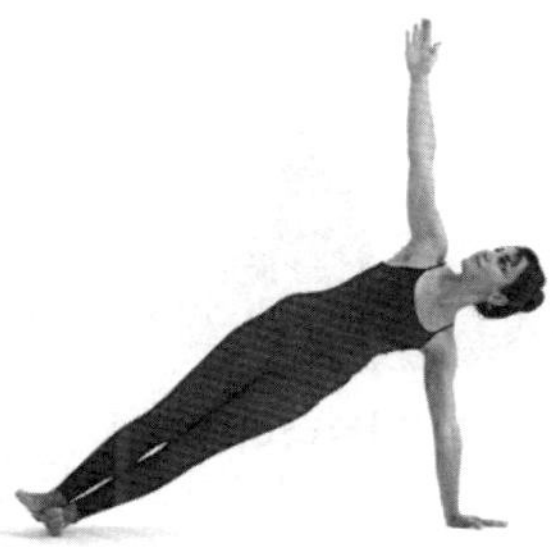

20. 바시스타사나 준비동작 A
왼쪽(또는 오른쪽)으로 실시해 5–10회 호흡한 다음 방향을 바꿔 다시 실시한다. 손목 요법을 한다.

[시퀀스 11] 초급 수준 : 팔 지지하는 자세를 중심으로 (계속)

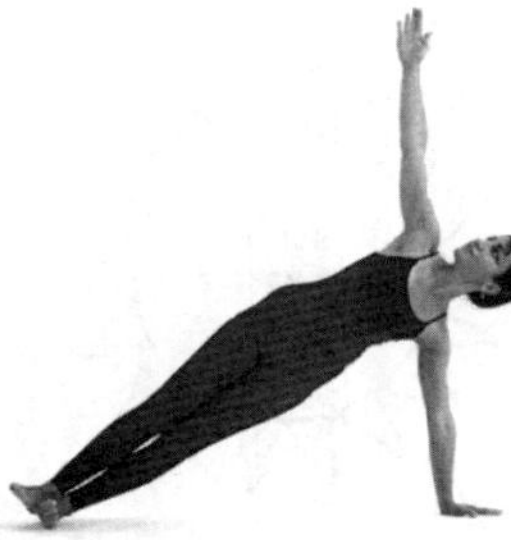

21. 바시스타사나 준비동작 B
왼쪽(또는 오른쪽)으로 실시해 5–10회 호흡한 다음 방향을 바꿔 다시 실시한다. 손목 요법을 한다.

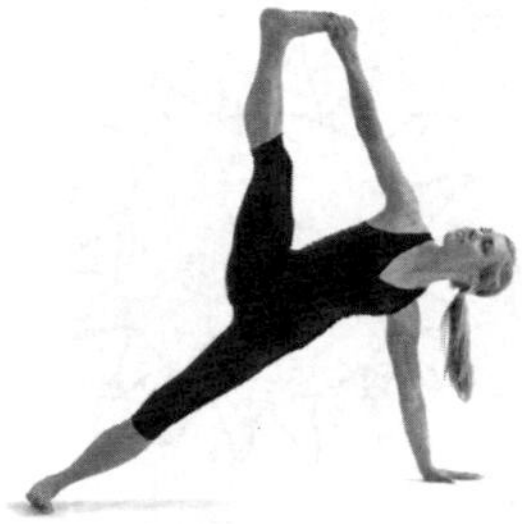

22. 바시스타사나
왼쪽(또는 오른쪽)으로 실시해 5–10회 호흡한 다음 방향을 바꿔 다시 실시한다. 손목 요법을 한다.

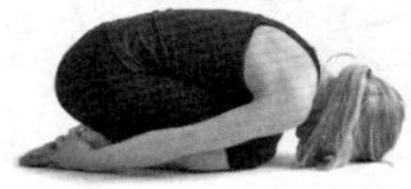

23. 발라사나
1분 간 유지.

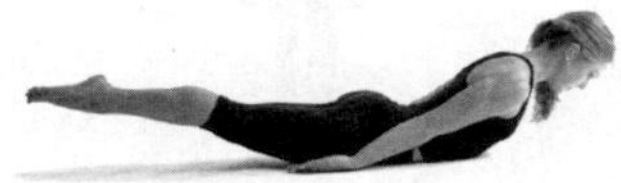

24. 살라바사나 A
3회를 하는데, 호흡을 1회시에는 3번, 2회시에는 5번, 3회시에는 7번 한다.

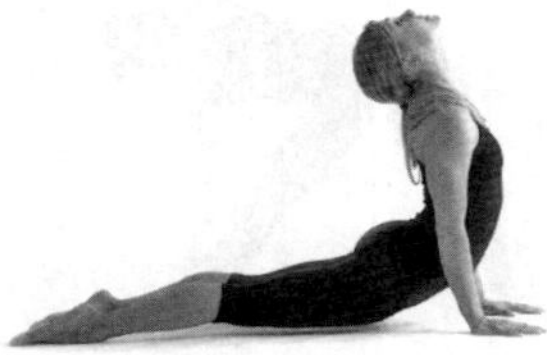

25. 부장가사나
등뼈 가운데에 집중하면서 다리와 골반을 아래로 단단히 내려야 한다. 그래야 허리쪽에 공간이 생긴다. 5–10회 호흡하면서 총 2회 반복한다.

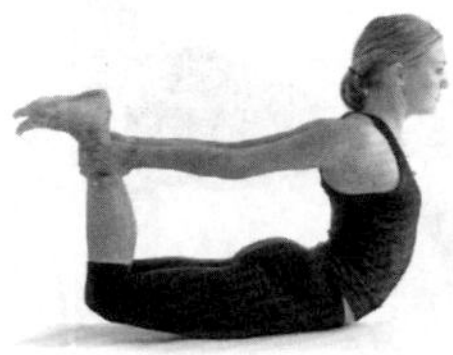

26. 다누라사나
2회 실시하는데 매회 5번씩 호흡한다.

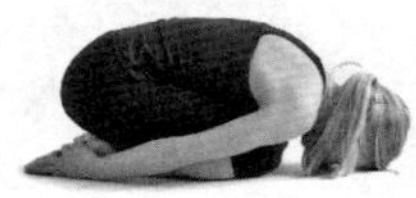

27. 발라사나
1분 간 유지.

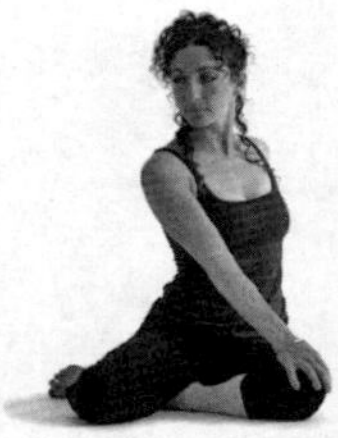

28. 바라드바즈라사나 I
양쪽 모두 호흡 5회씩.

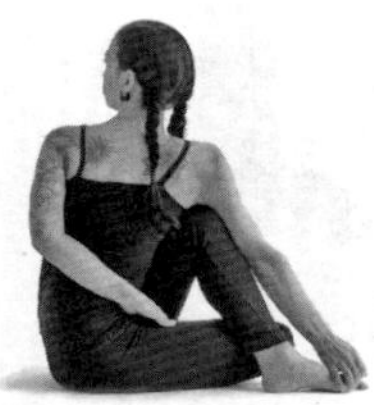

29. 아르다 맛센드라사나
양쪽 모두 호흡 10회

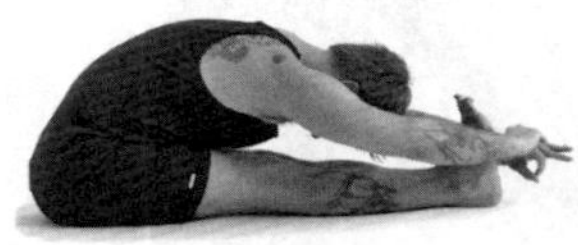

30. 파스치못타나사나
1분 유지.

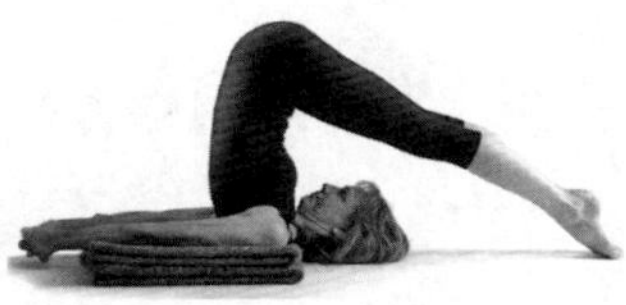

31. 할라사나
1분 유지.

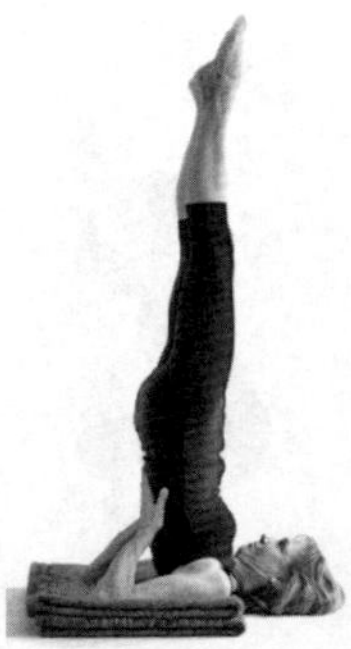

32. 살람바 사르방가사나
2분 유지.

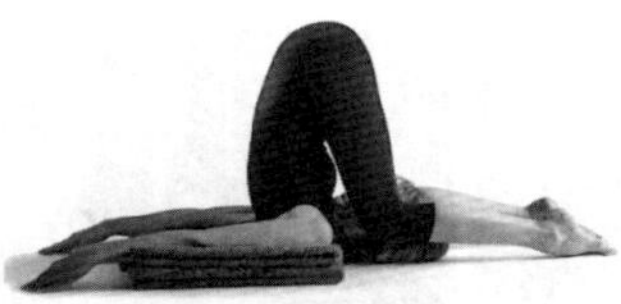

33. 카르나피다사나
호흡 5회 유지.

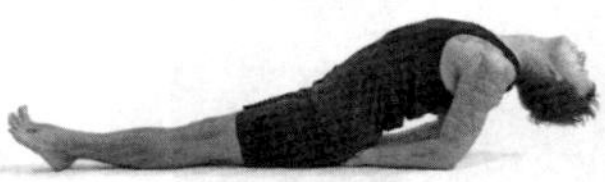

34. 웃타나 파다사나 준비동작
호흡 5회 유지.

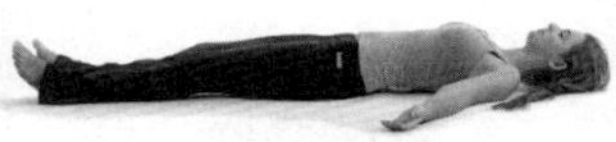

35. 사바사나
5분 이상.

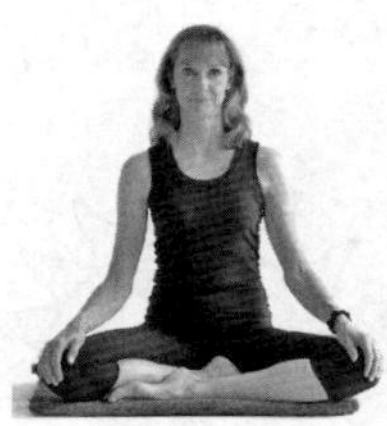

36. 수카사나
명상을 하고 목적을 세운 뒤 수련을 끝낸다.

[시퀀스 12] 초급 수준 : 굽히기 자세를 중심으로

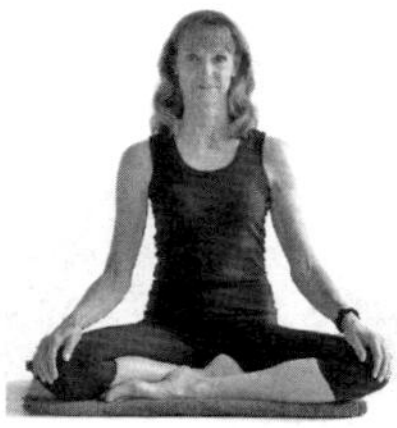

1. 수카사나
1-3분. 인사를 하고 목적을 세운 뒤 안내를 시작한다

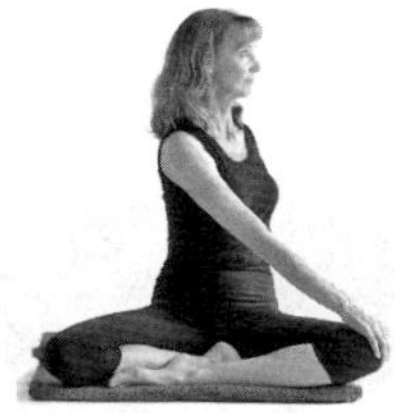

2. 파리브릿타 수카사나
양쪽 모두 1분 동안 비틀기를 유지하면서 호흡에 따라 역동적으로 움직여보라고 말한다. 뿌리내림과 확장과 경계에서 수련하기를 설명한다.

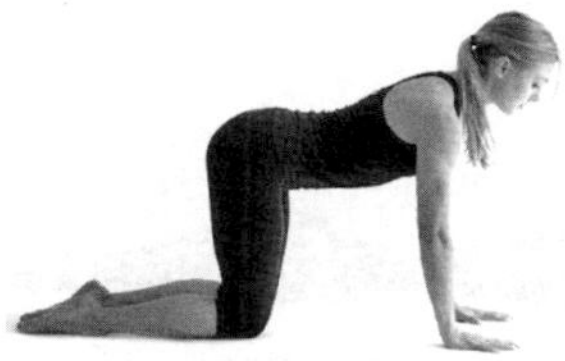

3. 비달라사나
개와 고양이 자세 5회 반복.

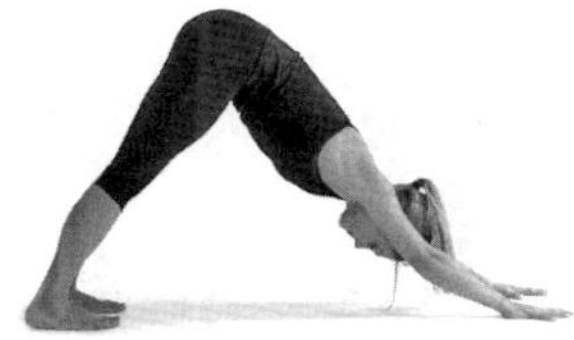

4. 아도 무카 스바나사나
30초 동안 동작을 유지한 뒤, 발라사나 동작으로 쉰다. 4회 반복.

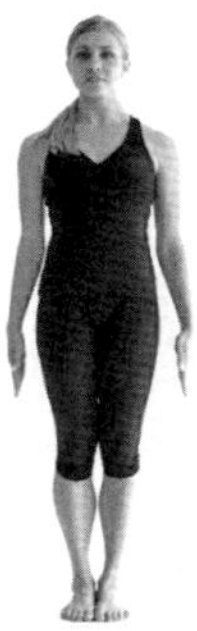

5. 타다사나
파다 반다와 뿌리내림과 늘림에 대해 강조한다.

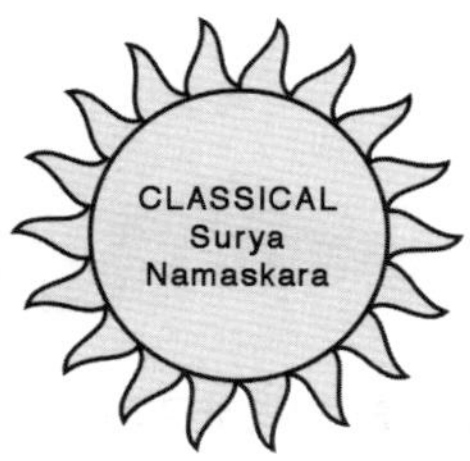

6. 고전 수리야 나마스카라
3회. 매회 아르다 웃타나사를 호흡 5회 동안 유지하면서 다리를 굽혔다 폈다를 반복한다.

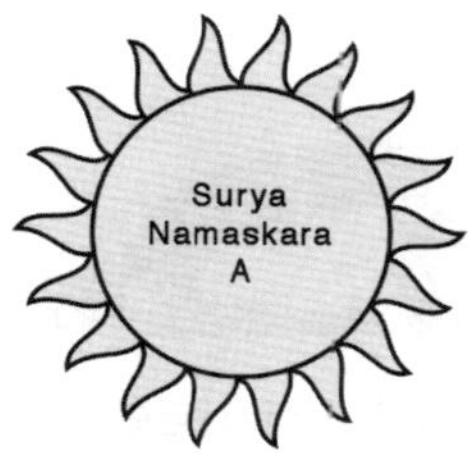

7. 수리야 나마스카라 A
2회. 매회 아르다 웃타나사를 호흡 5회 동안 유지하면서 다리를 굽혔다 폈다를 반복한다. 또 매회 아도 무카 스바나사나도 1분씩 유지한다.

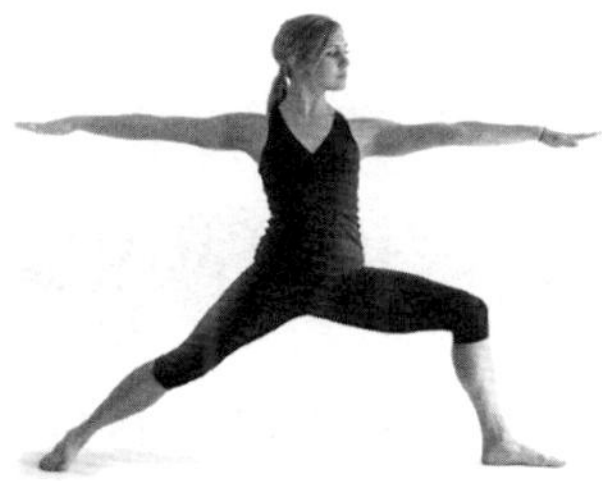

8. 비라바드라사나 II
넓게 벌린 프라사리타 자세로 준비한다.
양쪽 모두 호흡 10회.

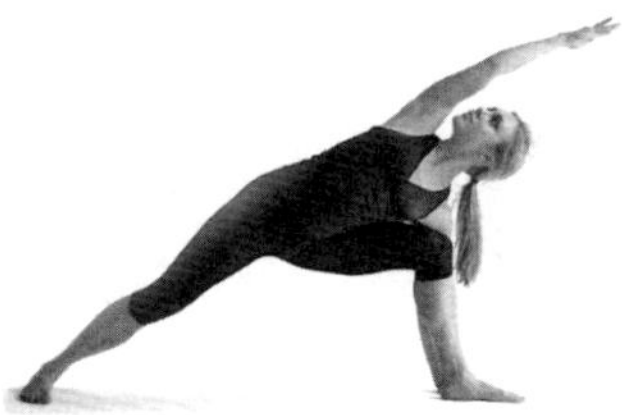

9. 웃티타 파르스바코나사나
전사 자세 II에서 준비한다.
양쪽 모두 각각 호흡 5회.

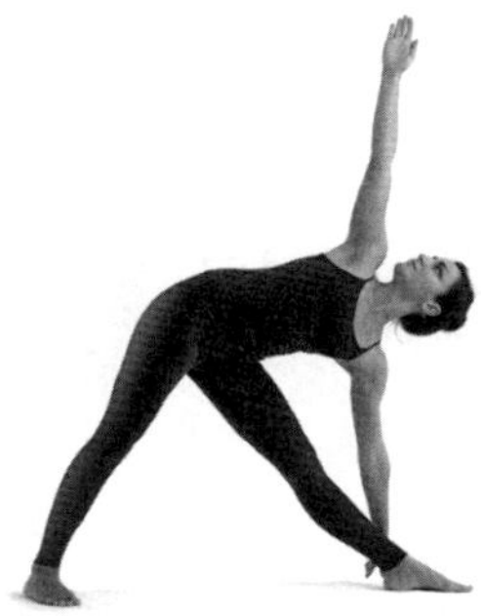

10. 웃티타 트리코나사나
프라사리타 자세에서 준비한다.
양쪽 모두 호흡 10-15회.

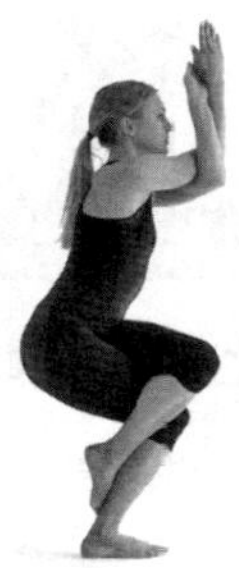

11. 가루다사나
양쪽 모두 1분씩 유지한다.

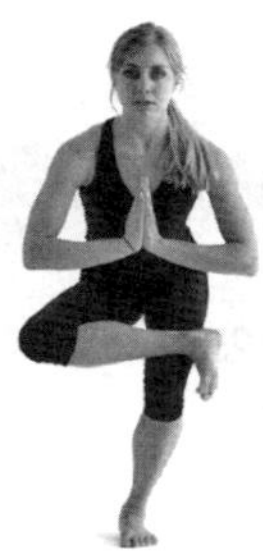

12. 가루다사나 준비동작
가루다사나에서 무릎을 교차할 수 없는 사람들에게 이 준비 자세를 권한다.

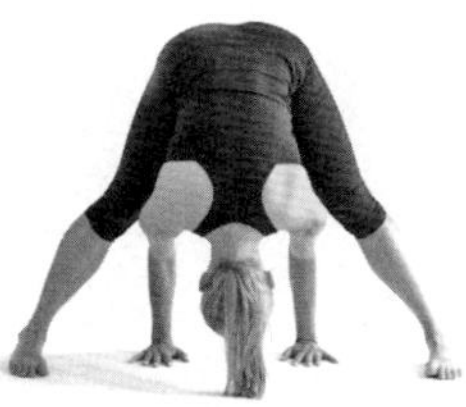

13. 프라사리타 파돗타나사나 A
1분 유지.

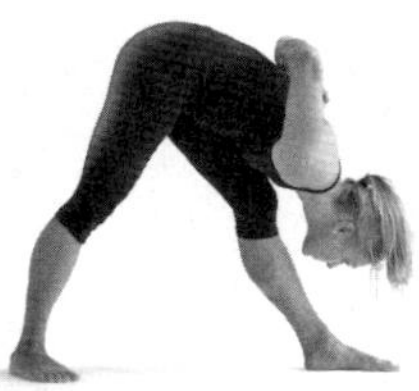

14. 파르스봇타나사나
손으로 허리 높이의 벽을 짚으면서 준비한다. 양쪽 모두 호흡 10회 한 뒤 매트 앞쪽에서 타다사나로 선다.

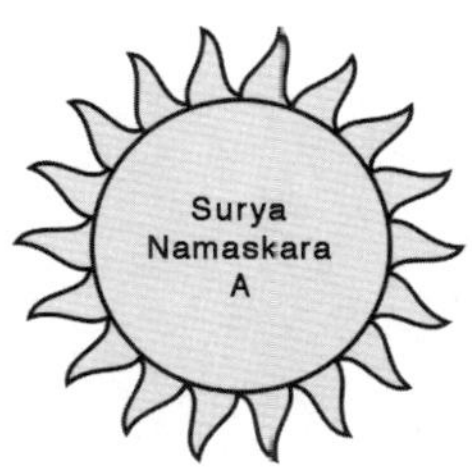

15. 수리야 나마스카라 A
아도 무카 스바나사나를 1분 동안 유지한다.

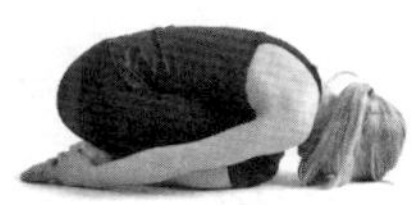

16. 발라사나
1분.

[시퀀스 12] 초급 수준 : 굽히기 자세를 중심으로 (계속)

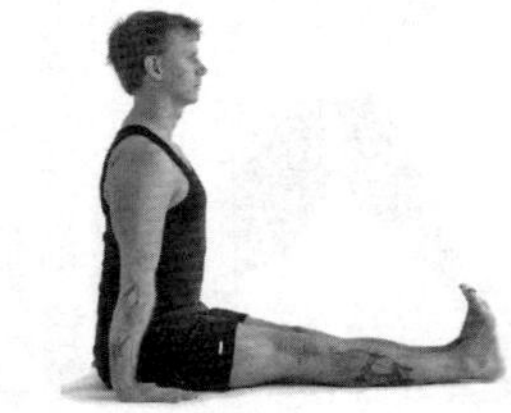

17. 단다사나
2분.

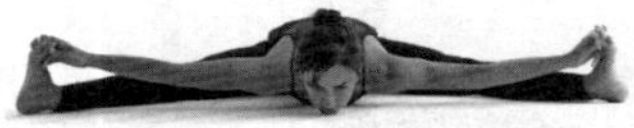

18. 우파비스타 코나사나
2분.

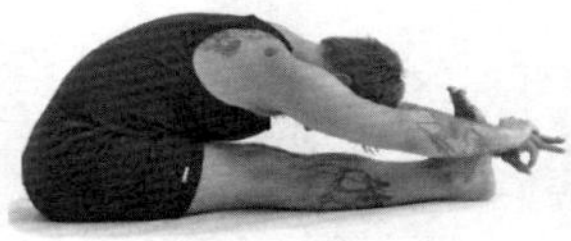

19. 파스치못타나사나
2–3분.

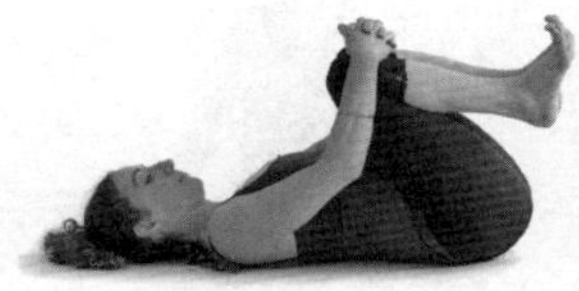

20. 아파나사나
1분. 무릎을 회전시킨다.

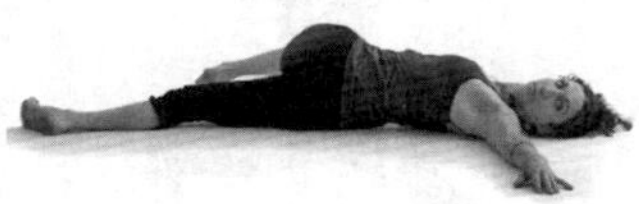

21. 숩타 파리바르타나사나
양쪽 모두 5–10회 호흡한 다음 한 번 더 반복한다.

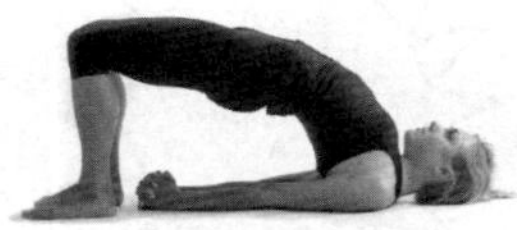

22. 세투 반다 사르방가사나
호흡 10회 동안 동작을 유지한다. 두 번 반복한다.

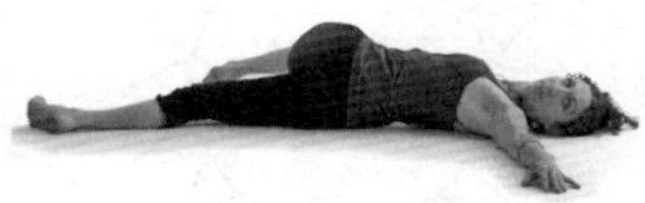

23. 숩타 파리바르타나사나
양쪽 모두 5–10회 호흡한다.

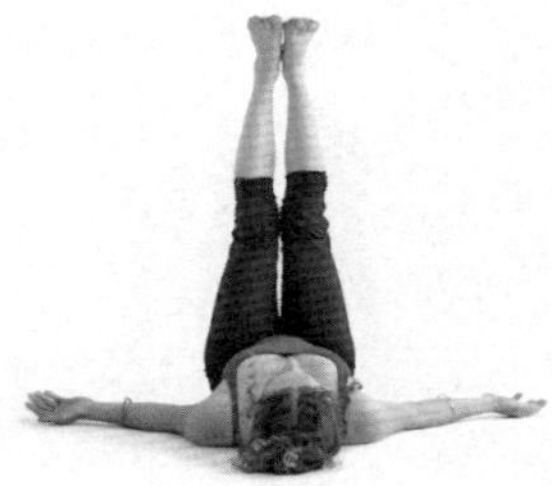

24. 비파리타 카라니
3분 동안 유지한다.

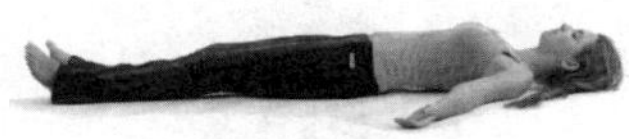

25. 사바사나
5분 또는 5분 이상.

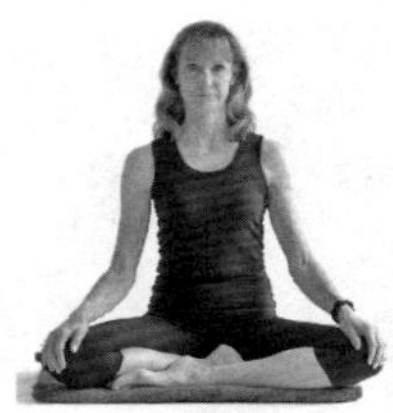

26. 수카사나
명상을 하고 목적을 세운 뒤 수련을 끝낸다.

[시퀀스 13] 초급 수준 : 거꾸로 하는 자세를 중심으로

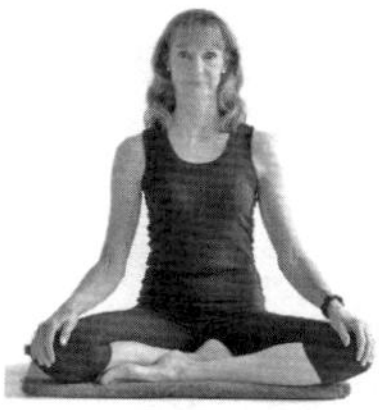

1. 수카사나
1-3분. 인사를 하고 목적을 세운 뒤 안내를 시작한다

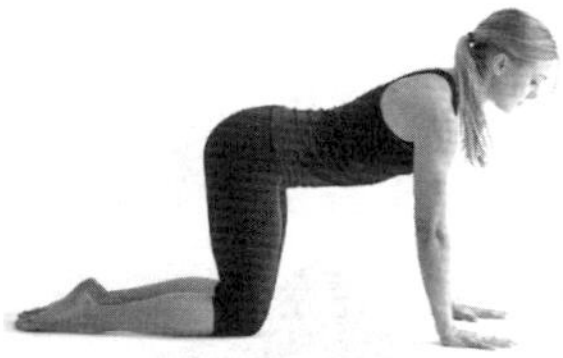

2. 비달라사나
고양이와 개 반복 5회. 척추를 따뜻하게 하고, 호흡과 동작 사이의 연결을 향상시킨다. 웃티타 발라사나에서 휴식한다.

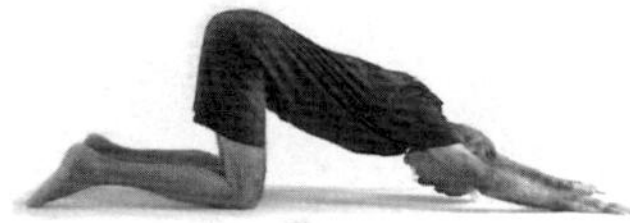

3. 아나하타사나
호흡 10회. 아도 무카 스바나사데서 처럼 어깨의 회전에 대해 설명한다.

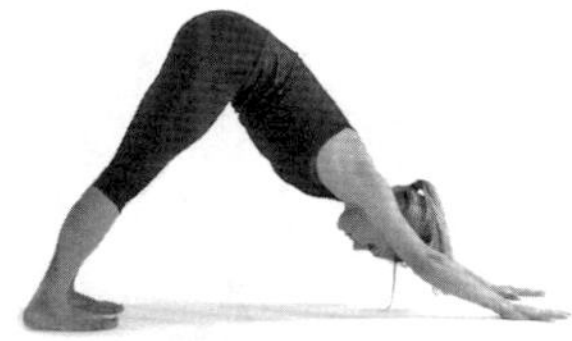

4. 아도 무카 스바나사나
1분. 팔과 다리의 정렬, 뿌리내림과 늘림, 팔과 어깨와 다리에서의 움직임을 간단히 강조한다.

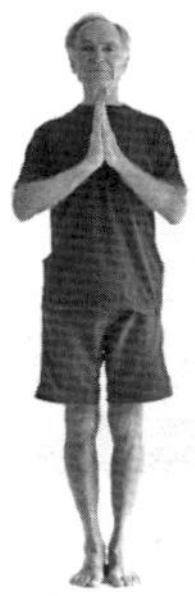

5. 사마스티히
아도 무카 스바나사나에서 걸어 앞으로 간 뒤, 등을 말아서 천천히 일어선다. 산 자세를 가르친다.

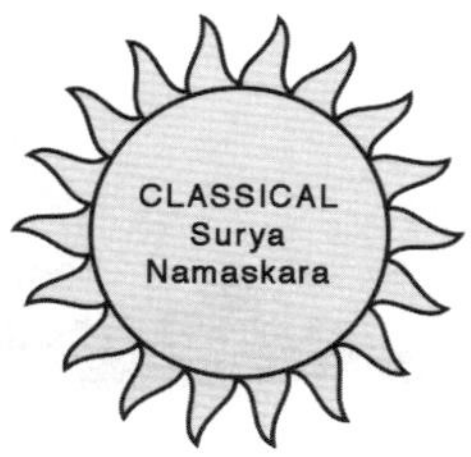

6. 고전 수리야 나마스카라
2회. 자세한 지시를 하기 위해 첫 회 시에는 아사나마다 정지시키고 설명한다.

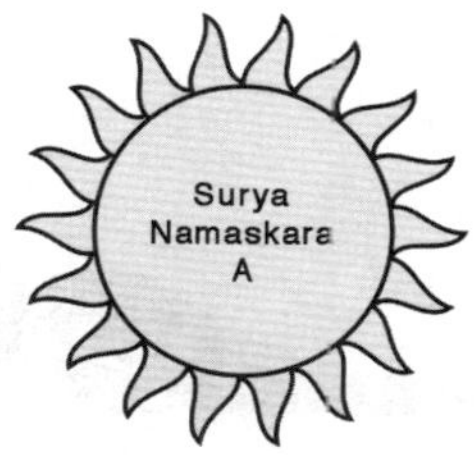

7. 수리야 나마스카라 A
2회. 아도 무카 스바나사나는 1-2분 동안 유지한다.

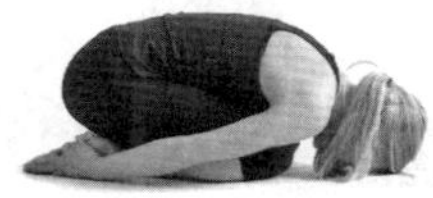

8. 발라사나
1분.

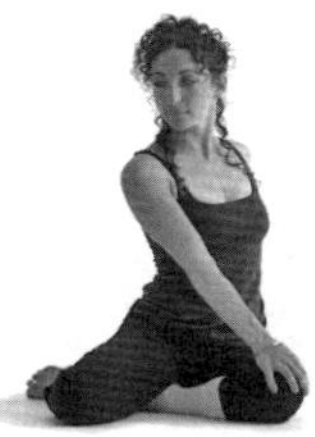

9. 바라드바즈라사나 I
양쪽 모두 호흡 5회. 아도 무카 스바나사나로 전환한 뒤 걸어서 발을 매트 앞으로 옮긴다

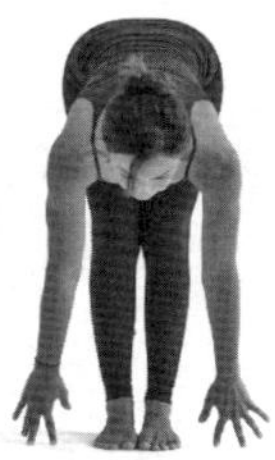

10. 아르다 웃타나사나
호흡 10회.

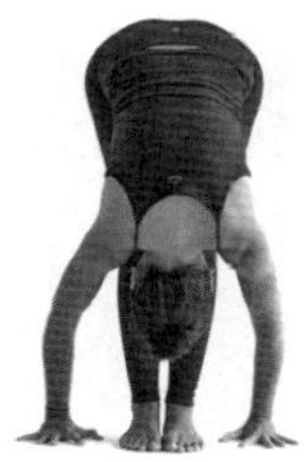

11. 웃타나사나
호흡 10회 유지.

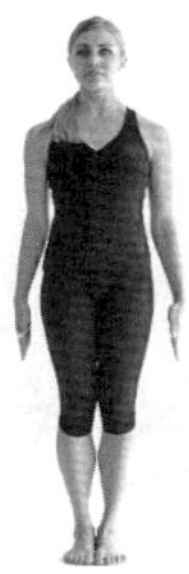

12. 타다사나
호흡 5회.

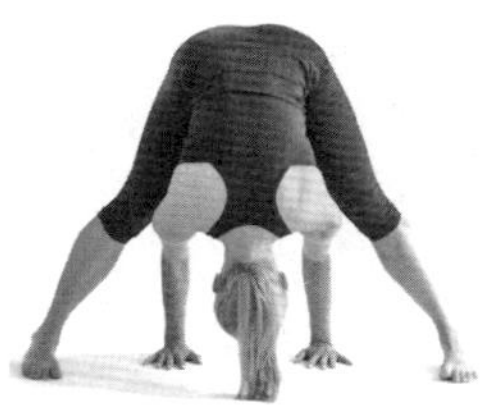

13. 프라사리타 파돗타나사나 A
2분 유지.

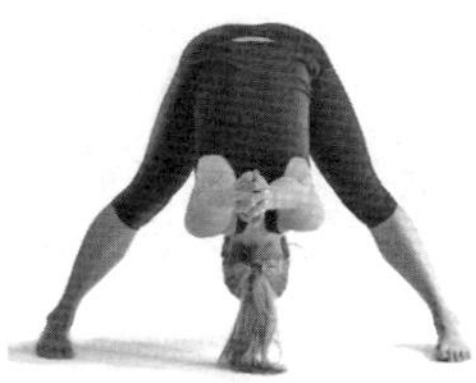

14. 프라사리타 파돗타나사나 C
1분 유지.

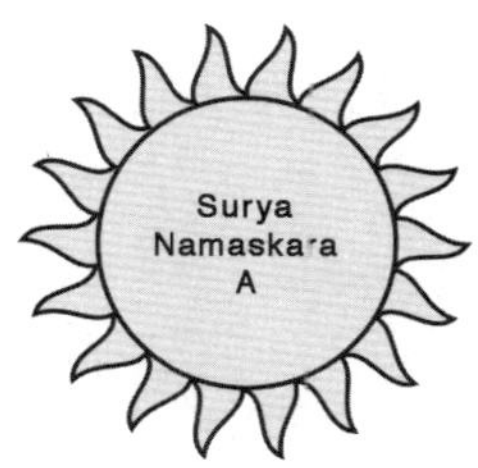

15. 수리야 나마스카라 A
아도 무카 스바나사나를 1분 동안 유지한다. 등을 바닥에 대고 누운 자세에서 쉰다.

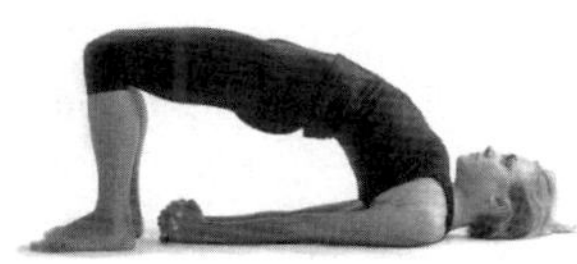

16. 세투 반다 사르방가사나
호흡 5회. 3회 반복한다.

[시퀀스 13] 초급 수준 : 거꾸로 하는 자세를 중심으로 (계속)

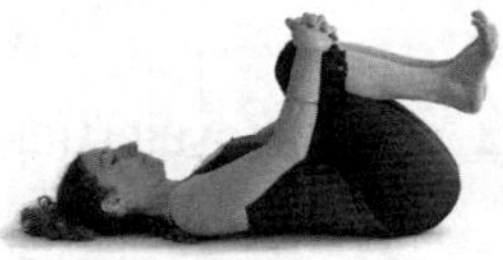

17. 아파나사나
호흡 5회. 무릎으로 원을 그리며 움직인다.

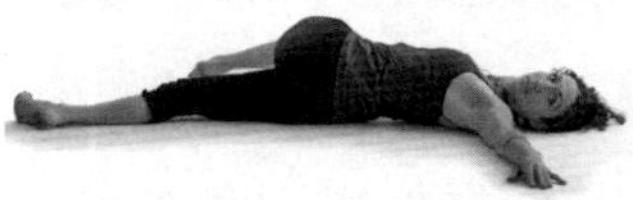

18. 숩타 파리바르타나사나
양쪽 모두 호흡 5회.

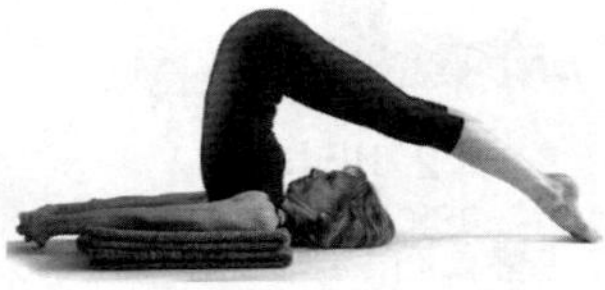

19. 할라사나
어깨에 담요를 대고 발은 벽에다 기댄다. 2분 동안 유지한다. 등을 바닥에 대고 누워서 쉬든가 다음 아사나로 넘어간다.

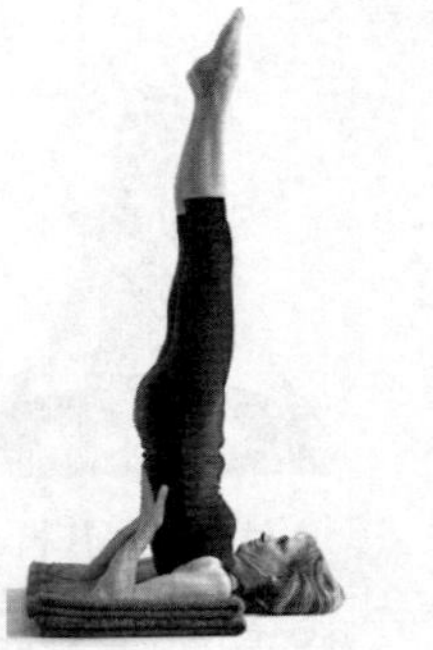

20. 살람바 사르방가사나
3분.

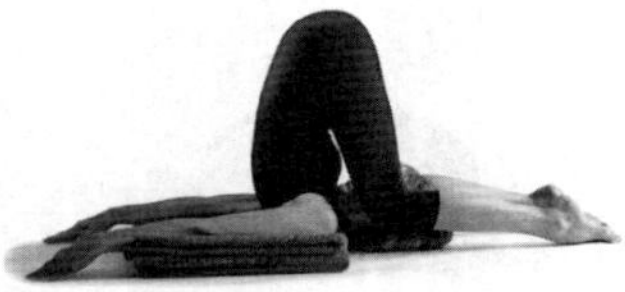

21. 카르나피다사나
호흡 5회.

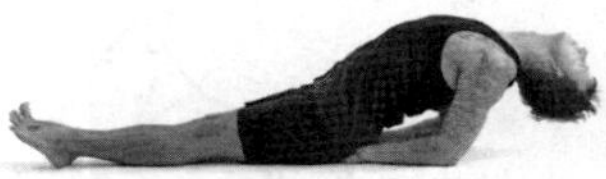

22. 웃타나 파다사나 준비동작
호흡 5회.

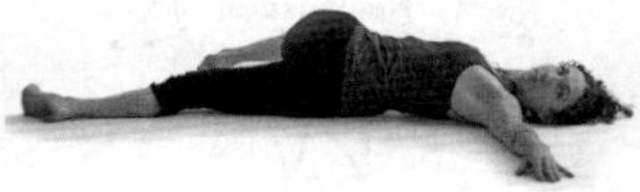

23. 숩타 파리바르타나사나
양쪽 모두 호흡 5회.

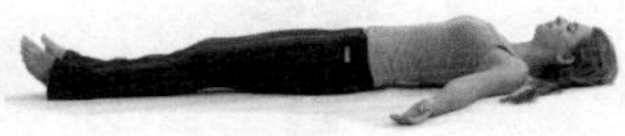

24. 사바사나
5분 또는 5분 이상.

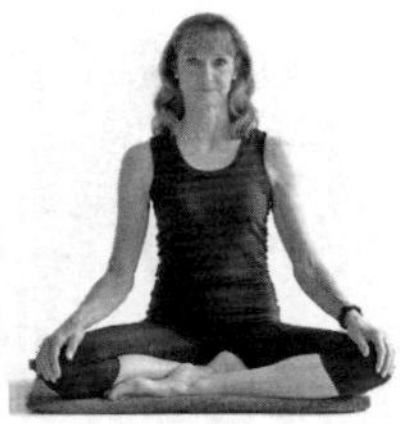

25. 수카사나
명상을 하고 목적을 세운 뒤 수련을 끝낸다.

제 7 장

중급 수업

Intermediate-Level Classes

진정한 여행자는 정해진 계획을 고집하지 않으며
여정의 끝에 도착하는 일에도 마음을 빼앗기지 않는다.
— 노자(Lao Tzu)

중급 수업을 계획하고 가르치는 일은 그리 쉽지 않다. 그 가운데 가장 어려운 점은 수련생들의 경험과 수준이 너무 크게 차이가 난다는 것이다. 수준 별로 분명히 구분을 두는 데도, 초급 단계와 중급 단계 또는 중급 단계와 상급 단계가 섞인 수업처럼 여러 수준이 공존하는 수업은 늘 있기 마련이다. 강사가 생각하기에 초급반에서 수련하는 것이 가장 적당할 것 같은 사람이 중급 수업이 자신에게 더 적당하다고 생각하거나 그곳의 친구들과 같이 수련하고 싶어서 중급 수업에 참석하는 경우를 흔히 볼 수 있다. 또한 상급 수련생들은 전체적이고 조화롭게 수련하고 싶어서 일부러 더 쉬운 수업을 찾기도 한다. 그래서 중급반 강사는 초급과 중급과 상급 수련생들을 모두 한 자리에서 만나게 되는 것이다. 이뿐만 아니라 중급 수업에는 다른 수업에 비해 수련생들의 숫자가 많은 경향이 있다. 이런 이유로 참석자들 전부에게 꼭 맞는 시퀀스를 짜는 일은 매우 어려운 일이 되는 것이다.

중급 수업을 정확히 정의하기는 어렵다. 아슈탕가 빈야사의 중급 시리즈(Intermediate Series)는 요가 수련생들이 복잡한 자세들을 선호한다는 것과 분명히 관련 있다. 사실 초급 시리즈(Primary

Series)에도 마리챠사나 D(성자 마리치 자세 D)나 세투 반다사나(머리댄 다리 자세, 또는 찰리 채플린 자세)와 같은 복잡한 아사나들이 이미 등장한다. 중급 시리즈에는 매우 복잡한 아사나들, 곧 두 다리를 등 쪽으로 보내는 드위 파다 시르사사나를 비롯하여 카란다바사나(Karandavasana, 오리 자세)와 바타야나사나(Vatayanasana, 말 자세)처럼 누가 봐도 아무나 하기 어려운 동작들이 나온다. 아슈탕가 빈야사 요가에서는 척추 내부와 주변의 에너지 통로들을 뚫어서 균형을 맞추기 위해 나디 쇼다나(신경 정화하기)라고 불리는 중급 시리즈를 설계했다고 역설하지만, 그 시리즈를 구성하는 아사나들의 복합성 때문에 수많은 수련생들이 갑자기 사기가 저하되기도 하고 안정감과 편안함이라는 원칙에서 벗어나 수련하기도 한다. 그 결과, 많은 수련생들이 과하게 수련함으로써 신경이 더 과민해지게 된다. 데이비드 스웬슨(David Swenson 1999, 129)에 따르면, "아사나의 깊이는 개개인이 자기 수준에 맞게 아사나에 접근하는 방법을 아는 것만큼 중요하지 않다."

초급반에서 우리는 의식적으로 자신과 관계 맺기를 더 잘하게 된다. 의식적으로 호흡하고 움직이는 법을 배우고, 아사나들을 쉽고 편리하게 실시할 수 있도록 정렬의 기본 원칙들과 에너지론을 배운다. 그것들을 배우는 과정에서 내부 깊숙이 자리하고 있는 감정적 긴장과 두려움과 불안도 차츰차츰 만나게 된다. 이것은, 요가를 하는 동안 자각이라는 것이 어떻게 일어나는지 깊이 살펴볼 수 있는 기회다. 초급반에서 기본적인 아사나들을 견고하고 안정적으로 실행할 수 있게 된 다음, 우리는 중급반으로 올라가 요가의 연금술, 다시 말해 우리의 몸, 마음에서 일어나는 상황과 호흡을 의식적으로 연결했을 때 그 호흡마다 담겨 있는 변화 가능성에 호기심을 갖게 된다. 그러면 우리의 몸은 더 강해지고 유연해지고 아사나를 더 오래 유지할 수 있게 된다. 그렇게 몸이 강해지는 수련을 하는 동안 우리는 그 요가 수련이 자기를 성찰하는 깊은 명상수련임을 깨닫게 된다. 그 결과 감정은 조화로워지고 마음은 안정적이고 열리게 되며, 의식적 감각의 능력은 더욱 깊어진다.

우리의 목적, 즉 각자 나름의 조건 속에서 있는 수련생들에게 어울리는 수업을 고안하려면, 초급 수업과 중급 수업을 구분 지을 수 있는 기준들이 필요하다. 우선 중급 수업에 올라가려면, 초급 수업이 진행되는 동안 내내 웃자이 프라나야마를 힘들지 않고 지속할 수 있어야 하고, 초급 시리즈 전체를 쉬지 않고 해낼 수 있어야 한다. 또 정렬의 원칙과 역동적 움직임들과 초급 수업에서 배웠던 아사나들의 변형자세를 익숙하도록 해야 한다. 아도 무카 스바나사나(얼굴이 아래로 향한 개 자세)와 팔라카사나(널빤지 자세)를 1분 이상 지속해야 하고, (목뼈에 문제가 있거나 고혈압 또는 망막 흡착증이 있는 사람들은 제외하고) 살람바 사르방가사나(어깨 서기 자세)를 2분 이상 유지할 수 있어야 한다. 이 기준들이 중급 시리즈를 수련할 수 있는 유연성과 힘이 있는지 알아보는 잣대로 생각하기보다 수련생들 각각에게 맞는 수련 공간을 찾아주는 이정표로 생각하면 좋을 것 같다. 이처럼 중급 수업에서는 수준과 조건이 다른 수련생들을 위한 준비가 매우 중요하다.

이제 수업의 시퀀스를 짜는 과정에서 그 어려움을 다루는 법을 알려주기 전에 중급 수업에서 수련생들이 흔히 겪는 '정체기'에 대해서 이야기해보고자 한다. 보통 스포츠문화에서 정체기란 계속 노력하는데도 성과가 적은 것을 뜻한다. 평소처럼 아니 평소보다 더 열심히 노력하는데도 불구하고 무언가가 가로막고 있는 것처럼 아무것도 변하지 않은 상태를 말한다. 수련생들이 요가를 수련하는 내내 수많은 정체기를 만날 수 있음을 인식하는 것은 매우 중요하다. 사람들은 중급 시리즈를 꾸준히 수련하는 첫해에 몸, 마음과 호흡의 차원에서 가장 극적인 변화를 경험할 것이다. 신체적인 성장은 급격히 줄어들면서 가끔 평균을 유지하다가 어떤 때는 평균 이하로 떨어지기도 한다. 이 현상은 수련의 일부분이다. 다시 말해 요가의 비육체적 측면으로 깊이 들어가고 싶은 사람들에게는 절대적으로 필요한 부분이다. 그런데 바로 이 시점에서 수련생들은 대부분 너무 힘들어 포기하거나 즉각적인 결과를 가져올 다른 무엇을 위해 요가를 포기한다. 시퀀스 안에 휴식을 하더라도 몸이 휴식을 필요로 하는 것인지도 모른다. 괜찮아 보이는 다른 길을 잠시 동안 알아보든지, 아니면 다른 강사를 찾아보거나 다른 방식의 요가를 시도해보면서 이 시기를 잘 활용해야 한다. 하지만 가장 좋은 방법은 다른 길을 가기 전에 잠시 멈추고 심사숙고하는 것이다. 정체기란 평소와 다른 태도로 그것 자체를 허용함으로써 더 깊은 수련으로 들어가자는 초대일지도 모른다. 우리가 가능성을 열어두고 정체기를 그대로 받아들였을 때, 전혀 예상하지 못한 놀라운 방법으로 수련에 불을 지펴줄 돌파구가 될 수도 있을 것이다.

앞 장의 초급 수업에서 나왔던 아사나들은 모두 중급 수업에서도 수련하는 아사나들이다. 단지 중급 수업에서 다른 점은 그 아사나들을 어떤 방식으로 접근하는지, 아사나들을 어떻게 배열하는지이다. 아사나에 접근하면서, 수련생들은 각각의 아사나의 내부와 주변을 탐색하는 법을 가장 잘 포착하기 위해서 경계에서 수련하기라는 원칙을 잘 준수해야 한다. 이전에 어려웠던 동작이 수업 어느 부분에 위치하고, 어느 방향으로 흘렀는지 생각하고, 비록 쉽게 되는 순간에도 아사나들의 배열에 있어서 간단한 동작을 먼저 한 다음, 복합적인 동작으로 이동한다는 원칙을 준수해야 한다.

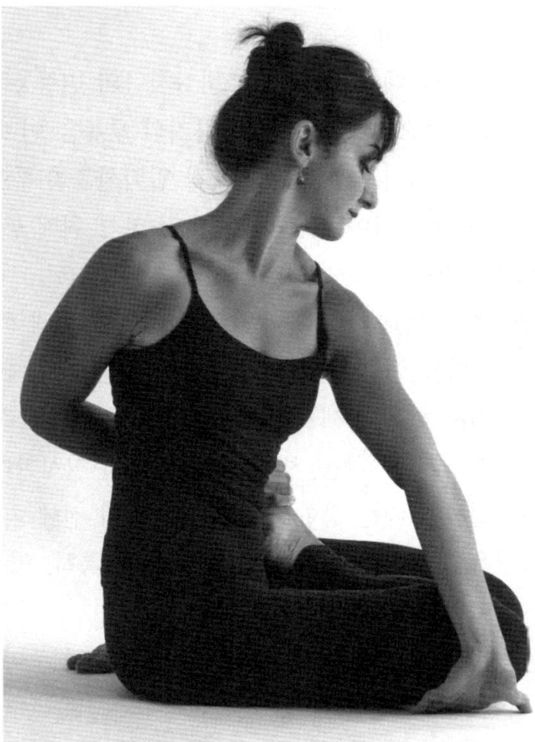

바라드바즈라사나

중급 시퀀스를 만들고 가르치기

Creating and Teaching Intermediate-Level Sequences

- 매 수업의 도입부에 앉은 자세와 타다사나(산 자세)와 아도 무카 스바나사에서 웃자이 프라나야마를 계속 복습시킨다.
- 수련생들이 웃자이 프라나야마를 하면서도 안정되고 편안한 태도로 모든 아사나들을 실시할 수 있을 때, 카팔라바티 호흡법과 나디 쇼다나 호흡법을 지도한다.
- 브릿티 호흡법 수련과 연결해서 안타라 쿰바카와 바야 쿰바카의 수련을 지도한다.
- 수련생들이 기초적인 브릿티 수련을 수월히 해내면, 아누로마 호흡법과 프라티로마 호흡법을 지도한다.
- 브릿티와 쿰바카를 결합한 수련을 쉽게 해내면, 빌로마 호흡법을 가르친다.
- 수리야베다 호흡법과 찬드라베다 호흡법을 가르친다.
- 호흡 수련과 함께, 물라 반다와(오직 날숨을 보유하는) 웃디야나 반다와 잘란다라 반다를 지도한다.
- 전체 아사나의 수련에서 필수적인 부분인 파다 반다의 수련에 대해 자세하게 더 가르친다.
- 수리야 나마스카라(태양 경배)를 실시하기 전에, 특히, 새로 온 수련생들이 있거나 초급 수준의 수련생들이 많을 때는 몇 가지 동작으로 몸을 따뜻하게 해준다.
- 중급 수업에서는 수리야 나마스카라로 수업을 할 수 있다. 보통 수리야 나마스카라 A와 B를 각각 3회 이하로 하는 것이 좋다.
- 수리야 나마스카라를 실시할 때 아도 무카 스바나사나의 변형동작을 가르치는데, 그것은 다리를 하나 들어 올려 공중으로 뻗은 뒤, 그 다리의 무릎을 이마 쪽으로 당기는 동작이다. 이때 척추는 동그랗게 구부러지고 어깨는 손목과 일직선을 이루어야 한다.
  또 젖히기자세와 팔을 균형을 잡아주는 동작들을 잘하기 위해 등과 어깨뼈를 열어주는 비라바드라사나 I 의 변형동작들도 지도한다.
- 웃타나사나(서서 굽히기 자세)에서는 손등을 바닥에 내려놓게 하여 손목요법을 가르친다. 한 단계에 더 나아가 주먹을 쥔 채 손목을 돌려주는 방법도 있다.
- 중급 단계에서부터는 서서 하는 자세들을 더 많이 연결시킨다. 최대 다섯 동작을 왼쪽(또는 오른쪽)으로 먼저 한 다음, 방향을 바꿔 다시 실시한다. 이렇게 두 개 이상의 아사나들을 연결해서 실시할 때는 방향을 바꿔 실시하기 전에 차투랑가와 업독과 다운독을 실시해 수련의 통합성을 도모하는 것도 좋은 방법이다. 특히, 업독과 다운독이 지닌 모든 요소들의 중요성을 강조한다.
- 서서 하는 아사나들을 배열할 때는 보통 골반이 가쪽돌림하는 아사나들을 먼저 배열한 뒤 안쪽돌림하는 아사나들을 배열한다.
- 서서 하는 아사나들 가운데 이제 더 복잡하고 어려운 아사나들을 소개한다. 웃티타 파르스바코나사나(측면 늘이기 자세), 에카 파다 코운딘야사나 A(한 다리 뻗은 코운딘야

자세 A), 아스타바크라사나(팔각자세), 차투랑가 단다사나(사지 막대 자세) 순으로 전환하도록 가르친다.

- 팔의 균형을 잡는 자세들을 위한 준비로 몸의 중심 코어(core)를 각성시키는 작업을 5분 내지 7분 동안 실시한다. 3장에서 이야기했듯이, 팔의 균형을 잡는 특별한 자세에서 가장 활동적인 복근이 될 수 있도록 코어를 각성시킨다.
- 팔 균형을 잡는 자세나 팔을 머리 위로 넘기는 젖히기 자세를 하기 전에 엉덩이 굽힘근(hip flexors)과 팔이음뼈를 열어준다.
- 벽을 이용하는 아도 무카 브릭사사나(거꾸로 선 나무 자세)와 핀차 마유라사나를 가르친다. 이 아사나들을 두서너 번 실행해 볼 수 있도록 충분한 시간을 준다.
- 벽과 떨어진 곳에 매트를 펼치고 그 위에서 팔의 균형을 잡는 다른 동작들을 가르친다. 이 동작들을 시퀀스 안에 넣기 전에 주의, 집중에 대해 안내한다.
- 젖히기 자세들을 하기 전에 코어를 각성시키는 작업을 하면서 오는 상체의 긴장을 확실히 중화시킨다.
- 지레작용을 이용한 젖히기 자세를 하기 전에 수축과 당김의 젖히기 자세를 경험해본다.
- 누워서 하는 젖히기의 기본자세 세투 반다 사르방가사나(다리 자세)를 먼저 안내한 뒤, 우르드바 다누라사나(위를 향한 활쏘기 자세)를 소개한다.
- 우르드바 다누라사나를 가르칠 때는 몸을 바르게 정렬하고 호흡에 맞춰 몸을 에너지적으로 움직여보라고 신호를 주면서 수련생들이 각 단계들을 천천히 통과할 수 있도록 해준다. 이 동작 대신에 세투 반다 사르방가사나나 다누라사나(활쏘기 자세)나 우스트라사나(낙타 자세)를 실시해도 된다.
- 기본 아사나들(세투 반다 사르방가사나, 우르드바 다누라사나, 비파리타 단다사나[거꾸로 하는 막대 자세])을 안정적이고 쉽게 실시하는 수련생들에게만 누워서 하는 젖히기 자세의 에카 파다(한 다리 자세) 변형동작들을 가르친다.
- 젖히기 자세들을 실시한 후 효과적인 카운터포즈로, 복근의 중심을 튼튼하게 해주는 동작들을 시킨다.
- 젖히기 자세들을 실시해서 생긴 척추의 긴장을 완화하기 위해 간단한 비틀기 동작들을 두세 개 실시한다.
- 부교감 신경계를 자극해 긴장을 줄인 상태에서 사바나사(송장 자세)를 취하기 위해 차분한 굽히기 자세들과 골반을 열어주는 자세들을 다양하게 실시한다.
- 벽을 지지대로 이용하는 살람바 시르사사나 I (물구나무 서기 자세 I)를 소개한다. 이 자세를 안정적으로 하려는 수련생에게는 벽에서 떨어져 실시해보도록 권한다.
- 다리를 떼어놓는 동작과 다리를 가위 모양으로 움직이는 동작과 밧다 코나와 파드마를 포함하여 살람바 사르방가사나의 여러 변형동작들을 가르친다.
- 마지막 3분 동안 살람바 사르방가사나를 쉽게 실시하는 수련생들에게는 우르드바 파드마사나와 핀다사나(태아 자세)를 가르친다.

- 할라사나(쟁기 자세)를 실시하고 있는 수련생에게 카르나피다사나를 소개한다.
- 할라사나를 실시하고 있는 수련생에게 웃타나 파다사나 준비동작을 가르친다.
- 우르드바 파드마사나와 핀다사나를 수련한 수련생들에게 마츠야사나(물고기 자세)와 웃타나 파다사나를 가르친다.
- 사바사나로 쉬기 전에 나디 쇼다나 호흡법을 실시한다.
- 5분 이상 사바사나로 쉬게 허용한다.
- 사바나사로 충분히 쉬어준 뒤 고요하게 앉는다. 깨어있지만 평온한 에너지 상태에서 자신의 깨어있음을 알아차린 수련생들은 몸-마음의 깊숙한 자리를 느낄 것이다.

중급 수업의 시퀀스

Intermediate Class Sequences

[시퀀스 14] 중급 수준 : 젖히기 자세를 중심으로 (1)

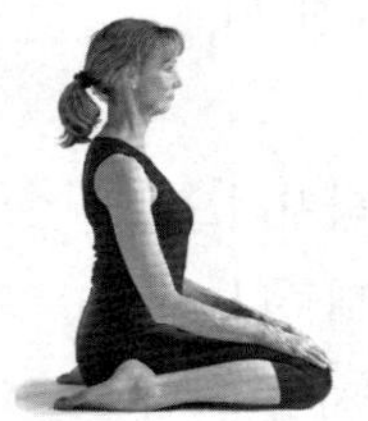

1. 비라사나
3~5분. 인사를 하고 목적을 세운 뒤 안내를 시작한다.

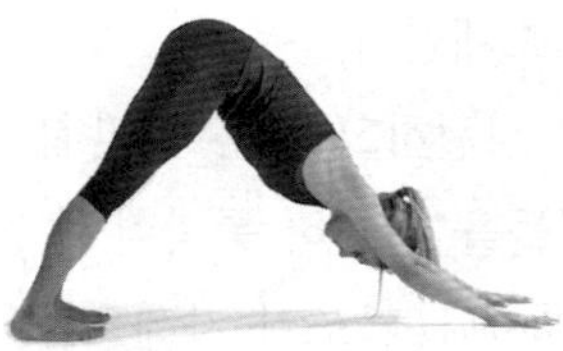

2. 아도 무카 스바나사나
1분 동안 자전거를 타듯이 두 다리를 움직여준 뒤 일어선다.

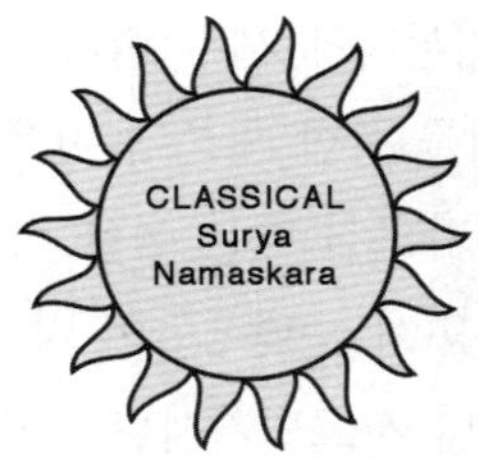

3. 고전적 수리야 나마스카라
2회. 안자네야사나를 실시할 때마다 호흡 5회 동안 역동적 움직임을 실시한다. 마지막 회에서 살라바사나 B는 1분 동안 유지한다.

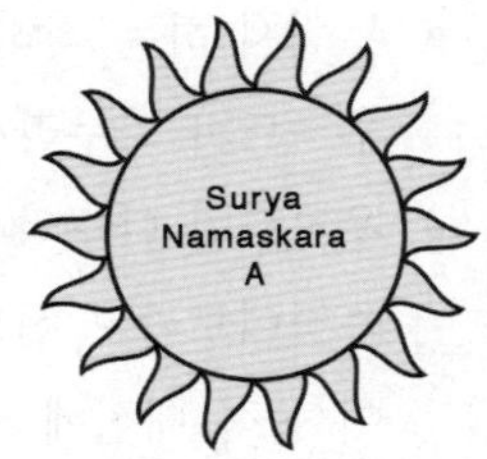

4. 수리야 나마스카라 A
2회 실시하고 난 뒤, 다음 아사나로 이동하는 도중에 '개의 꼬리 자세'를 한다.

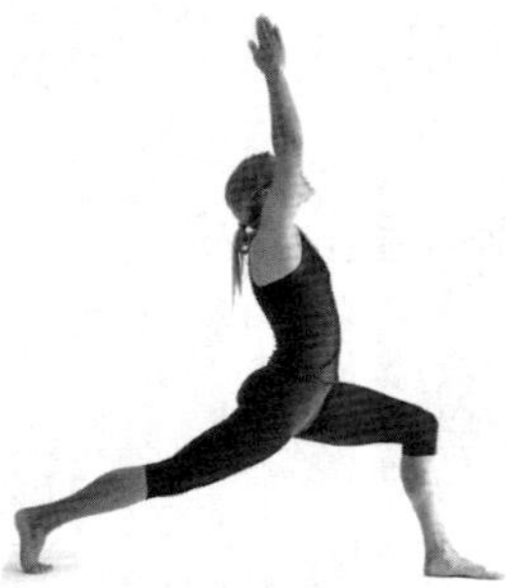

5. 아슈타 찬드라사나
등 뒤에서 깍지를 낀 채 상체를 구부려 1분 동안 유지한 후, 아슈타 찬드라사나를 실시하고 이어서 아도 무카 스바나사나로 전환한다. 방향을 바꿔 다시 한 번 실시한다.

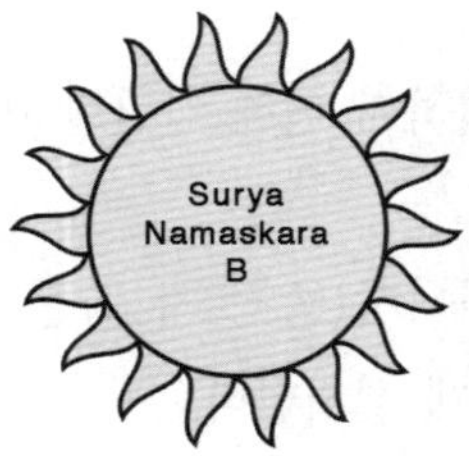

6. 수리야 나마스카라 B
3회. 엉덩이 굽힘근을 열기 위해 세 번째에는 전사 자세 I 을 1분 동안 유지한다.

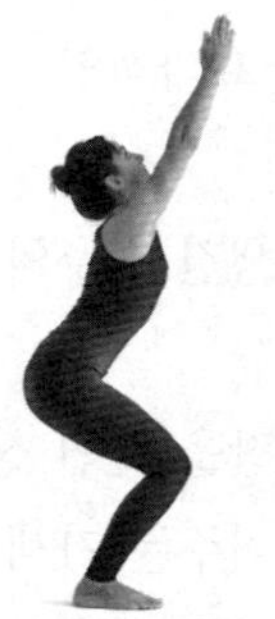

7. 웃카타사나
타다사나에서 실시해서 역동적 움직임을 5회 한다. 동작을 유지한 채 호흡을 5회 한다.

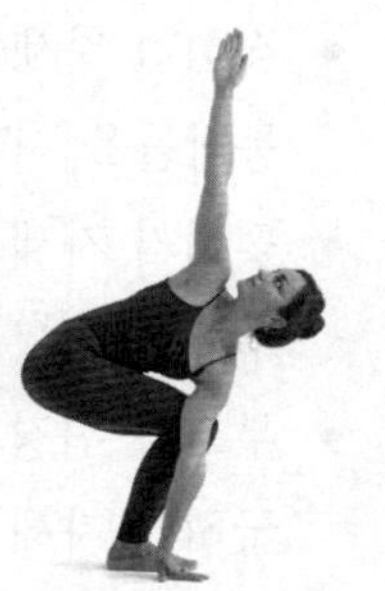

8. 파리브릿타 웃카타사나
양쪽 모두 호흡을 5-10회 한 뒤, 수리야 나마스카라 A로 전환하는데, 이때 아도 무카 스바나사나를 1분 동안 유지한다.

[시퀀스 14] 중급 수준 : 젖히기 자세를 중심으로 (1) (계속)

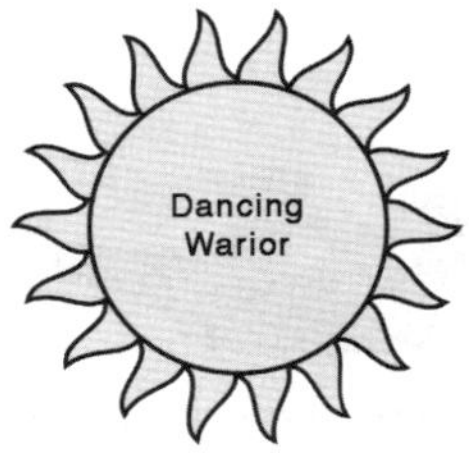

9. 춤추는 전사 자세
3회. 세 번째에 전사 자세Ⅱ를 1분 동안 유지한다.

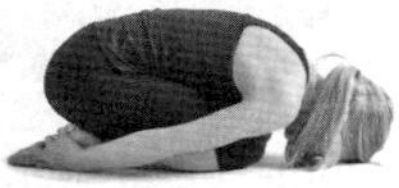

10. 발라사나
발라사나에서 호흡을 5회 하거나 아도 무카 스바나사나에서 휴식하고, 타다사나로 전환한다.

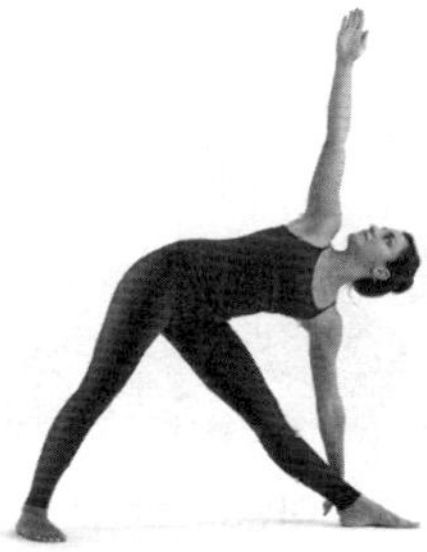

11. 웃티타 트리코나사나
넓게 벌린 프라사리타 자세에서 시작한다. 양쪽 모두 호흡을 5회 한다.

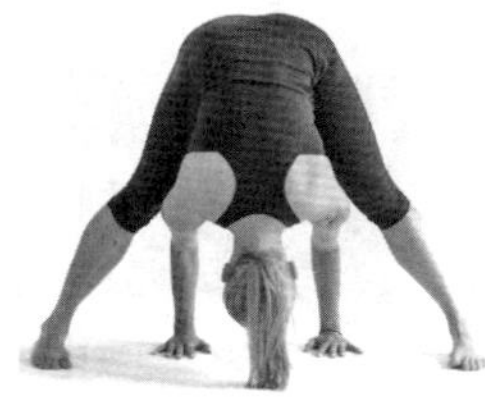

12. 프라사리타 파돗타나사나 A
호흡을 10회 한 다음에 상체를 일으킨다.

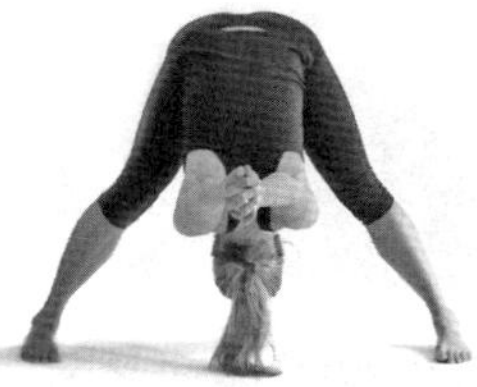

13. 프라사리타 파돗타나사나 C
호흡을 10회 한 다음에 상체를 일으킨다.

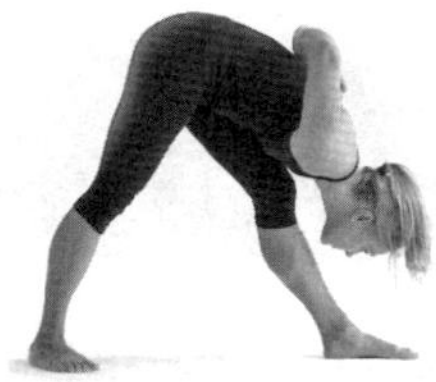

14. 파르스봇타나사나
양쪽 모두 호흡 5회.

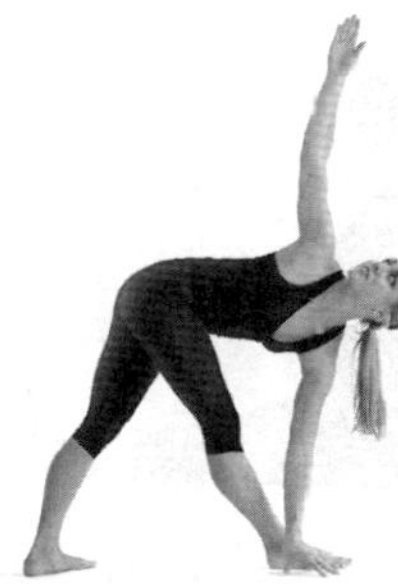

15. 파리브릿타 트리코나사나
양쪽 모두 호흡 10회 하고 타다사나로 돌아온다.

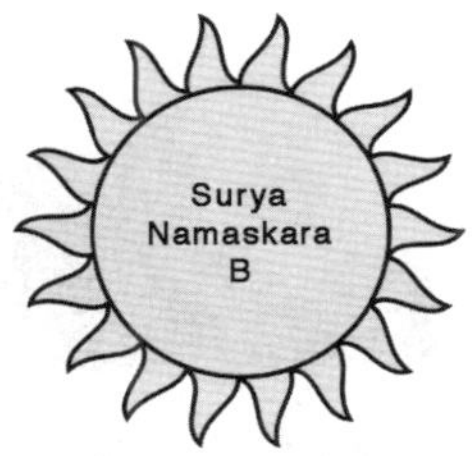

16. 수리야 나마스카라 B
비라바드라사나 대신에 아슈타 찬드라사나를 실시한다. 호흡의 역동적 움직임을 5회한 뒤 동작을 유지한 채 호흡을 5회하고 방향을 바꿔 똑같이 실시한다.

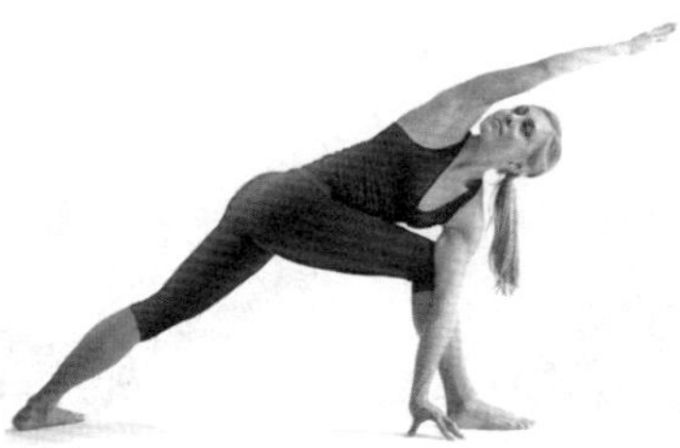

17. 파리브릿타 파르스바코나사나
아슈타 찬드라사나에서 시작해 1분 동안 유지한 다음, 차투랑가, 우르드바 무카 스바나사, 아도 무카 스바나사 순으로 전환한다. 방향을 바꿔 똑같이 실시한다.

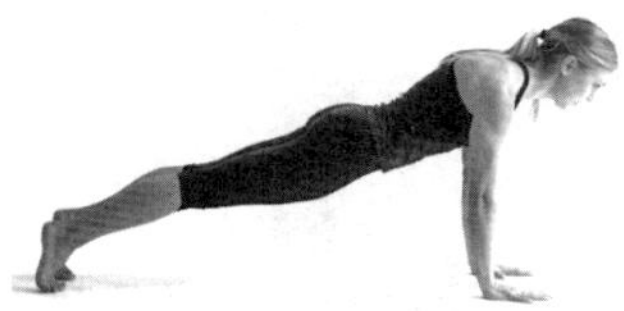

18. 팔라카사나
호흡 5회. 바닥을 향해 천천히 내려간 뒤 1분 동안 유지한다.

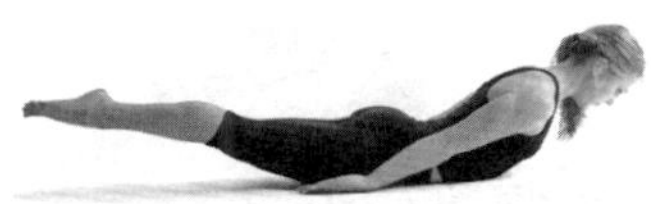

19. 살라바사나 A
호흡을 5회 한 뒤 쉬거나, 등 뒤에서 양손을 잡은 채 호흡을 5회 한다.

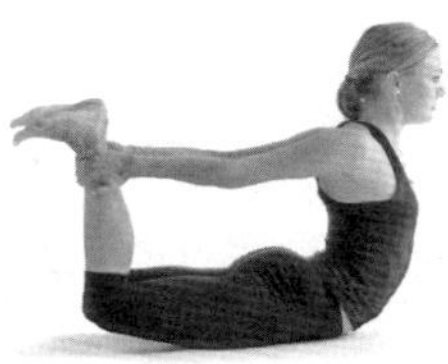

20. 다누라사나
3회. 호흡을 1회에 5번, 2회에 8번, 3회에 10번 늘려서 한다.

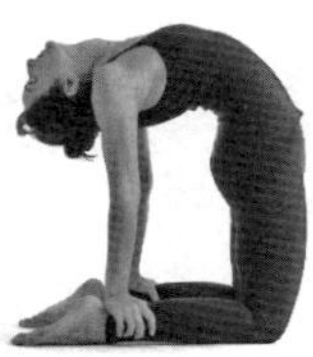

21. 우스트라사나
3회. 호흡을 1회에 5번, 2회에 8번, 3회에 10번 한다.

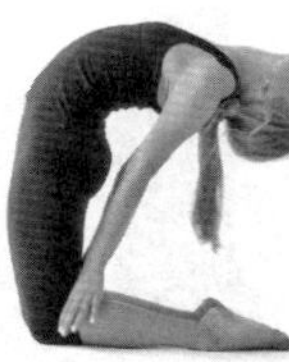

22. 라구 바즈라사나
1–2회.
라구 바즈라사나 후에 살펴본다.

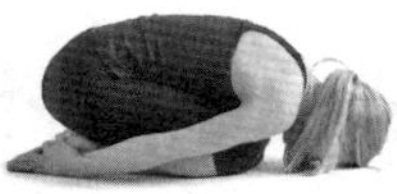

23. 발라사나
양 무릎을 벌려 허리쪽의 압박감을 줄인다. 1분 동안 유지한다.

[시퀀스 14] 중급 수준 : 젖히기 자세를 중심으로 (1) (계속)

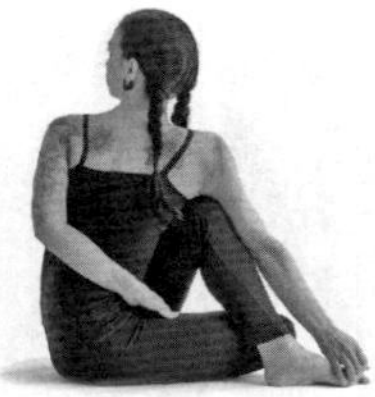

24. 아르다 맛센드라사나
양쪽 모두 호흡 5-8회 .

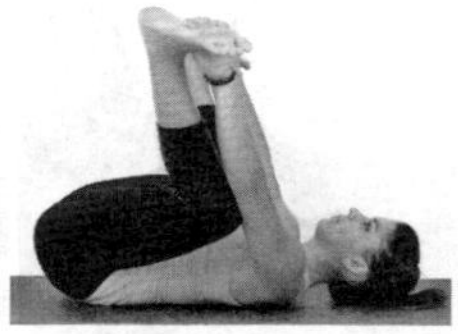

25. 아난다 발라사나
호흡 10회.

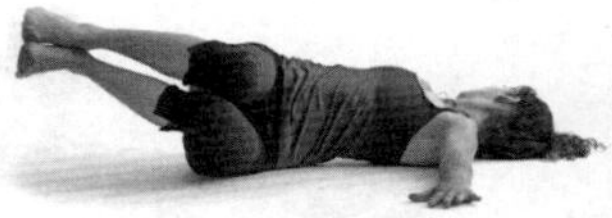

26. 자타라 파리바르타나사나
양쪽 모두 호흡에 맞춰 역동적으로 5회 움직인다.

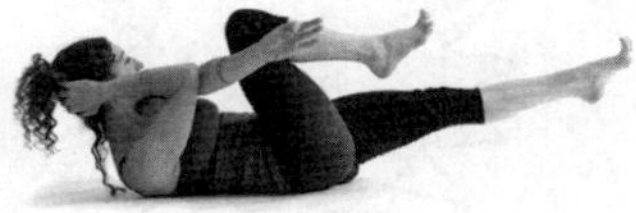

27. 자전거 타기 자세
1-2분.

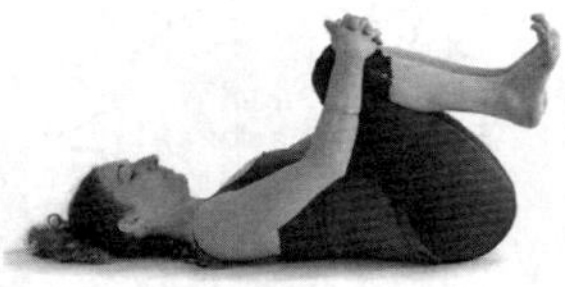

28. 아파나사나
호흡을 5회 한 다음, 앞뒤로 굴러서 일어나 앉는다.

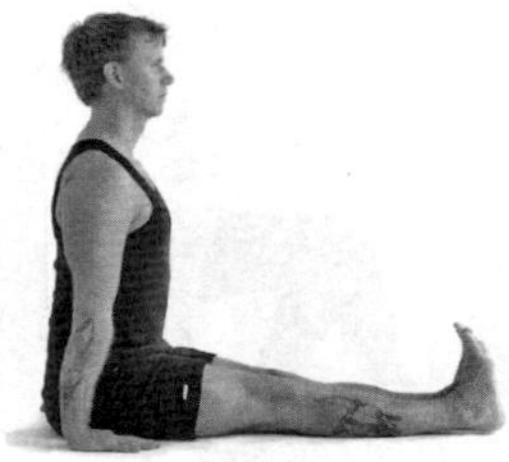

29. 단다사나
호흡 5회.

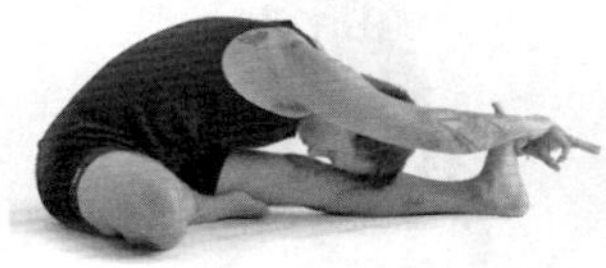

30. 자누 시르사사나 A
양쪽 모두 1분씩.

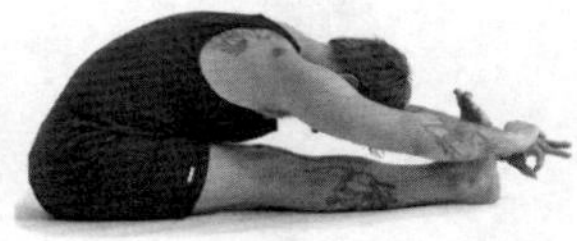

31. 파스치못타나사나
2분.

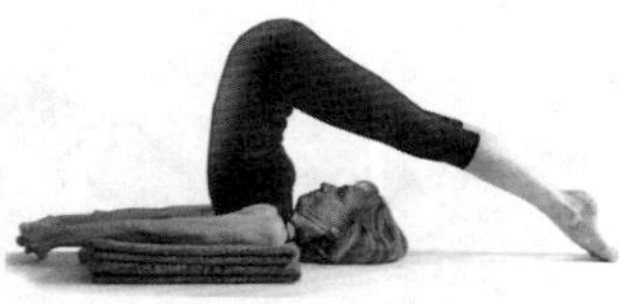

32. 할라사나
호흡 5회.

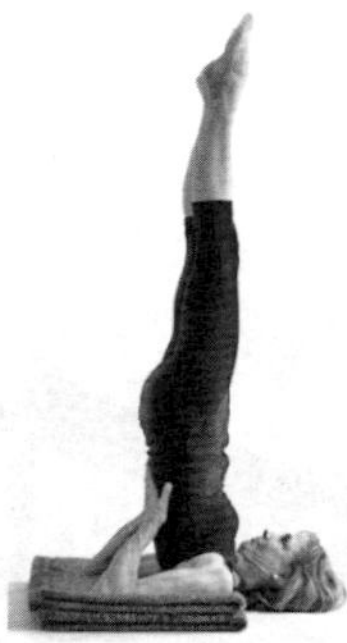

33. 살람바 사르방가사나
3-5분.

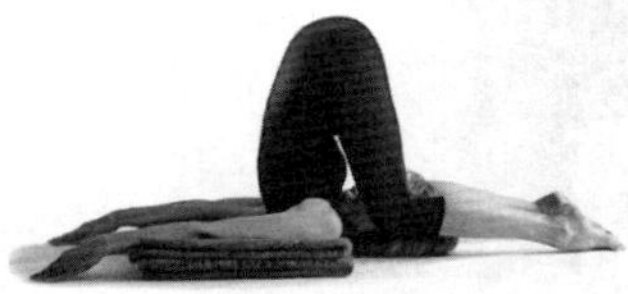

34. 카르나피다사나
호흡 5회.

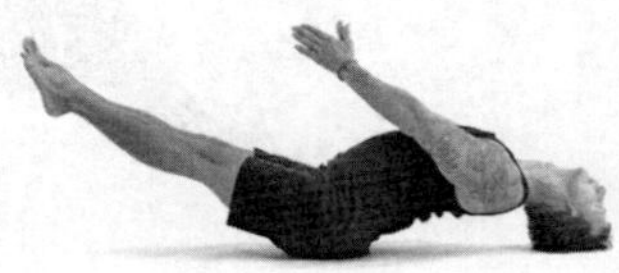

35. 웃타나 파다사나
호흡 5회.

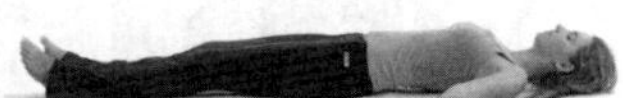

36. 사바사나
5분 이상.

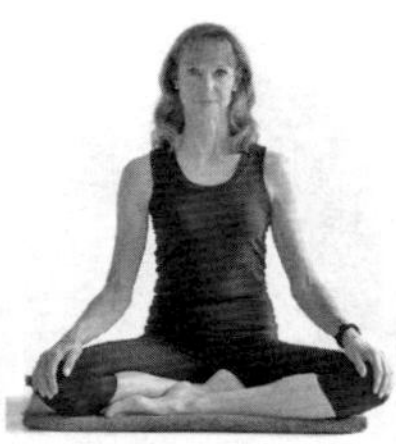

37. 수카사나
명상을 하고 목적을 세운 후 수련을 끝낸다.

[시퀀스 15] 중급 수준 : 젖히기 자세를 중심으로 (2)

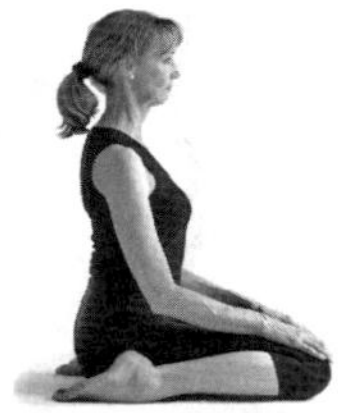

1. 비라사나
3~5분. 인사를 하고 목적을 세운 뒤 안내를 시작한다.

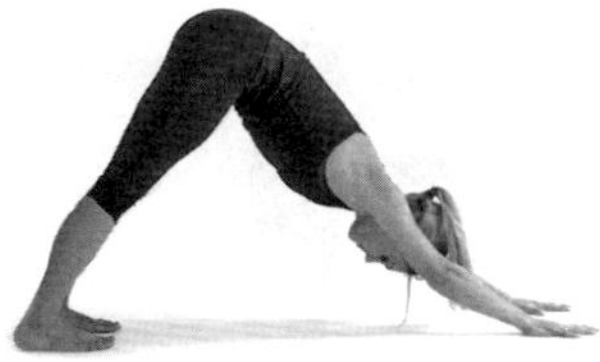

2. 아도 무카 스바나사나
1분 동안 자전거를 타듯이 두 다리를 움직여준 뒤 일어선다.

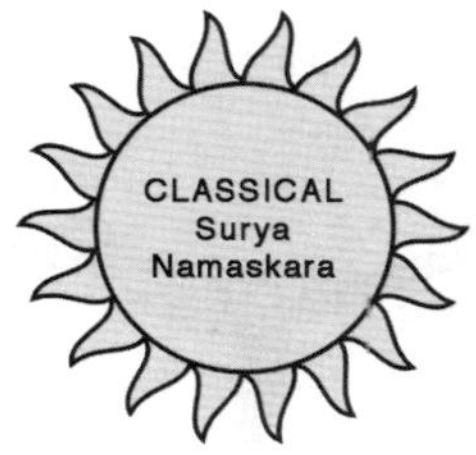

3. 고전적 수리야 나마스카라
2회. 매회 안자네야사나에서 호흡 5회 하는 동안 역동적 움직임을 실시한다.

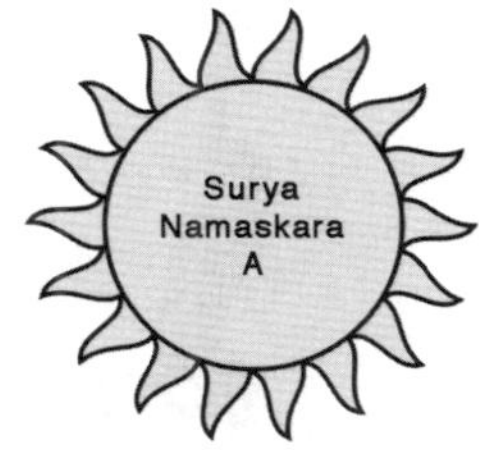

4. 수리야 나마스카라 A
3회. 아도 무카 스바나사나는 1분 동안 유지한다.

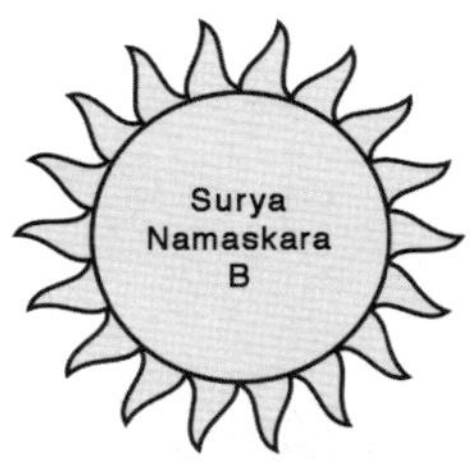

5. 수리야 나마스카라 B
3회. 마지막회에서 비라바드라사나 I 을 1분 동안 유지한다.

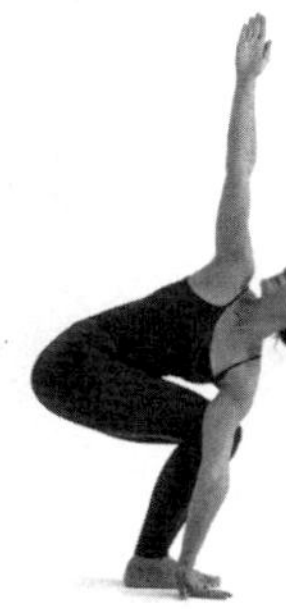

6. 파리브릿타 웃카타사나
양쪽 모두 호흡을 5-10회 한 뒤 타다사나에서 쉰다.

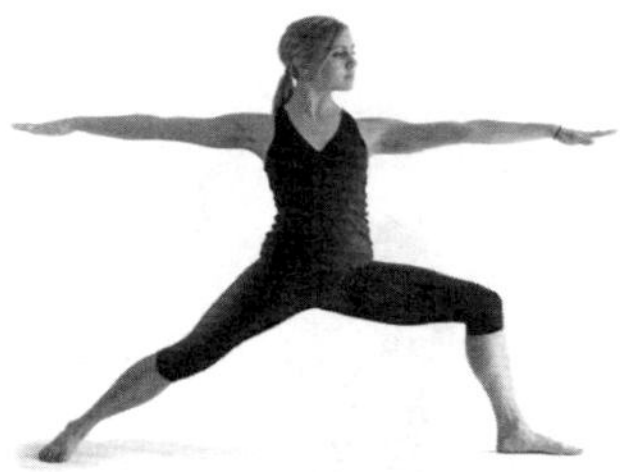

7. 비라바드라사나 II
양쪽 모두 2분. 프라사리타 자세로 준비한다.

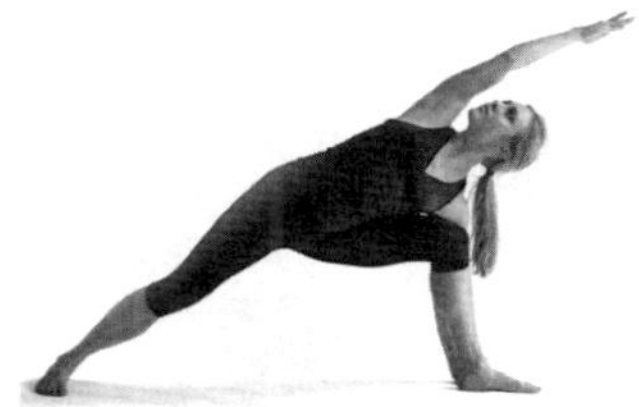

8. 웃티타 파르스바코나사나
양쪽 모두 2분. 이 자세를 실시한 뒤에 간단한 빈야사를 하고 이동하거나, 에카 파다 코운딘야사나 A와 차투랑가를 한 뒤 이동한다.

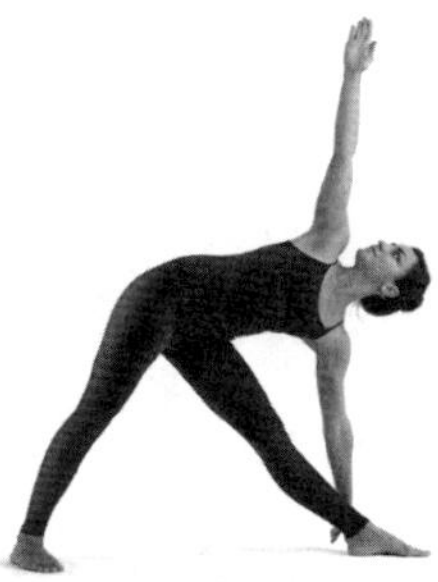

9. 웃티타 트리코나사나
프라사리타 자세에서 10회 호흡으로 준비한 뒤 실시한다.

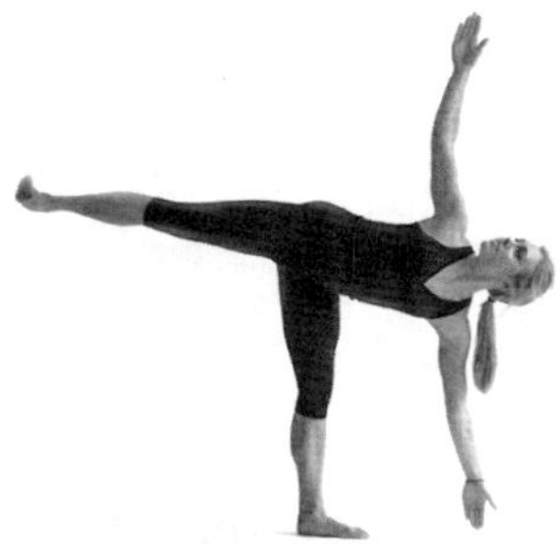

10. 아르다 찬드라사나
왼쪽(오른쪽)으로 실시해 호흡을 5-10회 한 뒤 방향을 바꿔 똑같이 실시한다.

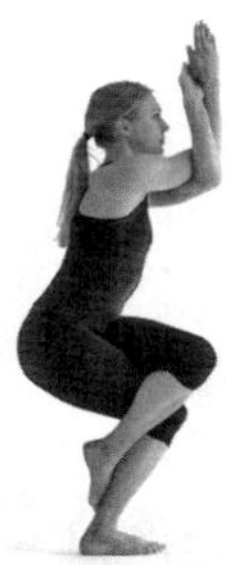

11. 가루다사나
양쪽 모두 1분.

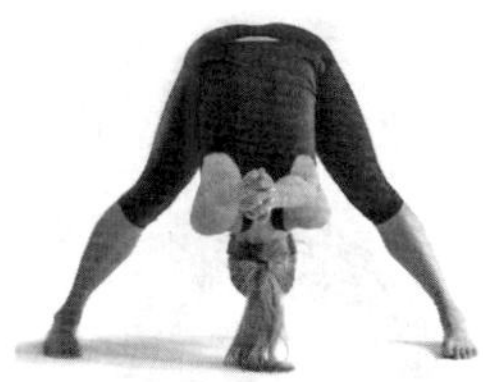

12. 프라사리타 파돗타나사나 C
호흡 5-10회.

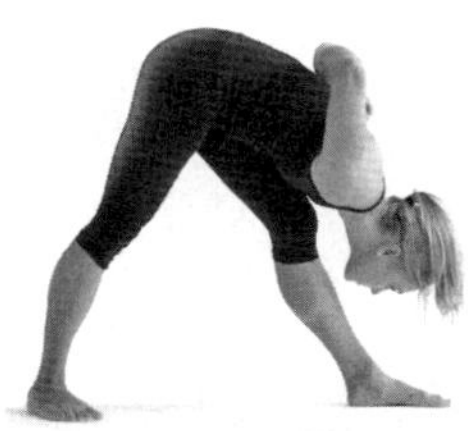

13. 파르스봇타나사나
호흡 5회.
다음 동작으로 전환한다.

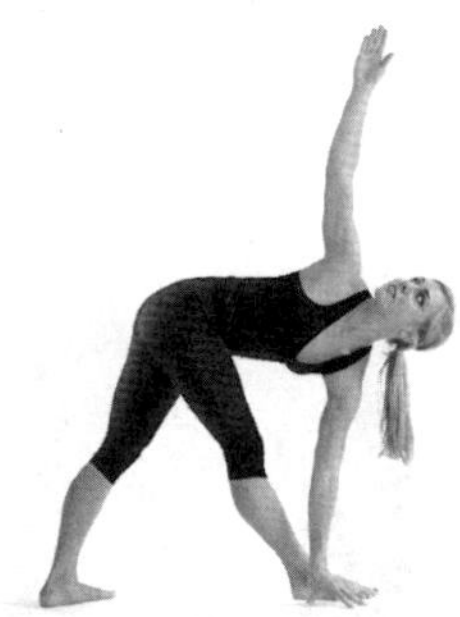

14. 파리브릿타 트리코나사나
호흡 5회.
다음 동작으로 전환한다.

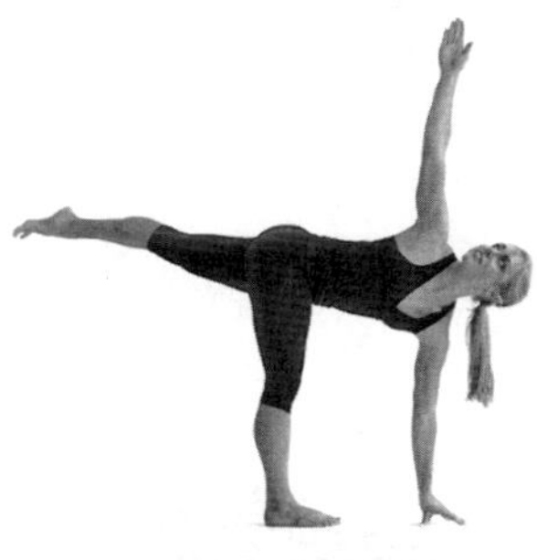

15. 파리브릿타 아르다 찬드라사나
호흡 5회. 파리브릿타 트리코나사나, 파르스봇타나사나처럼 반대 순서로 실시하고 방향을 바꿔 똑같이 실시한 뒤 타다사나로 선다.

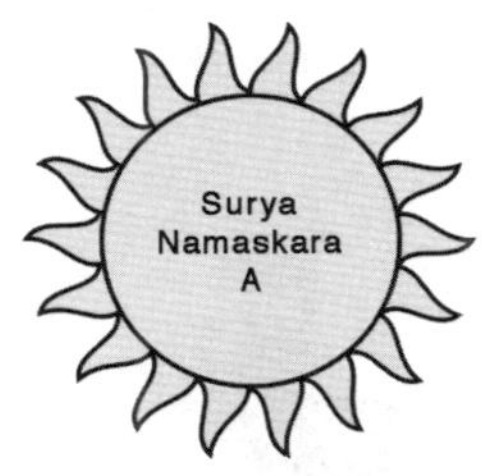

16. 수리야 나마스카라 A
아도 무카 스바나사나까지 실시한다.

[시퀀스 15] 중급 수준 : 젖히기 자세를 중심으로 (2) (계속)

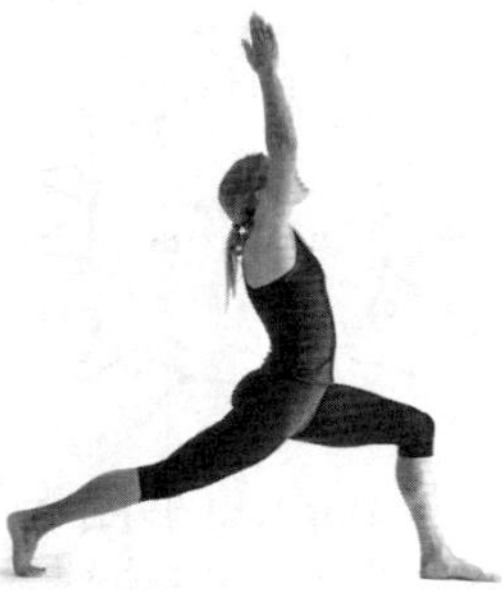

17. 아슈타 찬드라사나
양쪽 모두 1분.
다음 동작으로 전환.

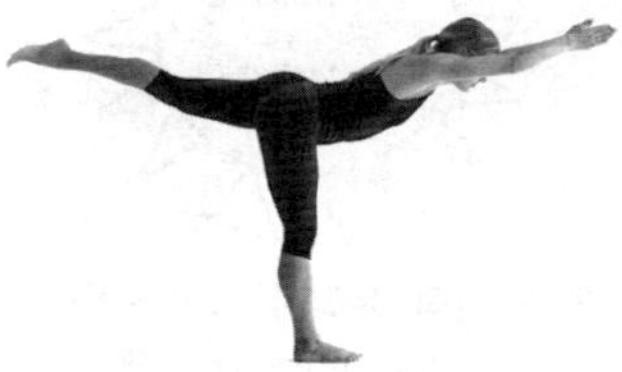

18. 비라바드라사나 III
양쪽 모두 호흡 5회 유지.
다음 동작으로 전환.

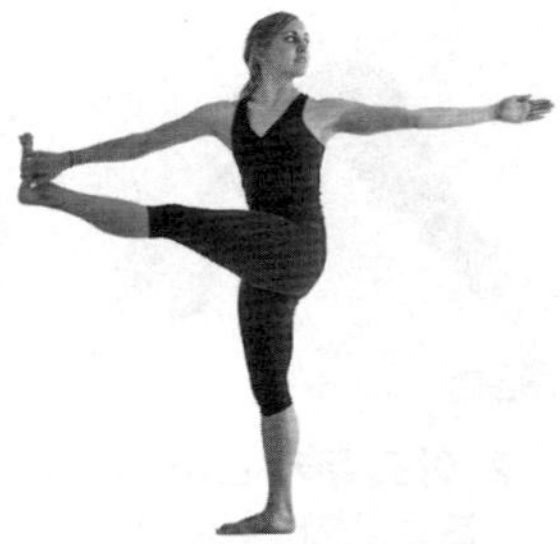

19. 파리브릿타 하스타 파당구스타사나
호흡 10회. 다시 비라바드라사나 III로 돌아가 호흡 1회 한 뒤, 아슈타 찬드라사나를 한다. 빈야사를 하고 방향을 바꿔 똑같이 실시한다.

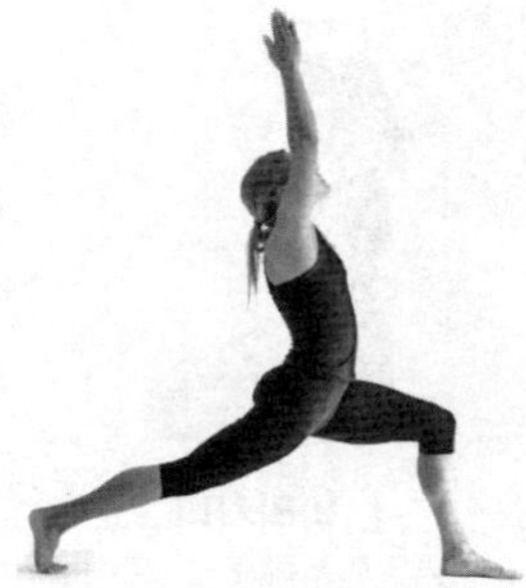

20. 아슈타 찬드라사나
호흡 5회.
다음 동작으로 전환.

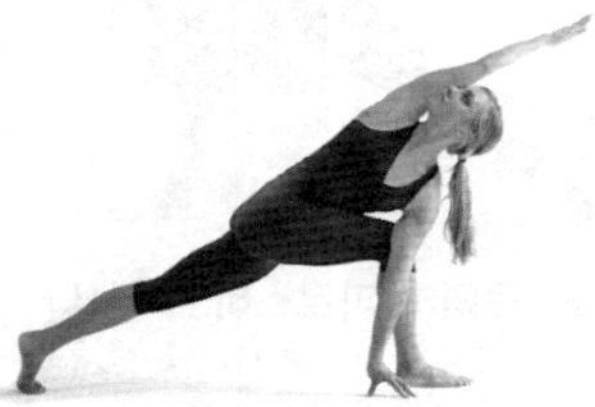

21. 파리브릿타 아슈타 찬드라사나
호흡 5회 한 뒤, 아슈타 찬드라사나를 실시한 뒤 빈야사를 하거나, 또는 에카 파다 코운딘야사나 B를 거쳐 빈야사를 하고 아도 무카 스바나사나를 한다.

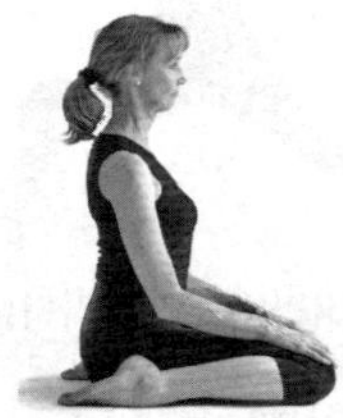

22. 비라사나
1분.

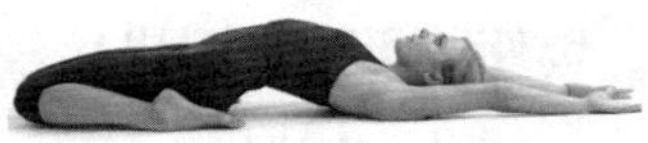

23. 숩타 비라사나
팔을 머리 위로 올린 상태에서 3분 동안 유지한 뒤 사지를 이용해 아도 무카 스바나사나로 이동한다. (가능하다면 플롯 스루를 한다.)

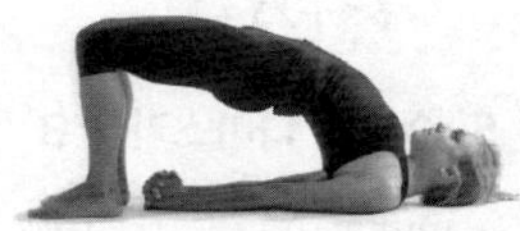

24. 세투 반다 사르방가사나
1분 동안 유지한 후,
세 번 더 하거나
우르드바 다누라 아사나를 한다.

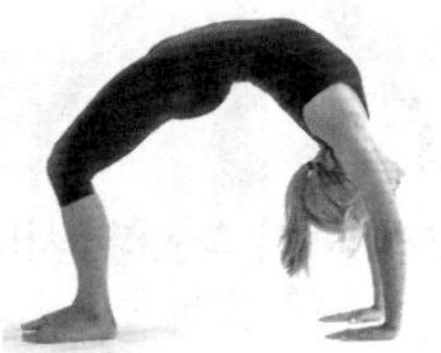

25. 우르드바 다누라사나
호흡 5–10회.
두 세 차례 반복한 뒤,
계속 머무르거나 비파라타 단다사나를 한다.

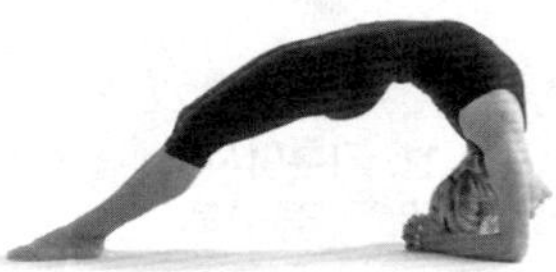

26. 비파리타 단다사나
호흡 5–10회. 안정되면 에카 파다 변형 동작을 실시하는데 양쪽 모두 호흡을 5회씩 유지한다.

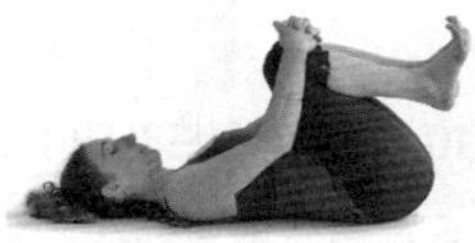

27. 아파나사나
호흡 5회.

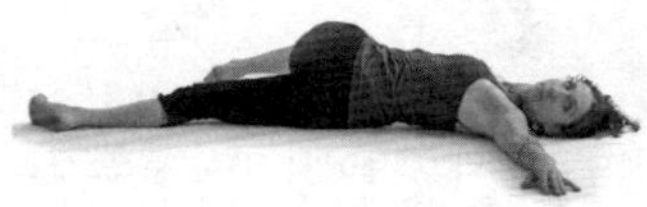

28. 숩타 파리바르타나사나
양쪽 모두 호흡 5회.

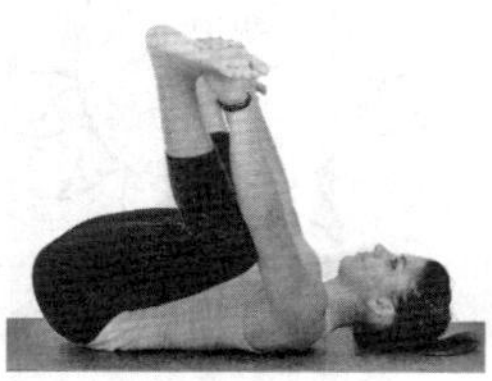

29. 아난다 발라사나
호흡 5회.

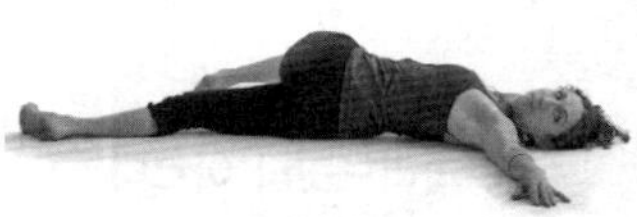

30. 숩타 파리바르타나사나
양쪽 모두 호흡 5회.

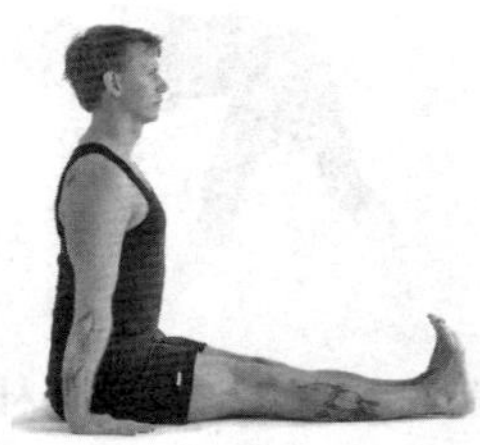

31. 단다사나
1분.

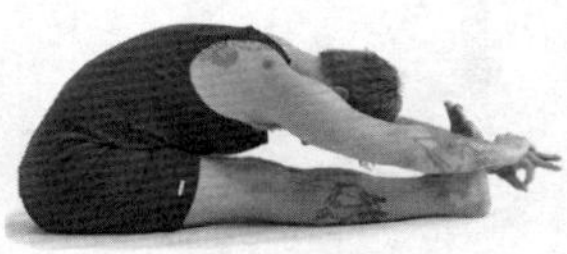

32. 파스치못타나사나
2분.

[시퀀스 15] 중급 수준 : 젖히기 자세를 중심으로 (2) (계속)

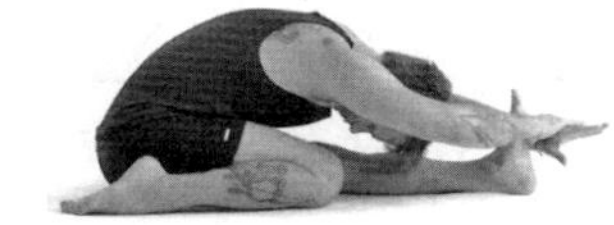

33. 티리앙 무카 에카 파다 파스치못타나사나
양쪽 모두 1분.

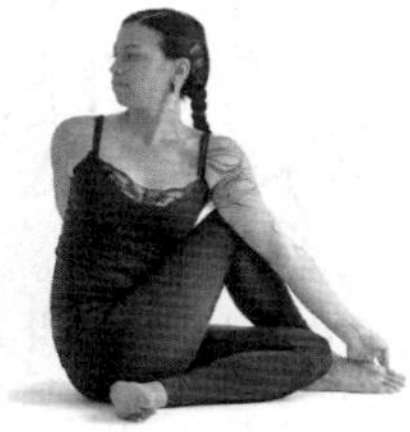

34. 바라드바즈라사나 B
양쪽 모두 1분 유지.

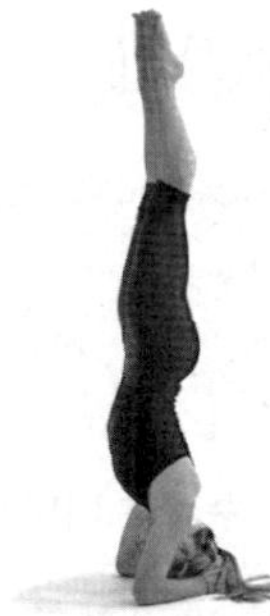

35. 살람바 시르사사나 I
3–5분. 발라사나로 쉰다.

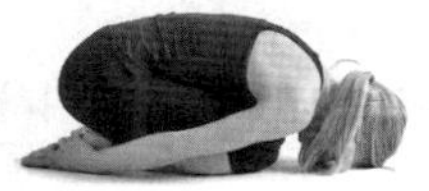

36. 발라사나
5–10분 유지한 뒤 등을 대고 눕는다(또는 빈야사를 하고 플롯 스루를 한다).

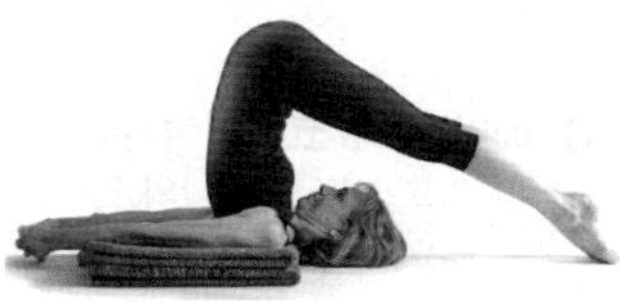

37. 할라사나
호흡 5–10회.

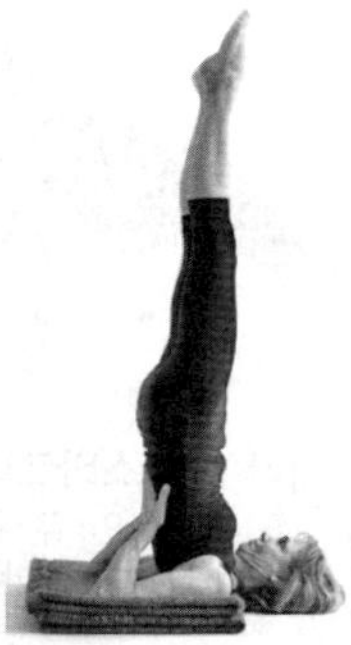

38. 살람바 사르방가사나
2–3분.

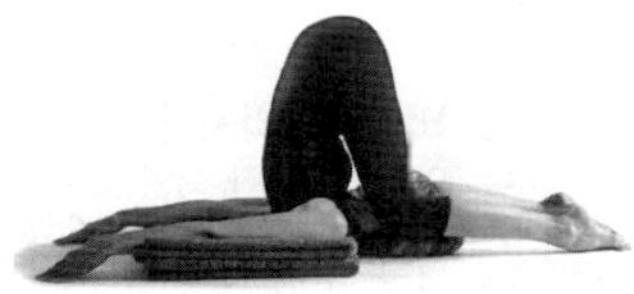

39. 카르나피다사나
호흡 5회.

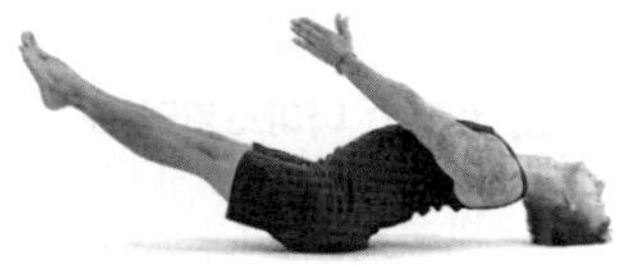

40. 웃타나 파다사나
호흡 5회.

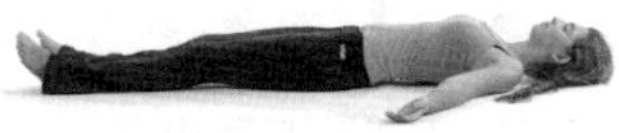

41. 사바사나
5–10분.

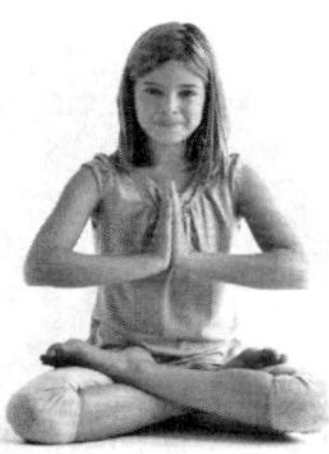

42. 파드마사나 또는 수카사나
카팔라바티 프라나야마.

[시퀀스 16] 중급 수준 : 골반 열기 자세를 중심으로

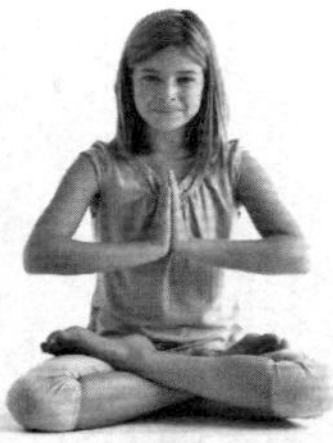

1. 파드마사나 또는 수카사나
3-5분. 카팔라바티 호흡법을 1분 동안 실시한다.

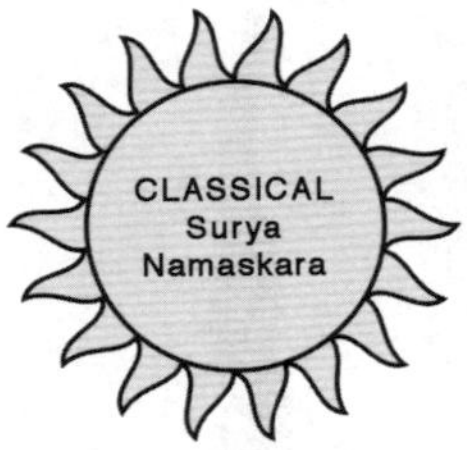

2. 고전적 수리야 나마스카라
3회. 마지막 회에서 양쪽 모두 안자네야사나를 잠시 유지한다.

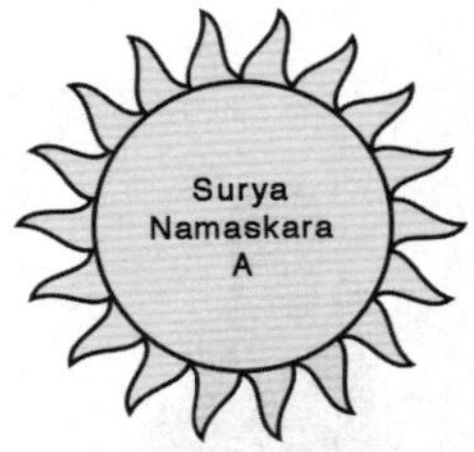

3. 수리야 나마스카라 A
3회. 마지막 회에 아도 무카 스바나사에서 '개의 꼬리 자세'로 이동해 양쪽 모두 1분 동안 유지한다.

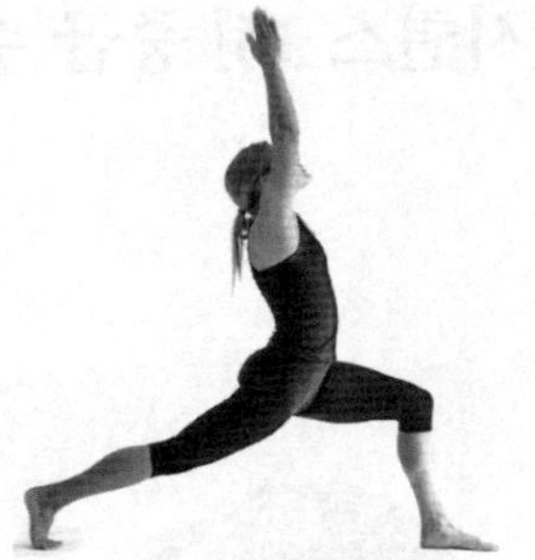

4. 아슈타 찬드라사나
역동적인 움직임을 5회 한 후, 그대로 유지한 채 호흡을 5회 한다. 차투랑가와 우르드바 무카 스바나사나와 아도 무카 스바나사나 순으로 실시한다.

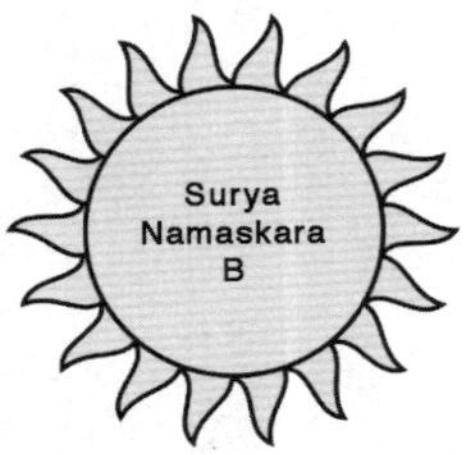

5. 수리야 나마스카라 B
3회. 마지막 회에서 비라바드라사 I 에서 비라바드라사 II 로 전환한다.

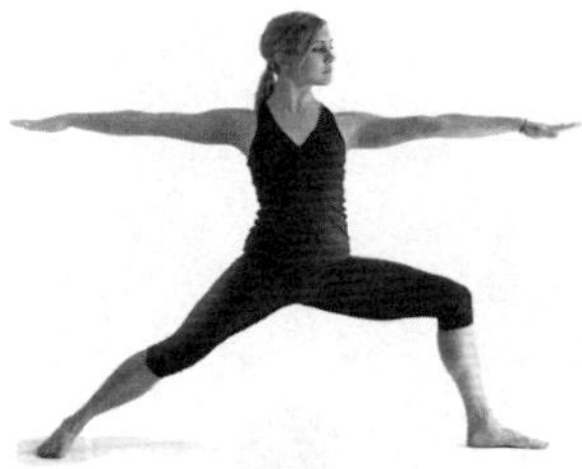

6. 비라바드라사 II
1분 동안 실시한 뒤 측면을 늘려주는 전사 자세로 전환해 호흡을 5회 하고 다음 아사나로 이동한다.

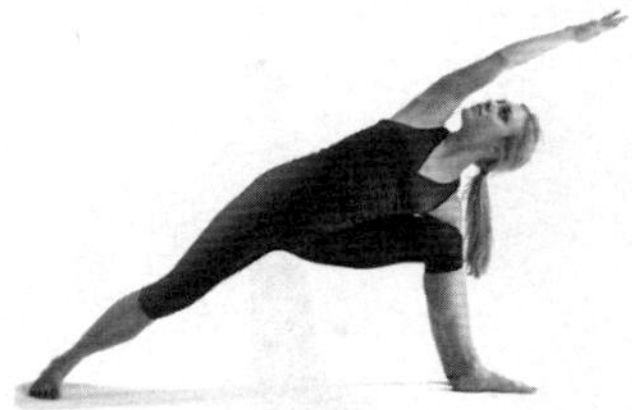

7. 웃티타 파르스바코나사나
양쪽 모두 2분 동안 유지한 뒤, 비라바드라사 II 로 돌아가서 빈야사를 하고 타다사나로 서거나 다음 아사나로 전환한다.

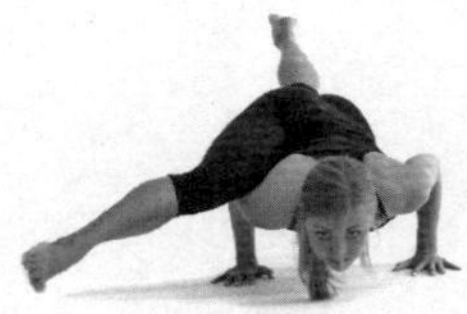

8. 에카 파다 코운딘야사나 A
웃티타 파르스바코나사나의 감싸는 변형동작에서 시작해 에카 파다 코운딘야사나 A를 거쳐서, 빈야사로 타다사나로 이어가거나 다음 동작으로 바로 전환한다.

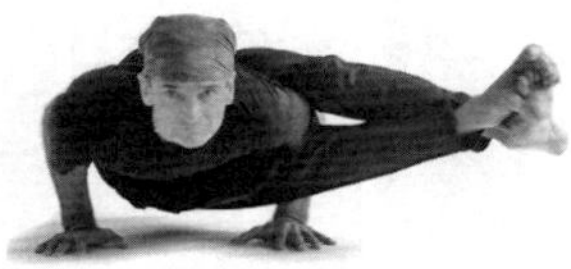

9. 아스타바크라사나
에카 파다 코운딘야사나 A에서 아스타바크라사나를 거쳐 다시 에카 파다 코운딘야사나로 이어서 빈야사를 한 뒤 타다사나로 선다.

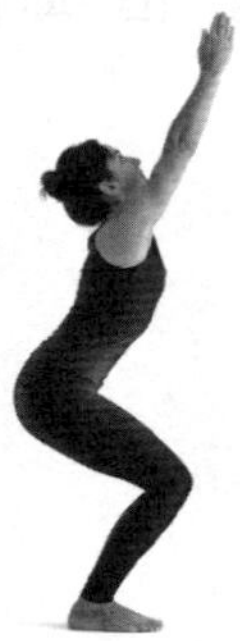

10. 웃카타사나
호흡 5회. 척추와 골반의 균형을 유지한다.

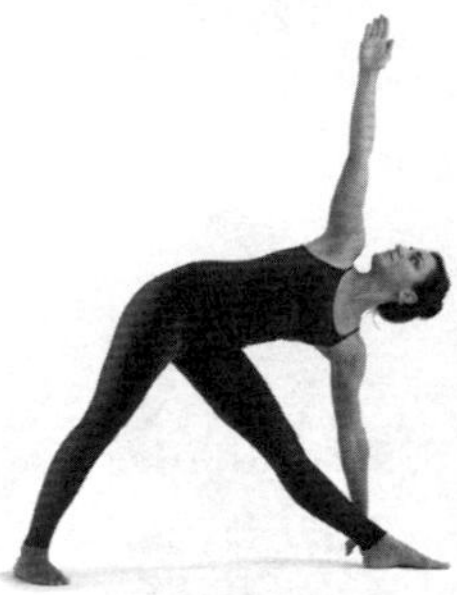

11. 웃티타 트리코나사나
프라사리타 자세에서 실시한 뒤 호흡을 5회 한다.

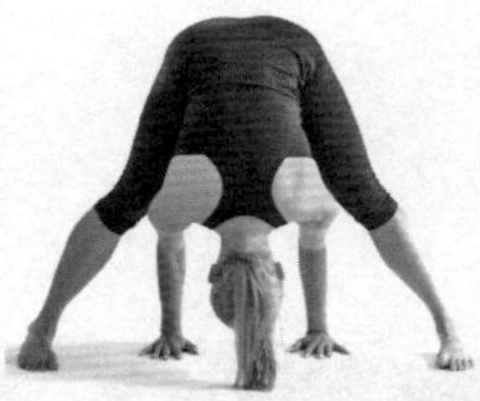

12. 프라사리타 파돗타나사나 A
호흡 5회. 코어근육을 사용하라고 말한다.

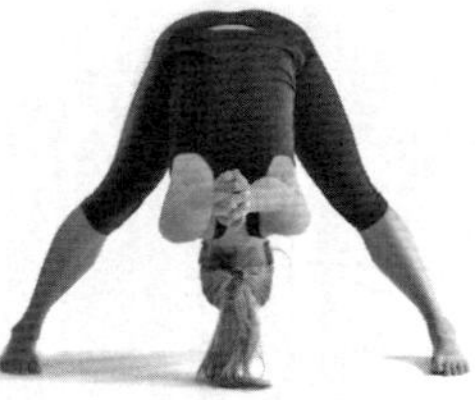

13. 프라사리타 파돗타나사나 C
호흡 5회.

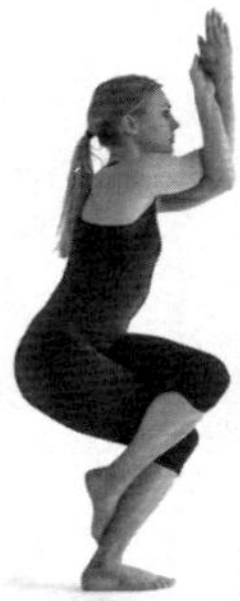

14. 가루다사나
양쪽 모두 호흡 10회.

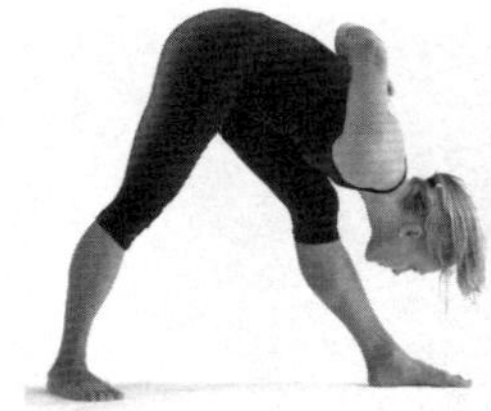

15. 파르스봇타나사나
양쪽 모두 호흡 10회 한 뒤 다음 동작으로 전환한다.

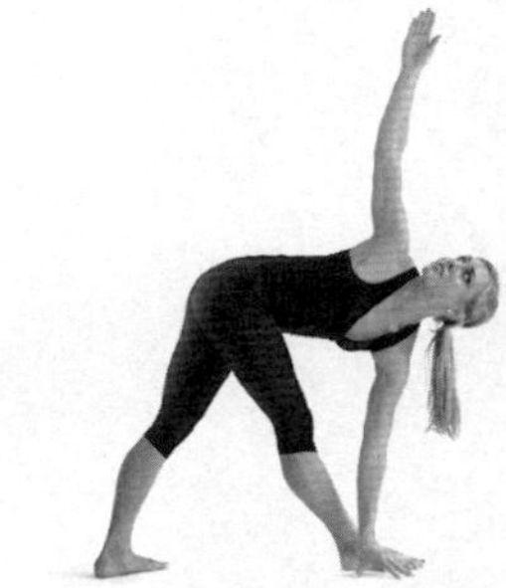

16. 파리브릿타 트리코나사나
양쪽 모두 호흡 5회 하고, 파르스봇타나사나에서 쉰다. 그런 다음 방향을 바꿔 다른 쪽을 실시한다.

[시퀀스 16] 중급 수준 : 골반 열기 자세를 중심으로 (계속)

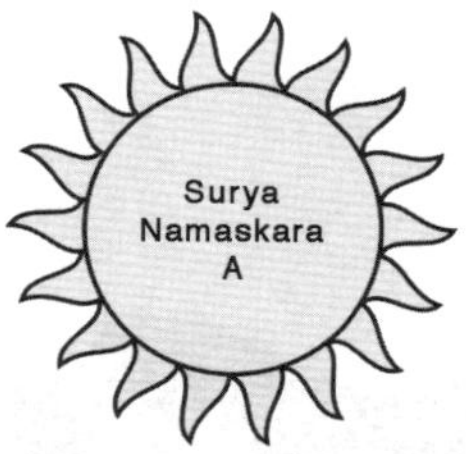

17. 수리야 나마스카라A
아도 무카 스바나사까지 실시한다.

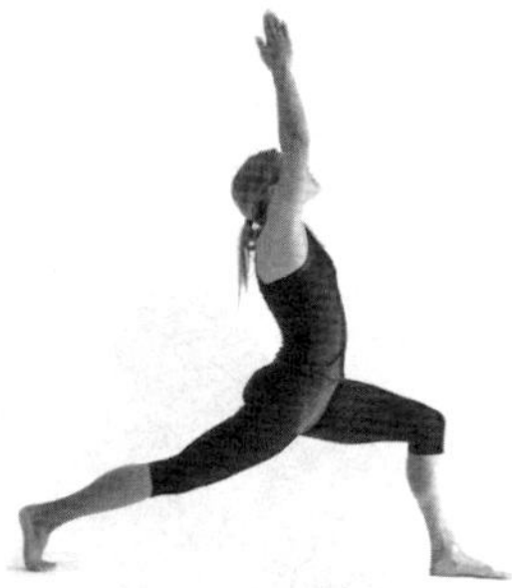

18. 아슈타 찬드라사나
호흡을 5–10회 한 후 방향을 바꿔 실시한다. 다음 동작으로 이동한다.

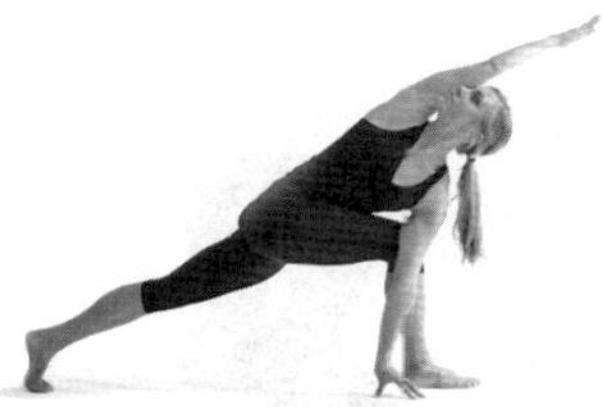

19. 파리브릿타 아슈타 찬드라사나
호흡을 5–10회 하고 빈야사를 한 뒤 방향을 바꿔 실시한다. 그런 후 다시 빈야사를 하고 아도 무카 스바나사나를 실시한다.

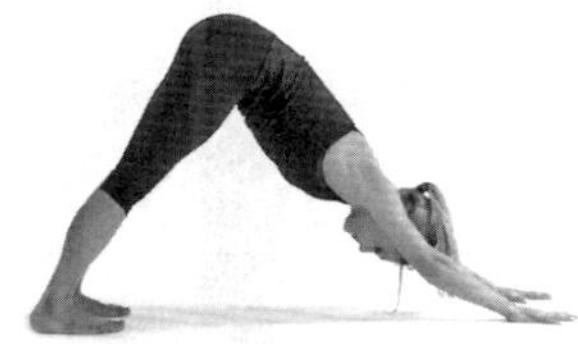

20. 아도 무카 스바나사
호흡 5회.

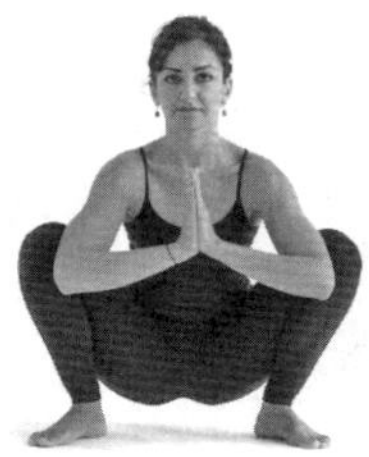

21. 말라사나
호흡 5–10회. 빈야사를 한 뒤 아도 무카 스바나사나를 실시한다.

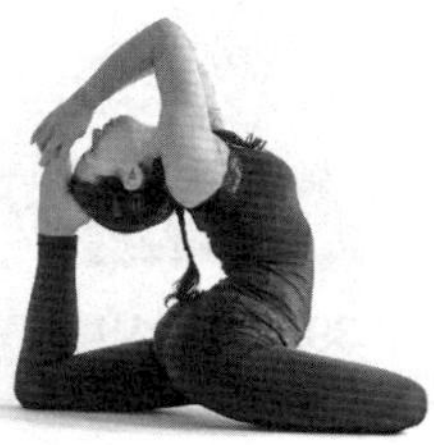

22. 에카 파다 라즈 카포타사나
양쪽 모두 2–3분. 아도 무카 스바나사나에서 자전거를 타듯이 두 다리를 움직여준다.

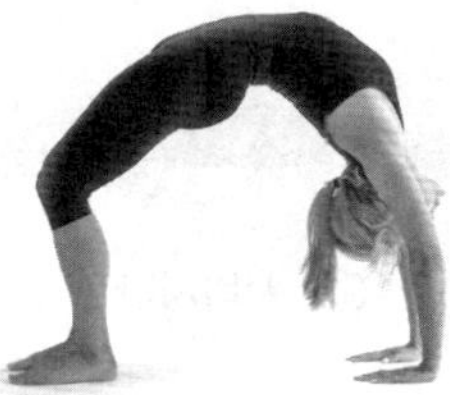

23. 우르드바 다누라사나
호흡 5–10회. 이 자세를 3–4회 반복.

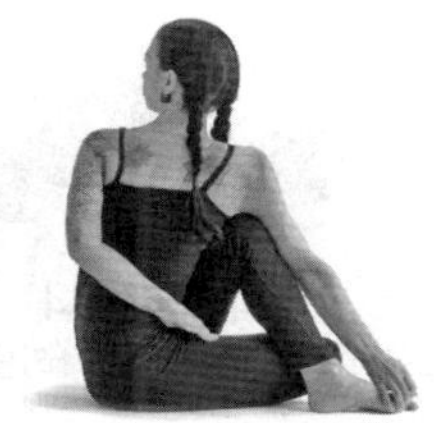

24. 아르다 맛센드라사나
양쪽 모두 호흡 10회.

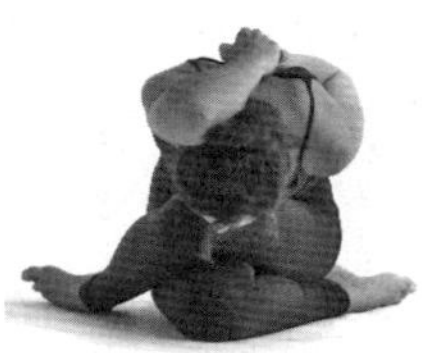

25. 고무카사나
양쪽 모두 호흡 10회.

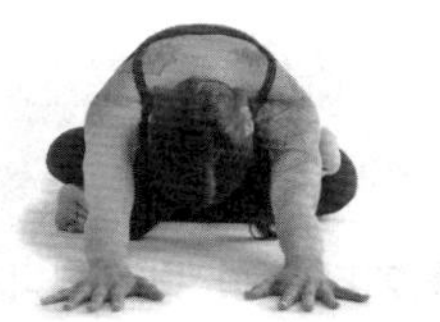

26. 아그니스탐바사나
양쪽 모두 2분 동안 실시. 발가락을 강하게 발등 쪽으로 굽히고 있어야 한다.

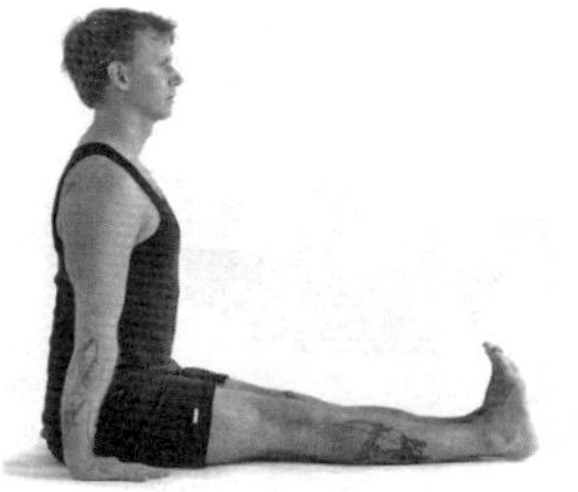

27. 단다사나
호흡 5회. 궁둥뼈를 바닥에 단단히 내리면서 키를 늘린다.

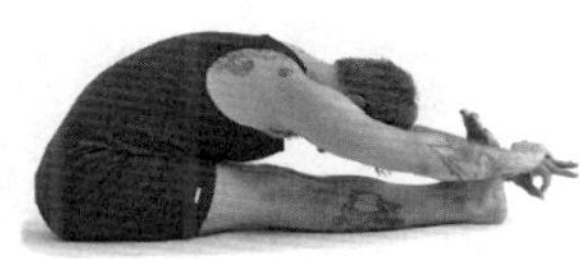

28. 파스치못타나사나
1분. 역동적으로 움직이다가 천천히 자세를 푼다.

29. 우바비스타 코나사나
2분. 다리를 깨어있는 상태로 유지한다.

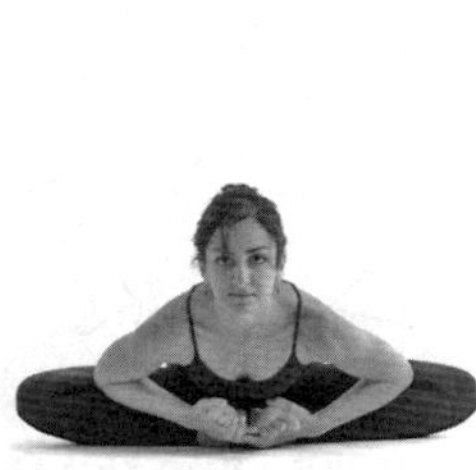

30. 밧다 코나사나
2분. 가슴 전체로 호흡하고, 복장뼈를 올려서 가슴의 공간을 넓힌다.

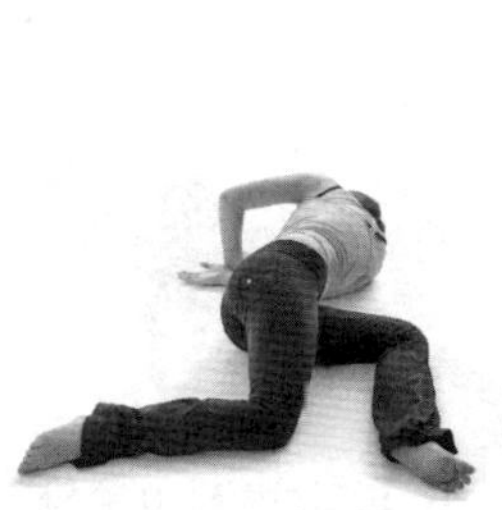

31. 스와스티카사나
양쪽 모두 2분. 날숨을 쉴 때마다 모든 것을 내려놓는 연습을 한다.

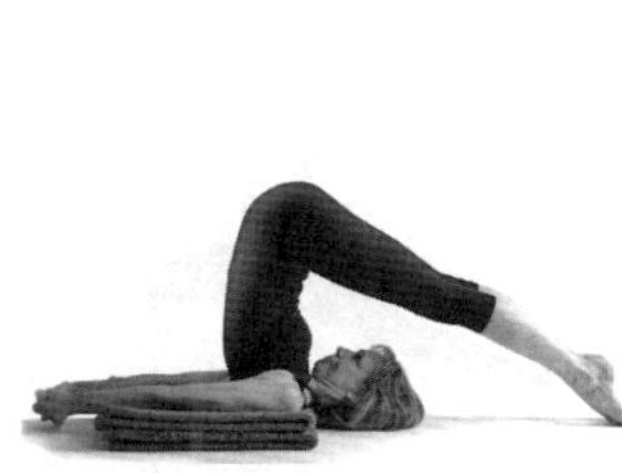

32. 할라사나
호흡 5회. 척추를 늘리기 위해 두 다리를 그대로 유지한다.

[시퀀스 16] 중급 수준 : 골반 열기 자세를 중심으로 (계속)

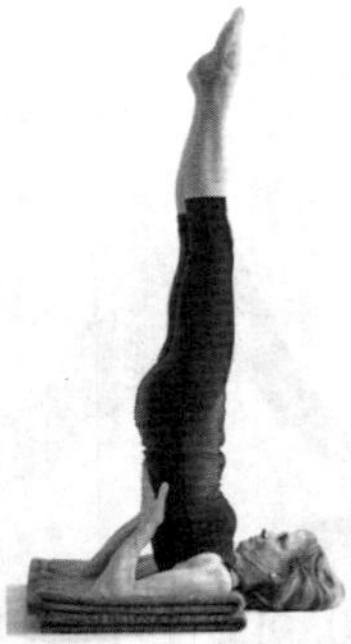

33. 살람바 사르방가사나
3–5분. 다리의 다양한 변형동작들을 실시한다.

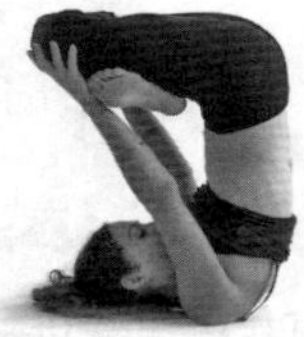

34. 우르드바 파드마사나
호흡 5회. 물라 반다를 이용해 척추를 늘인다.

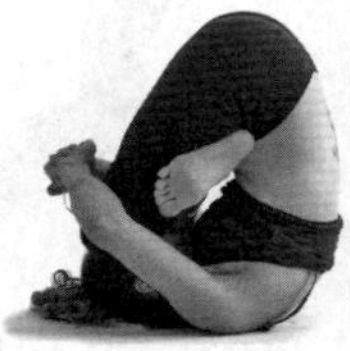

35. 핀다사나
호흡 5회. 들숨은 강하게, 날숨은 느리게 쉰다.

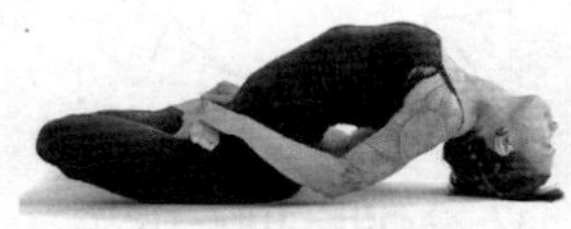

36. 마츠야사나
호흡 5회. 양발을 잡아당겨서 가슴 중앙을 위로 밀어 올린다.

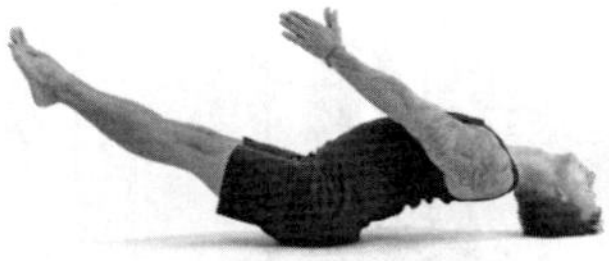

37. 웃타나 파다사나
호흡 5회. 공중에 있는 다리를 유지하고, 목에 주의를 기울인다.

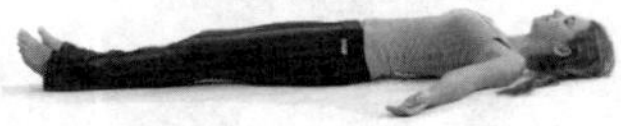

38. 사바사나
5–10분.

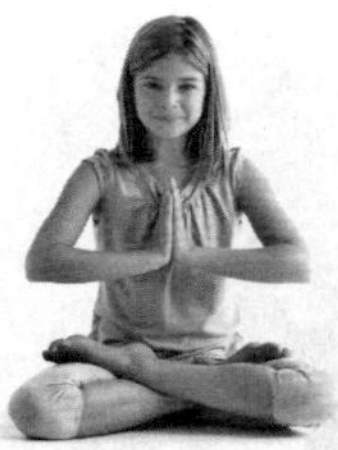

39. 파드마사나
앉아서 명상한다.

[시퀀스 17] 중급 수준 : 비틀기 자세를 중심으로

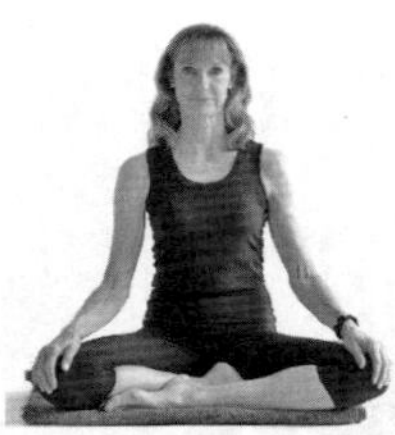

1. 수카사나
3–5분. 목적을 세우고 웃자이 호흡법을 한 뒤 눕는다.

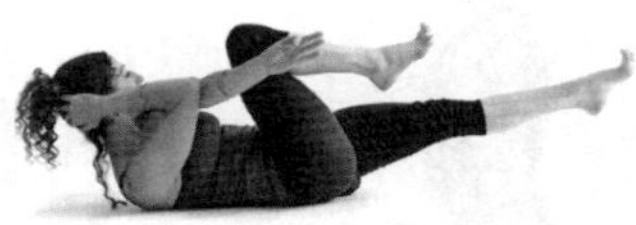

2. 자전거 타기
1–2분을 실시한 뒤, 아파나사나에서 호흡을 5회 하는 동안 쉰다.

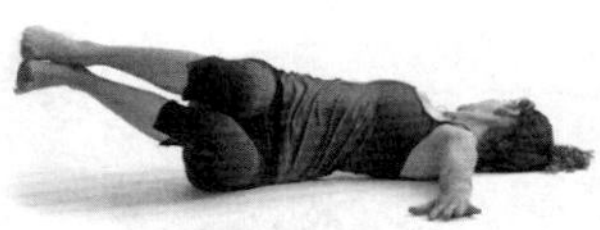

3. 자타라 파리바르타나사나
양쪽 각각 총 5–10회를 실시한 뒤 숩타 밧다 코나사나에 호흡 5회 동안 쉬고 일어난다.

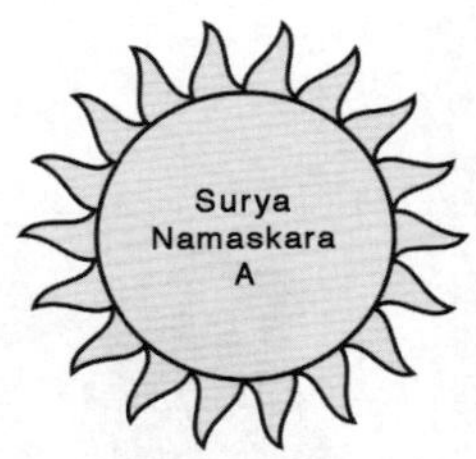

4.수리야 나마스카라 A
3회. 아도 무카 스바나사나에서 다음 동작으로 넘어간다.

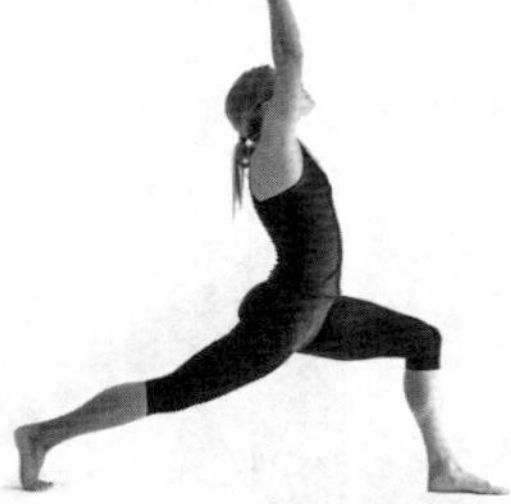

5. 아슈타 찬드라사나
양쪽 모두 실시해 역동적으로 5회 움직인 다음, 자세를 유지한 채 5회 호흡한 뒤 다음 동작으로 이동한다.

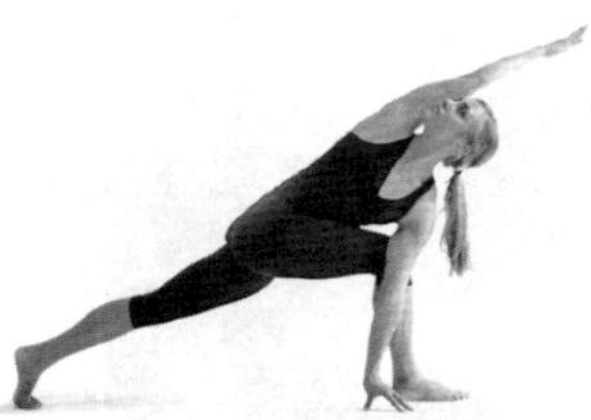

6. 파리브릿타 아슈타 찬드라사나
5–10회 호흡한다. 빈야사를 하고 방향을 바꾼다. 5~6회 반복한다.

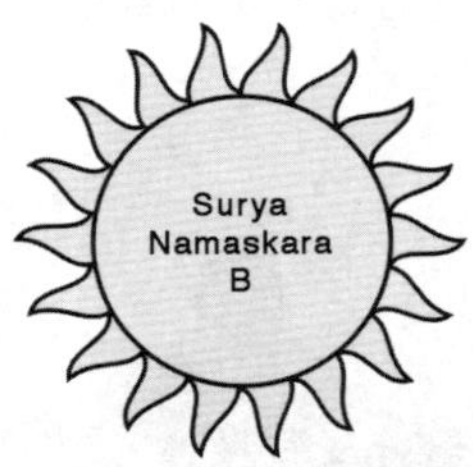

7. 수리야 나마스카라 B
3회. 웃카타사나에서 다음 동작으로 넘어간다.

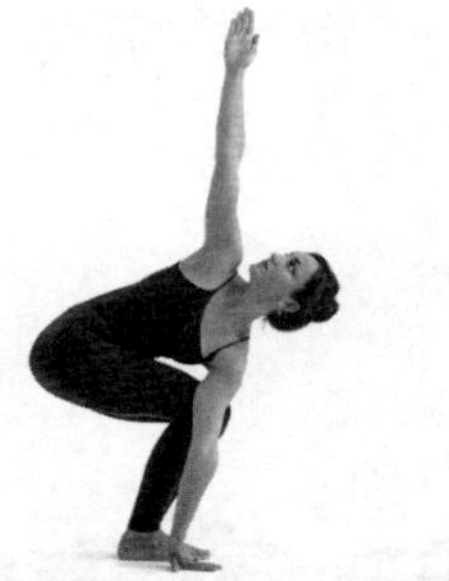

8. 파리브릿타 웃카타사나
양쪽 모두 호흡 5회. 타다사나를 거쳐 프라사리타 자세로 이동한다.

[시퀀스 17] 중급 수준 : 비틀기 자세를 중심으로 (계속)

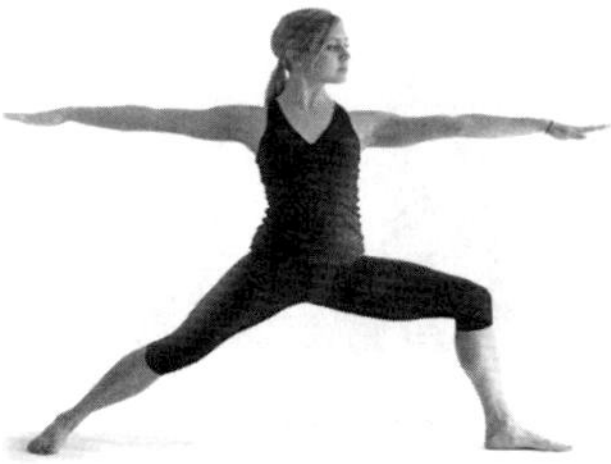

9. 비라바드라사나 II

호흡 10회, 오른쪽(또는 왼쪽)으로 실시한 뒤 다음 동작으로 넘어간다.

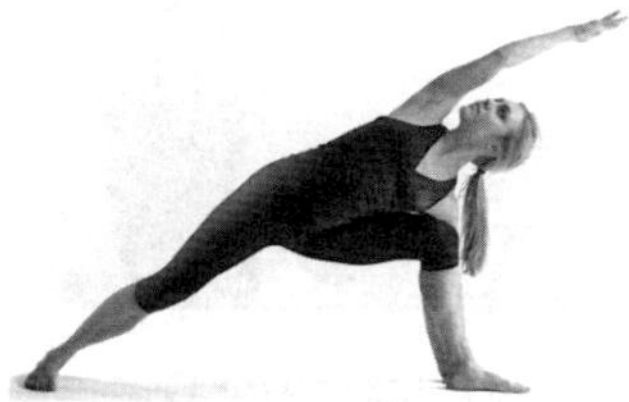

10. 웃티타 파르스바코나사나

호흡 10회 한 다음 비라바드라사나 II로 돌아간다. 방향을 바꿔 9와 10을 실시한다.

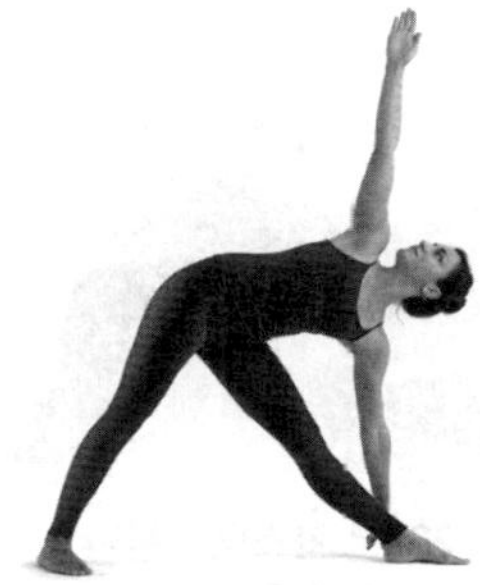

11. 웃티타 트리코나사나

오른쪽(또는 왼쪽)으로 실시해 10회 하고 다음 동작으로 이동한다.

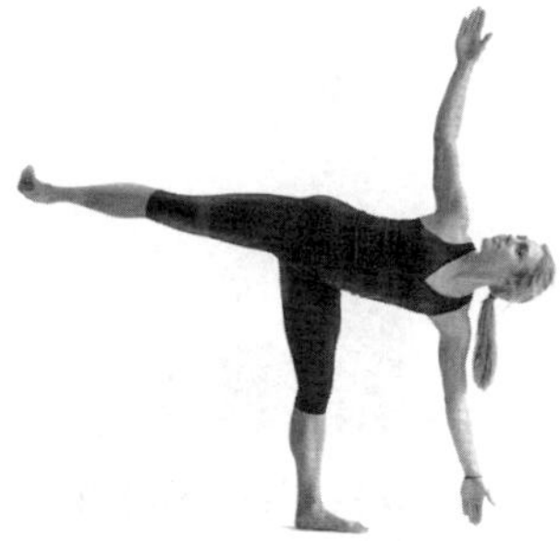

12. 아르다 찬드라사나

10회 호흡을 한 뒤 11의 아사나로 돌아간다. 방향을 바꿔 11과 12를 실시한다.

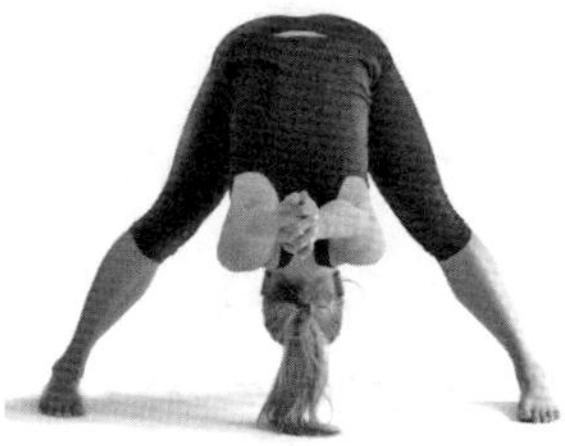

13. 프라사리타 파돗타나사나 C

호흡 5회.

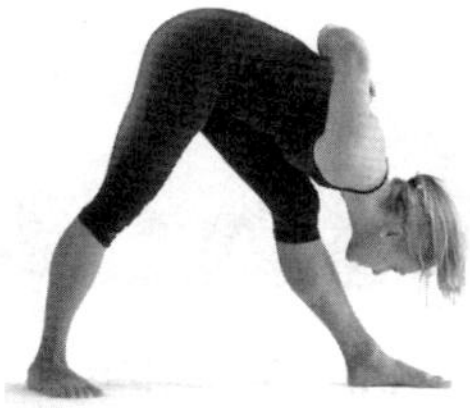

14. 파르스봇타나사나

양쪽 모두 호흡 5회.

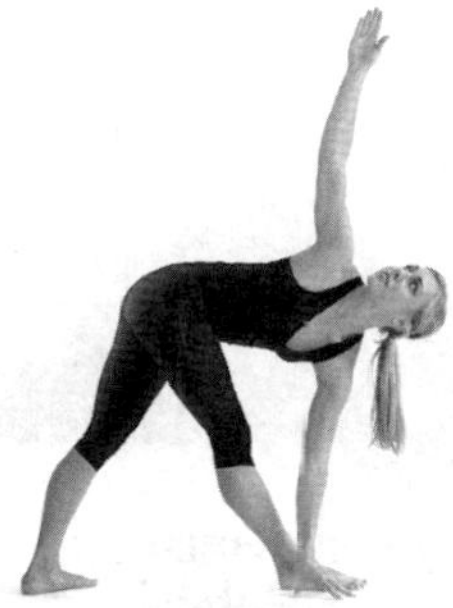

15. 파리브릿타 트리코나사나

왼쪽(또는 오른쪽)으로 실시해 호흡을 10–15회 한 뒤 다음 동작으로 전환한다.

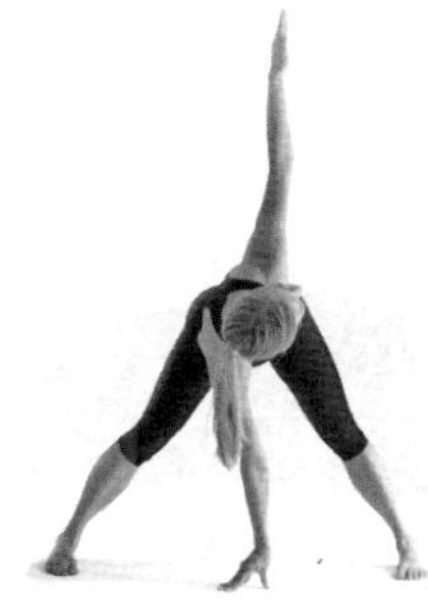

16. 파리브릿타 아르다 찬드라사나

호흡을 10회 한 뒤 15의 아사나로 돌아가 이완한다. 방향을 바꿔 15와 16을 한 뒤 타다사나로 선다.

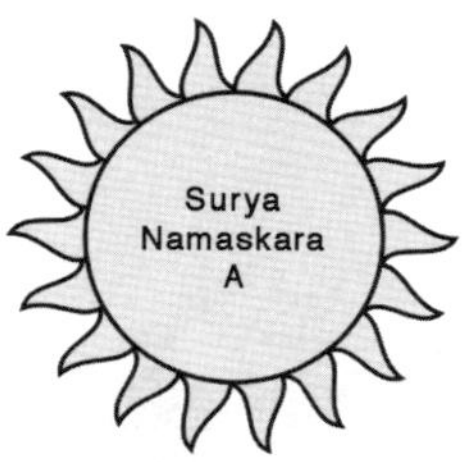

17. 수리야 나마스카라 A

1회.

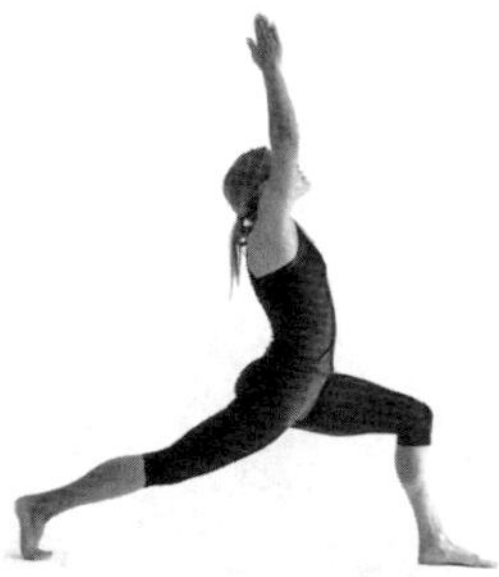

18. 아슈타 찬드라사나

왼쪽(또는 오른쪽)으로 실시해 호흡을 5회 한 뒤 다음 동작으로 전환한다.

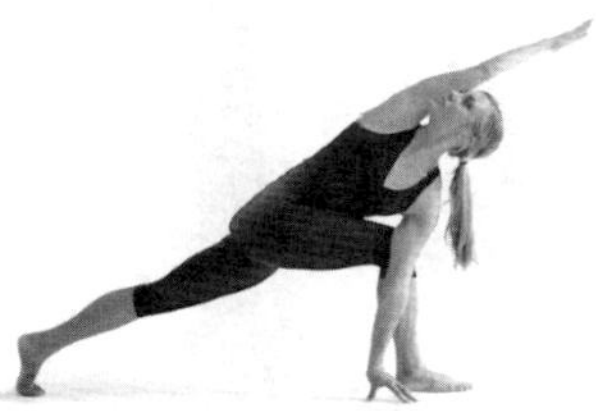

19. 파리브릿타 아슈타 찬드라사나

동작을 실시한 후, 호흡을 10–15회 한 뒤 빈야사를 하고 방향을 바꿔 18과 19를 실시한다.

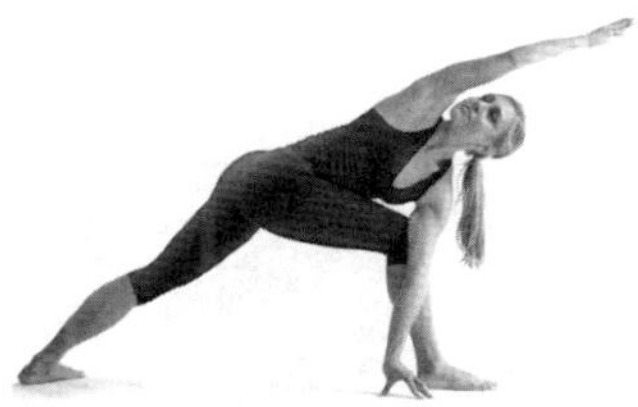

20. 파리브릿타 파르스바코사나

좀더 어려운 동작인 파리브릿타 아슈타 찬드라사나를 해도 된다.

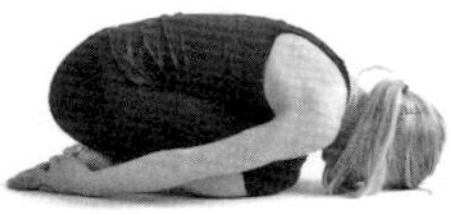

21. 발라사나

5–10회 호흡하면서 쉰다.

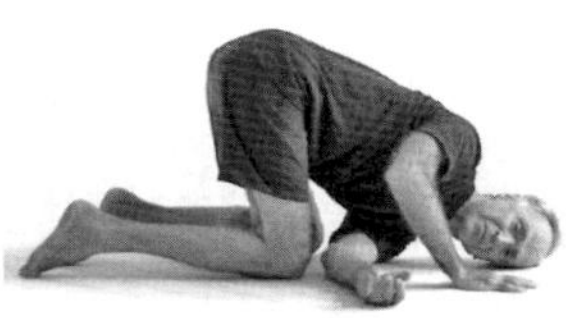

22. 우르드바 무카 파사사나

양쪽 모두 2–3분.

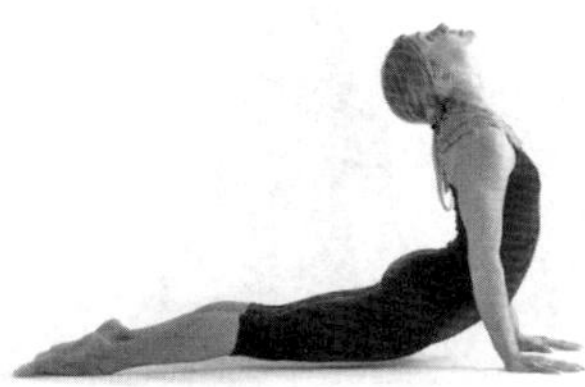

23. 부장가사나

호흡 5회씩 하면서 총 3회 실시한다.

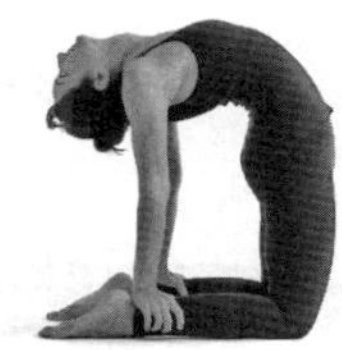

24. 우스트라사나

호흡 5–10회씩 하면서 총 3회 실시한다.

[시퀀스 17] 중급 수준 : 비틀기 자세를 중심으로 (계속)

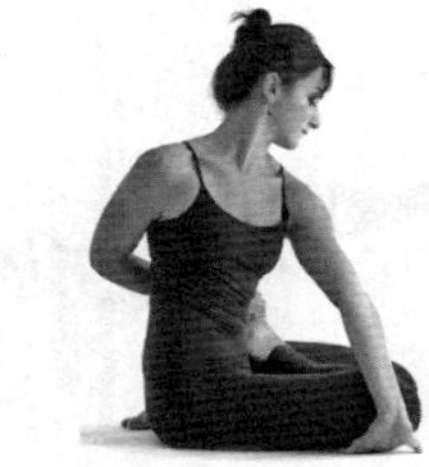

25. 바라드바즈라사나 B
양쪽 모두 호흡 10회.

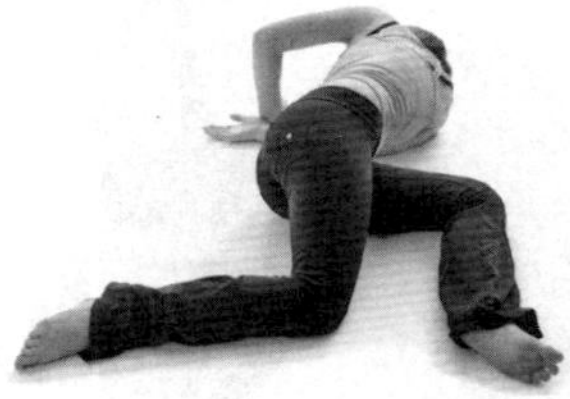

26. 스와스티카사나
양쪽 모두 1-2분.

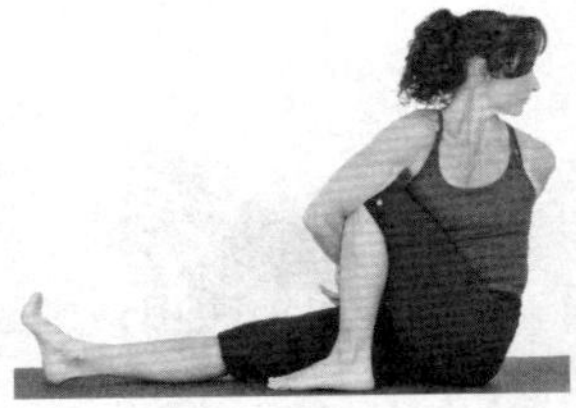

27. 마리차사나 C
양쪽 모두 호흡 10회.

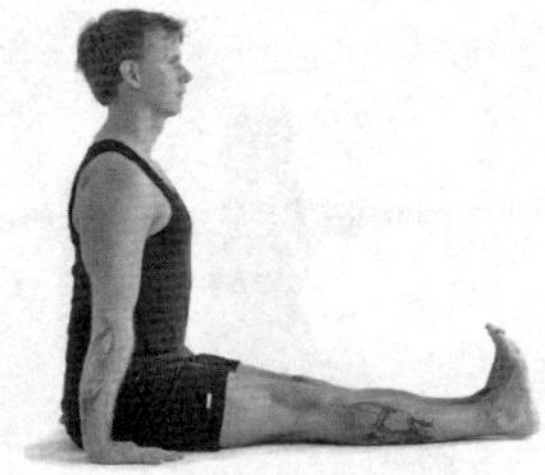

28. 단다사나
1분.

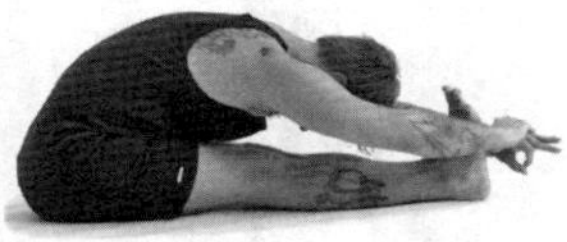

29. 파스치못타나사나
역동적으로 자세를 잡은 뒤, 1-2분 동안 유지한다.

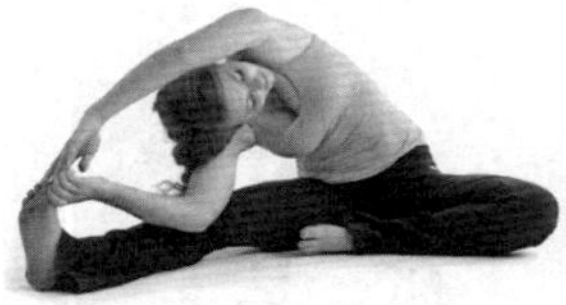

30. 파리브릿타 자누 시르사사나
1-2분.

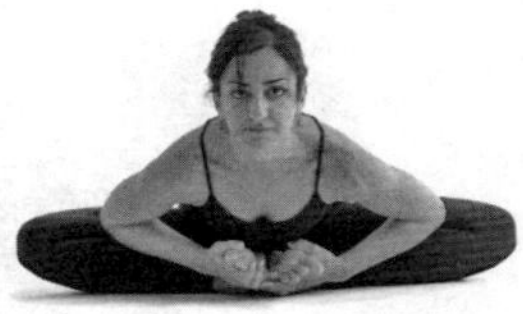

31. 밧다 코나사나
1-2분 동안 실시한 뒤 기어가는 자세를 취한다.

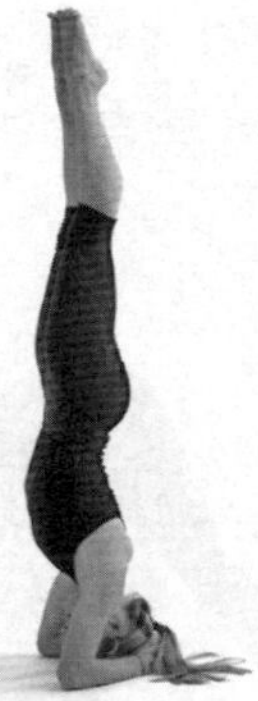

32. 살람바 시르사사나 I
2-5분 동안 실시한 뒤 발라사나에서 쉰다. 대신 비파리타 까라니를 해도 된다.

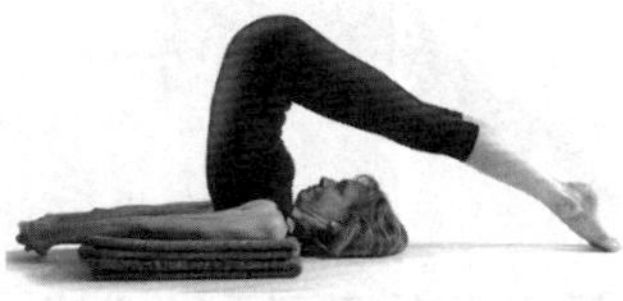

33. 할라사나
호흡 5회. 33~36의 아사나들을 하는 대신 비파리타 까라니를 할 수 있다.

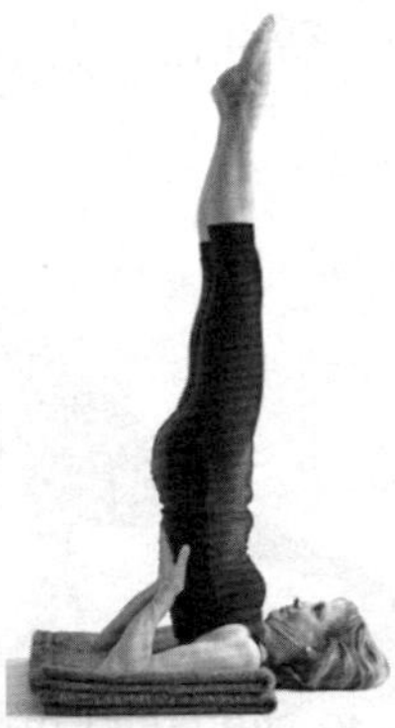

34. 살람바 사르방가사나
2-3분 동안 다양한 다리의 변형동작을 시도한다.

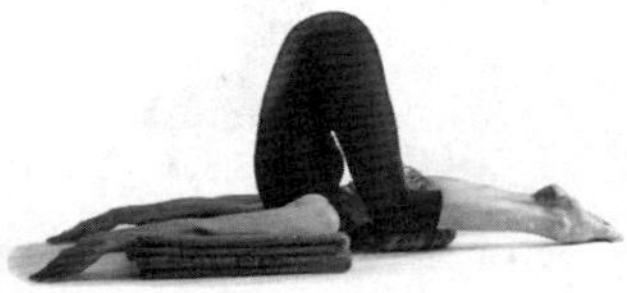

35. 카르나피다사나
호흡 5회.

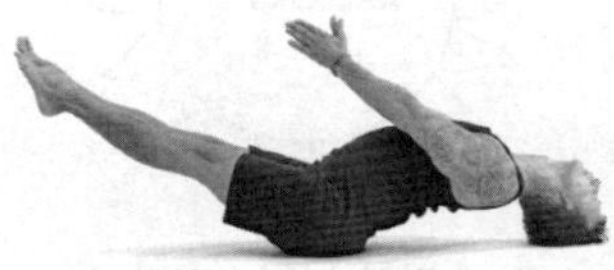

36. 웃타나 파다사나
호흡 5회.

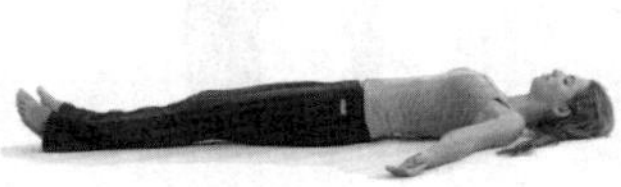

37. 사바사나
5-10분.

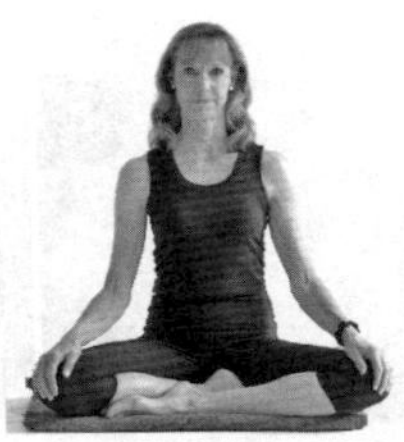

38. 수카사나
명상, 호흡수련, 수련을 마친다.

[시퀀스 18] 중급 수준 : 서서 균형 잡는 자세 중심으로

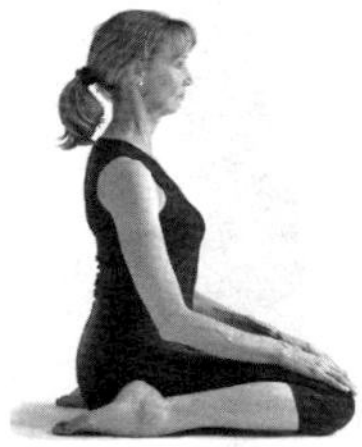

1. 비라사나
3~5분. 인사를 하고 목적을 세운 뒤 안내를 시작한다.

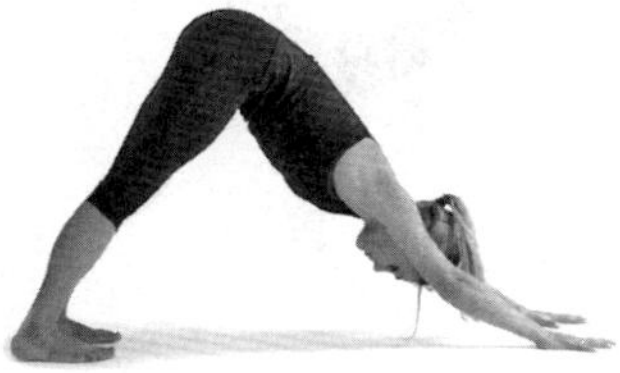

2. 아도 무카 스바나사나
1분 동안 자전거를 타듯이 두 다리를 움직여준 뒤 일어선다.

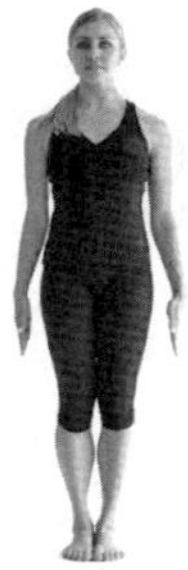

3. 타다사나
1분. 파다 반다, 뿌리내림과 늘림, 물라 반다를 가르친다.

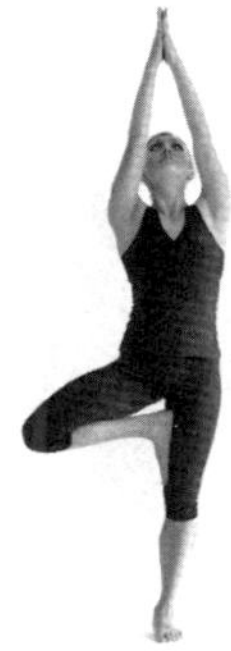

4.브릭사사나
양쪽 모두 1분씩. 눈을 감고 시도해본다.

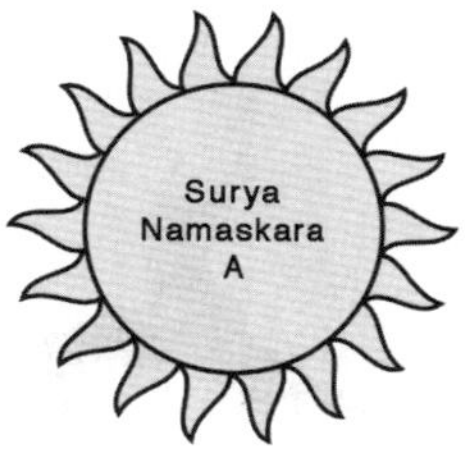

5. 수리야 나마스카라 A
3회. 마지막회에는 개의 꼬리 자세에서 다음 동작인 아슈타 찬드라사나로 전환한다.

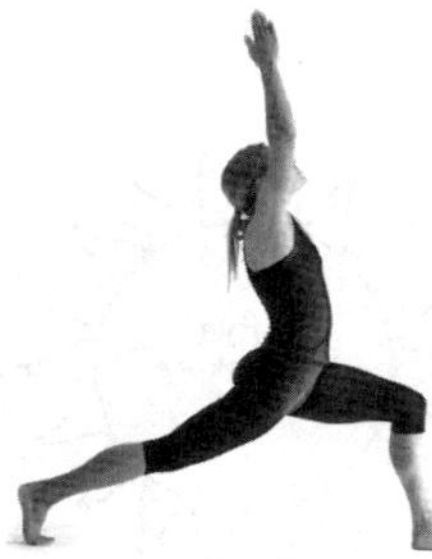

6. 아슈타 찬드라사나
호흡 5회 한 뒤 계속 유지하거나 다음 아사나로 전환한다.

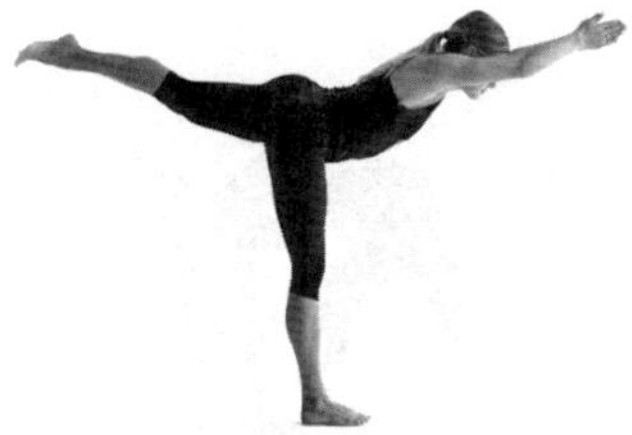

7. 비라바드라사나 Ⅲ 준비동작
허리선을 따라 팔을 뒤로 향한 뒤 호흡을 10회 한다. 아슈타 찬드라사나를 다시 실시하고 빈야사를 한 뒤, 방향을 바꿔 6과 7를 실시한다.

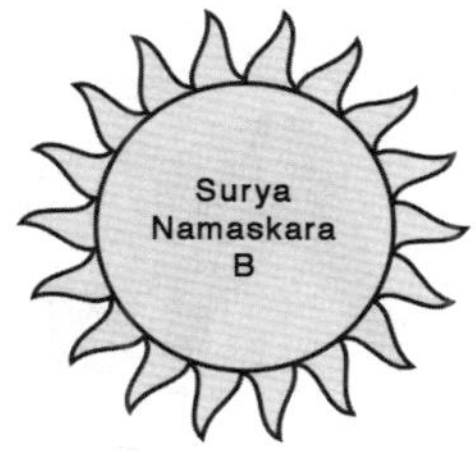

8. 수리야 나마스카라 B
3회. 흔들림 없이 천천히 실시한다.

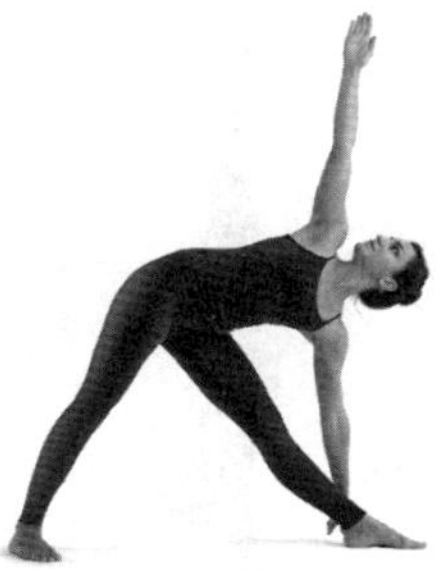

9. 웃티타 트리코나사나
프라사리타 자세에서 준비해 실시한 뒤 호흡 10회 하고 방향을 바꿔 다음 동작으로 넘어간다.

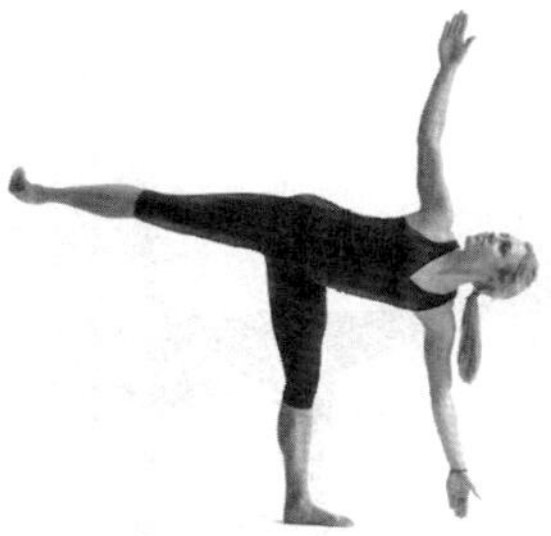

10. 아르다 찬드라사나
호흡 10회 한 뒤 웃티타 트리코나사나에서 잠시 휴식한다. 방향을 바꿔 9와 10을 실시한 후 타다사나로 선다.

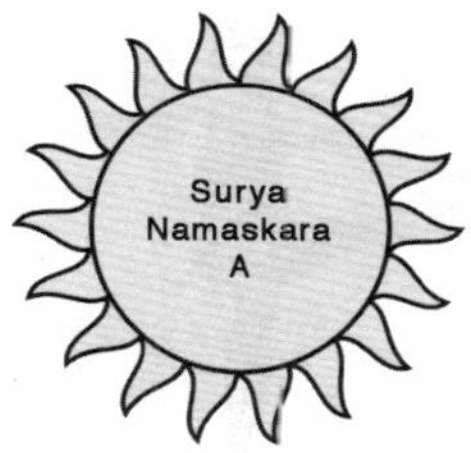

11. 수리야 나마스카라 A
1회 실시하는데 아도 무카 스바나사에서 호흡을 1회 한 다음, 개의 꼬리 자세와 라바드라사나 I 를 이어서 실시한 후, 다음 동작으로 전환한다.

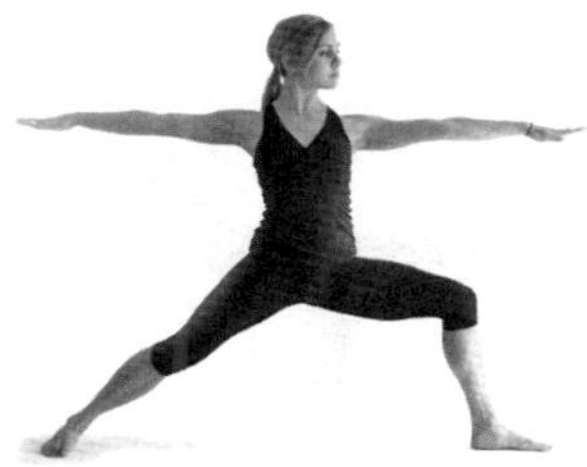

12. 비라바드라사나II
호흡 5회.

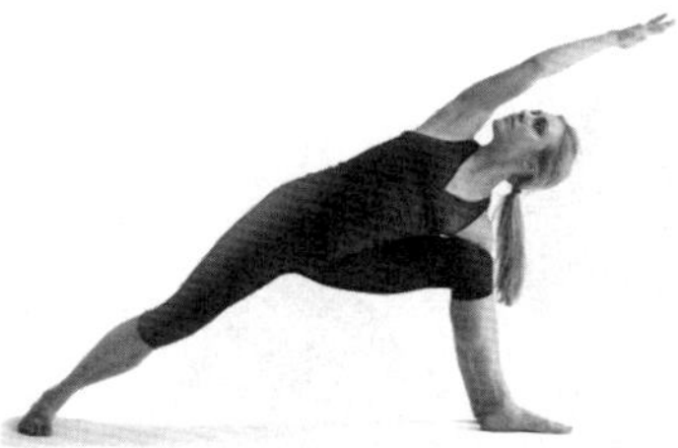

13. 웃티타 파르스바코나사나
호흡 5회. 가능하다면, 팔로 감싸는 변형동작을 시도해본다. 그대로 머물거나 뒤쪽 발을 앞발 옆으로 가져오면서 다음 아사나로 전환한다.

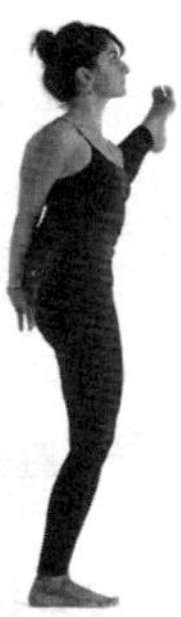

14. 스바르가 드위자사나
호흡 10회. 무릎을 굽힌 다리를 두 손으로 감싸 올리면서 우뚝 선다. 균형을 잡고 똑바로 서게 되면 그 역순으로 자세를 풀어 웃티타 파르스바코나사나로 돌아간다. (에카 파다 코운딘야사나 A를 섞은) 빈야사를 통해 전환한다. 방향을 바꿔 11에서 14까지 실시한다.

[시퀀스 18] 중급 수준 : 서서 균형 잡는 자세 중심으로 (계속)

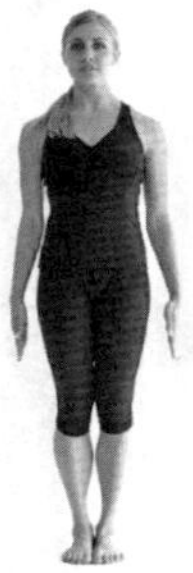

15. 타다사나
목적을 점검한다.

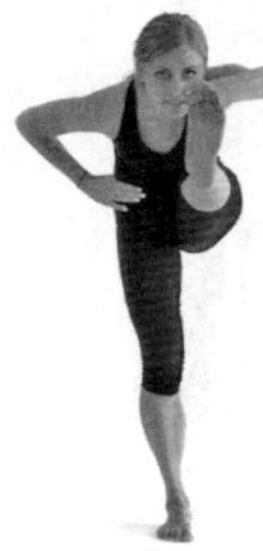

16. 웃티타 하스타 파당구스타사나
양쪽 모두 호흡 10회.

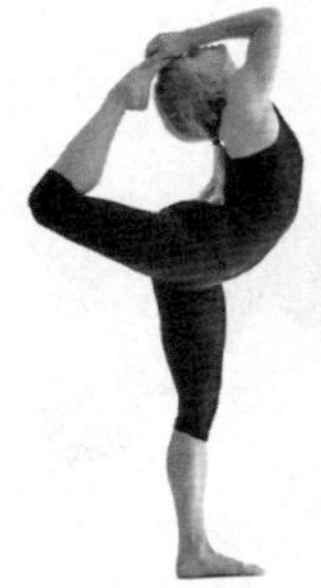

17. 나타라자사나 준비동작
양쪽 모두 호흡 10회.

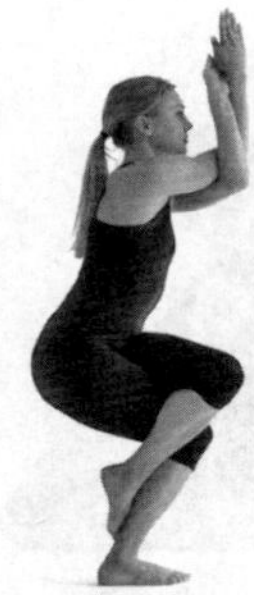

18. 가루다사나
양쪽 모두 호흡 10회.

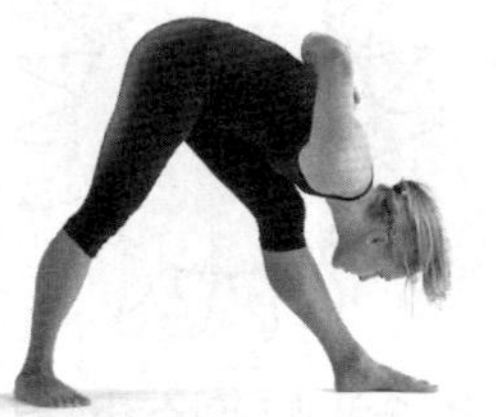

19. 파르스봇타나사나
왼쪽(또는 오른쪽)으로 실시해 5회 호흡하고 다음 동작으로 전환한다.

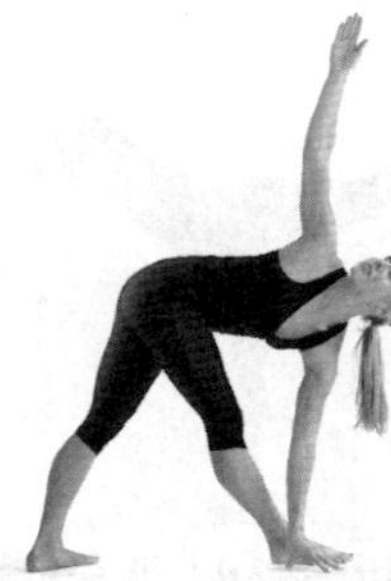

20. 파리브릿타 트리코나사나
호흡 5회 후, 방향을 바꿔 19와 20을 실시한다.

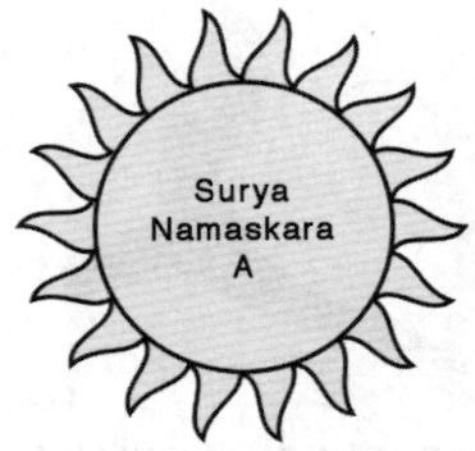

21. 수리야 나마스카라 A
1회. 개의 꼬리 자세에서 다음 아사나로 전환한다.

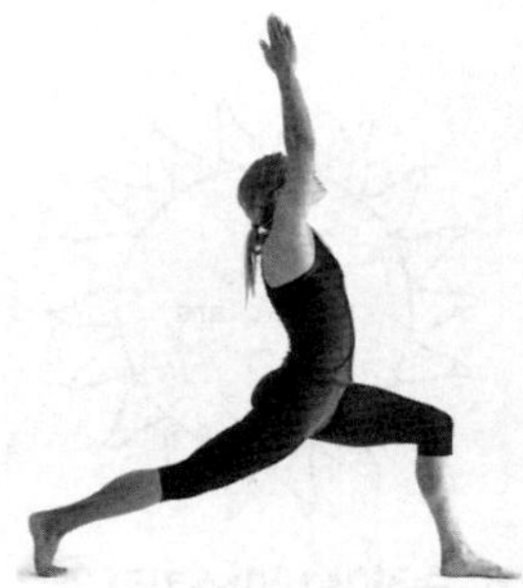

22. 아슈타 찬드라사나
호흡 5회.

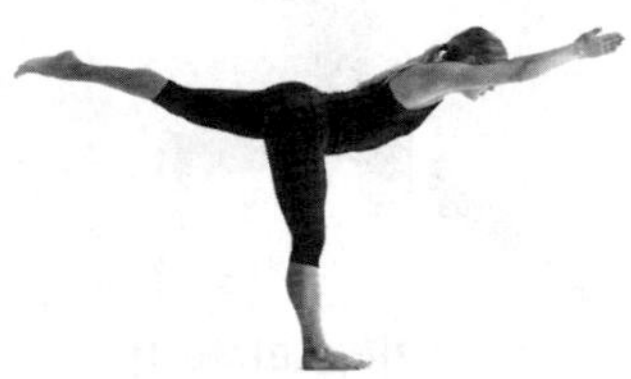

23. 비라바드라사나Ⅲ
호흡 5회. 무릎을 살짝 구부리고 상체를 쭉 편 상태에서 무릎과 골반과 허리쪽을 이완한다. 그런 뒤 한쪽 다리를 들어올린다.

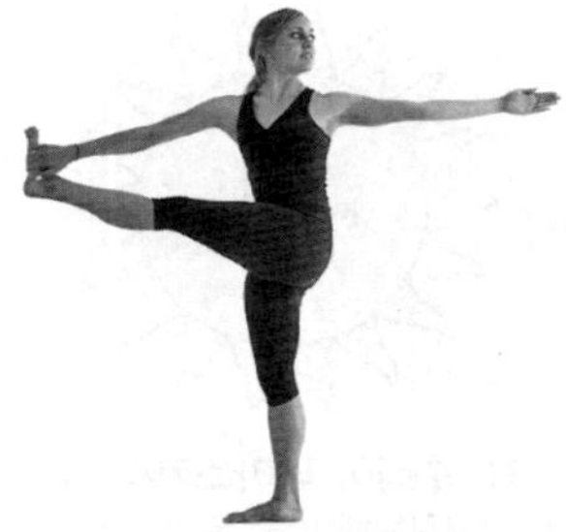

24. 파리브릿타 하스타 파당구스타사나
호흡 10회. 손으로 무릎이나 발을 잡아 비틀기를 하고 다시 중앙으로 옮긴 뒤, 자세를 풀어 비라바드라사나Ⅲ를 한다. 다음 동작으로 전환한다.

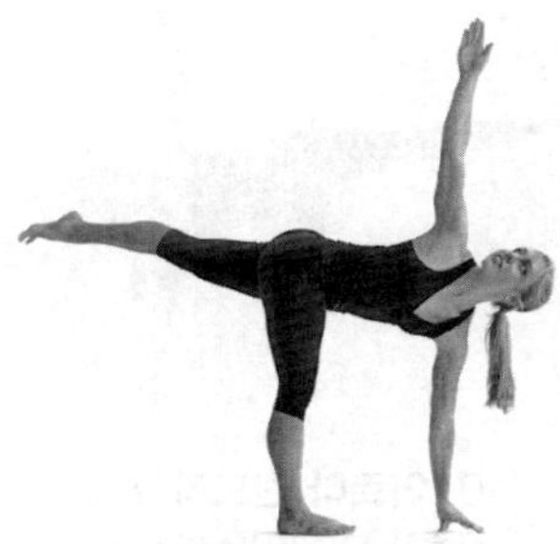

25. 파리브릿타 아르다 찬드라사나
동작을 실시해 호흡 5회 한 뒤 자세를 푼다. 양 손을 바닥에 위치시킨다. 발을 뒤로 해 아도 무카 스바나사나나 다른 아사나를 한다.

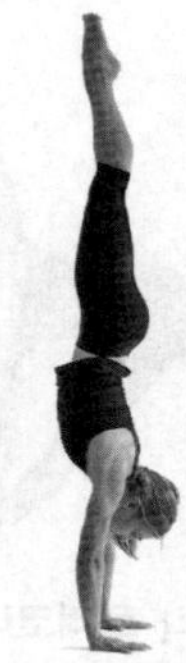

26. 아도 무카 브릭사사나
호흡 3회를 하고 차투랑가 단다사나로 전환하고 빈야사를 한다. 방향을 바꿔 22–26을 실시한다.

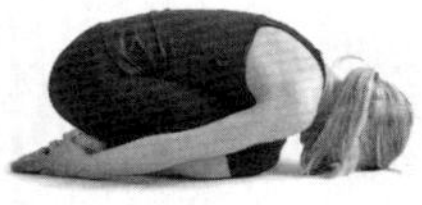

27. 발라사나
이 자세를 실시해 호흡 5회 하거나, 또는 아도 무카 스바나사나 아도 무카 브릭사사나를 대신 실시한 후 배를 바닥에 대고 엎드린다.

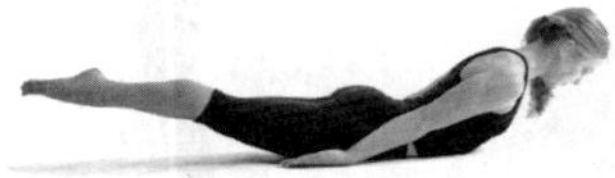

28. 살라바사나 A
호흡 5회. 총 3회를 실시 하는데 그 중간에 쉬거나 빈야사를 한다.

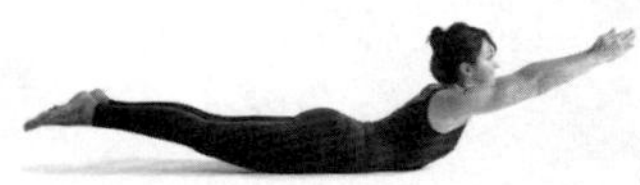

29. 살라바사나 C
호흡 5회 동안 유지하고 난 뒤 쉬거나 빈야사를 한다.

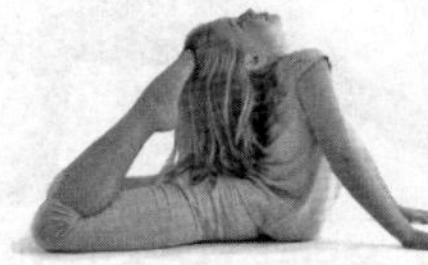

30. 부장가사나
호흡 5회.
2–3회 반복한다.

[시퀀스 18] 중급 수준 : 서서 균형 잡는 자세 중심으로 (계속)

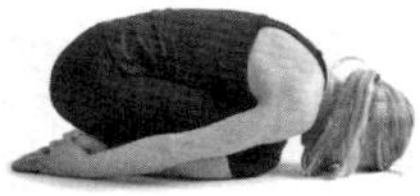

31. 발라사나
호흡 5회.

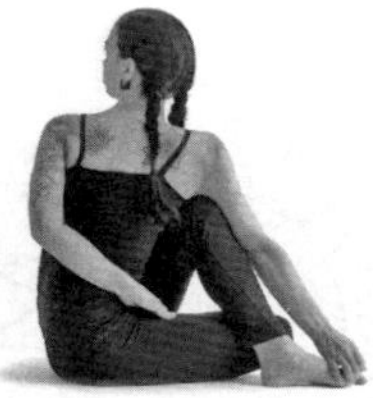

32. 아르다 맛센드라사나
양쪽 모두 호흡 5회.

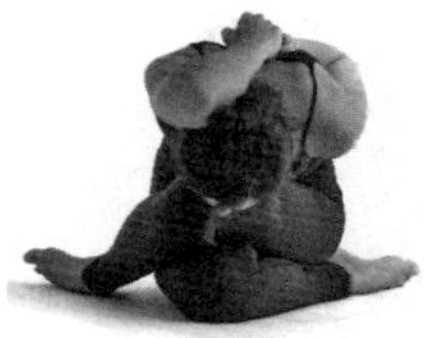

33. 고무카사나
양쪽 모두 호흡 10회.

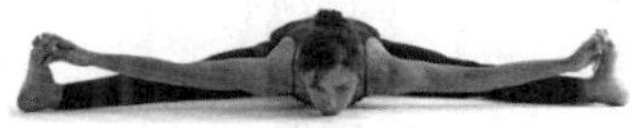

34. 우파비스타 코나사나
2분.

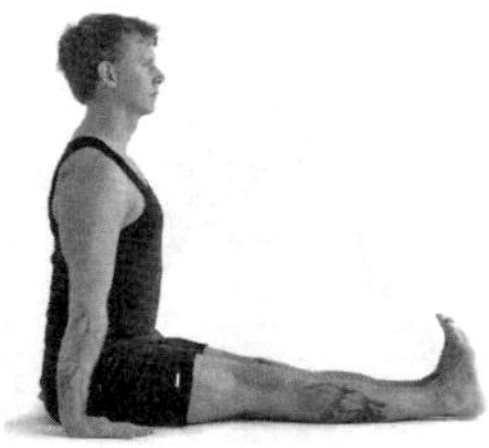

35. 단다사나.
호흡 5회.

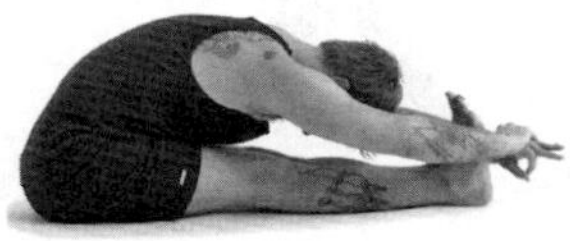

36. 파스치못타나사나
2분.

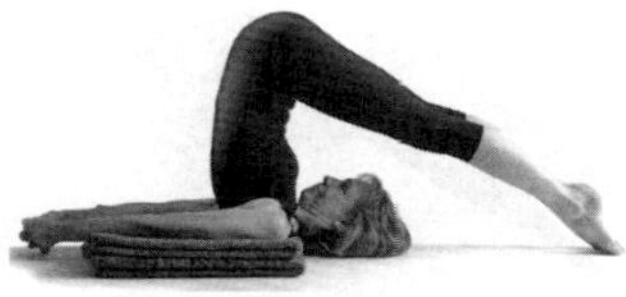

37. 할라사나
호흡 5회.

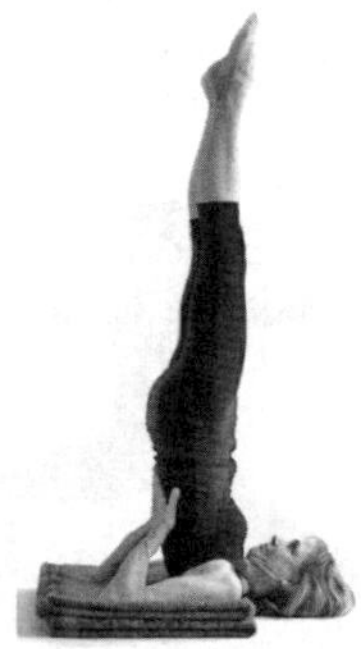

38. 살람바 사르방가사나
2-5분.

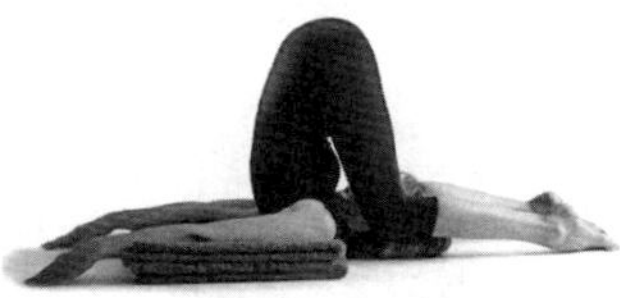

39. 카르나피다사나
호흡 5회.

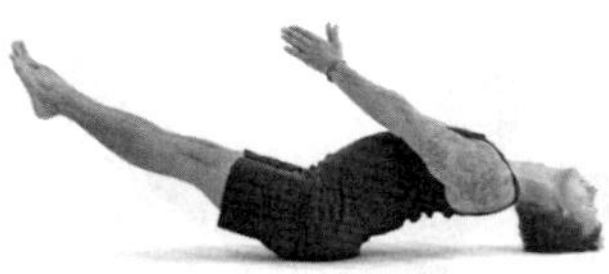

40. 웃타나 파다사나
호흡 5회.

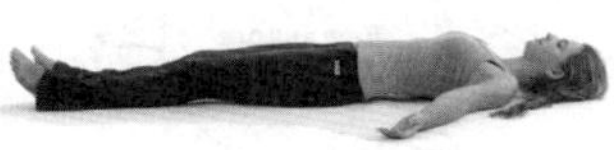

41. 사바사나
5-10분.

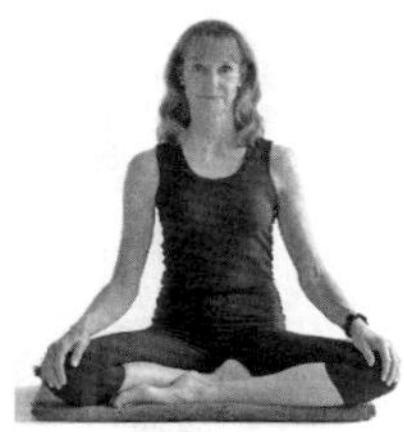

42. 수카사나
명상.

[시퀀스 19] 중급 수준 : 팔 지지 자세를 중심으로 (1)

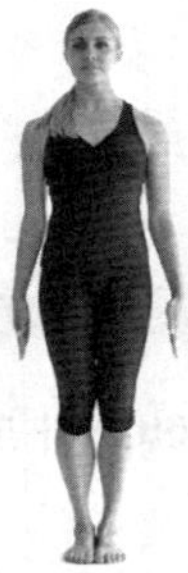

1. 타다사나
1–2분. 인사를 하고 목적을 세운 뒤 안내를 시작한다.

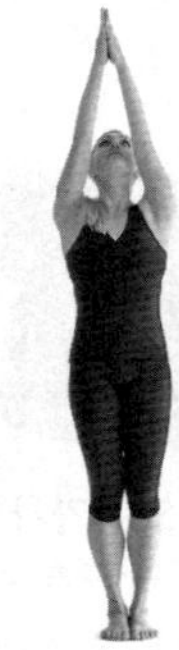

2. 우르드바 하스타사나
1분. 단단한 착지와 활동적인 다리, 골반의 중립성, 척추의 바른 신장에 대해 설명한다.

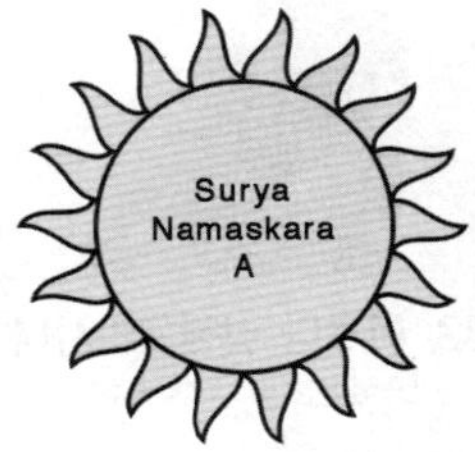

3. 수리야 나마스카라 A
3회.

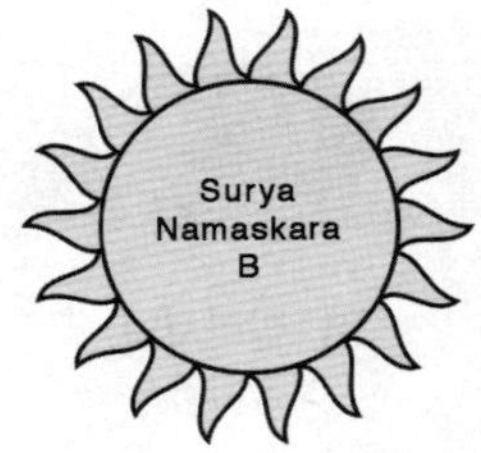

4. 수리야 나마스카라 B
3회. 마지막회에서는 비라바드라사나 I 을 가루다사나의 팔 동작으로 1분 동안 유지한다. 그 후 아도 무카 스바나사를 호흡 5회 동안 유지한다.

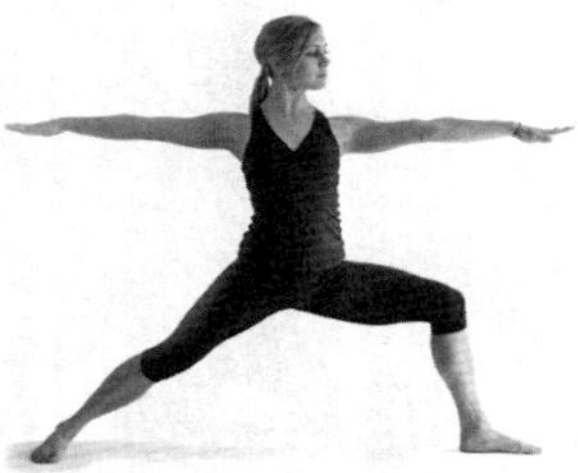

5. 비라바드라사나 II
프라사리타 자세로 준비한다. 고무카사나의 팔 자세로 유지하면서 양쪽 모두 호흡을 10회씩 한다.

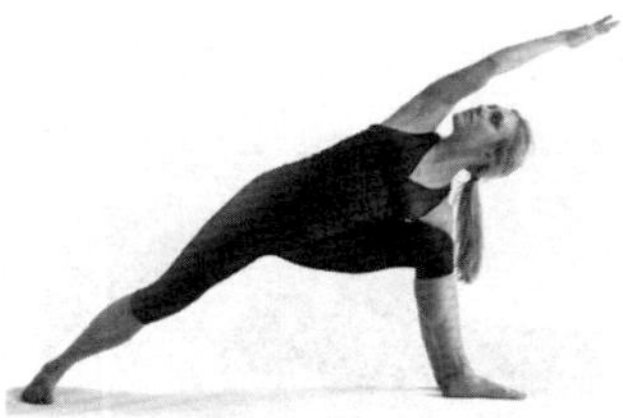

6. 웃티타 파르스바코나사나
양쪽 모두 호흡 10회. 팔로 감싸는 변형자세를 실시한 뒤, 에카 파다 코운딘야사나와 아스타바크라사나를 거쳐 다음 동작으로 전환한다.

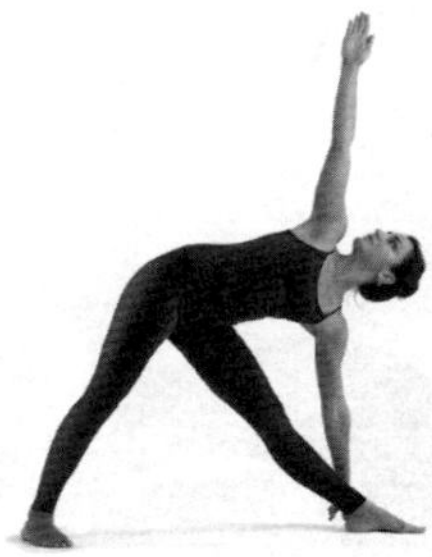

7. 웃티타 트리코나사나
양쪽 모두 호흡 10회.

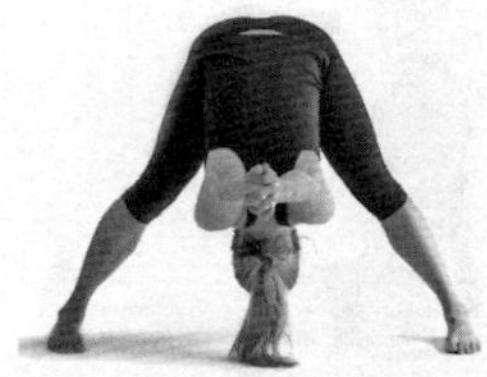

8. 프라사리타 파돗타나사나 C
호흡 10회.

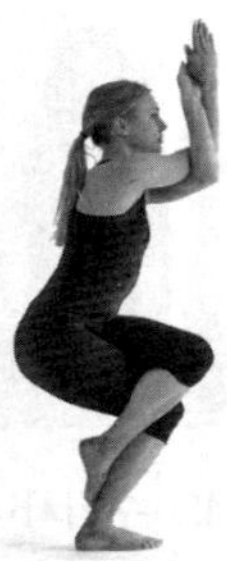

9. 가루다사나
양쪽 모두 호흡 10회.

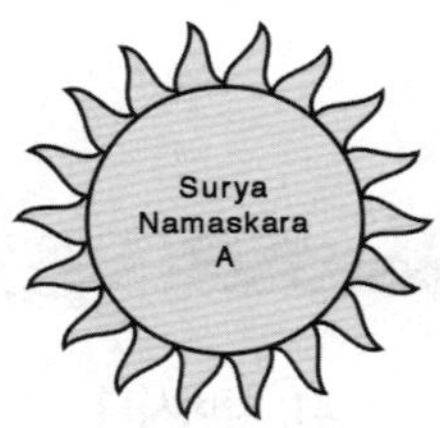

10. 수리야 나마스카라 A
1회 실시한 다음, 플롯스루 기법으로 다음 아사나로 이동한다.

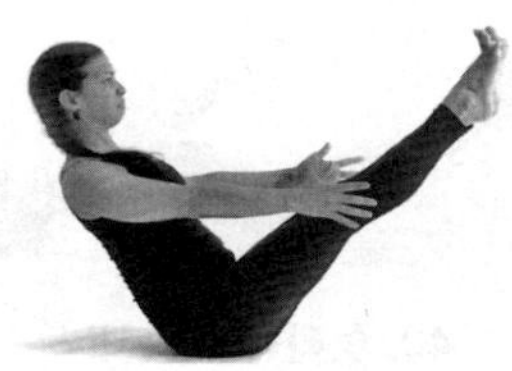

11. 나바사나
호흡 5회. 총 5회 실시한 뒤 다음 동작으로 이동한다.

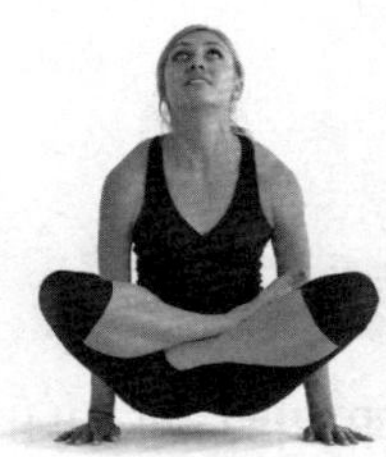

12. 톨라사나
1–5회 호흡한 뒤, 다음 동작으로 전환한다.

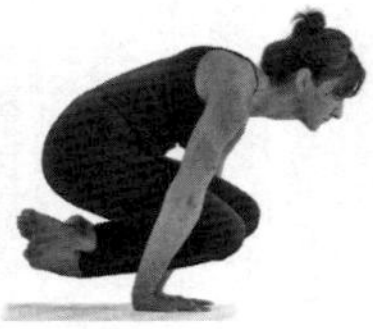

13. 롤라사나
호흡을 1–5회 한 뒤, 빈야사를 한다.

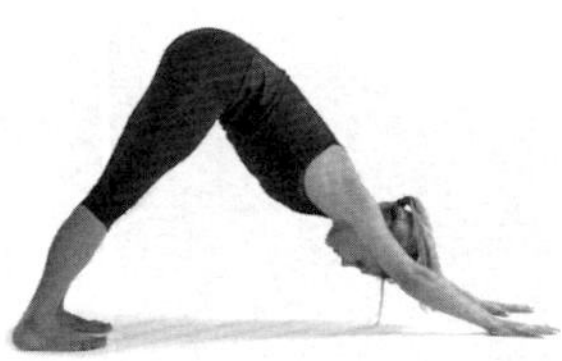

14. 아도 무카 스바나사나
호흡 10회 또는 발라사나에서 쉰다.

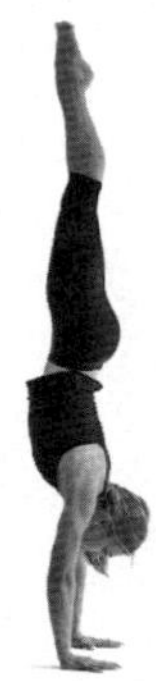

15. 아도 무카 브릭사사나
호흡 5–10회. 총 3회를 실시한 뒤 발라사나에서 쉰다. 손짚고 물구나무서기 중간에 손목요법을 실시한다.

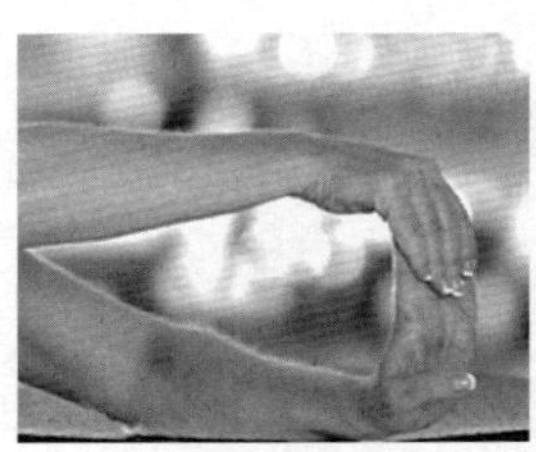

16. 손목 요법
1–2분.

[시퀀스 19] 중급 수준 : 팔 지지 자세를 중심으로 (1) (계속)

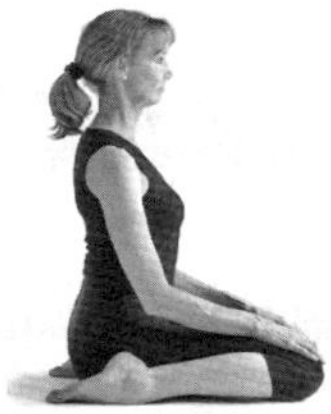

17. 비라사나
가루다사나의 팔 자세를 한 채 1분 동안 실시한 뒤, 고무카사나의 팔 자세로 1분 동안 더 유지한다.

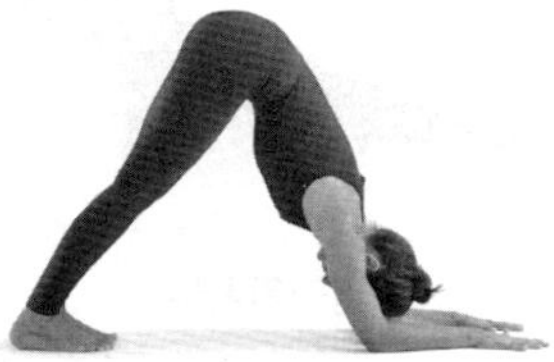

18. 쉬슈라사나
호흡 5회. 이 자세를 계속 하거나 다음 동작으로 전환한다.

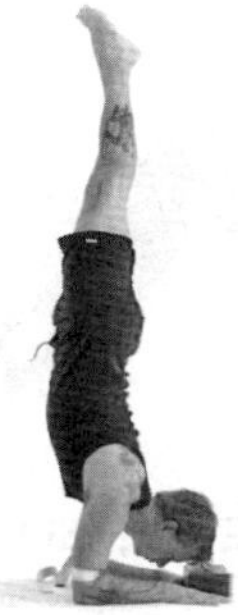

19. 핀차 마유라사나
3회 실시하는데 매회 호흡을 5–10회 한다. 그런 뒤 발라사나로 휴식한다.

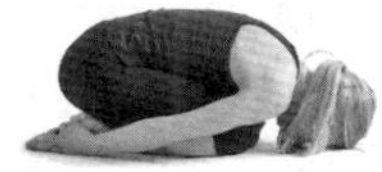

20. 발라사나
호흡 10회.

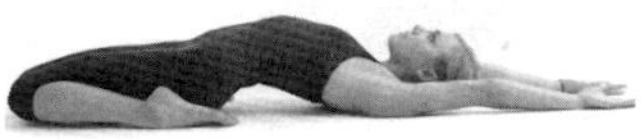

21. 숩타 비라사나
2분. 등이 굳어서 바닥에 닿지 않을 때는 보조도구로 등을 받쳐준다.

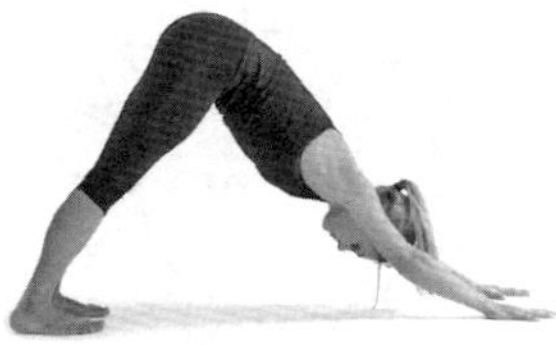

22. 아도 무카 스바나사나
호흡 10회. 자전거를 타듯이 두 다리를 움직여준 뒤 등을 대고 눕는다.

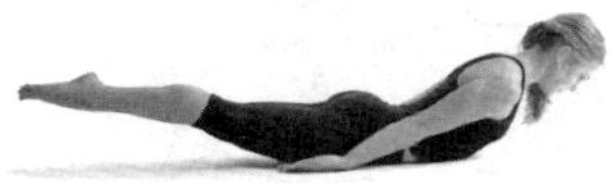

23. 살라바사나 A
호흡 5회. 3회 실시, 사이사이에 쉬거나 빈야사를 한다.

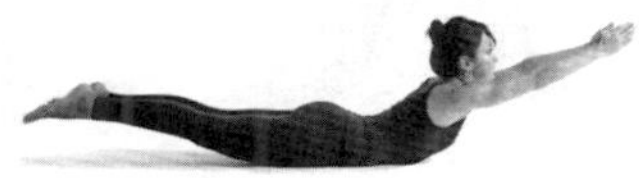

24. 살라바사나 C
5회 실시한 뒤 쉬거나 빈야사를 한다.

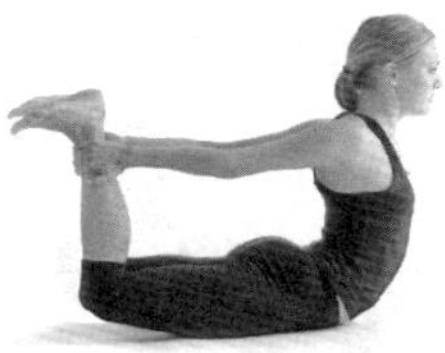

25. 다누라사나
3회 실시. 매회 5–10회 호흡. 사이사이에 쉬거나 빈야사를 한다.

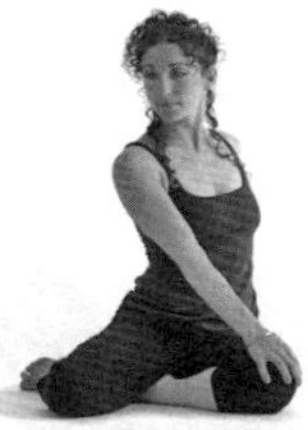

26. 바라드바즈라사나 A (또는 B)
양쪽 모두 호흡 10회.

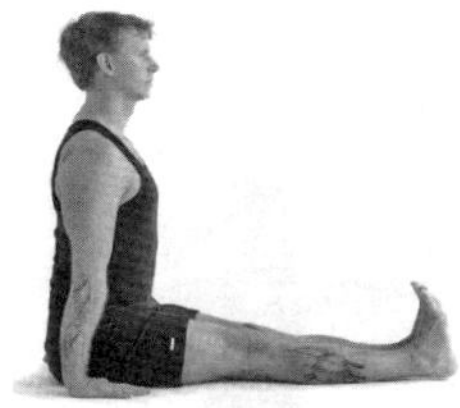

27. 단다사나
호흡 5회

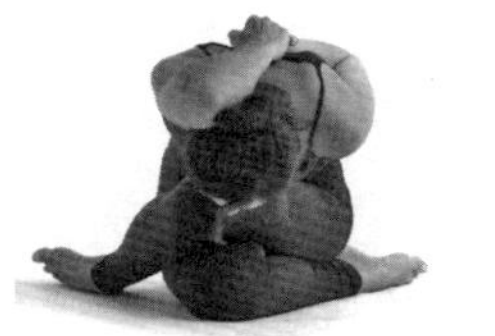

28. 고무카사나
양쪽 모두 호흡 10회. 앞으로 접는 동작보다 오히려 다른 비틀기를 시도해본다.

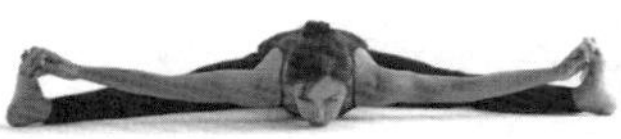

29. 우파비스타 코나사나
1분.

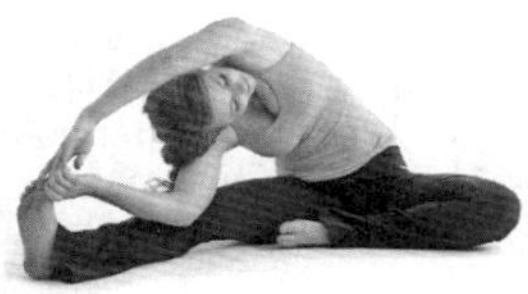

30. 파리브릿타 자누 시르사사나
양쪽 모두 호흡 10회.

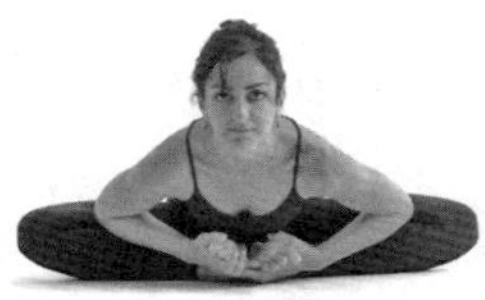

31. 밧다 코나사나
1분.

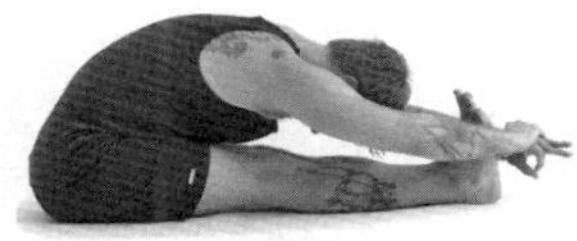

32. 파스치못타나사나
2분.

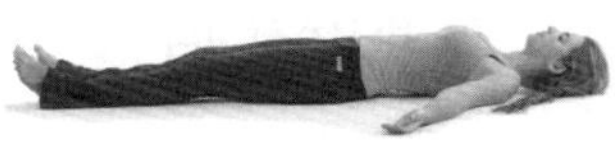

33. 사바사나
5–10분.

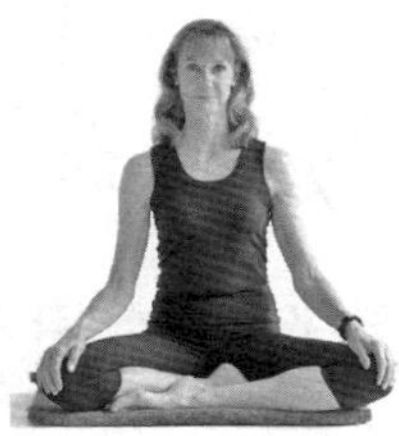

34. 수카사나
명상.

[시퀀스 20] 중급 수준 : 팔 지지 자세를 중심으로 (2)

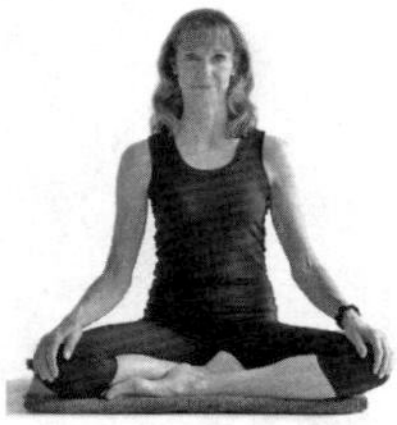

1. 수카사나
2–3분. 인사를 하고 목적을 세운 뒤 안내를 시작한다.

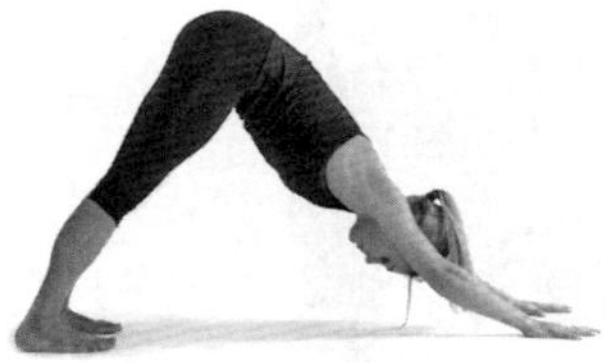

2. 아도 무카 스바나사나
2–3분. 두 다리를 자전거를 타듯이 움직여주기와 발라사나로 쉬기를 교대로 해준다.

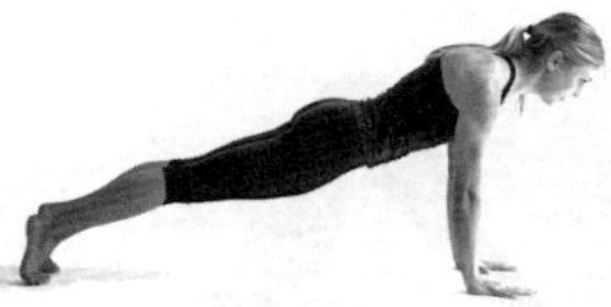

3. 팔라카사나
호흡 10회. 복부와 활력적인 다리를 지지대로 이용한다.

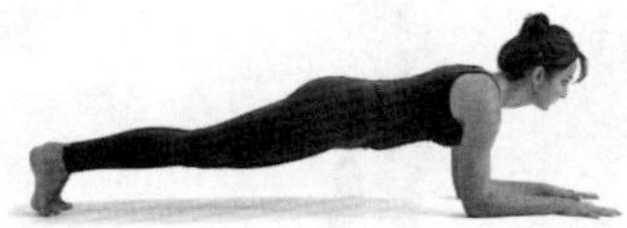

4. 쉬슈라 팔라카사나
이 자세로 호흡을 10회 하거나 카팔라바티 호흡법을 해도 된다.

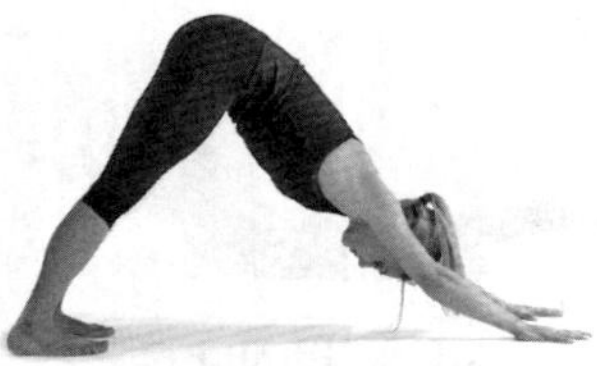

5. 아도 무카 스바나사나
호흡 5회 하고 타다사나로 전환한다.

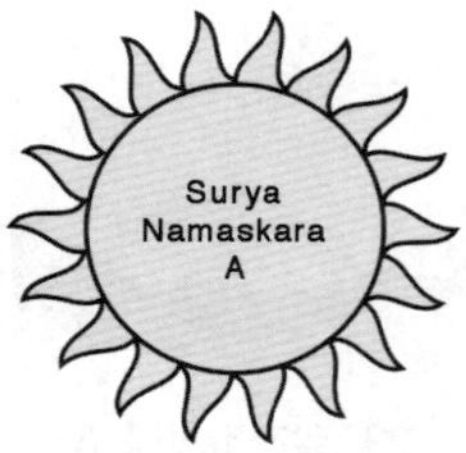

6. 수리야 나마스카라 A
3회.

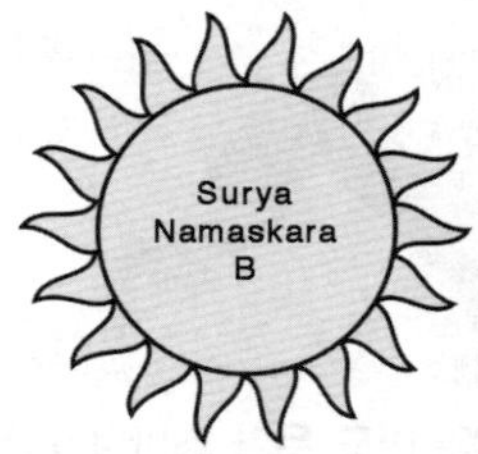

7. 수리야 나마스카라 B
3회 후, 다음 아사나를 위해 아도 무카 스바나사나에서 두 발로 도약해서 양팔 주변에 착지시킨다.

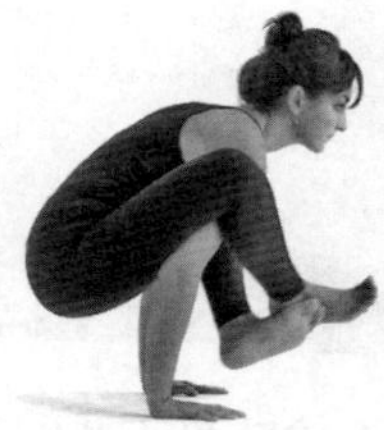

8. 부자피다사나
호흡 10회. 빈야사를 하고 서는 자세로 전환한다.

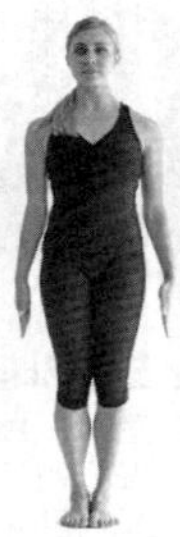

9. 타다사나
손목 요법.

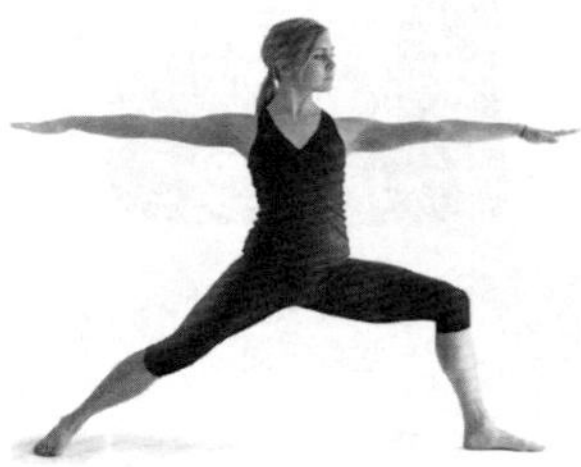

10. 비라바드라사나II
양쪽 모두 호흡 10회. 프라사리타 자세에서 준비한다.

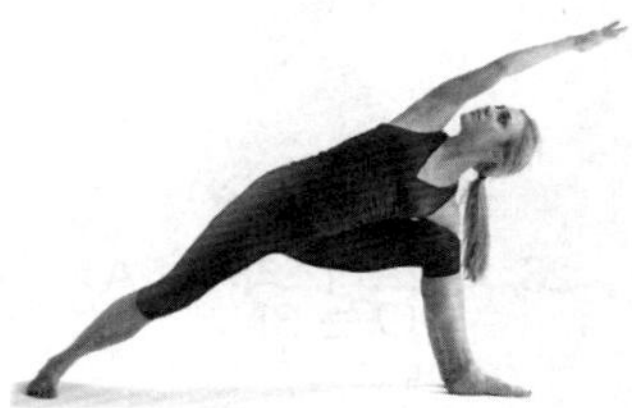

11. 웃티타 파르스바코나사나
양쪽 모두 호흡 10회. 이 자세의 감싸는 변형동작을 한 뒤 에카 파다 코운딘야사나 A를 거쳐 다음 동작으로 전환한다.

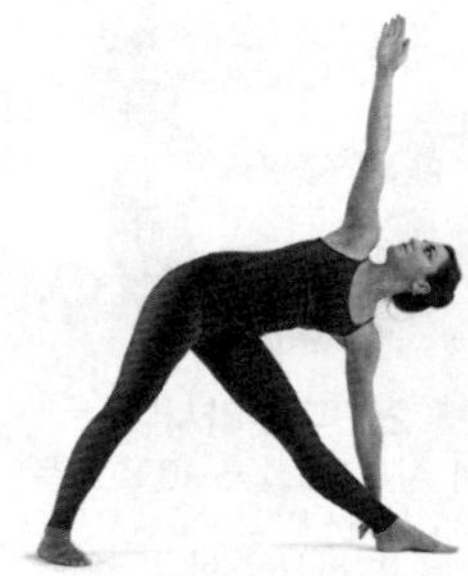

12. 웃티타 트리코나사나
양쪽 모두 호흡 10회.

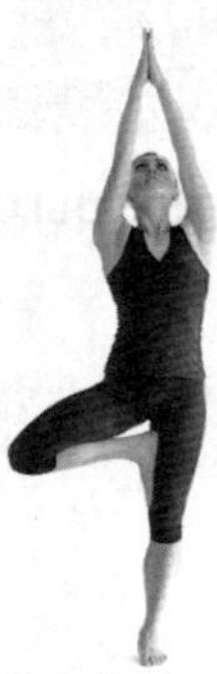

13. 브릭사사나
양쪽 모두 호흡 10회 하거나 이 자세 대신에 다음 아사나를 실시한다.

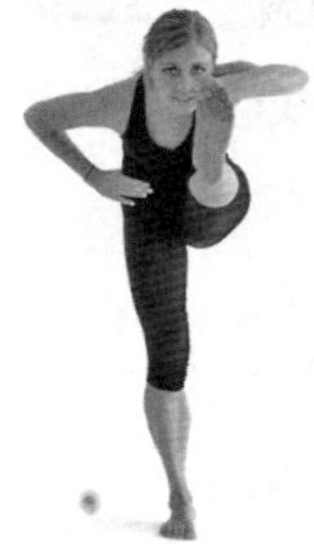

14. 웃티타 하스타 파당구스타사나
양쪽 모두 호흡 10회.

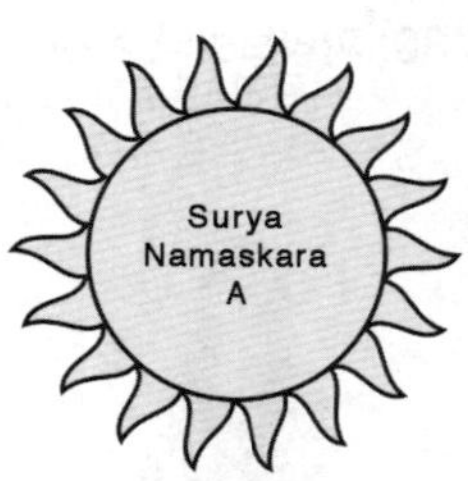

15. 수리야 나마스카라 A
1회. 아도 무카 스바나사에서 다음 동작으로 전환한다.

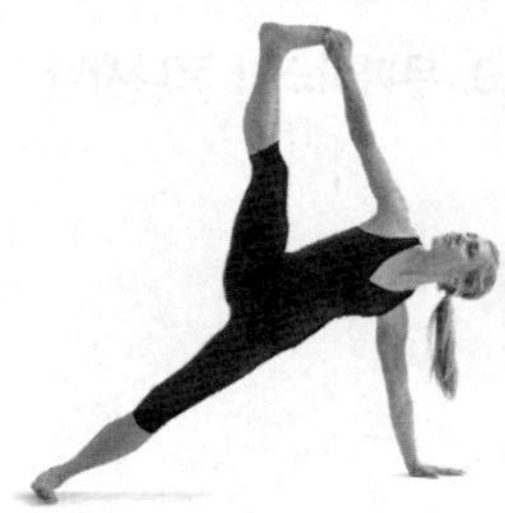

16. 바시스타사나
양쪽 모두 5–10회 호흡하고 빈야사를 한다.

[시퀀스 20] 중급 수준 : 팔 지지 자세를 중심으로 (2) (계속)

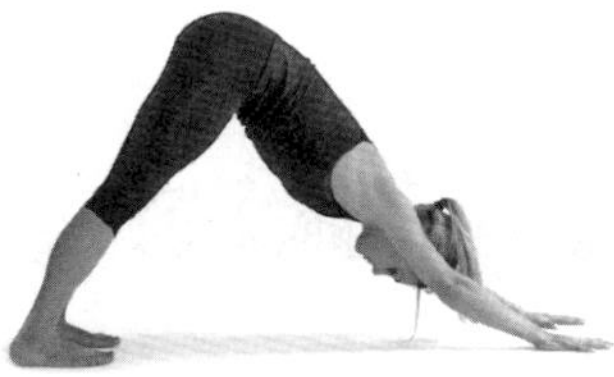

17. 아도 무카 스바나사나
호흡 5회. 플롯 스루(float through)를 해 단다사나로 전환한다.

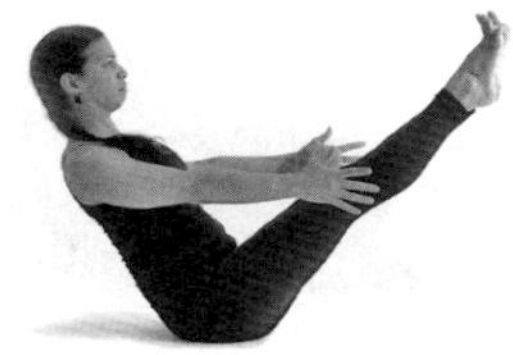

18. 나바사나
호흡 5회 후 쉰다. 총 5회 한 뒤 등을 바닥에 대고 눕는다.

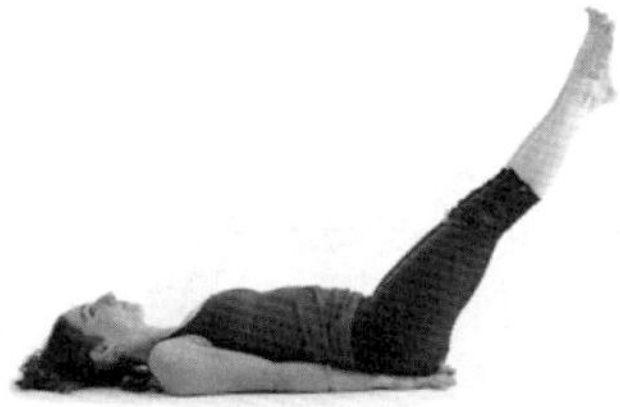

19. 다리 들기 자세
10–15회.

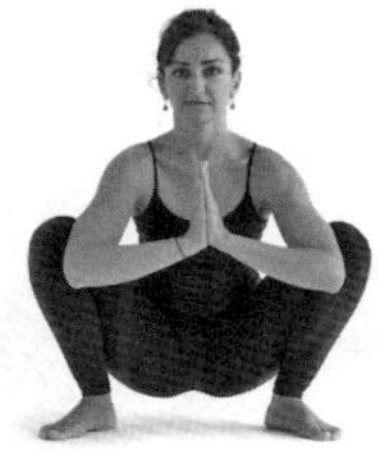

20. 말라사나
호흡 10회.

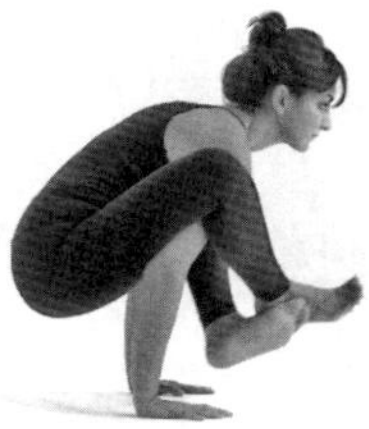

21. 부자피다사나
호흡 5회. 그후 쉬고 나서 반복하거나 바로 다음 동작으로 전환한다.

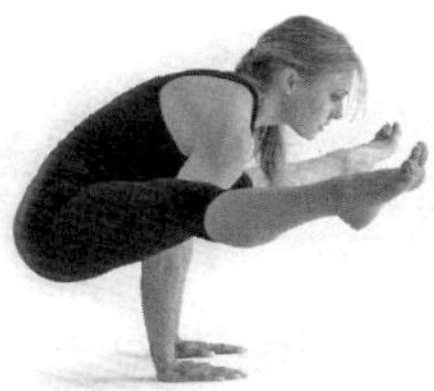

22. 티티바사나
호흡 5회. 그후 쉬고 나서 반복하거나 바로 다음 동작으로 전환한다.

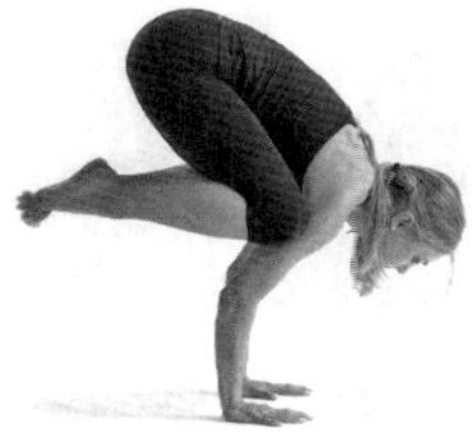

23. 바카사나
호흡 5회. 그후 쉬고 나서 반복하거나 바로 다음 동작으로 전환한다.

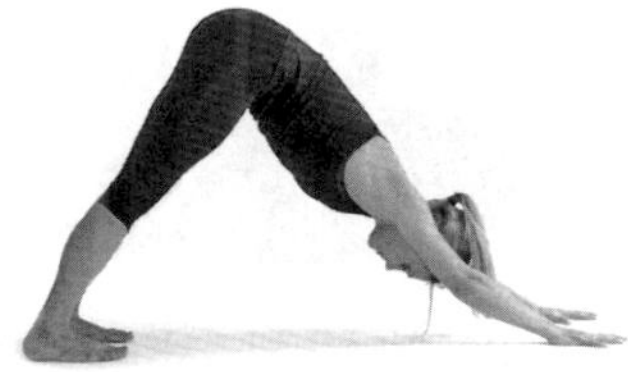

24. 아도 무카 스바나사나
호흡 5회. 그 뒤에 발라사나에서 쉰 다음 뛰어서 두발을 양손 사이에 놓는다.

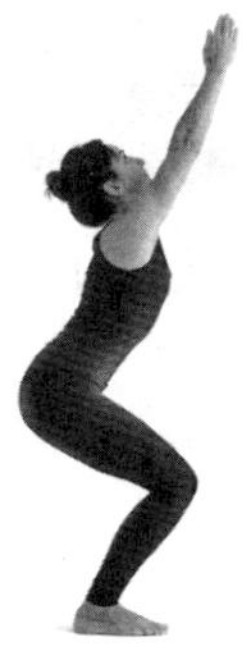

25. 웃카타사나
호흡 5회.

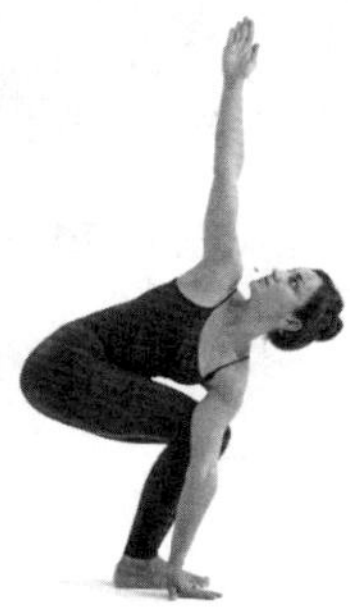

26. 파리브릿타 웃카타사나
양쪽 모두 호흡 5회씩 하고 빈야사를 한 뒤 플롯 스루로 등을 대고 눕는다.

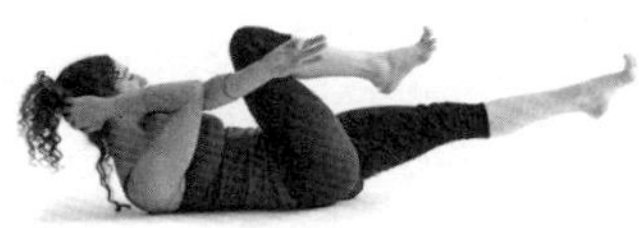

27. 자전거 타기 자세
1–2분.

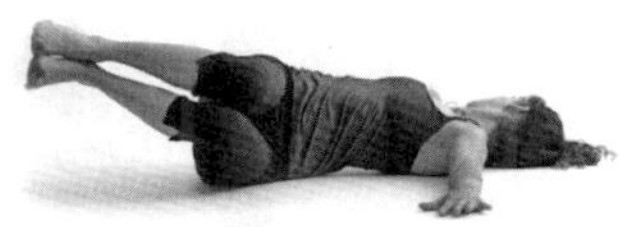

28. 자타라 파리바르타나사나
양쪽 모두 5회씩 한 후 쪼그려 앉는 자세로 전환한다.

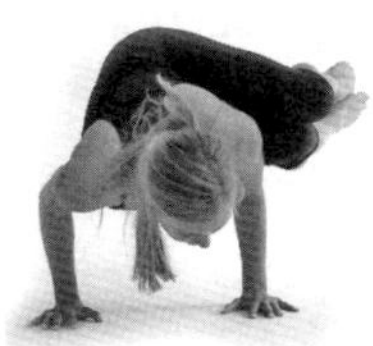

29. 파르스바 바카사나
양쪽 모두 호흡 5회. 양쪽을 모두 실시한 후 다음 동작으로 이동해도 되고, 왼쪽(또는 오른쪽)을 먼저 한 후 다음 동작을 이어서 한 뒤 방향을 바꿔 다시 똑같이 실시해도 된다.

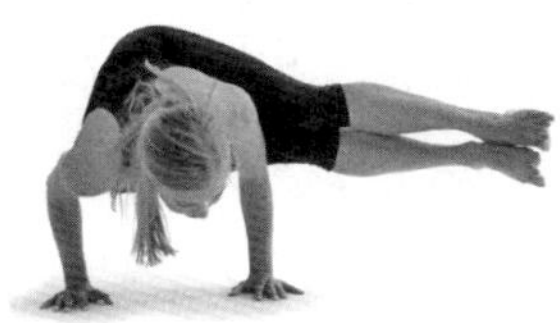

30. 드위 파다 코운딘야사나
양쪽 모두 5회씩 호흡한 다음 아도 무카 스바나사나로 전환한다.

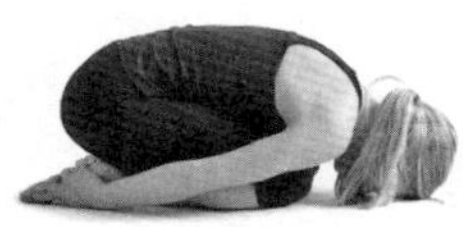

31. 발라사나
호흡 10회.

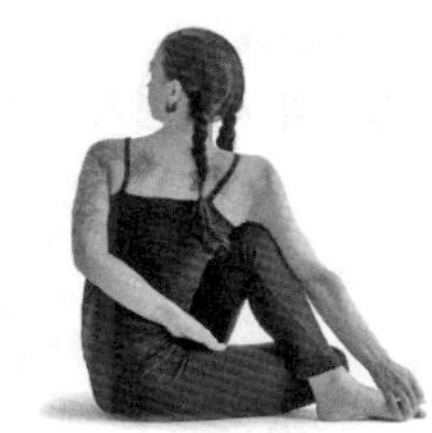

32. 아르다 맛센드라사나
양쪽 모두 호흡 10회.

[시퀀스 20] 중급 수준 : 팔 지지 자세를 중심으로 (2) (계속)

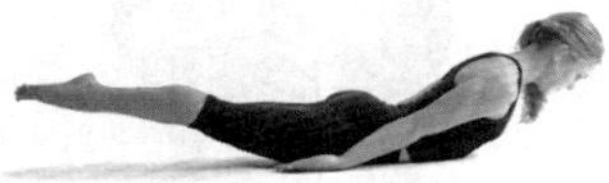

33. 살라바사나 A
호흡 5회. 반복 3회.
1회가 끝날 때마다 빈야사를 할 수도 있다.

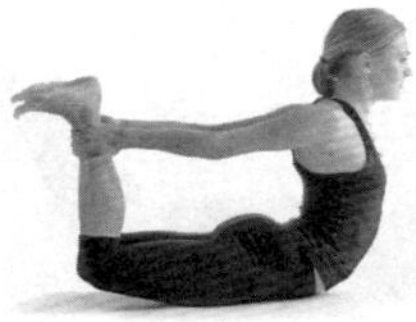

34. 다누라사나
호흡 5회. 반복 3회.
1회가 끝날 때마다 빈야사를 할 수도 있다.

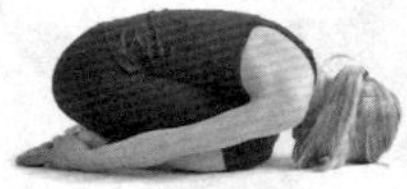

35. 발라사나
호흡 5회.

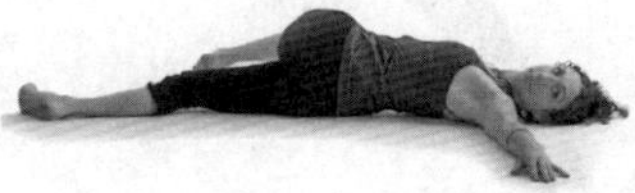

36. 숩타 파리바르타나사나
양쪽 모두 호흡 10회.

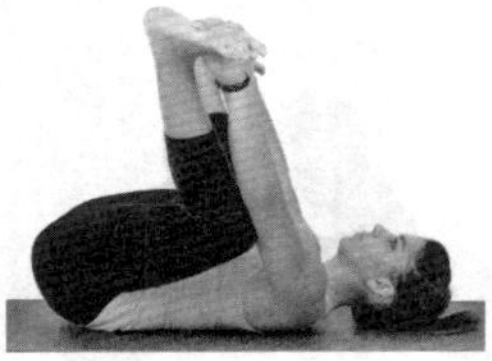

37. 아난다 발라사나
호흡 5회.

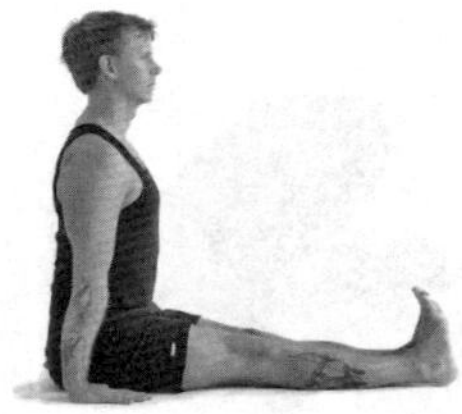

38. 단다사나
호흡 5회.

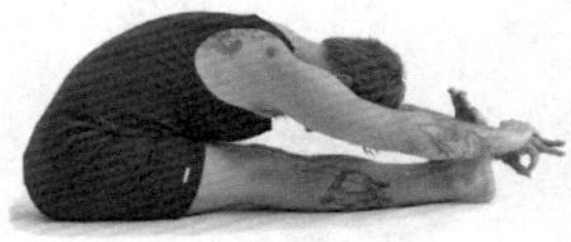

39. 파스치못타나사나
1분.

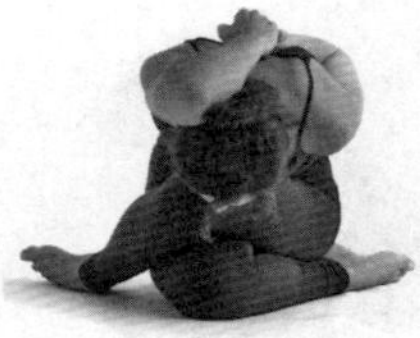

40. 고무카사나
양쪽 모두 호흡 10회.

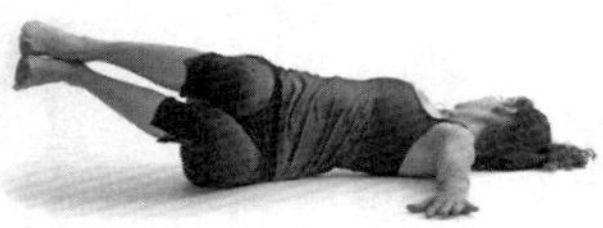

41. 파리브릿타 자누 시르사사나
양쪽 모두 호흡 10회.

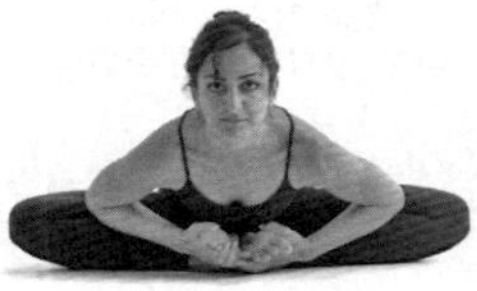

42. 밧다 코나사나
호흡 10회.

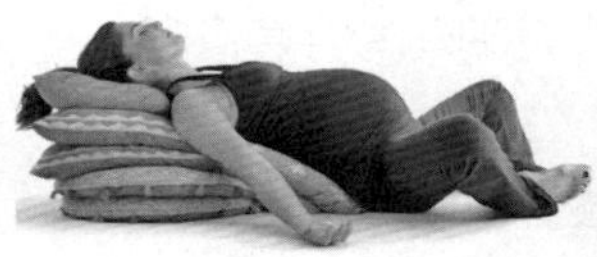

43. 숩타 밧다 코나사나
2분.

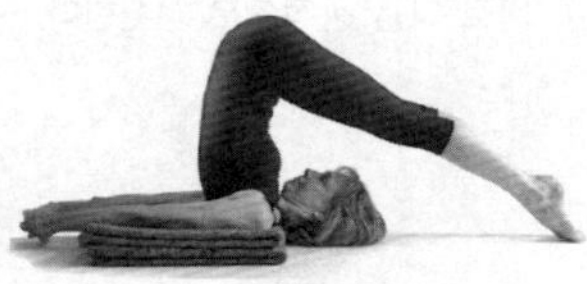

44. 할라사나
호흡 5회.

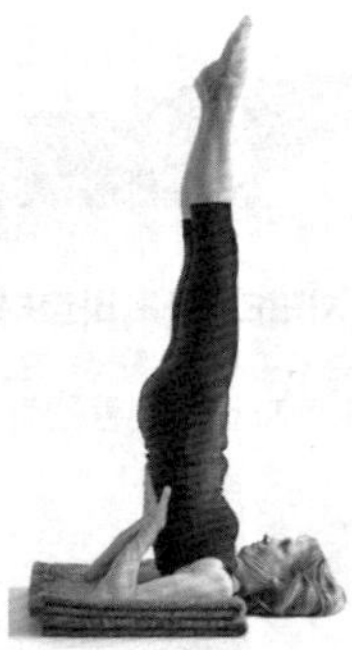

45. 살람바 사르방가사나
3분.

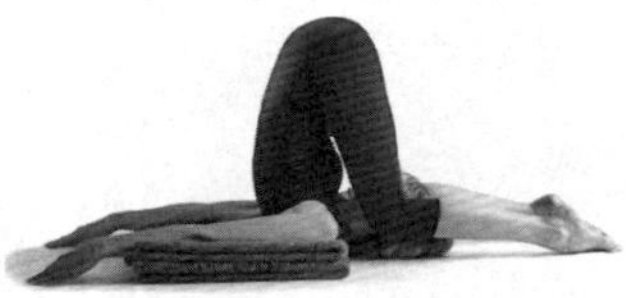

46. 카르나피다사나
호흡 5회.

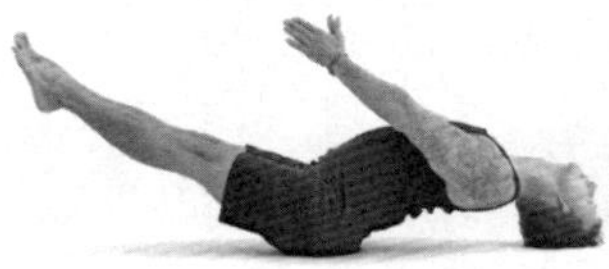

47. 웃타나 파다사나
호흡 5회.

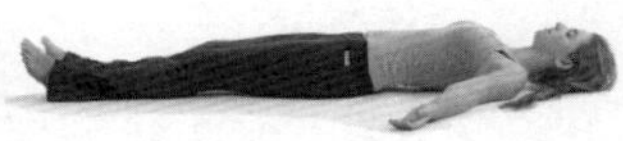

48. 사바사나
5-10분.

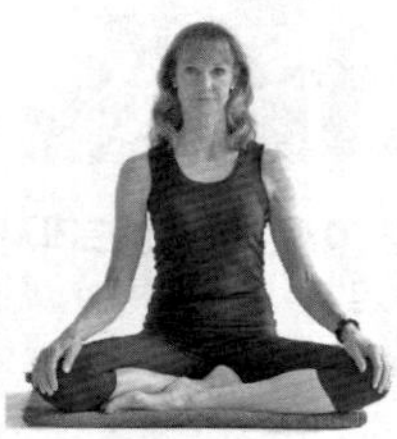

49. 수카사나
명상.

[시퀀스 21] 중급 수준 : 굽히기 자세를 중심으로

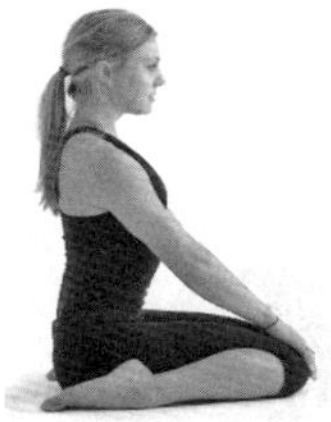

1. 비라사나
3-5분. 인사를 하고 목적을 세운 뒤 안내를 시작한다.

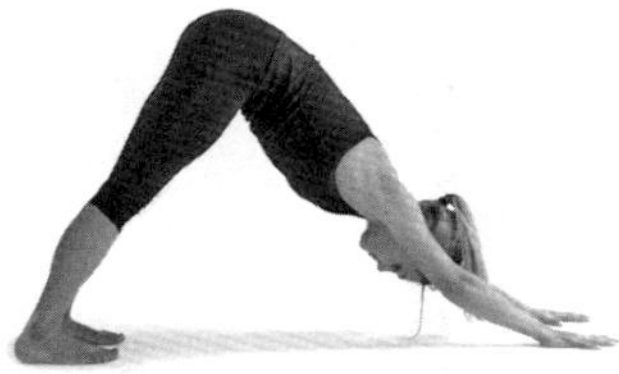

2. 아도 무카 스바나사나
2분. 자전거를 타듯이 두 다리를 움직여준다.

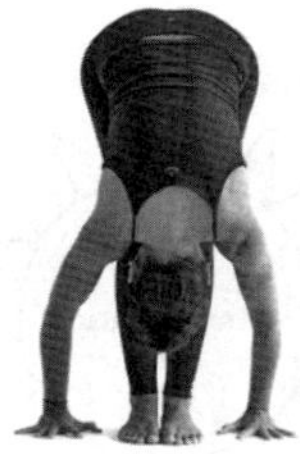

3. 웃타나사나
호흡 10회.

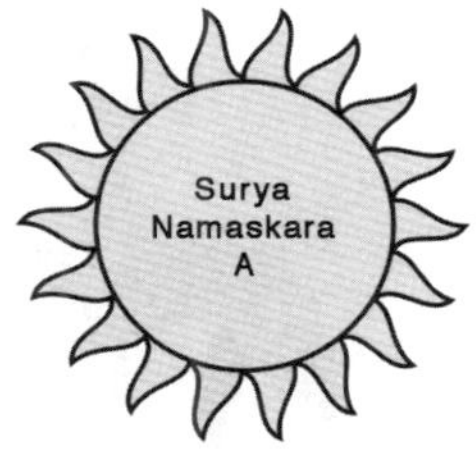

4. 수리야 나마스카라 A
3회.

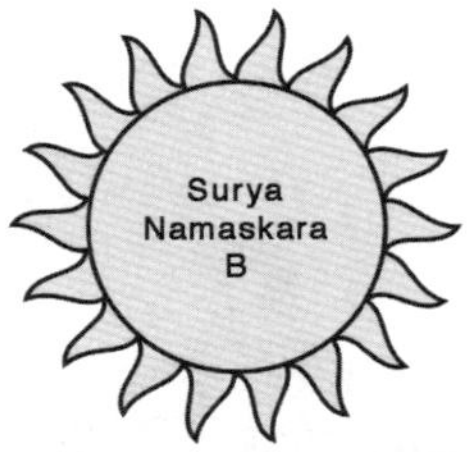

5. 수리야 나마스카라 B
3회.

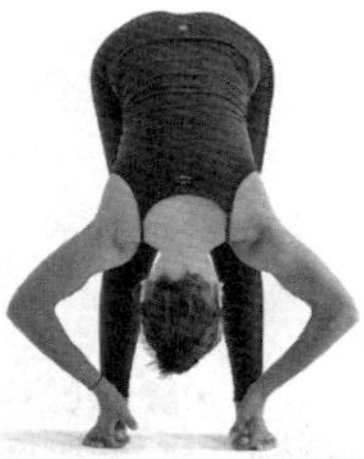

6. 파당구스타사나
호흡 5회.

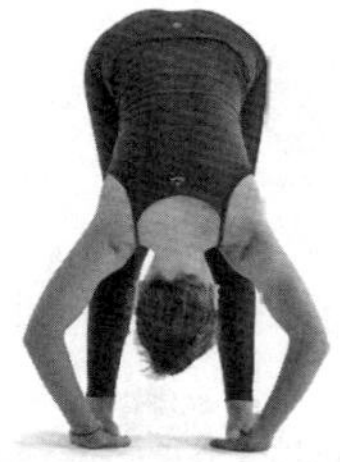

7. 파다 하스타사나
호흡 5회. 프라사리타 자세로 전환한다.

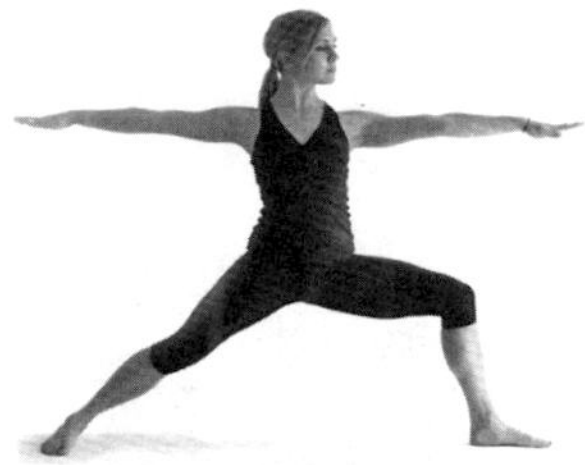

8. 비라바드라사나II
양쪽 모두 호흡 10회.

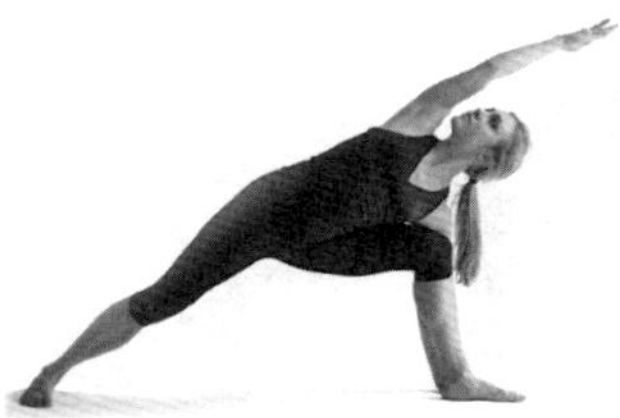

9. 웃티타 파르스바코나사나
양쪽 모두 호흡 10회.

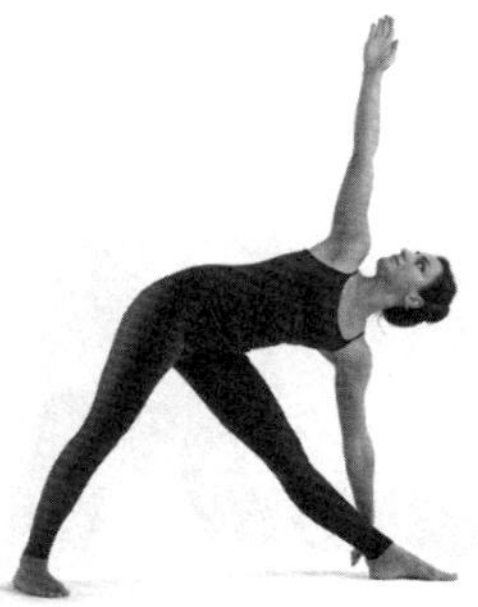

10. 웃티타 트리코나사나
양쪽 모두 호흡 10회.

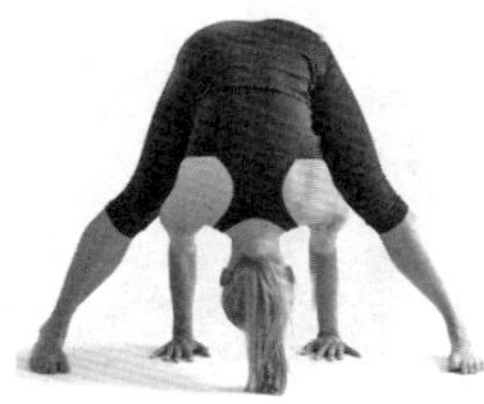

11. 프라사리타 파돗타나사나 A
호흡 5회.

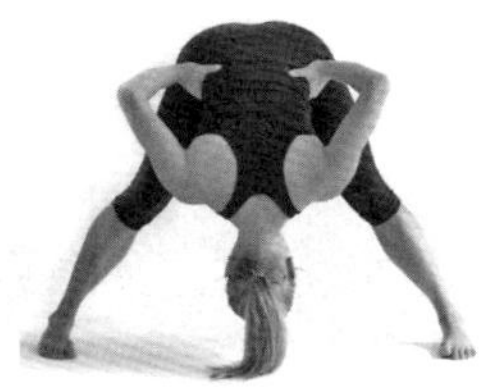

12. 프라사리타 파돗타나사나 B
호흡 5회

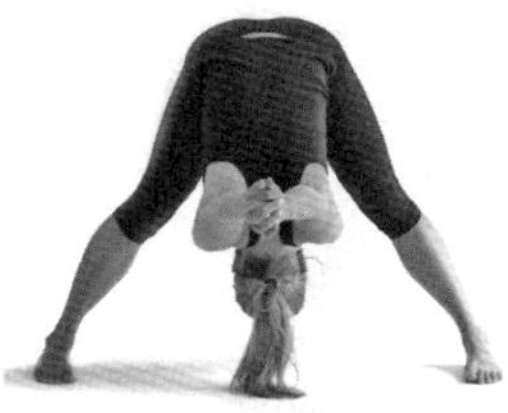

13. 프라사리타 파돗타나사나 C
호흡 5회.

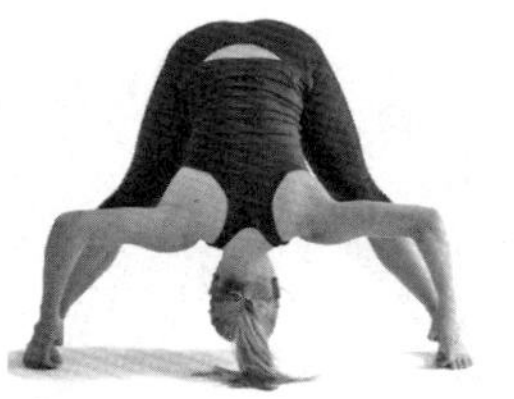

14. 프라사리타 파돗타나사나 D
호흡 5회.

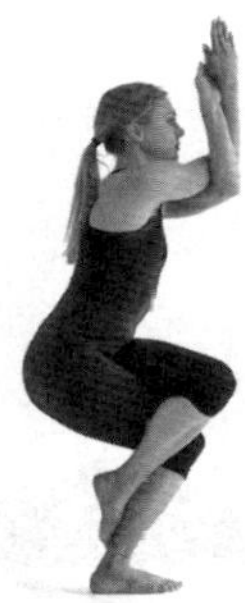

15. 가루다사나
양쪽 모두 호흡 10회.

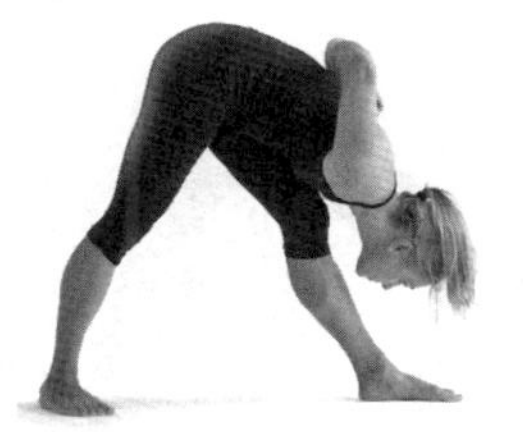

16. 파르스봇타나사나
호흡 5회.

[시퀀스 21] 중급 수준 : 굽히기 자세를 중심으로 (계속)

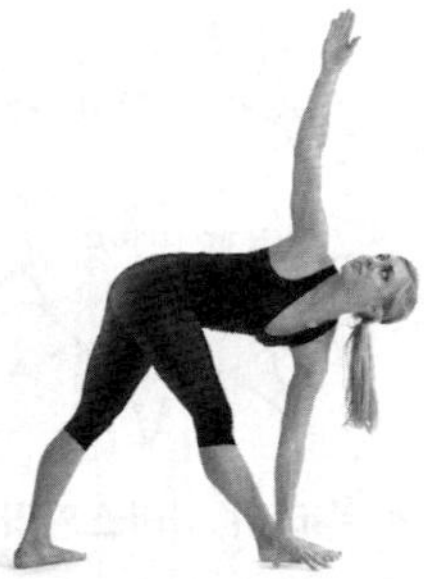

17. 파리브릿타 트리코나사나
양쪽 모두 호흡 5회씩 하고 타다사나로 전환한다.

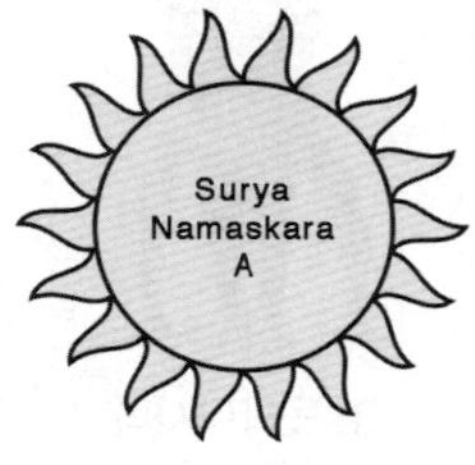

18. 수리야 나마스카라 A
1회, 아도 무카 스바나사에서 5회의 호흡 동안 자세를 유지하고 플롯 스루로 앉는다.

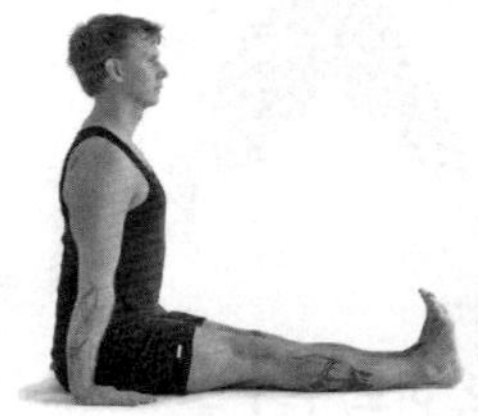

19. 단다사나
호흡 10회. 궁둥뼈로 단단히 착지하는 것은 앉아서 하는 모든 아사나들의 기본 동작으로 매우 중요하다는 것을 주지시킨다.

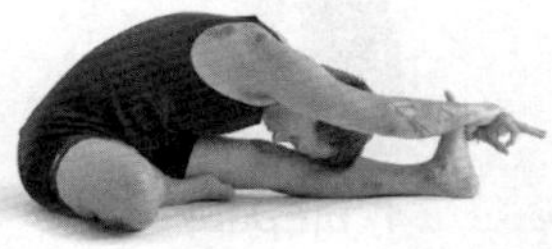

20. 자누 시르사사나 A
양쪽 모두 호흡 10회.

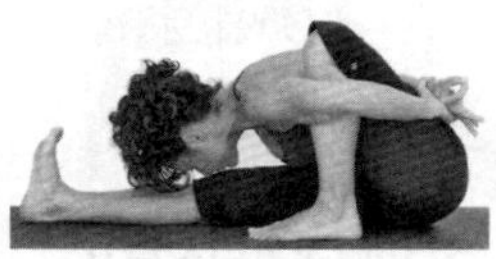

21. 마리챠사나 A
양쪽 모두 호흡 10회.

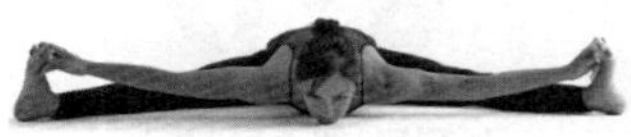

22. 우파비스타 코나사나
2분.

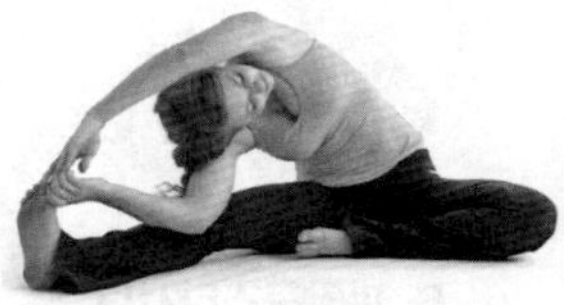

23. 파리브릿타 자누 시르사사나
양쪽 모두 호흡 10회.

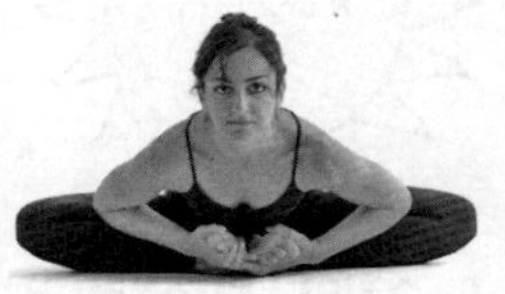

24. 밧다 코나사나
2분.

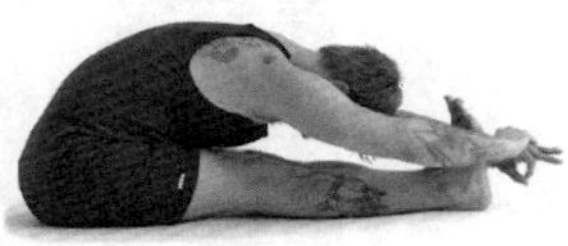

25. 파스치못타나사나
2분.

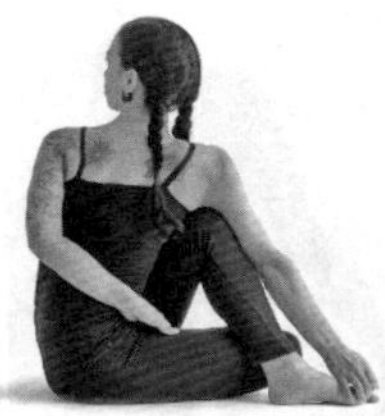

26. 아르다 맛센드라사나
양쪽 모두 호흡 10회

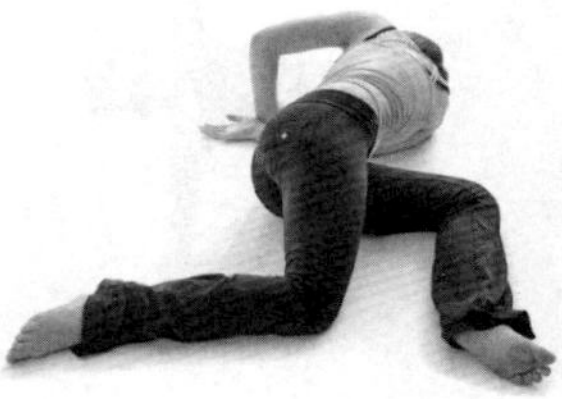

27. 스와스티카사나
양쪽 모두 1분씩.

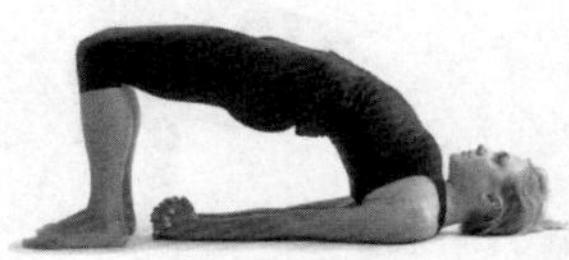

28. 세투 반다 사르방가사나
3회. 양쪽 모두 호흡 5–10회씩. 쉬었다가 반복하거나 다음 아사나로 전환한다.

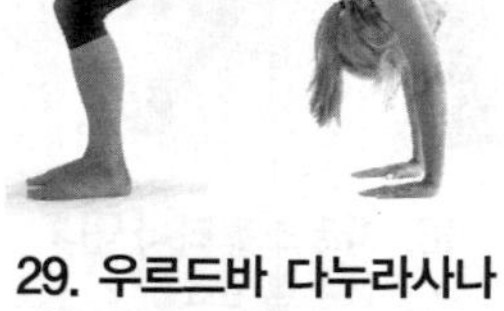

29. 우르드바 다누라사나
양쪽 모두 호흡 5–10회씩. 3회.

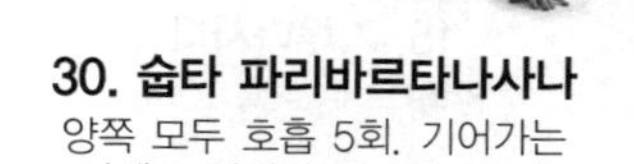

30. 숩타 파리바르타나사나
양쪽 모두 호흡 5회. 기어가는 자세로 일어난 뒤 아도 무카 스바나사나를 이동한다.

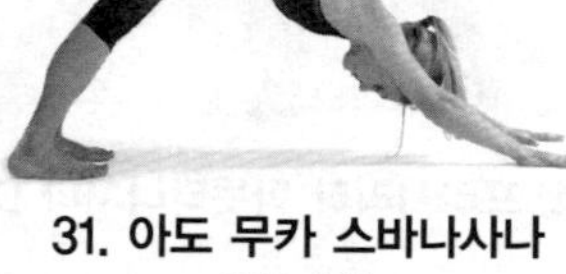

31. 아도 무카 스바나사나
호흡 5회.

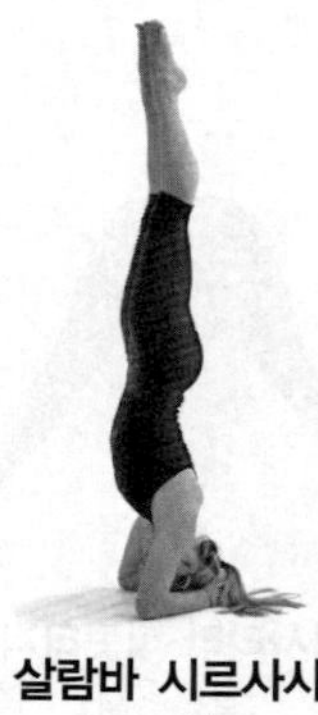

32. 살람바 시르사사나 I
2–5분.

[시퀀스 21] 중급 수준 : 굽히기 자세를 중심으로 (계속)

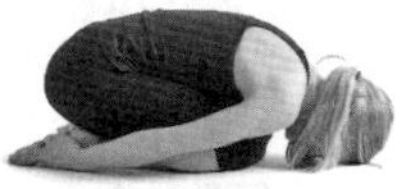

33. 발라사나
호흡 5회.

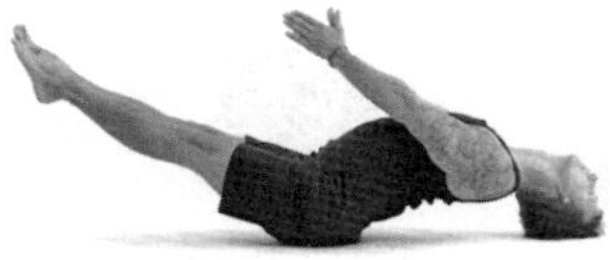

34. 웃타나 파다사나
호흡 5회.

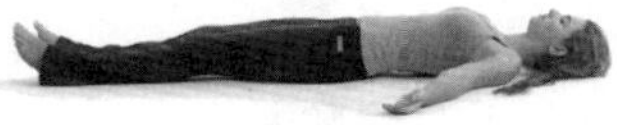

35. 사바나사
5–10분.

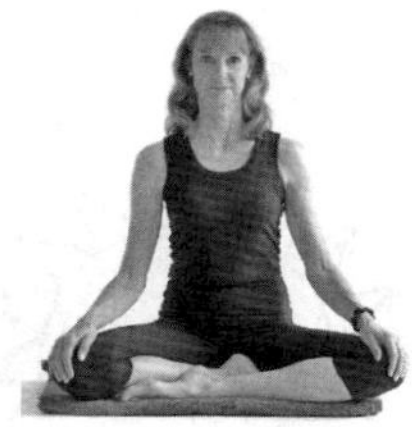

36. 수카사나
명상.

[시퀀스 22] 중급 수준 : 거꾸로 하는 자세를 중심으로

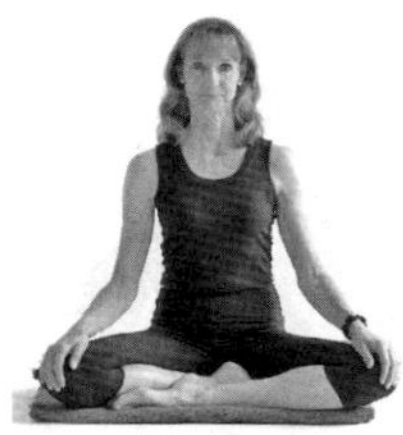

1. 수카사나
1–2분. 인사를 하고 목적을 세운 뒤 안내를 시작한다.

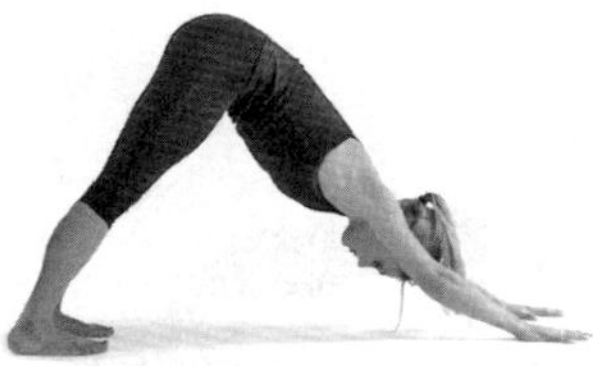

2. 아도 무카 스바나사나
2–3분 한 뒤 발라사나로 쉰다.

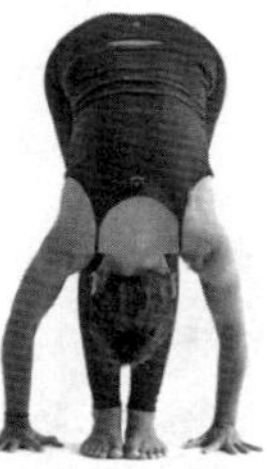

3. 웃타나사나
1분.

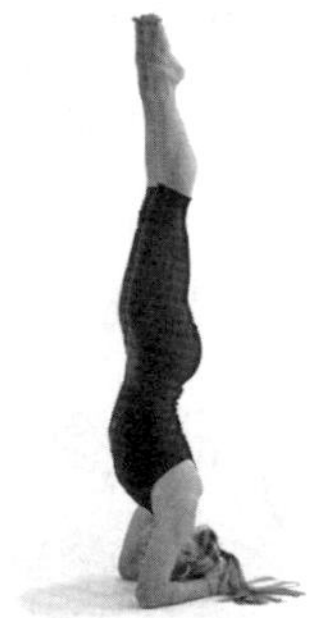

4. 살람바 시르사사나 I
2–3분 한 다음 발라사나로 쉰다.

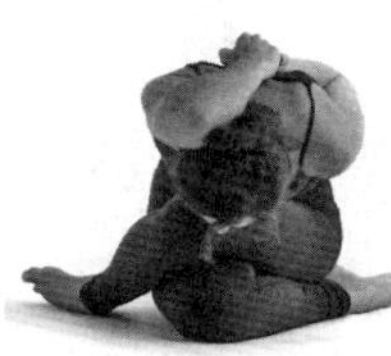

5. 고무카사나
양쪽 모두 호흡을 10회 한 다음 일어선다.

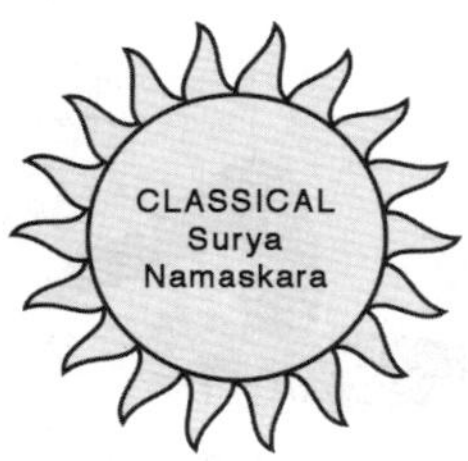

6. 고전적 수리야 나마스카라
2회. 아도 무카 스바나사나로 전환한다.

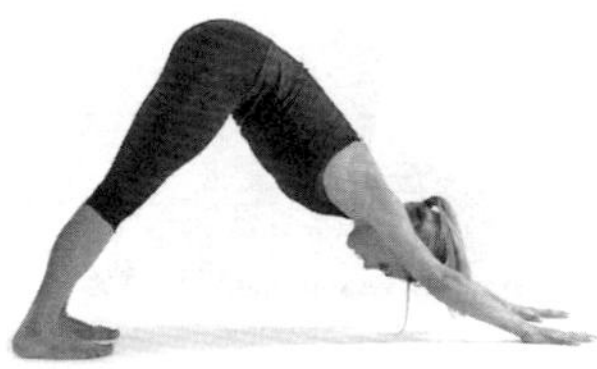

7. 아도 무카 스바나사나
1분. 타다사나로 전환한다.

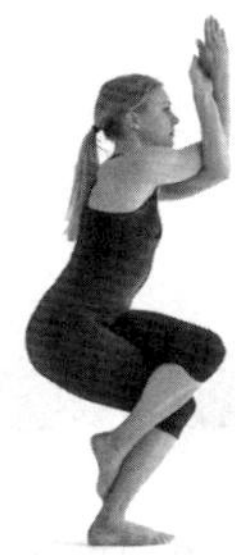

8. 가루다사나
양쪽 모두 호흡 10회 한 다음 수리야 나마스카라를 1회 한다.
그 후 아도 무카 스바나사나를 한다.

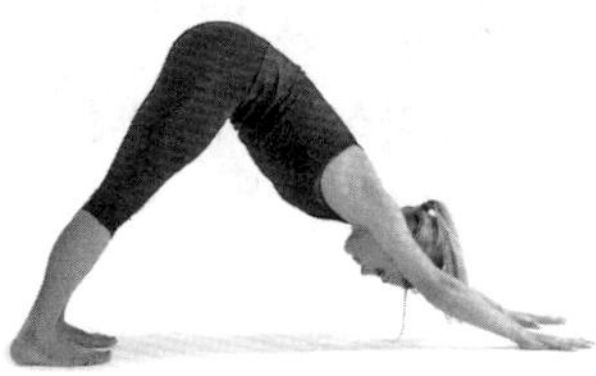

9. 아도 무카 스바나사나
호흡 10회 한 다음 플롯 스루로 앉는다.

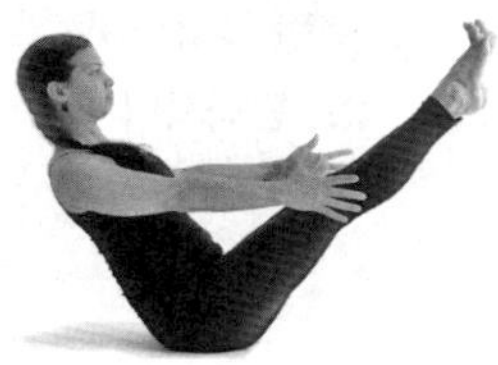

10. 나바사나
호흡 5회. 2회 반복한 다음, 빈야사를 하고
기어가는 자세로 쉰다.

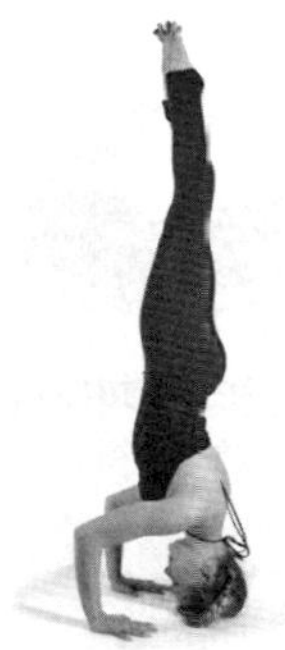

11. 살람바 시르사사나 II
2분 실시한 후, 쉬면서 호흡을 5회 하고, 2분을 더 한다.

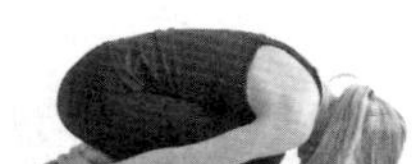

12. 발라사나
호흡 5회. 타다사나로 전환한다.

[시퀀스 22] 중급 수준 : 거꾸로 하는 자세를 중심으로 (계속)

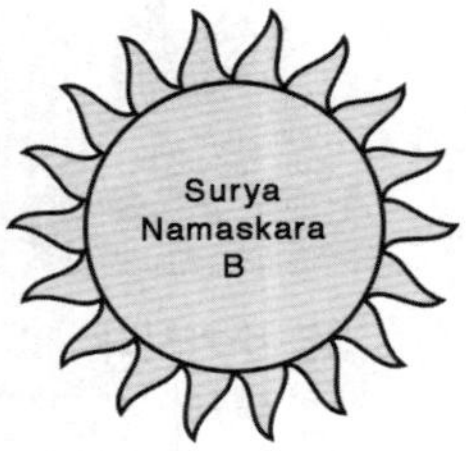

13. 수리야 나마스카라 B
2회 실시한 다음 아도 무카 스바나사나를 실시한다.

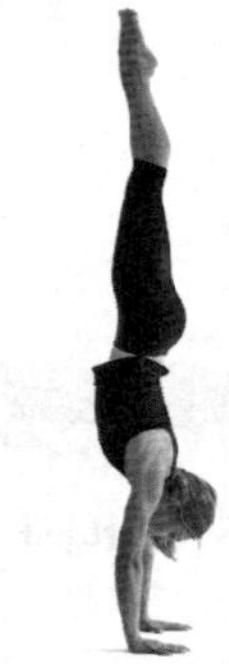

14. 아도 무카 브릭사사나
1–3회. 매회 호흡 5–10회.

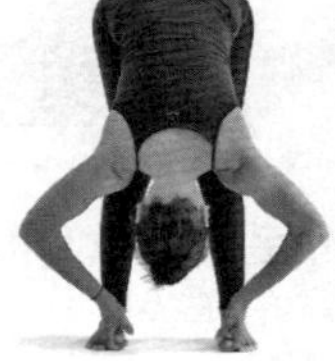

15. 파당구스타사나
호흡 5회.

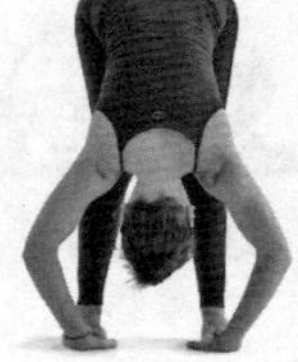

16. 파다 하스타사나
호흡 5회.

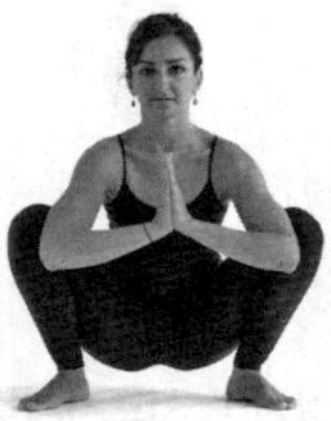

17. 말라사나
호흡 10회.

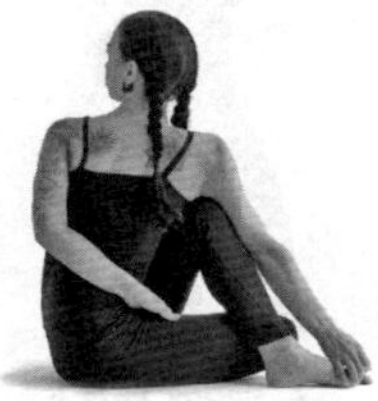

18. 아르다 맛센드라사나
양쪽 모두 호흡 5회.

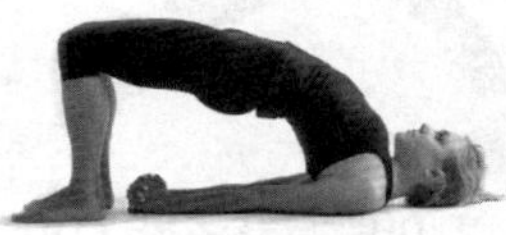

19. 세투 반다 사르방가사나
호흡 5–10회. 두 번 반복하거나 다음 동작으로 전환한다.

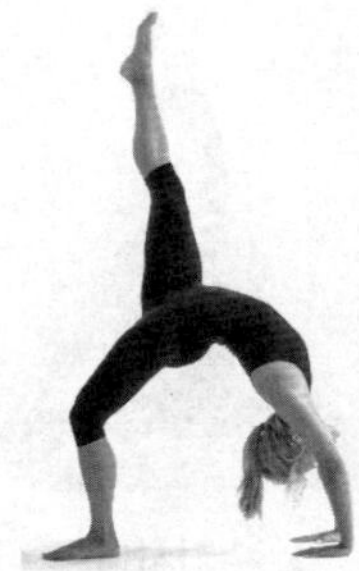

20. 우르드바 다누라사나
5–10회 호흡. 두 번 반복한다.

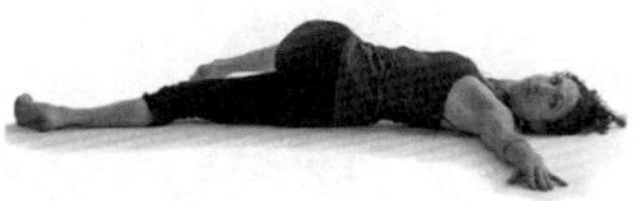

21. 숩타 파리바르타나사나
양쪽 모두 호흡 5회.

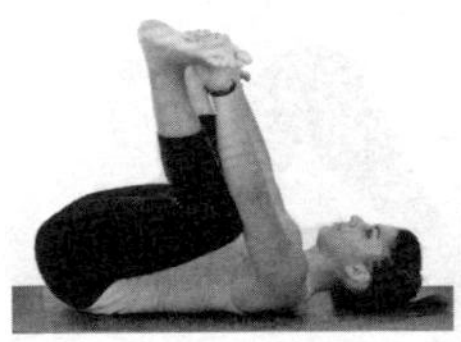

22. 아난다 발라사나
호흡 10회.

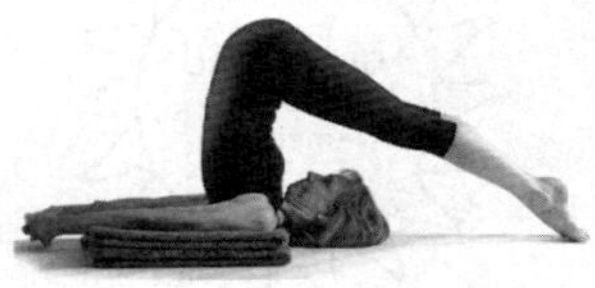

23. 할라사나
호흡 5회.

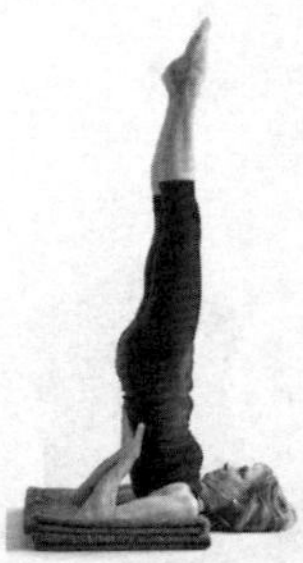

24. 살람바 사르방가사나
2–3분.

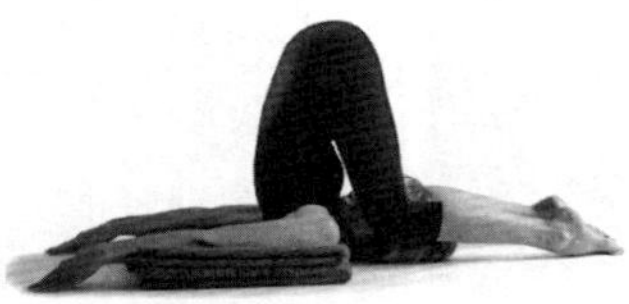

25. 카르나피다사나
호흡 5회.

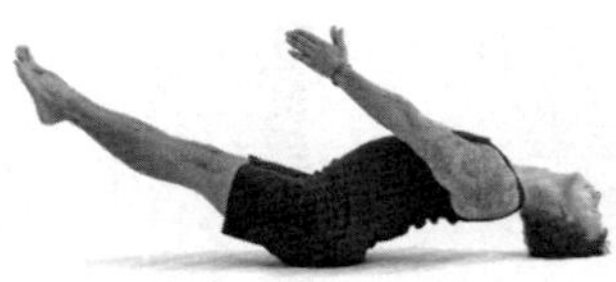

26. 웃타나 파다사나
호흡 5회.

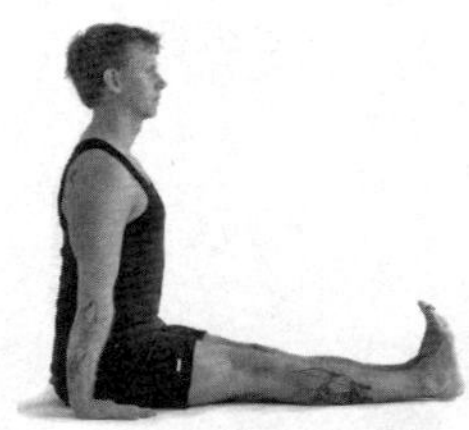

27. 단다사나
호흡 5회.

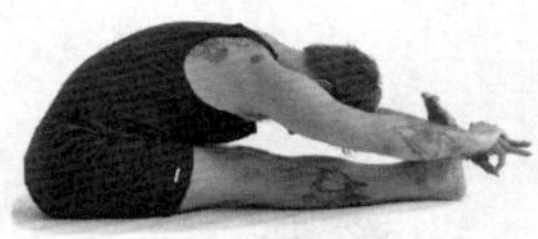

28. 파스치못타나사나
호흡 10회.

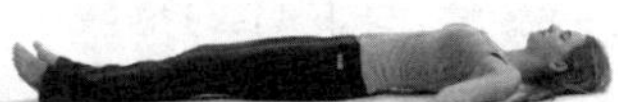

29. 사바사나
5–10분.

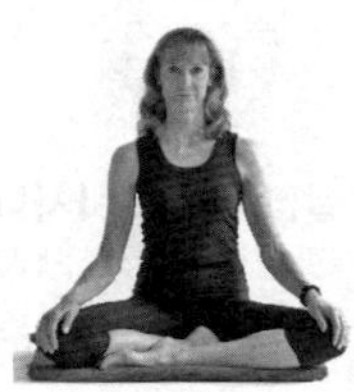

30. 수카사나
명상.

제 8 장

상급 수업

Advanced-Level Classes

> 모든 위대한 업적은 시간이 걸린다.
>
> — 마야 앤젤(Maya Angelou)

상급 수련생이 수업에 들어오는 일은 요가를 가르치는 강사들에게 큰 행운이다. 여기서 상급 수련생이란 사람들의 탄성과 부러운 시선을 받으며 곡예사처럼 어려운 동작을 선보이는 운동선수들이 아니다. 상급 수련생은 초심자의 태도로 꾸준히 수련하는 모습을 보여주는 이들을 말한다. 마치 지금 하는 이 수련이 처음인 것처럼 수련하는 상급수련생들은 새롭게 배울 것이 늘 있다는 것을 알고 있다. 그리고 수련을 통한 결과물에 집착하지 않은 채 요가를 수련하는 동안 온전히 현존한다. 그들은 더 많은 자유와 행복한 삶을 가져올 의식적인 변화에 가슴을 활짝 열어놓으면서 요가 수련을 자기 자신에 대해 더 많이 배우는 과정으로 삼는다. 이런 마음가짐으로 요가를 수련하면 그 길은 끝이 없을 것이다. 노력 끝에 최종적으로 성취하는 아사나란 존재하지 않을 것이므로, "이제 다 됐다!"라든가, "이제 난 요가 마스터야"라는 말은 있을 수 없다.

우리가 마스터할 것이 없고 오히려 끝없이 탐구해야 할 것만 있음을 감안하면, 세상에 요가 마스터 같은 것은 없다. 급성장한 요가 시장에서 자칭 탁월한 마스터임을 홍보하는 이가 늘어나고 있음에도 불구하고 말이다[1]. 이 장에서는 어마어마한 탐구의 자유가 있는 수업을 계획해 가르칠 수 있도록 그 맥락을 잡을 것이다. 상급 수련생들과 함께 작업할 때 우리는 그들이 수업에 들어오면서 그들의 에고를 문 뒤에 안전히 두고 들어오기를 기대한다. 그들은 수년 간 요가 수련을 통해 강렬한 자기 탐구의 길을 걸었기에 매우 정제되고 각성된 몸으로 요가 매트 위에 서게 되곤 한다. 아사나를 취하는 동안 호흡이 얼마나 중심적으로 역할하는지 이해하고, 의식적 호흡법이 몸마음의 각성의 지평을 얼마나 열게하고 확장하는지 경험으로 알고 있다. 우리 강사들은 상급수련생들의 이런 특징들을 모두 살리면서 그들이 더욱 발전할 수 있도록 짜임새 있는 시퀀스를 만들어야 하는 것이다.

아슈탕가 빈야사의 상급 시리즈는 '스티라 바가(sthira Bhaga)' 라고 불리는데, 스티라는 '안정된, 꾸준한' 이라는 뜻이고, 바가는 '신성한, 고요한' 이라는 뜻이다. 상급 요가의 수련이란 수련의 전체 결실 차원에서 보면, 꾸준함을 기르는 것일 것이다. 아슈탕가 빈야사나 다른 방식의 요가에서는 상급 수련 과정이라고 해서 특별한 아사나 시퀀스를 제시하는 것은 아니다. 그런데 상급 요가를 한다는 것이 신체적인 특정 자세들만을 의미하는 것은 아닐 것이다. 좀 더 복합된 자세들을 연구할 때, 우리는 깊숙이 있어 발견되지 않은, 무의식적인 긴장의 원천들을 발견하게 된다. 이런 식으로 더 깊이 들어가면, 거대한 평정에 이르는 삶의 과정 속에서 반드시 만나게 되는 자기를 제한하는 감정적, 정신적, 신체적 근원들이 풀어 지게 된다. 수년 동안 꾸준한 요가 수련을 통해 매우 미세하게 알아차리게 된다. 몇 년 전까지(웃자이 프라나야마도 함께 쉼 없이 유지하면서) 몸부림치며 익혀야 했던 것들을 어느덧 자연스럽게 할 수 있게 된다. 아사나들의 미세한 차이를 더 잘 알아차리고 복합된 아사나들을 할 때 별 노력 없이 안정감 있게 천천히 수행하게 된다. 이렇게 더 정교해진 수련 덕분에, 우리는 요가를 하는 누구나 지니고 있어야 할 초심자의 마음을 새롭게 할 수 있다. 그리고 이런 마음가짐으로 무언가 새로운 것을 찾아내어 탐험하게 되고 심지어 매우 단순한 아사나를 하면서도 변형할 수 있게 된다. 엄청나게 복합된 아사나 수련을 간단하게 만들어버림으로써 우리는 "더 많이 알수록 우리가 모르는 것을 더 많이 알게 된다"라는 자명한 말에 매료된다.

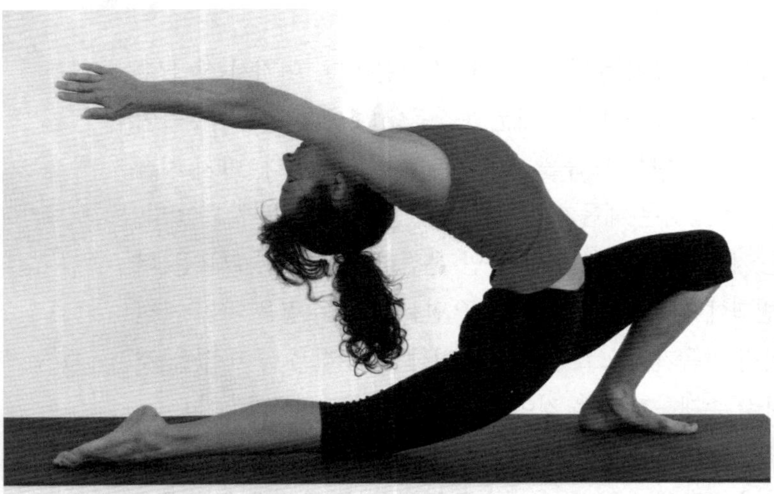

안자네야사나에 있는 상급수련자

기초적인 호흡법을 수행하면서 아사나들을 편하게 할 때, 우리는 익혀야 할 호흡법들이 수없이 많다는 것을 알게 된다. 경직되었던 몸은 더 유연해지고 튼튼해졌으며, 신경체계는 완전한 기능을 회복하였으며, 호흡계는 다른 부분과 조응하여 원활히 제 기능을 하게 되어, 호흡과 몸-마음의 연결이 더욱 좋아졌다. 이런 상태에서 우리는 에너지 각성을 온전히 활성화하는 데 매우 중요한 원천인 다양한 호흡법들을 경험해볼 것이다. 우리는 호흡법을 실시하는 것이 악기를 연주하는 것과 같다는 사실을 인지하게 될 것이다. 호흡의 속도나 유지시간이나 감촉, 보유, 이완에서 매우 미세한 차이 때문에 각성의 가장 세밀한 전환이 생긴다는 것을 인식하게 된다.

또한 우리의 한계들을 알고 인정하게 된다. 전체적인 삶의 균형과 조화를 찾아가는 수련을 하는데 그 한계들을 스승으로 삼게 된다. 좀더 어렸을 때는 복잡하고 어려운 아사나들을 완성하는 것에 사로잡혔지만, 이제는 자신들이 다른 이와 비교해 어떻게 보이든 상관없이 내면으로 더 깊이 들어가라는 소리에 귀를 기울인다. 호흡을 할 때마다 서서히 균형을 잡아가고 명료해지며 자기를 긍정하는 자신을 발견하게 된다. 마음은 친숙해져 잘 아는 친구처럼 되어 더욱 고요해진다. 바로 여기, 지금이 상급 요가가 시작되는 시점인 것이다.

상급 요가에서 우리가 경험할 수 있는 아사나와 프라나야마의 세계는 어마어마하게 넓다. 수업에서 강사들은 84만 개의 아사나를 소개하는 하타 요가의 경전 『하타 요가 프라디피카(Hatha Yoga Pradipika)』 하타 요가의 등불을 인용해서 세상에는 얼마나 많은 아사나들과 호흡법들이 있는지를 알려줄 수 있다. 또한 복잡한 정도가 완만한 곡선을 그리도록 아사나들을 배열함으로써 우리의 한계를 줄여주는 복잡한 시퀀스들을 경험해볼 수도 있다. 하지만 몸은 여전히 특유의 기관들과 구조들을 지닌 바로 그 몸이다. 그러므로 아사나들의 특성들뿐만 아니라 초급과 중급 수업의 시퀀스 원칙에 근거해서 배열한 시퀀스에 주의를 기울여야 한다.

늘 그렇듯 지금까지 했던 경험과 당장 가르치고자 하는 아사나들에 대한 연구에 근거해서 강사가 아는 만큼 가르쳐야 한다. 강사보다 경험이 풍부하거나 능력이 우수한 수련생들이 오거든, 그들이 개인적 수련을 할 수 있는 공간을 제공하면서 우리가 통찰한 것을 전달해야 한다. 중요한 것은 얼마나 멀리 가느냐가 아니라 어떻게 가느냐에 있음을 상기시키면서, 모든 것을 가능한 단순하게 유지하는 것에 관한 도전에 기꺼이 임할 수 있도록 상급 수련생들을 격려한다.

상급 시퀀스를 만들기와 가르치기
Creating and Teaching Adavanced-Level Sequences

- 초급과 중급 수업을 기획할 때와 마찬가지로 부상의 위험성을 비롯하여 금지사항들과 준비동작들 등 모든 것을 세밀히 신경 쓰면서 아사나들을 배열한다.
- 호흡법들을 폭 넓게 가르친다.
- 수련생들이 카팔라바티 호흡법을 지속적으로 그리고 편하게 하게 되면, 바스트리카 호흡법을 가르친다.
- 물라 반다와 웃디야나 반다와 잘란다라 반다를 유지하면서 빌로마 호흡법, 쿰바카, 카팔라바티 호흡법과 함께 하는 나디 쇼다나 호흡법을 가르친다.
- 수리야 나마스카라(태양경배) A와 B 시퀀스들을 쉬지 않고 최고 5회까지 하는 것으로 아사나 수련을 시작한다.
- 살람바 시르사사나 I (머리로 물구나무 서기 자세)을 3분에서 5분 동안 유지하거나, 아도

무카 브릭사사나(거꾸로 선 나무 자세)를 1분에서 2분 동안 유지하는 것으로 아사나 수련을 시작한다.

- 몸을 따뜻하게 하고 다리의 힘을 기르기 위해 서서 하는 아사나들을 함께 연결한다.
- 넙다리뼈가 안쪽돌림하는 동작을 취한 다음 가쪽돌림하는 동작으로 전환하는 것을 포함하여 서서 하는 자세들의 복잡한 변형자세들을 가르친다. 예를 들어, 웃티타 파르스바코나사나(횡각으로 늘린 자세)에서 파리브릿타 파르스바코나사나(회전한 측면각 자세)로 전환한다. 하지만 서서 균형을 잡는 아사나들을 실시할 때, 넙다리뼈가 안쪽돌림하는 자세에서 가쪽돌림하는 자세로 전환해서는 안 된다. 또는 그 반대로 전환해서는 안 된다.
- 팔의 균형을 잡는 동작들은 모두 차투랑가 단다사나(사지 막대 자세)로 전환한다.
- 아도 무카 스바나사나(얼굴이 아래로 향한 개 자세)에서 바카사나(두루미 자세)와 부자피다사나와 같이 팔로 균형을 잡은 동작으로 전환하기 위해 '플로팅(floating)'을 연습시킨다.
- 브리스치카사나(전갈 자세)처럼 팔로 균형을 잡으면서 젖히기 자세들을 가르친다. 살람바 시르사사나에서 살람바 시르사사나 I 로, 핀차 마유라사나에서 핀차 마유라사나 II 로 전환하는 것을 가르친다. 처음에는 벽 앞에서 하도록 권한다.
- 팔로 균형을 잡는 시르사사나 II 의 변형자세들을 가르친다. 살람바 시르사사나에서 바카사나로 바로 전환한 뒤 다시 원래대로 돌아간다. 이어서 파르스바 바카사나를 양방향으로 모두 실시한 뒤 살람바 시르사사나로 돌아간다. 그리고 드위 파다 코운딘야사나 B와 에카 파다 코운딘야사나 B를 양방향으로 실시한 뒤 원래 처음 자세인 살람바 시르사사나로 돌아간다.
- 다양한 시르사사나 I 의 빈야사들을 가르친다. 시르사사나 I 에서 우르드바 단다사나, 파리브릿타 시르사사나(Revolved Headstand), 파리브릿타 에카 파다 시르사사나, 에카 파다 시르사사나, 파르스바 에카 파다 시르사사나, 우르드바 파드마 시르사사나, 파리브릿타 우르드바 파드마 시르사사나, 프라사리타 파돗타나사나 시르사사나, 밧다 코나 시르사사나, 묵타 하스타 시르사사나(Mukta hasta sirsasana), 밧다 하스타 시르사사나 순으로 전환하는 것을 경험한다.
- 아도 무카 브릭사사나와 살람바 시르사사나에서 차투랑가 단다사나로 바로 전환하는 것을 가르친다.
- 우스트라사나(낙타 자세)에서 카포타사나(비둘기 자세)로 바로 전환할 때 필요한 힘과 지성을 키우기 위해 라구 바즈라사나(작은 번개 자세)를 연습한다. 또 이 자세는 타다사나(산 자세)에서 우르드바 다누라사나(수레바퀴 자세)로 전환하기 위한 준비 자세라는 것을 강조한다.
- 벽 가까이에 서서 타다사나로부터 우르드바 다누라사나로 바로 전환하는 것을 소개한다. 벽을 최소한으로 이용하고 두 발의 정렬과 다리의 안쪽돌림을 유지하면서 오르락내리락 하는 것을 가르친다.

- 살람바 시르사사나 I 에서 비파리타 단다사나(거꾸로 된 막대 자세)로 전환하는 것을 소개한다.
- 에카 파다 우르드바 다누라사나와 에카 하스타 우르드바 다누라사나와 비파사리타 단다사나를 포함하여 비대칭적인 젖히기 자세들을 소개한다.
- 비라사나(영웅 자세)와 다누라사나(활 자세)를 잘하는 수련생들에게는 베카사나(개구리 자세)를 가르친다.
- 에카 파다 라즈 카포타사나를 가르칠 때 수련생들에게 소도구를 이용하도록 권한다.
- 우르드바 다누라사나에서 발을 잡을 수 있는 수련생들에게는 파당구스타 다누라사나를 소개한다. 그 자세에서 천천히 비대칭적인 젖히기 자세 게란다사나(Gherandasana, 성자 게란다의 자세)로 전환한다.
- 나타라자사나를 소개한다.
- 바라드바즈라사나 Ⅱ처럼 다리와 팔과 척추를 비대칭적으로 위치시키는 자세들을 포함하여 더 복잡한 비틀기 자세들을 소개한다.
- 복합된 굽히기 자세를 연결한 시퀀스들을 제안한다. 예를 들어, 단다사나(막대 자세)에서 파스치못타나사나, 자누 시르사사나, 밧다 코나사나, 우파비스타 코나사나, 파스치못타나사나, 티리앙 무카 에카 파다 파스치못타나사나 순서로 진행하는 시퀀스를 제안한다. 모든 아사나들은 1분 내지 3분 동안 유지한다.
- 굽히기 자세들을 연결하는 시퀀스들을 실시한 뒤, 간단한 비틀기 동작들과 세투 반다 사르방가사나(다리 자세)를 실시해서 척추와 허리쪽의 중립을 맞춘다.
- 살람바 사르방가사나(어깨 서기 자세)의 변형동작들을 모두 가르친다. 어깨로 서서 젖히기 또는 굽히기 자세, (연꽃 다리 모양을 한 뒤 비틀기 자세를 포함해서) 비틀기 자세 들을 모두 가르친다.
- 살람바 사르방가사나를 잘하고 다리를 수직으로 세우는 수련생들에게는 니라람바 사르방가사나(지지대 없는 어깨로 서기 자세)를 가르친다.
- 밧다 핀다사나(Baddha Pindasana)를 가르친다.
- 사바사나(송장 자세)로 전환하기 전에 톨라사나(저울 자세)에서 카팔라바티를 최고 108회 실시하도록 가르친다.
- 사바사나 자세에서 5분 이상 쉬게 한다.

상급 수업의 시퀀스
Advanced Class Sequences

[시퀀스 23] 상급 수준 : 젖히기 자세를 중심으로 (1)

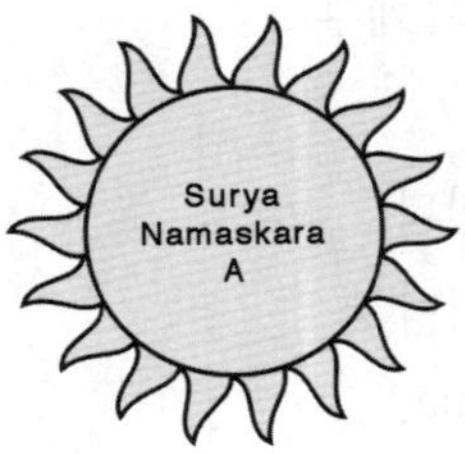

1. 수리야 나마스카라 A
3회.

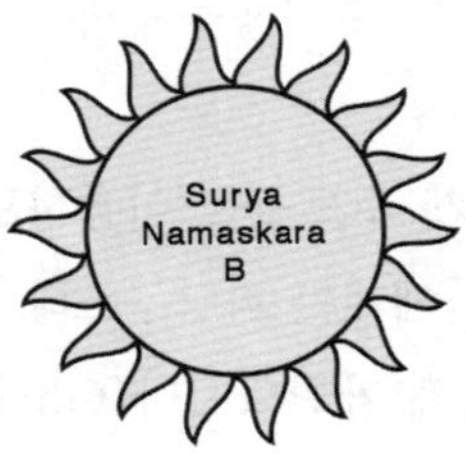

2. 수리야 나마스카라 B
3회.

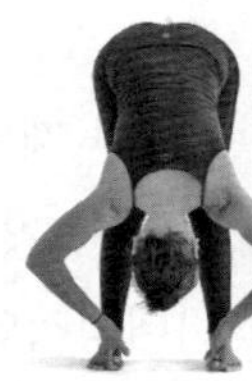

3. 파당구스타사나
호흡 5회.

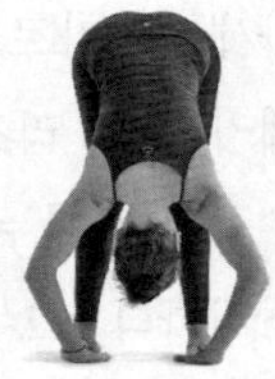

4. 파다 하스타사나
호흡 5회.

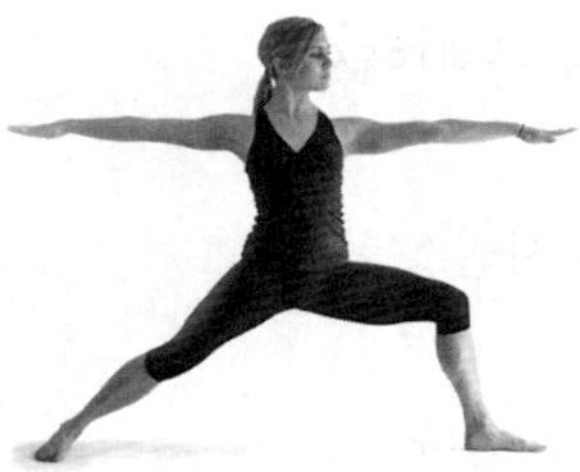

5. 비라바드라사나 II
오른쪽(또는 왼쪽)으로 실시해 호흡 10회 한 후, 다음 동작으로 전환한다.

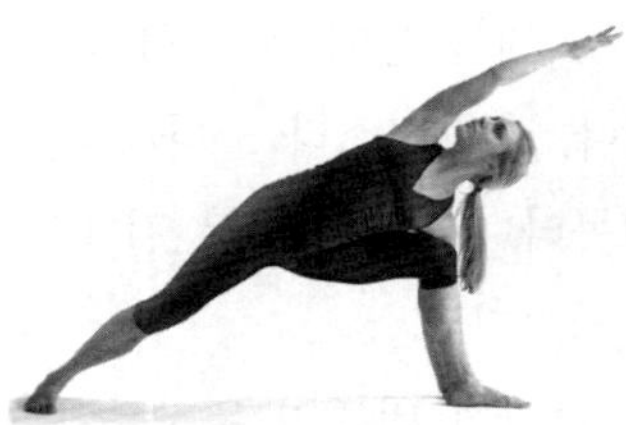

6. 웃티타 파르스바코나사나
오른쪽(또는 왼쪽)으로 실시해 호흡 10회 한 후, 다음 동작으로 전환한다.

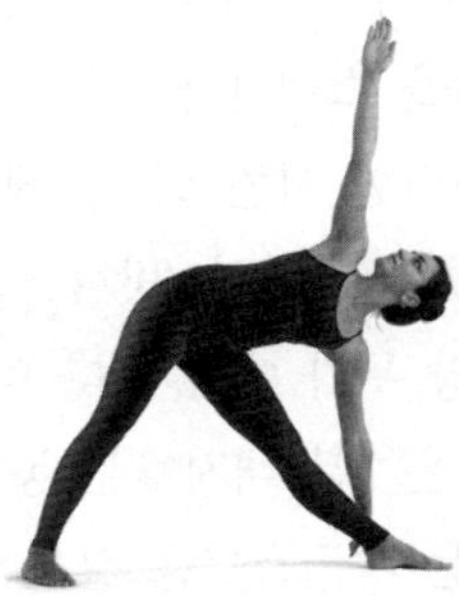

7. 웃티타 트리코나사나
오른쪽(또는 왼쪽)으로 실시해 호흡 10회 한 후, 다음 동작으로 전환한다.

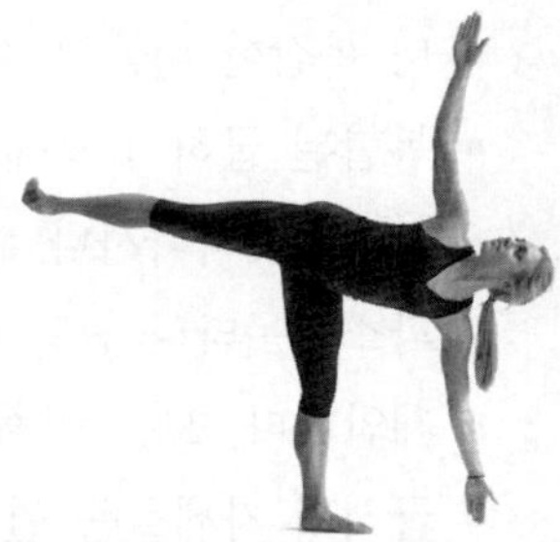

8. 아르다 찬드라사나
오른쪽(또는 왼쪽)으로 실시해 호흡 10회 한 후, 방향을 전환하여 5–8까지 실시한다.

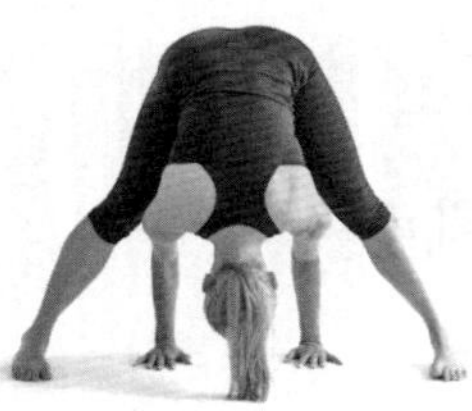

9. 프라사리타 파돗타나사나 A
호흡 10회. 이 동작에서 다음 동작으로 전환하는데 중간에 살람바 시르사사나 II를 실시한다.

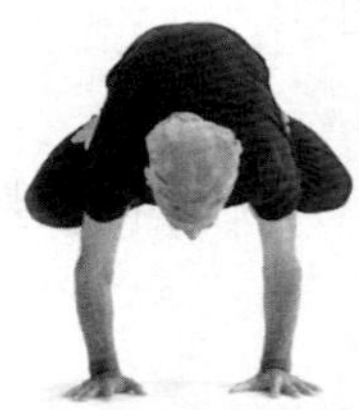

10. 우르드바 쿡쿠타사나
호흡 10회 한 뒤 자세를 풀고 살람바 시르사사나 II를 하고 다시 프라사리타 파돗타나사나 A로 돌아간다.

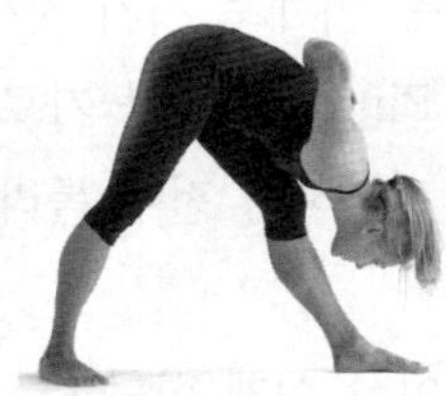

11. 파르스봇타나사나
오른쪽(또는 왼쪽)으로 실시해 호흡을 5회 한 뒤 다음 동작으로 넘어간다.

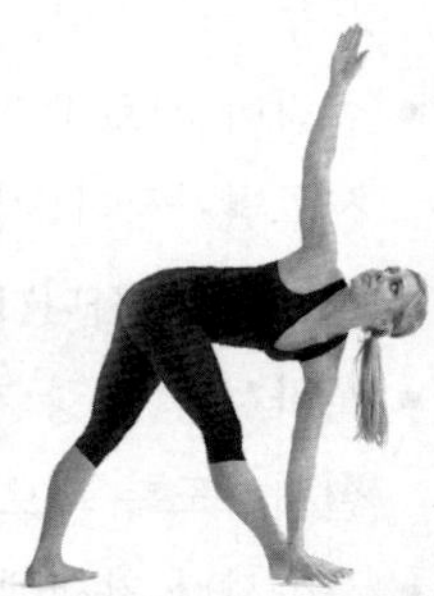

12. 파리브릿타 트리코나사나
오른쪽(또는 왼쪽)으로 실시해 호흡을 5회 한 뒤 다음 동작으로 넘어간다.

[시퀀스 23] 상급 수준 : 젖히기 자세를 중심으로 (1) (계속)

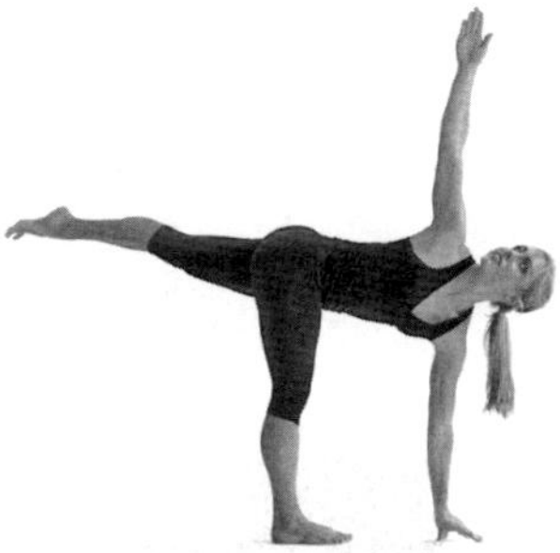

13. 파리브릿타 아르다 찬드라사나
오른쪽(또는 왼쪽)으로 실시해 호흡 10회 한 뒤, 방향을 바꿔 11–13을 실시한다.

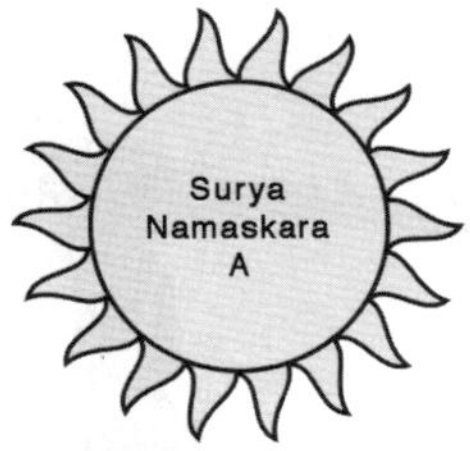

14. 수리야 나마스카라 A
1회.

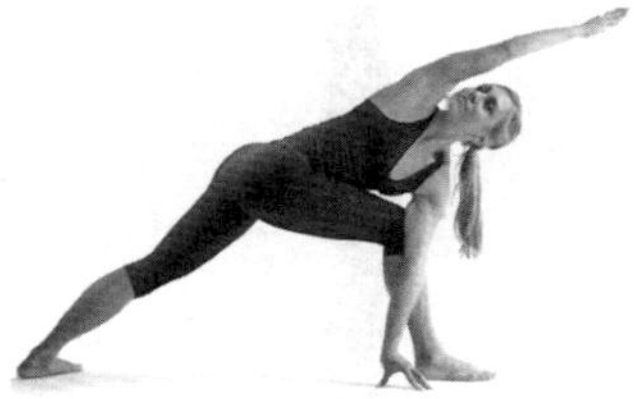

15. 파리브릿타 파르스바코나사나
양쪽 모두 호흡 10회한 뒤 빈야사를 하고 눕는다.

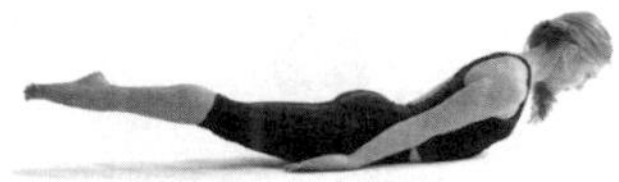

16. 살라바사나 A, B, C
각각 호흡 5회. 아사나들 사이사이에 빈야사를 한다.

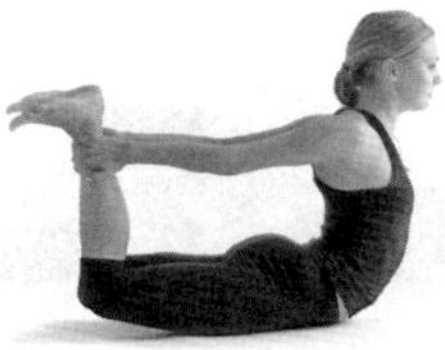

17. 다누라사나.
호흡 5회. 빈야사를 하고 다누라사나를 한 뒤 다시 빈야사를 한다.

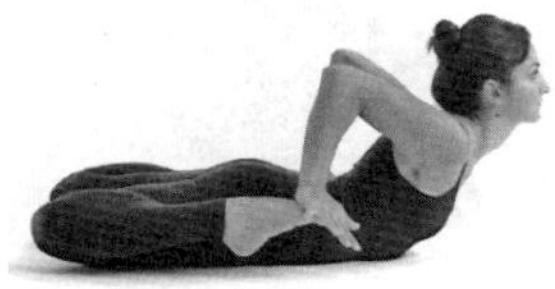

18. 베카사나
호흡 5회. 빈야사를 한 뒤 무릎으로 선다.

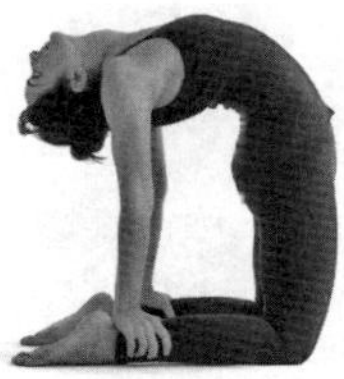

19. 우스트라사나
호흡 5회 한 뒤 다음동작으로 전환한다.

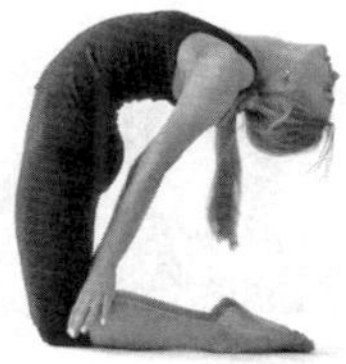

20. 라구 바즈라사나
5회. 상체를 뒤로 5번 젖히는데 각 호흡 5회씩 유지한 후 다음 아사나를 한다.

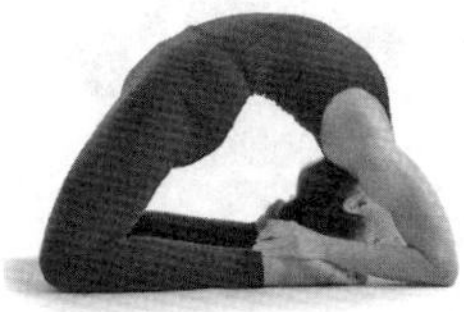

21. 카포타사나
10–15회 호흡한 뒤 우스트라사나로 돌아온다.

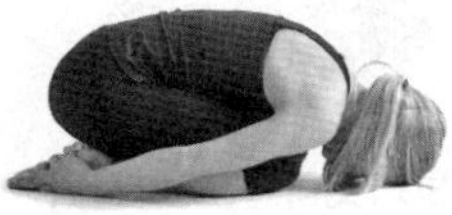

22. 발라사나
호흡 10회.

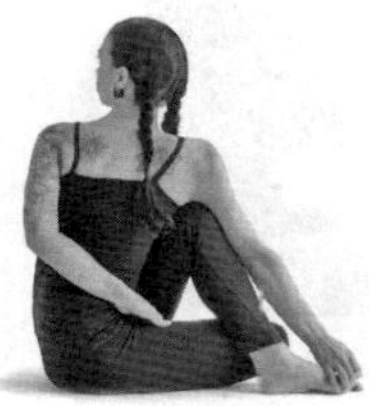

23. 아르다 맛센드라사나
양쪽 모두 호흡 5회.

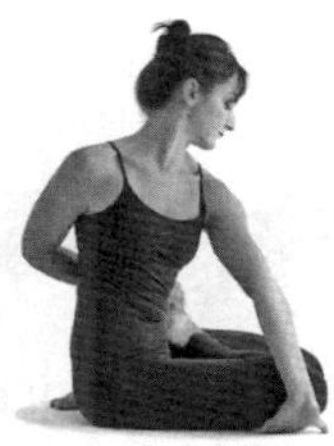

24. 바라드바즈라사나 B
양쪽 모두 호흡 10회.

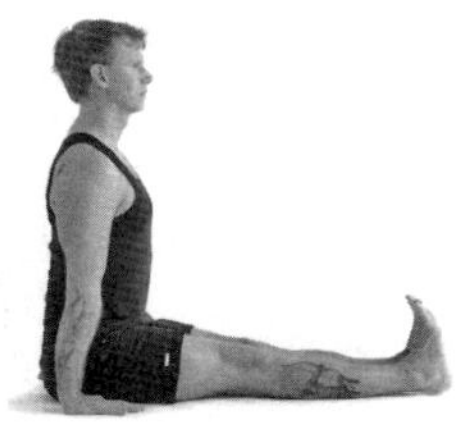

25. 단다사나
호흡 5회.

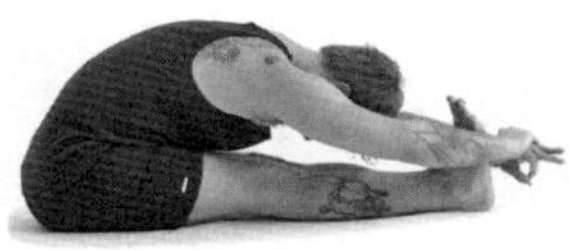

26. 파스치못타나사나
호흡 10회.

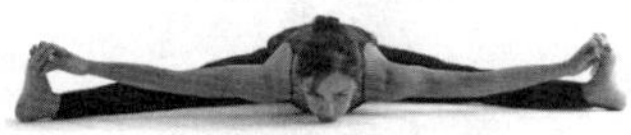

27. 우파비스타 코나사나
호흡 10회.

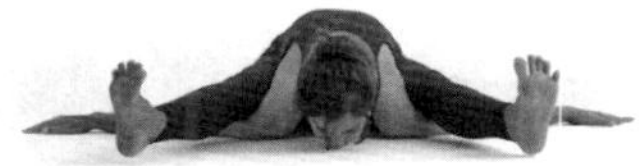

28. 쿠르마사나
호흡 5회.

[시퀀스 23] 상급 수준 : 젖히기 자세를 중심으로 (1) (계속)

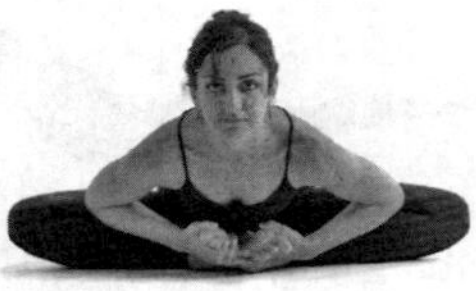

29. 밧다 코나사나
호흡 10회.

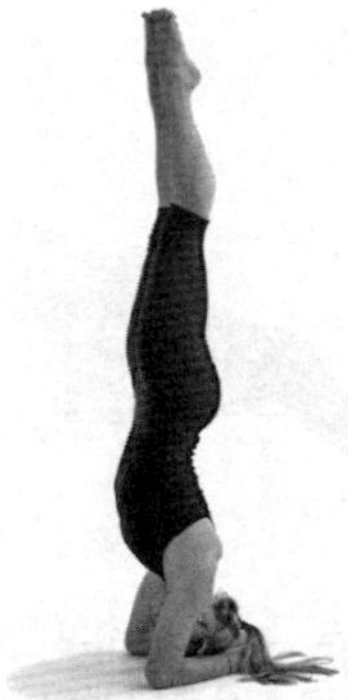

30. 살람바 시르사사나 I
5분.

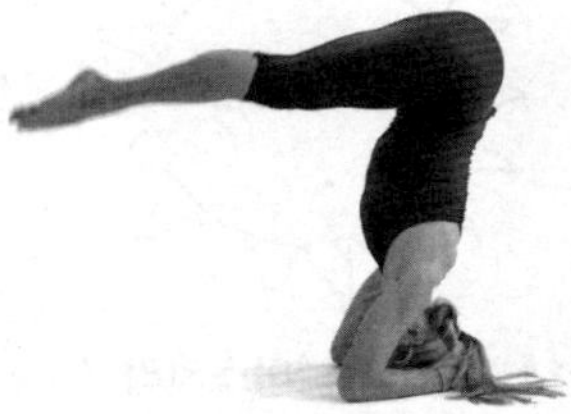

31. 우르드바 단다사나
호흡 5회.

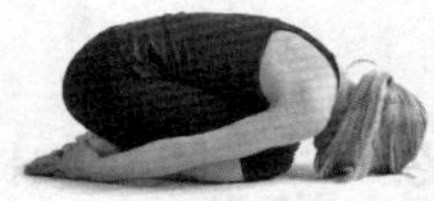

32. 발라사나
호흡 5회.

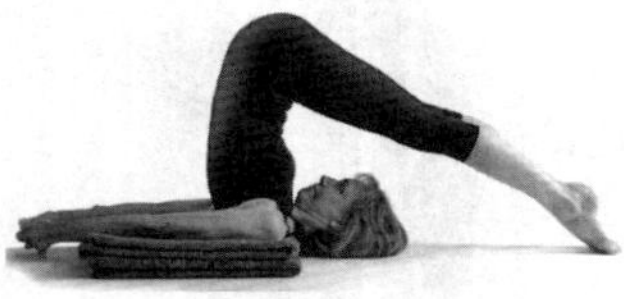

33. 할라사나
호흡 5회.

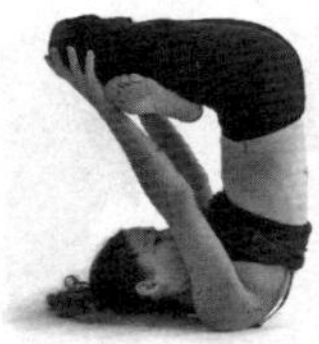

34. 우르드바 파드마사나
호흡 5회.

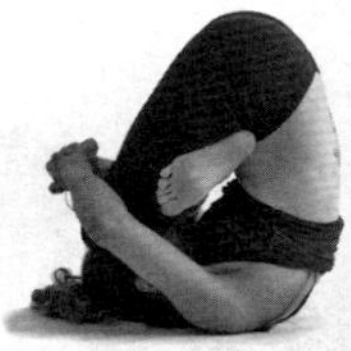

35. 핀다사나
호흡 5회.

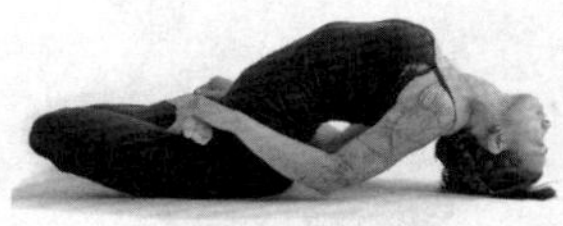

36. 마츠야사나
호흡 5회.

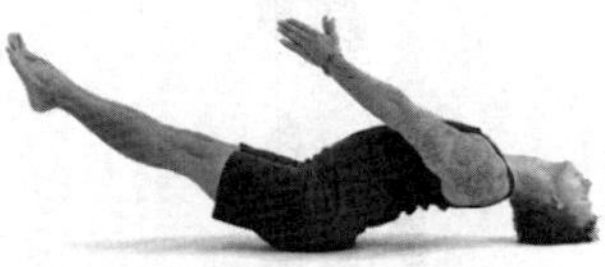

37. 웃타나 파다사나
호흡 5회.

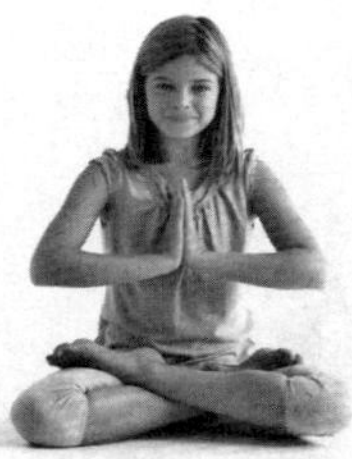

38. 파드마사나
호흡 5회.

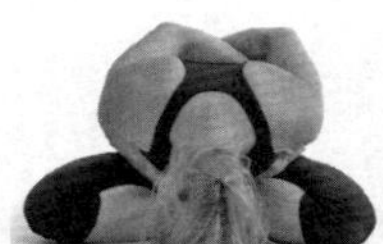

39. 밧다 파드마사나
호흡 5회.

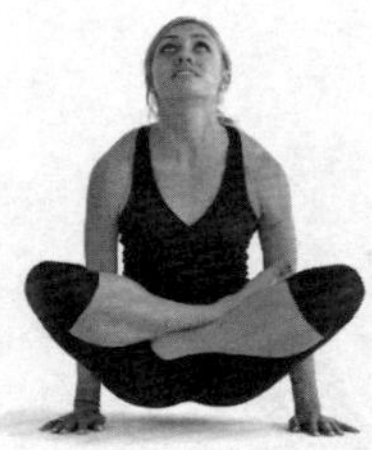

40. 톨라사나
카팔라바티 호흡을 108회 한 뒤 빈야사를 하고 플룻 스루를 한다.

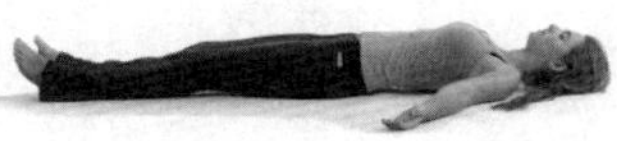

41. 사바사나
5–10분.

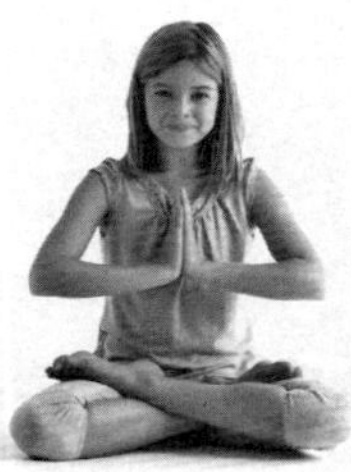

42. 파드마사나
명상.

[시퀀스 24] 상급 수준 : 젖히기 자세를 중심으로 (2)

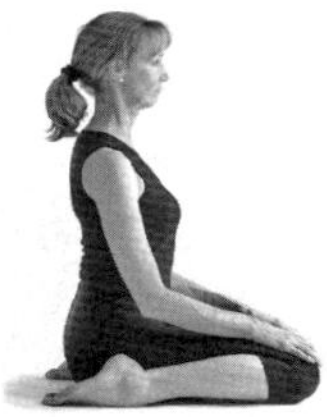

1. 비라사나
5분. 인사를 하고 목적을
세운 뒤 안내를 시작한다.

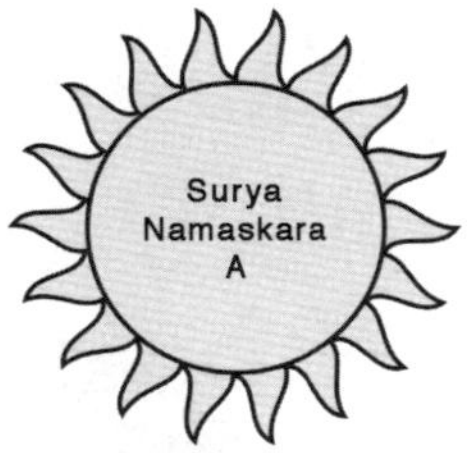

2. 수리야 나마스카라 A
3회.

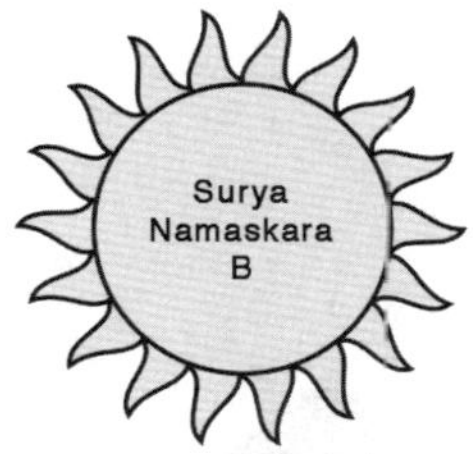

3. 수리야 나마스카라 B
3회.

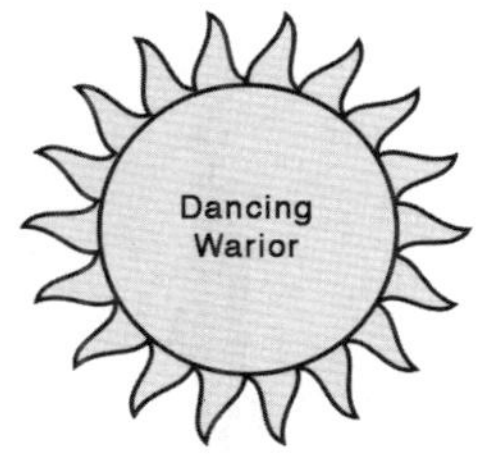

4. 댄싱 워리어
5회 한 뒤 타다사나로 전환한다.

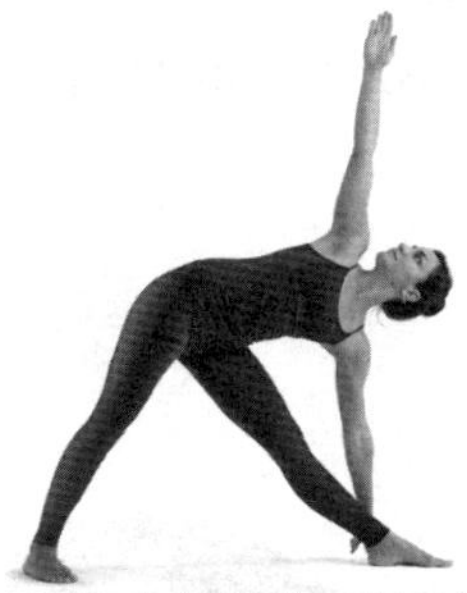

5. 웃티타 트리코나사나
오른쪽(또는 왼쪽)으로 실시해
호흡 5회 한 뒤
다음 동작으로 전환한다.

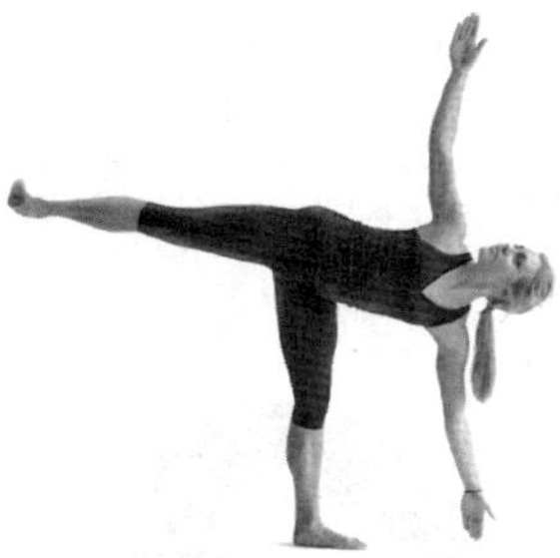

6. 아르다 찬드라사나
호흡 5회 한 뒤 방향을 바꿔
5-6을 실시한다.

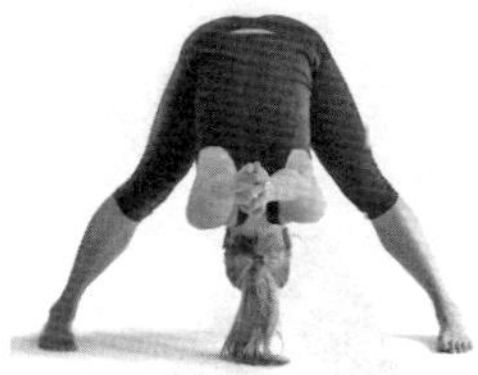

7. 프라사리타 파돗타나사나 C
호흡 10회.

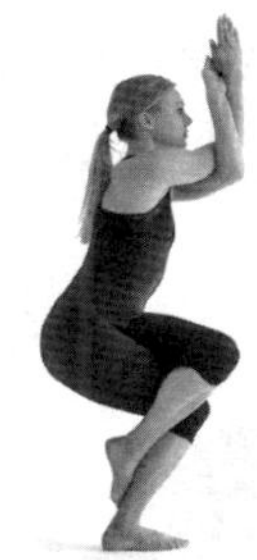

8. 가루다사나
양쪽 모두 호흡 10회.

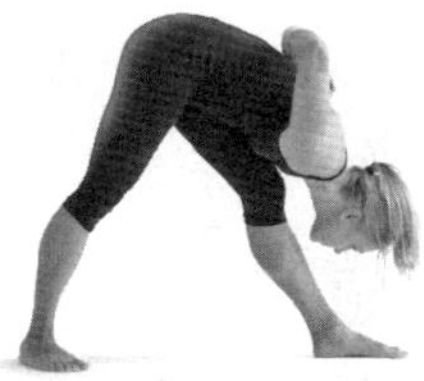

9. 파르스봇타나사나
양쪽 모두 호흡 5회.

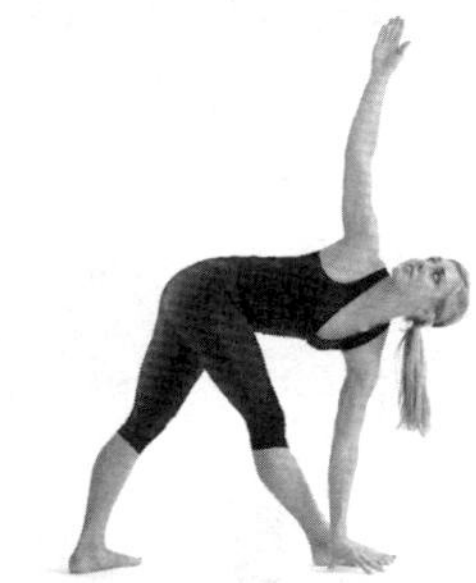

10. 파리브릿타 트리코나사나
양쪽 모두 호흡 5회.

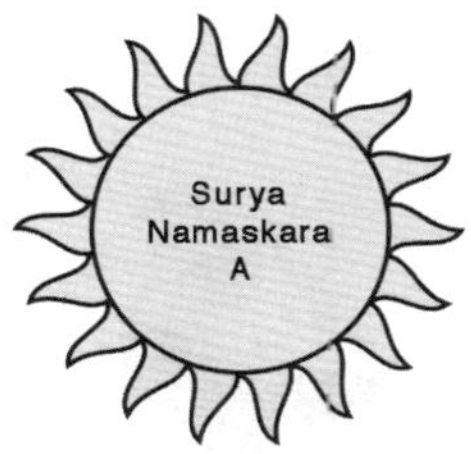

11. 수리야 나마스카라 A
1회.

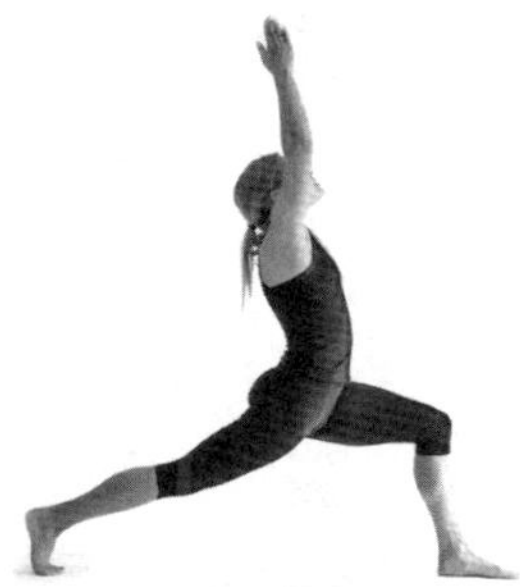

12. 아슈타 찬드라사나
오른쪽(또는 왼쪽)으로 실시해 호흡
5회 한 뒤 다음 동작으로 전환한다.

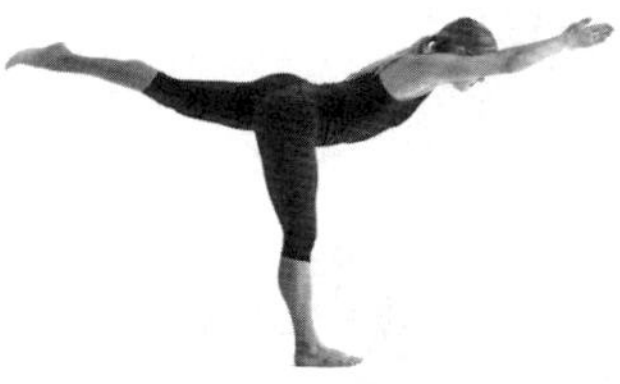

13. 비라바드라사나III
오른쪽(또는 왼쪽)으로 실시해
호흡 5회 한 뒤
다음 동작으로 전환한다.

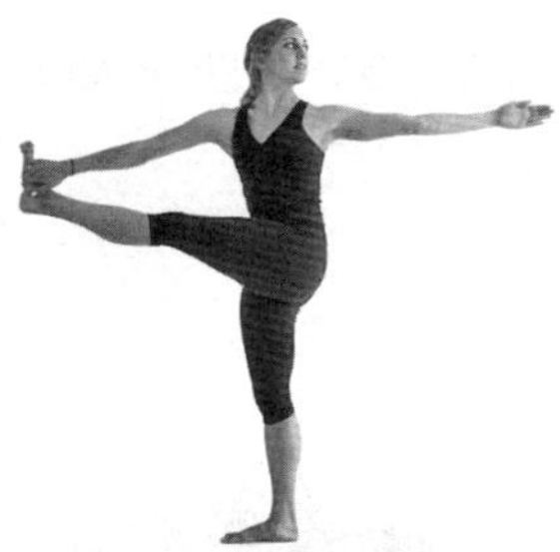

14. 파리브릿타 하스타 파당구스타사나
오른쪽(또는 왼쪽)으로 실시해
호흡 5회 한 뒤
다음 동작으로 전환한다.

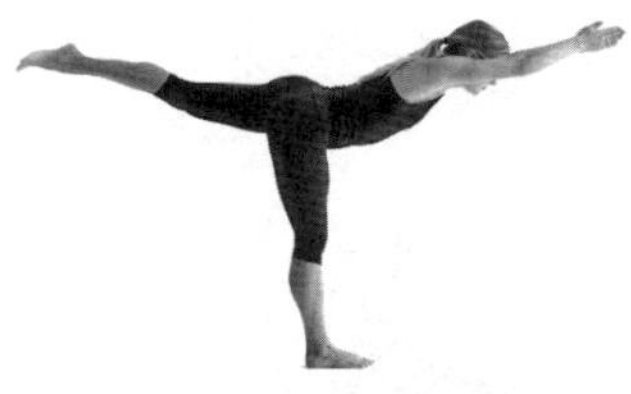

15. 비라바드라사나III
오른쪽(또는 왼쪽)으로 실시해
호흡 5회 한 뒤
다음 동작으로 전환한다.

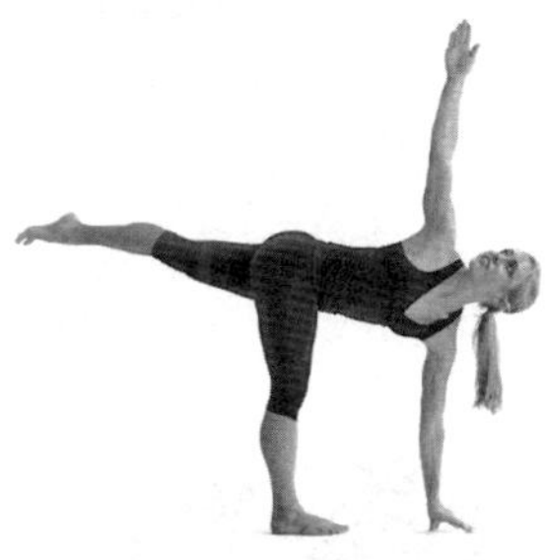

16. 파리브릿타 아르다 찬드라사나
오른쪽(또는 왼쪽)으로 실시해
호흡 5회 한 뒤
다음 동작으로 전환한다.

[시퀀스 24] 상급 수준 : 젖히기 자세를 중심으로 (2) (계속)

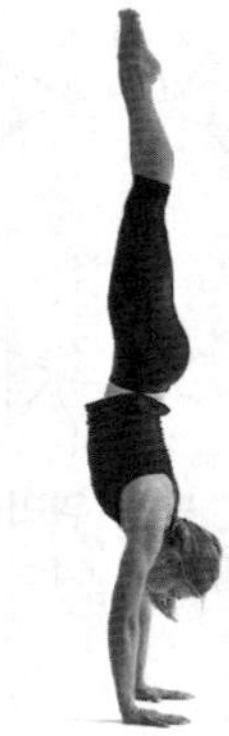

17. 아도 무카 브릭사사나
호흡 5회 하고 빈야사를 한 뒤, 방향을 바꿔 12-17을 실시한다.

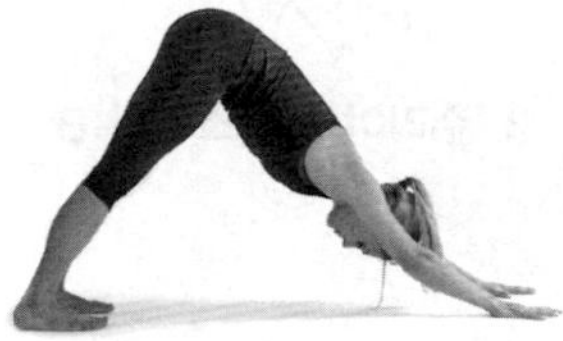

18. 아도 무카 스바나사사나
호흡 10회.

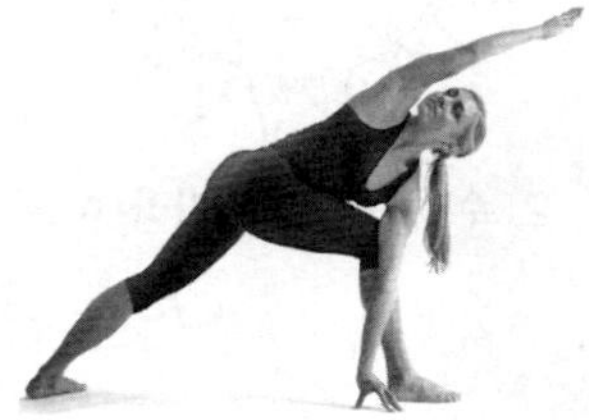

19. 파리브릿타 파르스바코나사나
양쪽 모두 실시한 뒤, 빈야사를 하고 아도 무카 스바나사를 실시한다.

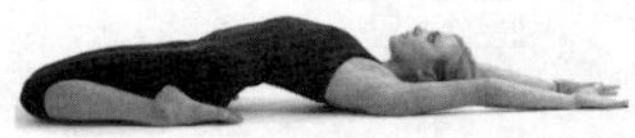

20. 숩타 비라사나
2분.

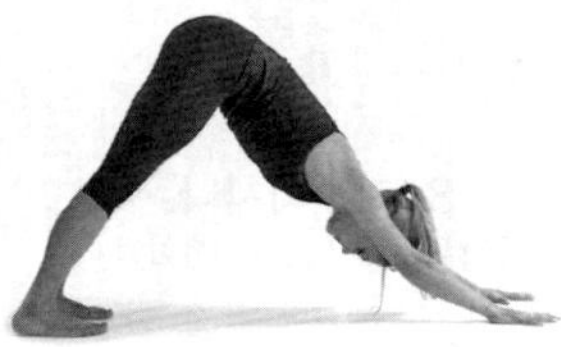

21. 아도 무카 스바나사사나
호흡 5회.

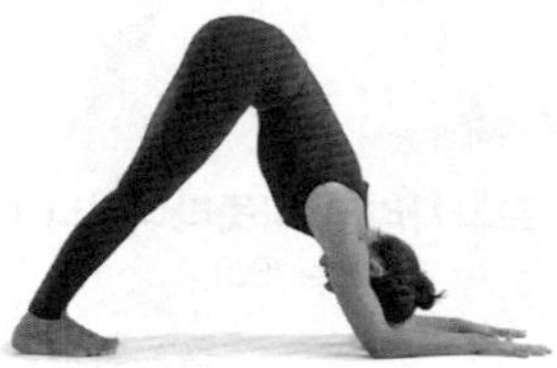

22. 쉬슈라사나
호흡 10회. 아도 무카 스바나사나로 전환한 뒤 플롯 스루를 해서 등을 대고 눕는다.

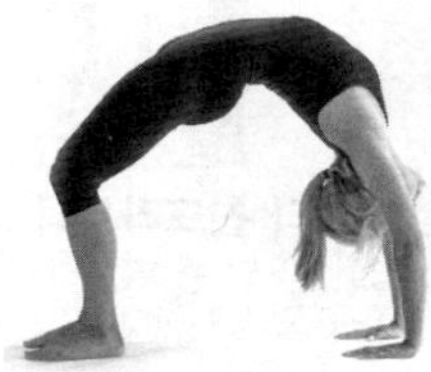

23. 우르드바 다누사라나
5-10회 호흡. 2회 반복. 에카 파다의 변형동작을 실시한다.

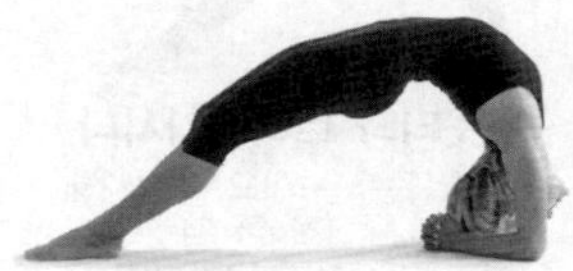

24. 비파리타 단다사나
5-10회 호흡. 2회 반복. 에카 파다의 변형동작을 실시한다. 아도 무카 스바나사나로 돌아온다.

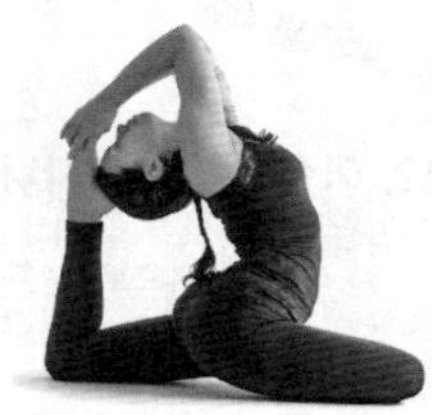

25. 에카 파다 라즈 카포타사나II
양쪽 모두 호흡 10회를 한 뒤 일어선다.

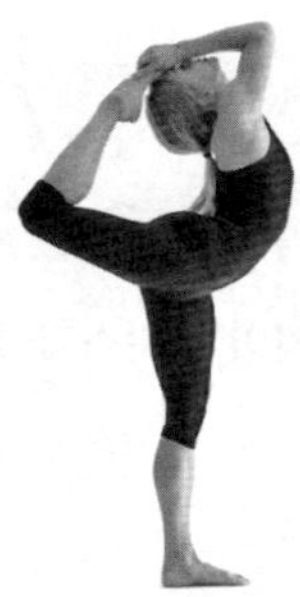

26. 나타라자사나
양쪽 모두 호흡 10회 한 뒤 다시 한 번 반복한다.

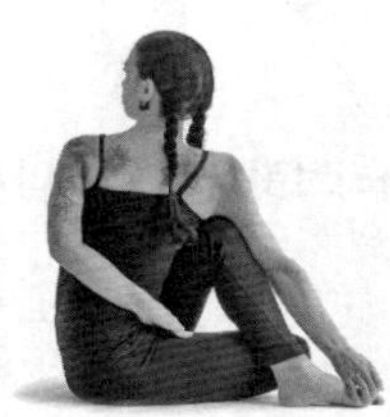

27. 아르다 맛센드라사나
양쪽 모두 호흡 5회.

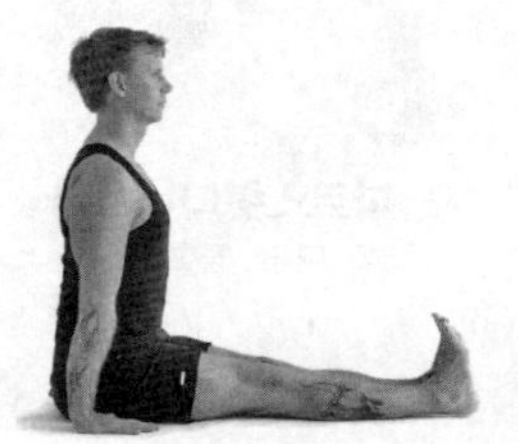

28. 단다사나
호흡 5회.

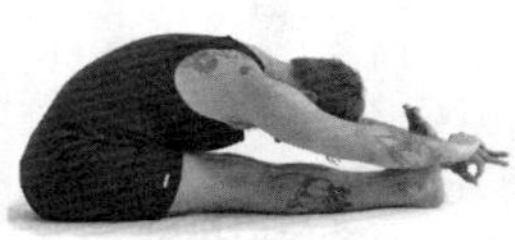

29. 파스치못타나사나
호흡 10회.

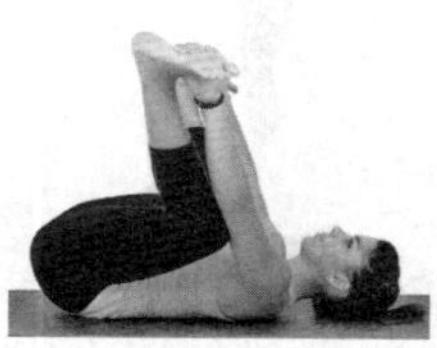

30. 아난다 발라사나
호흡 5회.

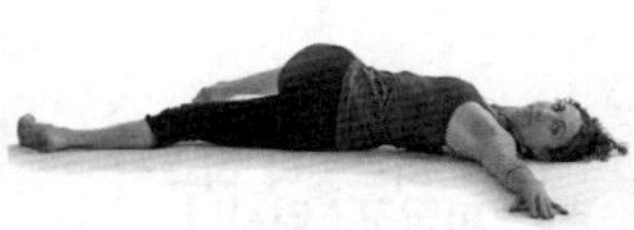

31. 숩타 파리바르타나사나
호흡 5회.

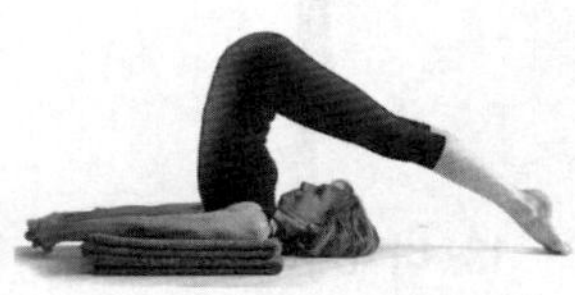

32. 할라사나
호흡 5회.

[시퀀스 24] 상급 수준 : 젖히기 자세를 중심으로 (2) (계속)

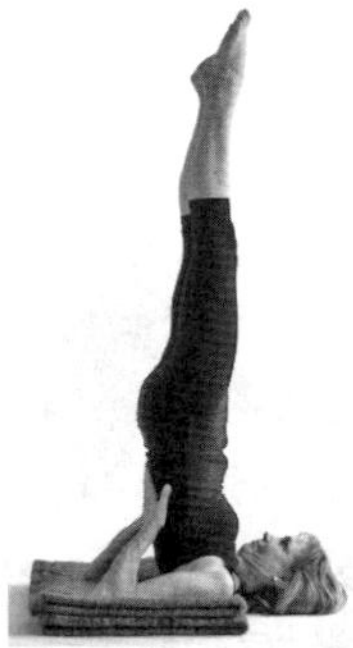

33. 살람바 사르방가사나
3분.

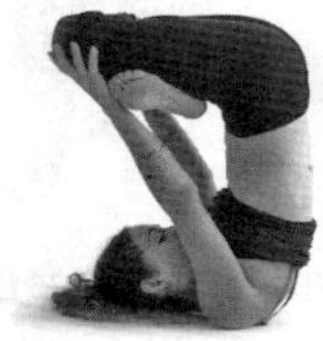

34. 우르드바 파드마사나
호흡 5회.

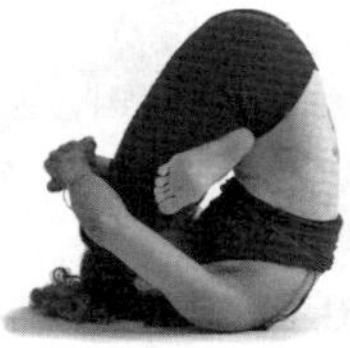

35. 핀다사나
호흡 5회.

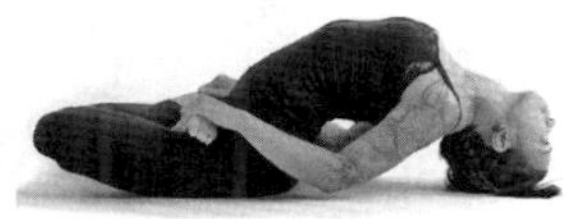

36. 마츠야사나
호흡 5회.

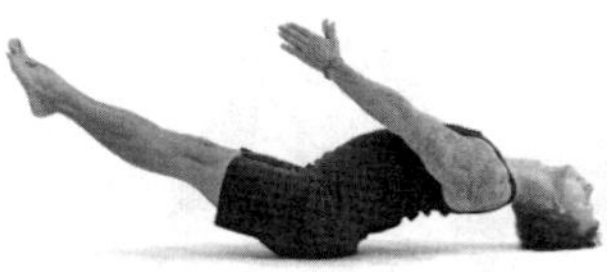

37. 웃타나 파다사나
호흡 5회.

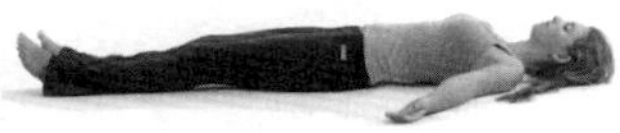

38. 사바사나
5-10분.

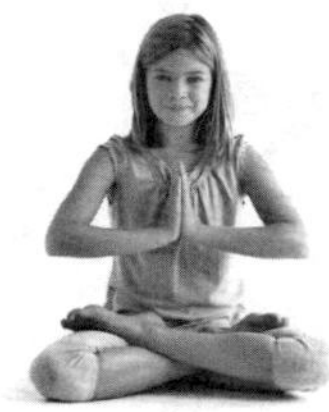

39. 파드마사나
명상.

[시퀀스 25] 상급 수준 : 골반 열기 자세를 중심으로

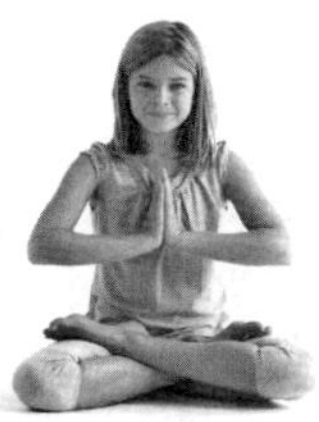

1. 파드마사나
5분. 인사를 하고 목적을 세운 뒤 안내를 시작한다.

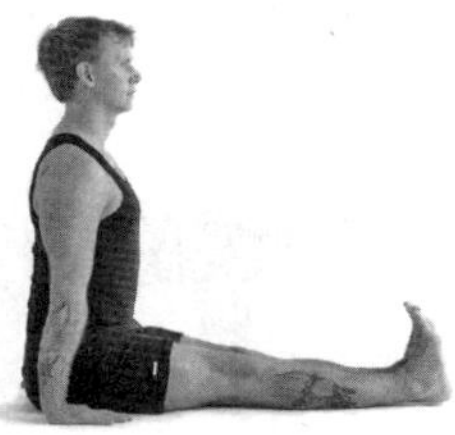

2. 단다사나
호흡 5회. 빈야사를 하고 아도 무카 스바나사나로 전환한다.

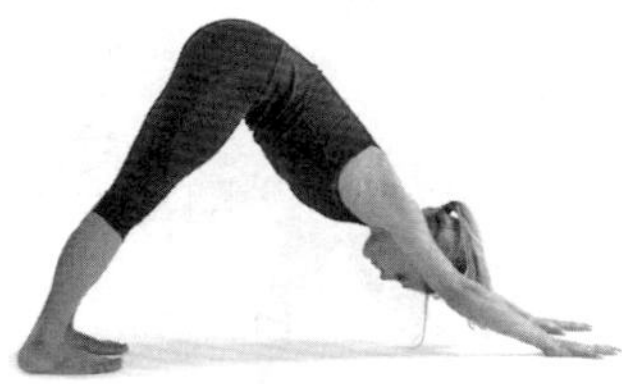

3. 아도 무카 스바나사나
2분.

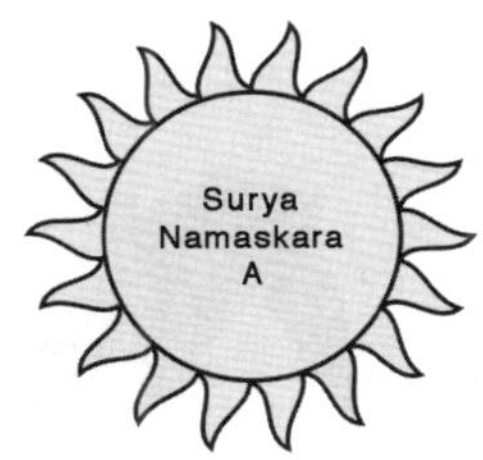

4. 수리야 나마스카라 A
5회.

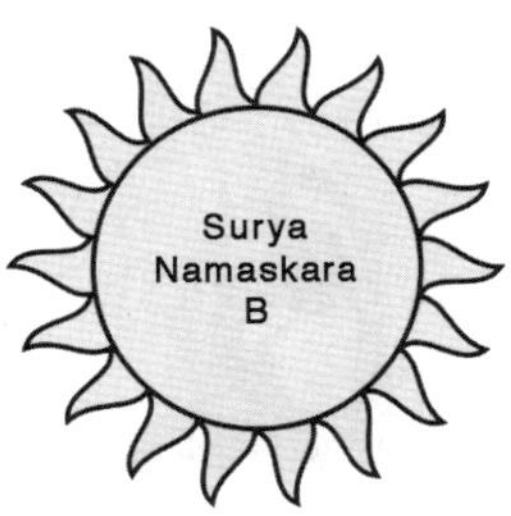

5. 수리야 나마스카라 B
5회.

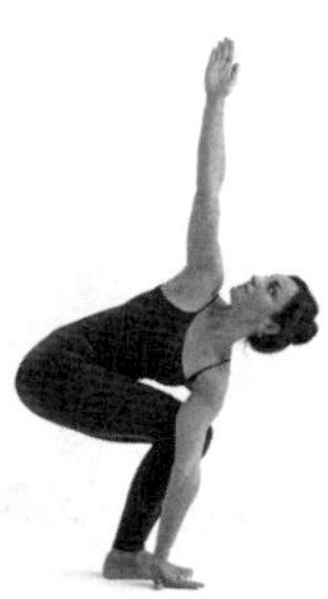

6. 파리브릿타 웃카타사나
양쪽 모두 호흡 10회.

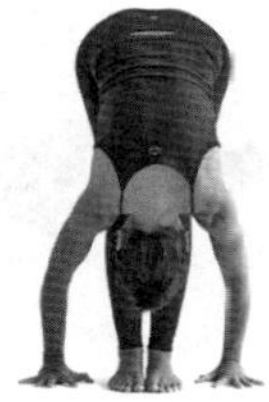

7. 웃타나사나
호흡 5회 한 뒤 프라사리타 자세로 선다.

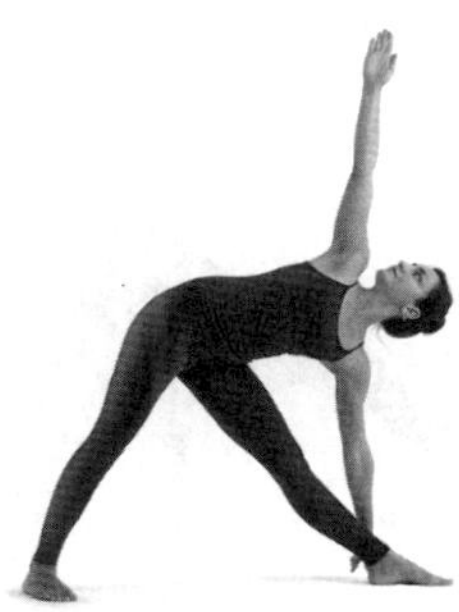

8. 웃티타 트리코나사나
오른쪽(또는 왼쪽)으로 실시해 10회 호흡한 뒤 다음 동작으로 전환한다.

[시퀀스 25] 상급 수준 : 골반 열기 자세를 중심으로 (계속)

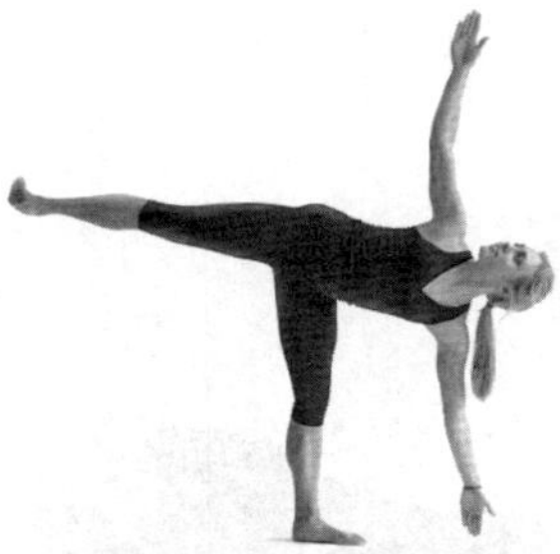

9. 아르다 찬드라사나
오른쪽(또는 왼쪽)으로 실시해 10회 호흡한 뒤 다음 동작으로 전환한다.

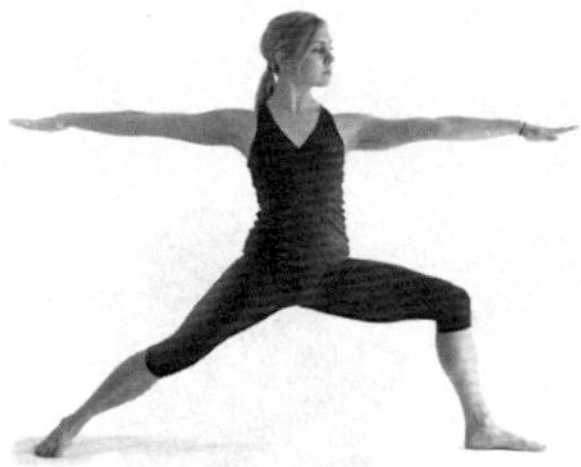

10. 비라바드라사나II
오른쪽(또는 왼쪽)으로 실시해 10회 호흡한 뒤 다음 동작으로 전환한다.

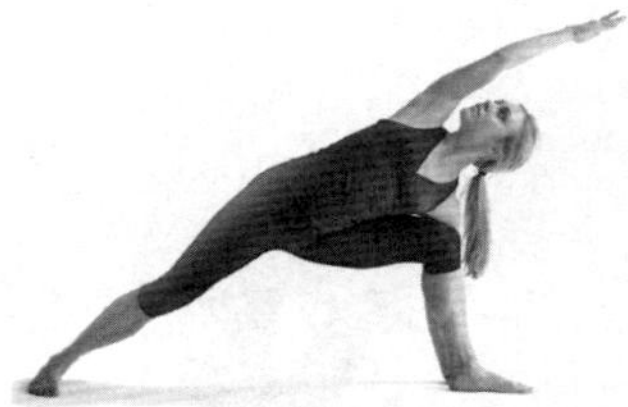

11. 웃티타 파르스바코나사나
오른쪽(또는 왼쪽)으로 실시해 10회 호흡한 뒤 다음 동작으로 전환한다.

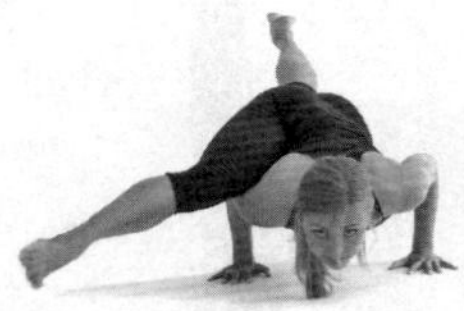

12. 에카 파다 코운딘야사나 A
오른쪽(또는 왼쪽)으로 실시해 5회 호흡한 뒤 다음 동작으로 전환한다.

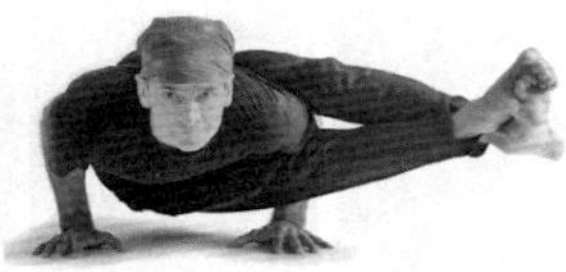

13. 아스타바크라사나
오른쪽(또는 왼쪽)으로 실시해 호흡 5회 하고 빈야사를 한 뒤, 방향을 바꿔 8–13을 실시하고 타다사나를 취한다.

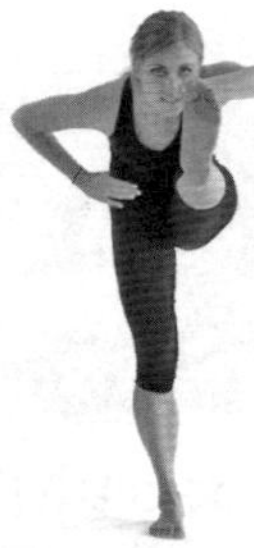

14. 웃티타 하스타 파당구스타사나
양쪽 모두 호흡 10회.

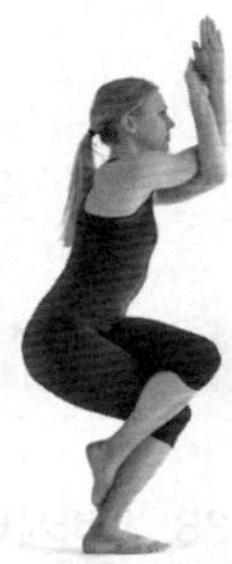

15. 가루다사나
양쪽 모두 호흡 10회.

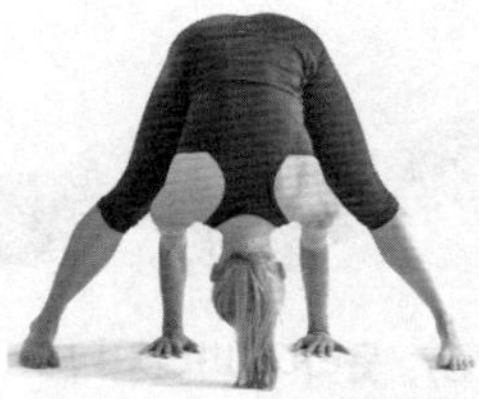

16. 프라사리타 파돗타나사나 A, B, C, D
양쪽 호흡 5회씩 (B, C, D는 부록B 참조).

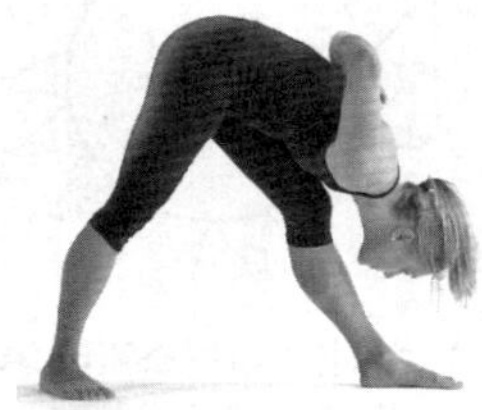

17. 파르스봇타나사나
오른쪽(또는 왼쪽)으로 실시해 5회 호흡한 뒤 다음 동작으로 전환한다.

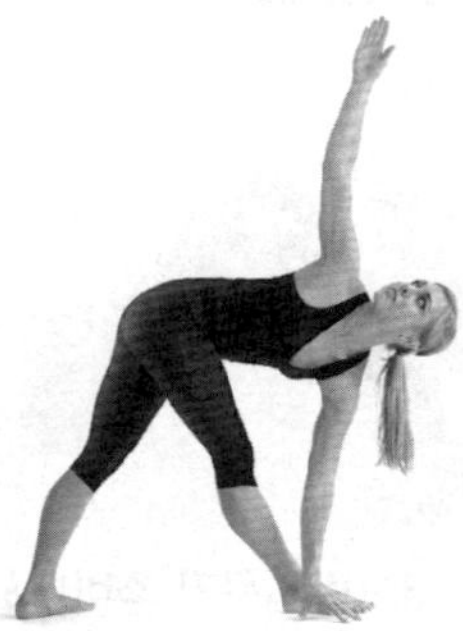

18. 파리브릿타 트리코나사나
오른쪽(또는 왼쪽)으로 실시해 5회 호흡한 뒤 다음 동작으로 전환한다.

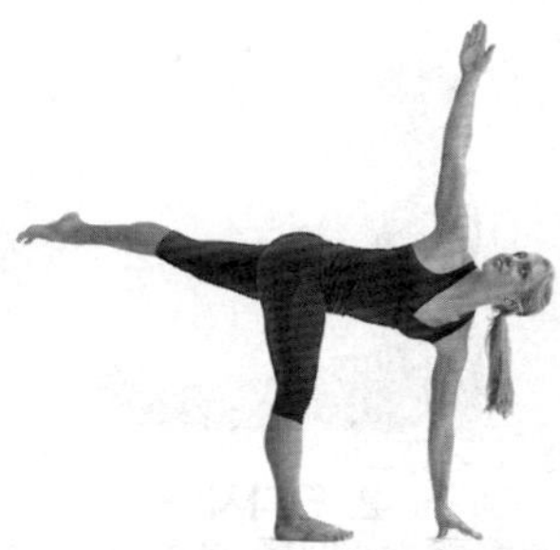

19. 파리브릿타 아르다 찬드라사나
오른쪽(또는 왼쪽)으로 실시해 5회 호흡한 뒤 다음 동작으로 전환한다.

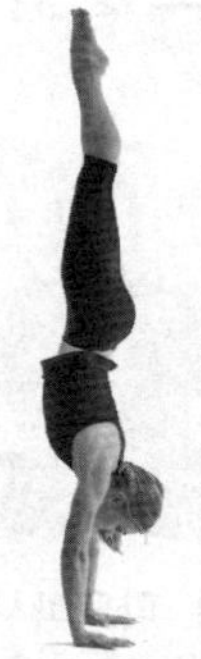

20. 아도 무카 브릭사사나
호흡 5회 하고 빈야사를 한 뒤, 방향을 바꿔 17–20을 반복한 후 아도 무카 스바나사나를 취한다.

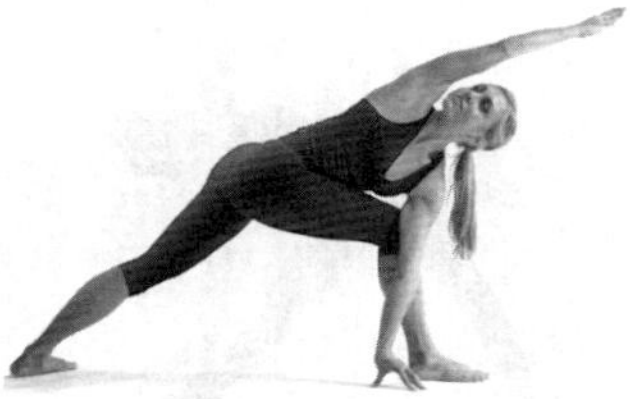

21. 파리브릿타 파르스바코나사나
오른쪽(또는 왼쪽)으로 실시해 10회 호흡한 뒤 다음 동작으로 전환한다.

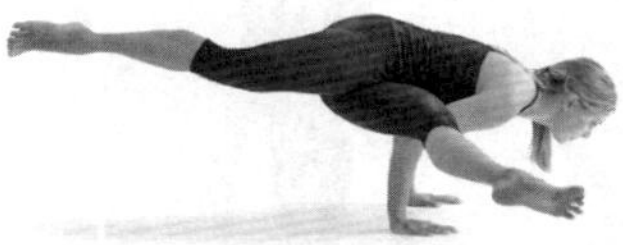

22. 에카 파다 코운딘야사나 B
호흡 5회 하고 빈야사를 한 뒤, 방향을 바꿔 21–22를 실시한다.

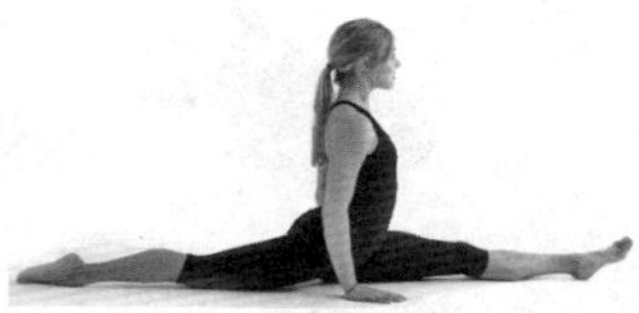

23. 하누마나사나
양쪽 모두 2분.

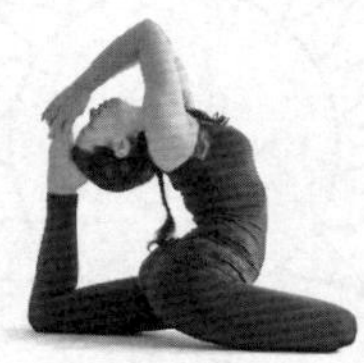

24. 에카 파다 라자 카포타사나II
양쪽 모두 호흡 10회.

[시퀀스 25] 상급 수준 : 골반 열기 자세를 중심으로 (계속)

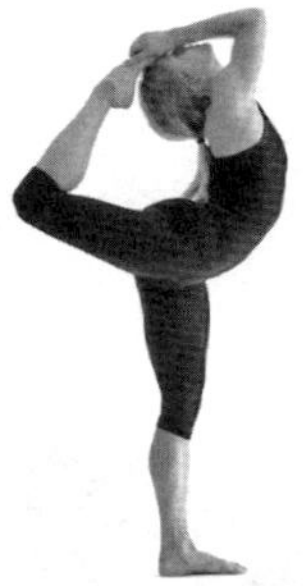

25. 나타라자사나
양쪽 모두 호흡 10회.

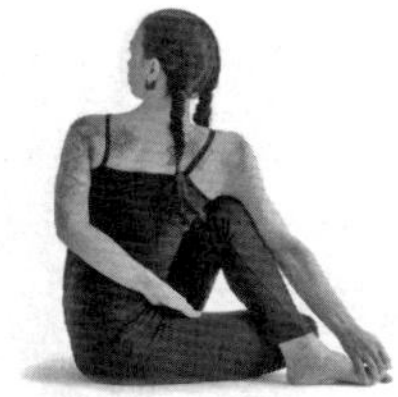

26. 아르다 맛센드라사나
양쪽 모두 호흡 5회.

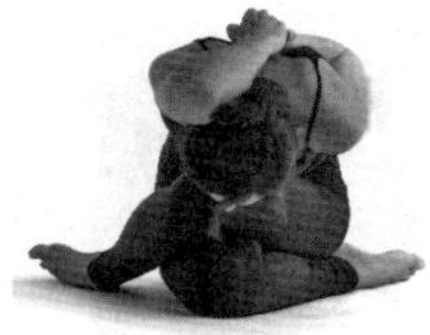

27. 고무카사나
양쪽 모두 호흡 5회.

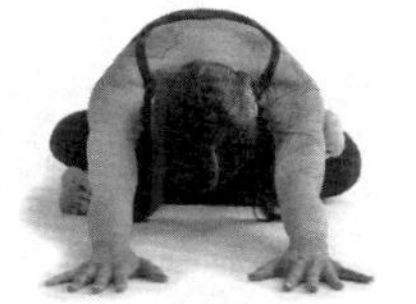

28. 아그니스탐바사나
양쪽 모두 호흡 10회.

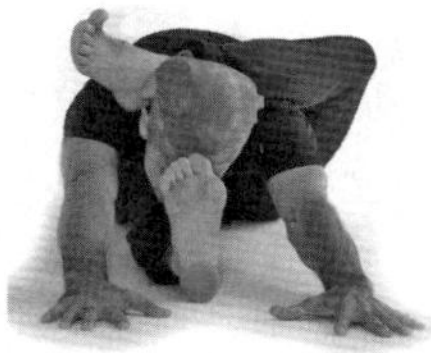

29. 에카 파다 시르사사나
오른쪽(또는 왼쪽)으로 실시해 10회 호흡한 뒤 다음 동작으로 전환한다.

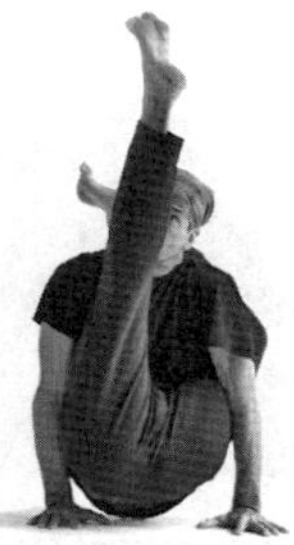

30. 차코라사나
오른쪽(또는 왼쪽)으로 실시해 5회 호흡한 뒤, 빈야사를 하고 방향을 바꿔 29–30를 실시한다.

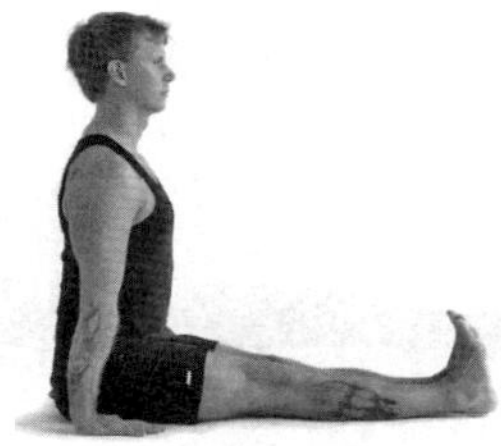

31. 단다사나
호흡 5회.

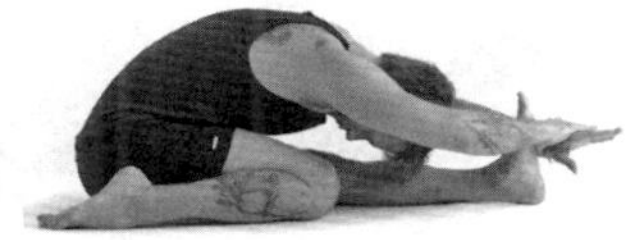

32. 티리앙 무카 에카 파다 파스치못타나사나
오른쪽(또는 왼쪽)으로 실시해 5회 호흡한 뒤 다음 동작으로 전환한다.

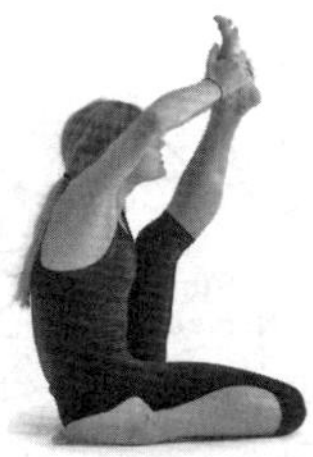

33. 크로운차사나
오른쪽(또는 왼쪽)으로 실시해 호흡 5회 하고 빈야사를 한 뒤, 방향을 바꿔 32–33를 실시한다.

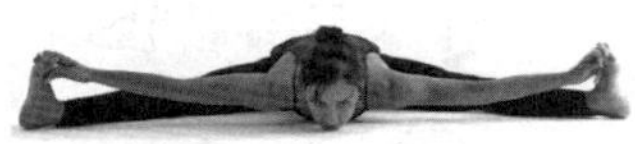

34. 우파비스타 코나사나
호흡 10회.

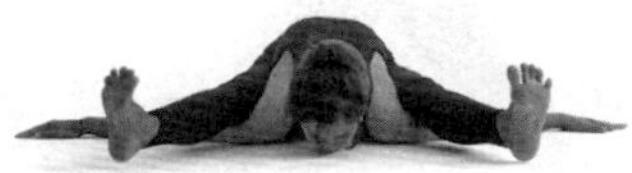

35. 쿠르마사나
호흡 5회.

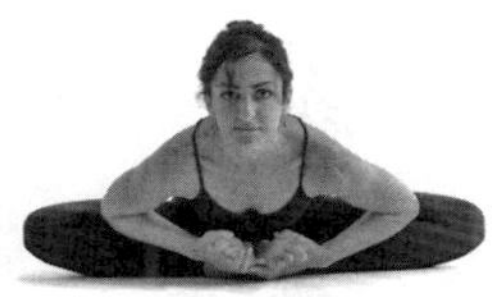

36. 밧다 코나사나
호흡 10회.

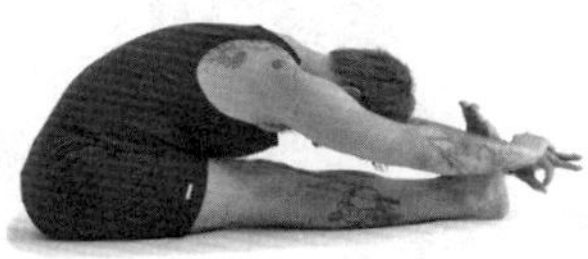

37. 파스치못타나사나
호흡 10회.

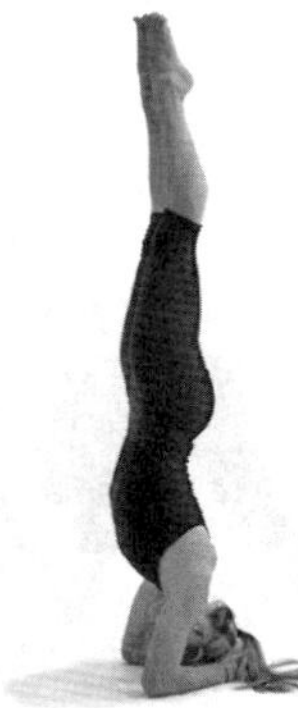

38. 살람바 시르사사나 I
5분 동안 실시하는데 연꽃자세의 빈야사를 비롯 비틀기, 굽히기, 젖히기 등 다양한 변형동작을 시도한다.

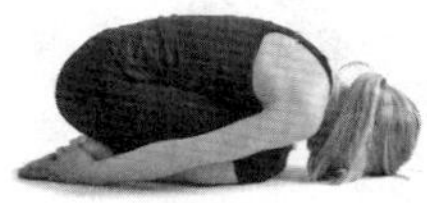

39. 발라사나
호흡 5호.

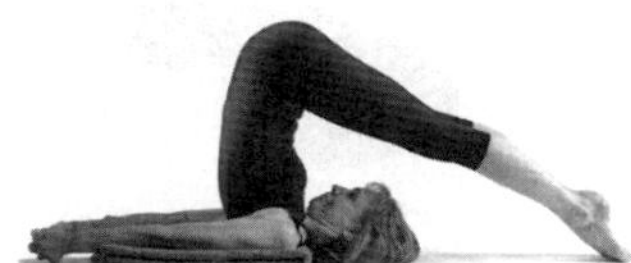

40. 할라사나
호흡 5회.

[시퀀스 25] 상급 수준 : 골반 열기 자세를 중심으로 (계속)

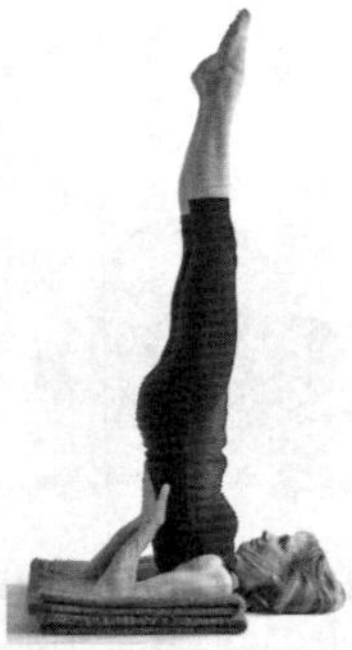

41.살람바 사르방가사나
호흡 5회.

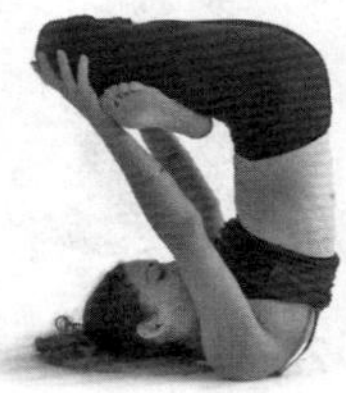

42. 우르드바 파드마사나
호흡 5회.

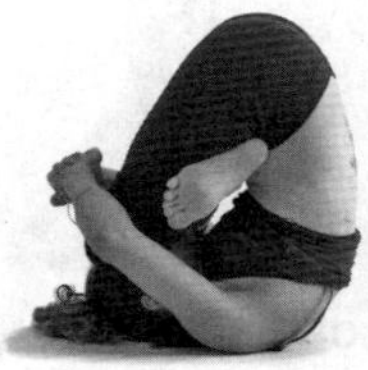

43. 핀다사나
호흡 5회.

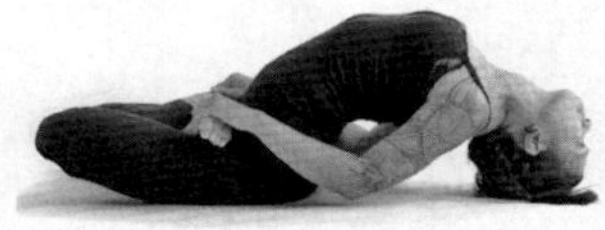

44. 마츠야사나
호흡 5회.

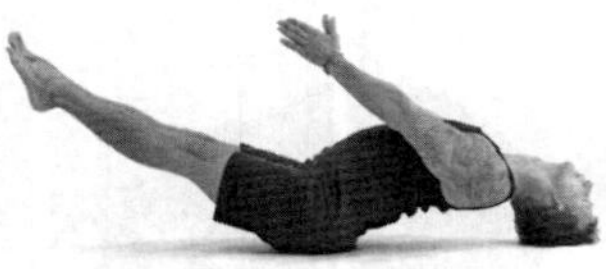

45. 웃타나 파다사나
호흡 5회.

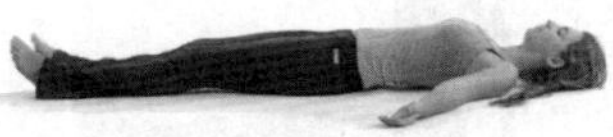

46. 사바사나
5–10분.

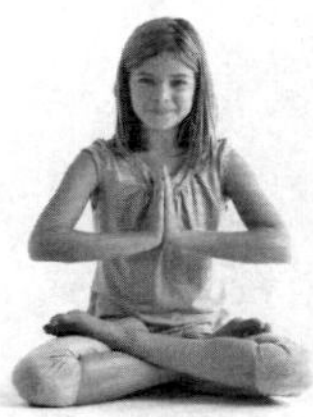

47. 파드마사나
명상.

[시퀀스 26] 상급 수준 : 비틀기 자세를 중심으로

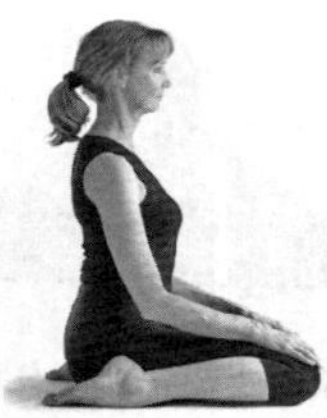

1. 비라사나
5분. 인사를 하고 목적을 세운 뒤 안내를 시작한다.

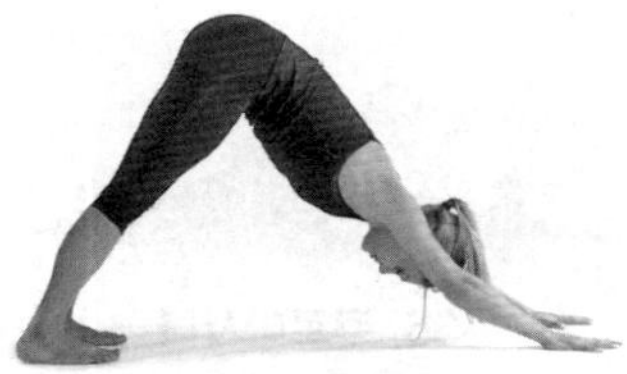

2. 아도 무카 스바나사나
호흡 10회.

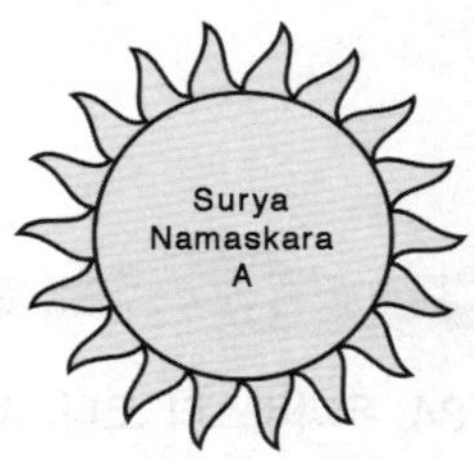

3. 수리야 나마스카라 A
5회.

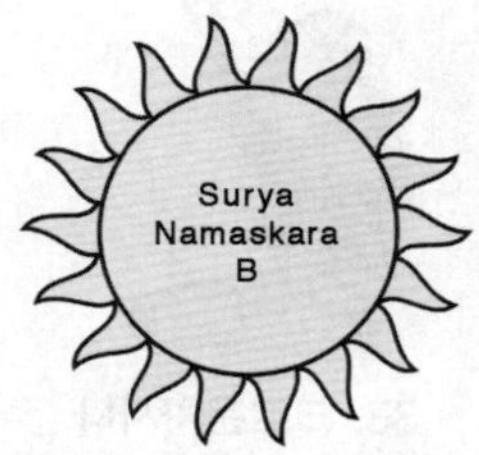

4. 수리야 나마스카라 B
5회. 마지막 웃카타사나를 할 때 다음 동작으로 전환한다.

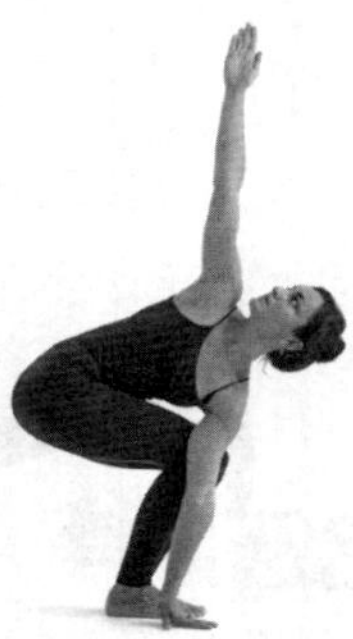

5. 파리브릿타 웃카타사나
양쪽 모두 호흡 10회. 대체동작으로 파사사나가 있다.

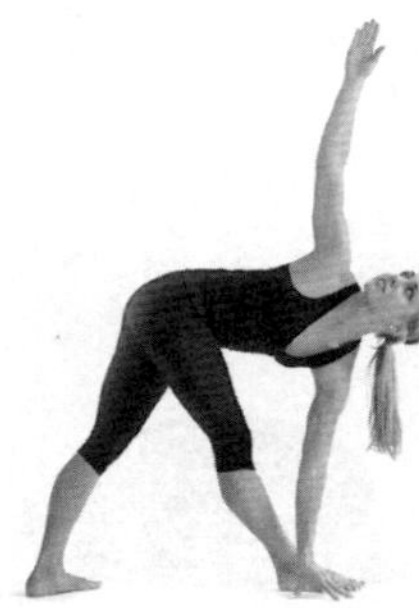

6. 파리브릿타 트리코나사나
오른쪽(또는 왼쪽)으로 실시해 5회 호흡한 뒤 다음 동작으로 전환한다.

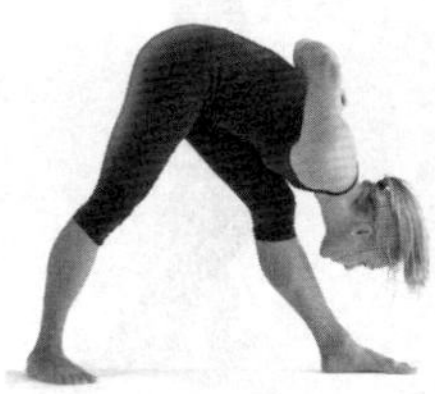

7. 파르스봇타나사나
오른쪽(또는 왼쪽)으로 실시해 5회 호흡한 뒤 다음 동작으로 전환한다.

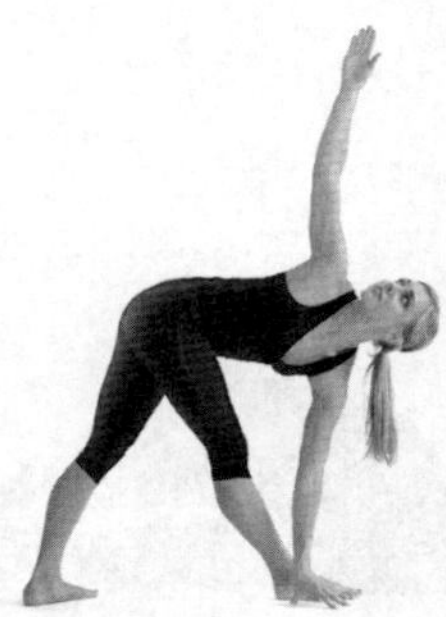

8. 파리브릿타 트리코나사나
오른쪽(또는 왼쪽)으로 실시해 5회 호흡한 뒤 다음 동작으로 전환한다.

[시퀀스 26] 상급 수준 : 비틀기 자세를 중심으로(계속)

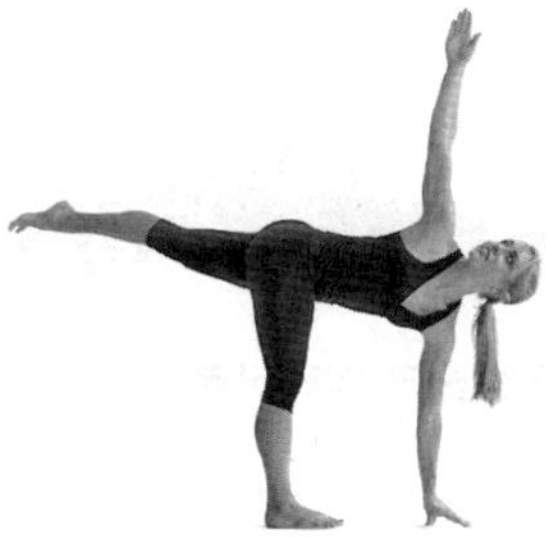

9. 파리브릿타 아르다 찬드라사나
오른쪽(또는 왼쪽)으로 실시해 5회 호흡한 뒤 다음 동작으로 전환한다.

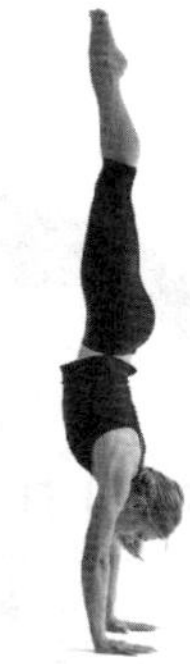

10. 아도 무카 브릭사사나
호흡 5회. 빈야사로 아도 무카 스바나사나를 한 뒤, 방향을 바꿔 6–10을 실시한다.

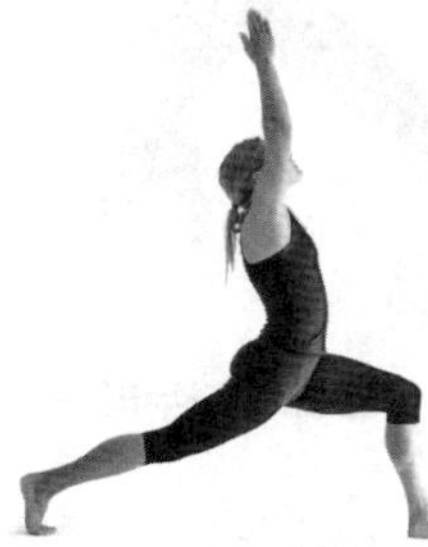

11. 아슈타 찬드라사나
오른쪽(또는 왼쪽)으르 실시해 5회 호흡한 뒤 다음 동작으로 전환한다.

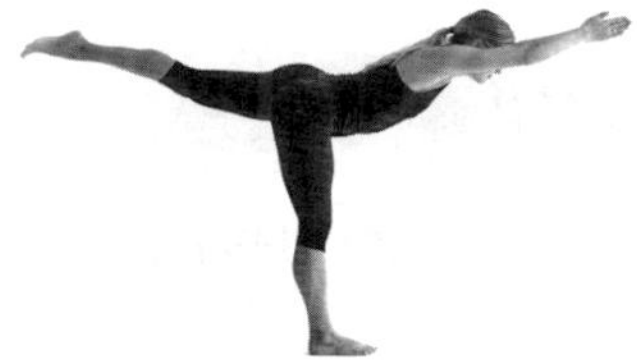

12. 비라바드라사나III
오른쪽(또는 왼쪽)으로 실시해 5회 호흡한 뒤 다음 동작으로 전환한다.

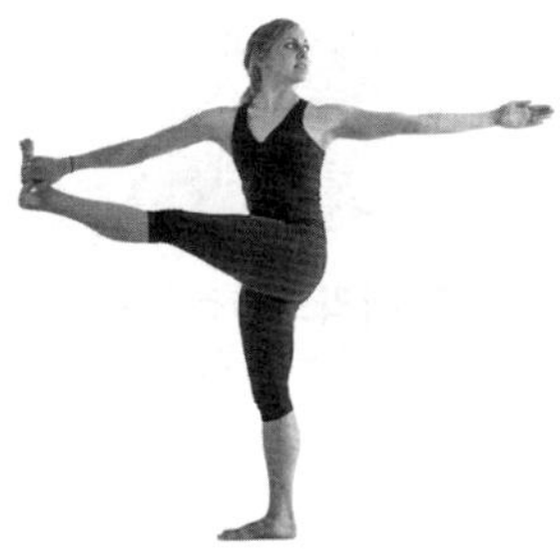

13. 파리브릿타 하스타 파당구스타사나
1분 동안 유지한 다음, 전사 자세III, 아슈타 찬드라사나, 빈야사, 아도 무카 스바나사나 순으로 실시한다.

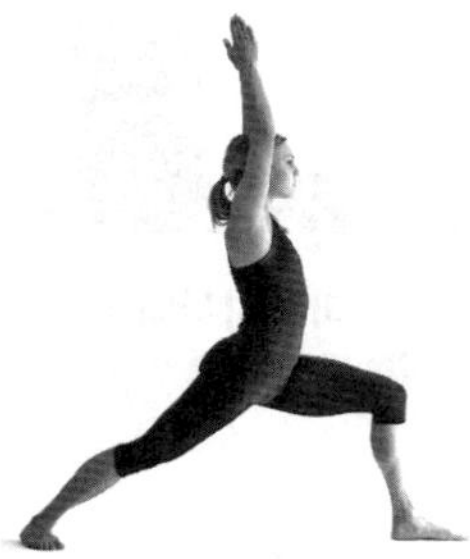

14. 비라바드라사나 I
오른쪽(또는 왼쪽)으로 실시해 5회 호흡한 뒤 다음 동작으로 전환한다.

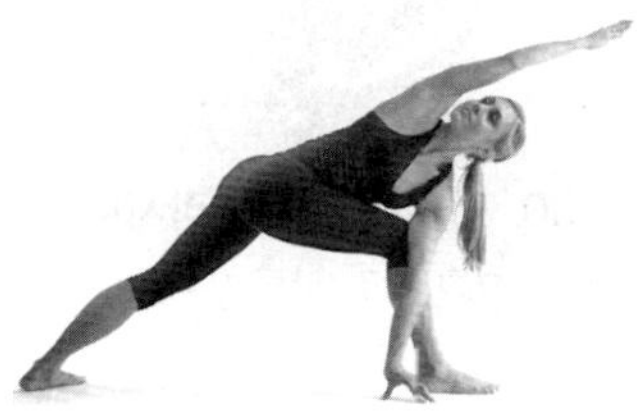

15. 파리브릿타 파르스바코나사나
호흡을 5회 하고 빈야사를 한다. 그런 후 아도 무카 스바나사나를 실시한 다음 방향을 바꿔 11–15를 실시한다. 플롯 스루를 해서 앉는다.

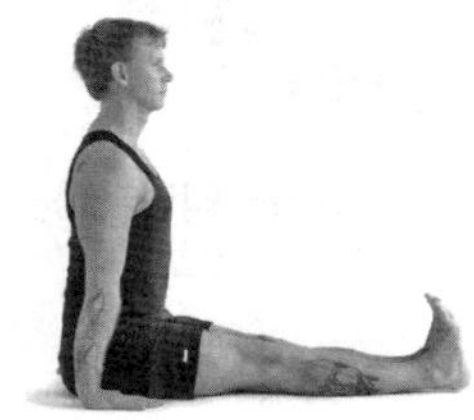

16. 단다사나
호흡 5회.

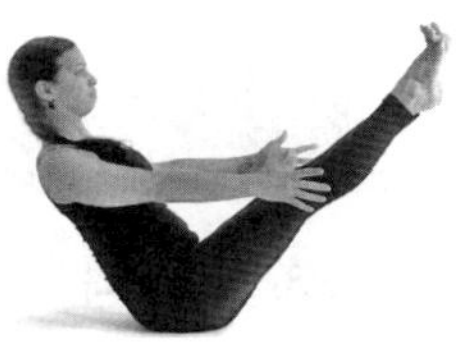

17. 나바사나
호흡 5회. 아르다 나바사나에서 카팔라바티 호흡을 30초간 실시한다. 이렇게 5회를 한 뒤 눕는다.

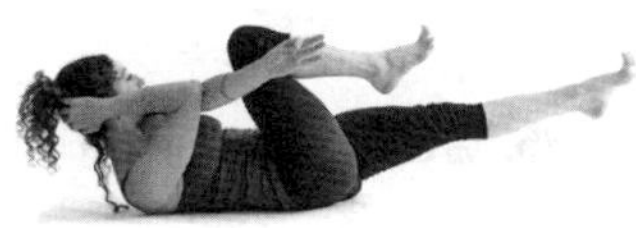

18. 요가식 자전거 타기
2분.

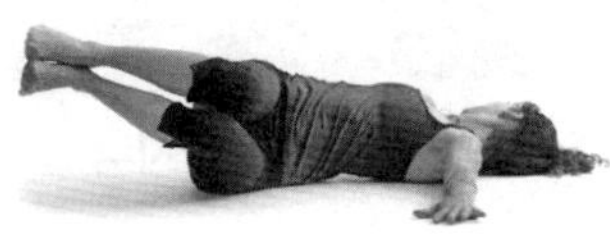

19. 자타라 파리바르타나사나
양쪽 모두 5회. 차코라사나를 한 다음 빈야사를 하거나 더 지속하고 있다가 플롯 백을 한다.

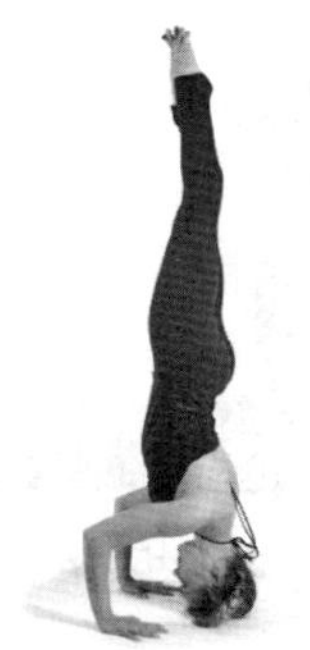

20. 살람바 시르사사나II
오른쪽(또는 왼쪽)으로 실시해 5회 호흡한 뒤 다음 동작으로 전환한다.

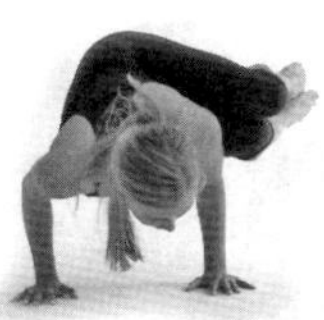

21. 파르스바 바카사나
오른쪽(또는 왼쪽)으로 실시해 5회 호흡한 뒤 다음 동작으로 전환한다.

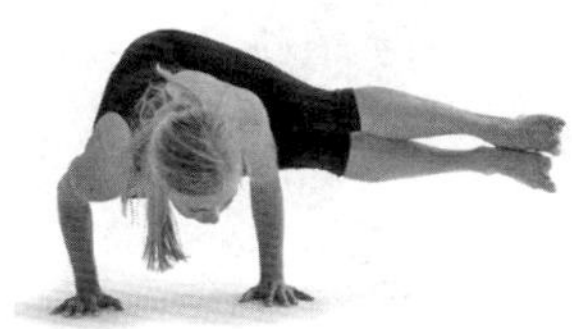

22. 드위 파다 코운딘야사나
오른쪽(또는 왼쪽)으로 실시해 5회 호흡한 뒤 다음 동작으로 전환한다.

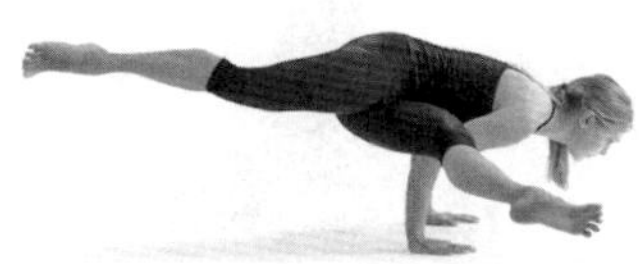

23. 에카 파다 코운딘야사나 B
호흡 5회 하고 다시 살람바 시르사사나II를 실시한 뒤, 방향을 바꿔 20–23을 실시한 뒤 쉰다.

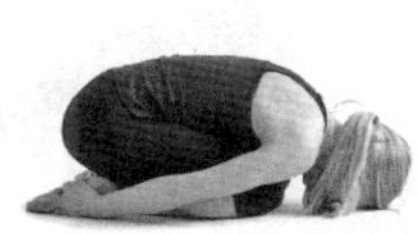

24. 발라사나
호흡 5회.

[시퀀스 26] 상급 수준 : 비틀기 자세를 중심으로 (계속)

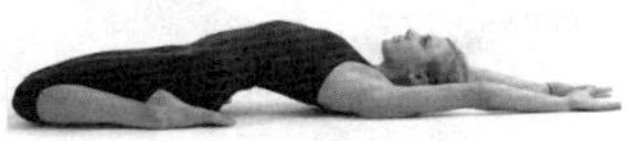

25. 숩타 비라사나
2분. 아도 무카 스바나사나를
1분 동안 유지한 뒤 플롯 스루를
해서 눕는다.

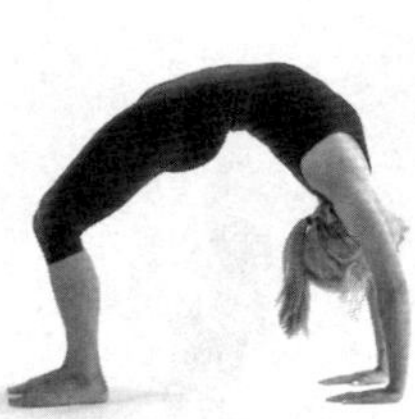

26. 우르드바 다누라사나
5–10회 호흡. 세 번 반복.
에카 파다의 변형동작을
해도 된다.

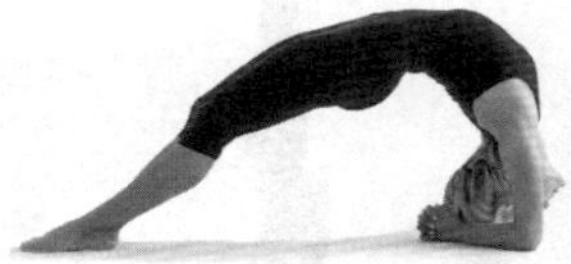

27. 비파리타 단다사나
호흡 5–10회. 세 번 반복.
에카 파다의 변형동작을
해도 된다.

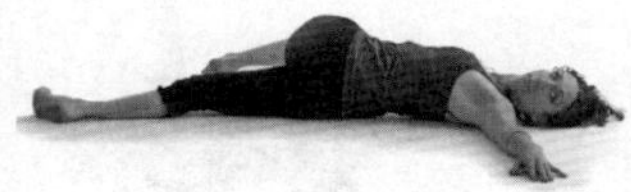

28. 숩타 파리바르타나사나
양쪽 모두 호흡 5회.

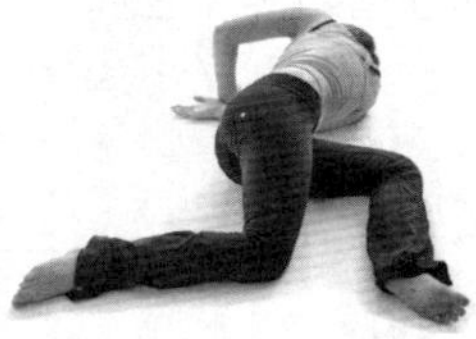

29. 스와스티카사나
양쪽 모두 호흡 10회.

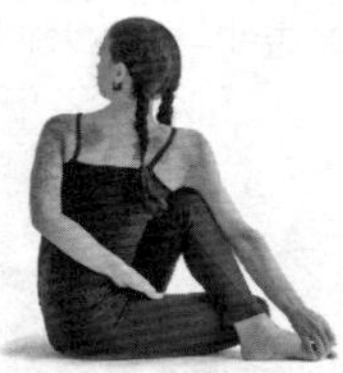

30. 아르다 맛센드라사나
양쪽 모두 호흡 10회.

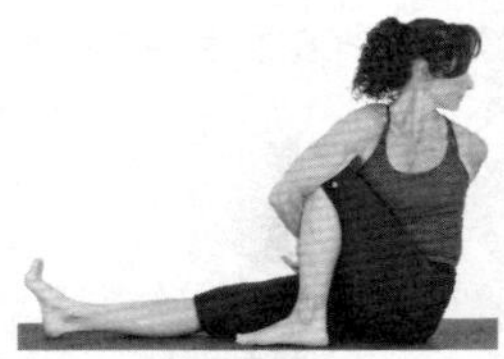

31. 마리챠사나 C
양쪽 모두 호흡 10회.

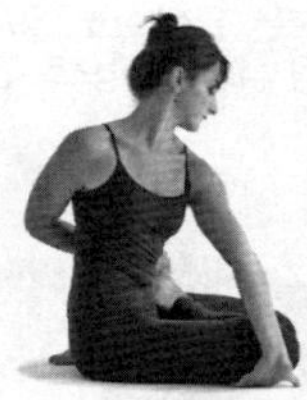

32. 바라드바즈라사나
양쪽 모두 호흡 10회.

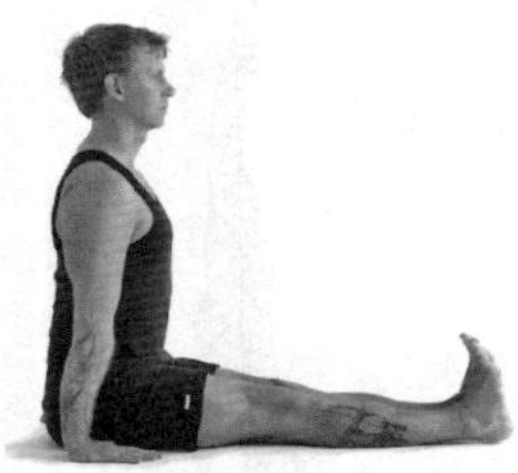

33. 단다사나
호흡 5회.

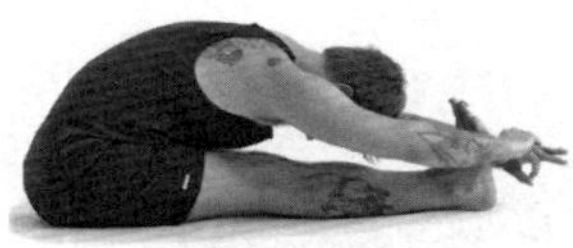

34. 파스치못타나사나
호흡 10회

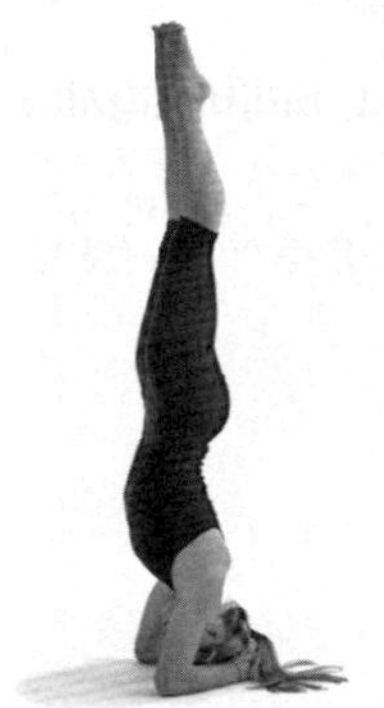

35. 살람바 시르사사나 I
5분.

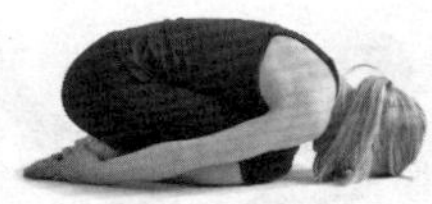

36. 발라사나
호흡 5회.

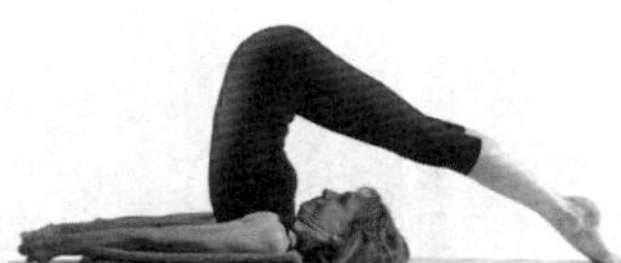

37. 할라사나
호흡 5회.

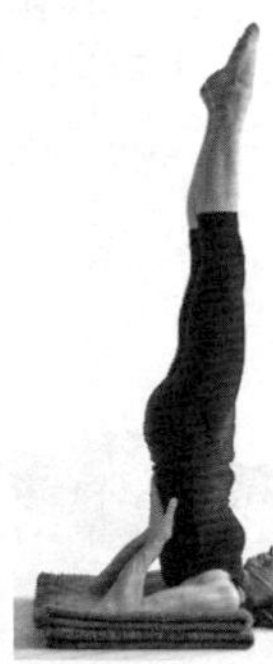

38. 살람바 사르방가사나
3분.

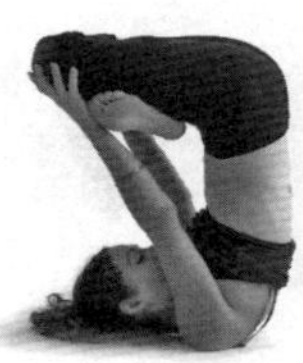

39. 우르드바 파드마사나
호흡 5회.

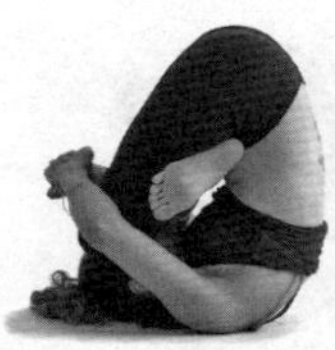

40. 핀다사나
호흡 5회.

[시퀀스 26] 상급 수준 : 비틀기 자세를 중심으로 (계속)

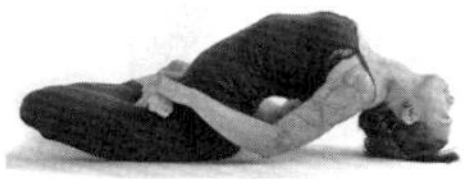

41. 마츠야사나
호흡 5회.

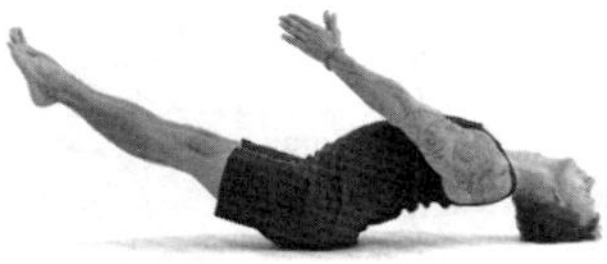

42. 웃타나 파다사나
호흡 5회.

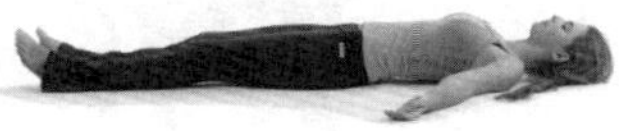

43. 사바사나
5–10분.

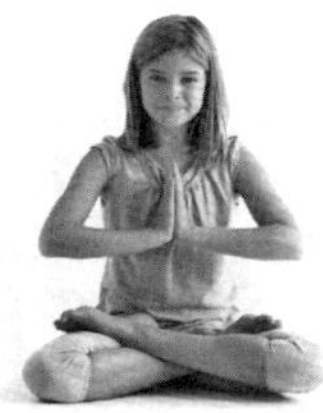

44. 파드마사나
명상.

[시퀀스 27] 상급 수준 : 서서 균형 잡는 자세를 중심으로

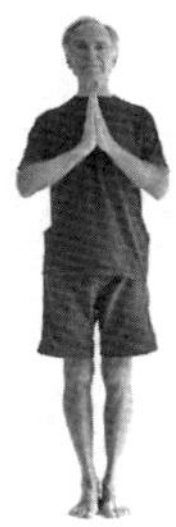

1. 사마스티히
2분. 인사를 하고 목적을 세운 뒤 안내를 시작한다.

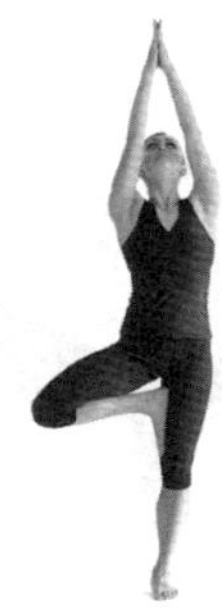

2. 브릭사사나
양쪽 모두 1분씩. 눈을 감고 시도해본다.

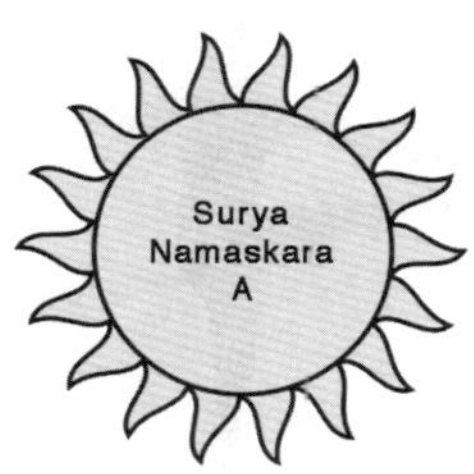

3. 수리야 나마스카라 A
5회.

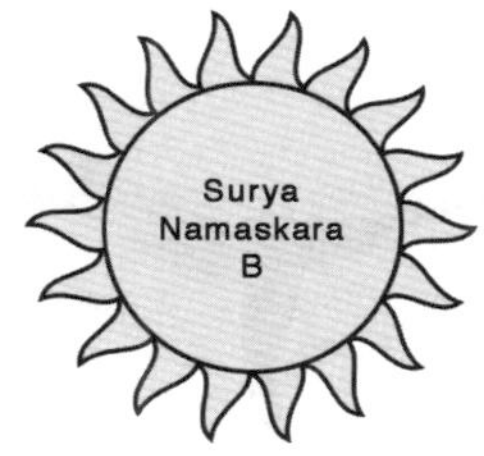

4. 수리야 나마스카라 B
5회.

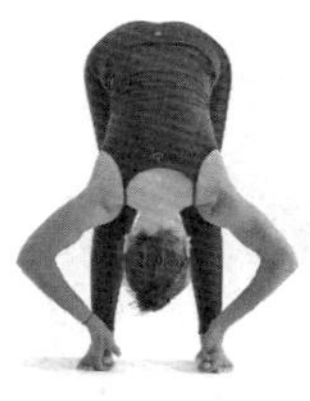

5. 파당구스타사나
호흡 5회.

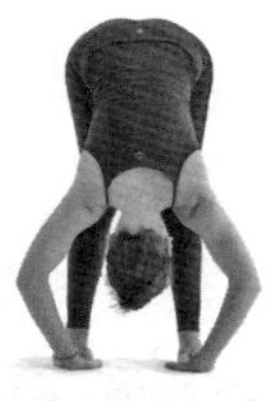

6. 파다 하스타사나
호흡 5회.

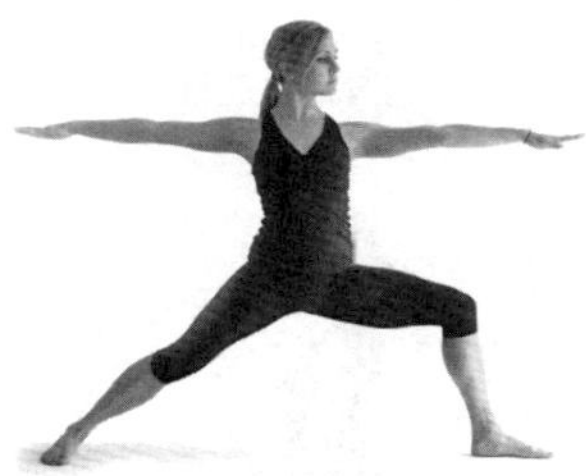

7. 비라바드라사나 II
오른쪽(또는 왼쪽)으로 실시해 5회 호흡한 뒤 다음 동작으로 전환한다.

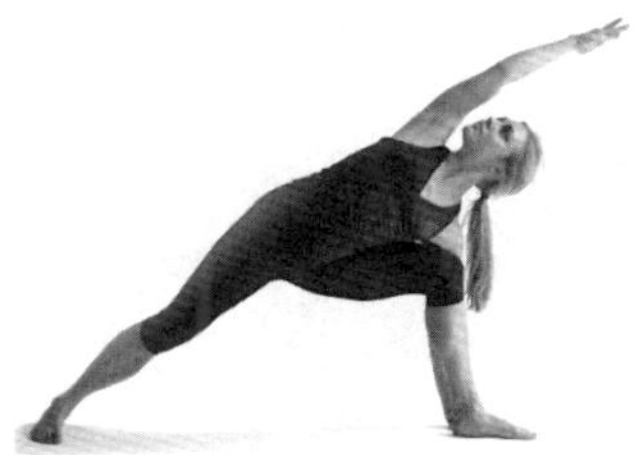

8. 웃티타 파르스바코나사나
오른쪽(또는 왼쪽)으로 실시해 5회 호흡한 뒤 다음 동작으로 전환한다.

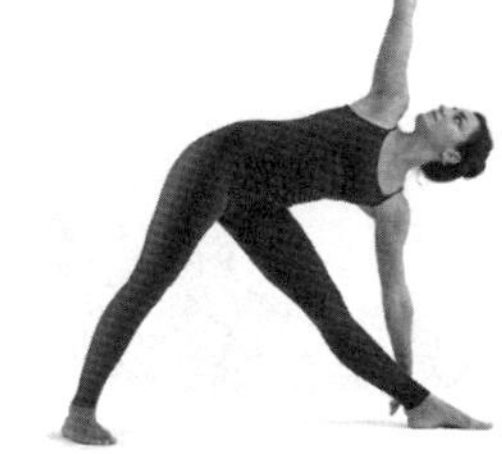

9. 웃티타 트리코나사나
오른쪽(또는 왼쪽)으로 실시해 5회 호흡한 뒤 다음 동작으로 전환한다.

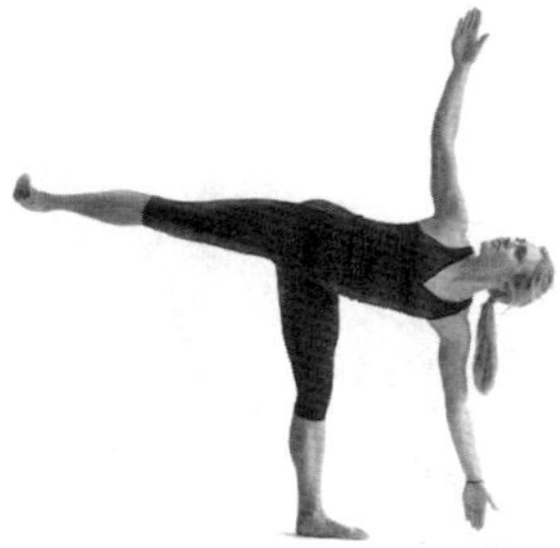

10. 아르다 찬드라사나
2분 동안 유지한 뒤 비라바드라사나 II로 전환한다. 방향을 바꿔 7–10을 실시한다.

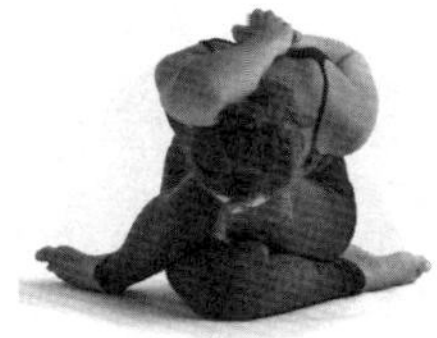

11. 고무카사나
양쪽 모두 호흡 10회.

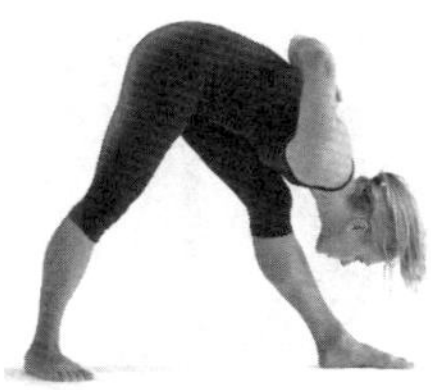

12. 파르스봇타나사나
오른쪽(또는 왼쪽)으로 실시해 5회 호흡한 뒤 다음 동작으로 전환한다.

[시퀀스 27] 상급 수준 : 서서 균형 잡는 자세를 중심으로 (계속)

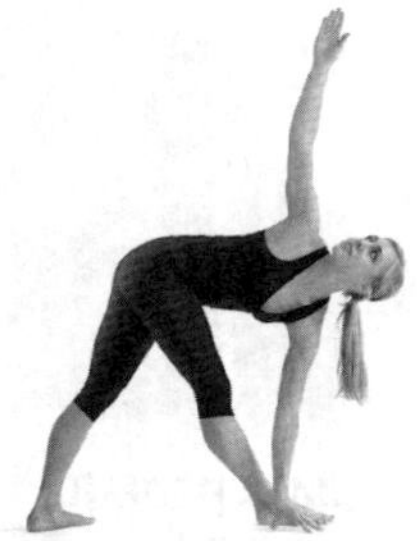

13. 파리브릿타 트리코나사나
오른쪽(또는 왼쪽)으로 실시해
5회 호흡한 뒤
다음 동작으로 전환한다.

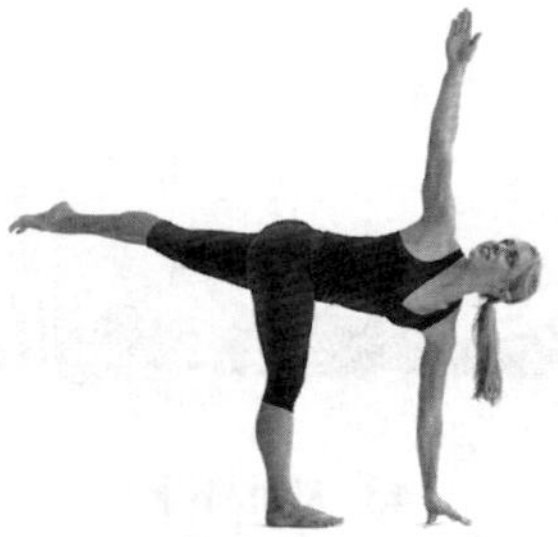

14. 파리브릿타 아르다 찬드라사나
1분 동안 유지한 뒤 파리브릿타
트리코나사나로 전환한다.
방향을 바꿔 12-14를 실시하고 매트
앞에 선다.

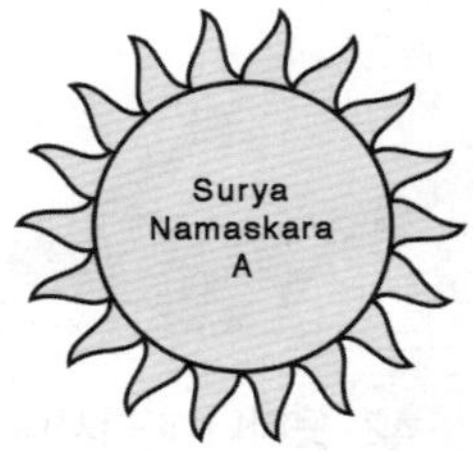

15. 수리야 나마스카라 A
1회 실시한다. 그뒤 아도 무카
스바나사나로 전환해
호흡을 5회 한다.

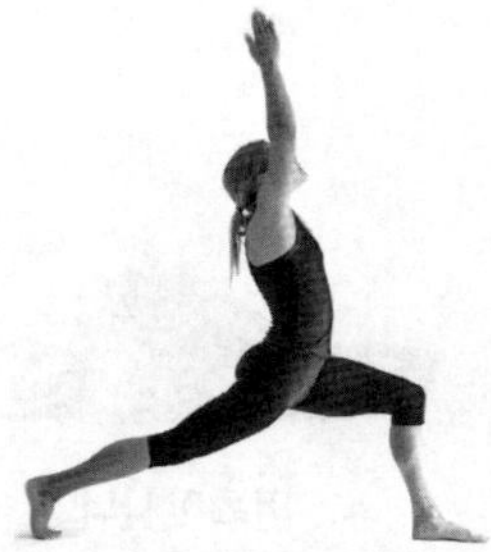

16. 아슈타 찬드라사나
오른쪽(또는 왼쪽)으로 실시해
5회 호흡한 뒤
다음 동작으로 전환한다.

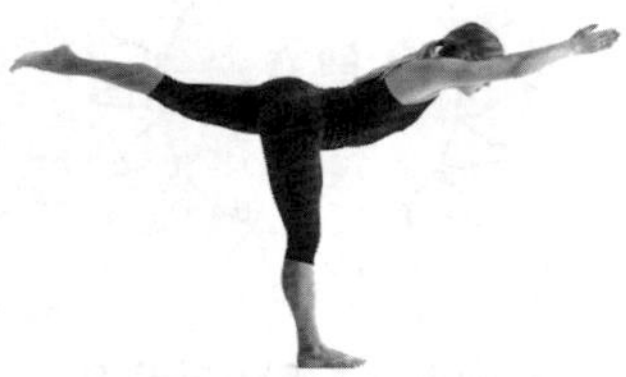

17. 비라바드라사나III
오른쪽(또는 왼쪽)으로 실시해
10회 호흡한 뒤
다음 동작으로 전환한다.

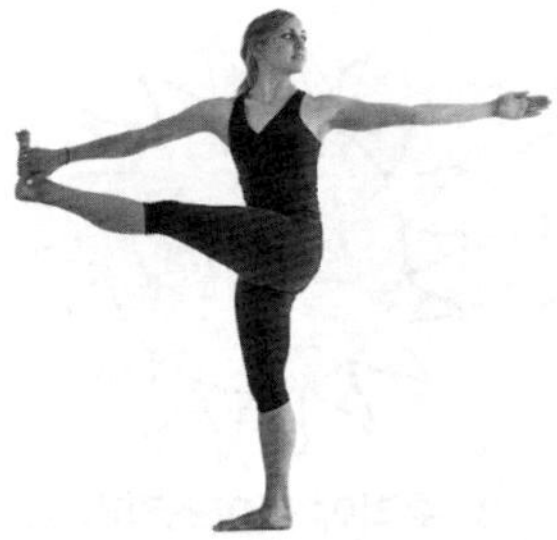

18. 파리브릿타 하스타 파당구스타사나
오른쪽(또는 왼쪽)으로 실시해
5회 호흡한 뒤
다음 동작으로 전환한다.

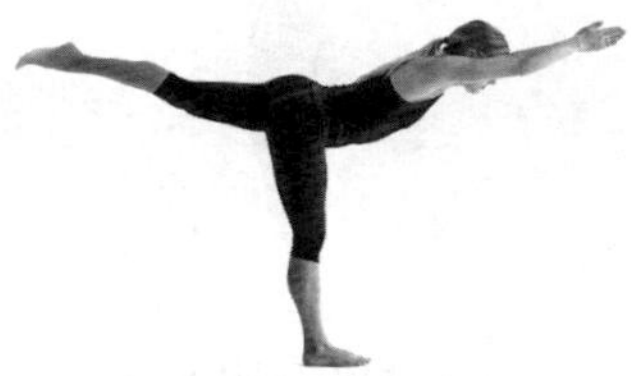

19. 비라바드라사나III
오른쪽(또는 왼쪽)으로 실시해 5회
호흡한 뒤 다음 동작으로 전환한다.

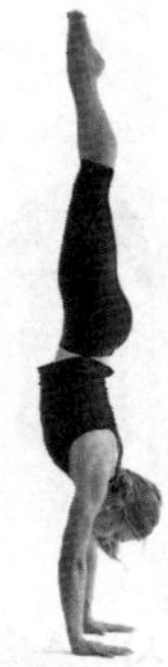

20. 아도 무카 브릭사사나
호흡을 5회 하고 빈야사를 한 후,
방향을 바꿔 16-20을 실시한 다음
타다사나를 한다.

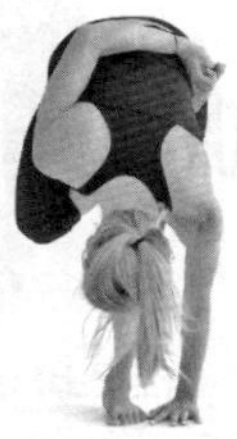

21. 아르다 밧다 파드못타나사나
양쪽 모두 호흡을 10회 하고
빈야사를 한 후
기어가는 자세로 쉰다.

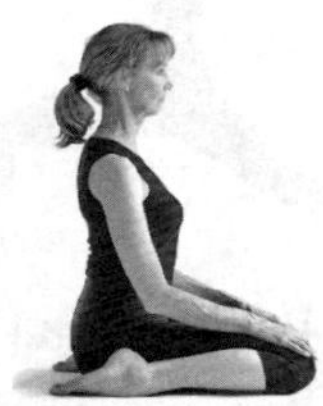

22. 비라사나
호흡 5회.

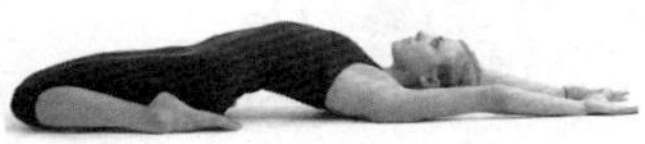

23. 숩타 비라사나
호흡 10회.

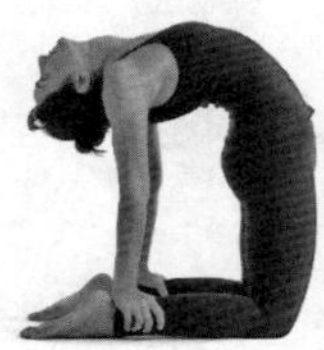

24. 우스트라사나
호흡 5회. 두 번 더 반복한 뒤, 다음
동작으로 전환한다.

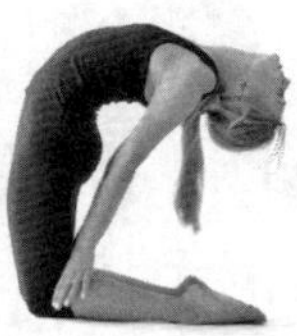

25. 라구 바즈라사나
5회 실시한 뒤, 젖히기 자세를
유지한 채 호흡 5회하고
다음 동작으로 전환한다.

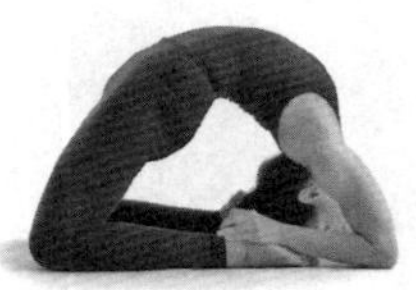

26. 카포타사나
호흡 5-10회 한 뒤 24의
우스트라사나로 되돌아간다.
빈야사를 하고 플룻 스루로
등을 대고 눕는다.

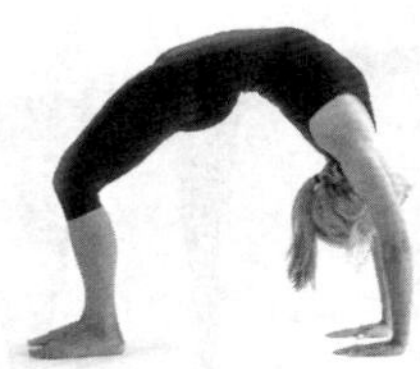

27. 우르드바 다누라사나
호흡 5회.
1-2회 반복한다.

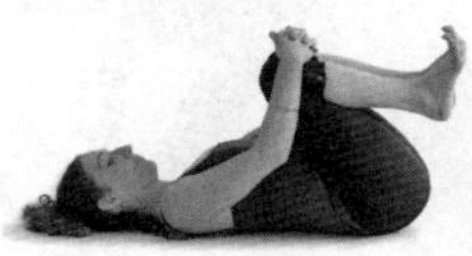

28. 아파나사나
호흡 5회.

[시퀀스 27] 상급 수준 : 서서 균형 잡는 자세를 중심으로 (계속)

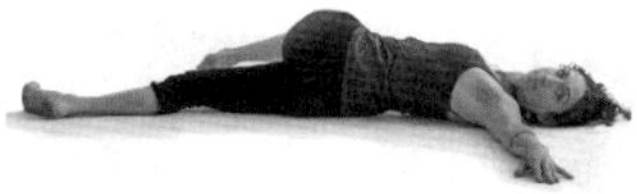

29. 숩타 파리바르타나사나
양쪽 모두 호흡 5회.

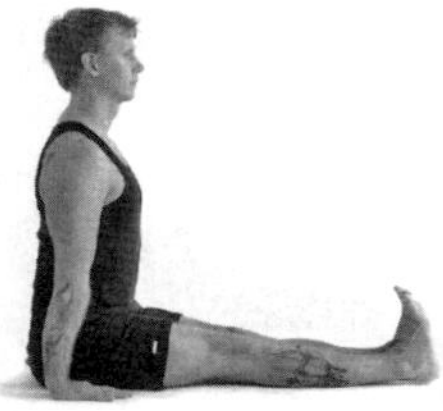

30. 단다사나
호흡 5회.

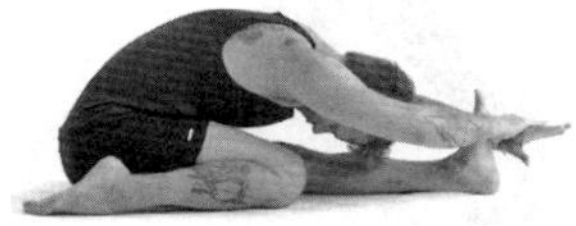

31. 티리앙 무카 에카 파다 파스치못타나사나
양쪽 모두 호흡 10회.

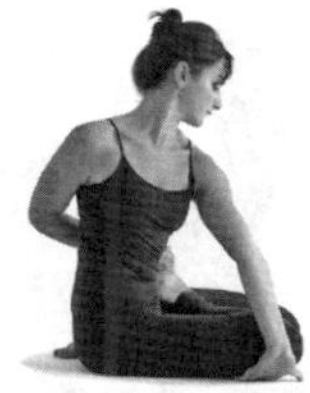

32. 바라드바즈라사나 B
양쪽 모두 호흡 10회.

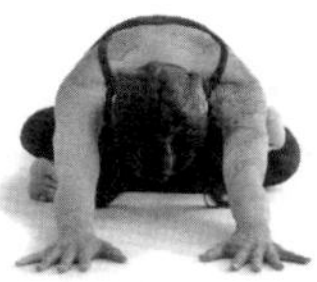

33. 아그니스탐바사나
양쪽 모두 호흡 10회.

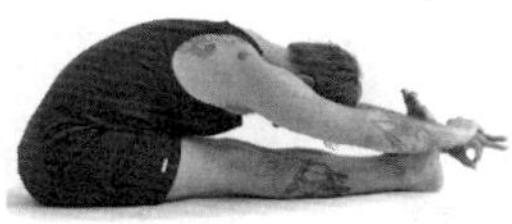

34. 파스치못타나사나
2분.

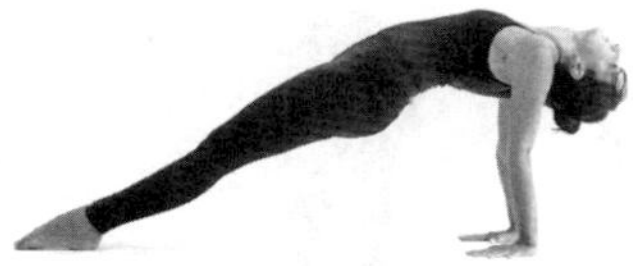

35. 푸르스봇타나사나
호흡 5회. 차코라사나를 하거나 빈야사를 하고 기어가는 자세로 전환한다.

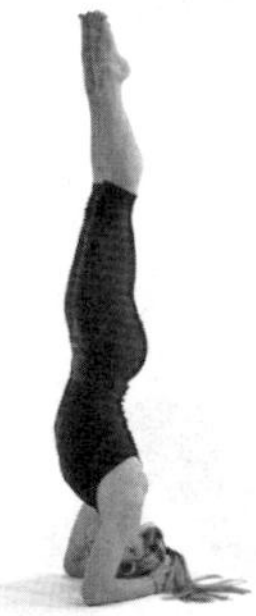

36. 살람바 시르사사나 I
5분.

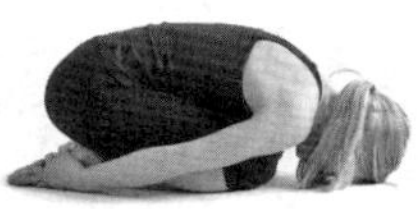

37. 발라사나
호흡 5회.

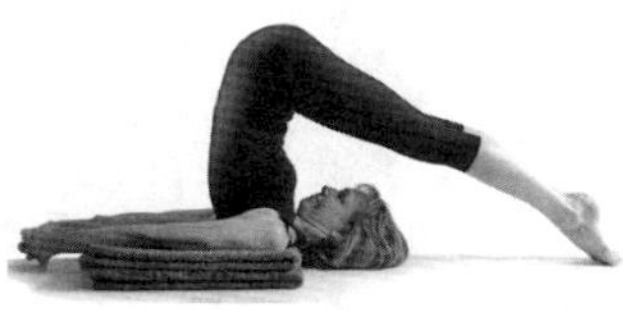

38. 할라사나
호흡 5회.

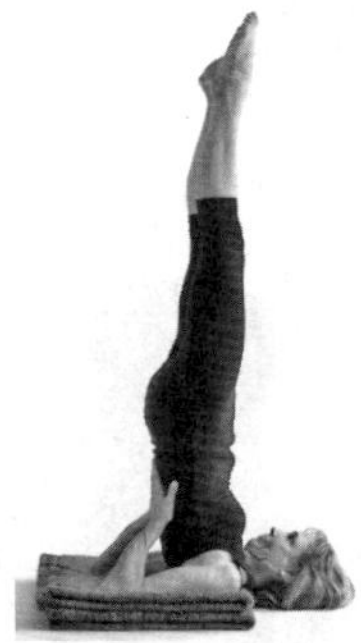

39. 살람바 사르방가사나
3–5분.

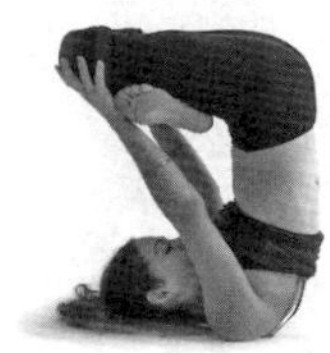

40. 우르드바 파드마사나
호흡 5회.

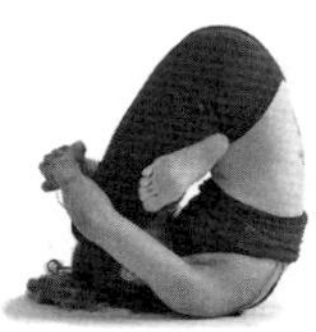

41. 핀다사나
호흡 5회.

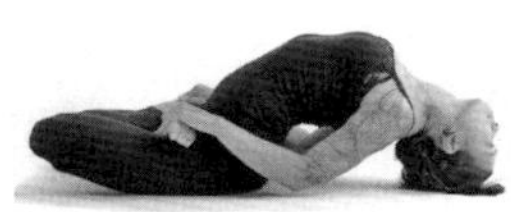

42. 마츠야사나
호흡 5회.

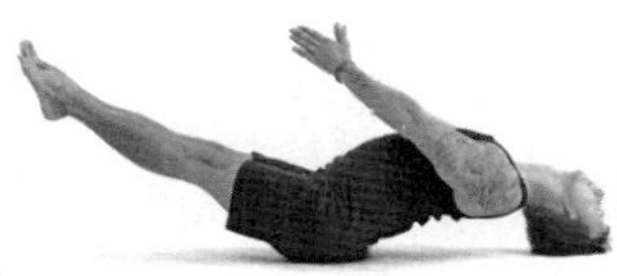

43. 웃타나 파다사나
호흡 5회.

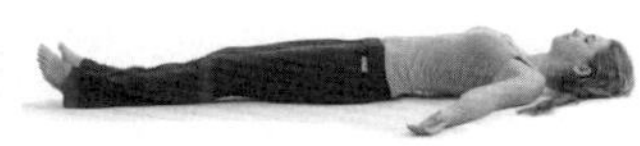

44. 사바사나
호흡 5–10회.

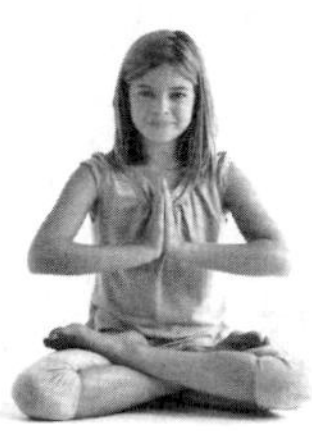

45. 파드마사나
명상.

[시퀀스 28] 상급 수준 : 팔 지지 자세를 중심으로 (1)

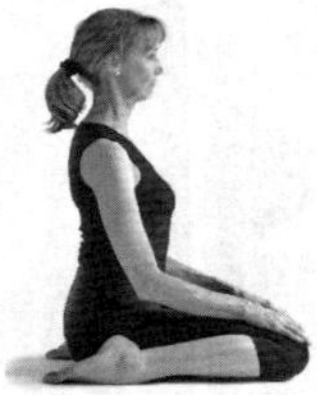

1. 비라사나
5분. 인사를 하고 목적을 세운 뒤 안내를 시작한다.

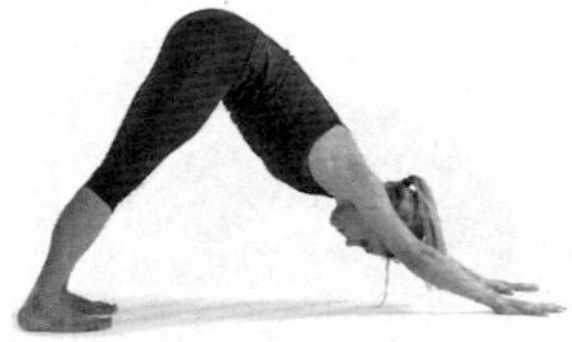

2. 아도 무카 스바나사나
호흡 10회.

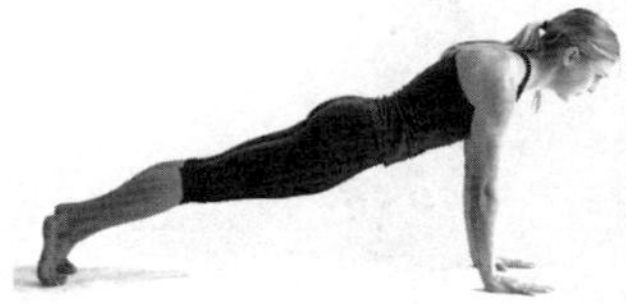

3. 팔라카사나
호흡 10회.

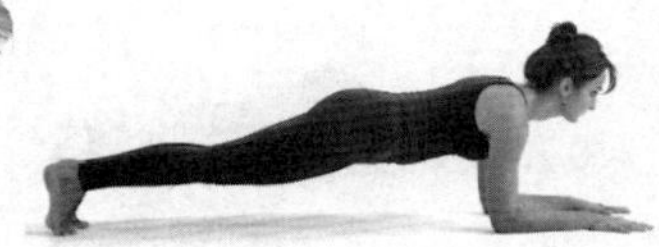

4. 쉬슈라 팔라카사나
카팔라바티 호흡을 27회 실시한다.

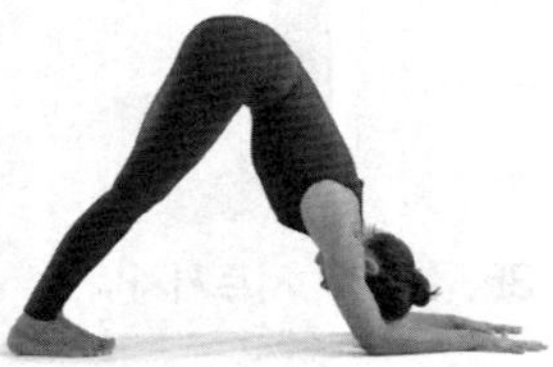

5. 쉬슈라사나
호흡 10회.

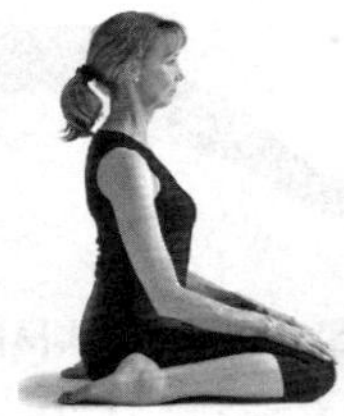

6. 비라사나
가루다사나의 팔 동작으로 1분 동안 유지한다(30초가 지나면 팔 방향을 바꾼다).

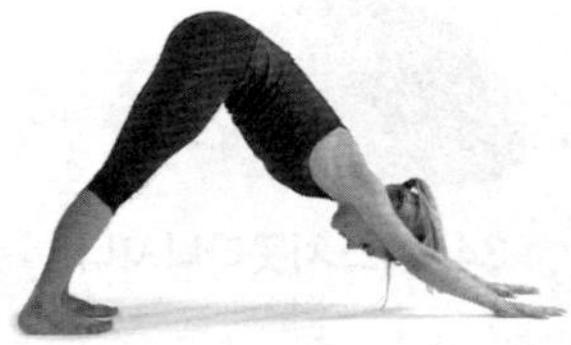

7. 아도 무카 스바나사나
호흡 5회.

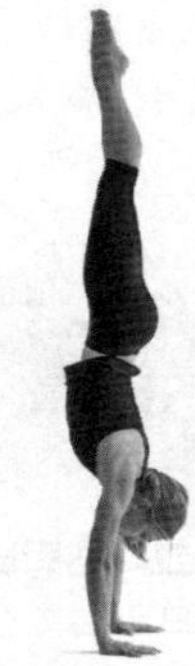

8. 아도 무카 브릭사사나
3회 이하로 실시하고 1분 동안 유지한다. 대신에 전갈자세를 해도 된다.

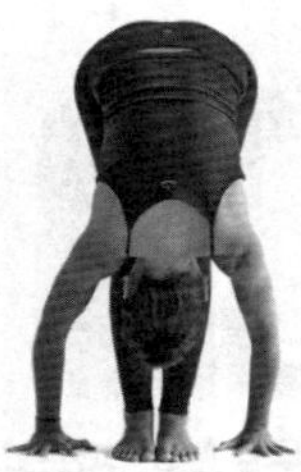

9. 웃타나사나
호흡 5회.

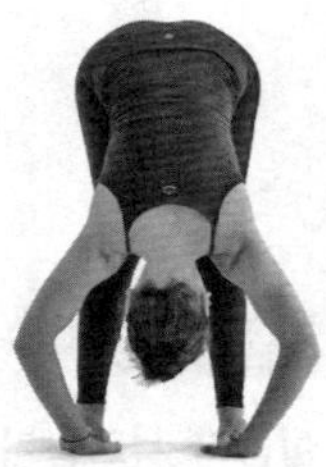

10. 파다 하스타사나
호흡 10회 한 다음 타다사나를 실시한다.

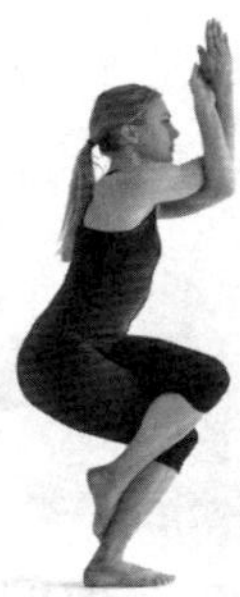

11. 가루다사나
양쪽 모두 5회 호흡.

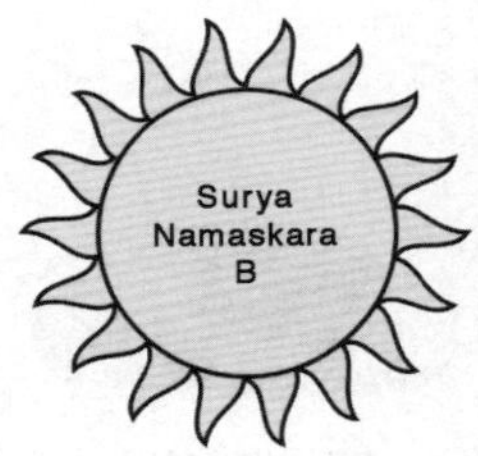

12. 수리야 나마스카라 B
3회 한 뒤 아도 무카 스바나사나에서 다음 동작으로 전환한다.

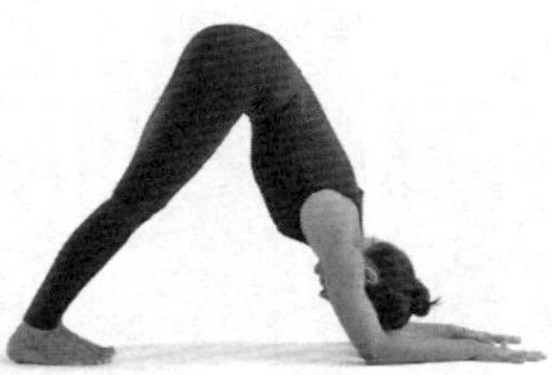

13. 쉬슈라사나
호흡 10회.

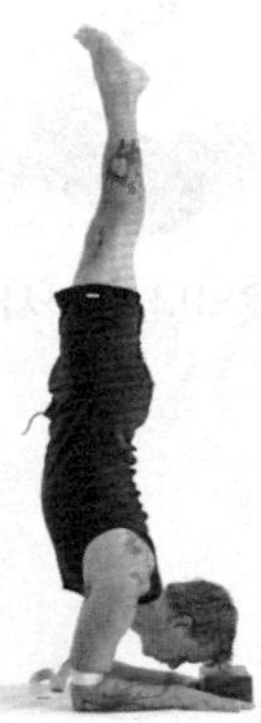

14. 핀차 마유라사나
3회 이하로 실시하고 1분 동안 유지한다. 전갈자세로 대체할 수 있다.

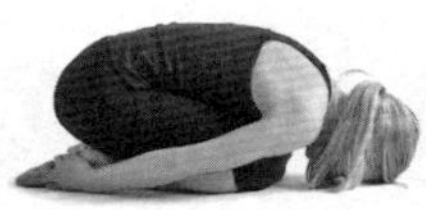

15. 발라사나
호흡 5회.

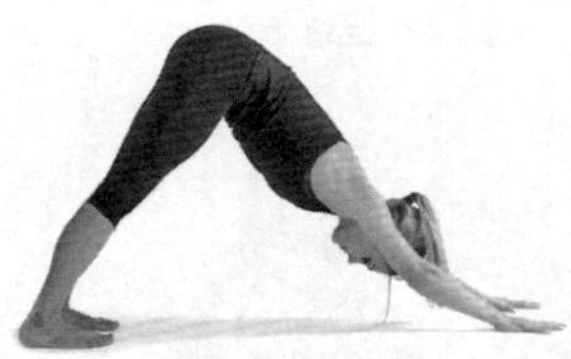

16. 아도 무카 스바나사나
호흡 5회.

[시퀀스 28] 상급 수준 : 팔 지지 자세를 중심으로 (1) (계속)

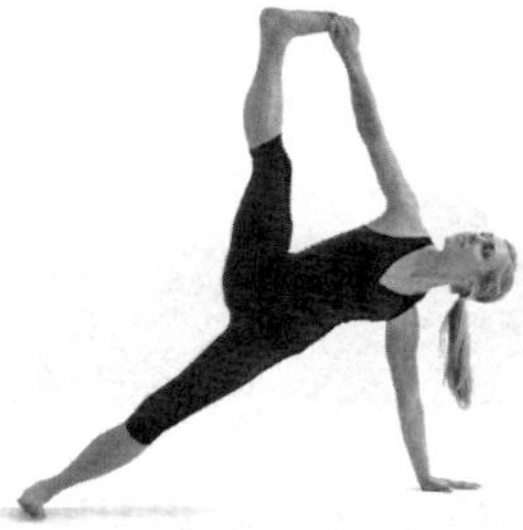

17. 바시스타사나
양쪽 모두 호흡 10회.

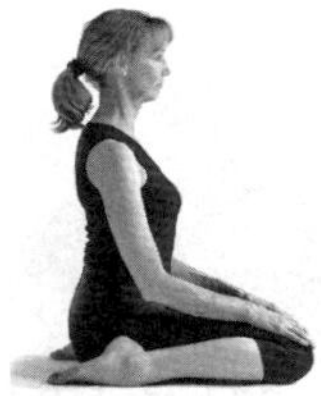

18. 비라사나
고무카사나의 팔자세로 호흡 10회(5회 호흡 뒤에 팔을 바꾼다).

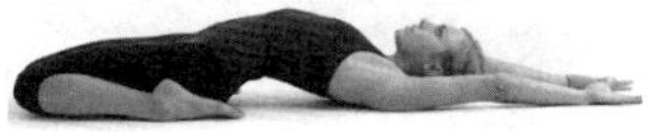

19. 숩타 비라사나
2분.

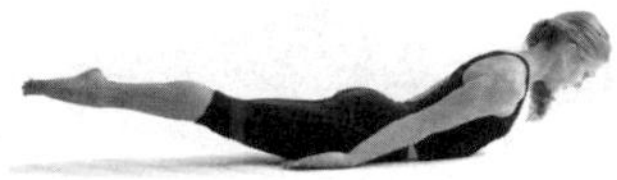

20. 살라바사나 A, B, C
각각 호흡 5회. 동작을 전환하는 사이에 빈야사를 한다(B와 C는 부록 B를 참조).

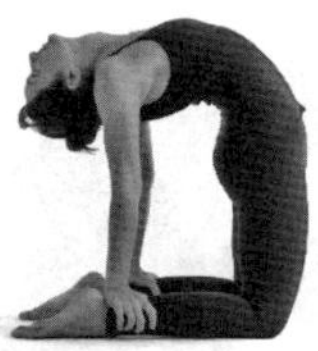

21. 우스트라사나
호흡 10회. 빈야사를 하고 2회 더 반복한다.

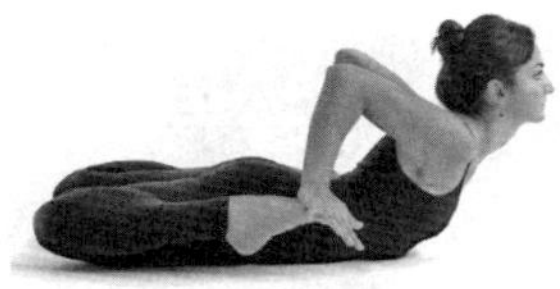

22. 베카사나
호흡 10회. 빈야사를 하고 2회 더 반복한다.

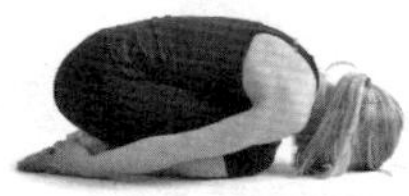

23. 발라사나
호흡 5회

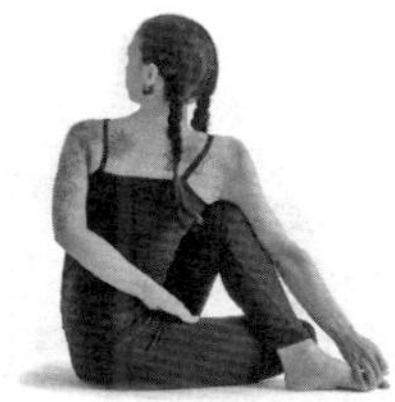

24. 아르다 맛센드라사나
호흡 5회.

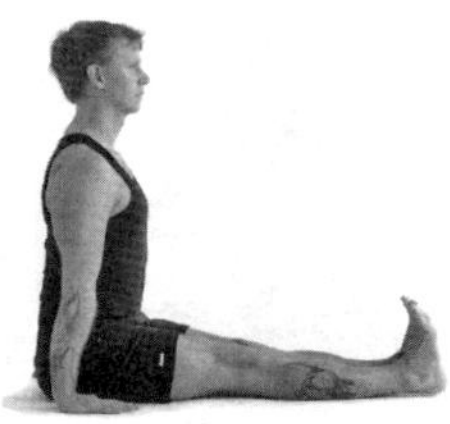

25. 단다사나
호흡 5회.

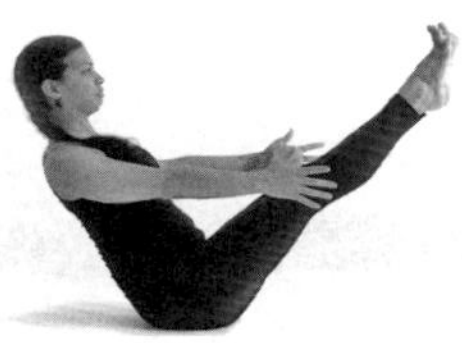

26. 나바사나
호흡을 5회 한 후, 다음 동작으로 전환한다.

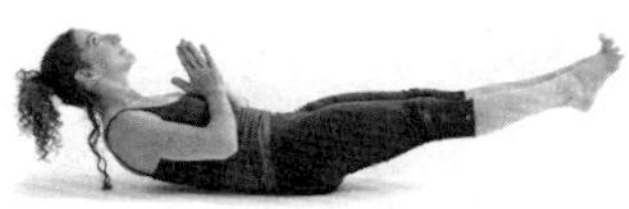

27. 아르다 나바사나
카팔라바티 호흡을 30초간 실시한다. 26-27를 실시하는데 4회 반복한다.

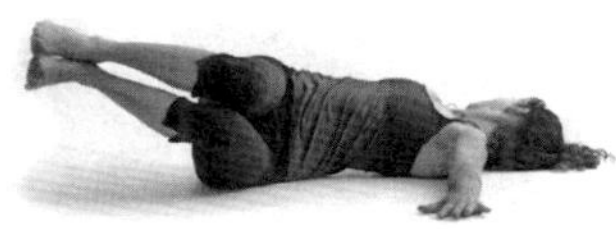

28. 자타라 파리바르타나사나
양쪽 방향으로 10회.

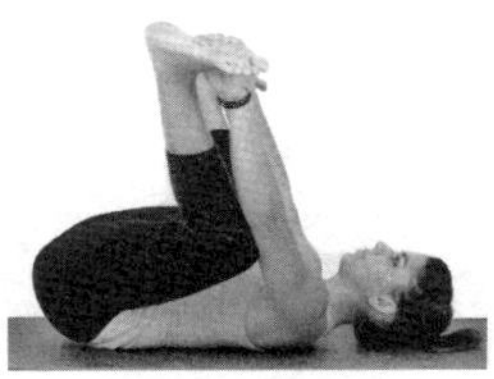

29. 아난다 발라사나
호흡 10회.

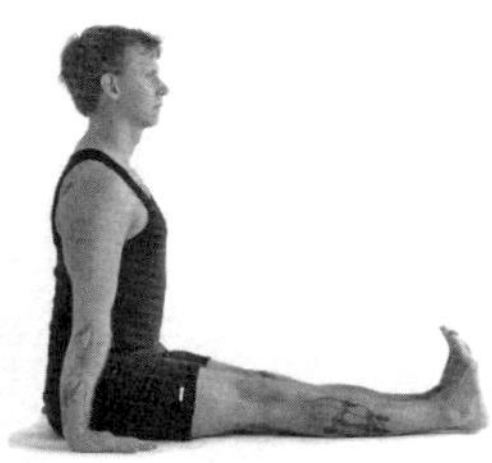

30. 단다사나
호흡 5회 .

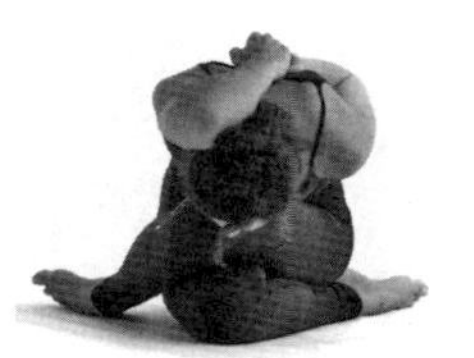

31. 고무카사나
양쪽 모두 호흡 10회.

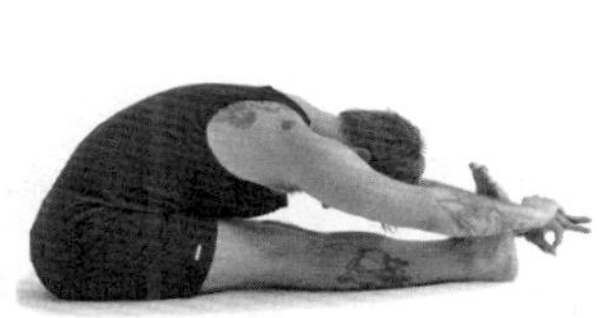

32. 파스치못타나사나
호흡 10회.

[시퀀스 28] 상급 수준 : 팔 지지 자세를 중심으로 (1) (계속)

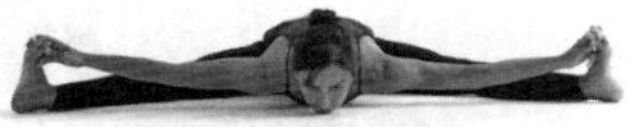

33. 우파비스타 코나사사나
호흡 10회.

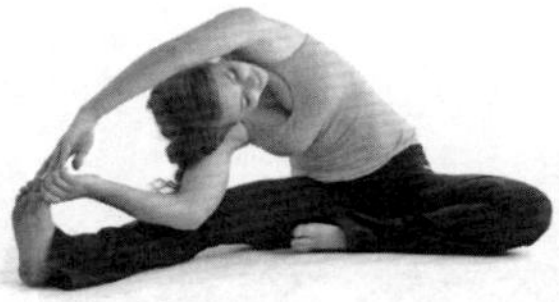

34. 파리브릿타 자누 시르사사나
양쪽 모두 호흡 10회.

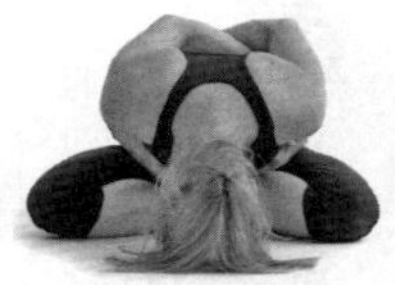

35. 밧다 코나사사나
호흡 10회.

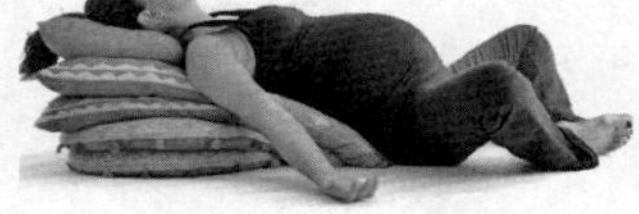

36. 숩타 밧다 코나사사나
호흡 5회.

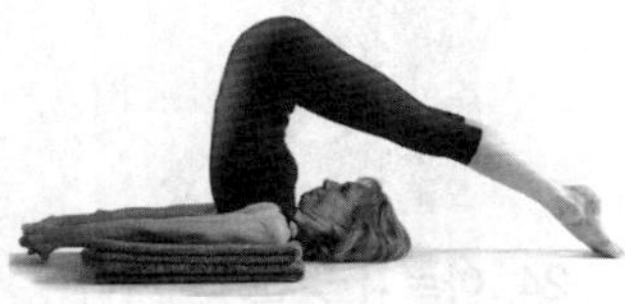

37. 할라사나
호흡 5회 .

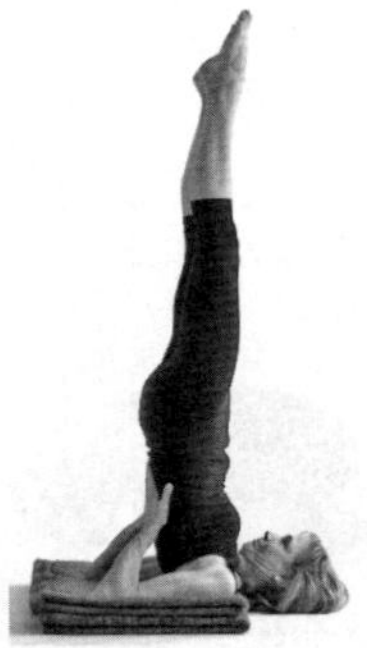

38. 살람바 사르방가사나
2–3분.

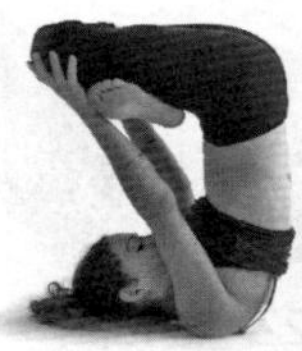

39. 우르드바 파드마사사나
호흡 5회.

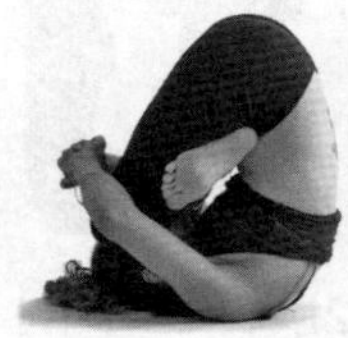

40. 핀다사나
호흡 5회.

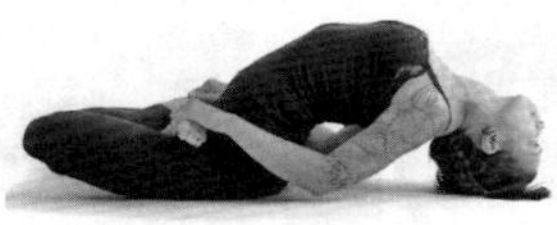

41. 마츠야사나
호흡 5회 .

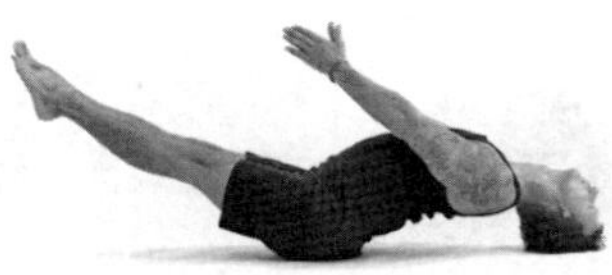

42. 웃타나 파다사나
호흡 5회 .

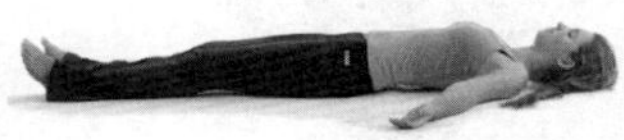

43. 사바사나
5–10분.

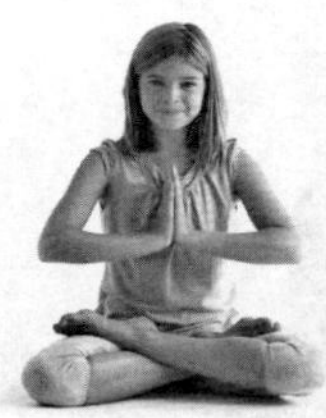

44. 파드마사나
명상.

[시퀀스 29] 상급 수준 : 팔 지지 자세를 중심으로 (2)

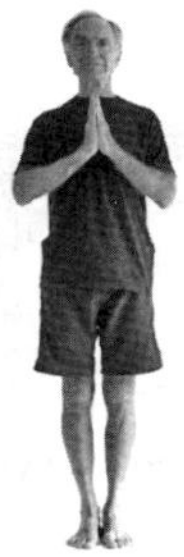

1. 사마스티히
1-2분. 인사를 하고 목적을 세운 뒤 안내를 시작한다.

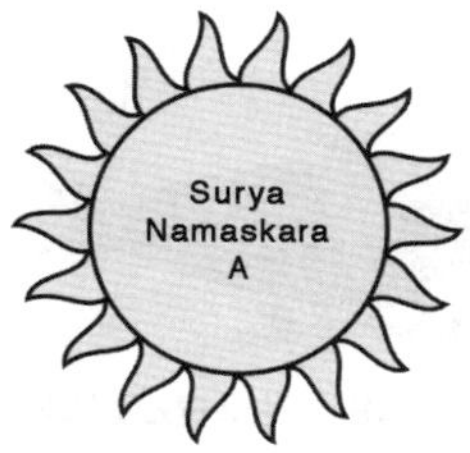

2. 수리야 나마스카라 A
3회.

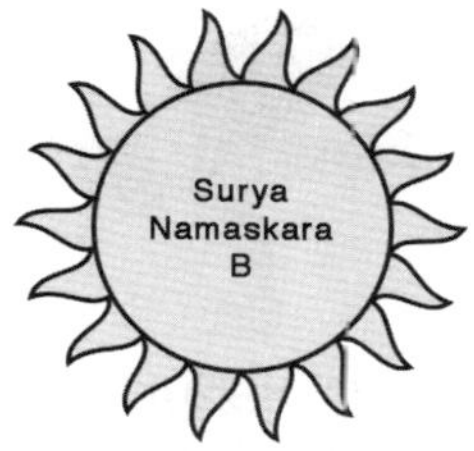

3. 수리야 나마스카라 B
3회. 마지막회의 웃카타사나에서 다음 동작으로 전환한다.

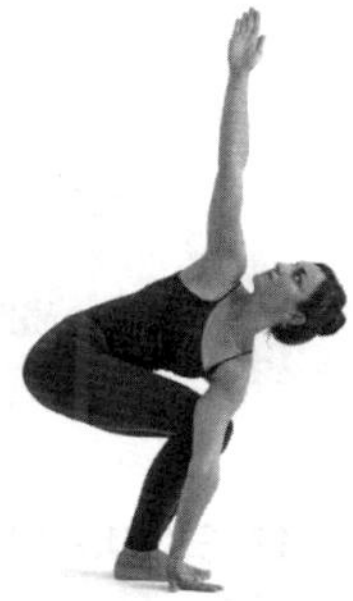

4. 파리브릿타 웃카타사나
오른쪽(또는 왼쪽)으로 실시해 5회 호흡한 뒤 다음 동작으로 전환한다.

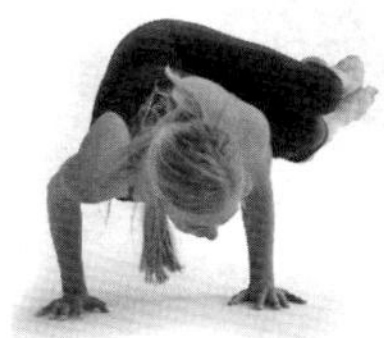

5. 파르스바 바카사나
오른쪽(또는 왼쪽)으로 실시해 5회 호흡한 뒤 다음 동작으로 전환한다.

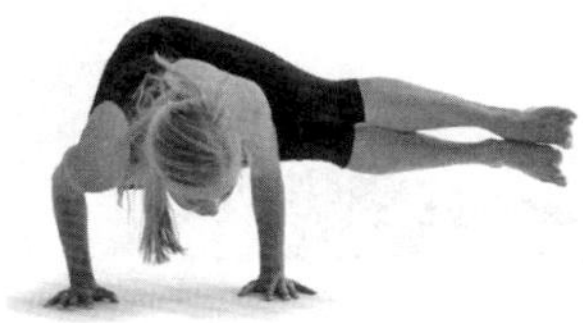

6. 드위 파다 코운딘야사나
오른쪽(또는 왼쪽)으로 실시해 5회 호흡한 뒤 다음 동작으로 전환한다.

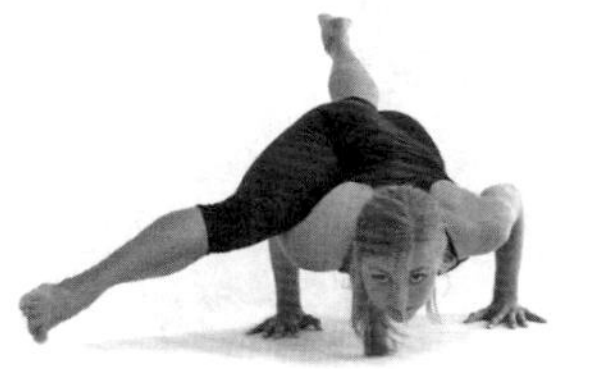

7. 에카 파다 코운딘야사 B
오른쪽(또는 왼쪽)으로 실시해 5회 호흡한 뒤 플롯 백하고 빈야사를 한다. 방향을 바꿔 4-7을 실시한 후, 아도 무카 스바나사에서 호흡 5회 한다.

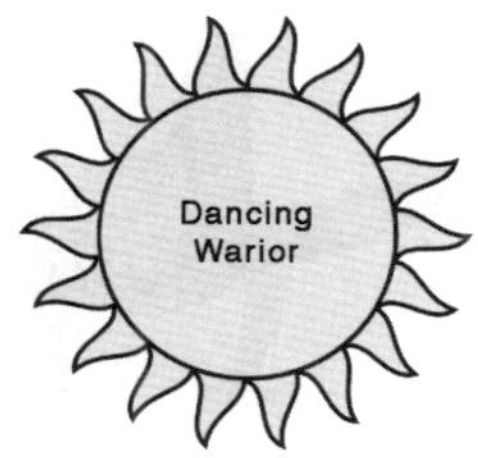

8. 댄싱 워리어
3회. 서서 하는 각 동작들에서는 호흡을 5회 한다. 타다사나로 이동한다.

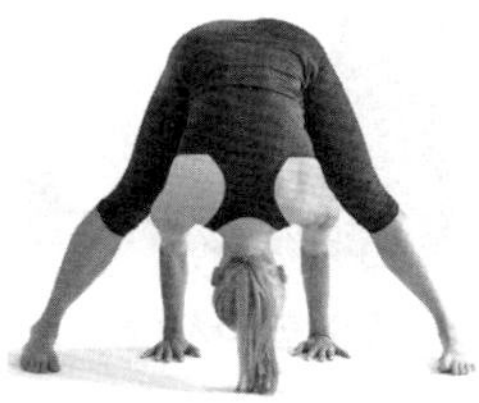

9. 프라사리타 파돗타나사나 A
호흡 5회 한 뒤 다음 동작으로 전환한다.

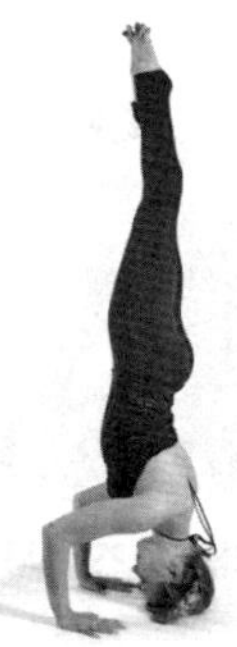

10. 살람바 시르사사나 II
호흡 5회 한 뒤 다음 동작으로 전환한다.

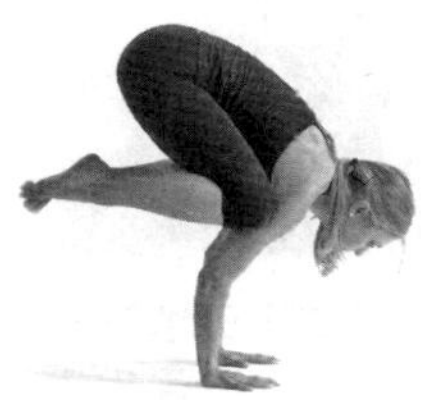

11. 바카사나
호흡 5회 한 뒤 다시 살람바 시르사사나 II를 하고 다음 동작으로 이동한다.

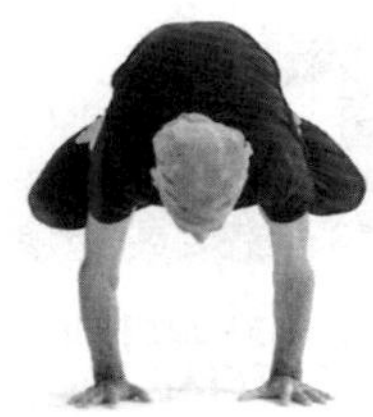

12. 우르드바 쿡쿠타사나
호흡 5회 한 후, 살람바 시르사사나 II와 프라사리타 파돗타나사나 A를 한 뒤 쉰다.

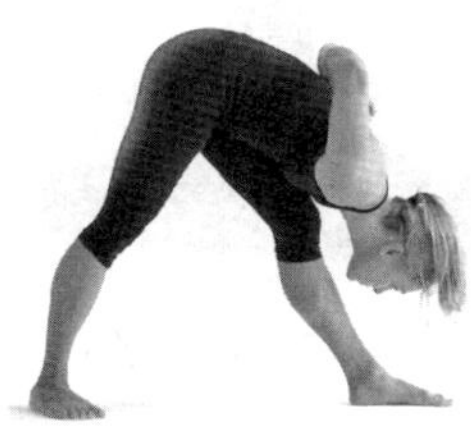

13. 파르스봇타나사나
양쪽 모두 호흡 5회.

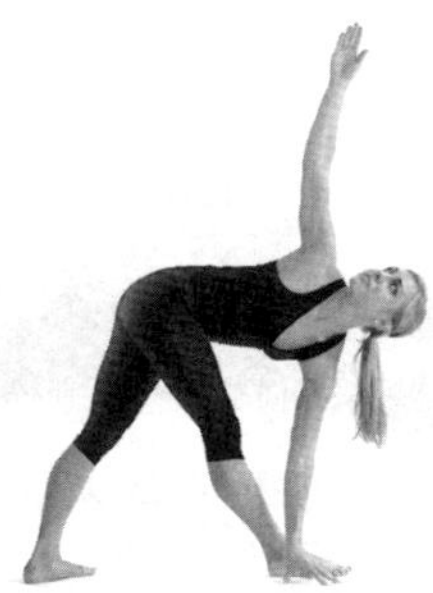

14. 파리브릿타 트리코나사나
호흡 5회. 타다사나를 한다.

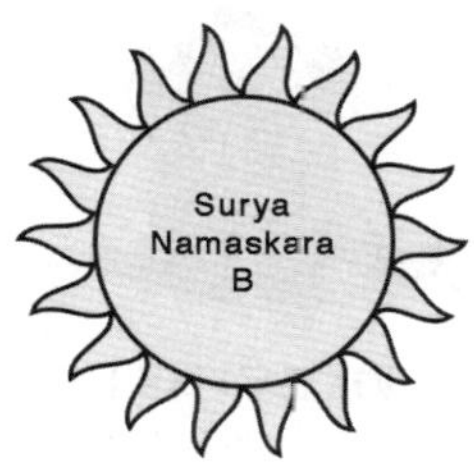

15. 수리야 나마스카라 B
1회. 아도 무카 스바나사나에서 다음 동작으로 전환한다.

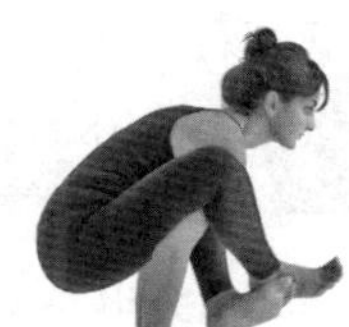

16. 부자피다사나
호흡을 5회하고 다음 동작으로 전환한다.

[시퀀스 29] 상급 수준 : 팔 지지 자세를 중심으로 (2) (계속)

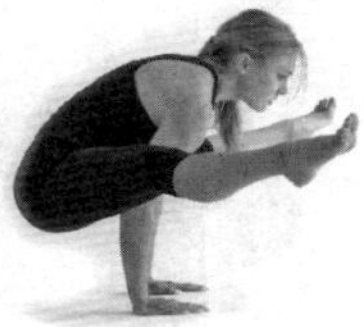

17. 팃티바사나
호흡을 5회하고
다음 동작으로 전환한다.

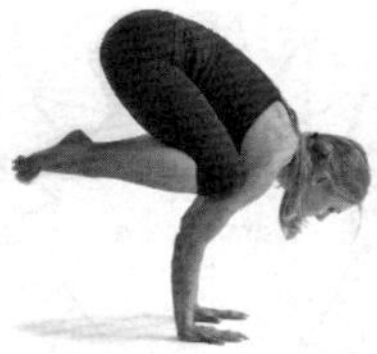

18. 바카사나
호흡을 5회하고 빈야사를 한다. 플롯스루로 다음 동작으로 이동하거나 좀더 쉽게
단다사나로 전환한다.

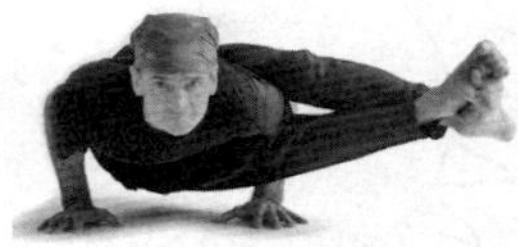

19. 아스타바크라사나
오른쪽(또는 왼쪽)으로 실시해
10회 호흡한 뒤 빈야사를 한다. 그런 후 방향을 바꿔 실시한다.

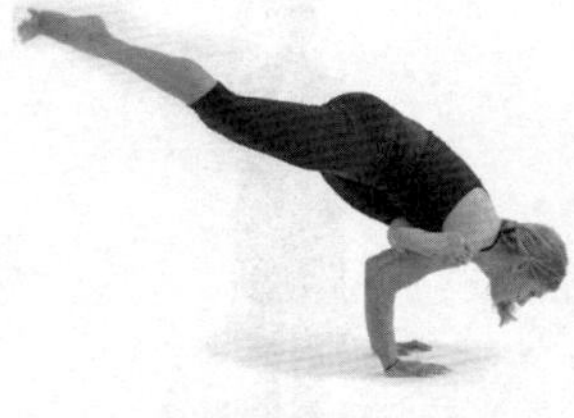

20. 갈라바사나
오른쪽(또는 왼쪽)으로 실시해
5회 호흡한 뒤 빈야사를 하다.
그런 후 방향을 바꿔 실시한다.

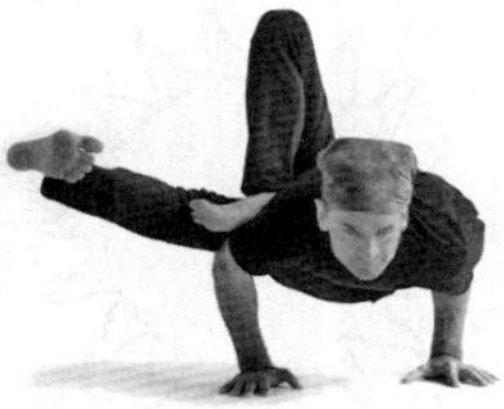

21. 웃타나 프라시타사나
오른쪽(또는 왼쪽)으로 실시해
5회 호흡한 뒤 빈야사를 한다.
그런 후 방향을 바꿔 실시한다.

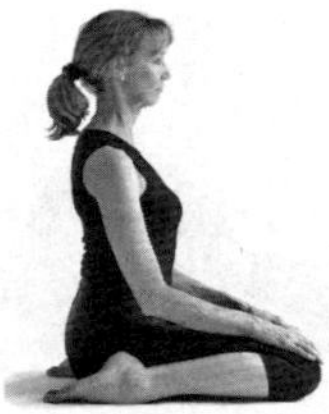

22. 비라사나
손목 요법.

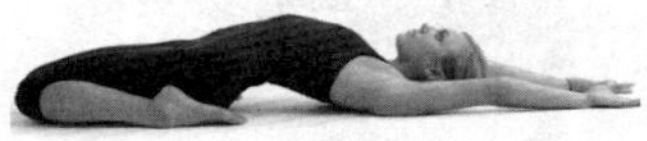

23. 숩타 비라사나
2분.

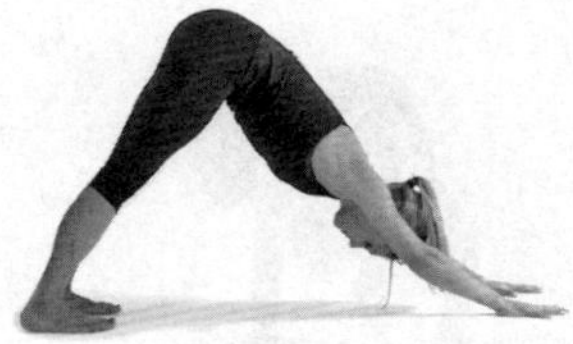

24. 아도 무카 스바나사나
호흡 10회.

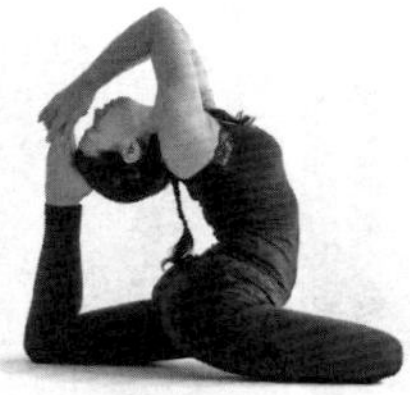

25. 에카 파다 라즈 카포타사나II
양쪽 모두 호흡 5–10회.
1–2회 더 반복한다.

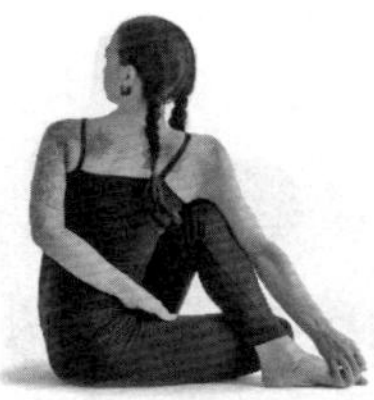

26. 아르다 맛센드라사나
양쪽 모두 호흡 10회.

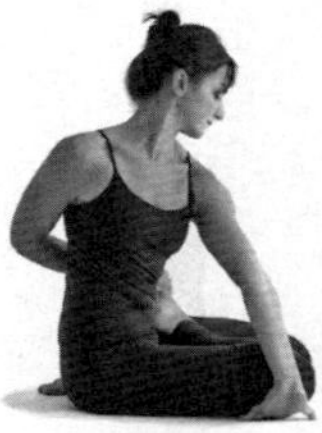

27. 바라드바즈라사나 B
양쪽 모두 호흡 10회.

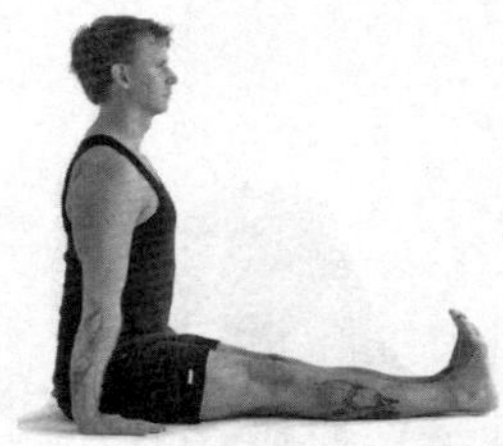

28. 단다사나
호흡 5회.

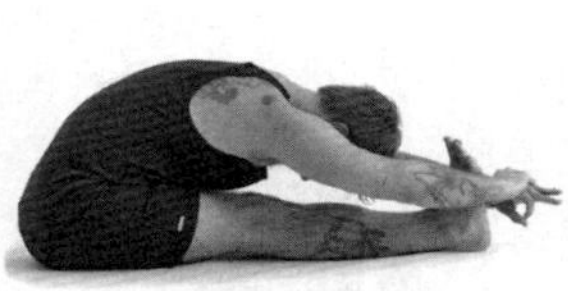

29. 파스치못타나사나
2분.

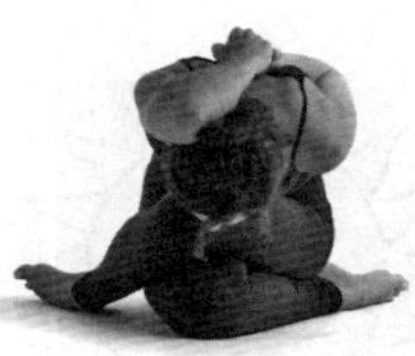

30. 고무카사나
양쪽 모두 호흡 10회.

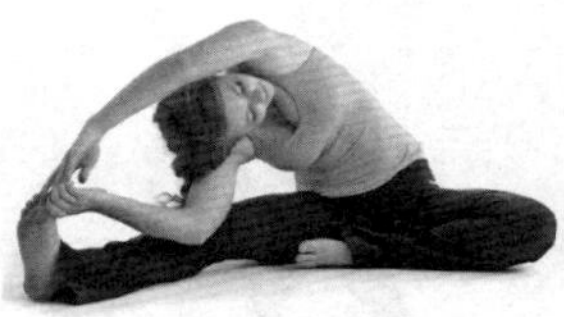

31. 파리브릿타 자누 시르사사나
양쪽 모두 호흡 10회.

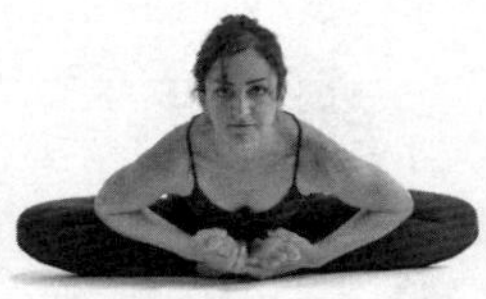

32. 밧다 코나사나
2분.

[시퀀스 29] 상급 수준 : 팔 지지 자세를 중심으로 (2) (계속)

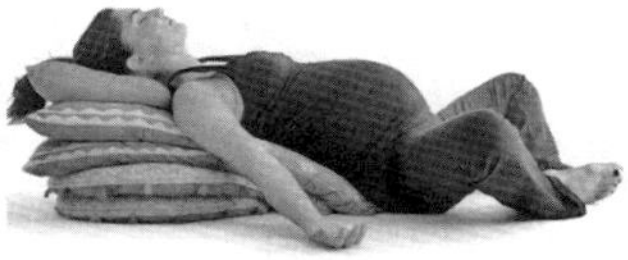

33. 숩타 밧다 코나사나
2분.

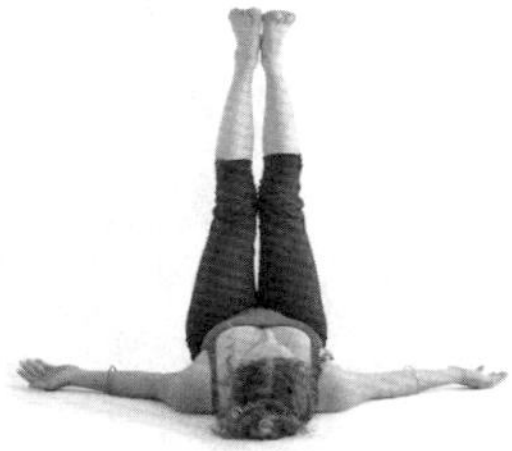

34. 비파리타 까라니
5분.

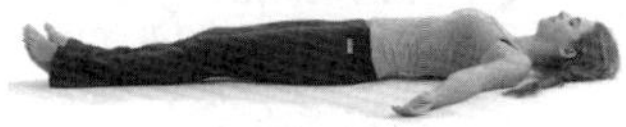

35. 사바사나
5–10분.

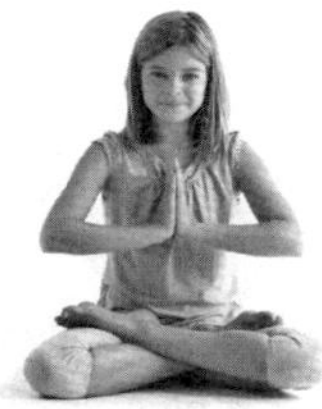

36. 파드마사나
명상.

[시퀀스 30] 상급 수준 : 굽히기 자세를 중심으로

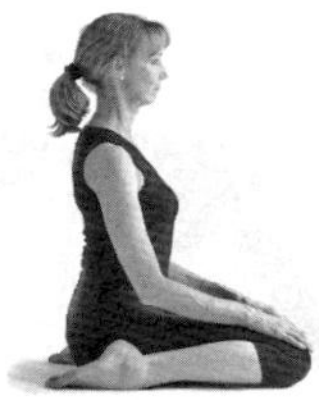

1. 비라사나
5분. 인사를 하고 목적을 세운 뒤 안내를 시작한다.

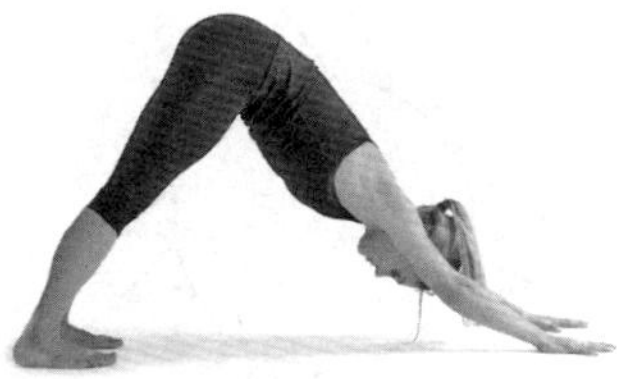

2. 아도 무카 스바나사나
2분.

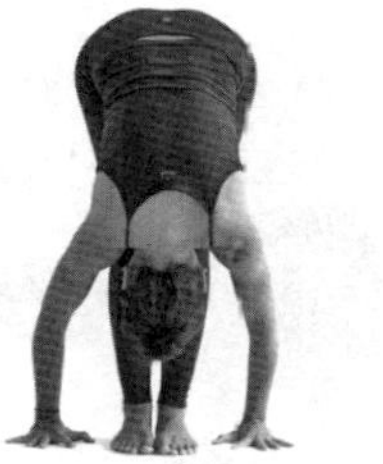

3. 웃타나사나
2분.

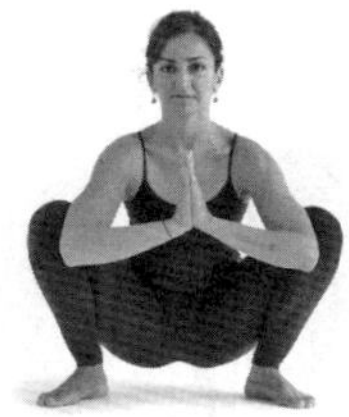

4. 말라사나
호흡 10회.

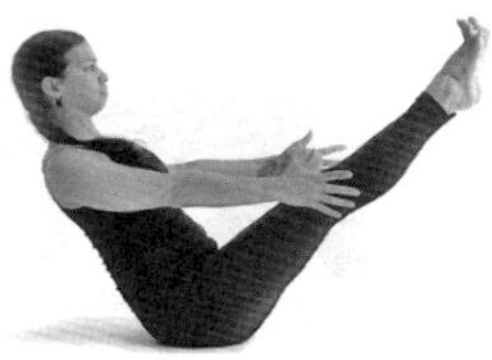

5. 나바사나
호흡을 5회 한 뒤, 다음 아사나로 넘어가 호흡을 5회 한다. 이것을 4회 반복한다.

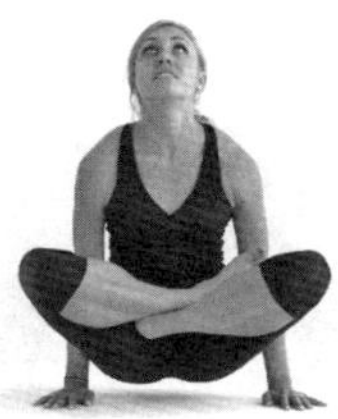

6. 톨라사나
호흡을 5회 한다. 총 5회 반복한 뒤 다음 아사나로 이동한다.

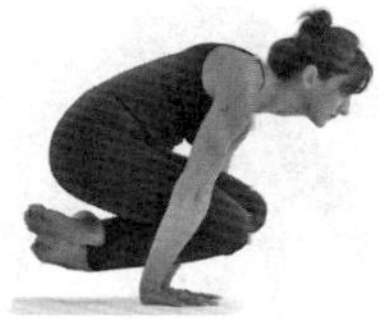

7. 롤라사나
호흡을 5회한 후 빈야사로 아도 무카 스바나사나로 이동한다.

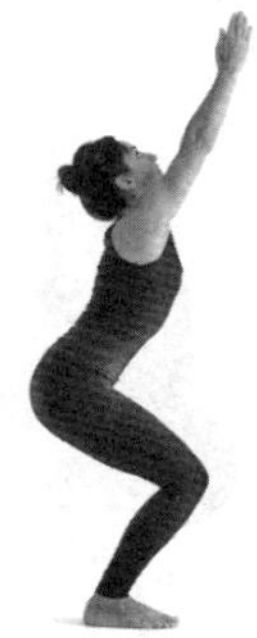

8. 웃카타사나
호흡 5회.

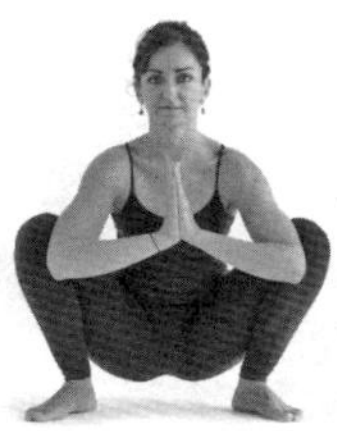

9. 말라사나
호흡 5회.

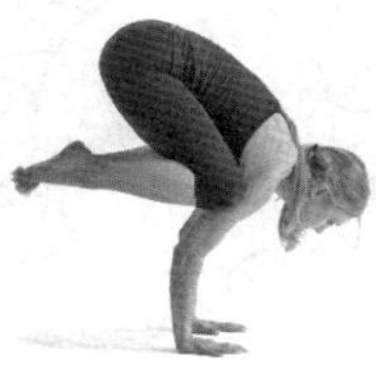

10. 바카사나
호흡 5회, 빈야사를 한다.

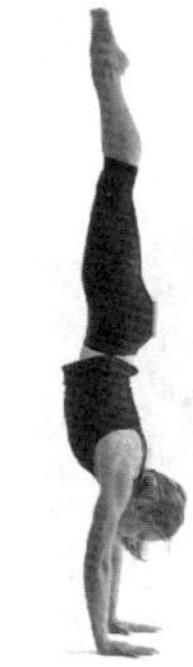

11. 아도 무카 브릭사사나
호흡 5회.

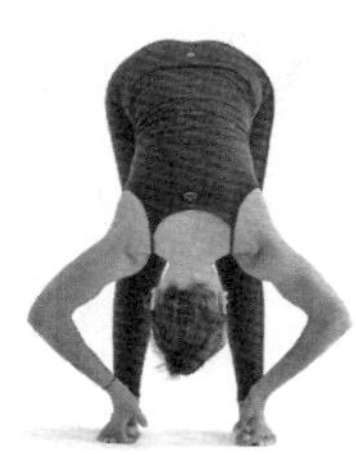

12. 파당구스타사나
호흡 5회.

[시퀀스 30] 상급 수준 : 굽히기 자세를 중심으로 (계속)

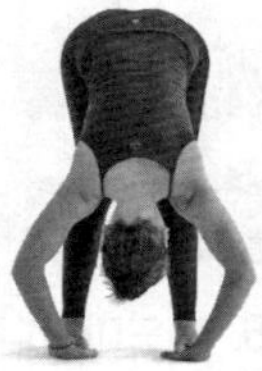

13. 파다 하스타사나
호흡 5회.

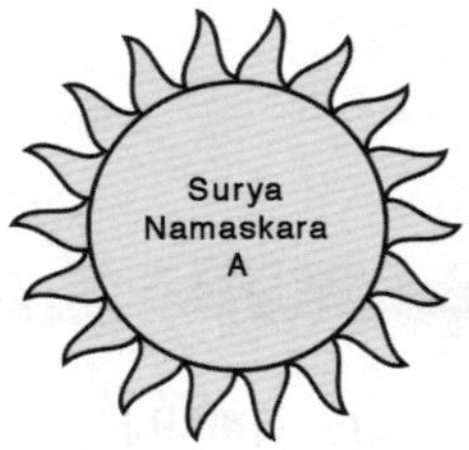

14. 수리야 나마스카라 A
3회.

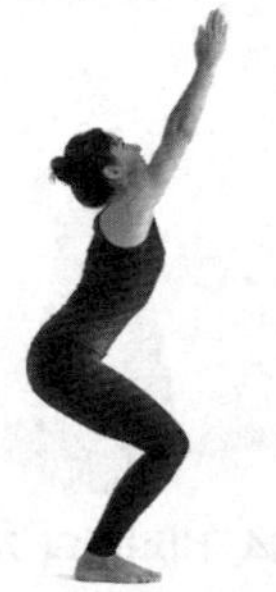

15. 웃카타사나
호흡 5회.

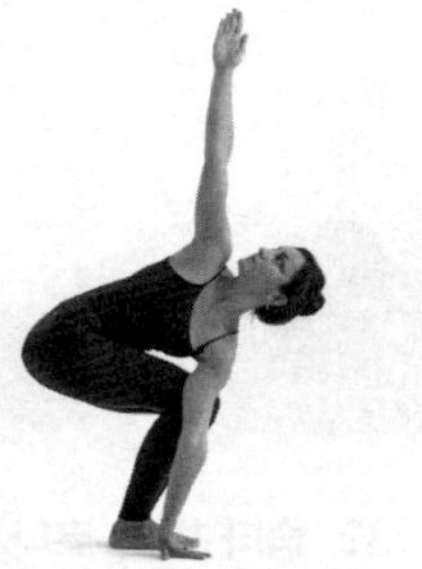

16. 파리브릿타 웃카타사나
오른쪽(또는 왼쪽)으로 실시해 5회 호흡한 뒤 다음 동작으로 전환한다.

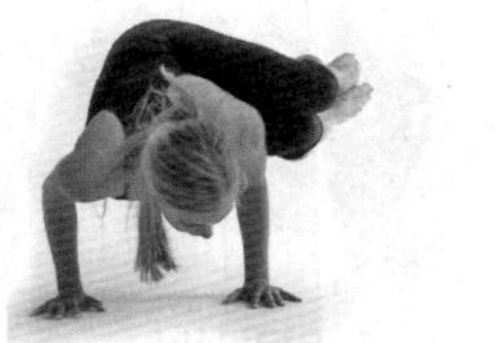

17. 파르스바 바카사나
오른쪽(또는 왼쪽)으로 실시해 5회 호흡한 뒤 다음 동작으로 전환한다.

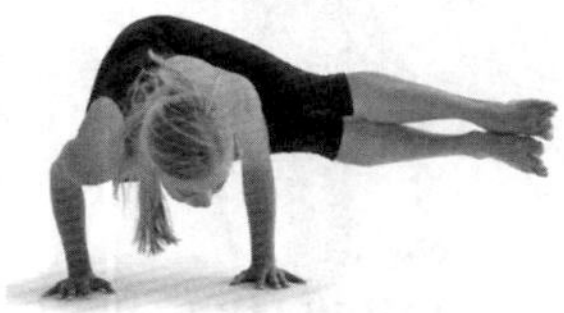

18. 드위 파다 코운딘야사나
호흡 5회. 플롯 백으로 차투랑가와 우르드바 무카 스바나사나와 아도 무카 스바나사나를 실시한다. 방향을 바꿔 15–17을 실시한 다음 아도 무카 스바나사나를 실시한다.

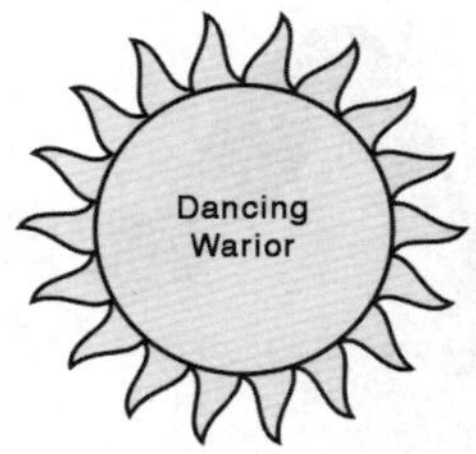

19. 춤추는 전사 자세
3회 실시한 다음 타다사나로 선다.

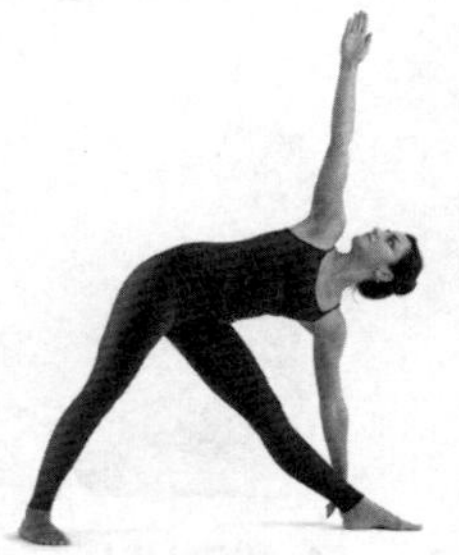

20. 웃티타 트리코나사나
양쪽 모두 10회 호흡. 프라사리타 자세에서 준비한다.

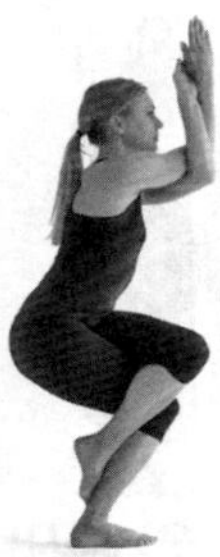

21. 가루다사나
양쪽 모두 호흡 10회.

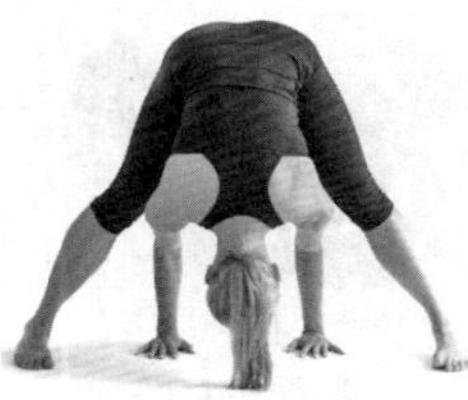

22. 프라사리타 파돗타나사나 A, B, C, D
모두 다 호흡 5회씩(B, C, D는 부록 참조).

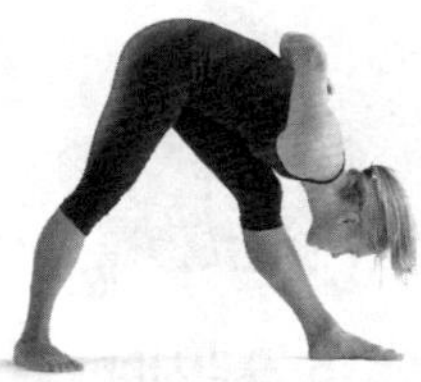

23. 파르스봇타나사나
양쪽 모두 호흡 10회.

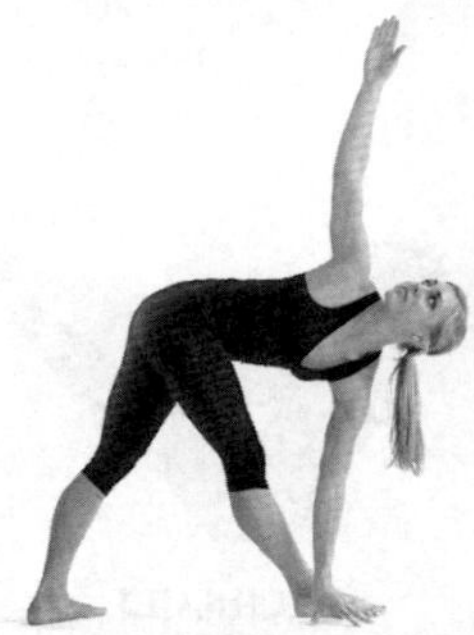

24. 파리브릿타 트리코나사나
양쪽 모두 호흡 10회 한 뒤 타다사나로 선다.

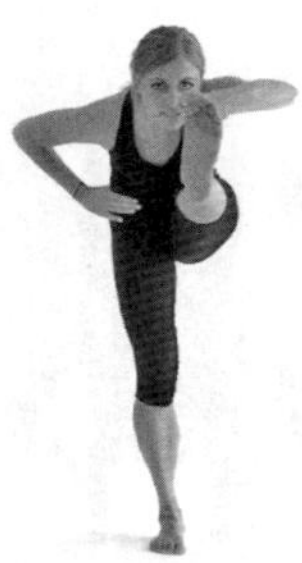

25. 웃티타 하스타 파당구스타사나
양쪽 모두 호흡 10회.

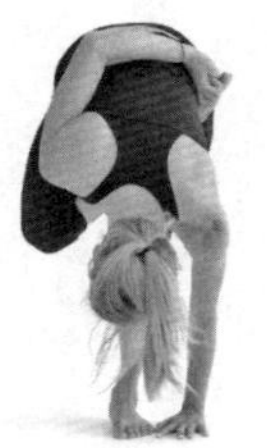

26. 아르다 밧다 파드못타나사나
호흡 5회. 다리를 접은 채 플롯기법으로 차투랑가를 실시한 뒤, 빈야사를 하고 방향을 바꿔 다시 한 번 실시한다.

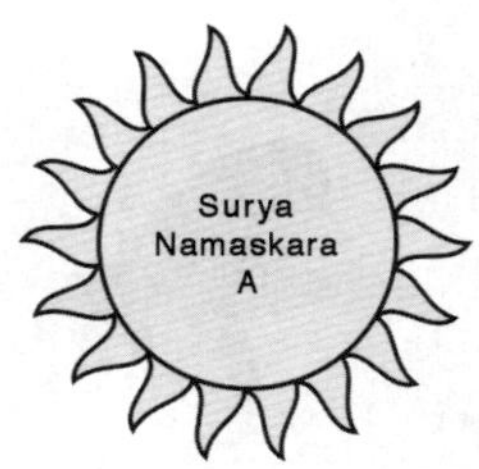

27. 수리야 나마스카라 A
1회 한 뒤 아도 무카 스바나사나를 한다.

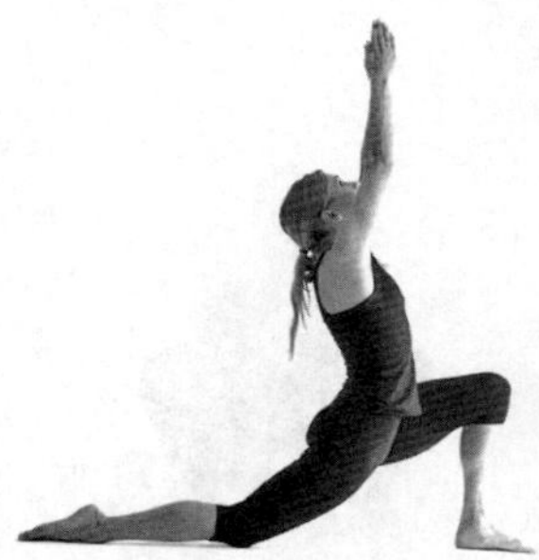

28. 안자네야사나
2분. 세운 무릎을 굽혔다 폈다 한 뒤, 앞쪽 발을 앞으로 서서히 움직인다.

[시퀀스 30] 상급 수준 : 굽히기 자세를 중심으로 (계속)

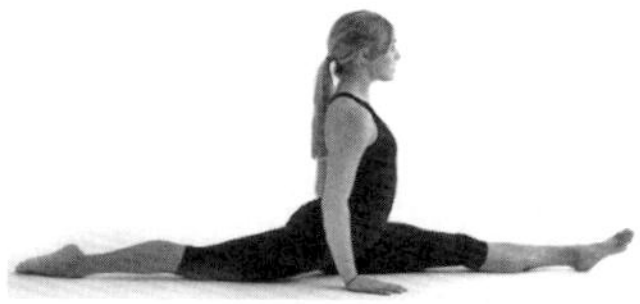

29. 하누마나사나
2분. 상체를 앞뒤로 굽혀본다.
방향을 바꿔 28–29를 반복한다.

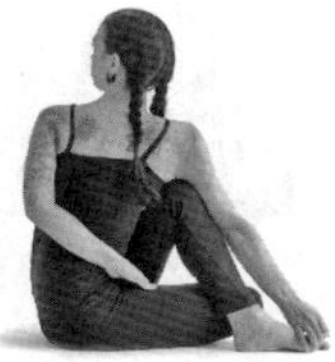

30. 아르다 맛센드라사나
양쪽 모두 호흡 10회.

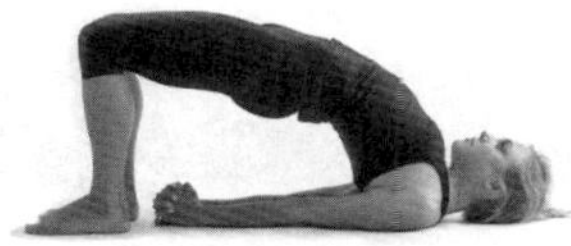

31. 세투 반다 사르방가사나
호흡 10회. 뒤넙다리근을
궁둥뼈 쪽으로 누른다.

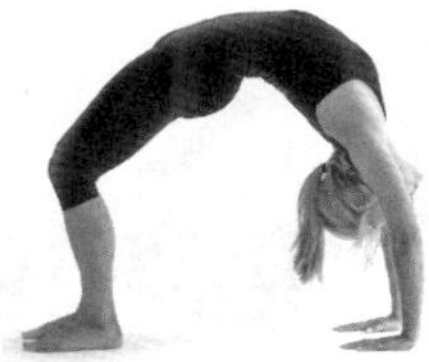

32. 우르드바 다누라사나
호흡 5–10회. 2–4회 반복한다.

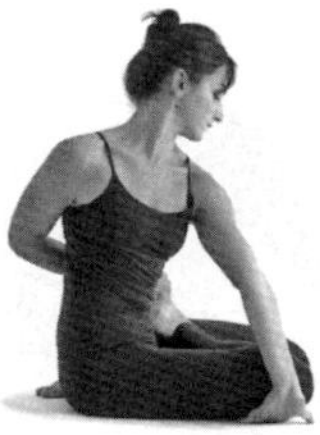

33. 바라드바즈라사나 B
5–10회 호흡.

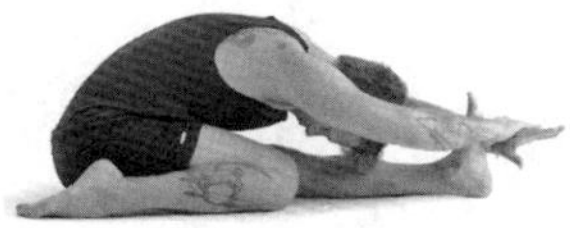

34. 티리앙 무카 에카 파다 파스치못타나사나
호흡 5–10회.

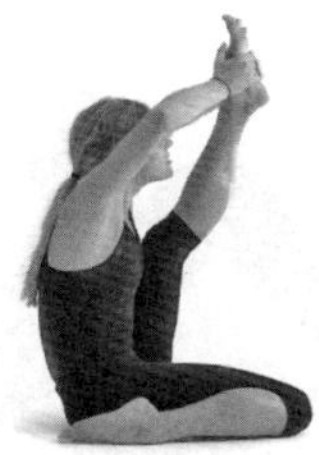

35. 크로운차사나
호흡 10회. 빈야사를 하고
방향을 바꿔 33–35를 반복한다.

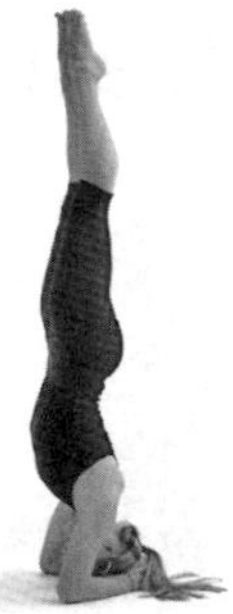

36. 살람바 시르사사나 I
5분 동안 실시한 뒤
바로 다음 아사나로 전환한다.

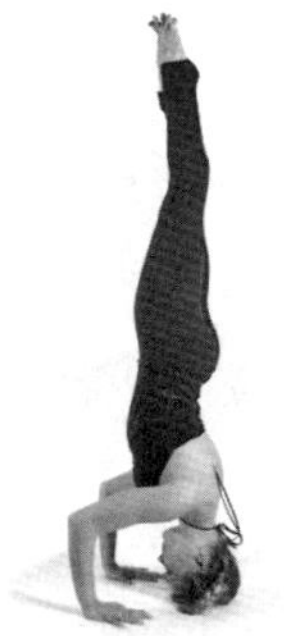

37. 살람바 시르사사나 II
호흡 5회 한 뒤 연꽃자세로 접는다.

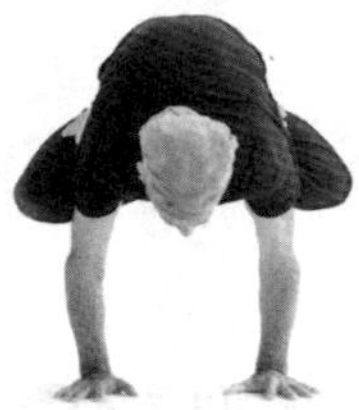

38. 우르드바 쿡쿠타사나
호흡 10회 한 뒤
다음 동작으로 전환한다.

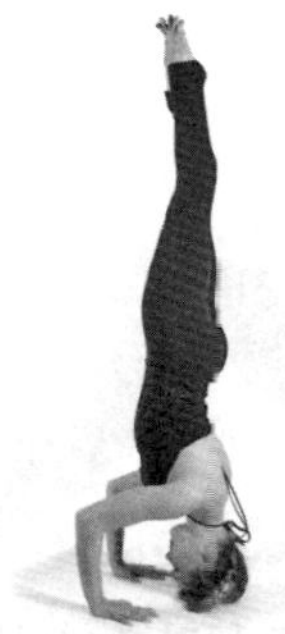

39. 살람바 시르사사나 II
자세를 풀어 차투랑가로 전환,
빈야사를 하고, 플롯 스루로
등을 대고 눕는다.

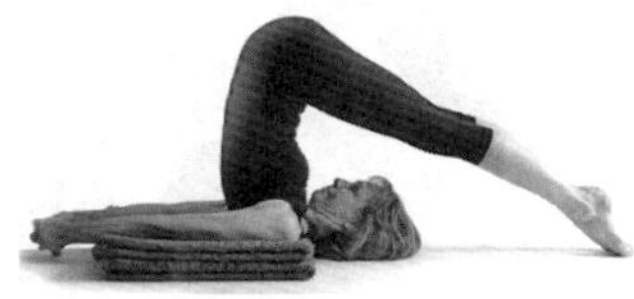

40. 할라사나
호흡 10회.

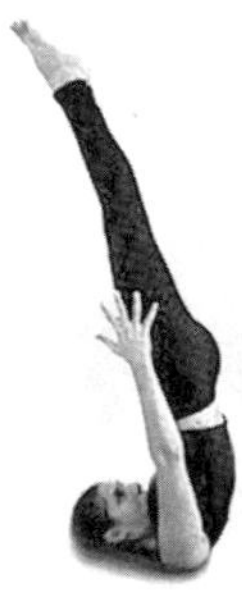

41. 니라람바 사르방가사나
2분.

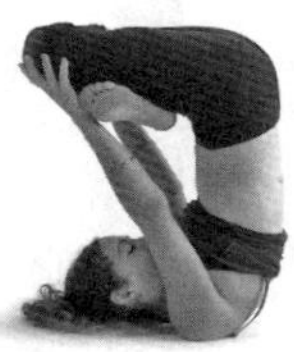

42. 우르드바 파드마사나
호흡 5회.

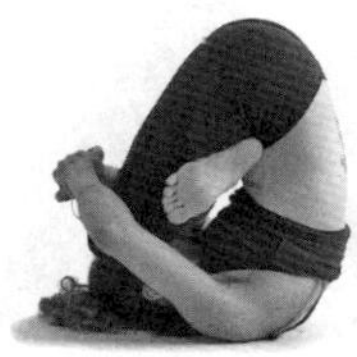

43. 핀다사나
호흡 5회.

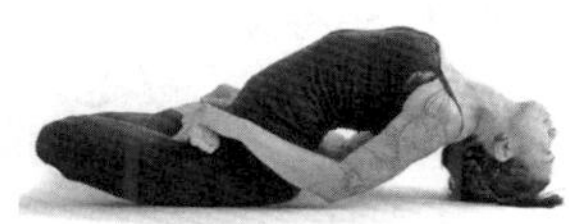

44. 마츠야사나
호흡 5회.

[시퀀스 30] 상급 수준 : 굽히기 자세를 중심으로 (계속)

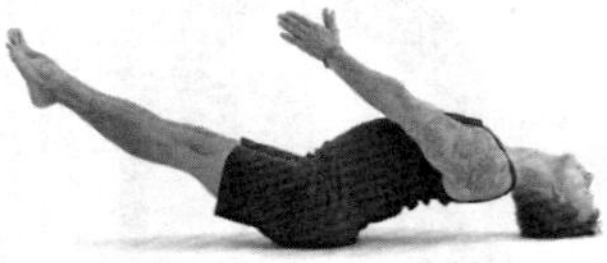

45. 웃타나 파다사나
호흡 5회.

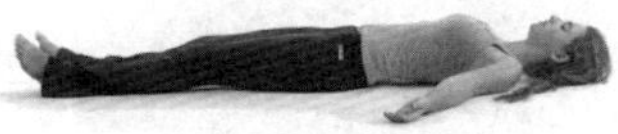

46. 사바사나
5–10분.

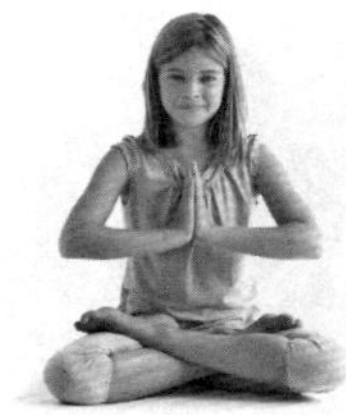

47. 파드마사나
명상.

[시퀀스 31] 상급 수준 : 거꾸로 하는 자세를 중심으로

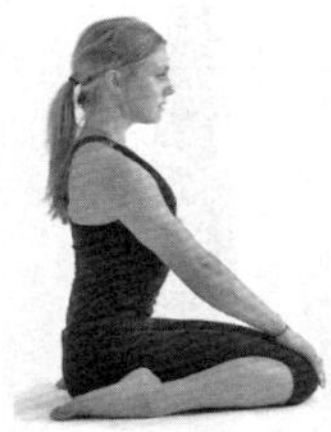

1. 발라사나
5분. 인사를 하고 목적을 세운 뒤 안내를 시작한다.

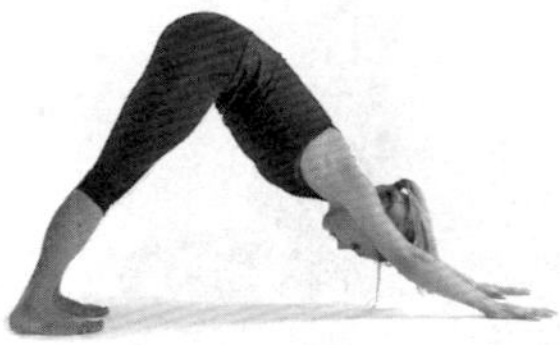

2. 아도 무카 스바나사나
1분.

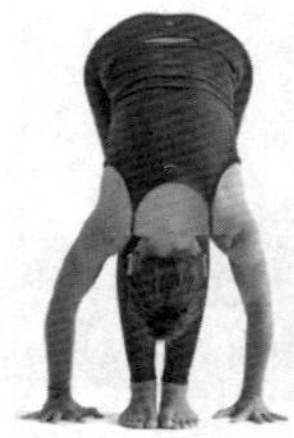

3. 웃타나사나
1분.

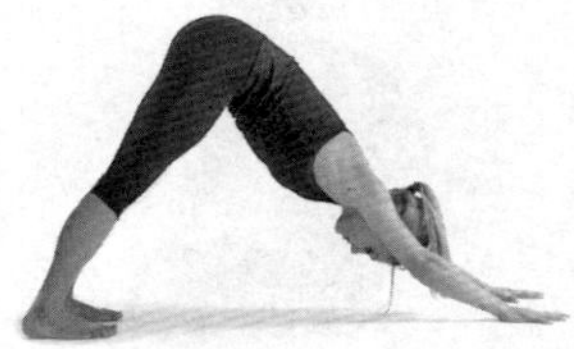

4. 아도 무카 스바나사나
2분.

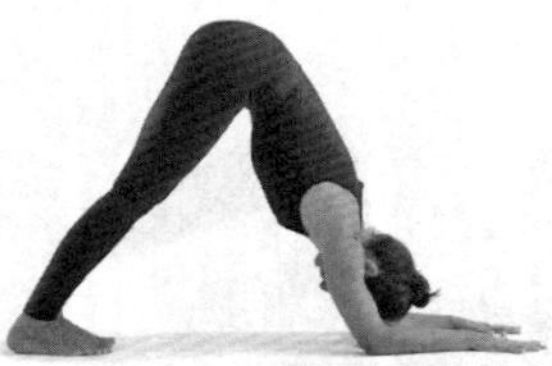

5. 쉬슈라사나
2분.

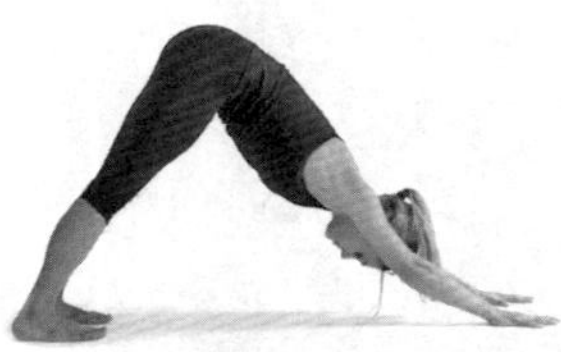

6. 아도 무카 스바나사나
3분.

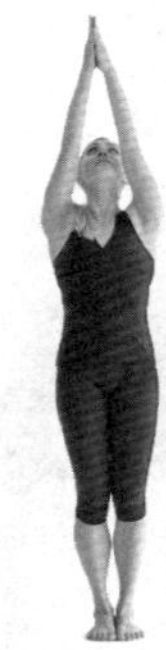

7. 우르드바 하스타사나
1분.

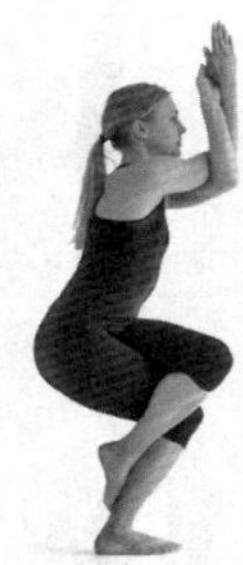

8. 가루다사나
양쪽 모두 호흡 10회.

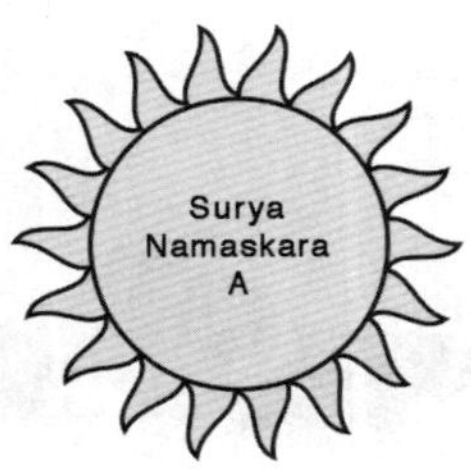

9. 수리야 나마스카라 A
아도 무카 스바나사나에서 아래팔을 바닥에 내려놓는다.

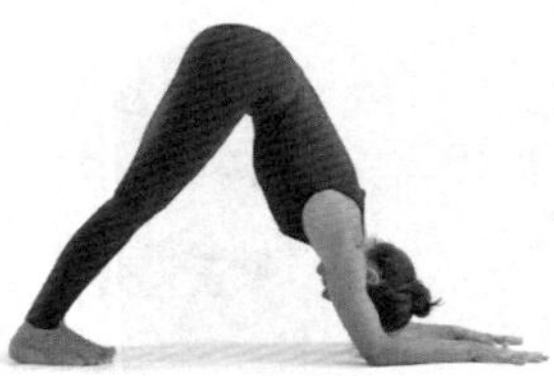

10. 쉬슈라사나
호흡 5회.

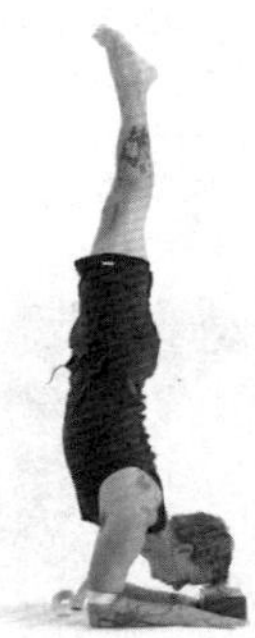

11. 핀차 마유라사나
1분, 플롯 기법으로 차투랑가를 실시한 뒤, 빈야사를 하고 1–2회 반복한다.

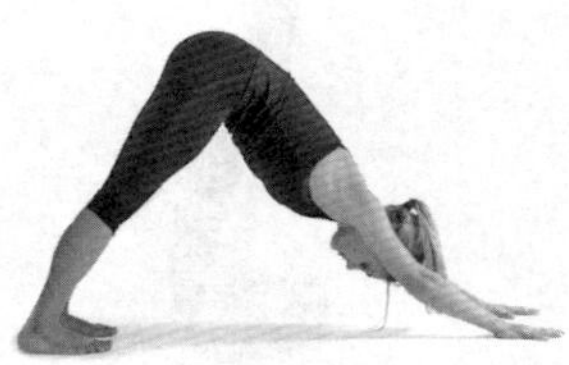

12. 아도 무카 스바나사나
호흡 5회.

[시퀀스 31] 상급 수준 : 거꾸로 하는 자세를 중심으로 (계속)

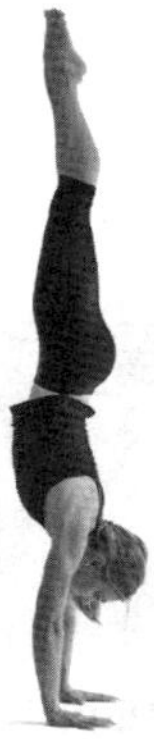

13. 아도 무카 브릭샤사나
1분. 플롯기법으로 차투랑가를 실시한 뒤, 빈야사를 하고 1-2회 반복한다. 마지막 회에 다리를 등 뒤로 내려서 우르드바 다누라사나를 실시한다.

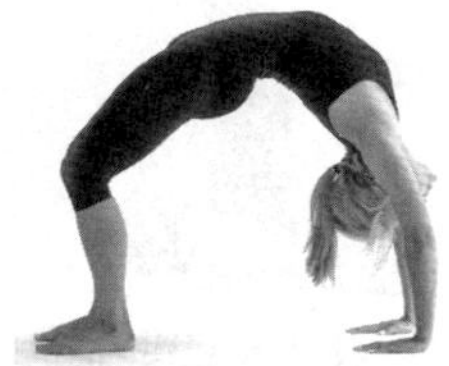

14. 우르드바 다누라사나
호흡 5회, 쉬었다가 2-3회 더 실시한다. 에카 파다의 변형 동작들을 시도해본다.

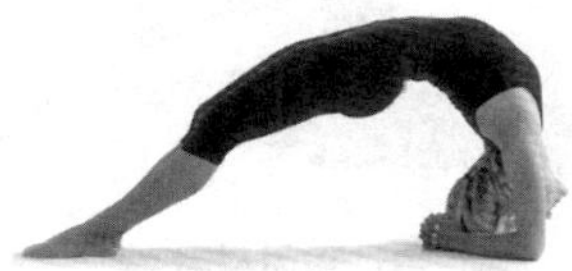

15. 비파리타 단다사나
호흡 5회. 쉬었다가 2-3회 반복한다. 에카 파다의 변형 동작을 시도한다. 마지막 회에 핀차 마유라사를 이어서 실시해 호흡을 5회 하고 발라사나(호흡 5회)에서 쉰다.

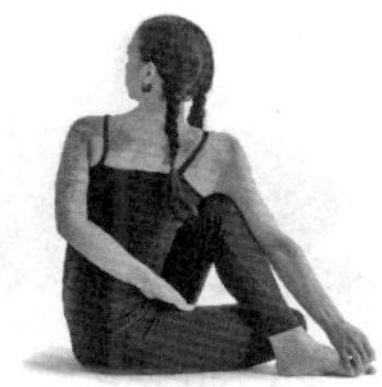

16. 아르다 맛센드라사나
양쪽 모두 호흡 5회.

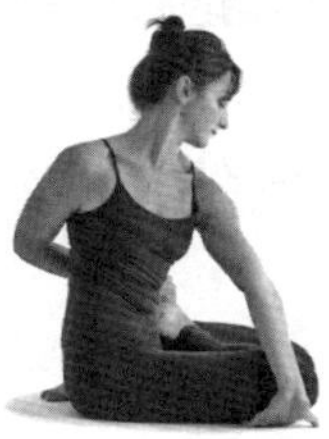

17. 바라드바즈라사나 B
양쪽 모두 호흡 5회.

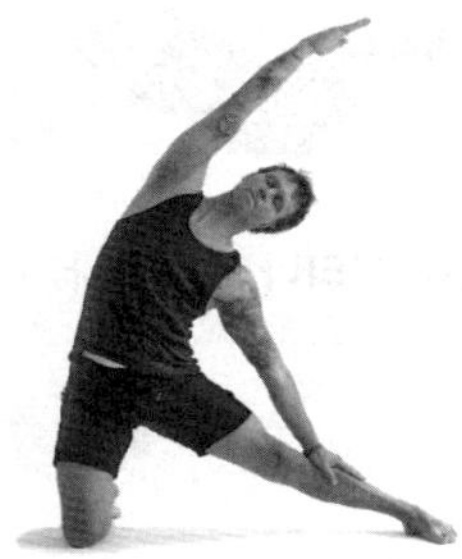

18. 파리가사나
양쪽 모두 호흡 5회.

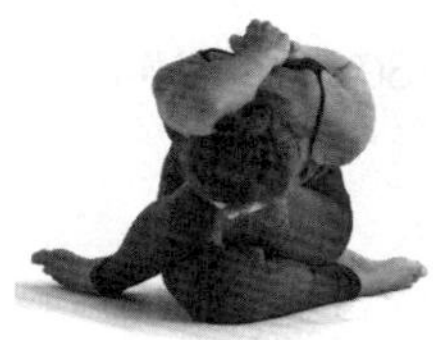

19. 고무카사나
양쪽 모두 호흡 5회.

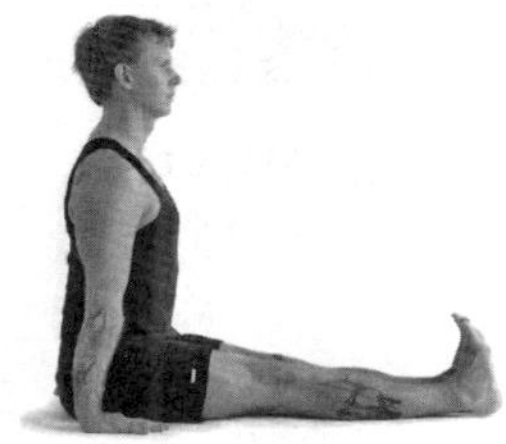

20. 단다사나
호흡 5회.

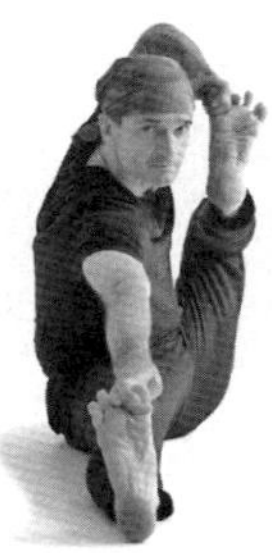

21. 아카르나 다누라사나
양쪽 모두 호흡 5회.

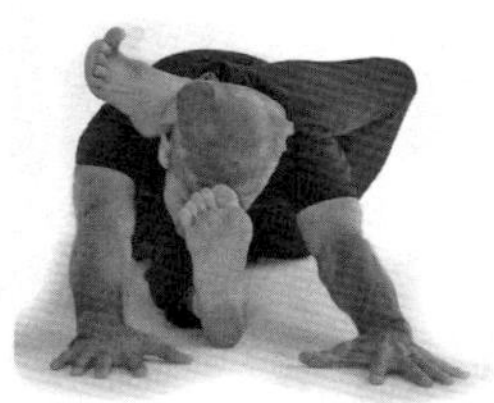

22. 에카 파다 시르사사나
양쪽 모두 호흡 5회. 빈야사를 하고 플롯 스루로 단다사나를 실시한다.

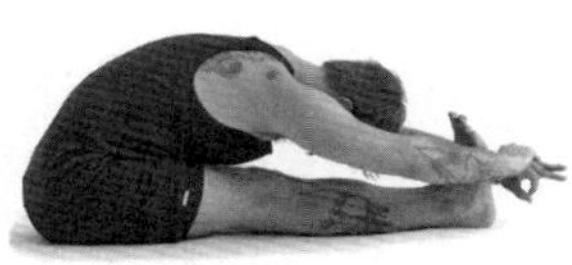

23. 파스치못타나사나
2분.

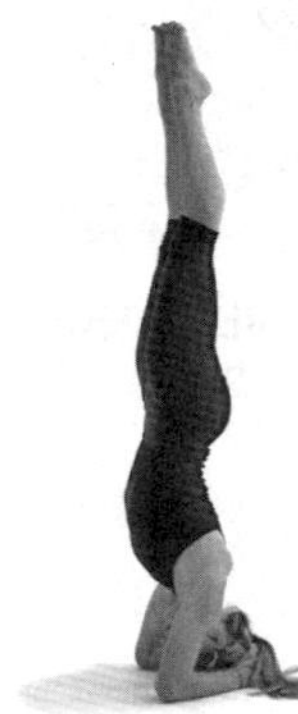

24. 살람바 시르사사나 I
5분.

[시퀀스 31] 상급 수준 : 거꾸로 하는 자세를 중심으로 (계속)

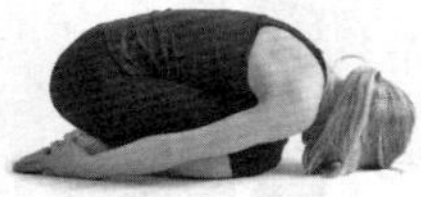
25. 발라사나
호흡 5회.

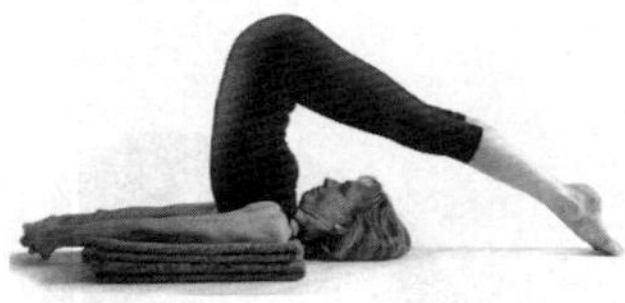
26. 할라사나
호흡 5회.

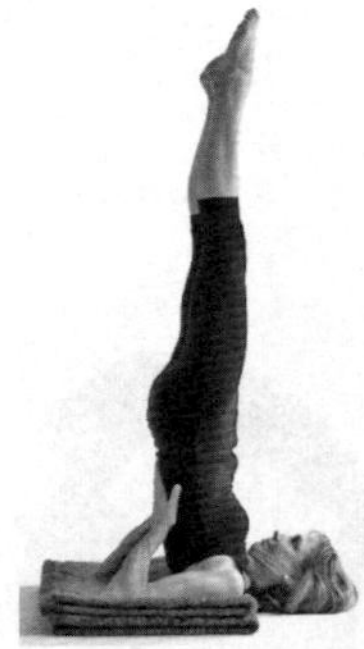
27. 살람바 사르방가사나
5분.

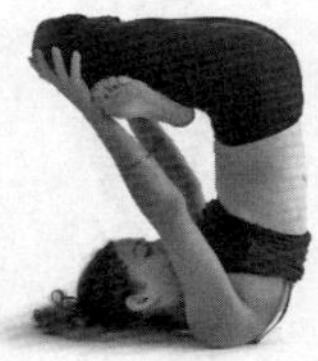
28. 우르드바 파드마사나
호흡 5회.

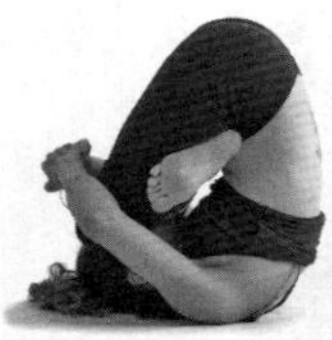
29. 핀다사나
호흡 5회.

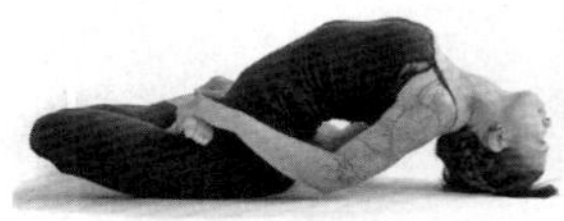
30. 마츠야사나
호흡 5회.

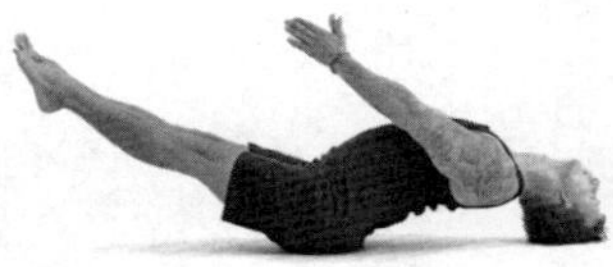
31. 웃타나 파다사나
호흡 5회.

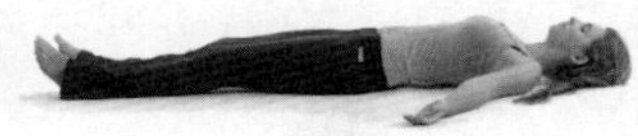
32. 사바사나
5–10분.

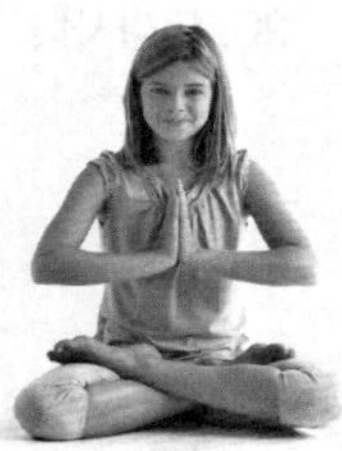
33. 파드마사나
명상.

III 부

생애주기에 해당되는 시퀀싱

Seqeuncing Across the Life Cycle

제 9 장

유소년을 위한 요가 시퀀싱

Yoga Sequencing for Kids

당신은 아이가 어린 시절을 아무것도 하지 않고 보내는 것을
보며 걱정한다. 뭐라고? 행복한 시간을 보내고자
하는 것이 정녕 아무것도 하지 않는 것인가?
팔짝팔짝 뛰면서 놀고, 온종일 여기저기 돌아다니며
보내는 시간들이 아무것도 아닌 것인가?
그는 인생에서 다시는 그렇게 바쁘게 돌아다니지 않을 것이다.

— 장 자크 루소 <에밀>(Jean-Jacques Rousseau, E' MILL), 1762

아이들은 과거에 지금보다 훨씬 더 많이 몸을 이용해 활동하였다. 친구들과 함께 뛰놀기도 하고 집단 스포츠나 작업, 또는 단체놀이를 더 자주 했었다. 그런데 요즘 아이들은 주로 앉아서 생활한다. 이 생활습관은 나쁜 식습관과 더불어, 6~17세 사이의 미국 소아 비만율이 1976년에 5%에서 2009년에 20%로 증가한 주요 원인이라고 한다[1]. 그리고 요즘 아이들은 미국 중앙정부와 주정부가 제시하는 교육성취도의 높은 기준에 쫓아가기 위해 압박감을 점점 심하게 받고 있다. 여기에 아이들이 머리를 식히면서 몸으로 활동할 수 있는 체육이나 예술분야의 수업시간이 점점 줄어들고 있다. 아이들에 대한 어른들의 기대감이 커짐에 따라, 아이들이 받는 압박감은 더 올라가고, 이것은 감정적 · 정신적 기능장애와 연결된다. 2009년, 12~17세 청소년들 중 약 10%가 주요 우울장애가 있었고, 여자청소년들의 비율은 13%로 더 높았다[2]. 또 상당수 아이들이 감정적 어려움이나 집중장애나 대인관계의 어려움을 겪고 있었다[3].

그럼에도 많은 아이들이 매우 건강하다. 정기적으로 운동하는 아이들은 근육과 뼈가 튼튼하고

군살이 없는 몸을 유지하고 있다. 2형 당뇨병으로 발전할 가능성도 거의 없다. 자기 자신을 긍정적으로 생각하고, 사회적 관계도 튼실하게 맺으며, 삶을 낙관적으로 본다. 또한 아이들은 잠도 더 잘 자고 어려운 상황에 잘 대처한다. 학교 시험을 준비해야 하거나 어떤 일로 실망했을 경우에도 잘 견뎌낸다. 신체적 활동을 많이 하는 아이들은 주로 앉아 생활하는 아이들보다 체력과 끈기와 유연성 측면에서 월등히 강하다. 여기에 먹는 식단마저 건강식이라면, 정기적으로 체력을 단련하는 아이들은 더욱 건강해지고 그들의 삶도 행복해질 것이다.

요가를 하는 아이들은 대부분 요가하는 부모를 보고 따라하다가 시작하거나, 부모의 권유로 시작하게 된다. 확실히 요가를 정기적으로 하면, 아이들도 성인들만큼이나 큰 효과를 볼 수 있다. 그들이 스트레스가 줄어들고 삶을 긍정의 눈으로 바라보게 되는 것은 물론이고, 몸의 유연성과 내구력, 균형감도 발달하게 된다. 하지만 부모들이 하는 방식의 요가는 아이들에게 적당하지 않을지도 모른다.

아이들을 위한 요가 수업을 준비할 때는 발달 단계를 반드시 고려해야 한다. 아이들의 신체는 계속 성장하고 있기 때문이다. 뼈는 아직 무르고, 인대는 쉽게 늘어났다 줄어들었다 한다. 성인의 뼈에는 괜찮은 압박감이 아이들에게는 지나친 압박감이 될 수 있다. 성인들이 움직이는 범위만큼 아이들이 관절을 움직인다면, 인대가 너무 심하게 늘어나 상할 수 있게 된다. 또 1시간에서 1시간 30분이 필요한 성인의 요가수업은 몇 시간이고 뛰어놀 수 있는 아이들에게 매우 따분할 수 있다. 실내온도가 높은 곳에서 하는 성인들의 요가도 아이들에게는 탈수증세를 일으키는 등 좋지 않을 수 있다.

유소년 운동 관련 서적들에는 사람들에게 많이 알려져 있고 단순한 요가 동작인데도 유소년들이 하면 안 되는 동작으로 설명하고 있다. 예를 들어, 캘리포니아 주 교육부에서 마련한 캘리포니아 공립학교들을 위한 체육체계에서는 요가의 기초적인 아사나를 비롯하여 이와 유사한 동작들을 유치원생들부터 중학생들까지 모두 해서는 안 된다고 말하고 있다(2009, 292–297). 웃카타사나(의자 자세)와 웃타나사나(서서 앞으로 굽히기 자세)와 할라사나(쟁기 자세)와 살람바 사르방가사나(어깨로 물구나무 서기)와 웃티타 트리코나사나와 비라바드라사나Ⅱ(전사 자세Ⅱ)의 팔 동작과 밧다 코나사나가 거기에 포함된다. 그런데 이런 아사나들을 대신해서 할 수 있는 몇 가지 동작들을 추천하고 있는데 그것들이 더 위험해 보였다. 웃타나사나의 대체 동작으로 마리챠사나 A(성 마리치의 자세 A)와 같이 앉아서 하는 동작을 제안하는 반면에, 무릎이 발끝보다 앞으로 나가는 높은 런지 자세를 밧다 코나사나의 대체동작으로, 차투랑가 단다사나와 같은 요가자세를 반복해서 하는 체력단련 동작을 추천하고 있다. 미국 소아과의사협회에 따르면, '아동과 청소년들은 태너의 사춘기 성장의 마지막 5단계(Tanner growth stage 5)에 이를 때까지 몸무게 전체를 이용하는 체력 단련뿐만 아니라 역도와 파워 리프팅 그리고 보디빌

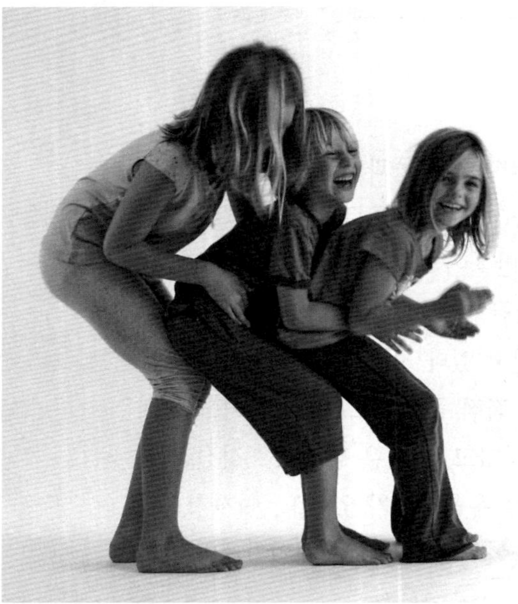

요가를 즐기는 아이들

딩을 해서는 안 된다' 고 말한다[4]. 이런 식으로 금지조항을 늘어놓는 단체들의 다른편에는, 저항운동인 역기 등을 사용하는 보디빌딩을 비롯하여, 뜨거운 실내에서 요가하기, 할 수 있는 힘껏 최대한 스트레칭하기 등과 같이 아이들이 하기에는 위험해 보이는 동작들과 수련들을 옹호하는 전문적 체력단련 조직들과 여러 요가방식들이 포함되어 있다. 우리는 아동과 청소년들의 신체단련과 건강과 안녕을 추구하는 연구와 교육에 관한 주요 자료를 참고하면서 명상 수련은 물론 아사나들을 합리적으로 배열하는 방식까지 포함하는 수련들을 제시함으로써 그 둘 사이의 중간을 찾아야 한다.

아이들에게 요가를 가르치는 가장 좋은 방법은 아이들을 그룹으로 나누는 것이다. 우리는 여기서 아이들을 초등학생, 중학생, 고등학생 이렇게 세 그룹으로 나누었다. 영유아들은 엄마가 요가를 할 때 주변에서 놀거나 엄마를 따라하는 것을 매우 좋아하는데, 이 아이들에게는 이것이 요가를 하는 가장 좋은 방법이다. 움직임과 에너지가 상호작용하는 것에 매혹된 아이들이 즐거움으로 그것을 표현하는 것이다. 아이들을 지켜보고, 아이들이 노는 것을 같이 즐겨라. 그리고 학교에 입학할 연령이 될 때까지 그대로 놓아두는 게 가장 좋다.

초등학생을 위한 요가 시퀀스

- 아이들에게 누군가 그들을 앉아서 생활하게 만들지 않는다면 선천적으로 매우 활동적임을 인식해야 한다. 그리고 요가는 몸을 예민하게 알아차릴 수 있게 하는 특별한 방식으로 아이들에게 신체적 활동의 기회를 제공하고 있다.
- 어린 아이들은 선천적으로 창조적임을 인식해야 한다. 아이들이 아사나를 통해 창조성을 자연스럽게 발휘할 수 있음을 인식해야 한다.
- 요가를 심신 훈련 프로그램이 아니라 놀이처럼 안내하는 것이 좋다. 아이들이 자유롭게 자신의 몸을 탐색할 수 있도록 안내하는 것이 좋다.
- 연습시간은 체력에 따라 25~45분까지 한다.
- 자연스런 호흡의 네 단계(들숨, 정지, 날숨, 정지)를 강조하면서 평소처럼 호흡하도록 안내한다.
- 웃자이 프라나야마를 가르친다.
- 호흡의 변화에 따른 몸의 움직임 및 감각들을 모두 느끼도록 이끈다.
- 그들에게 요가의 탐험에 대해 경험할 수 있는 다양한 방법을 만들어 내야한다. 아이들의 친구가 되어서 그들이 사고하는 것과 말하는 것, 듣는 것과 상호작용하는 것과 시연하는 것 등을 통해 요가의 지성을 개발하도록 격려한다.
- 수업 중간에 신화[5]나 학문적으로 이야기하기(storytelling)이나 음악이나 게임을 섞어서 아이들의 관심을 집중시킨다.
- 나무와 개구리와 고양이와 코브라와 나비와 같이 자연에서 따온 아사나의 이름을 최대로 이용한다. 아사나들을 이름 그대로 '연기' 하면 아사나들은 더욱 생생히 살아난다. 이처럼 아이들에게 아사나들을 다양하고 창조적으로 표현해 보도록 북돋운다.

- 짝을 이루어 요가를 하게 하여 친구들 사이의 신뢰가 돈독해지게 하고, 소통의 기술도 배우게 한다.
- 수업이 시작되고 나서 몇 분 동안 아이들의 기분을 파악한다. 그리고 초반부를 매우 창의적이고 재밌는 시간으로 만들어야 한다.
- 눈을 감았을 때와 떴을 때 일어나는 알아차림의 다름을 경험하게 한다.
- 아사나의 동작들을 복잡하게 만들어서는 안 된다. 어린 아이들은 매우 유연하기 때문에 인대나 다른 것들이 너무 쉽게 늘어날 수 있다는 사실을 잊지 말아야 한다.
- 서서 하는 동작은 한 번에 하나씩 가르친다. 동작들 사이사이에 휴식 시간을 짧게 넣는다.
- 실내 온도는 보통으로 맞춘다. 섭씨 24°C 이상으로 올라가는 것은 아이들이 요가를 하는데 전혀 도움이 되지 않는다.
- 고전적 수리야 나마스카라와 같이 역동적인 동작으로 자연스럽게 체온을 올리도록 하는 것이 좋다.
- 시르사사나(물구나무서기 자세)는 가르치지 않는다.
- 어린이의 체력을 구성하는 세 가지 요소, 즉 근력과 유연성과 지구력을 향상시키기 위해 아사나의 시퀀스들을 정성껏 구성한다.
- 아이들은 각자가 다르다는 사실을 인지하고 그들의 개성을 고려해서 구성한 시퀀스들이 그들에게 좋은 효과가 있다는 사실을 인지한다.
- 지나치게 활동적인 아이들을 상대할 때는 움직임이 많은 동작들을 배열해서 그 아이들이 아사나를 하면서 에너지를 방출하게 한다. 서서 하거나 균형을 잡는 아사나들은 이런 아이들이 충동적인 에너지를 건강한 방식으로 배출하는 데 탁월하다.
- 사바사나(송장 자세)에서는 창조적인 시각화를 이용해 이완을 유도한다. 짧은 이야기를 읽어 주는 것도 좋다.
- 아이들에게 귀를 기울이는 것이 좋다. 어떻게 가르쳐야 할지 아이들이 알려줄 것이기 때문이다.

[시퀀스 32] 초등학생을 위한 요가

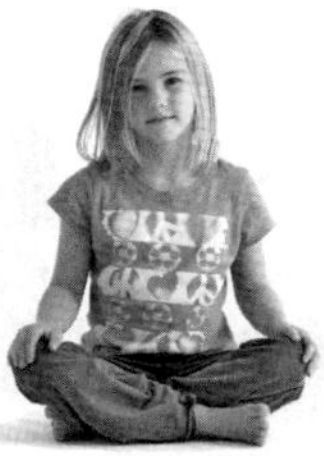

1. 연꽃
간단히 다리를 교차한 자세로 앉은 채 원으로 둘러앉아 눈을 감는다. 지금 기분이 어떤지, 무엇을 얻고자 하는지 물어본다.

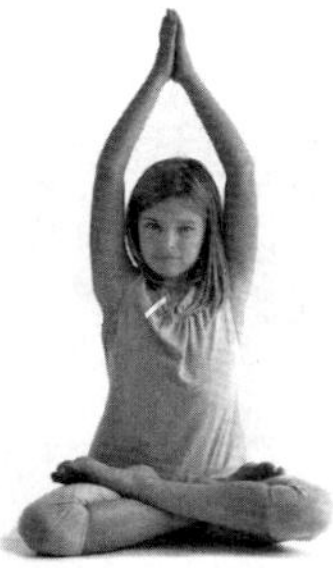

2. 평화 호흡
호흡을 5번 깊게 한 다음, 한 명씩 내쉬는 숨에 자신의 이름을 말하게 한다.

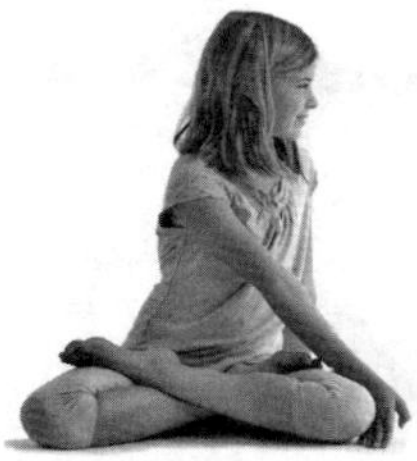

3. 책상다리에서 비틀기
상체를 뒤로 비틀고 호흡을 5회 한 다음 방향을 바꿔 다시 한 번 실시한다.

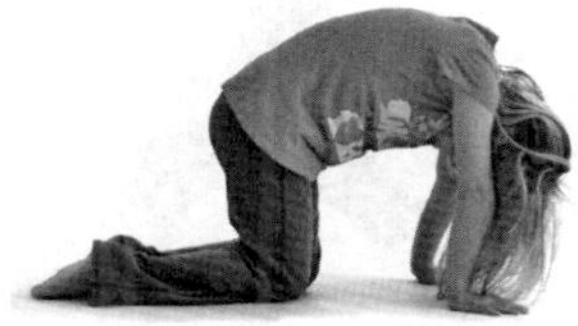

4. 고양이/황소
5회.

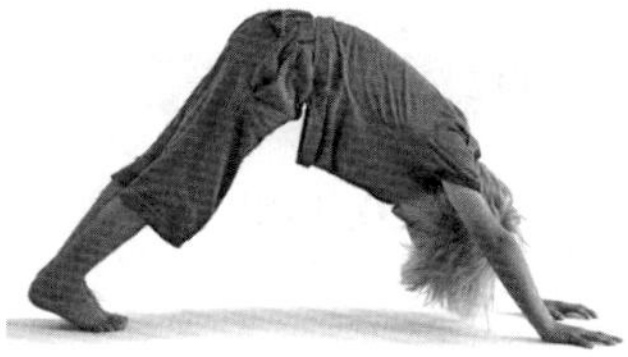

5. 개
호흡을 두세 차례 한다.

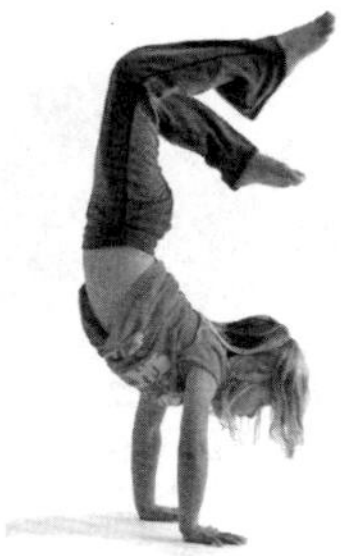

6. 당나귀 발차기
다리를 높이 올려 잠시 자유롭게 발차기를 한다.

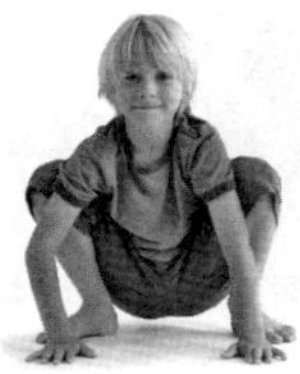

7. 개구리
호흡을 두세 차례하고 쉰 다음 일어선다.

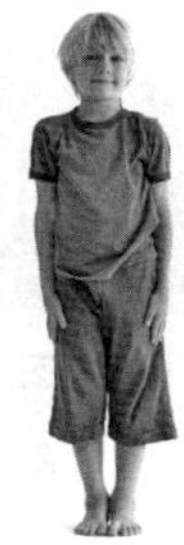

8. 산
멈춰있음에도 발과 다리가 활동하고 있음을 느낀다. 뿌리내림과 키가 커짐을 느껴본다.

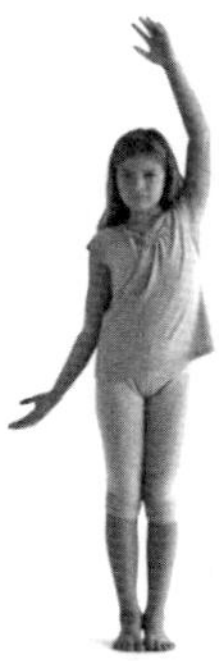

9. 반달
양쪽 모두 호흡 5회.

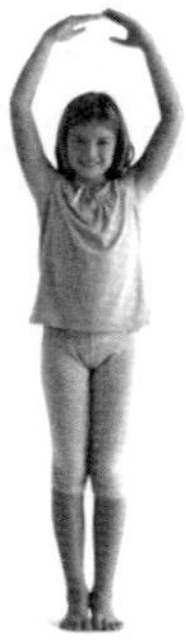

10. 보름달
호흡 5회.

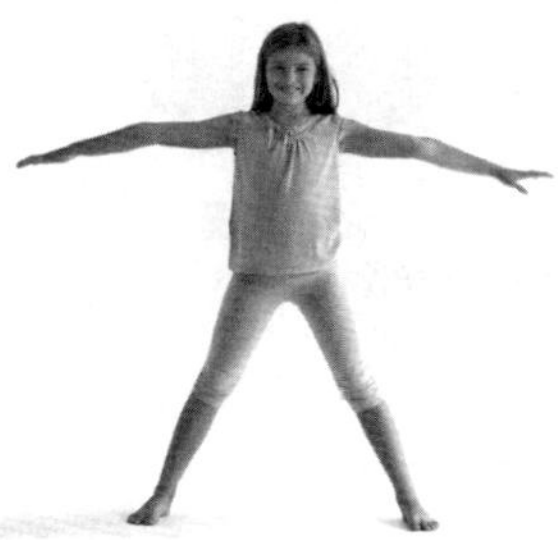

11. 별
발로는 바닥을 밀고 양팔은 옆으로 편다. 호흡을 5회 한다.

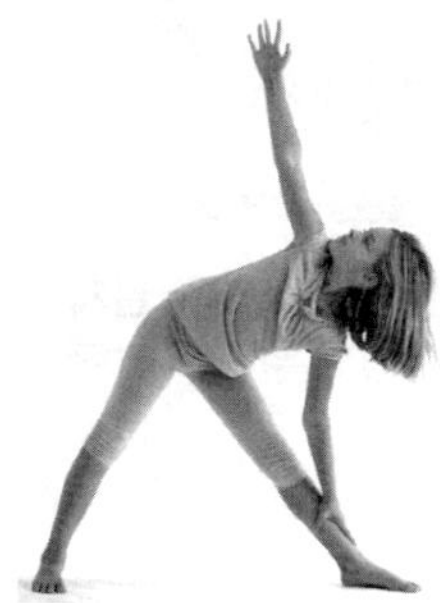

12. 삼각형
양쪽 모두 호흡 5회.

[시퀀스 32] 초등학생을 위한 요가 (계속)

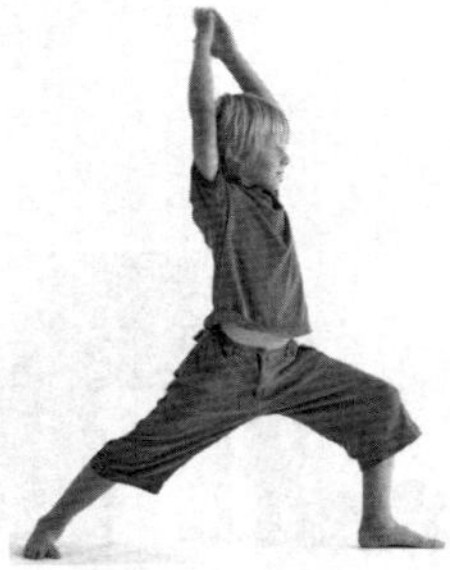

13. 대담한 전사
양쪽 모두 호흡 5회.

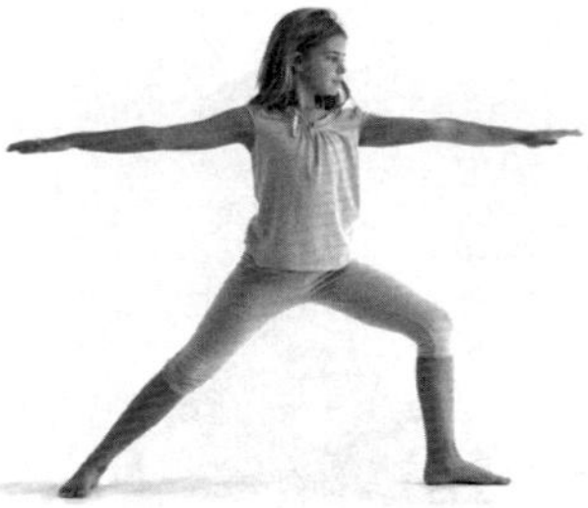

14. 용감한 전사
양쪽 모두 호흡 5회.

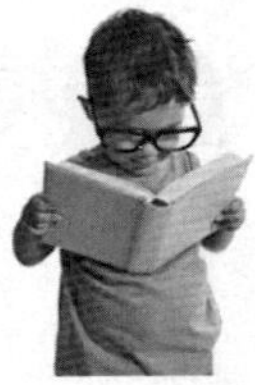

15. 책 읽어주기
아사나에 대한 이야기를 해준다.

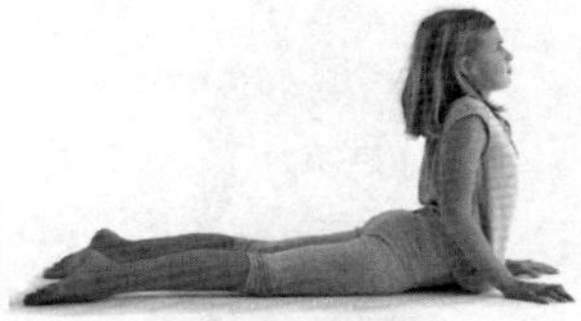

16. 뱀
호흡 5회하며 머문다.

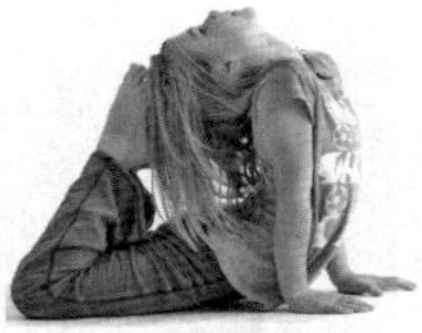

17. 백조
호흡 5회 한 다음 쉬거나 다음 아사나로 바로 넘어간다.

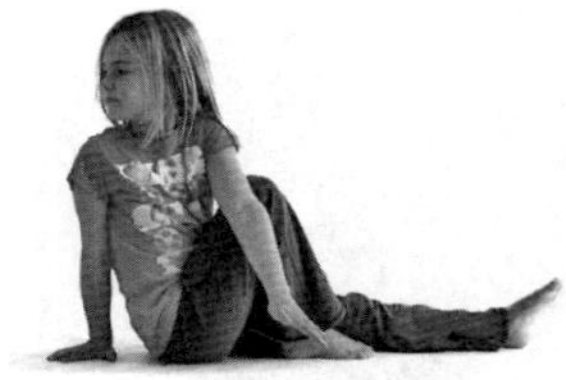

18. 부엉이
양쪽 모두 호흡 5회.

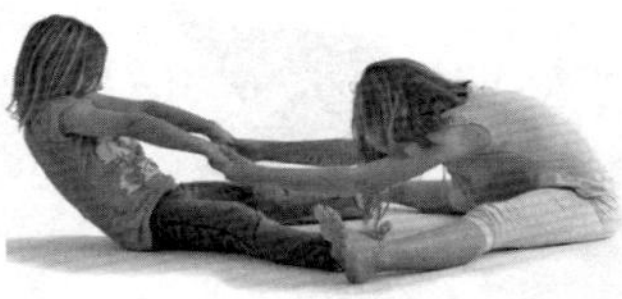

19. 시소
짝과 함께 하는데 앞으로 갔다 뒤로 갔다를 여러 번 한다.

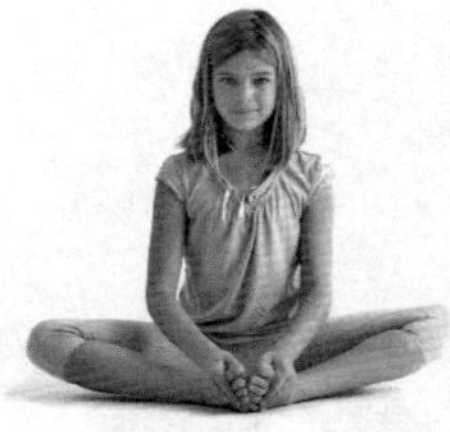

20. 나비
호흡 5회 이상.

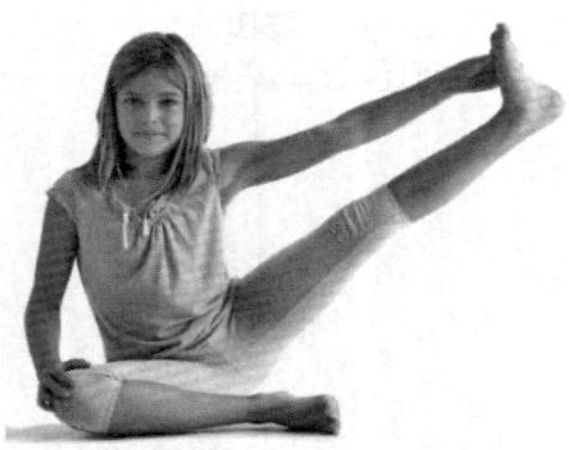

21. 나비의 날개
양쪽 모두 호흡 5회.

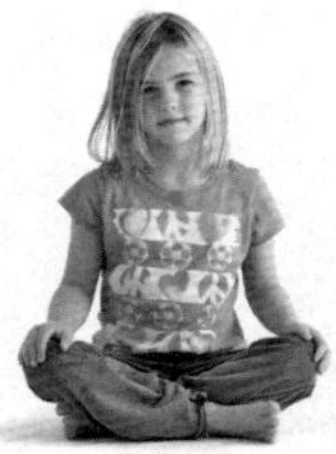

22. 연꽃
원으로 둘러앉는다. '나마스테' 라고 서로 인사한다.

중학생을 위한 요가 시퀀스

- 초등학생을 위한 기준을 다시 확인하고 중학생에게도 그대로 적용한다.
- 수련시간은 건강상태에 따라 30~45분으로 제한한다.
- 서서 하는 아사나들을 더 적극적으로 배열한다.
- 서서 하는 동작들을 세 동작 연속으로 배열한다.
- 다양한 변형동작들을 보여줘서 아이들이 더 활동적인 동작들을 스스로 고르게 한다. 특정한 시퀀스를 완성하는 것보다 아이들의 욕구와 흥미를 우선시한다.
- 최장 1분까지 자세를 유지해야 하는 팔라카사나(널빤지 자세)나 아도 무카 스바나사나(얼굴이 아래로 향한 개 자세)와 널빤지 자세에서 서서히 몸을 낮추는 차투랑가 단다사나로 전환동작 등과 같이 힘을 많이 소요하는 동작들을 소개한다.
- 수리야 나마스카라 A와 B를 한 번에 한 동작씩 가르친다. 그리고 아사나와 전환동작의 대체 동작들을 다양하게 가르쳐서 아이들이 모두 쉽게 할 수 있도록 선택의 폭을 넓힌다.
- 최장 5분까지 명상을 한다.

[시퀀스 33] 중학생을 위한 요가

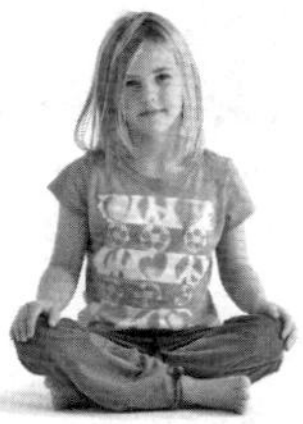

1. 책상다리
간단히 다리를 교차한 자세로 앉은 채 원으로 둘러앉아 눈을 감는다. 지금 기분이 어떤지, 무엇을 얻고자 하는지 물어본다.

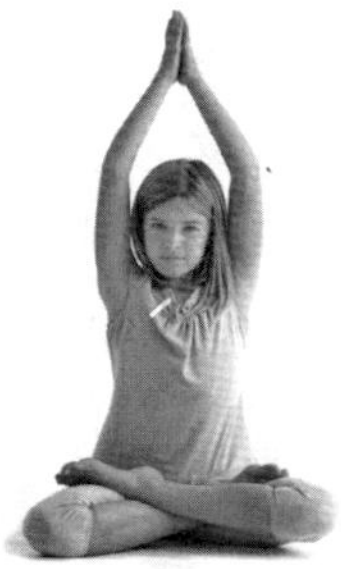

2. 평화 호흡
호흡을 깊게 5회 한 뒤, 내쉬는 숨에 자신의 이름을 말한다.

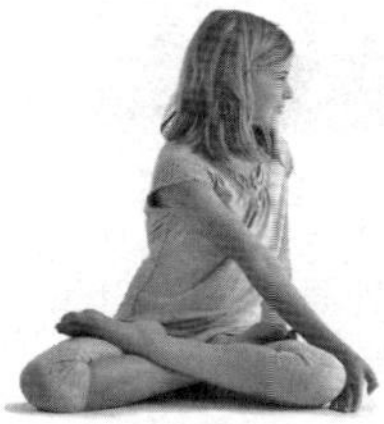

3. 책상다리에서 비틀기
상체를 뒤로 비틀고 호흡을 5회 한 다음 방향을 바꿔 똑같이 한다.

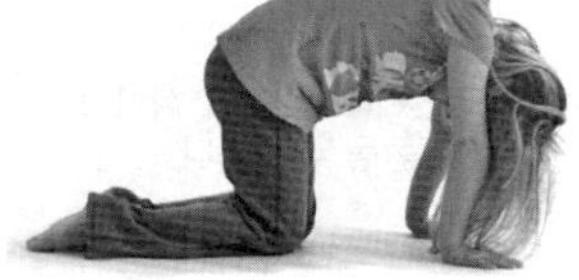

4. 고양이/황소
호흡과 함께 움직인다. 5회–10회.

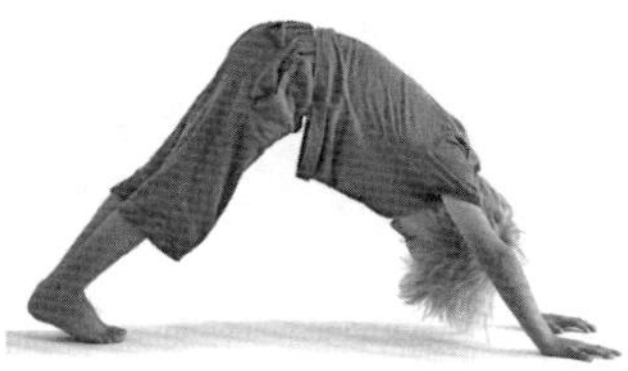

5. 개
2–3회 호흡한다.

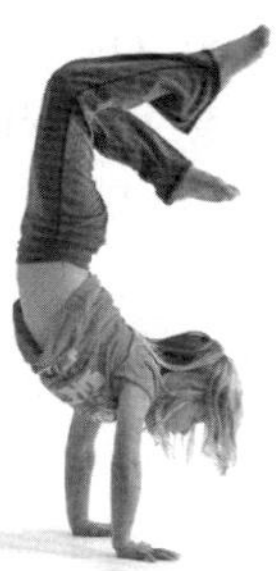

6. 당나귀 발차기
몇 분간 놀듯이 발을 찬다.

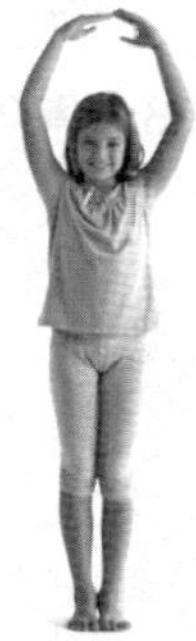

7. 보름달
호흡 5회.

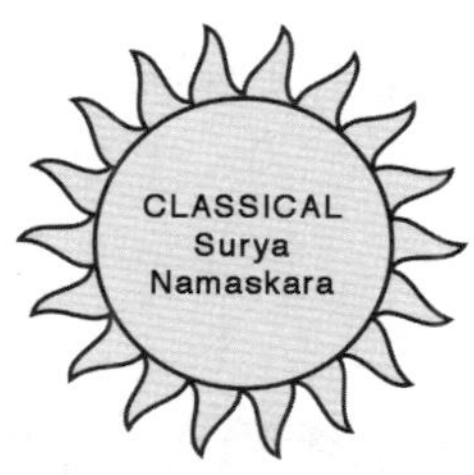

8. 고전적 수리야 나마스카라
1회 하고 아기 자세로 쉰 다음 일어선다.

[시퀀스 33] 중학생을 위한 요가 (계속)

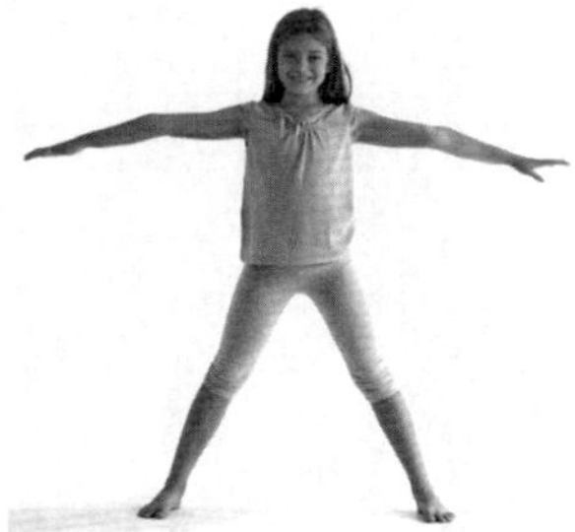

9. 별
발로 바닥을 밀면서 두 팔을 양옆으로 뻗는다. 호흡 5회.

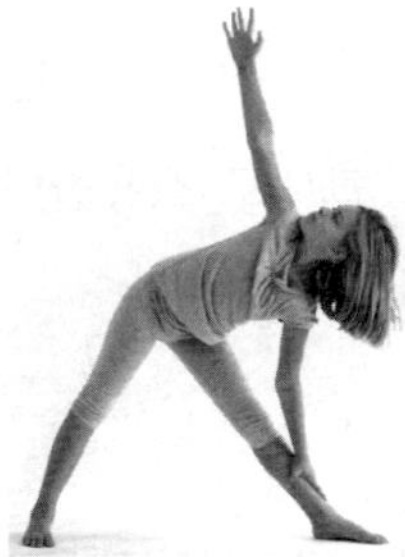

10. 삼각형
양쪽 모두 호흡 5회.

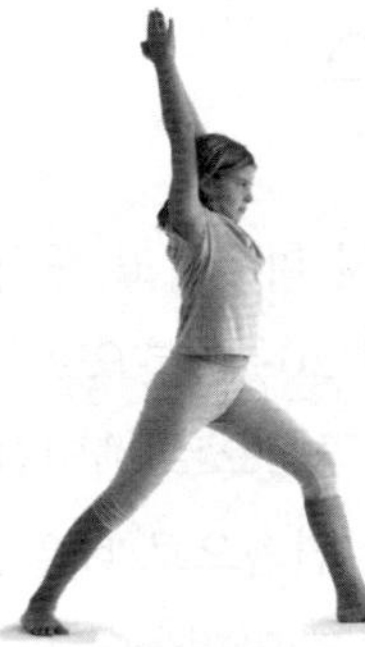

11. 대담한 전사
양쪽 모두 호흡 5회.

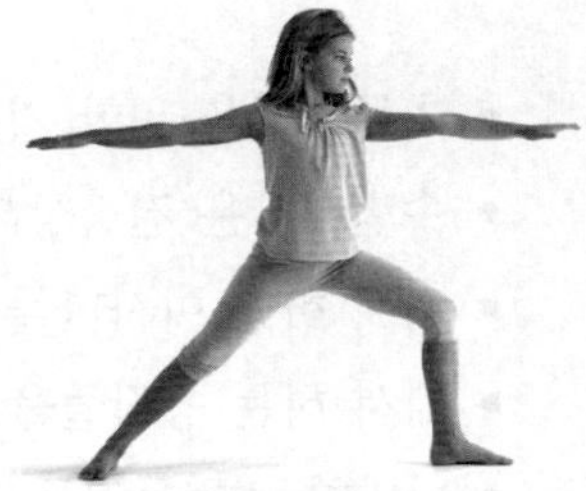

12. 용감한 전사
양쪽 모두 호흡 5회.

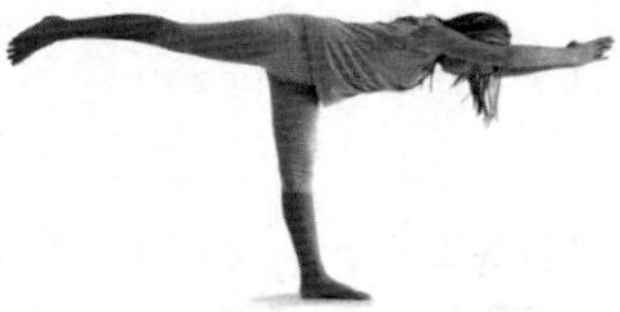

13. 힘의 전사
짝이 손을 잡아주거나 지지대 역할을 해준다. 양쪽 모두 호흡 5회.

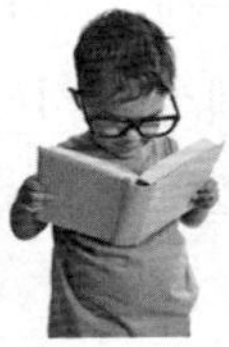

14. 책 읽어주기
요가 동작에 관한 책을 읽어주고 그 동작들 중 하나를 해본다.

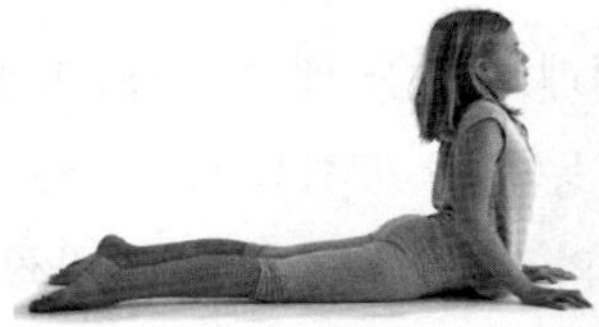

15. 뱀
호흡 5회 동안 자세를 유지한다.

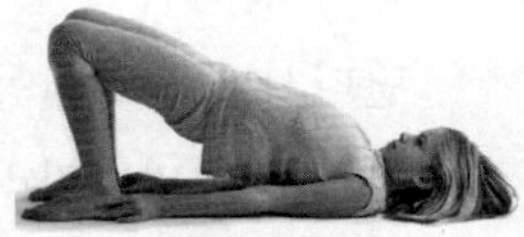

16. 다리
호흡을 5–10회 한 뒤 쉬거나 다음 동작으로 넘어간다.

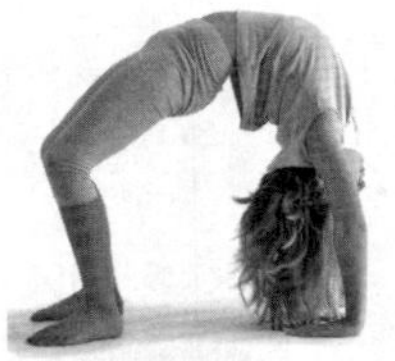

21. 바퀴
호흡을 5–10회 한 뒤 쉬거나 다음 동작을 한다.

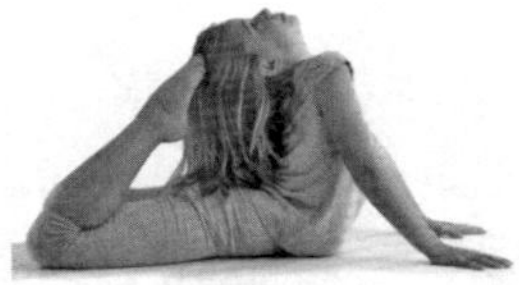

22. 백조
호흡 5회 한 뒤 쉬거나 다음 동작으로 넘어간다.

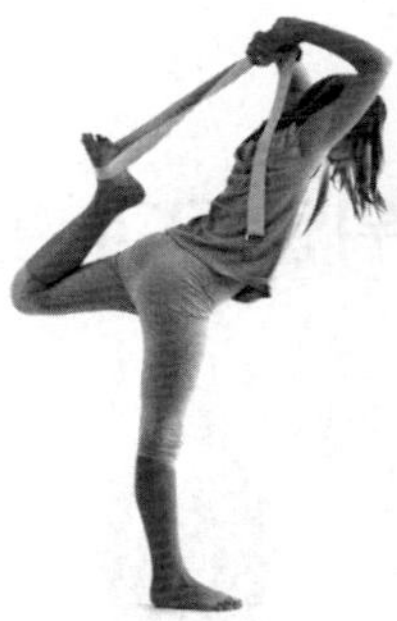

23. 댄서
양쪽 모두 1분 정도 잠시 머문다.

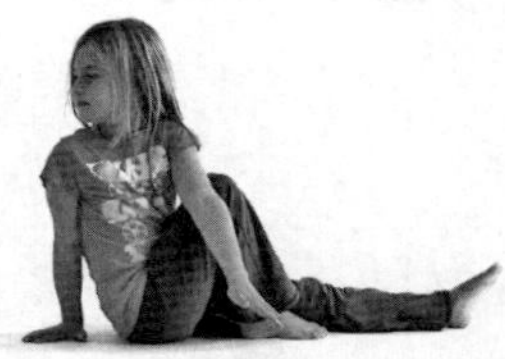

24. 부엉이
양쪽 모두 호흡 5회.

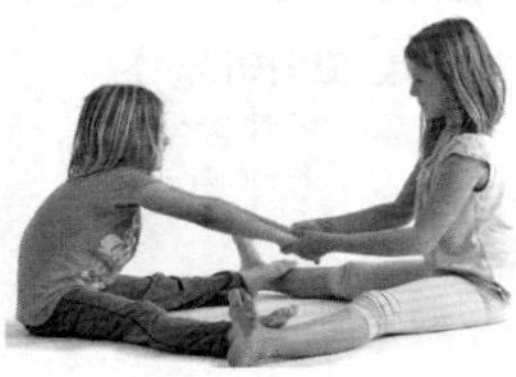

25. 시소
짝과 함께 여러 번 앞뒤로 왔다 갔다를 한다.

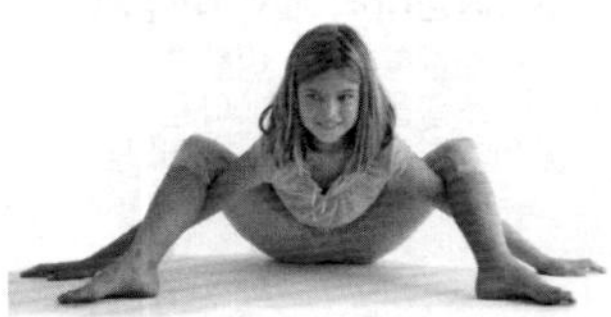

26. 거북이
호흡을 5회만 한다.

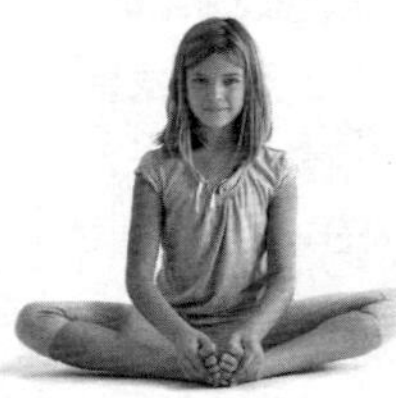

27. 나비
호흡을 5회 이상 실시한다.

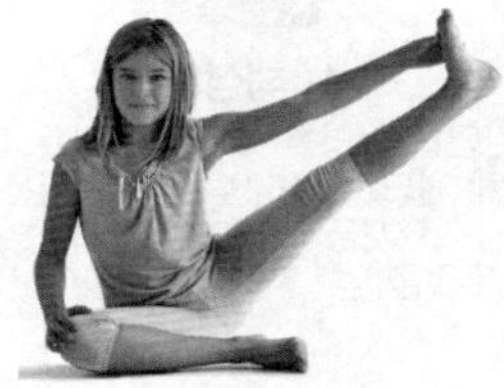

28. 나비의 날개
양쪽 모두 호흡 5회!

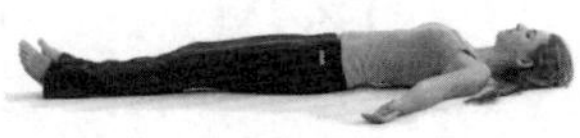

29. 사바사나
쉰다!

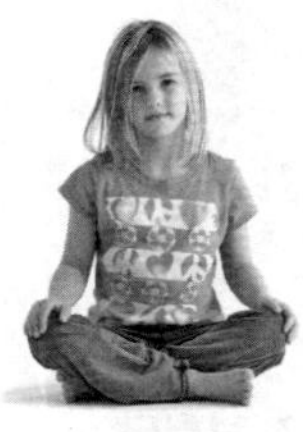

30. 연꽃 책상다리
원으로 둘러앉는다. '나마스테' 라고 서로 인사한다.

고등학생을 위한 요가 시퀀스

- 초등학생과 중학생을 위한 기준을 다시 확인하고 고등학생에게도 거의 그대로 적용한다.
- 수련 시간은 건강상태에 따라 45~60분까지로 제한한다.
- 보통 서서하는 아사나들은 세 동작 연속으로 배열한다.
- 빌로마, 브릿티, 나디 쇼다나 호흡법을 가르친다.
- 팔로 균형을 잡는 자세들에 대해 설명한 후, 바카사나(두루미 자세)와 벽을 지지대로 이용하는 아도 무카 브릭샤사나(거꾸로 선 나무 자세)의 준비 자세부터 가르친다.
- 춤추는 전사 자세와 같이 물 흐르듯 연결되는 시퀀스를 창조적으로 선보인다.
- 신체적 능력과 동기가 충분히 있는 청소년들은 성인들의 정규 수업에 참석하도록 초대한다.

[시퀀스 34] 고등학생을 위한 요가

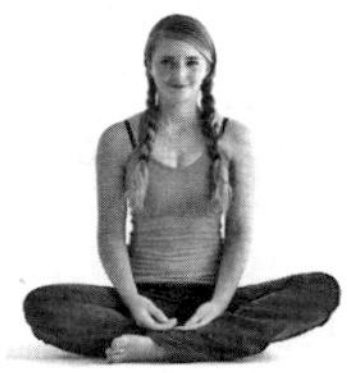

1. 수카사나
눈을 감고 몸과 마음의 소리에 귀를 기울인다. 웃자이 호흡을 하면서 목적을 세운다.

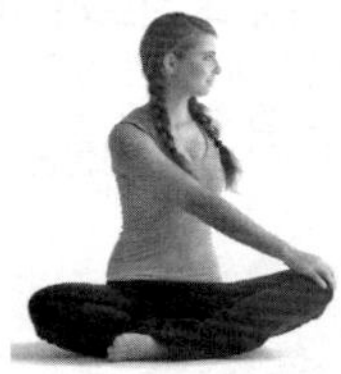

2. 파리브릿타 수카사나
양쪽 모두 호흡 5회.

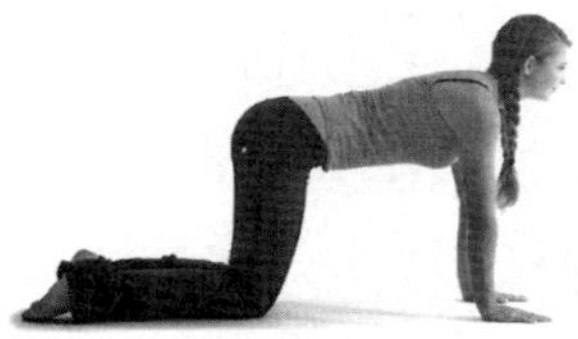

3. 비달라사나
척추와 골반 전체를 5회 움직인 다음, 손으로 바닥을 누르면서 아도 무카 스바나사나로 전환한다.

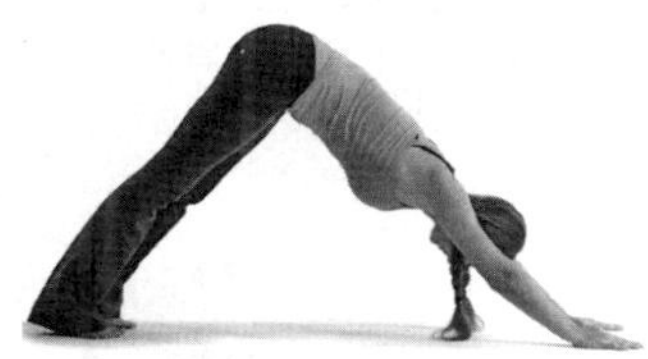

4. 아도 무카 스바나사나
호흡 10회. 몸을 바르게 정렬하고, 단단히 뿌리내리며, 최대한 늘인다.

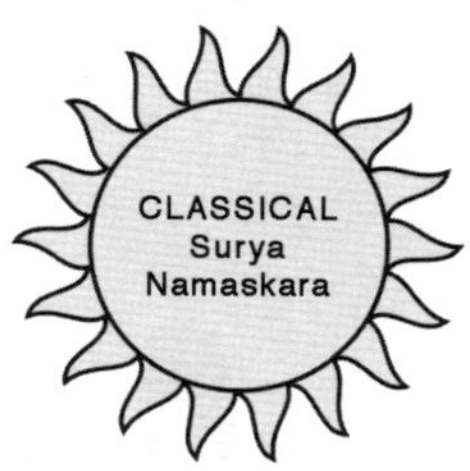

5. 고전적 수리야 나마스카라
3회 한 다음 아도 무카 스바나사나로 돌아온다.

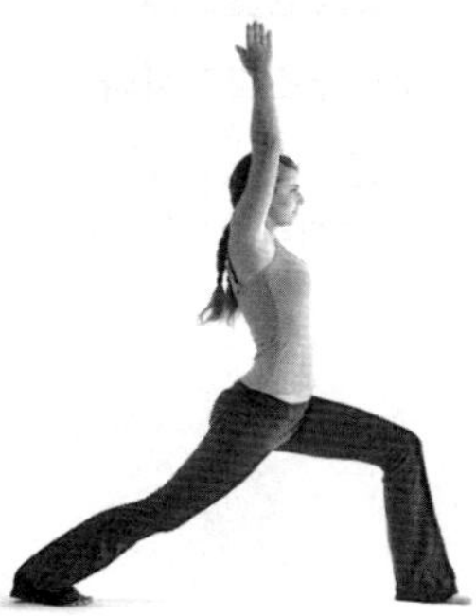

6. 아슈타 찬드라사나
오른쪽(또는 왼쪽)으로 실시해 호흡 5회 한 후, 다음 동작으로 전환한다.

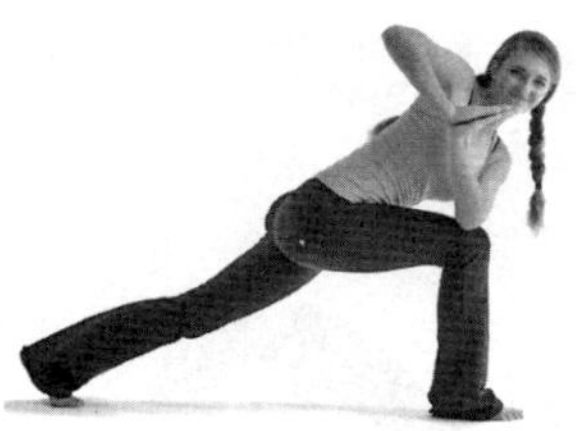

7. 파리브릿타 아슈타 찬드라사나
호흡 5회 한 다음, 빈야사를 하고 아도 무카 스바나사나를 한 다음 타다사나로 선다.

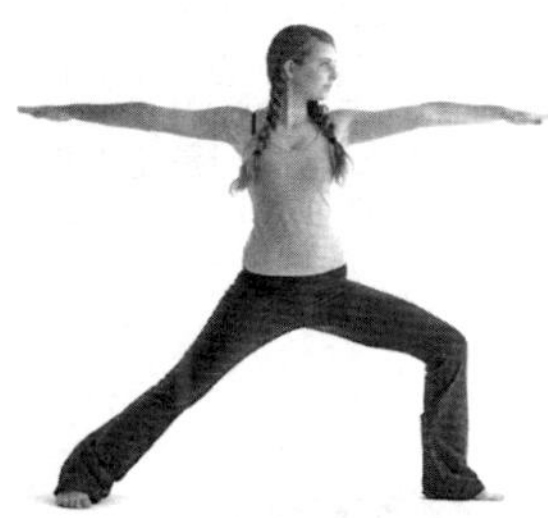

8. 비라바드라사나 II
프라사리타 자세로 준비한다. 오른쪽(또는 왼쪽)으로 실시해 5회 호흡한 후 다음 동작으로 전환한다.

[시퀀스 34] 고등학생을 위한 요가 (계속)

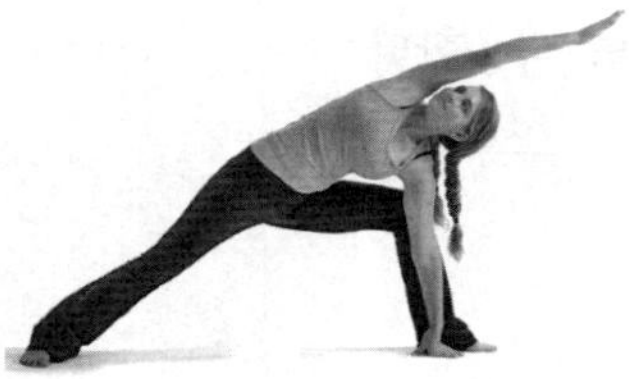

9. 웃티타 파르스바코나사나

호흡 5회. 방향을 바꿔서 8–9를 실시한다.

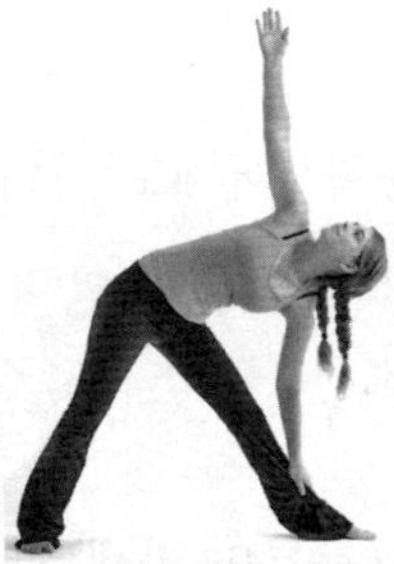

10. 웃티타 트리코나사나

호흡 10회.

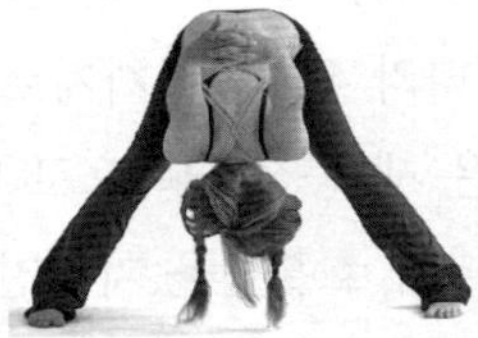

11. 프라사리타 파돗타나사나 C

호흡 5회.

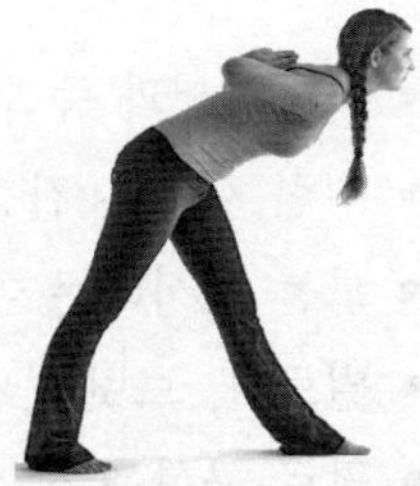

12. 파르스봇타나사나

오른쪽(또는 왼쪽)으로 호흡 5회 한 후, 다음 동작으로 전환한다.

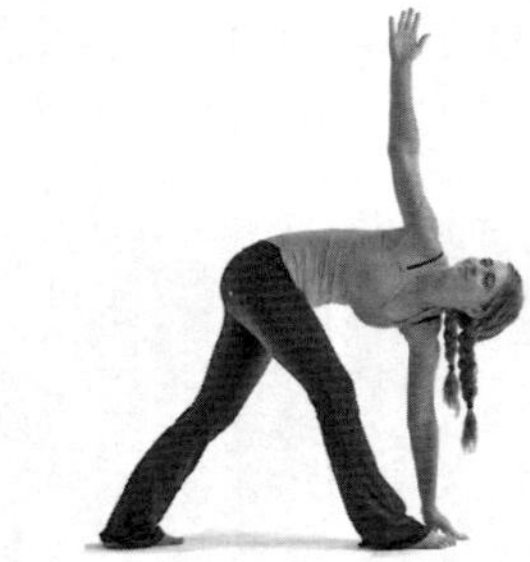

13. 파리브릿타 트리코나사나

호흡 5회. 방향을 바꿔 12–13을 실시한다.

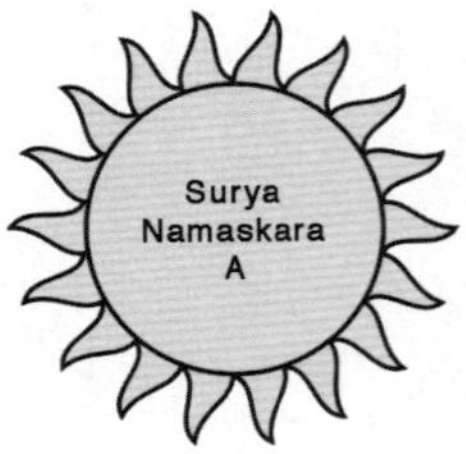

14. 수리야 나마스카라 A

아도 무카 스바나사나로 넘어간다.

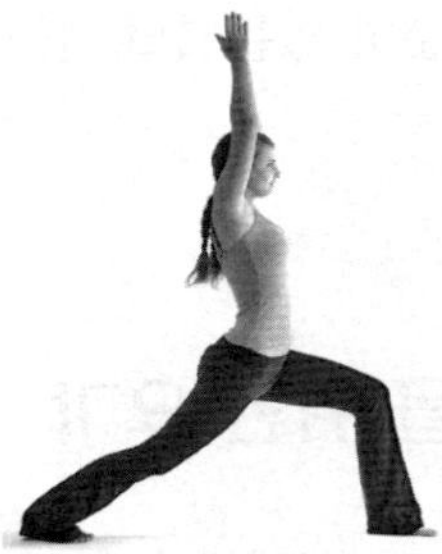

15. 아슈타 찬드라사나

오른쪽(또는 왼쪽)으로 호흡 5회 한 후, 다음 동작으로 전환한다.

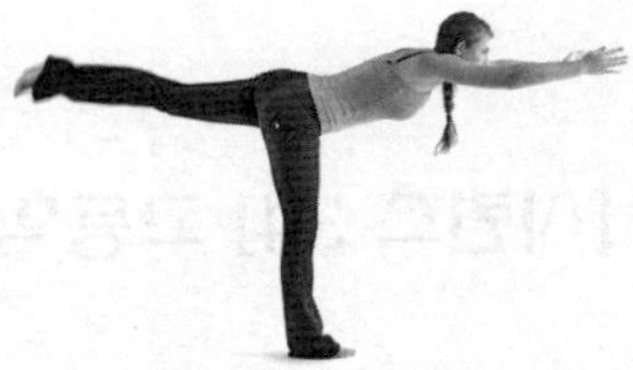

16. 비라바드라사나III

호흡 5회 한다. 아슈타 찬드라사나를 다시 한 뒤, 다음 아사나로 넘어간다.

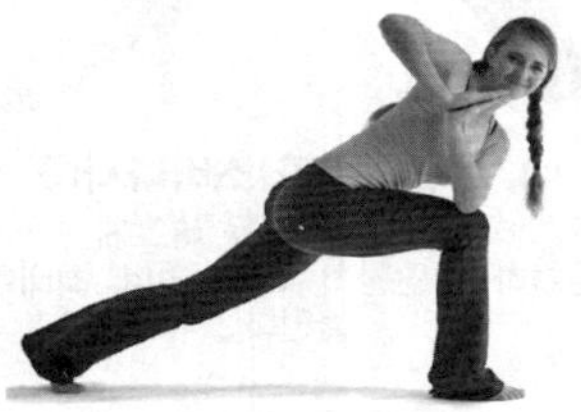

17. 파리브릿타 아슈타 찬드라사나

호흡 5회. 아슈타 찬드라사나로 돌아간 뒤 빈야사를 하고 아도 무카 스바나사나를 실시한다. 방향을 바꿔 15–17을 실시한다.

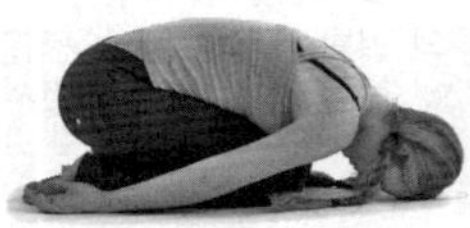

18. 발라사나

1분간 쉰다.

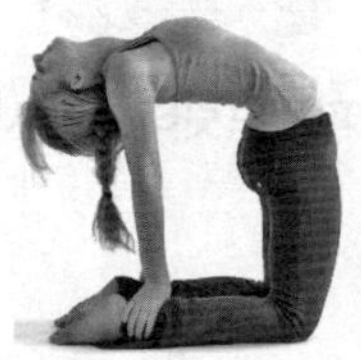

19. 우스트라사나

호흡 5회 하고 쉰 다음, 다시 한 번 하거나 다음 동작으로 넘어간다.

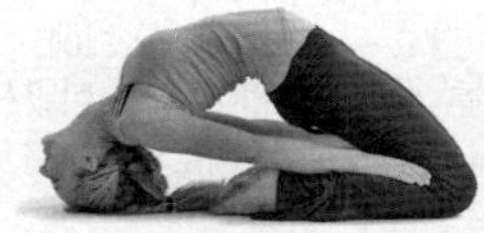

20. 라구 바즈라사나

호흡 5회. 우스트라사나를 실시해 호흡을 1회 한 뒤 등을 바닥에 대고 눕는다.

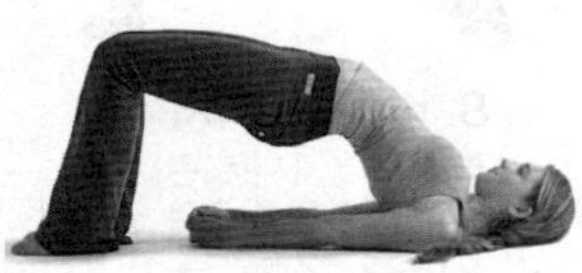

21. 세투 반다 사르방가사나

1–3회. 호흡 5–10회. 1회만 하고 다음 동작으로 전환해도 된다.

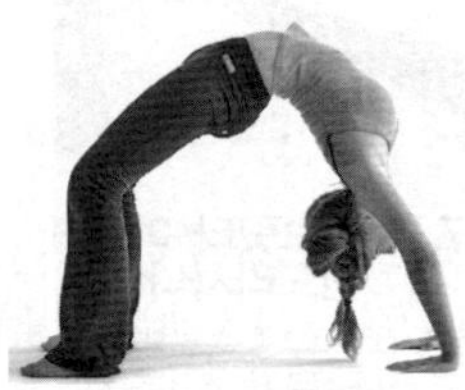

22. 우르드바 다누라사나

1–2회. 5–10회 호흡.

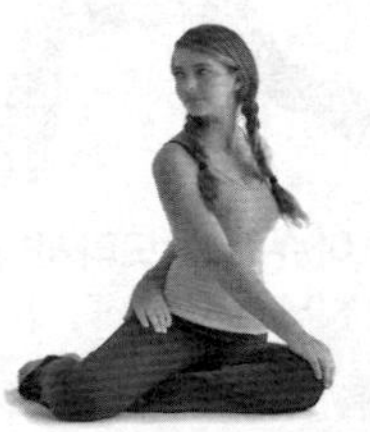

23. 바라드바즈라사나 A

양쪽 모두 호흡 5회.

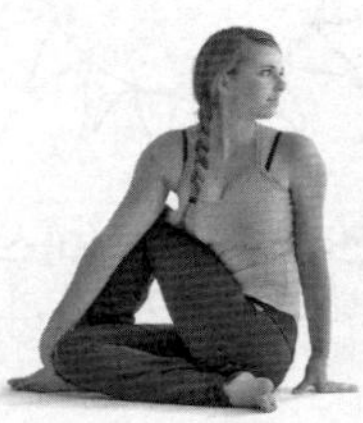

24. 아르다 맛센드라사나

양쪽 모두 호흡 5회.

[시퀀스 34] 고등학생을 위한 요가 (계속)

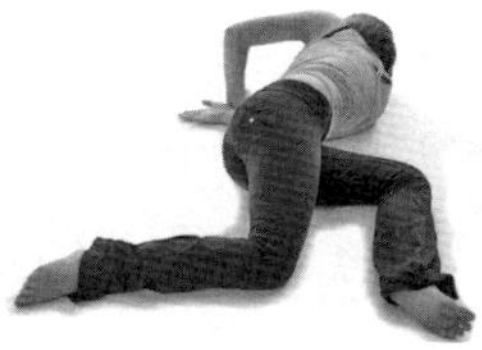

25. 스와스티카사나
양쪽 모두 2분.

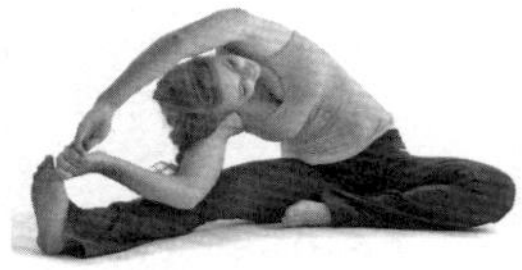

26. 파리브릿타 자누 시르사사나
양쪽 모두 호흡 10회.

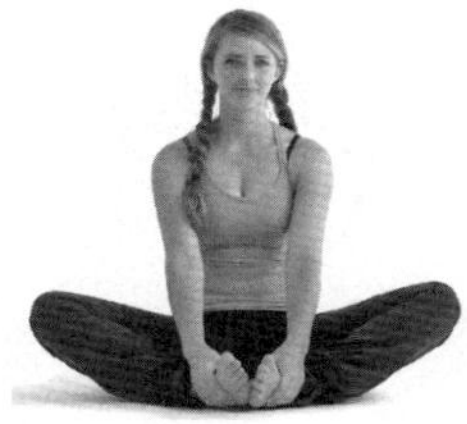

27. 밧다 코나사나
호흡 10회.

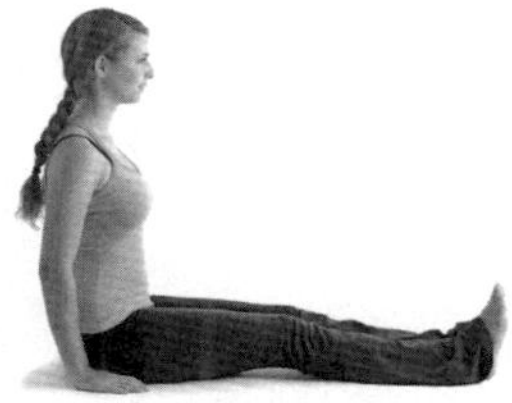

28. 단다사나
호흡 5회.

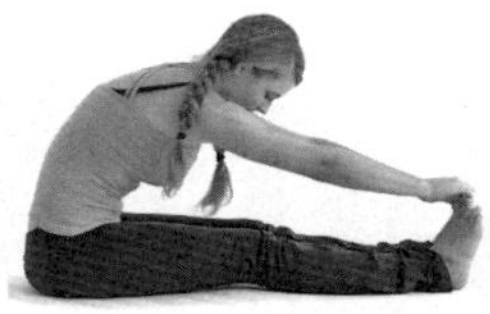

29. 파스치못타나사나
1분.

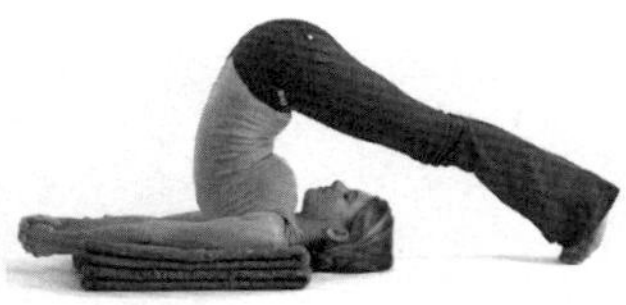

30. 할라사나
호흡 5회.

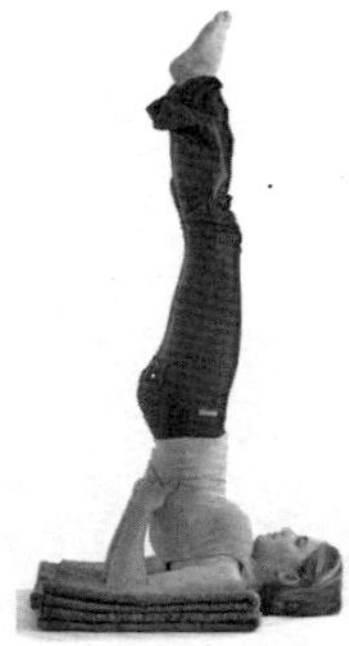

31. 살람바 사르방가사나
2–3분.

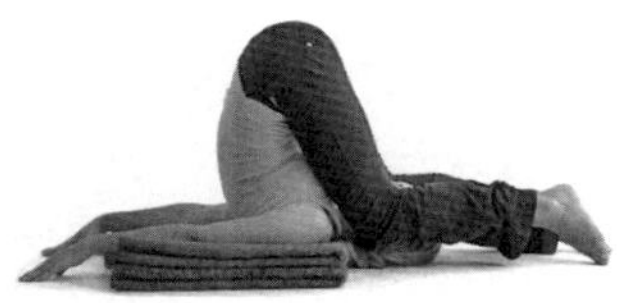

32. 카르나피다사나
호흡 5회.

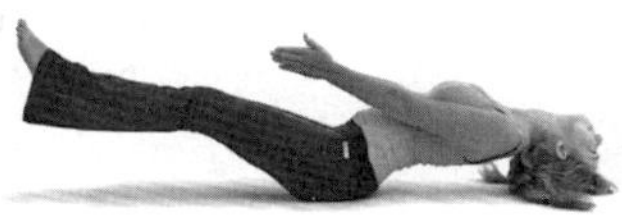

33. 웃타나 파다사나
호흡 5회.

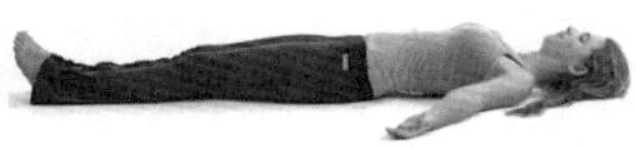

34. 사바사나
5분.

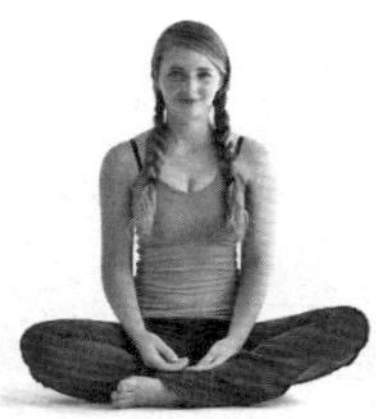

35. 수카사나
앉아서 명상을 한다. 곡적을 세우고 나마스테 라고 인사한다.

제 10 장

특별상황에 있는 여성을 위한 시퀀싱

Sequencing for Special Conditions of Women

나는 두렵지 않다. 나는 이 일을 하려고 태어났다.

— 잔다르크(JOAN OF ARC)

우리는 세상에 태어나 죽을 때까지 변화를 여러 번 겪는다. 평생 동안 진행되는 인간의 신체적 · 감정적 · 정신적 성장을 고려할 때 여자든 남자든 모두 비슷한 변화의 과정을 겪는다. 그러나 여성이 특별한 건강 상태에 있을 경우, 우리는 관심을 더 기울여 요가 시퀀스를 짜야 한다. 사춘기로의 진입이 남자아이들에게 중요하다는 것은 의문의 여지가 없지만, 생리가 시작되어 폐경(완경)이 될 때까지 여자아이들이 겪는 호르몬의 변화와 신체적 · 정신적 변화에 비하면 남자아이들의 사춘기는 미미한 편이다. 또 임신과 출산의 과정을 옆에서 지켜보는 남성의 경험도 매우 의미 있는 경험이지만, 출산과 수유에서 몸과 마음의 회복을 직접 경험하는 여성에 비하면 남성의 그 경험은 다소 퇴색되어 보인다. 중년에 이르면 남성들은 감정적으로 그리고 신체적으로 여러 어려움을 겪는다고 하지만, 같은 시기에 여성들은 폐경 때문에 생기는 호르몬의 변화로 엄청나게 극적인 인생의 국면을 지나게 된다.

20세기 말까지 요가가 대체로 남성 – 특히, 인도의 신분제도인 카스트제도에서 상위에 속하는 남성 – 의 전유물이었기 때문에 요가수련에 관한 저작물들은 남성과 여성을 기본적으로 구분하지 않

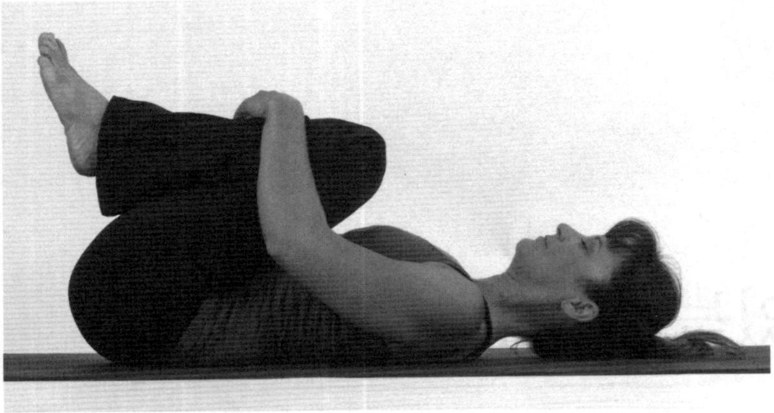

요가는 생리의 불편함을 완화시켜 준다.

았다. 사실 요가의 역사를 전체적으로 훑어보면 여성들은 대체적으로 제외되었다. 그 이유는 요가가 시작되었을 당시 인도를 지배하고 있던 사회문화적인 배경이 그대로 반영되었기 때문이다. 제니스 게이츠(Janice Gates 2006, 7-16)에 따르면, 특히, 브라흐마니즘[바라문] 시대에 여성은 불순한(impure) 존재로 규정되었고, 남성인 요가의 스승들은 여성들이 영적인 각성을 위한 요가수련에 적절하지 않다고 선언했다[1]. 아주 오래 시간이 흐른 뒤 요가가 서구에서 발달하면서부터 우리는 여성들의 특별한 요구와 상태에 관한 요가 지침서를 찾게 되었다. 비록 그 지침서들이 여전히 가부장적이고 성차별적인 관념을 신봉하고 있을지라도 말이다.

그 지침서들이 성차별적이지 않을지라도, 여성을 위한 요가수련법들은 대부분 과학에 근거하지 않은 미신이거나 스승에게서 제자에게로 전해지는 근거 없는 추정에 기반을 두고 있다. 예를 들자면 B. K. S. 아엥가는 생리를 할 때 여성들은 요가를 하지 말아야 한다고 경고하였다. 그의 딸 기타 아엥가(Geeta Iyengar)가 그 말을 그대로 이어받아 여성을 위한 요가 책으로 가장 널리 알려진 『요가, 여성을 위한 보석(Yoga, A Gem for Women)』(1995)에서 아버지의 말을 반복하고 있다. 더 최근에는 바비 클레넬(Bobby Clennell)이 『여성의 요가 책, 생리 주기의 모든 단계들을 위한 아사나와 프라나야마(The Women's Book of Yoga: Asana and Pranayama for All Phases of the Menstrual Cycle)』(2007)에서 생리 중에 일부 아사나들은 수련해도 좋다고 허용하고 있다. 하지만 기타 아엥가와 다른 강사들은 생리와 거꾸로 하는 자세에 관해 다음과 같이 애매모호한 말을 하고 있다.

> 몸을 거꾸로 해서 서면, (혈액이 분비되는) 과정이 방해를 받아서 어쩌면 혈액을 질 내부 및 나팔관까지 역류시킬지도 모른다. 이 때문에 자궁은 정상적으로 기능하지 못할 수도 있다… 생리는 일종의 배출이기 때문에, 이 자세들을 피하는 것은 상식적인 예방조치다. 생리가 다 끝날 때까지 몸의 위아래를 바꾸는 자세는 하지 말아야 한다.

이 말은 지난 두 세대에 걸쳐 조금씩 수정되면서 지겹도록 반복되었기 때문에 이제 요가 세계에서는 '상식'이 되어버렸다. 하지만 음식과 물이 중력의 영향을 받지 않은 채 몸을 통과하는 것처럼 생리의 혈액도 중력의 영향을 받지 않는다. 아도 무카 스바나사나(얼굴이 아래로 향한 개 자세)나 시르사사나(물구나무서기 자세)를 실시한 상태에서 물을 한 모금 삼켜보라. 입안에 있던 물이 얼굴뼈에 있는 공기구멍[부비강]으로 흐르거나 목을 지나 위로 흘러가지 않는가? 나사(NASA)의 의료국이 무중력 상태에서 실시했던 여성에 관한 연구에 따르면, 생리의 분비는 중력의 영향을 받지 않는 근육의 연동운동과 자궁 및 질 내의 압력 때문에 발생한다고 한다[2]. 바로 이런 이유 때문에 여성들은 기어가는 자세, 곧 중력에 저항하는 자세로 있음에도 정상적으로 생리를 할 수 있다. 또 잠을 자기 위해 등을 대고 눕거나 엎드리는 경우 질과 자궁이 중력에 반대되는 방향을 향하고 있음에도 아무 문제없이 생리를 할 수 있는 것이다[3].

이런 사실을 통해 우리는 잘못된 정보가 어떻게 어번 요가(urban yoga, 기존의 스트레칭 및 유연성 운동에 고강도 에어로빅 운동을 접목한 1990년대 요가-역주)의 신화로 탈바꿈해 사실처럼 통용되는지를 볼 수 있다. 이런저런 오류들이 가부장적이거나 성차별적인 관념 속에 뿌리내리고 있는지 없는지, 또 뿌리내리고 있다면 어떻게, 또는 어느 정도까지 뿌리내리고 있는지 연구하는 일은 매우 흥미로운 일이겠지만 이 책이 다루고자 하는 목적과 범위를 벗어나는 일이다. 오히려 우리의 목적에 맞게 우리가 해야 할 일은, 무언가 해서는 안 된다든지 어떤 것을 특정 방식으로만 해야 한다든지 하는 말을 들었을 때 '왜 해서는 안 되지?' '왜 그렇게 해야 하지?' 라는 질문을 던지는 일이다. 요가를 하는 여성들에게 하는 여러 가지 조언이나 경고는 사실 연구해보고 토론해볼 만한 가치가 있다. 궁극적으로는 개인적인 요가수련을 통해서 직접적으로 고찰되어야 할 부분이다. 여성이(또는 남성이) 요가를 수련하면서 무엇을 해야 하고 하지 말아야 할지는 (경험과 이해는 물론) 이성적인 분별력을 동원해 결정해야 하는 문제다. 오랫동안 요가를 가르쳐온 바바라 베나그(Barbara Benagh)는 생리와 거꾸로 하는 자세 문제에 관해 이렇게 말한다. "연구 · 조사를 하지 않으면 생리기간에 거꾸로 하는 자세를 하지 말아야 한다는 주장에 어쩔 수 없이 휘말리기 때문에, 또는 생리가 여성들 각자에게 미치는 영향이 다르기 때문에, 개인적 의견으로는 여성들이 스스로 결정하고 그 책임도 지는 것이 좋을 것 같다(2003)."

생리 시 요가 수련

Practing Yoga During Menstruation

모두가 각자 나름의 방식으로 수련하듯이 여성들도 각자 다 다르게 생리를 경험한다. 어떤 이는 그리 어렵지 않게 생리 기간을 넘기는 반면, 어떤 이는 고통스럽고 힘들어하면서 그 기간을 보낸다. 앞에서 언급했듯이 여성 요가에 관한 책들은 대부분 기초적인 회복 자세를 강조하면서 매우 한정된 아사나만을 권한다. 거꾸로 하는 자세를 금지하는데 어떤 경우에는 수련을 아예 하지 말라고도 한다. 그러나 적극적인 요가수련생들은 대부분 수십 년간 생리기간에도 평상시처럼 수련했으며 부작용을 경험하지도 않았다. 이것을 통해 우리는 생리할 때 수련에 관한 가장 훌륭한 지침이란 바로 수련생들 각자의 경험과 직관이라는 것을 알 수 있다. 생리가 시작되었을 때 해야 할 기본적인 질문은 '어떻게 느껴지는가' 다. 아마 생리통이나 피로나 푸석푸석 붓는 증상이나 다른 불편함이 있을 수 있다. 이때 다음 시퀀스에서 설명하는 것처럼 자궁과 복부에 가해지는 압력을 경감해주는 수련이 필요하다는 것을 알아채야 한다.

[시퀀스 35] 생리통 완화를 위한 요가

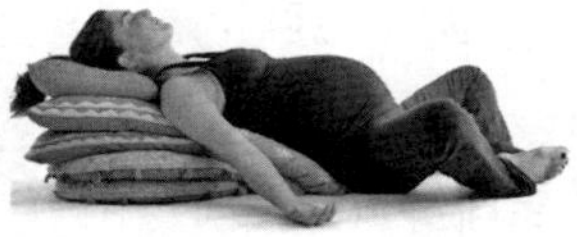

1. 숩타 밧다 코나사나
두꺼운 베개나 담요로 등과 머리를 받치고 팔과 허벅지는 이완한 채 바닥에 놓는다. 5-10분 동안 유지한다.

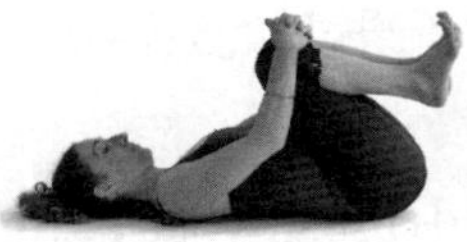

2. 아파나사나
무릎을 양손으로 감싸 가슴으로 가볍게 당긴 후 원을 그린다. 서서히 더 큰 원을 그리면서 1-2분 동안 유지한다.

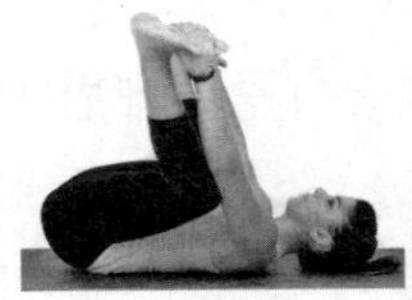

3. 아난다 발라사나
손으로 발을 잡은 채 무릎이 바닥으로 내려오도록 당긴다. 1분 동안 가볍고 부드럽게 양옆으로 흔든다.

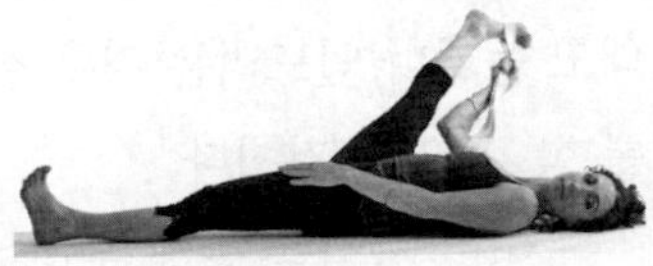

4. 숩타 파당구스타사나 B
한쪽 다리를 옆으로 뻗어 배게 받침 위에 놓고 1분 동안 유지한다. 방향을 바꾼다.

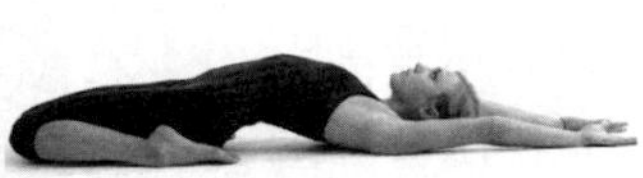

5. 숩타 비라사나
숩타 밧다 코나사나처럼 등에 받침대를 대고 양 허벅지를 끈으로 묶는다. 그러면 허벅지가 양옆으로 벌어지지 않고 허리쪽에도 부담이 덜 간다. 2-5분 동안 유지한다.

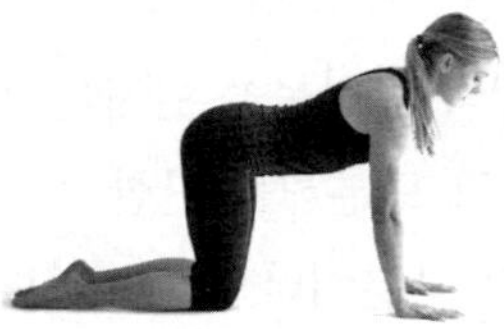

6. 비달라사나
1분 동안 유지한다. 무릎의 긴장을 없애기 위해 다리를 뒤로 뻗기도 한다.

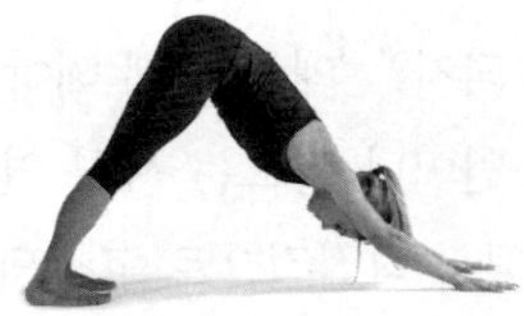

7. 아도 무카 스바나사나
1분 동안 유지한 후 발라사나로 쉬면서 호흡을 5회 한다. 2-4회 반복한다.

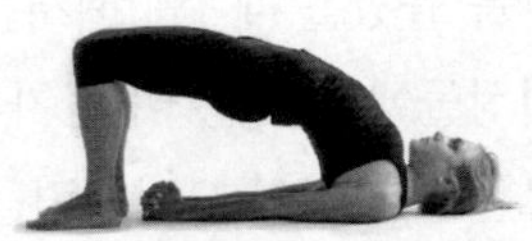

8. 세투 반다 사르방가사나
이 동작 때문에 척추가 휘어서 가슴 중앙에까지 닿는데도 허리쪽이 편하려면 꼬리뼈를 말아 넣은 채 유지해야 한다. 1-2회 반복한다.

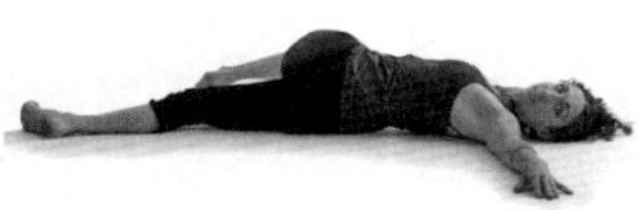

9. 숩타 파리바르타나사나
골반을 눌러서 어깨와 멀어지게 하면서, 종아리도 허리밑쪽과 엉치엉덩관절의 압력을 줄이기 위해서 눌러준다. 1분 동안 유지하고 방향을 바꾼다. 2회 반복한다.

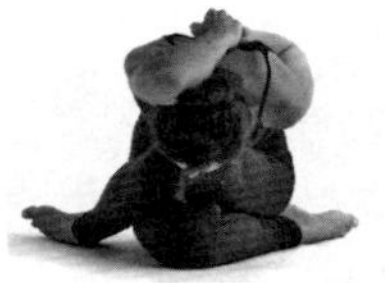

10. 고무카사나
양쪽 모두 1-3분 동안 유지한다.

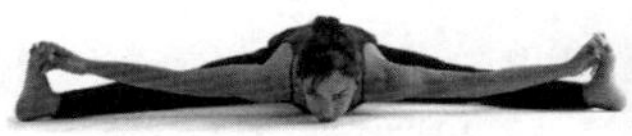

11. 우파비스타 코나사나
2-5분 동안 유지한다. 상체와 머리 아래에 베개 받침을 놓는 것도 좋다.

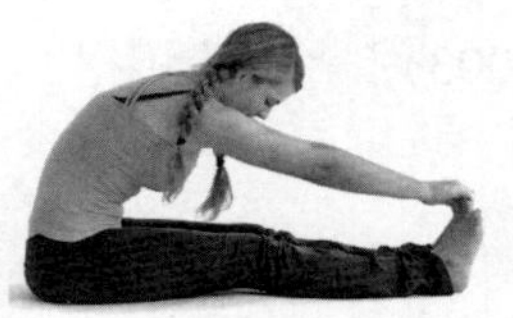

12. 파스치못타나사나
1-3분 동안 유지한다. 상체와 머리 아래에 베개 받침을 놓는 것도 좋다.

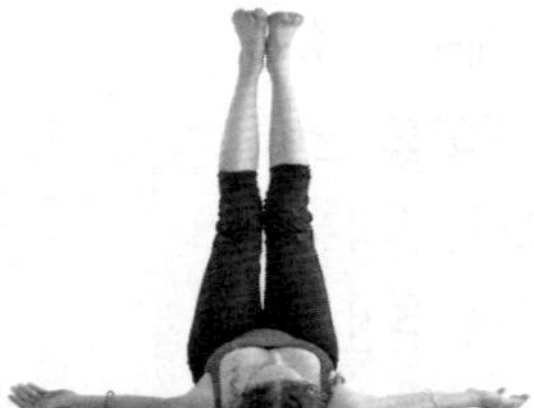

13. 비파리타 카라니
베개 받침을 밑에 깔아 골반을 높이고 양팔을 머리 쪽 바닥에 편히 내려놓는다. 5-10분.

임산부를 위한 요가수련

Practing Yoga During and After Preqnancy

요가의 아사나들 중 어떤 아사나가 임산부에게 좋을까? 또 어떤 아사나는 좋지 않을까? 그리고 임신 기간을 초기와 중기와 후기로 나눈다면 이 시기별로 각각 적당한 또는 금지해야 하는 아사나들은 어떤 것들일까? 이런 식으로 여러 조건들, 특히, 나이와 임신했던 횟수 등의 조건들을 고려하면서 수련생들에게 맞는 시퀀스를 짜려면 어떻게 해야 하는 걸까?

20세기 말까지 나온 요가관련 서적들을 보면 임산부가 요가를 어떻게 수련해야 하는지에 관해 어떤 문구도 찾아볼 수 없다. 범위를 좀더 확대해서 임산부와 운동에 관해 일반적 견해들을 찾아보니 근대의 역사문헌에 매우 상이한 견해들이 몇 개 있었다. 먼저 1781년에 알렉산더 해밀턴(Alexander Hamilton)은 자신의 저서 『산파 일에 관한 논문 Treatise on midwifery』에서 '덜컹거리는 마차나 말을 타거나 춤을 추면서 몸과 마음을 산란케 하는 것은 모두 적절한 행동이 아니기 때문에 그런 식으로 활동하는 것을 삼가고 몸을 안정적이고 편하게 움직여야 한다'고 말한다(Mittelmark et al. 1991). 또 19세기에 실시된 출산과 운동에 관한 여러 과학적 연구조사에 다르면, 임산부의 격렬한 활동과 저체중아 출산 사이에 어떤 관련이 있다는 비슷한 주장들을 한다. 이런 연구 결과물에 근거해 (미국을 제외한) 몇몇 나라에서는 분만을 몇 주 앞두거나 분만한 지 몇 주 안 된 임산부들을 고용해서는 안 된다는 법안을 제정하기도 한다.

20세기 초에 이르면, 과학적 사실보다 사회문화적 편견에 근거해 임산부의 활동들을 제한하는 사례들이 증가한다. 1935년에 화제가 되었던 『근대의 모성 Modern Motherhood』에 의하면, '임산부는 목욕과 수영과 골프와 춤은 괜찮고 너무 과한 걷기와 승마와 테니스는 해서는 안 된다'고 한다. 하지만 어떤 임산부들은 이런 금지행동을 했다고 해서 부작용을 겪거나 하지 않았다고도 말한다. 또 1930년대, 영국 작가이자 모성옹호론자인 캐슬린 본은 출산 시 회음부의 찢어짐을 예방해주는 골반의 기저부 강화운동을 비롯해 밧다 코나사사와 같은 자세들은 물론, 쪼그려 앉기도 관절의 유연성을 향상시켜 태아가 나오는 골반의 출입구를 넓혀준다고 공개적으로 말한다. 1940년대와 50년대에 출시된 대부분의 문헌들에서도 여전히 임산부는 활동을 절제하고 스포츠를 하지 말라고 한다. 하지만 캐슬린 본은 자신의 저서 『출산 전의 운동 Exercise before Childbirth』(1951)에서 영국 여성들이 늘 앉아 지내는 것은 그리 좋지 않다고 말하며, 임신기간에 정기적으로 운동하는 것은 육체적으로나 심리적으로 매우 좋다고 말한다.

1970년대와 80년대에 이르면, 모두의 관심이 임산부의 행복 및 몸을 잘 보호하는 것으로 옮겨간다. 그렇지만 늘 그랬듯이 대동맥 압박 증후군(aortal comprssion syndrome)이나 관절과 인대의 느슨함이나 지나친 허리뼈전만이나 복부 압박과 같은 생리적 변화는 또 무시된다. 또 임신 중에 과다한 음식 섭취와 운동 부족으로 임산부와 태아가 모두 위험해질 수 있다는 검증되지 않은 추측성 견해가 생긴다. 그래서 임산부들이 갑자기 운동에 몰두해 부상을 초래하기도 하고 태아에게 좋지 않은 영향을 주기도 했다. 그리고 그후 20년 동안 우리는 임신과 운동사이의 관계에 대해 더 많이 알게 되었다. 어떤 병적 증상이 있지 않는 한, 임산부가 일상적 활동을 한다고 해서 태아나 본인에게 좋지 않은 영향을 미치는 것은 아니라는 것을 확실히 알게 되었다. 이런 식으로 쌓인 일반적 상식선에서 우리는 임산부들이 어떻게 운동해야 하는지 알 수 있다. 무엇보다 운동을 정기적으로 꾸준히 해야 하고 다른 사람들과 경쟁해서는 안 된다. 몸을 활발하게 움직이는 운동이라면 실내 온도나 습도가 너무 높아서는 안 된다. 관절을 너무 심하게 구부리거나 늘여서도 안 되고, 몸을 격렬하게 흔들어서도 안 된다. 임산부가 주로 앉아서 생활하는 사람이었다면, 간단한 움직임부터 시작하는 것이 좋다.

이런 인식들은 서양의 의학적 · 과학적 관점에서 비롯된 것으로, 서양에서는 여전히 몸과 마음을 분리된 것으로 여기는 경향이 많다. 이런 이분법적인 관점에서 보면 몸의 건강이란 생각이나 감정과는 무관하기 때문에 서양에서는 몸에 이상이 생겼을 때 물리적 처치나 수술, 약으로 모든 것을 해결한다. 그러나 우리는 감정이 임신과 출산에 지대한 영향을 미치는 요소임을 증명해주는 증거를 여럿 가지고 있다. 비밀스런 두려움에 사로잡혀 있거나 신념과 관련된 문제가 있거나 복잡한 감정적 문제가 있을 때, 이런 문제들은 몸의 생리에 직접적으로 영향을 미칠 수 있다[4]. 그리고 점점 더 많은 병원과 조산원들은 임산부가 감정적인 분출을 함으로써 편하게 출산할 수 있다는 것을 알아서, 출산에 좋은 평온한 환경을 조성하거나 의식적인 호흡이나 명상을 권하기도 한다.

임신한 사람들이 요가를 수련하면, 그들은 골반의 구조와 근육들과 그 내부에 있는 장기들을 잘 인식해서 더 잘 보호하게 된다. 이런 장점을 누리려면 골반 아랫부분에 위치한 근육들과 장기들을 더 잘 인식하기 위한 수단으로 임신 전부터 물라 반다를 집중적으로 수련해야 한다. 물라 반다를 통해 우리는 회음근이 튼튼해지면서 유연해지고 골반 내의 장기와 골반 주변의 지지구조물을 더 잘 인식하게 된다. 또 분만하면서 통증을 덜 느끼고 회음부가 찢길 가능성도 줄어든다. 임신과 분만과정에서 흔히 생기는 질의 탈출증과 요실금 증상도 덜 겪게 될 것이다. 이 물라 반다를 지속적으로 수련하는 여성들은 골반을 위아래로 움직일 때 사용하는 근육들을 따로따로 잡아당기거나 풀어줄 수 있는 능력을 갖게 된다. 또 회음부의 표면근육뿐만 아니라 방광과 직장과 질을 감싸고 보호해주는 심층근육까지 세세히 인지하여 조절할 수 있게 된다[5]. 이렇게 한층 세밀해진 인식을 통해 여성들은 좀더 안전하고 의식적으로 분만과정에 임할 수 있게 된다.

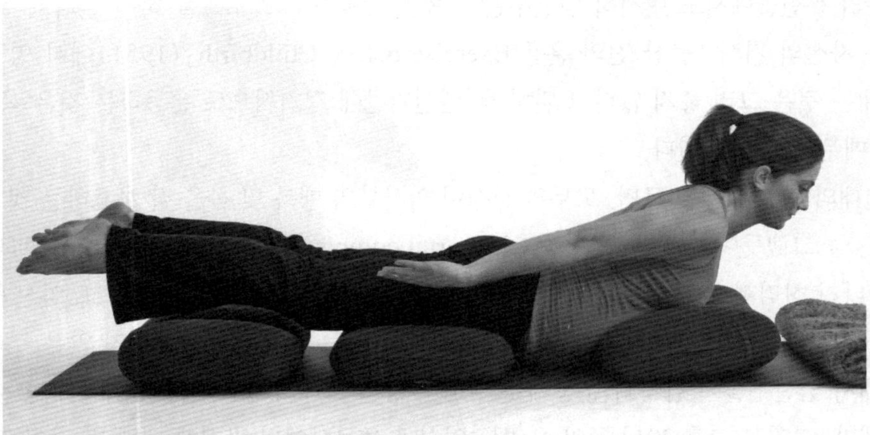

임신한 수련생은 안전하게 눕기 위해 보조도구들을 사용할 수 있다.

우리는 임산부 수련생들을 두 부류로 나눈다. 하나는 주로 앉아서 생활하고, 신체적 건강상태도 좋지 않은 고위험군에 속하는 임산부들이고, 다른 하나는 평소에 활동적으로 생활하면서 건강 상태도 좋고 임신 때문에 생기는 위험이 거의 없는 임산부들이다. 첫 번째 부류의 임산부들에게는 임산부를 위해 특별히 구성된 요가 클래스를 권해야 한다. 이미 요가를 수련하고 있거나 두 번째 부류에 속하는 임산부들에게는 수련을 계속하면서 다음과 같은 사항을 참고하라고 말한다. 임신 중에는 활동적인 요가 수련을 해서는 안 되고, 새로운 또는 더 복잡한 아사나들을 시도해서도 안 된다[6]. 여기서 우리는 임신의 초기와 중기와 후기에 따라 이 두 부류의 임산부들에게 맞는 차별화된 시퀀스를 권한다.

임신과 산후 요가 시퀀스

Practing Yoga During and After Pregancy

임신 초기의 일반적인 지침과 시퀀스

- 임신 후 13주까지 임산부는 호르몬과 에너지의 변화에 적응하느라 변화에 대해서 예민함을 집중적으로 겪는 시기이기 때문에 이 기간 동안은 매우 조심해야 한다. 자연성에 뿌리를 단단히 내려야 하고, 한 박자 늦게 움직여야 하며, 내면에 더 집중해야 하고, 수정된 난자가 건강한 태아로 자랄 수 있도록 좋은 환경을 마련해주어야 한다.
- 복부를 빠르게 움직이는 카팔라바티 호흡법은 하지 말고 웃자이 프라나야마만 실시한다.
- 점프 동작처럼 몸을 거칠게 움직여서는 안 된다(평소에 플로팅 기법을 열심히 수련한 임산부는 편하게 해도 된다).
- (자궁에 붙는 넓은 인대를 최소한으로 잡아당기도록) 비틀기는 최소한으로 한다. 비틀기를 할 때는 등뼈 윗부분의 움직임에 집중한다.
- 골반을 깨우는 기초적인 수련을 실시한다.
- 태아가 있는 자궁은 골반이 잘 보호해 주고 있기 때문에 임산부 수련생들은 배가 나오기 전까지 배로 엎드려도 된다.
- 지지형 세투 반다사나(Supported Bridge Pose), 숩타 밧다 코나사나(Reclined Bound Angle Pose), 스와스티카사나, 바즈라사나(Thunderbolt Pose), 비라사나(Hero Pose), 우파비스타 코나사나(Wide-Angle Forward Fold Pose), 고무카사나 (Cow Face Pose), 아난다 발라사나(Happy Baby Pose), 에카 파다 라즈 카포타사나(One-Leg King Pigeon Pose Prep) 준비동작을 통해 골반에 대한 인식력을 더 개발한다. 말라사나(Garland Pose)에 점점 친숙해져야 한다.
- 어깨를 강화시키는 동작들과 열어주는 동작들을 다양하게 수련한다(앞에서 했던 어깨와 관련된 설명을 참조한다).

- 웃티타 트리코나사나(삼각 자세), 비라바드라사나Ⅱ(전사 자세Ⅱ), 웃티타 파르스바코나사나(횡각으로 늘린 자세)를 연습한다. 이 동작들은 임신으로 몸무게의 불균형이 초래될 때 그것을 잡아주는 안정된 토대를 마련하면서 다리의 순환을 자극해 다리와 발을 튼튼하게 해주고, 고관절을 열어주는 동작들이다.
- 임신 초기부터 중기와 후기에 이용하는 보조도구들을 이용해서 아사나들을 실시한다.

[시퀀스 36] 임신 초기 : 초보자

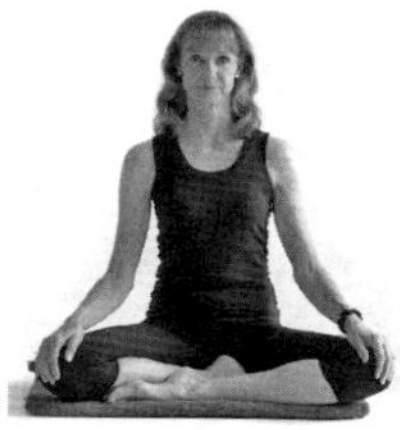

1. 수카사나
1–2분. 인사를 하고 목적을 세운 뒤 안내를 시작한다.

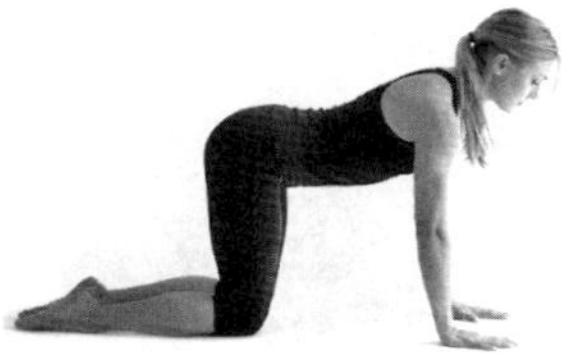

2. 비달라사나
2분, 고양이와 개 자세를 실시하여 척추와 골반을 움직인다.

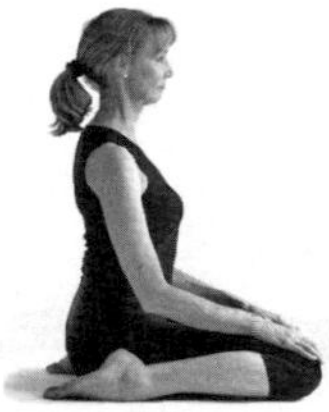

3. 비라사나
물라 반다를 소개한다.

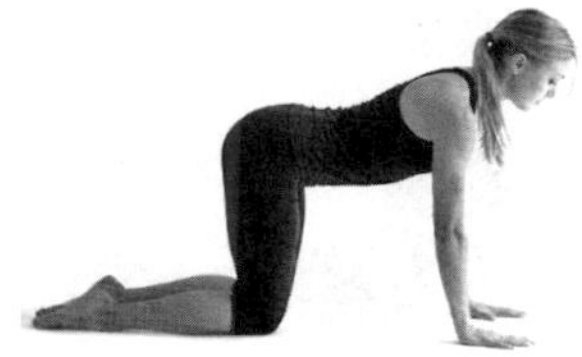

4. 비달라사나
호흡 5회.

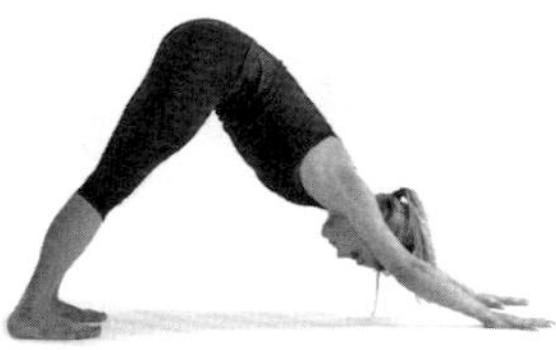

5. 아도 무카 스바나사나
호흡 10회. 기본 정렬과 활력적인 움직임에 대해 설명한다.

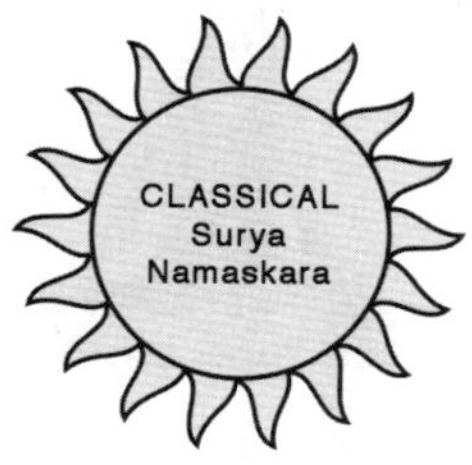

6. 고전적 수리야 나마스카라
3회.

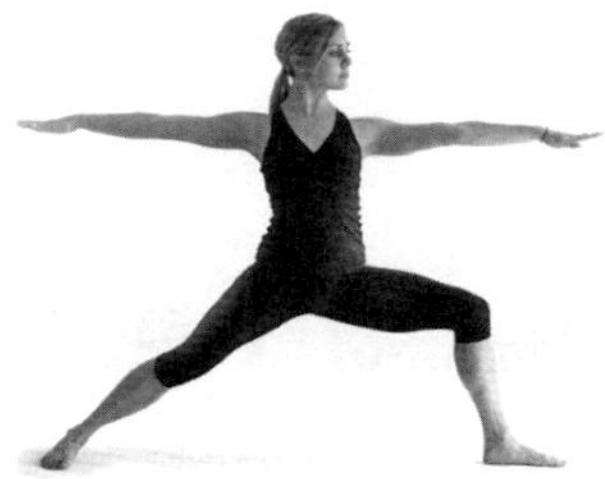

7. 비라바드라사나II
양쪽 모두 호흡 5회. 프라사리타 자세에서 시작한다.

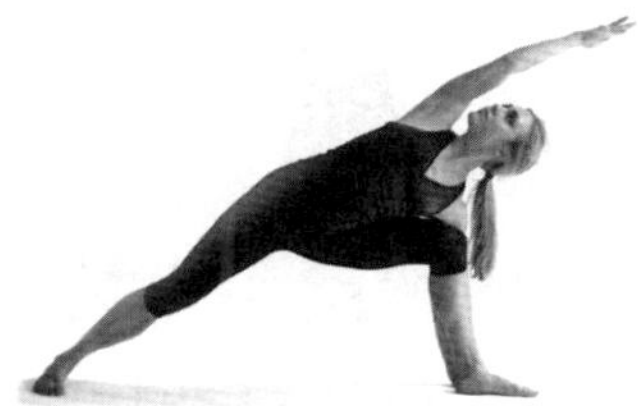

8. 웃티타 파르스바코나사나
양쪽 모두 호흡 5회.

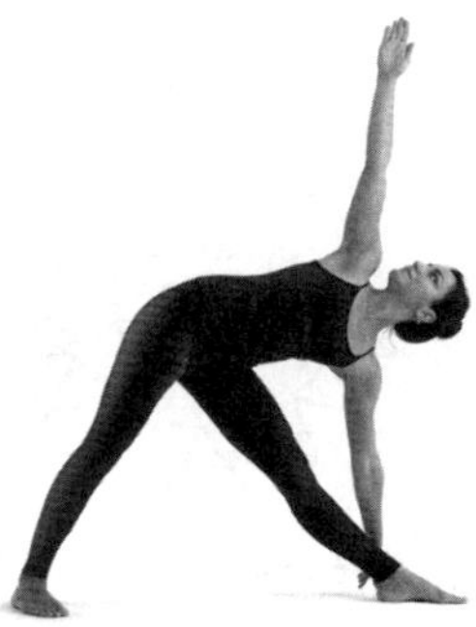

9. 웃티타 트리코나사나
양쪽 모두 호흡 5회 한 다음 타다사나로 선다.

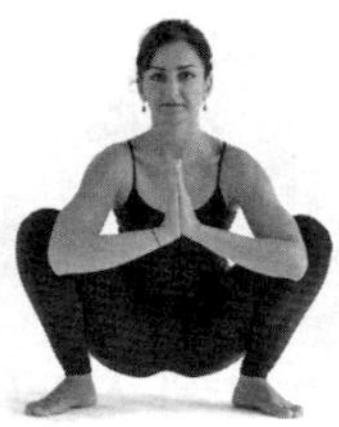

10. 말라사나
1–2분. 보조도구를 이용해 쉽게 해도 된다.

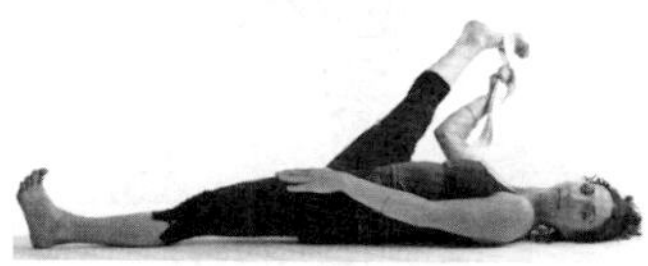

11. 숩타 파당구스타사나 B
양쪽 모두 호흡 5회.

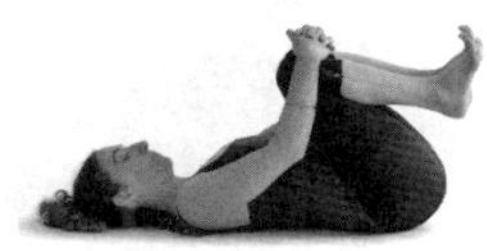

12. 아파나사나
호흡 5회.

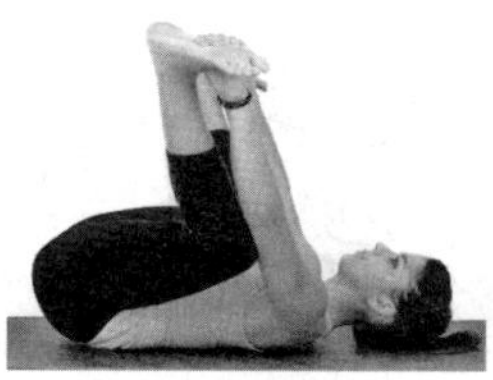

13. 아난다 발라사나
호흡 10회.

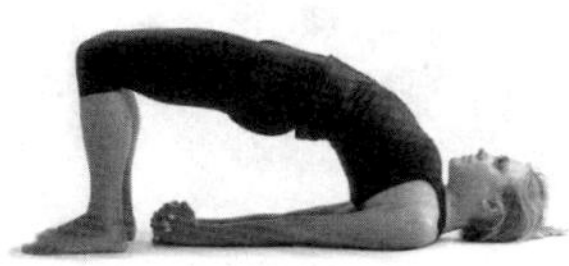

14. 세투 반다 사르방가사나
호흡 5회. 한두 번 반복한다.

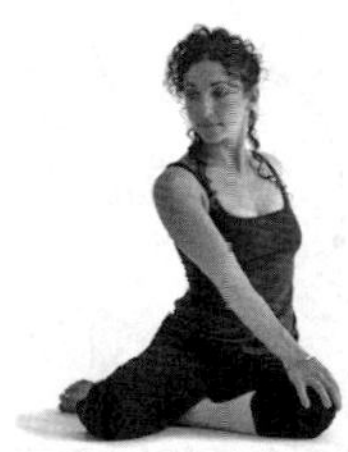

15. 바라드바즈라사나 A
양쪽 모두 호흡 5회. 척추에 주의하면서 60%만 비튼다.

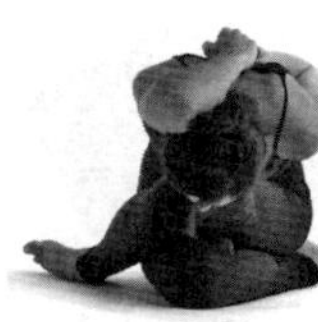

16. 고무카사나
양쪽 모두 호흡 5회.

[시퀀스 36] 임신 초기– 초보자 (계속)

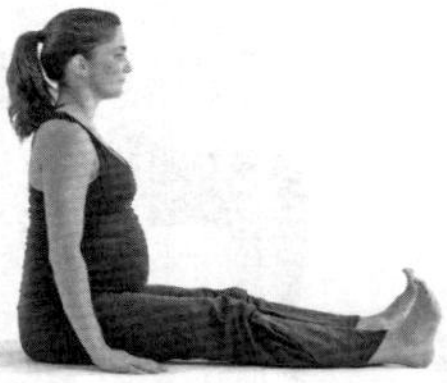

17. 단다사나
호흡 5회.

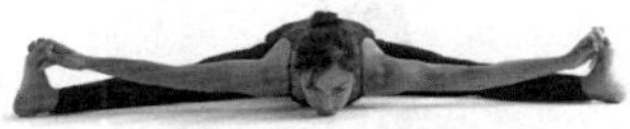

18. 우파비스타 코나사나
2분.

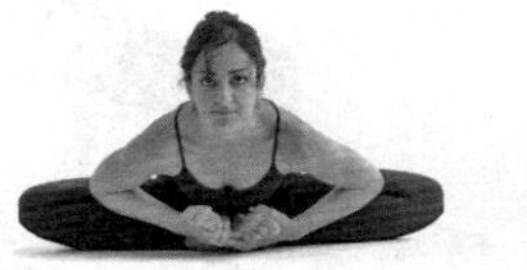

19. 밧다 코나사나
2분.

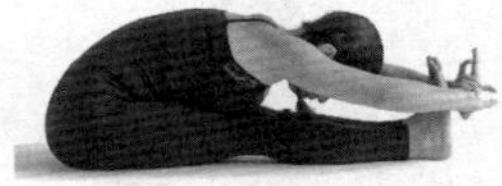

20. 파스치못타나사나
2분.

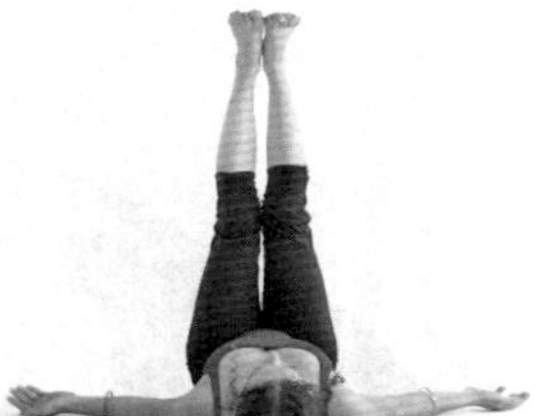

21. 비파리타 카라니
5분.

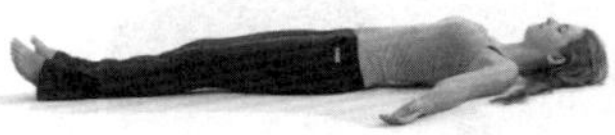

22. 사바사나
5–10분.

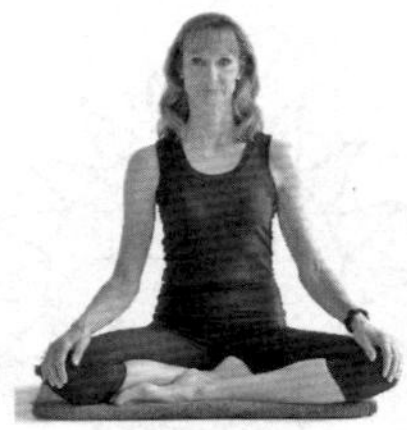

23. 수카사나
명상.

[시퀀스 37] 임신 초기 : 경험자

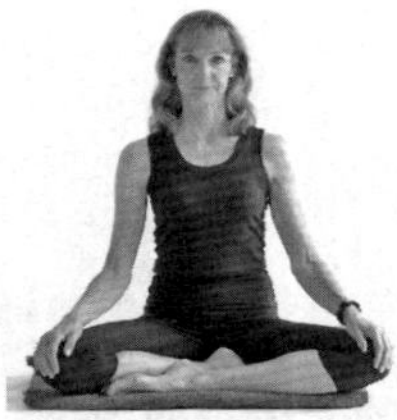

1. 수카사나
3–5분. 인사를 하고 목적을 세운 뒤 안내를 시작한다.

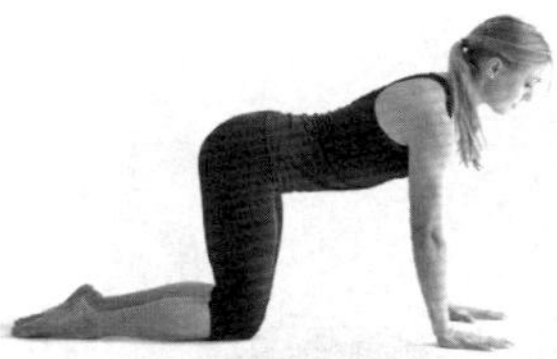

2. 비달라사나
고양이와 개 자세로 5회 움직인다.

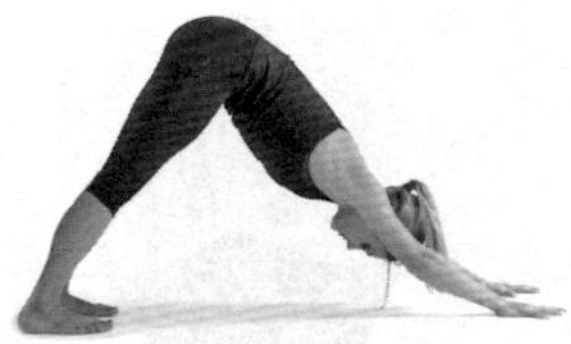

3. 아도 무카 스바나사나
10회 호흡.

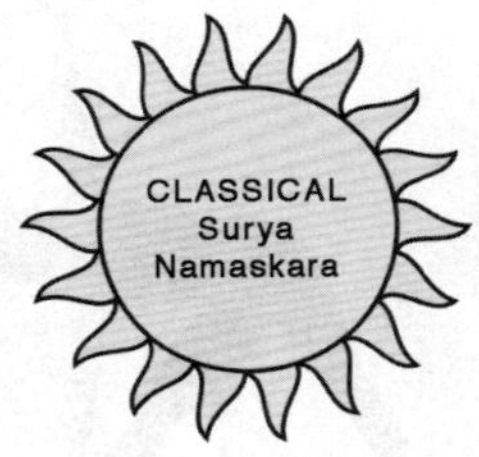

4. 고전 수리야 나마스카라
2회.

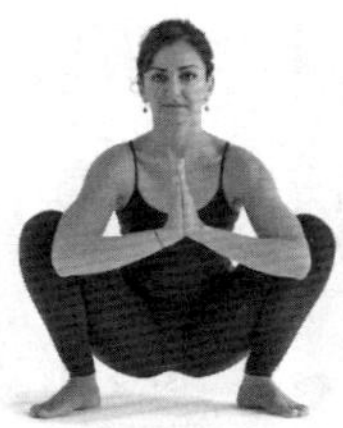

5. 말라사나
1분 동안 자세를 유지하면서 항문의 내외부 근육을 조이고 풀어주는 물라 반다를 실시한다.

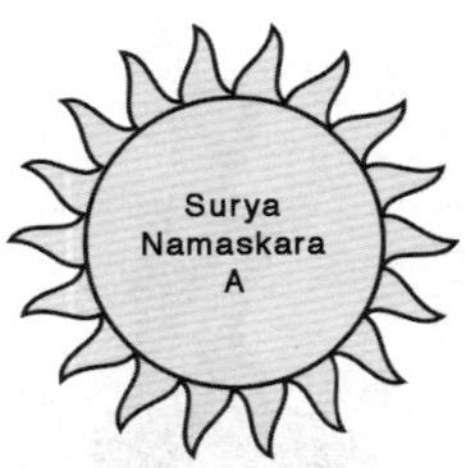

6. 수리야 나마스카라 A
2회.

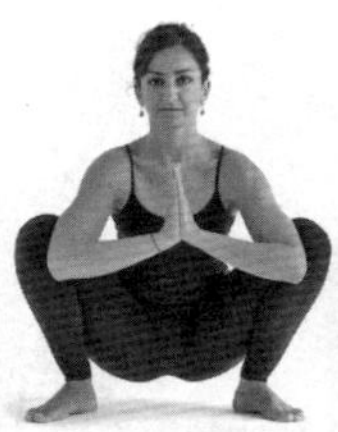

7. 말라사나
1분 동안 자세를 유지하면서 항문의 내외부 근육을 조이고 풀어주는 물라 반다를 실시한다.

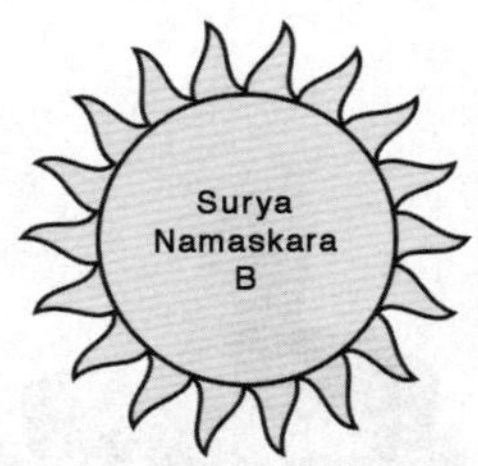

8. 수리야 나마스카라 B
2회.

[시퀀스 37] 임신 초기 : 경험자 (계속)

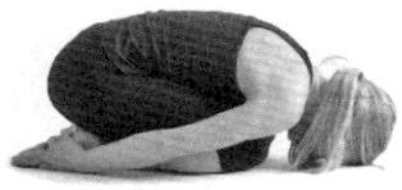

9. 발라사나
1분 동안 쉰 다음 타다사나로 선다.

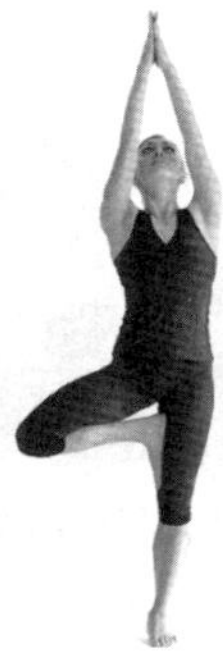

10. 브릭사사나
양쪽 모두 호흡 10회.

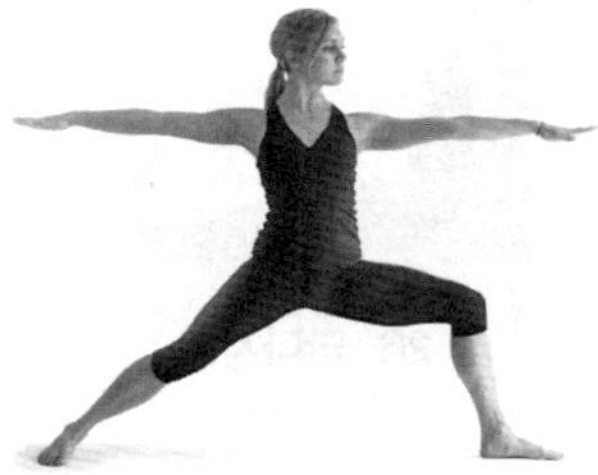

11. 비라바드라사나II
양쪽 모두 호흡 5회.
프라사리타 자세로 시작한다.

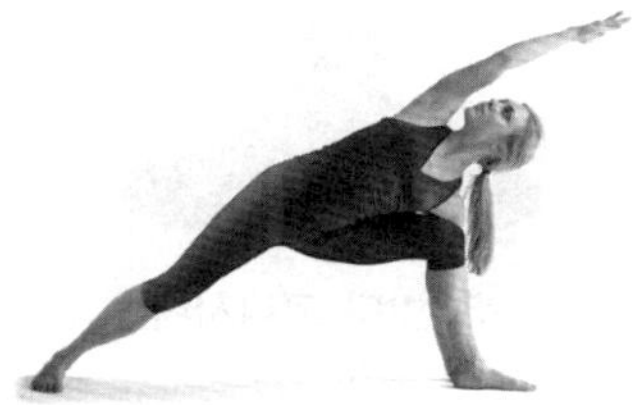

12. 웃티타 파르스바코나사나
양쪽 모두 호흡 5회.

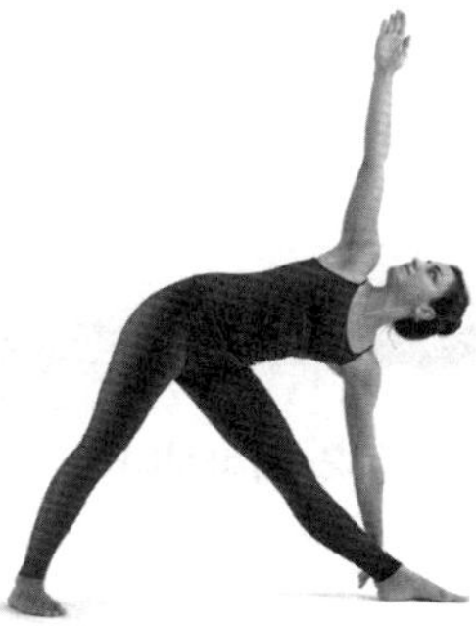

13. 웃티타 트리코나사나
양쪽 모두 호흡 5회.

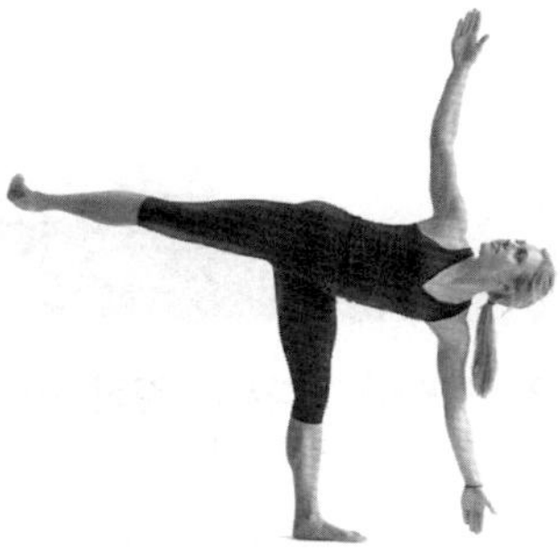

14. 아르다 찬드라사나
양쪽 모두 호흡 5회.

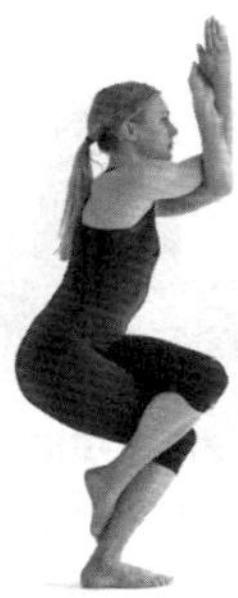

15. 가루다사나
양쪽 모두 호흡 5회.

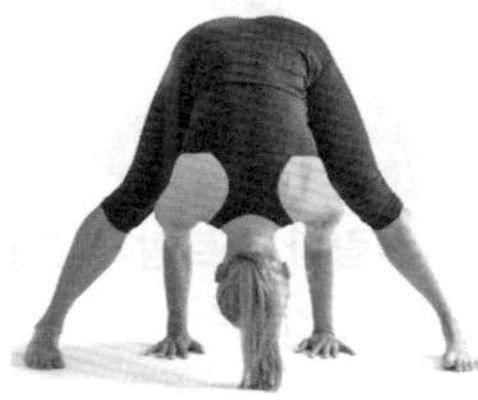

16. 프라사리타 파돗타나사나 A
호흡 10회.

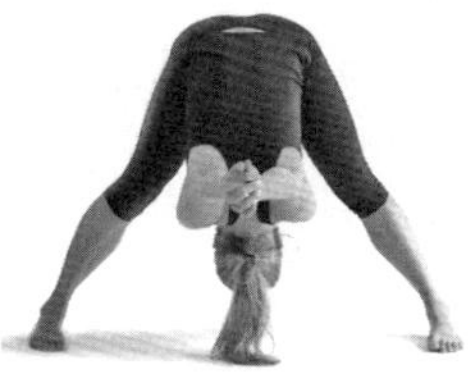

17. 프라사리타 파돗타나사나 C
호흡 10회.

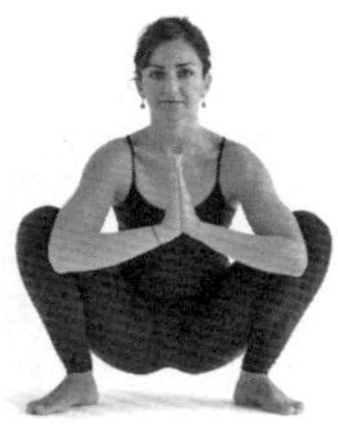

18. 말라사나
2분.

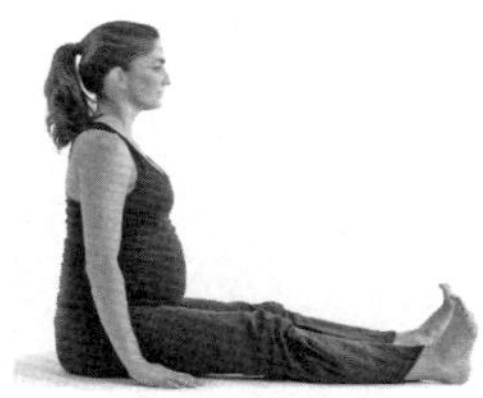

19. 단다사나
호흡 5회.

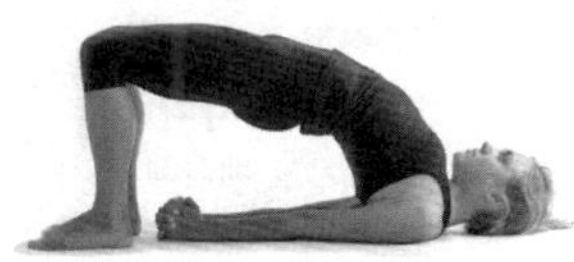

20. 세투 반다 사르방가사나
호흡 5회. 3-4회 반복한다.

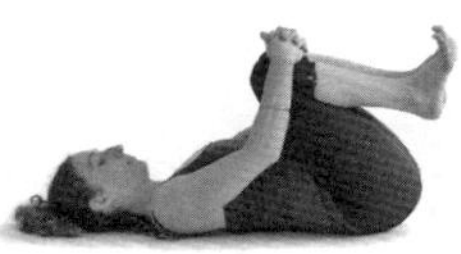

21. 아파나사나
호흡 10회.
손으로 무릎을 잡고 원을 그린다.

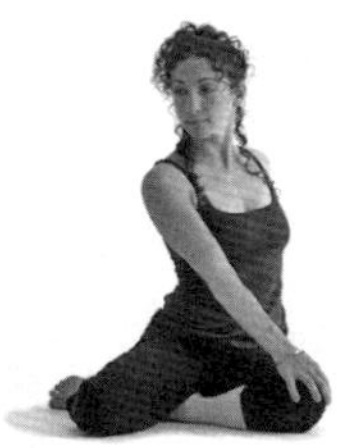

22. 바라드바즈라사나 A
양쪽 모두 호흡 5회.

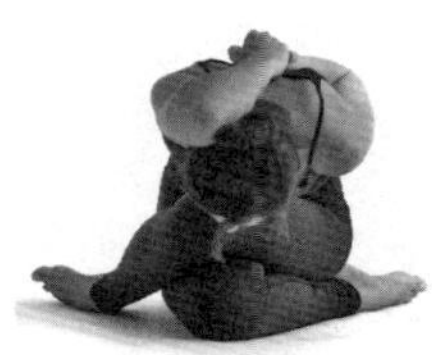

23. 고무카사나
양쪽 모두 호흡 5회.

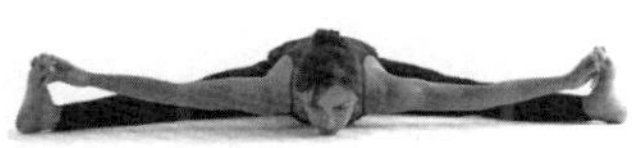

24. 우파비스타 코나사나
호흡 10회.

[시퀀스 37] 임신 초기 : 경험자 (계속)

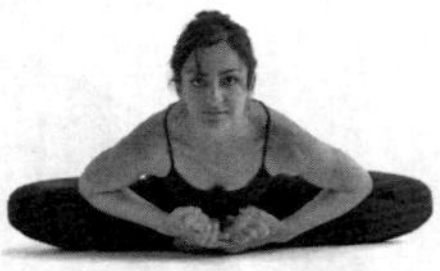

25. 밧다 코나사나
호흡 10회.

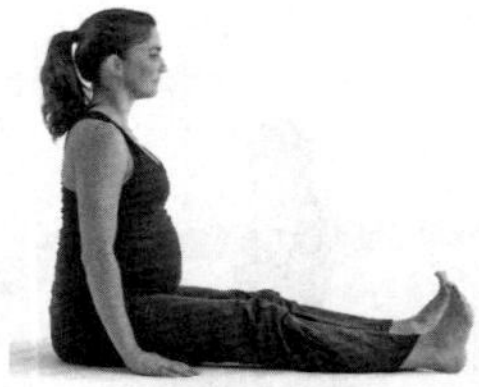

26. 단다사나
호흡 5회.

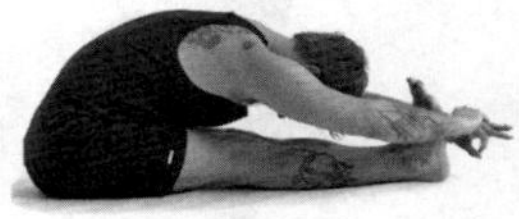

27. 파스치못타나사나
2분.

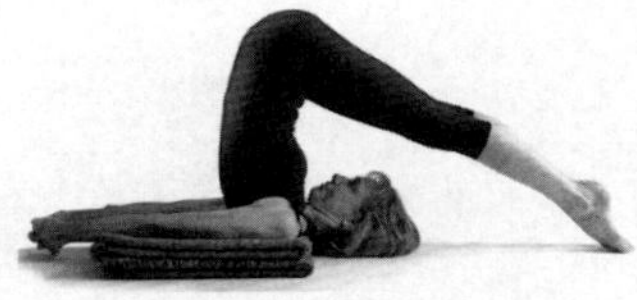

28. 할라사나
호흡 5회.

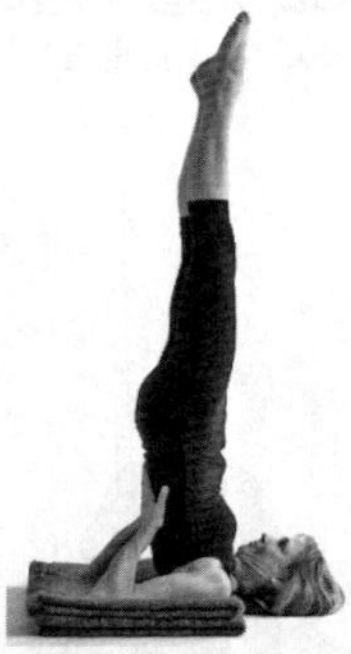

29. 살람바 사르방가사나
2–3분.

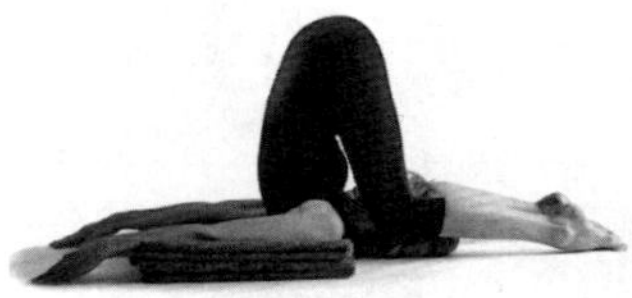

30. 카르나피다사나
호흡 5회.

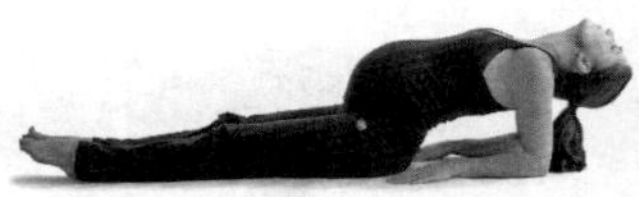

31. 웃타나 파다사나 준비 자세
호흡 5회.

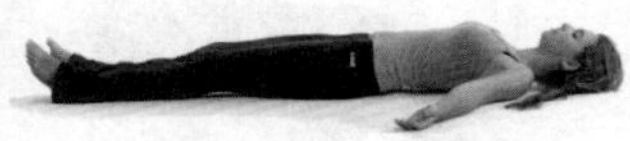

32. 사바사나
5–10분.

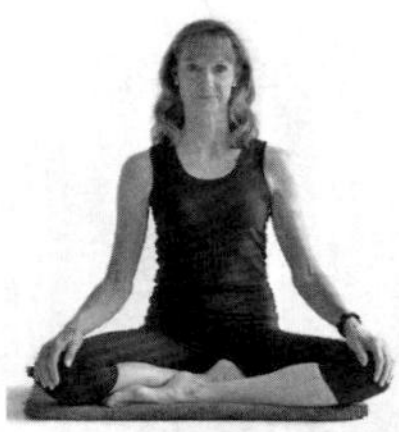

33. 수카사나
5분. 명상을 배꼽에서
가슴까지 안내한다.

임신 중기의 일반적인 지침과 시퀀스

- 태반이 정상적으로 기능해 호르몬 수치가 안정되고 태아도 자궁 안에서 자리를 확실히 잡는다. 임신 중기는 체력을 기르기에 안성맞춤인 시기다. 골반과 척추를 인식하는 능력을 향상시키고 태아가 자라면서 불가피하게 생기는 불균형과 불편함에 대비할 수 있는 절호의 기회인 셈이다.
- 임신 중기에 이르면 배의 크기가 매우 다양하며, 시간이 지나면서 제각기 다른 모습을 보인다. 임신한 사실이 겉으로 드러나면서 골반은 더 이상 자궁을 보호하지 못한다. 그래서 이 시기에는 아사나들을 그에 맞추어 수정해야 한다.
- 임신이 중기로 들어설 무렵 임산부는 등을 대고 누우면 몸의 어딘가가 저리게 된다. 몸무게가 늘어난 태아가 대정맥을 눌러 임산부의 심장으로 돌아가는 혈액의 흐름을 방해할 수 있기 때문이다.
- 자전거 타기 자세나 나바사나(보트 자세)와 같이 충격을 주는 동작은 하지 말고, 카팔라바티 호흡법도 피해야 한다. 되도록 복부에 압력을 가해서는 안 되고 배의 유연성을 기르는 것도 매우 중요하다. 복근이 너무 팽팽하면 회음부의 찢어짐과 요실금 증상이 나타날 가능성이 높기 때문이다.
- 타다사나(산 자세)와 우르드바 하스타사나(위로 팔 뻗기 자세)를 통해 골반의 중립성을 확보하고 척추를 바르게 정렬해야 한다. 그리고 다리 자세인 세투 반다사나로 잠시 머문다.
- 수리야 나마스카라(태양경배)를 실시한다. 타다사나에서는 두 발을 벌리고 팔라카사나(널빤지 자세)를 할 때는 점프를 하지 않는다. 살라바사나(메뚜기 자세)나 우르드바 무카 스바나사나(얼굴이 위로 향한 개 자세)를 위한 준비로 엎드릴 때는 갈비뼈와 복부 밑에 담요를 받친다.
- 다리를 단단히 유지하고 엉덩이와 골반을 열기 위해 서서 하는 아사나들을 수련한다 (필요하다면 벽이나 의자를 지지대로 이용한다). 브릭사사나(나무 자세), 가루다사나(독수리 자세), 안자네야사나(낮은 런지 자세), 아슈타 찬드라사나 (초승달 자세), 비라바드라사나 I 과 II, 웃티타 트리코나사나, 파르스봇타나사나, 웃티타 파르스바코나사나를 수련한다.
- 앉아서 하는 골반을 열어주는 동작과 굽히기 자세들을 다양하게 수련한다. 그런 동작으로는 밧다 코나사나, 우파비스타 코나사나, 파리브릿타 자누 시르사사나, 바라드바즈라사나, 에카 파다 라즈 카포타사나 준비동작, 고무카사나, 단다사나(막대 자세), 다리를 벌린 파스치못타나사나, 마리챠사나 A, 자누 시르사사나가 있다. 숩타 파리바르타나사나를 할 때는 무릎을 넓게 벌려서 엉치엉덩관절에 가해지는 압력을 줄여준다.
- 몸과 마음을 이완하기 위해 비파리타 카라니를 실시하는데 양다리를 벽에 올려놓은 채 무릎은 서로 떨어뜨리고 발은 모은다. 밧다 코나사나도 이완을 위해 좋은 자세인데 발은 들어올린다. 사바사나에서는 엉덩이와 다리를 큰 베개받침에 올려놓는다.
- 임신 25주 무렵부터는 누워있을 때 마비나 저림 증상이 올 가능성이 높으니 더욱 조심해야 한다. 태아가 손발 끝에서 심장으로 돌아가는 혈관인 대정맥을 누르고 있다는 표시일지도 모른

다. 또 등과 어깨와 머리 아래에 도구를 받쳐서 자세를 편하게 취한다. 받침대는 몸이 45° 정도로 기울어지도록 받치는 것이 좋다.

[시퀀스 38] 임신 중기에 하는 요가 : 초보자

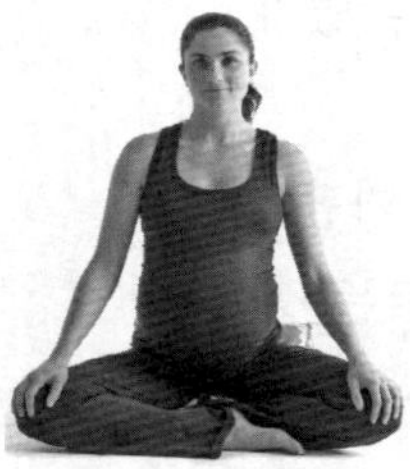

1. 수카사나
1–2분. 인사를 하고 목적을 세운 뒤 안내를 시작한다.

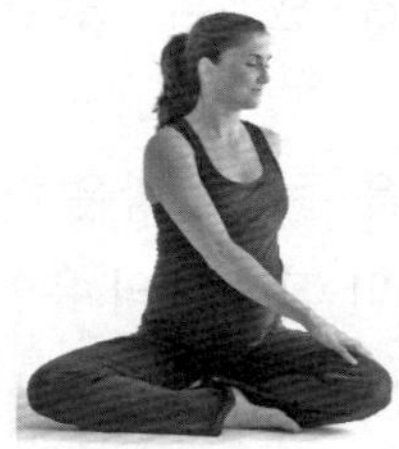

2. 파리브릿타 수카사나
양쪽 모두 호흡 10회. 조심스럽게 등뼈 위쪽을 비틀고 복부는 부드럽고 풍만하게 유지한다.

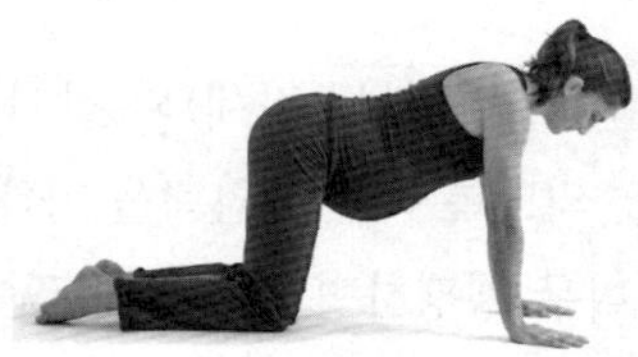

3. 비달라사나
고양이와 개 자세로 5회 움직인다.

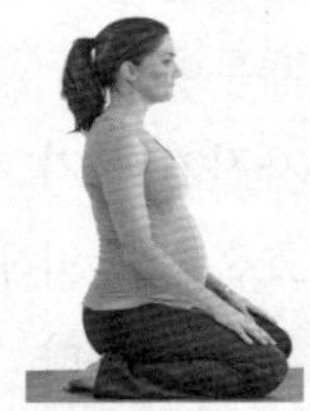

4. 비라사나
2분 동안 유지하면서 항문의 내외부의 근육을 조이고 풀어주는 물라 반다를 실시한다.

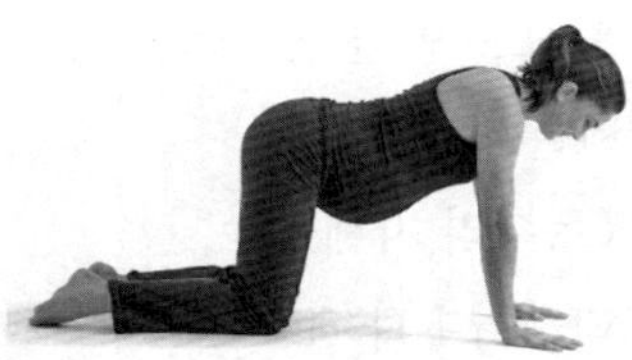

5. 비달라사나
다리를 하나씩 뒤로 늘인다. 이때 뒤꿈치를 뒤로 제껴서 무릎의 긴장을 풀어준다.

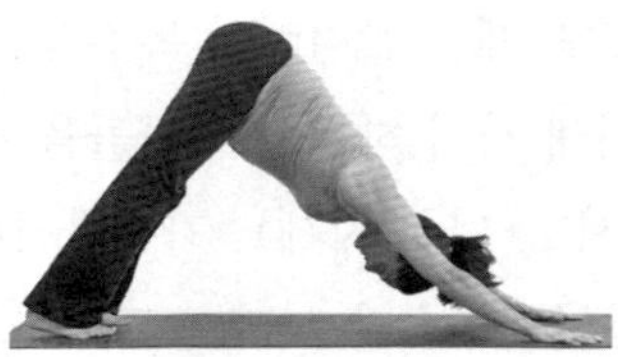

6. 아도 무카 스바나사나
1분.

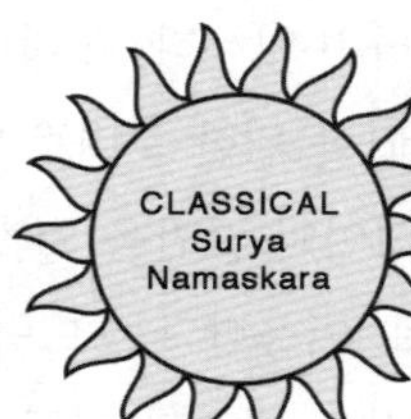

7. 고전적 수리야 나마스카라
3회. 매회를 마칠 때마다 타다사나에서 멈춘 채 호흡을 서너 차례 한다.

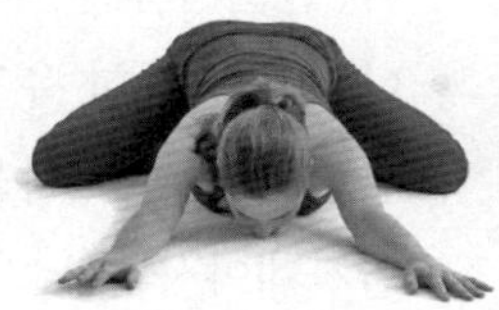

8. 발라사나
1분.

[시퀀스 38] 임신 중기에 하는 요가 : 초보자 (계속)

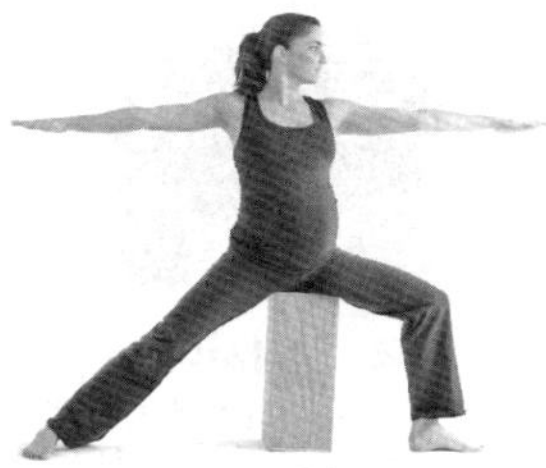

9. 비라바드라사나II
프라사리타 자세에서 준비하고 양쪽 모두 호흡을 5-10회 한다.

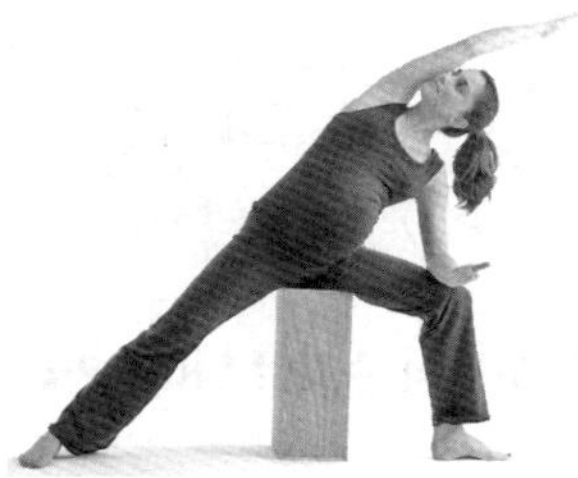

10. 웃티타 파르스바코나사나
양쪽 모두 호흡 5-10회.

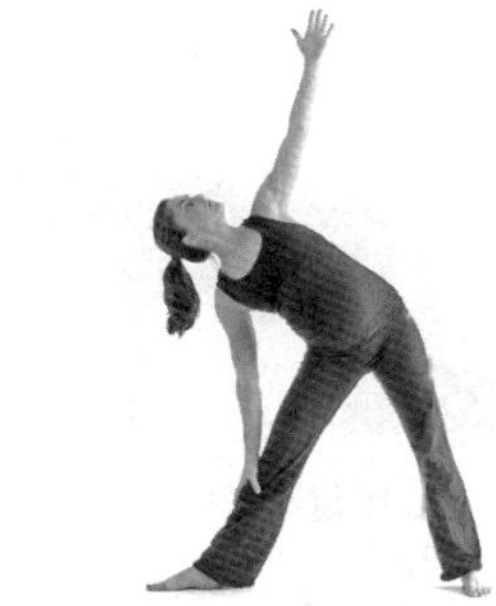

11. 웃티타 트리코나사나
양쪽 모두 호흡 5-10회. 벽이나 다른 지지대를 이용한다.

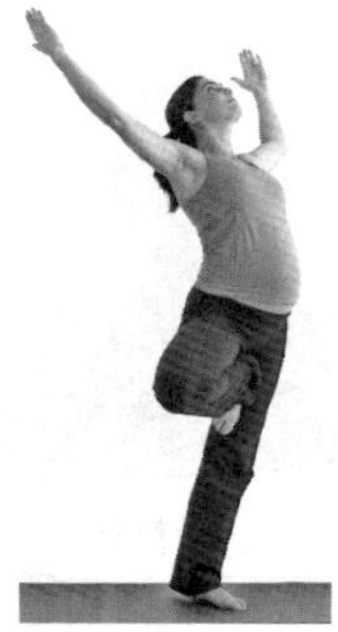

12. 브릭사사나
지지대를 이용하도록 권한다. 양쪽 모두 1분 동안 유지.

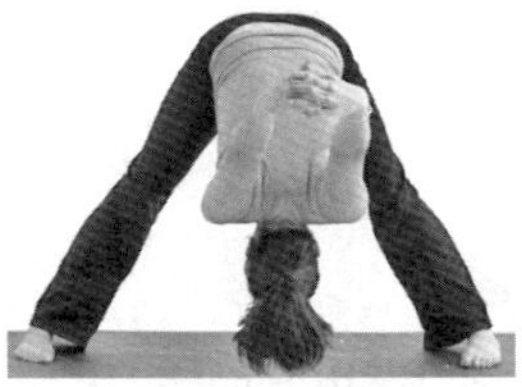

13. 프라사리타 파돗타나사나 C
1분.

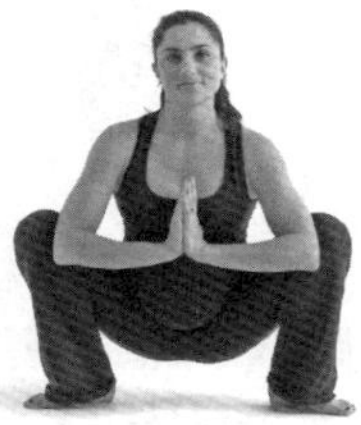

14. 말라사나
2분.

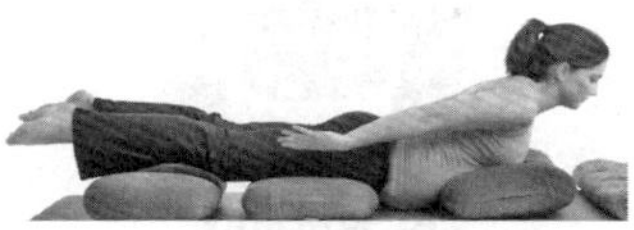

15. 살라바사나 A
엉덩이와 다리, 가슴, 이마 밑에 베개받침을 놓아서 배를 편하게 해준다. 발과 손을 들었다 내렸다를 5회 한다. 호흡 5회. 전체 3번 반복한다.

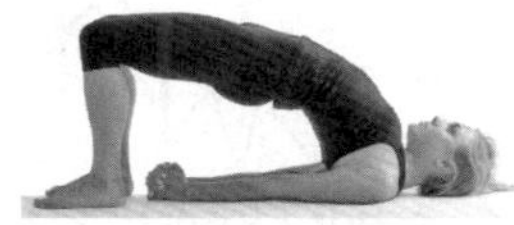

16. 세투 반다 사르방가사나
꼬리뼈를 말아 올려서 척추를 아치모양으로 유지하고 배에 가해지는 압력은 최소로 줄인다. 호흡 5회. 한두 번 반복한다.

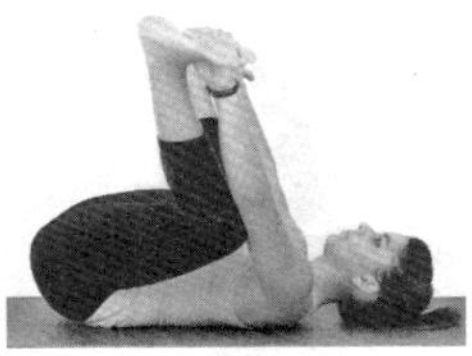

17. 아난다 발라사나
1분. 엉치뼈(천골)를 양옆으로 부드럽게 흔든다.

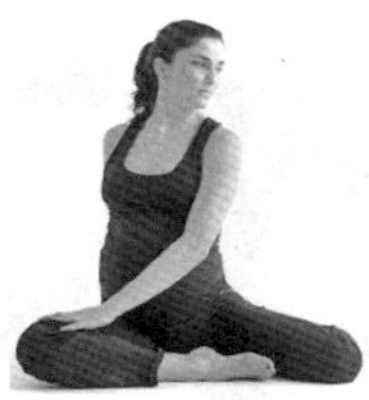

18. 바라드바즈라사나 A
양쪽 모두 호흡 5-10회. 등뼈 위쪽을 조심히 비튼다.

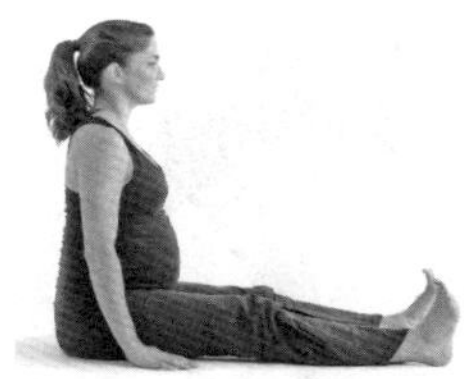

19. 단다사나
1분. 꼬리뼈를 바닥으로 밀어서 다리와 척추가 완전히 펴지게 한다.

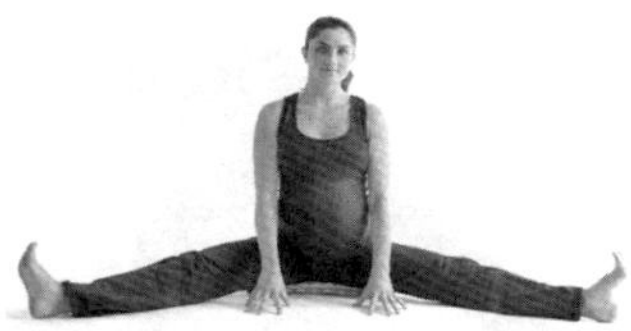

20. 우파비스타 코나사나
2분.

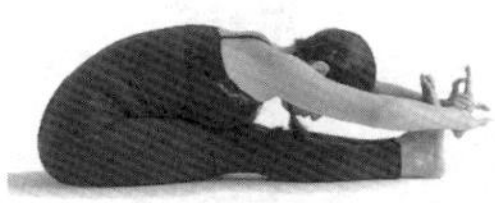

21. 파스치못타나사나
2분.

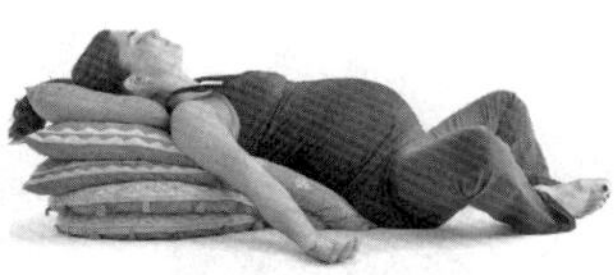

22. 숩타 밧다 코나사나
3-5분. 가슴 중심의 깊은 호흡을 실시한다.

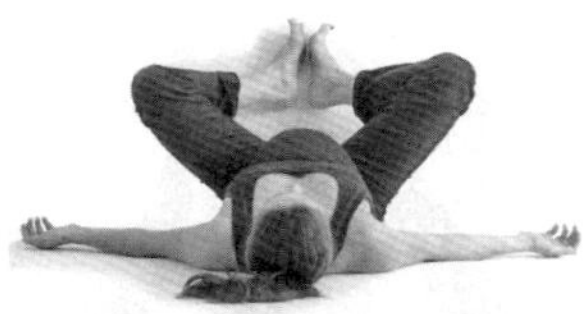

23. 비파리타 카라니
엉치뼈 밑에 베개받침을 깔고 5-10분 동안 실시한다. 다리는 기본자세, 넓게 벌린 자세, 발을 붙인 채 무릎만 벌린 자세가 있다.

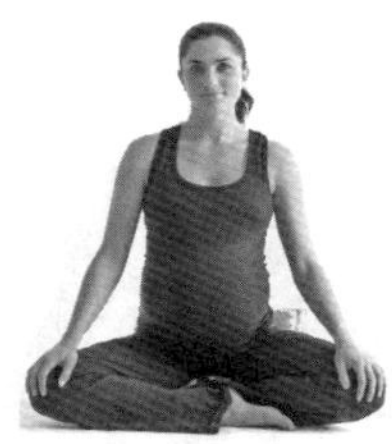

24. 수카사나
가슴에서 배까지 인식하는 명상을 5분 동안 한다.

[시퀀스 39] 임신 중기에 하는 요가 : 경험자

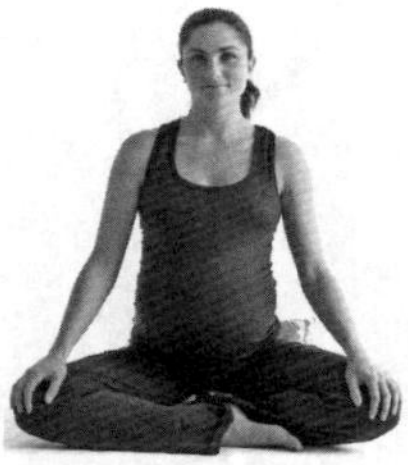

1. 수카사나
3–5분. 인사를 하고 목적을 세운 뒤 안내를 시작한다.

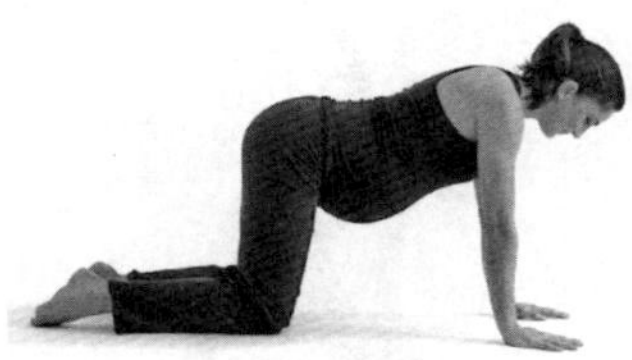

2. 비달라사나
고양이와 개 자세로 움직임을 5회 한다.

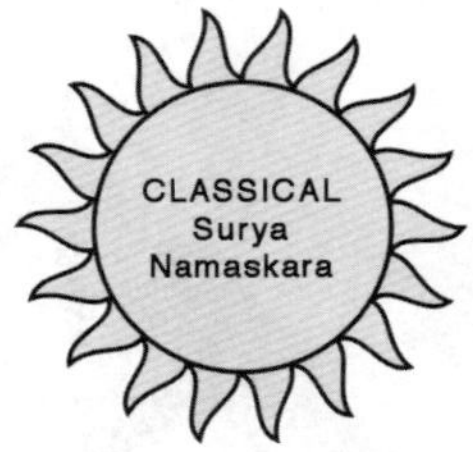

3. 고전적 수리야 나마스카라
2회.

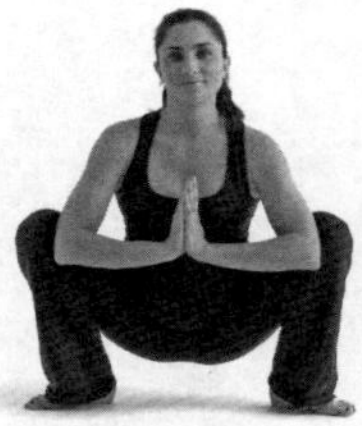

4. 말라사나
1분 동안 유지하면서 항문의 내외부의 근육을 조이고 풀어주는 물라 반다를 실시한다.

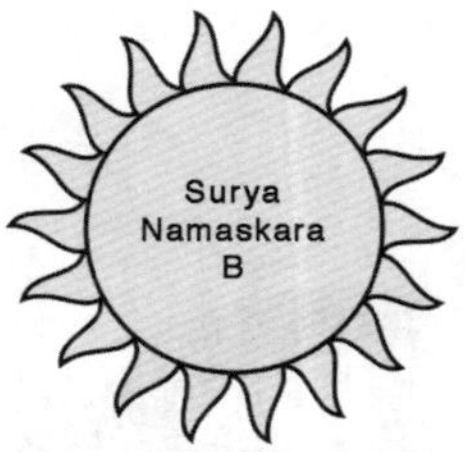

5. 수리야 나마스카라 B
3회.

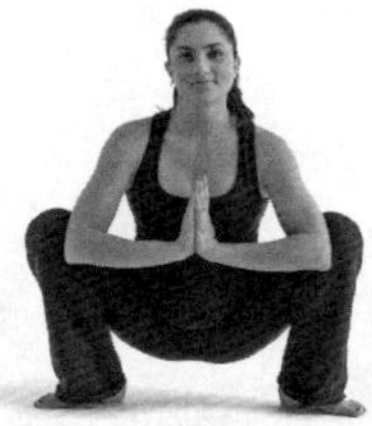

6. 말라사나
2분 동안 유지하면서 항문의 내외부의 근육을 조이고 풀어주는 물라 반다를 실시한다.

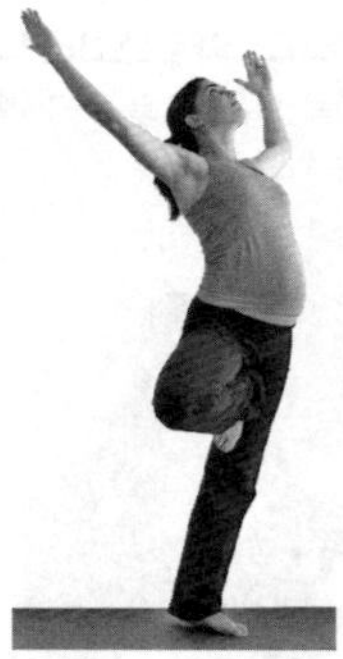

7. 브릭사사나
양쪽 모두 1분.

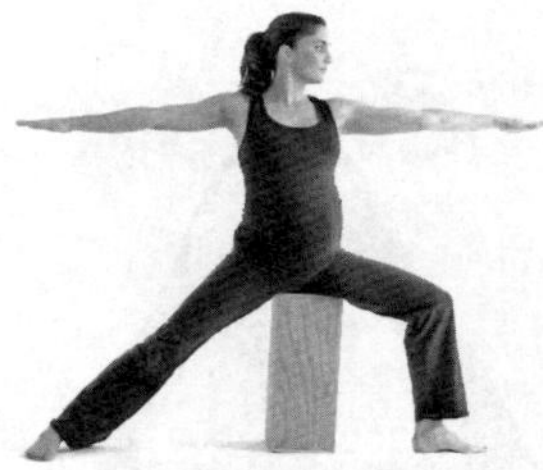

8. 비라바드라사나 II
양쪽 모두 호흡 5회. 프라사리타 자세에서 준비한다.

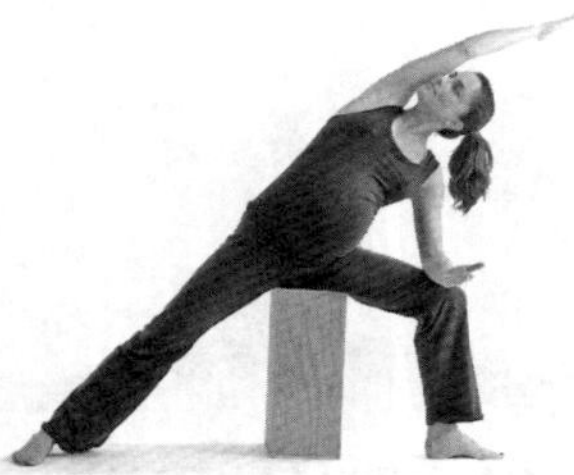

9. 웃티타 파르스바코나사나
양쪽 모두 호흡 5–10회.

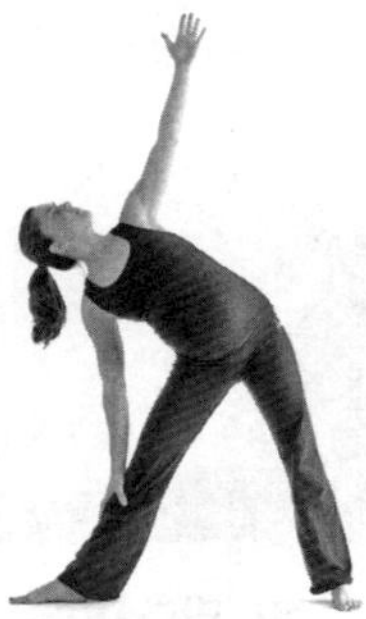

10. 웃티타 트리코나사나
양쪽 모두 호흡 5–10회.

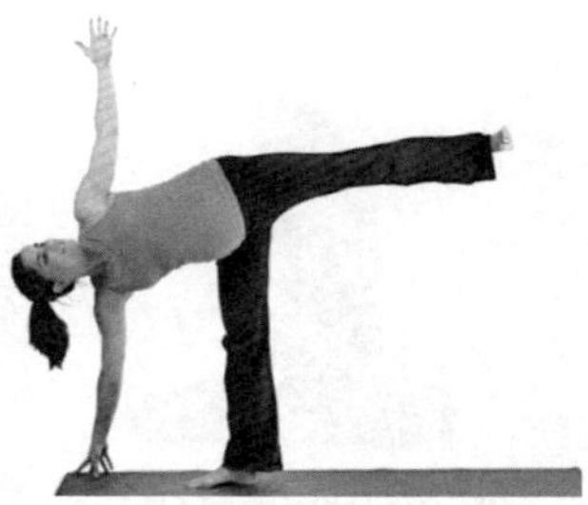

11. 아르다 찬드라사나
양쪽 모두 호흡 5회. 균형을 잡지 못하면, 벽 옆에서 연습한다.

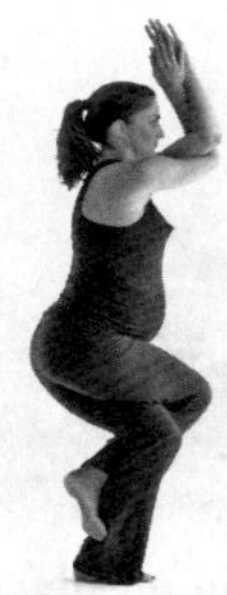

12. 가루다사나
양쪽 모두 1분.

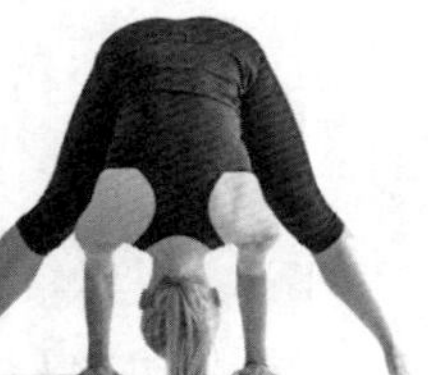

13. 프라사리타 파돗타나사나 A
호흡 5회.

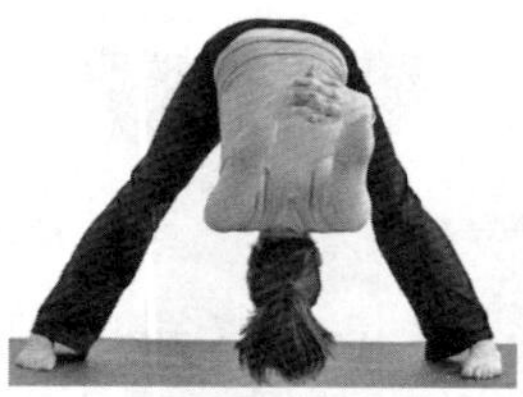

14. 프라사리타 파돗타나사나 C
호흡 5회.

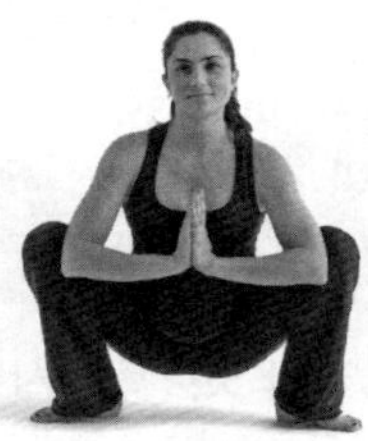

15. 말라사나
1분 동안 유지하면서 항문의 내외부 근육을 조이고 풀어주는 물라 반다를 실시한다.

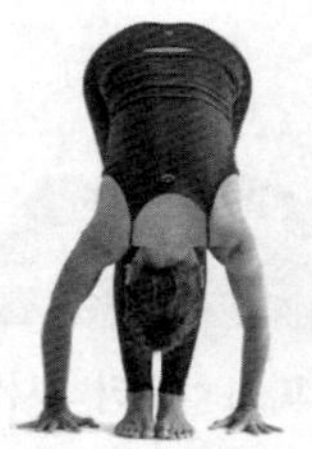

16. 웃타나사나
호흡 5회.

[시퀀스 39] 임신 중기에 하는 요가 : 경험자 (계속)

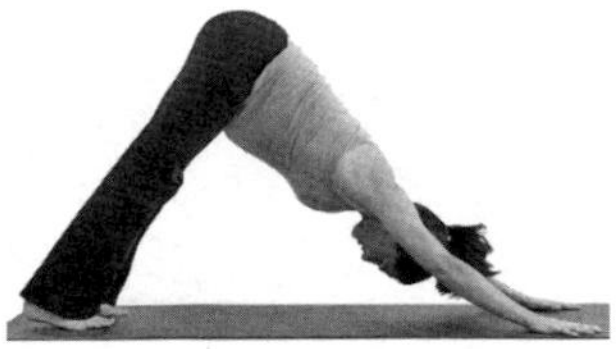

17. 아도 무카 스바나사나
1분.

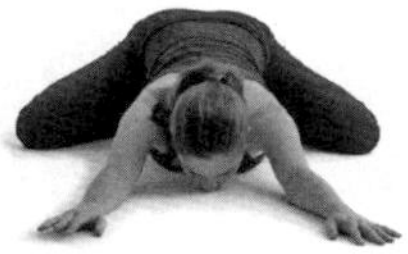

18. 발라사나
1분.

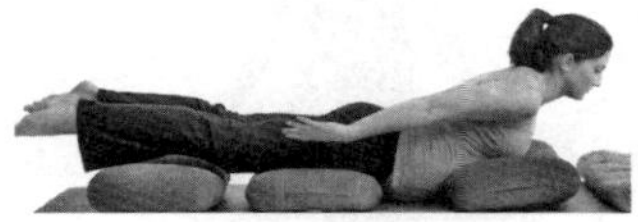

19. 살라바사나 A
엉덩이와 다리, 가슴, 이마 밑에 베개를 받쳐서 배를 편하게 해준다. 발을 들어올렸다 내렸다를 5회 한다. 호흡 5회. 전체 3번 반복.

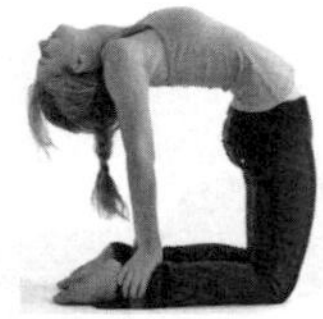

20. 우스트라사나
5–10회. 1–2번 반복한다.

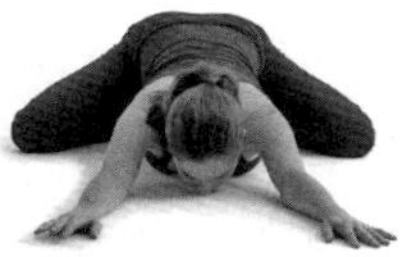

21. 발라사나
호흡 5–10회.

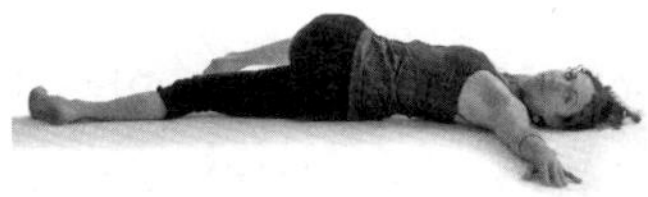

22. 숩타 파리바르타나사나
양쪽 모두 1분 유지.

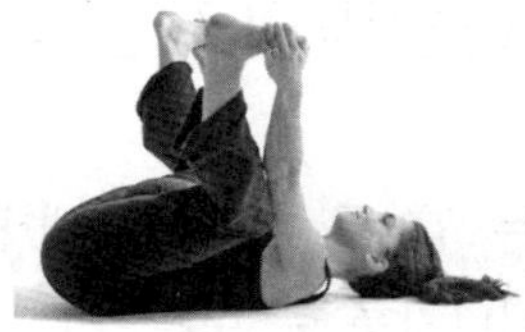

23. 아난다 발라사나
1분.

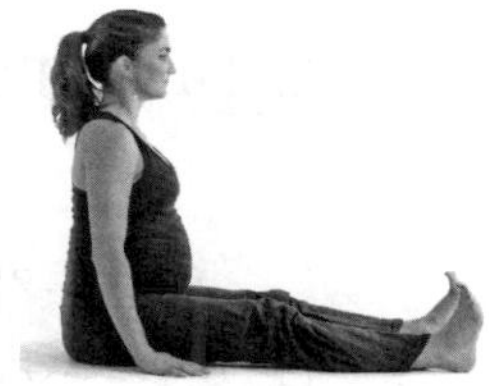

24. 단다사나
1분 동안 유지하면서 물라 반다를 실시한다.

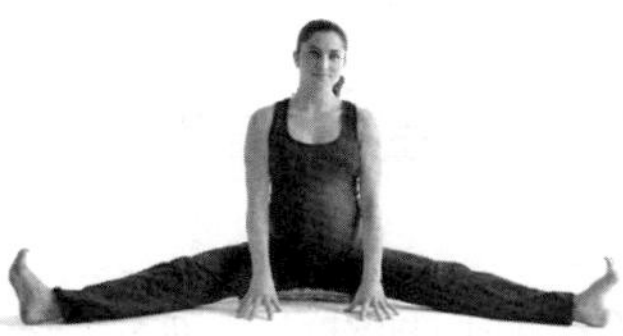

25. 우파비스타 코나사나
1–2분.

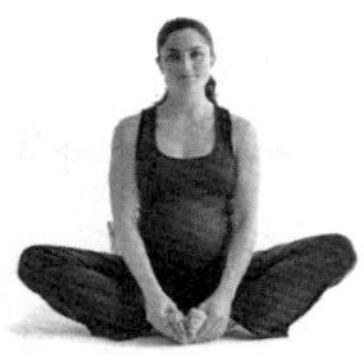

26. 밧다 코나사나
1–2분.

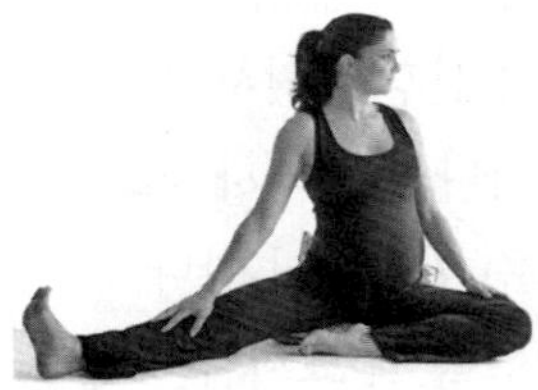

27. 파리브릿타 자누 시르사사나
양쪽 모두 호흡 5–10회.

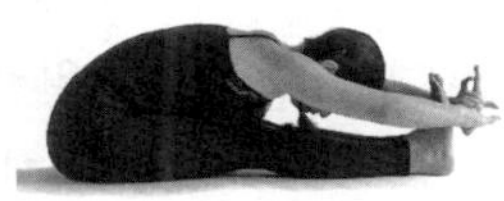

28. 파스치못타나사나
1분 유지. 복부를 편하게 하기 위해 두 다리를 넓게 벌린다.

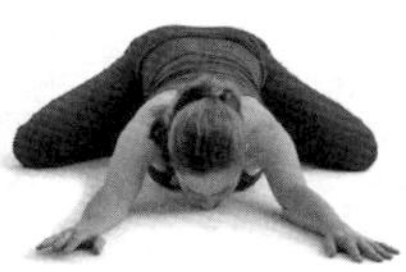

29. 발라사나
호흡 5회.

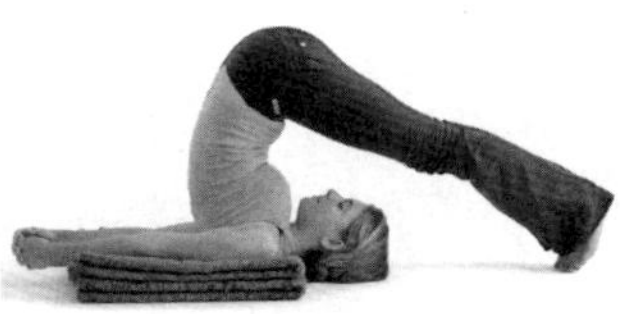

30. 할라사나
호흡 5회.

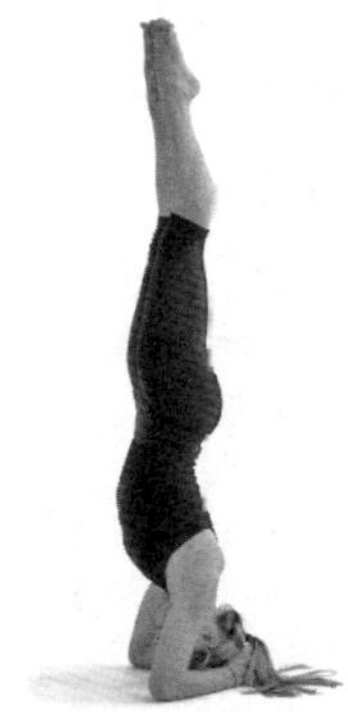

31. 살람바 사르방가사나
2–3분. 다리를 다양하게 변형시켜본다.

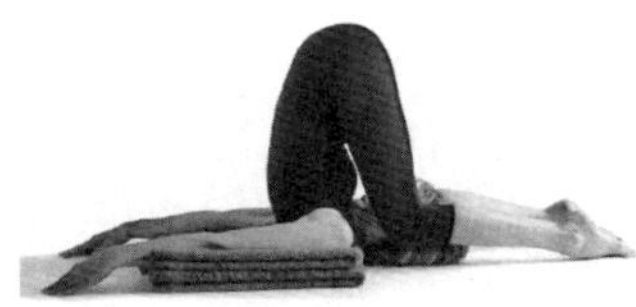

32. 카르나피다사나
호흡 5회.

[시퀀스 39] 임신 중기에 하는 요가 : 경험자 (계속)

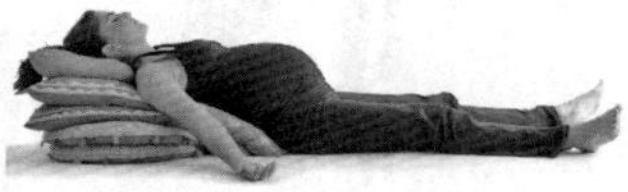

33. 사바사나
5-10분.

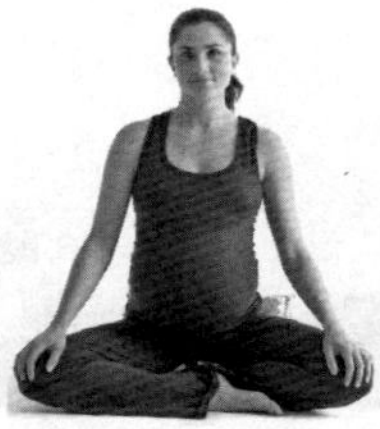

34. 수카사나
가슴에서 배까지 인식하는 명상을 5분 동안 한다.

임신 후기의 일반적인 지침과 시퀀스

임신 후기에는 요가를 수련하는 내내 몸에 딱 달라붙을 만큼 익숙한 아사나들을 하면서 자주 쉰다. 이런 식으로 에너지를 충전하는 것이 가장 중요하다. 태아가 정맥을 더 심하게 누를 가능성이 있기 때문에 등을 대고 눕는 시간에 제한을 두어야 한다. 출산을 촉진하는 릴렉신 호르몬(Relaxin hormone)의 수치가 높아져서(골반만이 아니라) 전신의 인대가 약해지고, (발꿈치발배인대가 늘어나) 평발이 될 수도 있고, 무릎이 약해지고, 엉치엉덩관절과 다른 관절들이 불안정해진다.

- 자세의 정렬에 신경을 써서 척추를 편하게 해준다.
- (비라바드라사나와 말라사나를 포함하여) 서서 하는 자세들과 앉아서 하는 자세들을 실시할 때 의자를 자주 이용해야 한다.
- 등을 대고 누웠을 때 느껴지는 마비나 저림 증상을 더욱 잘 인식해야 한다. 태아가 정맥을 심하게 누르고 있다는 신호이기 때문이다.
- 34주가 지난 후에 아도 무카 스바나사나나 다른 거꾸로 하는 자세들을 하면, 분만할 때 태아의 엉덩이가 머리보다 먼저 나올 수 있다는 사실에 주의해야 한다.
- 이 시기부터는 쪼그려 앉는 자세나 엉덩이를 개방해주는 다른 자세들을 하면서 분만과정을 심상화 작업을 한다.

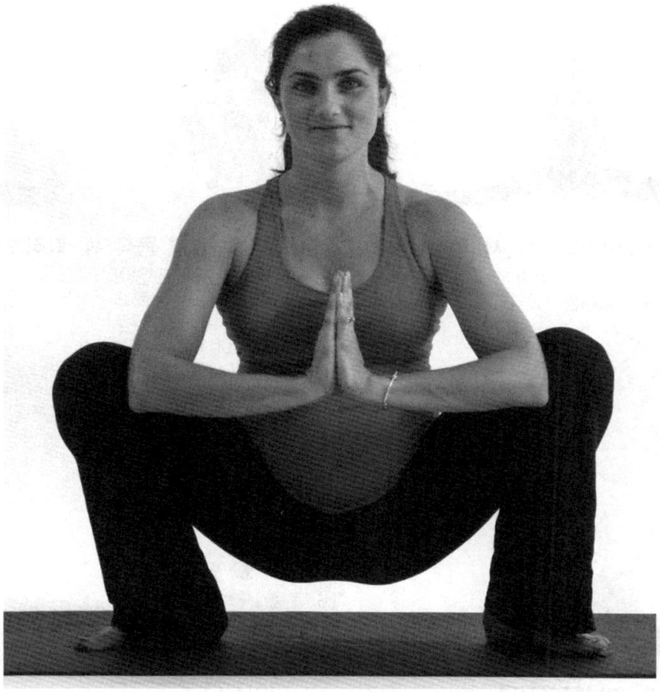

말라사나 - 태아기 아사나들 중의 여왕자세

- 숩타 밧다 코나사나를 실시할 경우, 자세를 더 오래 유지하기 위해 베개받침을 높게 쌓는다.
- 사바사나에서 쉬는 시간을 점점 늘린다. 편하게 이완하기 위해 옆으로 눕기도 하고 양 무릎 사이에 베개를 끼우고 머리와 양팔 아래에 베개받침을 받치기도 한다.

[시퀀스 40] 임신 후기에 하는 요가 : 초보자

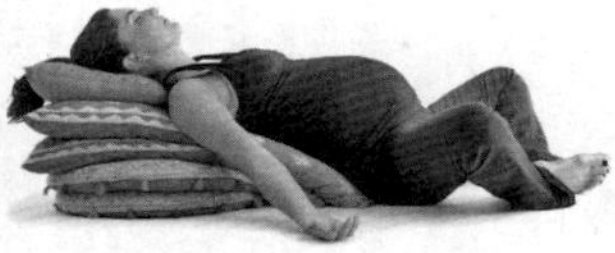

1. 숩타 밧다 코나사나
5-10분. 등 뒤에 45° 로 받침대를 놓는다. 푹신한 베개로 머리와 팔도 받친다.

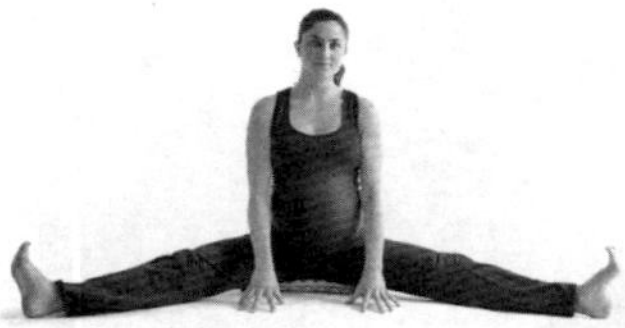

2. 우파비스타 코나사나
5분. 가슴과 이마에 베개 받침대를 사용한다.

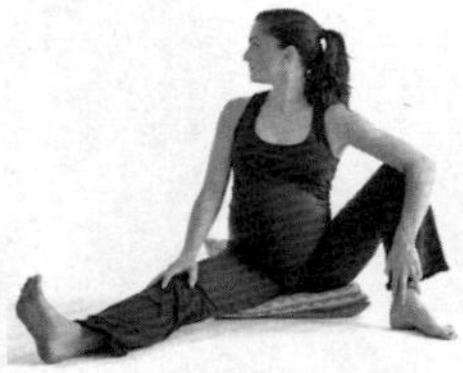

3. 마리챠사나 A의 변형 동작
양쪽 모두 2분. 허리를 세우고 앉아 한쪽 손으로 들리는 무릎을 누르고 다른 손으로는 반대쪽 무릎을 당겨서 두덩결합 (Pubic symphysis) 부분을 이완시킨다.

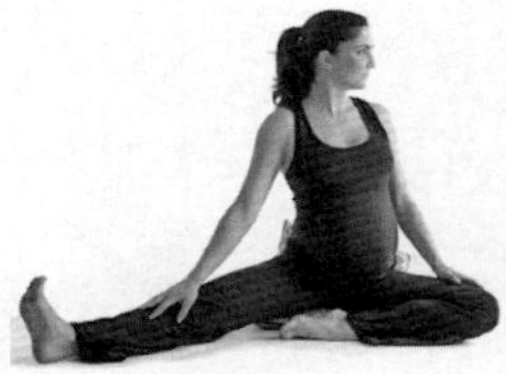

4. 파리브릿타 자누 시르사사나
양쪽 모두 호흡 5~10회 한 다음 반복한다.

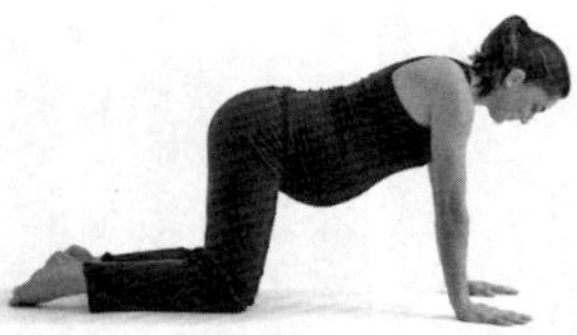

5. 비달라사나
고양이와 개 자세를 10회 한 후 무릎을 넓게 벌린 발라사나로 쉰다.

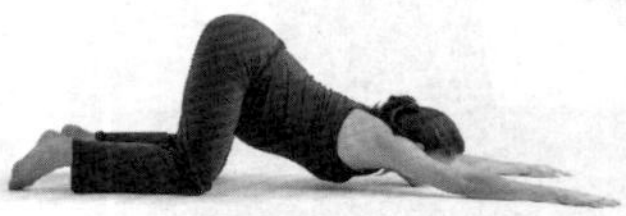

6. 아나하타사나
호흡 10회.

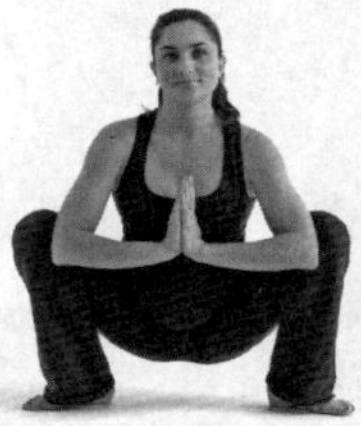

7. 말라사나
1-2분. 지지대로 벽을 이용해도 된다.

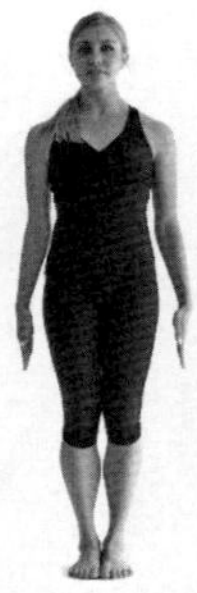

8. 타다사나
호흡 5회.

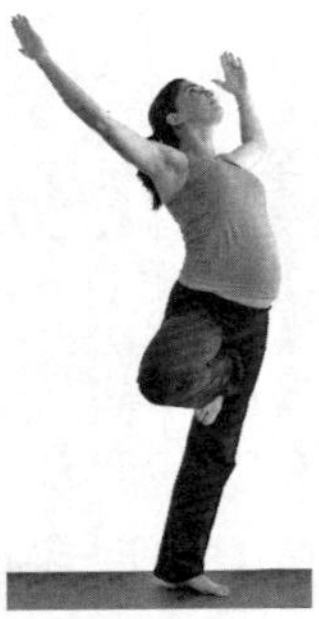

9. 브릭사사나
양쪽 모두 1분 유지한 뒤, 한 번 반복한다. 지지대로 벽을 이용한다.

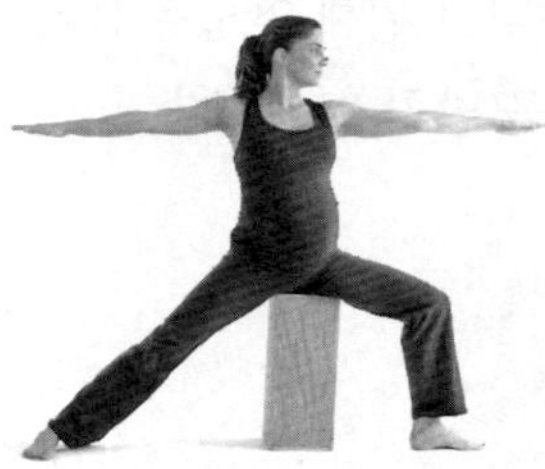

10. 비라바드라사나 II
1-2분. 다리를 구부린 쪽의 궁둥뼈 밑에 의자를 놓는다.

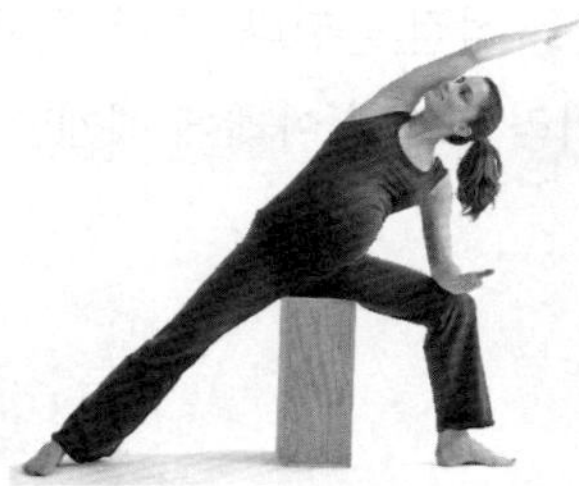

11. 웃티타 파르스바코나사나
양쪽 모두 호흡 5-10회.

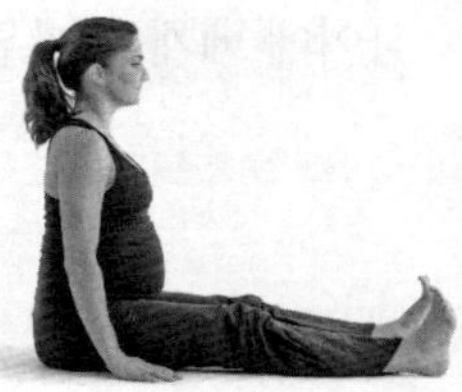

12. 단다사나
1분.

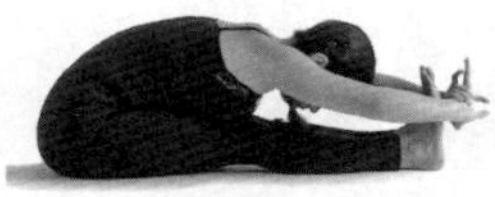

13. 파스치못타나사나
2-3분.

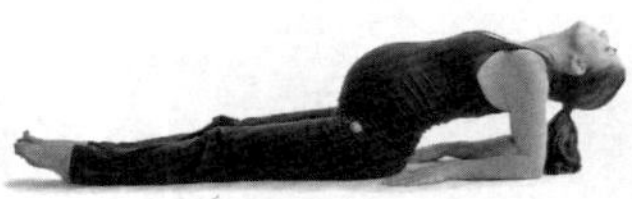

14. 웃타나 파다사나의 준비동작
1분.

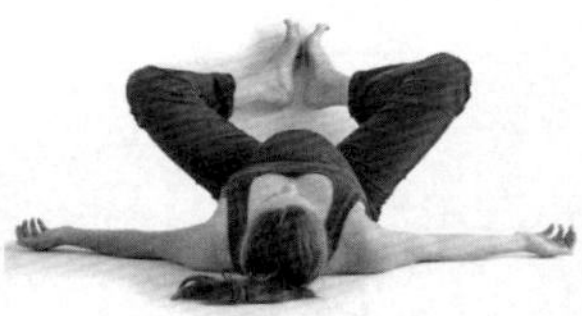

15. 비파리타 카라니
5-10분.

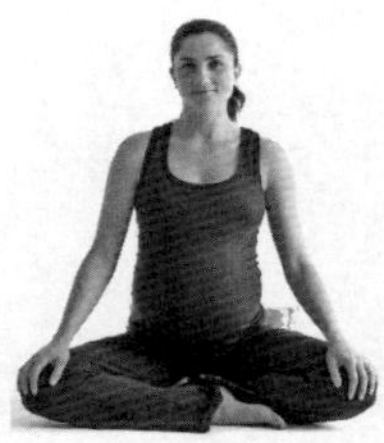

16. 수카사나
가슴에서 배까지 인식하는 명상을 5분 동안 한다.

[시퀀스 41] 임신 후기에 하는 요가 : 건강한 경험자

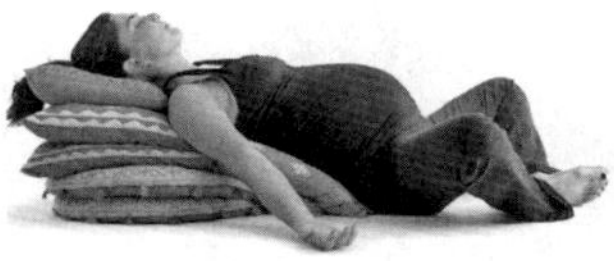

1. 숩타 밧다 코나사나
5–10분. 등 뒤에 45° 경사로 받침대를 받친다.

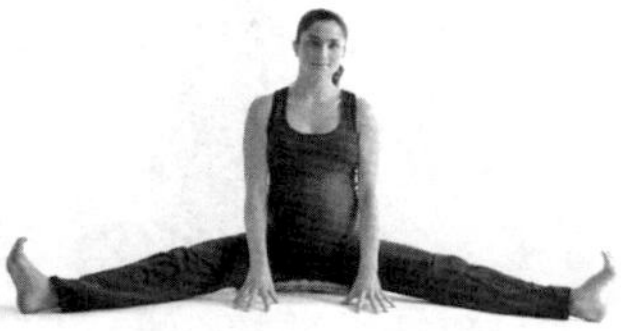

2. 우파비스타 코나사나
5분. 가슴과 이마에 받침대를 놓는다.

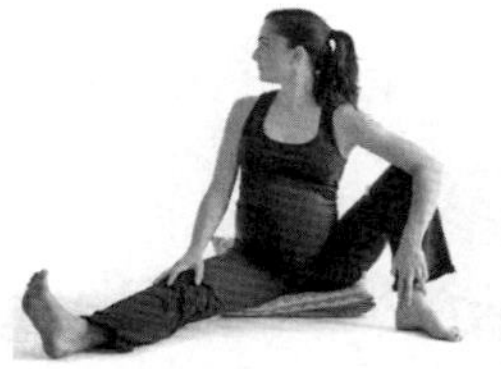

3. 마리챠사나 A의 변형 동작
양쪽 모두 2분. 허리를 세우고 앉아 한쪽 손으로 들리는 무릎을 누르고 다른 손으로는 반대쪽 무릎을 당긴다 (척추를 쭉 늘이기 위해 끈을 이용한다).

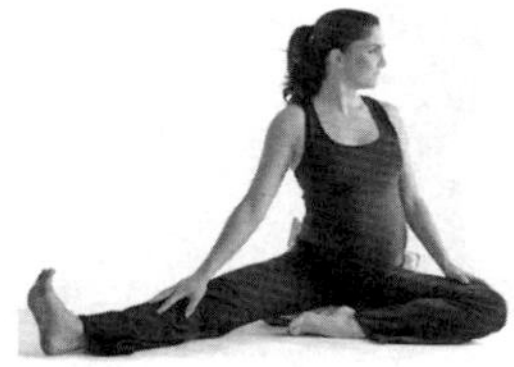

4. 파리브릿타 자누 시르사사나
양쪽 모두 호흡 5–10회.

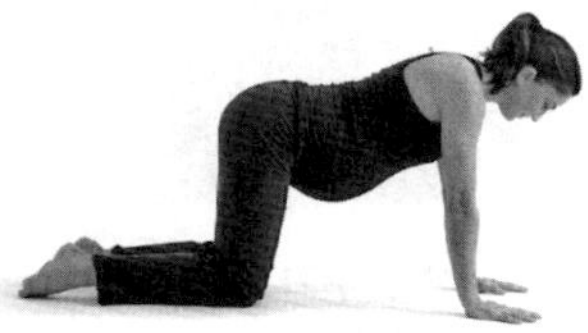

5. 비달라사나
고양이와 개 자세를 10회 한 후 발라사나로 쉰다.

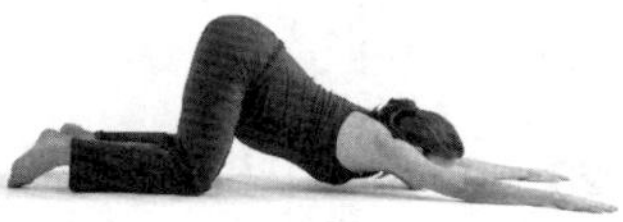

6. 아나하스타사나
호흡 10회.

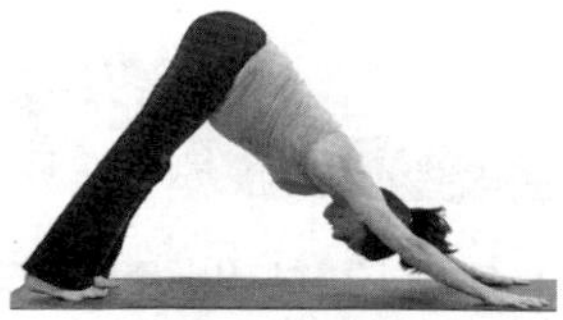

7. 아도 무카 스바나사나
1분. 임신 33주부터는 이 자세를 해서는 안 된다.

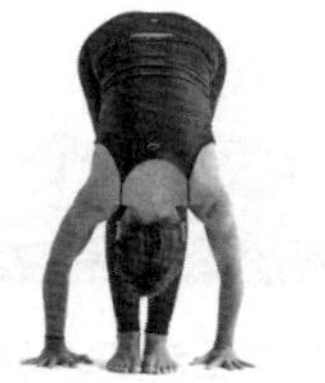

8. 웃타나사나
2분.

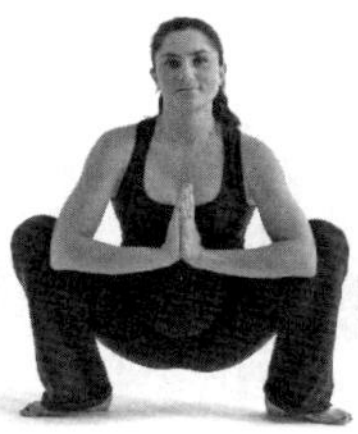

9. 말라사나
2~3분. 벽을 지지대로 이용한다.

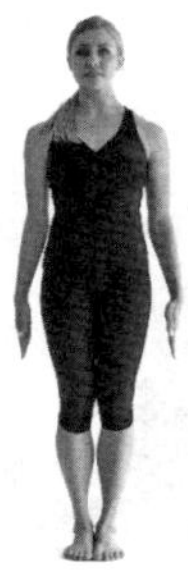

10. 타다사나
호흡 5회.

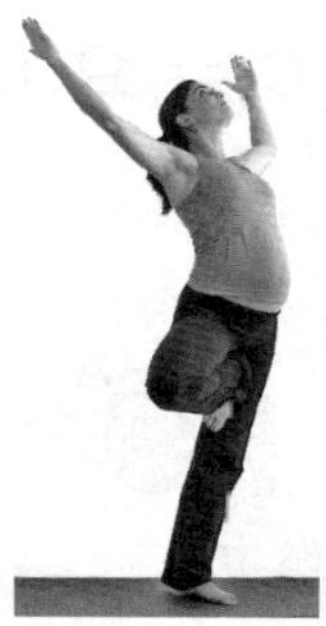

11. 브릭샤사나
양쪽 모두 1분. 벽을 지지대로 이용한다.

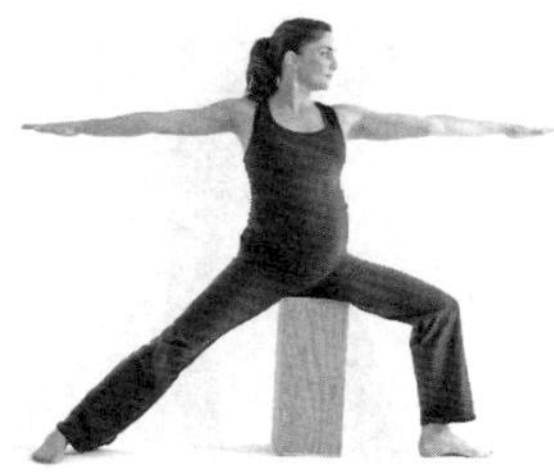

12. 비라바드라사나II
양쪽 모두 호흡 5–10회.

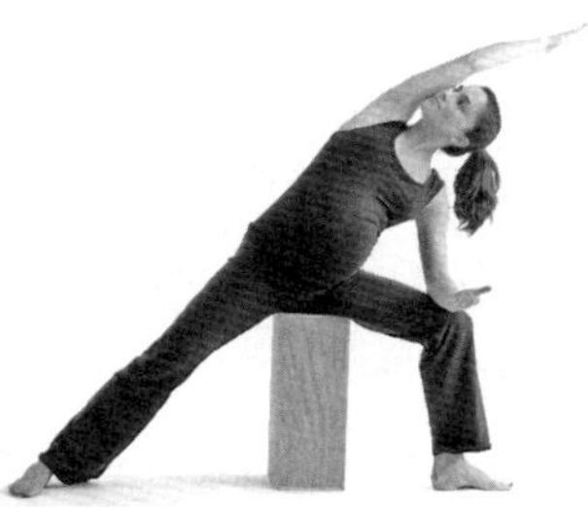

13. 웃티타 파르스바코나사나
양쪽 모두 호흡 5–10회.

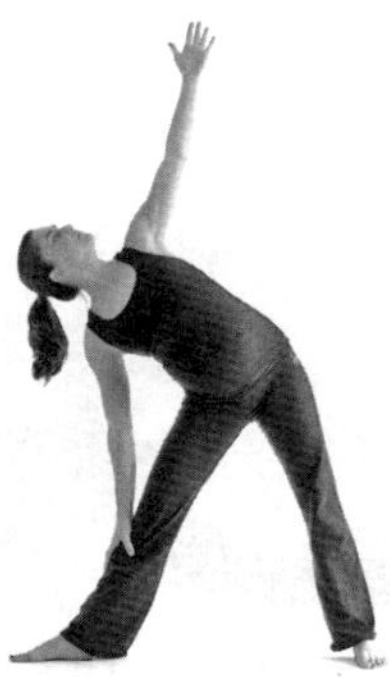

14. 웃티타 트리코나사나
양쪽 모두 호흡 5–10회.

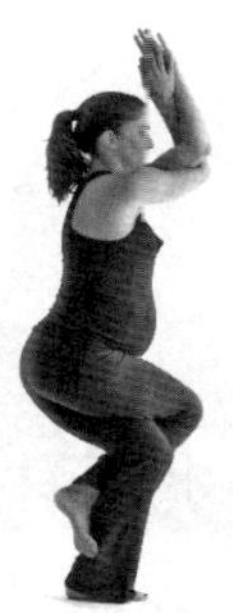

15. 가루다사나
양쪽 모두 호흡 2분.

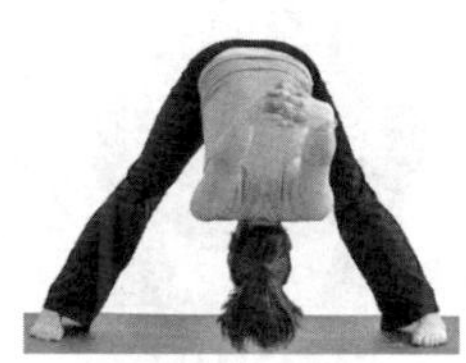

16. 프라사리타 파돗타나사나 C
1분. 매우 조심스럽게 상체를 말아서 천천히 올라온다.

[시퀀스 41] 임신 후기에 하는 요가 : 건강한 경험자 (계속)

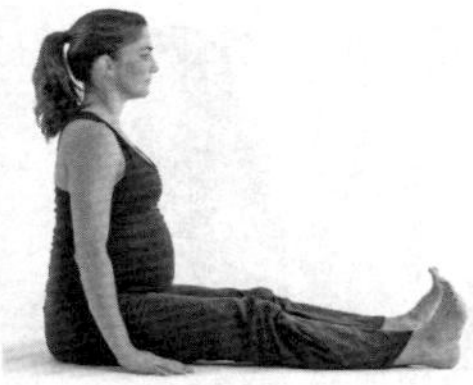

17. 단다사나
1분.

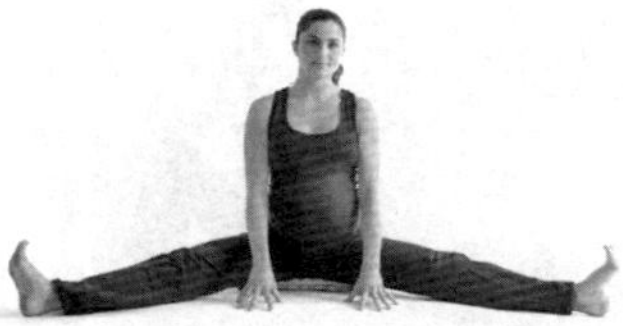

18. 우파비스타 코나사나
1–2분.

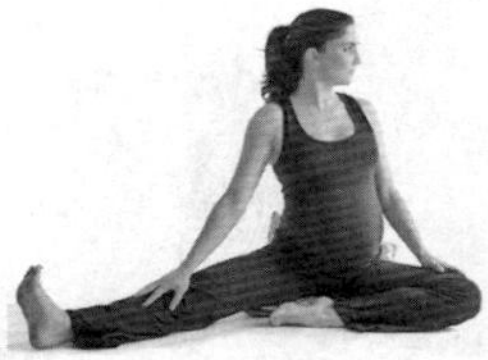

19. 파리브릿타 자누 시르사사나
양쪽 모두 2분.

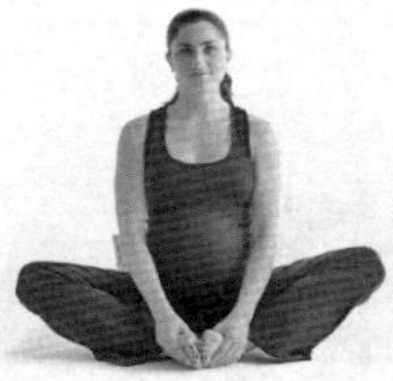

20. 밧다 코나사나
2분.

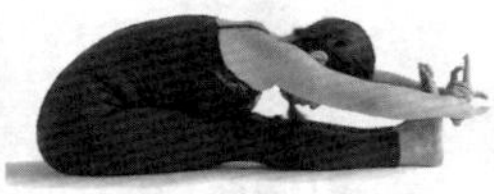

21. 파스치못타나사나
2–3분.

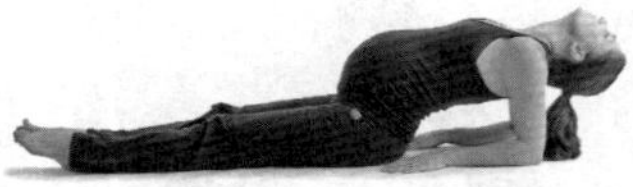

22. 웃타나 파다사나 준비동작
1분.

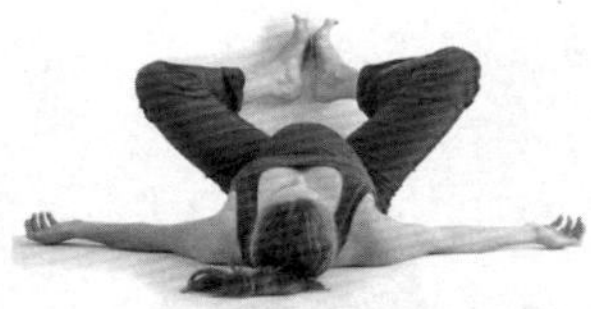

23. 비파리타 카라니의 변형 동작
5–10분.

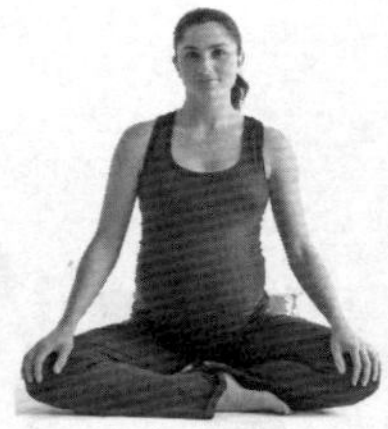

24. 수카사나
가슴에서 배까지 인식하는 명상을 5분 동안 한다.

[시퀀스 42] 임신 후기에 하는 요가 : 분만 진통이 있을 때

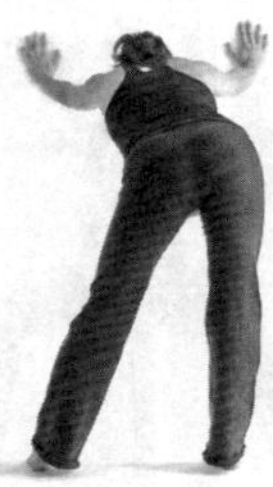

1. 서서 골반 흔들기
매트 위에 서서 손으로 벽을 짚은 채 발을 넓게 벌리고 선다.

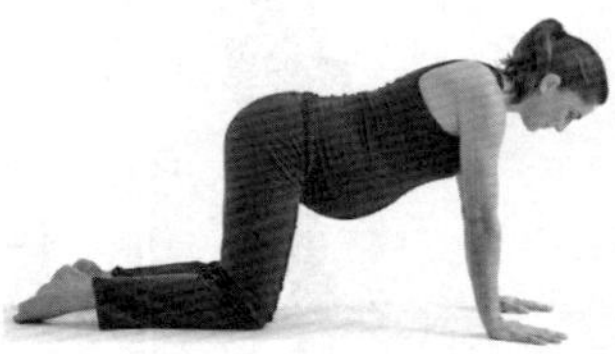

2. 비달라사나
진통이 오면 척추를 아치형으로 만들고 엉덩이를 양옆으로 흔든다.

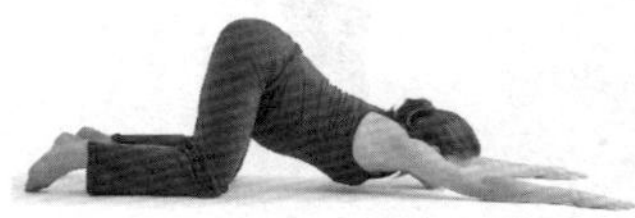

3. 아나하타사나
진통이 빨라지고 강렬해지면 이 자세를 해본다.

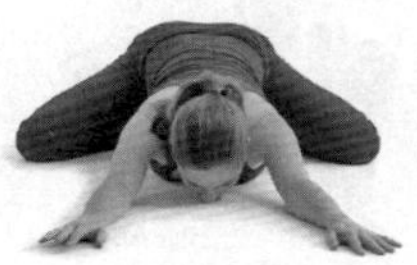

4. 발라사나
무릎을 넓게 벌리는 것으로 자세를 수정한다. 손은 바닥에 내려놓은 채 상체를 세워서 약간 앞으로 기울인다.

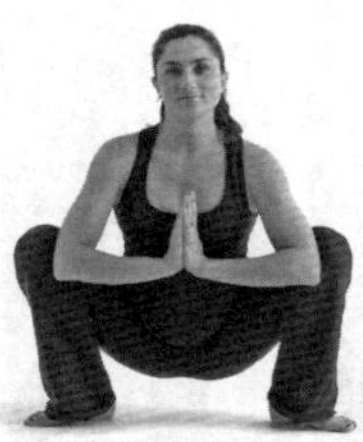

5. 말라사나
받침대 위에 앉아서 운동 공(exercise ball)에 살짝 기댄다. 어깨를 들어 올려 골반에 가해지는 압력을 없애기 위해 파트너를 등 뒤에 앉게 한다.

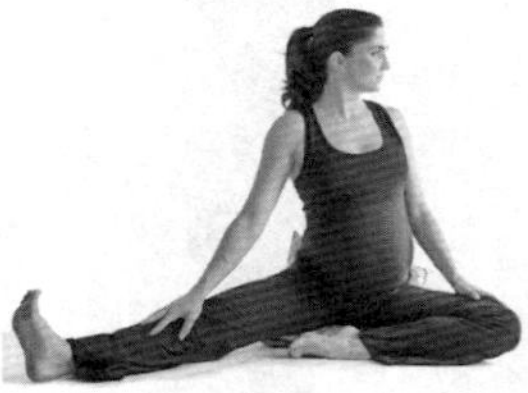

6. 파리브릿타 자누 시르사사나
굽힌 무릎을 바깥 방향으로 미는 동시에 반대의 다리를 당겨서, 두덩결합 부분의 압력을 줄인다.

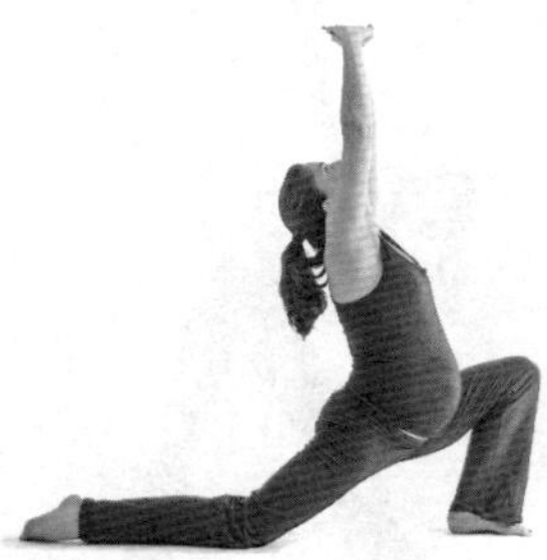

7. 안자네야사나
다리 사이를 넓게 벌린 채 엉덩이를 앞뒤로 움직인다. 한 쪽을 먼저 한 뒤에 방향을 바꿔서 한다. 그러면 두덩결합 부분의 압력이 줄어든다.

산후 여성을 위한 일반적인 지침과 시퀀스

출산을 하고 난 뒤 산모들에게 가장 중요한 일은 기운을 회복하고 근육의 힘과 인내력을 기르는 것이다. 하지만 최소 6주 동안 산모들은 코어의 근육들을 단련하는 작업이나 카팔라바티 호흡법으로 복부에 압력을 가하는 일은 하지 말아야 한다. 6주가 지난 뒤부터 복부의 코어을 단단하게 하는 수련을 시작한다.(분만 과정에서 외음부를 절개했거나 회음부가 찢어졌다면, 골반 기저부와 관련된 수련은 그 부분들이 완전히 치료된 후에 시작해야 한다). 산후 2개월 후 또는 모유 수유를 한다면 그것이 완료된 후에는 릴렉신 호르몬의 수치가 높다. 그렇기 때문에(특히, 굽히기 자세와 후굴 자세를 할 때) 수련생들에게 자신이 할 수 있는 만큼의 80 퍼센트만 스트레칭하라고 권한다.

[시퀀스 43] 산후 회복을 위한 요가

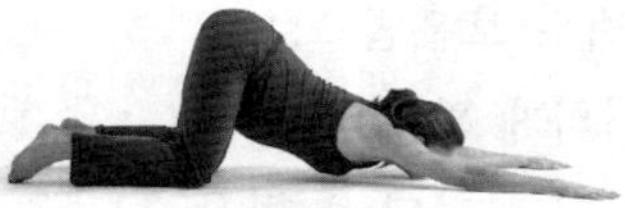

1. 아나하타사나
1분. 무릎을 모아서 원을 그린다.

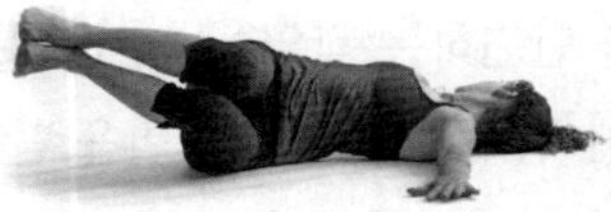

2. 자타라 파리바르타나사나
복부의 근육을 늘이고 강화하기 위해 무릎을 굽힌 채 천천히 좌우로 움직인다.

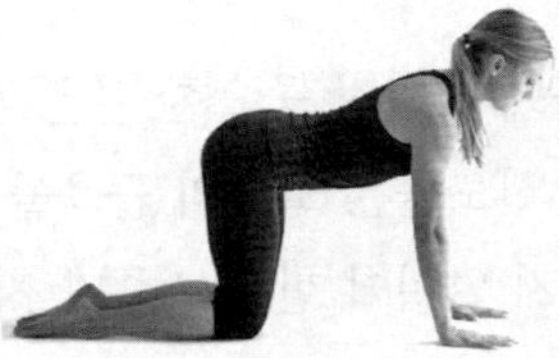

3. 비달라사나
골반을 앞뒤로 돌려주면서 척추가 파도처럼 굽이치도록 복부를 앞뒤로 움직인다. 2–3분.

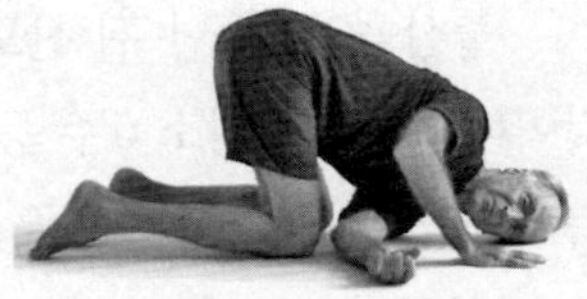

4. 우르드바 무카 파사사나
양쪽 모두 1~2분.

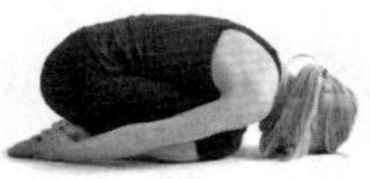

5. 발라사나
호흡 5회.

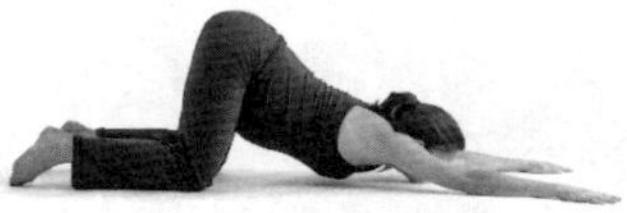

6. 아나하타사나
깊게 호흡하면서 어깨와 가슴을 늘인다.

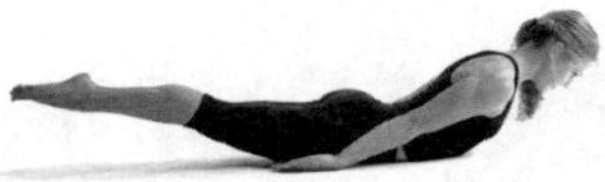

7. 살라바사나 A
들숨과 날숨의 흐름에 따라 몸을 위아래로 움직인다. 5회 실시한 뒤 쉰다.

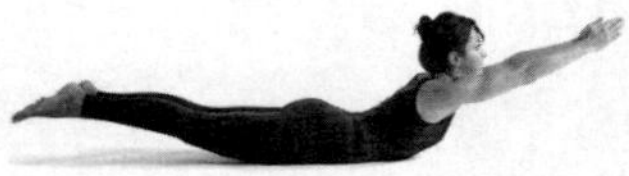

8. 살라바사나 C
5–10회 호흡.

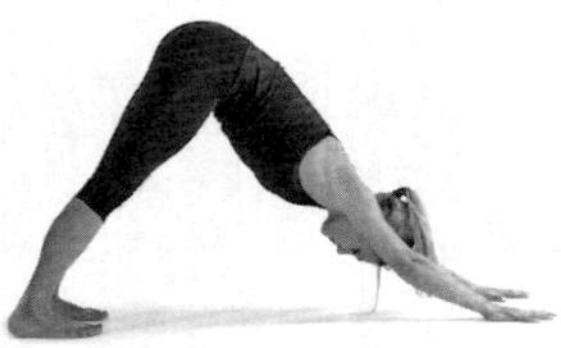

9. 아도 무카 스바나사나
호흡 5회 후 발라사나로 쉰다.

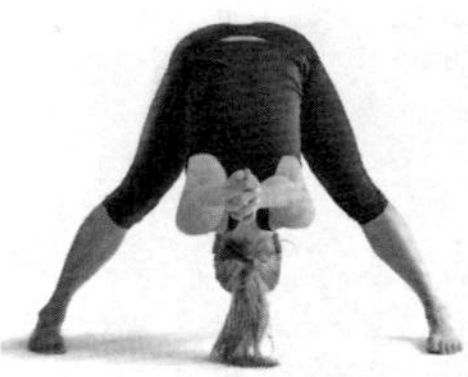

10. 프라사리타 파돗타나사나 C
1분.

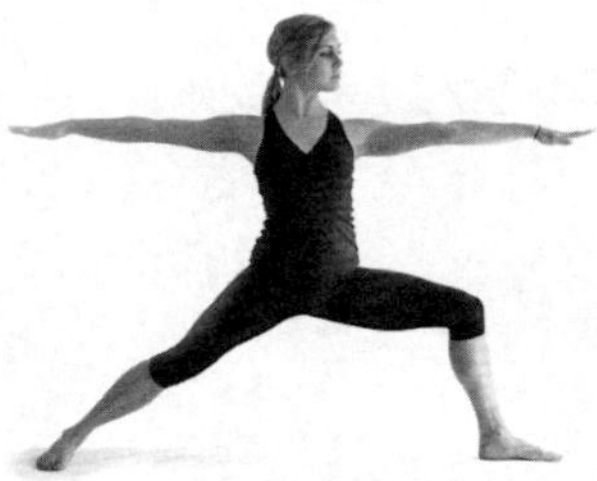

11. 비라바드라사나 II
양쪽 모두 호흡 5회. 다리를 평소보다 덜 벌리고 너무 깊게 내려가지 않는다.

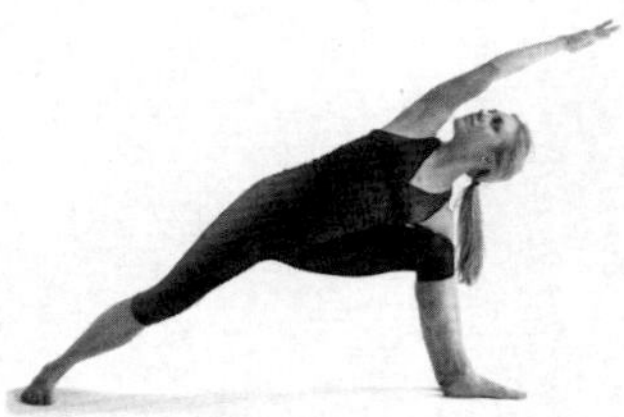

12. 웃티타 파르스바코나사나
양쪽 모두 호흡 5회. 다리를 평소보다 덜 벌리고 너무 깊게 내려가지 않는다.

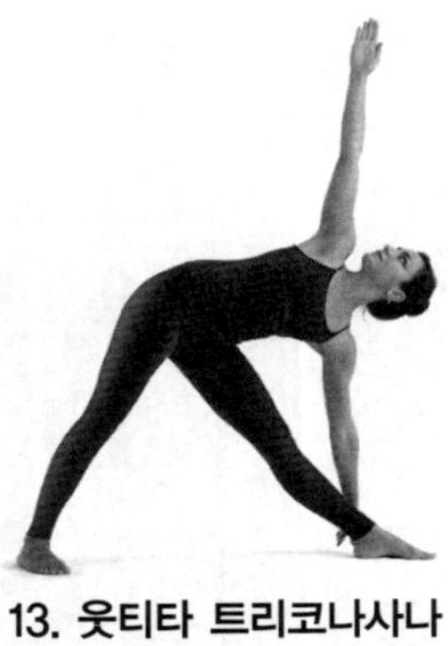

13. 웃티타 트리코나사나
양쪽 모두 호흡 5회. 골반의 아래쪽과 서혜부가 과하게 늘어나지 않도록 주의한다.

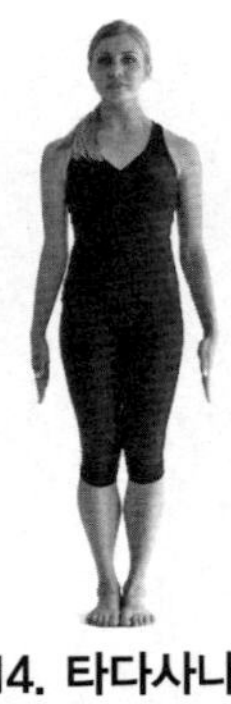

14. 타다사나
목적을 다시 한 번 분명히 한다.

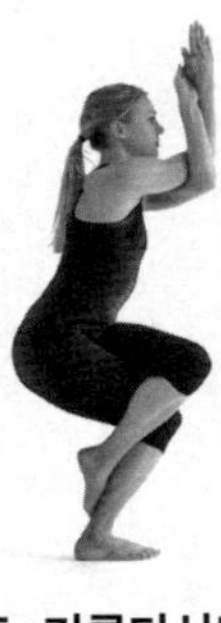

15. 가루다사나
양쪽 모두 호흡 5–10회.

[시퀀스 43] 산후 회복을 위한 요가 (계속)

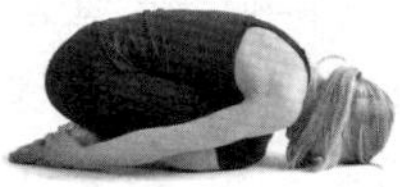

16. 발라사나
1분.

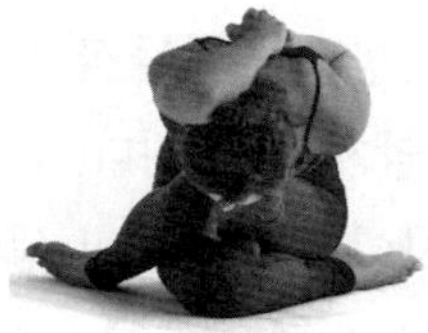

17. 고무카사나
양쪽 모두 1-2분.

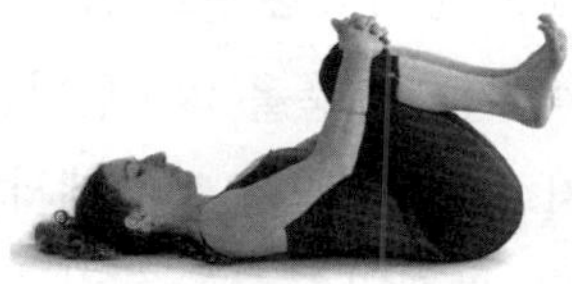

18. 아파나사나
호흡 5회.

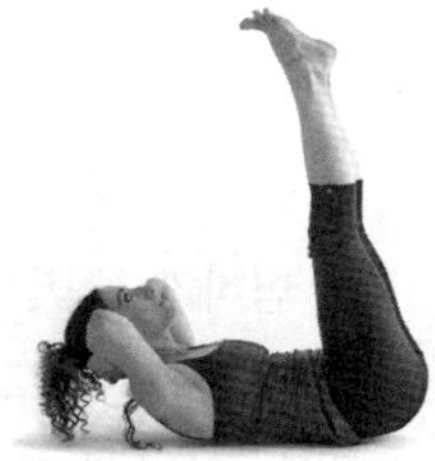

19. 골반 기울이기
10회.

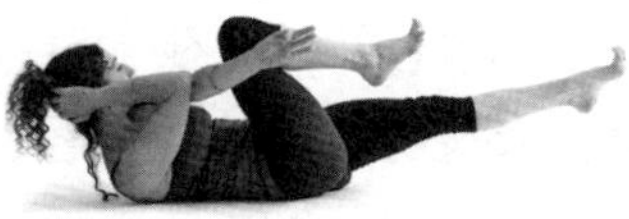

20. 자전거 타기
1분.

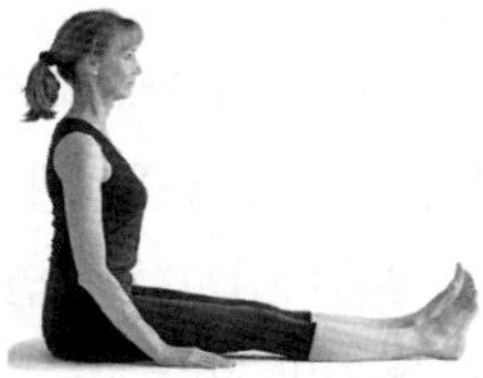

21. 단다사나
호흡 5회.

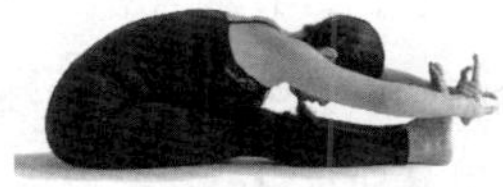

22. 파스치못타나사나
2분.

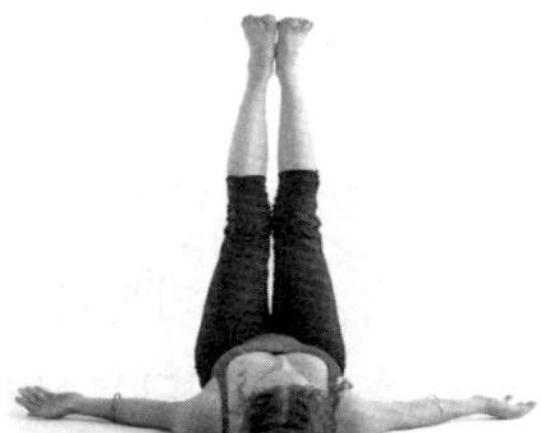

23. 비파리타 카라니
5분.

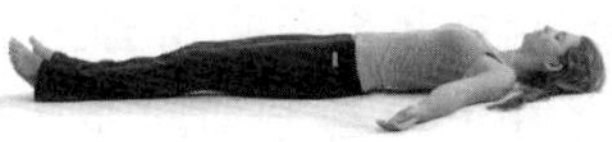

24. 사바사나
5분.

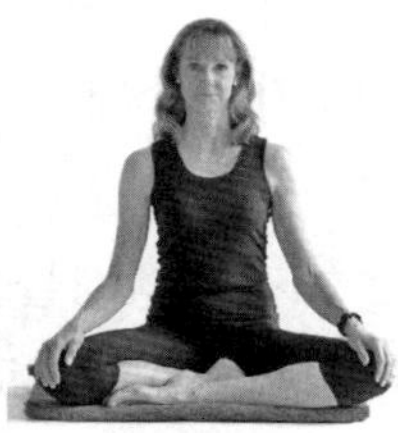

25. 수카사나
가슴을 고요하게 가라앉히는 명상을 한다.

폐경기를 다스리는 요가 시퀀싱

Yoga Sequences for Menopause

여성들은 일생을 살면서 초경과 임신이라는 엄청난 변화를 겪기도 하지만, 나이 들어 폐경을 경험하게 되면 그것이 쉼과 멈춤을 의미한다는 것을 알게 될 것이다. 많은 사람들이 폐경을 질병이라고 오해하는데 그렇지 않다. 폐경은 45세에서 55세 사이의 여성들이 생애 주기에서 자연스럽게 경험하는 하나의 과정이다. 폐경의 증상은 생리를 마지막으로 한 후 5년 또는 그 이상의 기간 동안 지속되기도 한다[7]. 폐경이 될 즈음 난소에서 생산되는 에스트로겐과 프로게스테론이라는 여성호르몬이 줄어들어서 생식계가 엄청난 변화를 일어나게 된다. 질은 작아지고 질벽도 탄력성이 줄어들면서 얇아진다. 윤활유의 역할을 하던 분비물에 물기가 많아지고 음순이 위축된다. 생리는 최장 3년이라는 시간에 걸쳐서 완전히 끝나게 된다.

폐경의 일반적 증상은 일과성 열감과 식은땀과 불면증과 안면홍조와 불규칙적인 심장 박동과 감정의 기복과 두통과 건망증과 성욕감퇴와 요실금과 관절의 통증이다. 많은 여성들이 배우자나 자녀들, 친구들에게 이해받지 못해서 외롭고 불안하며 우울하다고 하소연한다. 증상이 심각한 여성들은 일부 여성들에게만 허용되는 호르몬 치료를 받기도 하지만, 많은 여성들은 의기소침과 일과성 열감과 같은 증상들을 완화시켜주는 약을 처방받기도 한다. 에스트로겐의 수치가 감소됨으로써 야기되는 장기적인 부작용 가운 데 하나는 뼈의 손실인데, 뼈의 손실로 골밀도가 감소돼서 건강상으로 여러 문제가 초래될 수 있다.

폐경의 증상들을 줄이는 가장 확실한 방법은 건강관리를 종합적으로 하는 것이다. 즉 담배는 피우지 않고 운동은 정기적으로 하면서 영양가 높은 식단을 유지하는 것이다. 또 폐경의 증상들을 별 어려움 없이 통과하게 해준다고 증명된 침술이나 요가와 같은 대체건강법을 이용한다. 여기서 우리는 마음의 안정과 건강을 유지하기 위해 일과성 열감과 골밀도의 손상과 감정의 기복을 줄여주는 요가의 아사나들의 시퀀스를 알아보고자 한다[8].

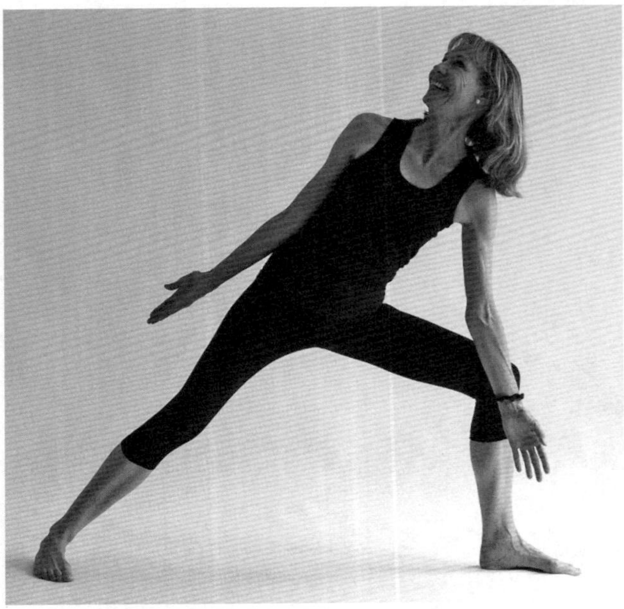

요가와 함께 우아하게 시퀀싱을 하며 살아가기

[시퀀스 44] 일과성 열감증상 개선을 위한 요가 시퀀싱

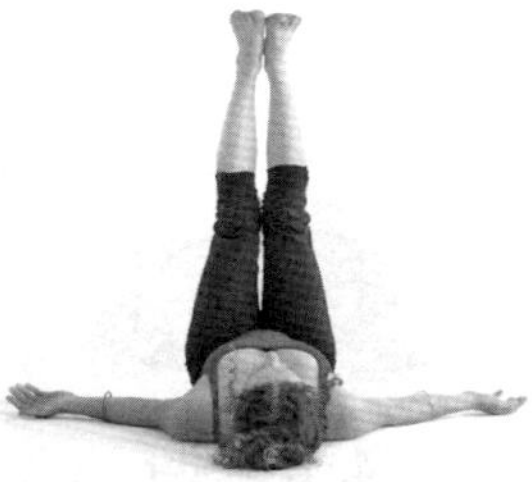

1. 비파리타 카라니
엉치뼈 밑에 받침대를 놓은 채 5-10분 유지한다. 양다리를 교차시켜 다리의 긴장을 풀기도 한다.

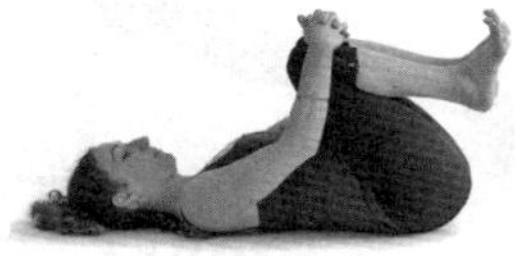

2. 아파나사나
1분.

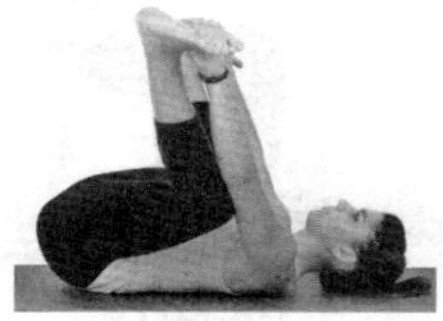

3. 아난다 발라사나
1분 실시한 후 기어가는 자세로 전환한다.

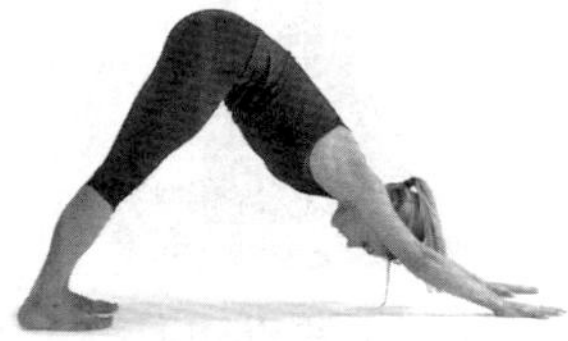

4. 아도 무카 스바나사나
1~2분. 이 자세가 너무 강하다면 아나하타사나를 실시한다.

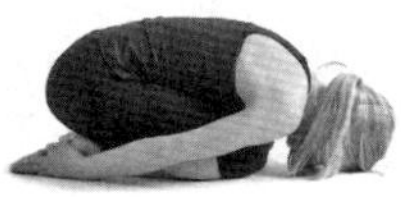

5. 발라사나
1분.

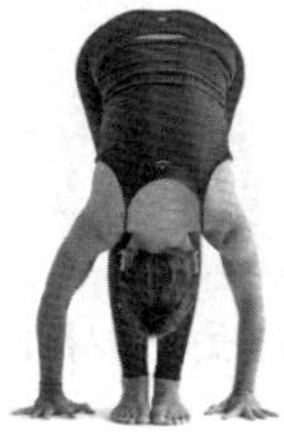

6. 웃타나사나
2분.

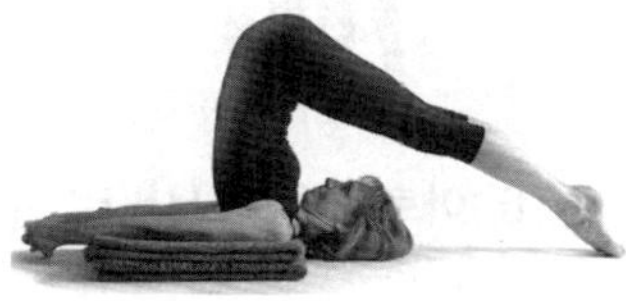

7. 할라사나
3~5분. 어깨와 등에 담요를 놓는다. 다리는 의자에 걸쳐놓기도 한다.

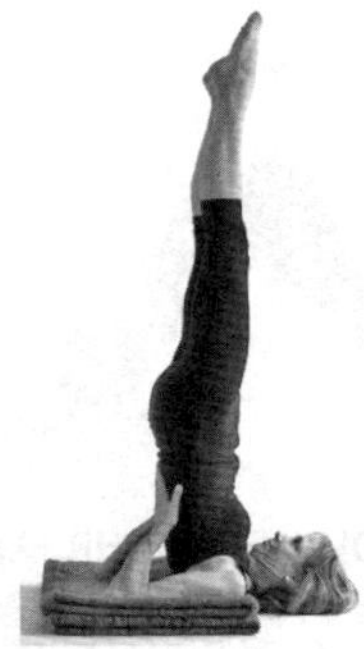

8. 살람바 사르방가사나
3-5분.

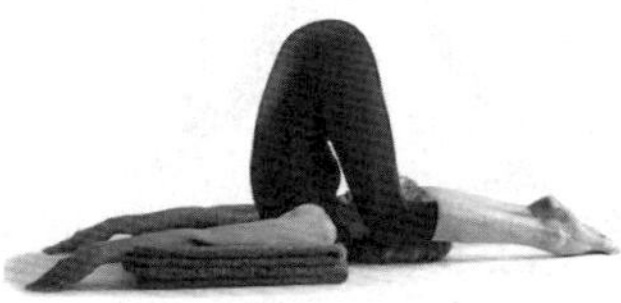

9. 카르나피다사나
5-10회 호흡.

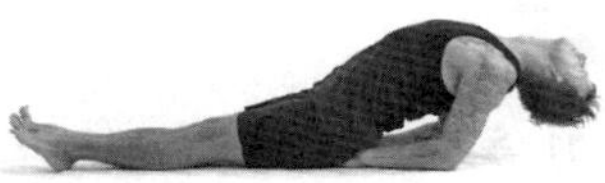

10. 웃타나 파다사나의 준비동작
다리를 바닥에 내려놓은 채 이 자세를 유지한다.

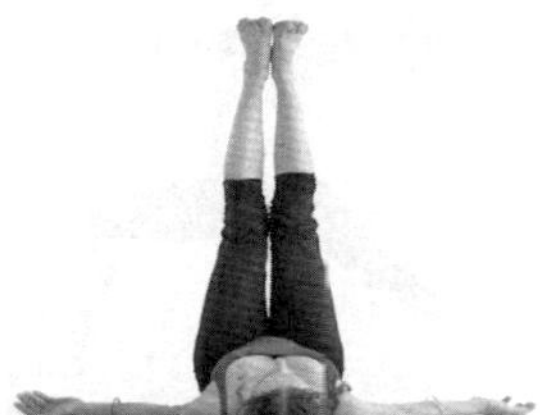

11. 비파리타 카라니
첫 번째 자세로, 엉치뼈 밑에 베개 받침을 놓은 채 5분 유지한다. 그리고 양다리를 교차시켜 다리의 긴장을 풀기도 한다.

[시퀀스 45] 골다공증 개선을 위한 요가

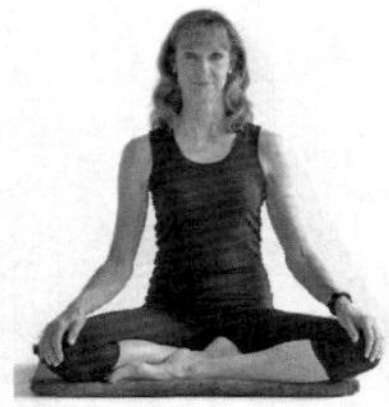

1. 수카사나
3-5분. 인사하고 목적을 세운다. 안내를 시작한다.

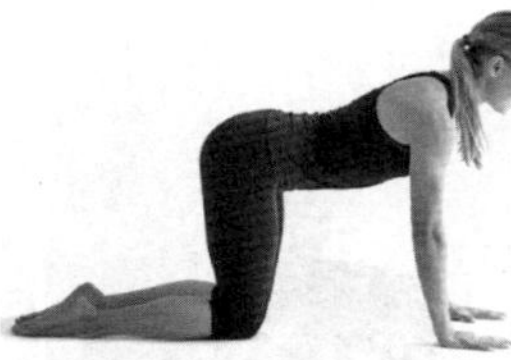

2. 비달라사나
오른팔과 왼다리를 먼저 쭉 뻗어 호흡을 5회 한 후 팔과 다리를 중앙으로 가져온다. 반대 방향으로 팔다리를 똑같이 실시한다. 총 5회 반복한다.

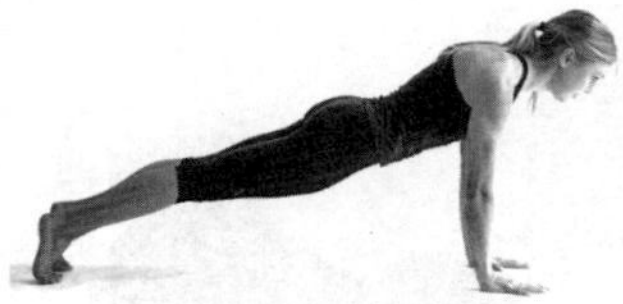

3. 팔라카사나
5-10회 호흡.

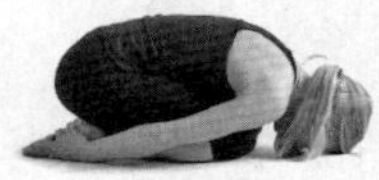

4. 발라사나
호흡 5회.

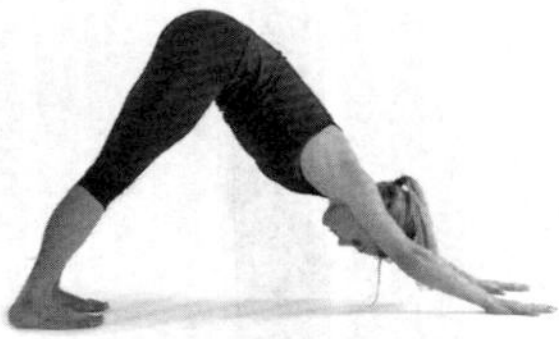

5. 아도 무카 스바나사나
호흡 10회. 기본적인 정렬과 활력적인 움직임을 설명한다.

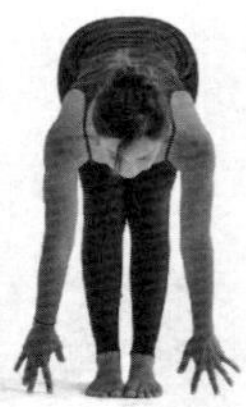

6. 아르다 웃타나사나
호흡 5회.

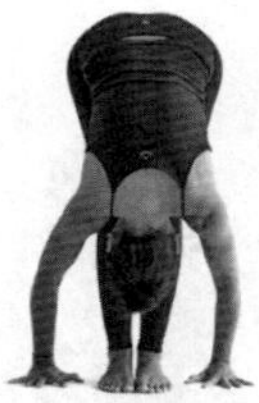

7. 웃타나사나
호흡 5회.

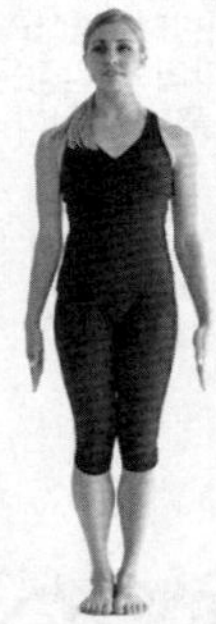

8. 타다사나
호흡 10회.

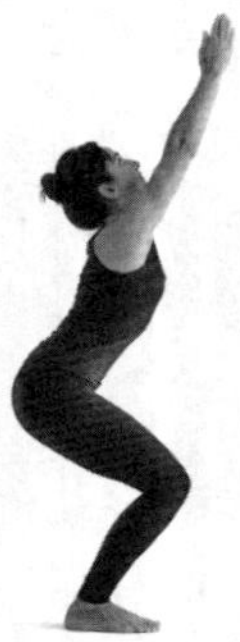

9. 웃카타사나
호흡 5회 한 뒤, 발로 바닥을 밀면서 선다. 두 번 반복한다.

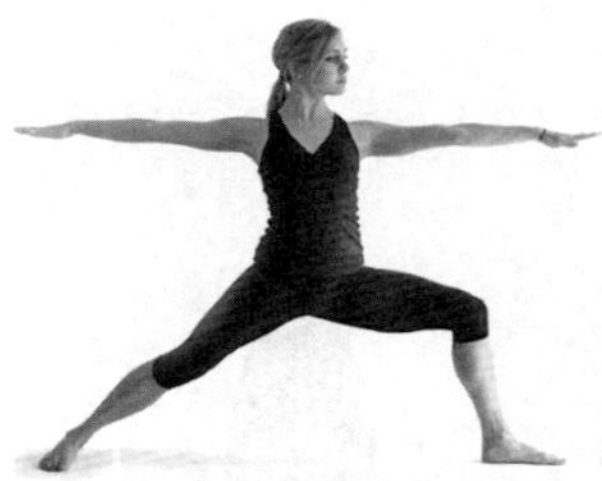

10. 비라바드라사나II
양쪽 모두 호흡 5-10회. 프라사리타 자세에서 준비한다.

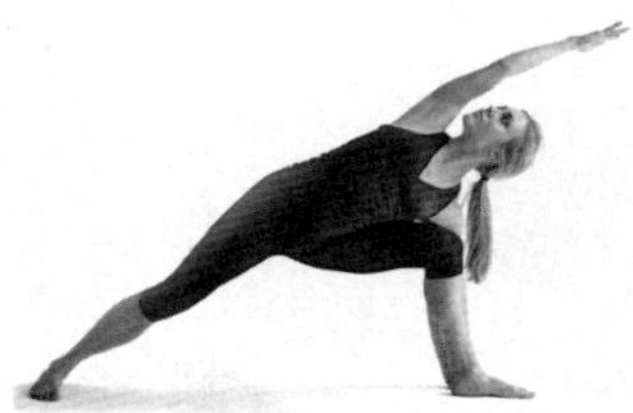

11. 웃티타 파르스바코나사나
양쪽 모두 호흡 5-10회.

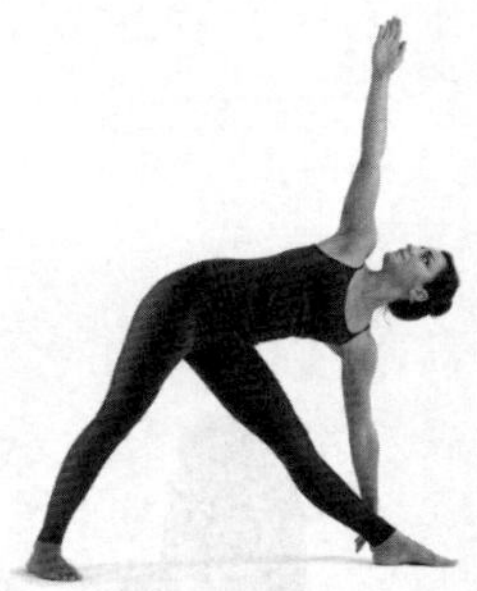

12. 웃티타 트리코나사나
양쪽 모두 호흡 5-10회.

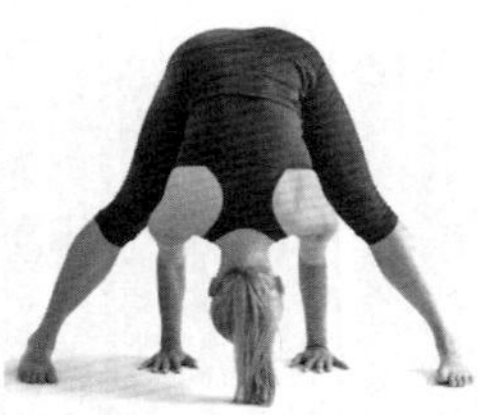

13. 프라사리타 파돗타나사나 A
1분. 천천히 타다사나로 선다.

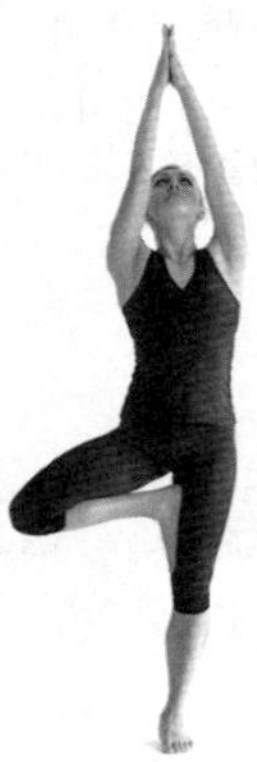

14. 브릭사사나
양쪽 모두 1분씩 유지.

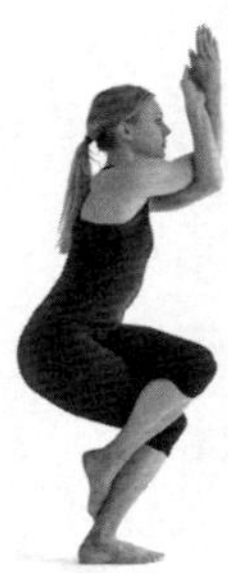

15. 가루다사나
양쪽 모두 1분씩 유지. 발을 뒤로 해 아도 무카 스바나사나를 실시한다.

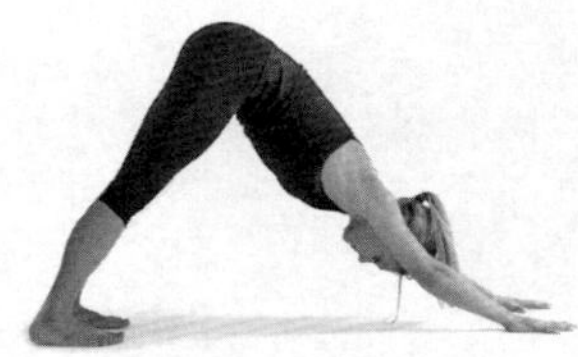

16. 아도 무카 스바나사나
1-2분. 근력이 더 강한 사람은 벽 쪽으로 가서 물구나무서기를 최장 1분 동안 한 후 쉰다. 이것을 다시 한 번 반복한다.

[시퀀스 45] 골다공증 개선을 위한 요가 (계속)

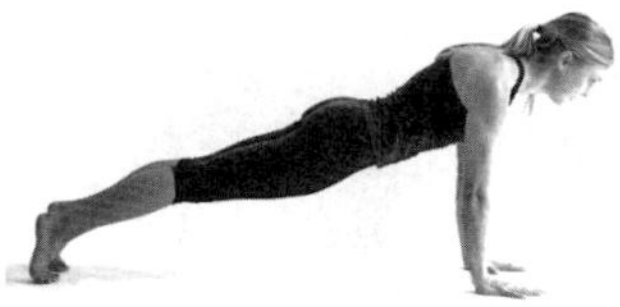

17. 팔라카사나
호흡 5회 한 뒤 바닥에
내려와 쉰다.

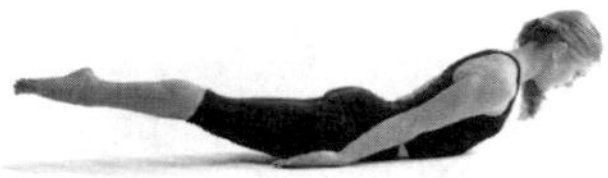

18. 살라바사나 A
3회. 호흡 5회.

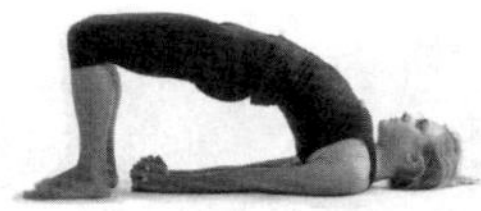

19. 세투 반다 사르방가사나
2–3회. 호흡 5회. 아파나사나를 하고
숩타 밧다 코나사나에서 쉬거나
다음 동작으로 넘어간다.

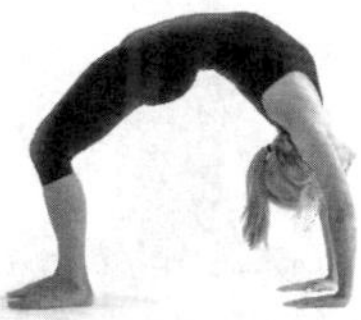

20. 우르드바 다누라사나
1–3회. 호흡 5회씩.

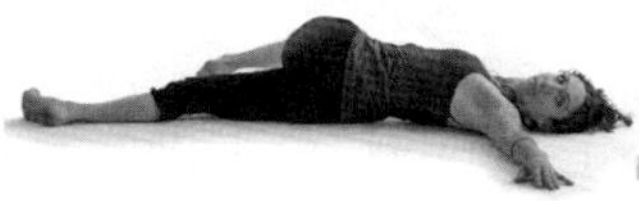

21. 숩타 파리바르타나사나
양쪽 모두 호흡 5회.

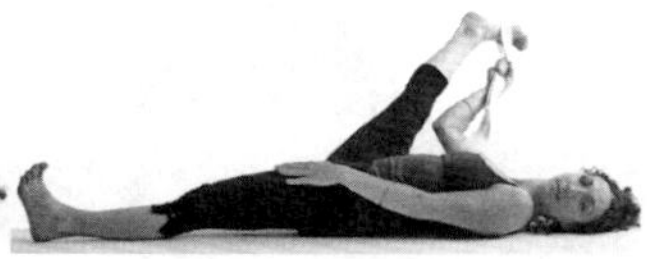

22. 숩타 파당구스타사나 B
양쪽 모두 호흡 10회.

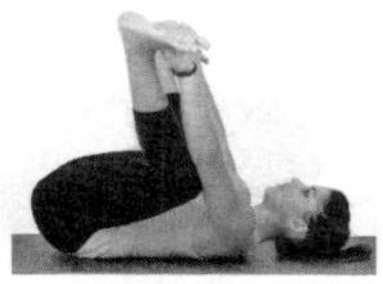

23. 아난다 발라사나
호흡 5회.

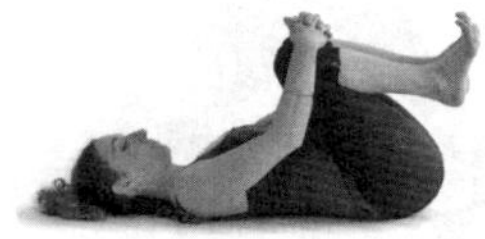

24. 아파나사나
호흡 5회.

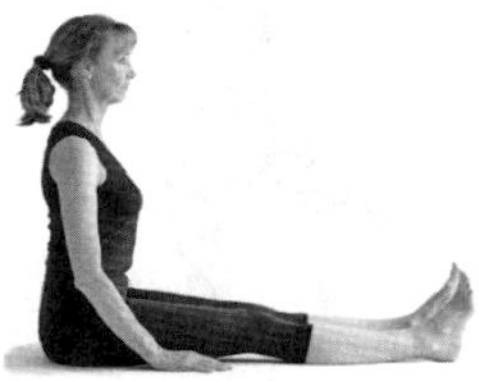

25. 단다사나
호흡 5회.

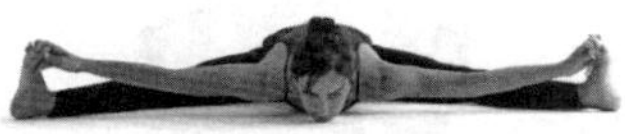

26. 우파비스타 코나사나
호흡 10회.

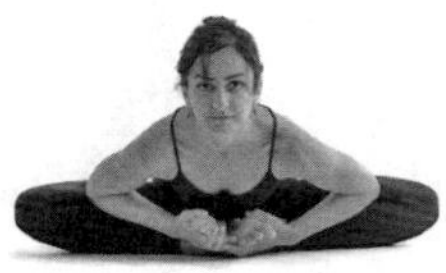

27. 밧다 코나사나
호흡 10회.

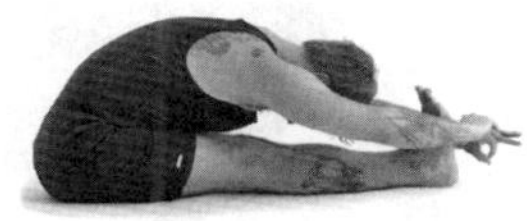

28. 파스치못타나사나
2분.

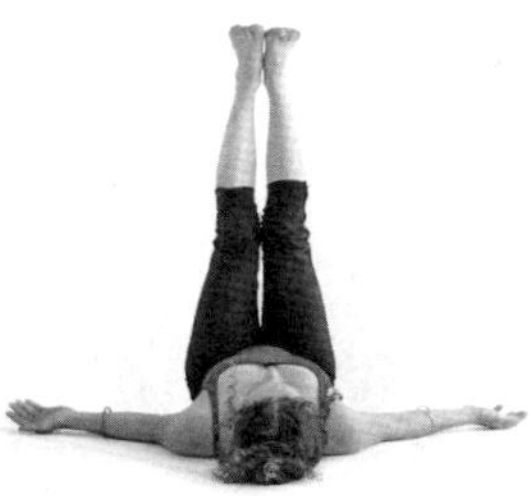

29. 비파리타 카라니
5분.

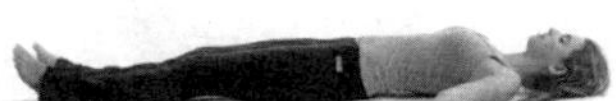

30. 사바사나
5–10분.

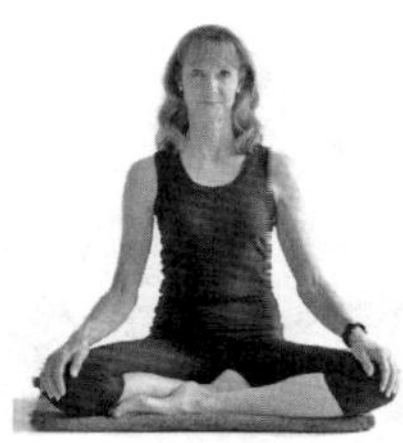

31. 수카사나
명상.

[시퀀스 46] 감정 불안을 완화하기 위한 요가

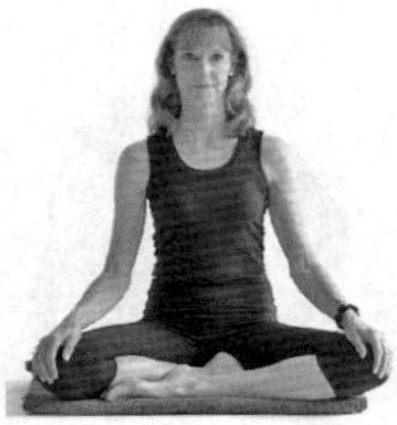

1. 수카사나
목적을 세우고 웃자이 프라나야마와 옴(aum)을 한다.

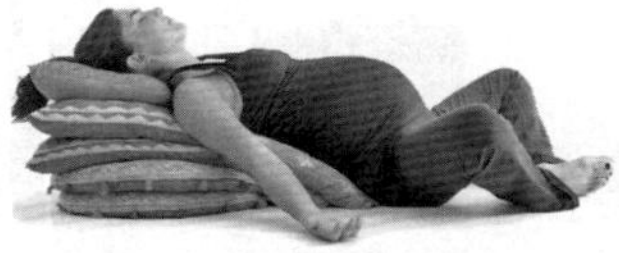

2. 숩타 밧다 코나사나
5-10분. 편하게 보조도구를 이용한다.

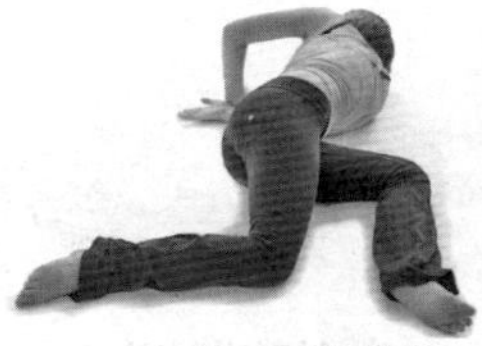

3. 스와스티카사나
양쪽 모두 2-3분.

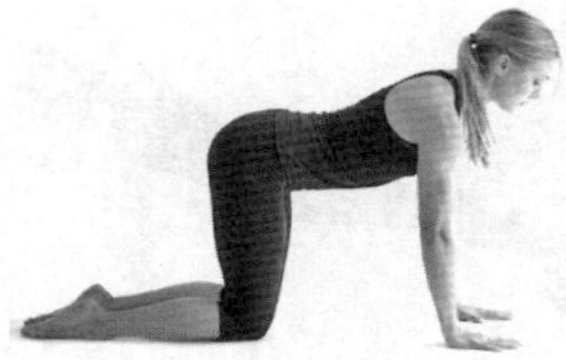

4. 비달라사나
고양이와 개 자세에서 스트레칭을 5회 실시한다.

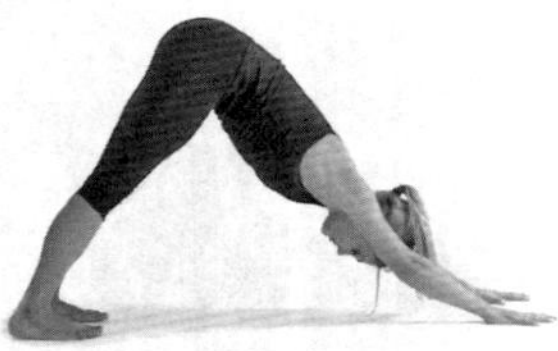

5. 아도 무카 스바나사나
1-2분.

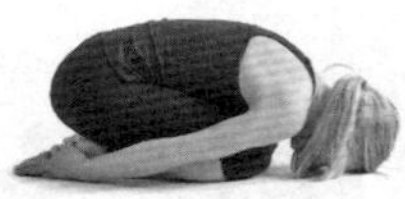

6. 발라사나
호흡 5-10회.

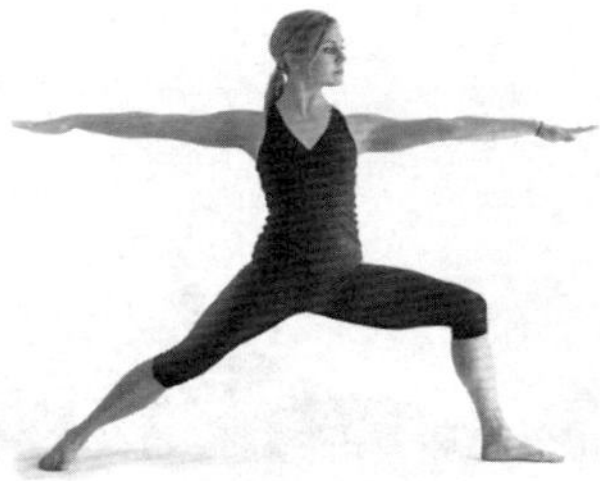

7. 비라바드라사나 II
양쪽 모두 호흡 5-10회.

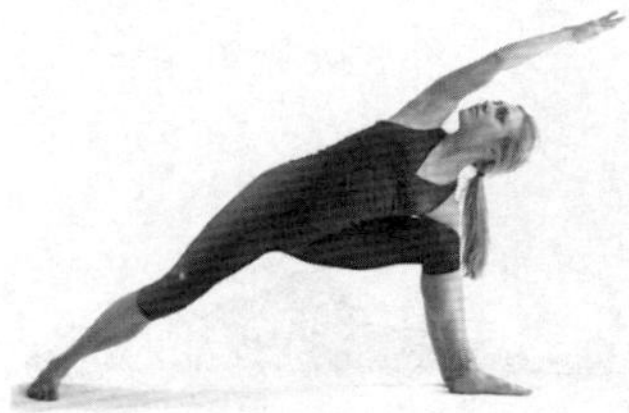

8. 웃티타 파르스바코나사나
양쪽 모두 호흡 5-10회.

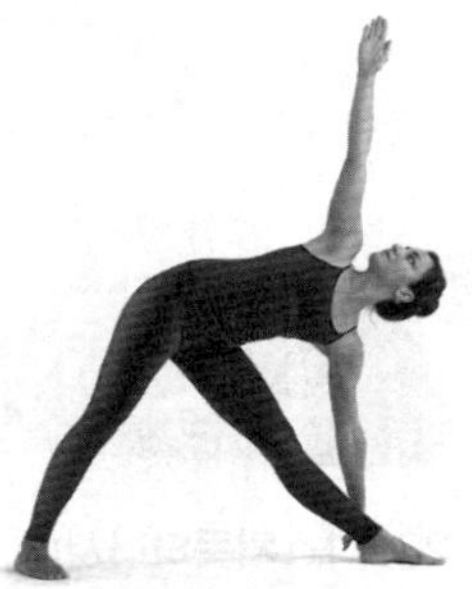

9. 웃티타 트리코나사나
양쪽 모두 호흡 5-10회.

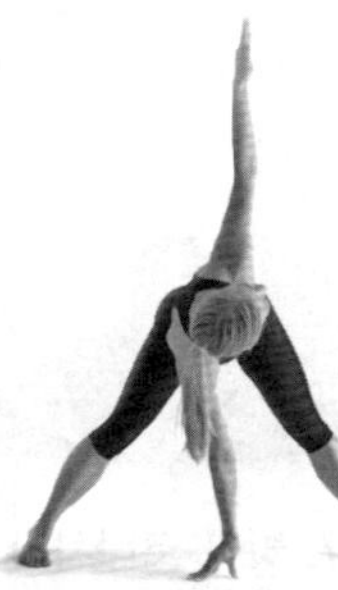

10. 파리브릿타 아르다 프라사리타
양쪽 모두 호흡 5-10회.

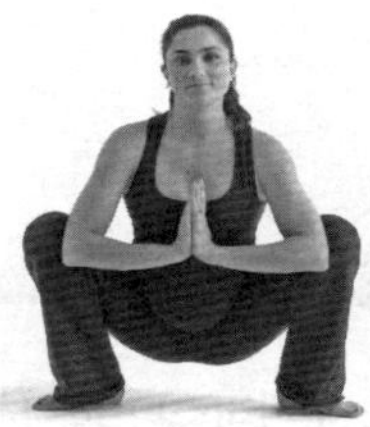

11. 말라사나
1분 유지한 후 타다사나로 선다.

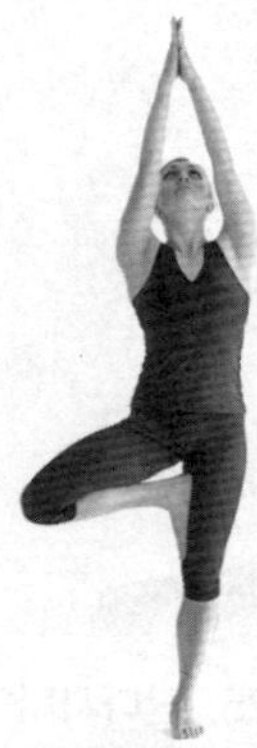

12. 브릭사사나
양쪽 모두 1분.

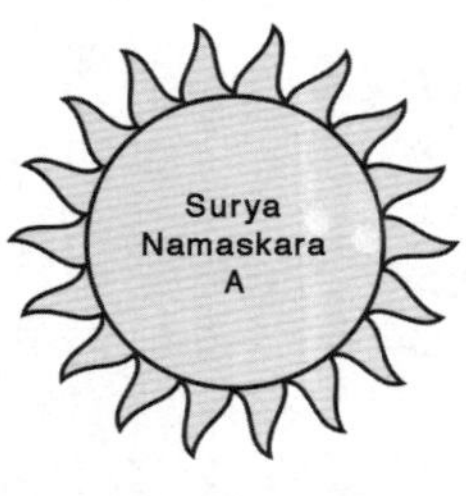

13. 수리야 나마스카라 A
1분 한 뒤 등을 대고 눕는다.

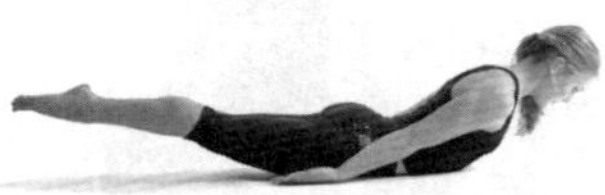

14. 살라바사나 A
3회. 호흡은 1회에 1번, 2회에 3번, 3회에 5번 한다.

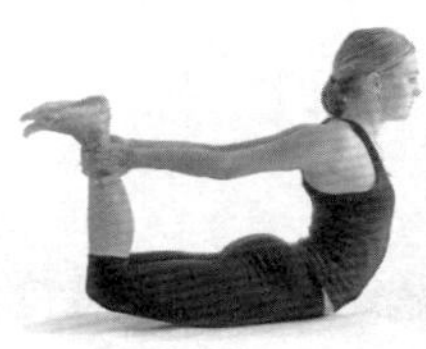

15. 다누라사나
호흡 5-10회. 2-3회 반복한다.

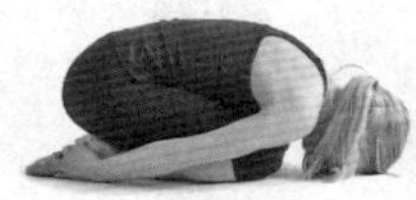

16. 발라사나
5-10회 호흡.

[시퀀스 46] 감정 불안을 완화하기 위한 요가 (계속)

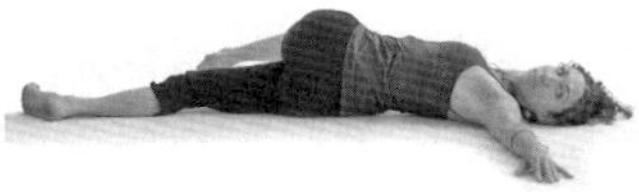

17. 숩타 파리바르타나사나
양쪽 모두 호흡 5회.
두 번 반복한다.

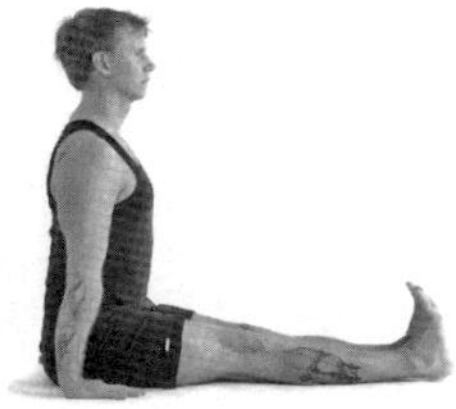

18. 단다사나
1분.

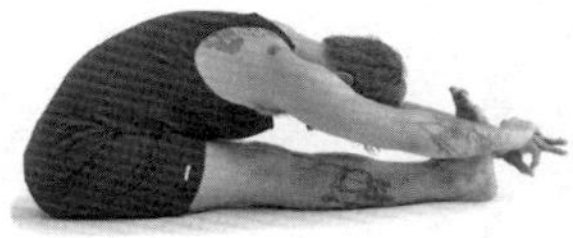

19. 파스치못타나사나
1–2분.

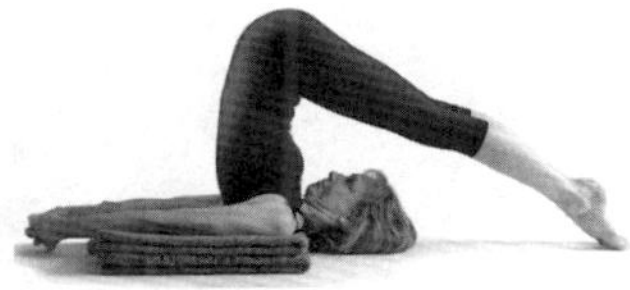

20. 할라사나 호흡
5회 하거나 대신에 비파리타
카라니와 사바사나를 한다.

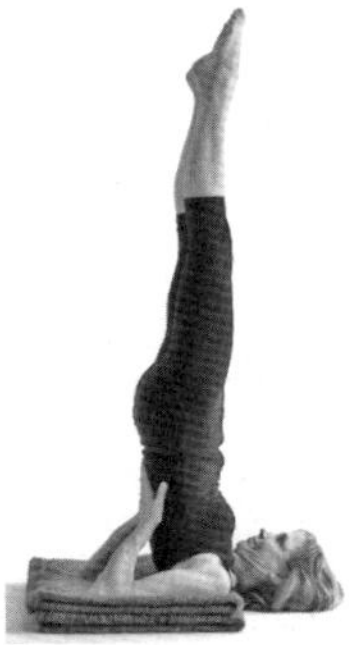

21. 살람바 사르방가사나
2–3분.

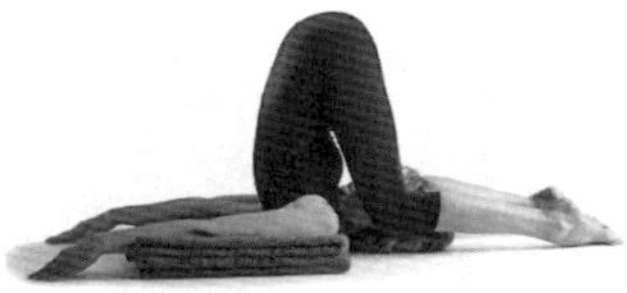

22. 카르나피다사나
호흡 5회.

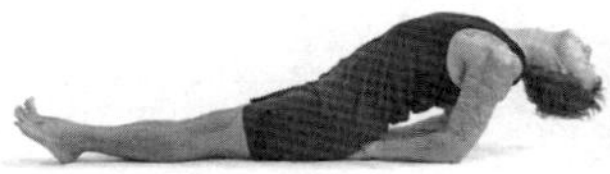

23. 웃타나 파다사나
호흡 5회.

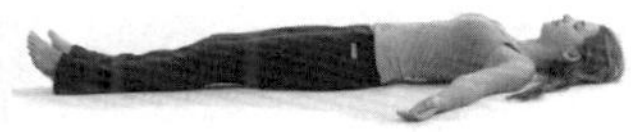

24. 사바사나
5~10분.

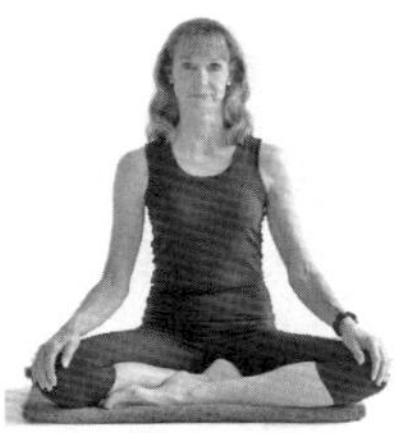

25. 수카사나
나디 쇼다나 프라나야마를
5분 동안 실시한다. 천천히
가슴 중심의 명상을 시작한다.

제 11 장

노인을 위한 요가 시퀀싱

Yoga Sequencing for Seniors

> 나이를 불문하고 나는 난롯가에 앉아 그저 구경하는 것에
> 만족할 수 없었다. 사람들은 삶이 살아지는 것으로 생각한다.
> 호기심은 생생히 살아 있어야 한다.
> 무슨 이유로든 결코 삶을 등져서는 안 된다.
>
> — 엘리너 루즈벨트(ELEANOR ROOSEVELT)

대중매체는 요가를 젊은이들이 하는 것으로 묘사한다. 하지만 2005년, 『요가 저널(Yoga Journal)』의 '미국에서 요가(Yoga in America)'에 따르면, 요가를 정기적으로 수련하는 사람들 1,580만 명 가운데서 거의 20%에 이르는 사람들이 55세 이상이라고 한다. 기대수명은 계속 높아지는데(1900년에 48세였고 2000년에 78세임) 생식력은 점점 줄어들기 때문에 인구통계학적으로 노인의 연령대는 수년 안에 더 확대될 것으로 예상된다. 오늘날 미국 내에서 65세 이상의 노인들은 벌써 가장 빨리 증가하는 그룹이다. 이것을 토대로 우리는 요가를 하는 노인들이 더 늘어날 것이고, 그들의 조건에 알맞은 요가 시퀀스를 짜야 하는 부담감을 안게 될 것임을 추측할 수 있다.

노령층을 가르치는 과정에서 우리가 중요하게 여겨야 할 일은, 스물다섯 살에게 맞은 시퀀스가 '몸이 약한' 60세 이상의 수련생들에게도 맞을 것이라는 생각을 버리고, 노인들의 개인 조건들을 주의 깊게 고려하는 일일 것이다[1]. 예를 들어, 나이 든 노인들이 처음으로 요가원에 와서 균형감과 체력과 유연성을 길러준다고 말하는 아슈탕가 빈야사 요가를 한다고 하자. 그런데 아슈탕가 요가는 (또

아슈탕가를 다양하게 변형시켜 상품화시킨 요가들은) 체력이 강하고 건강하며 활동적인 노인들과 요가의 경험이 있는 소수의 노인들에게나 어울린다. 그 요가가 젊은 층을 위해 디자인되었음(1920년대부터 인도 남부에 위치한 마이소르 궁전에서 브라만 계급의 청년들이 수련했다)을 인정하는 것은 매우 중요하다. 사실 아사나들을 꾸준하고 쉬엄쉬엄 편하게 실시해야 한다는 원칙을 준수하는 한 어떤 시퀀스든 안전하게 탐험할 수 있을지도 모른다. 여기서 '탐험' 이라고 하는 것의 진정한 의미는 어쩌면 수련생들이 무언가를 요청받았을 때 그것을 정확히 이해한 뒤 '고맙지만 안 하겠습니다' 라고 분명히 말하는 것일 수도 있다[2]. 그러나 실제 요가 수업에서 수련생들은 다른 수련생들의 자세나 강사의 시범 동작을 똑같이 따라하려고 자신을 강하게 밀어붙이곤 한다. 만약 어떤 강사가 수업의 실정에 맞게 시퀀스들을 수정하기보다 특정 스타일만을 고집한다면, 노인을 포함하여 많은 수련생들은 자신을 심하게 몰아붙이면서 부상을 입을 수도 있을 것이다. 또 어떤 수련생들은 그 수업을 딱 한 번 경험하고는 요가란 자신과 맞지 않은 것이라고 단정하고 모습을 감춰버릴지도 모른다.

진 D. 코헨(Gene D. Cohen) 의학박사(2006)는 나이가 들어서도 배움을 지속할 수 있다면 우리는 계속 지혜로워지는 경향이 있다고 말한다. 그는 뇌의 노화에 관해 연구하면서 통찰력이 반짝이는 발견들을 몇 가지 더 했는데, 뇌는 경험과 배움에 반응하여 평생토록 진화한다는 것이다. 또 뇌세포는 평생 동안 계속 새로 형성되고, 뇌의 감정적 회로는 나이가 들수록 균형을 잡는다고 한다[3]. 나이든 노인들은 젊은이들보다 좌뇌와 우뇌를 골고루 이용한다. 이런 발견을 통해 우리는 노인들이 아사나를 실시하는 것은 물론 동작을 유지할 때 내면의 의식층에서 일어나는 일과 전환과정에서 일어나는 일까지 미세하게 느낄 수 있다면 그들의 정신건강에 어떤 일이 일어날지 충분히 추측할 수 있을 것이다. 노화가 어려움을 던져주기도 하지만 새로운 기회도 제공해준다는 사실을 깨닫는 그 순간, 노인들은 자신에게 딱 맞는 아사나들을 이해하고 실시하면서 신체적으로 또 정신적으로 활력을 새롭게 찾을 것이다.

요가를 수련할 때 어쩌면 나이란 중요한 것일 수도 있고 그렇지 않을 수도 있다. 수련생이 인생의 주기 어느 자리에 있든 중요한 것은 특정 스타일의 요가나 시퀀스를 제안하기 전에 수련생이 처한 조건을 꼼꼼히 따져보는 것이다. 분명히 다양한 스타일의 요가를 수련할 수 있는 매우 활동적이고 건강한 노인들도 있을 것이다. 하지만 상식적으로 볼 때 노인들은 젊은이들이 거뜬히 해낼 동작들에 힘겨워 한다. 우리의 몸은 나이가 들어가면서 당연히 약해지고 기동성도 떨어진다. 관절의 압력을 줄여주고 골격을 튼튼하게 하는 아사나들은 권장되지만 관절염이나 골연화증, 골다공증 등을 일으키거나 악화시킬 가능성이 있은 아사나들은 금지되어야 한다. 또한 노인들 사이에서는 넘어지는 것에 대한 두려움이 팽배한데, 이런 이유로 노인들은 사교적 활동이나 신체적 활동을 거의 하지 않게 된다[4]. 암과 심장병과 알츠하이머와 치매와 시력 및 청

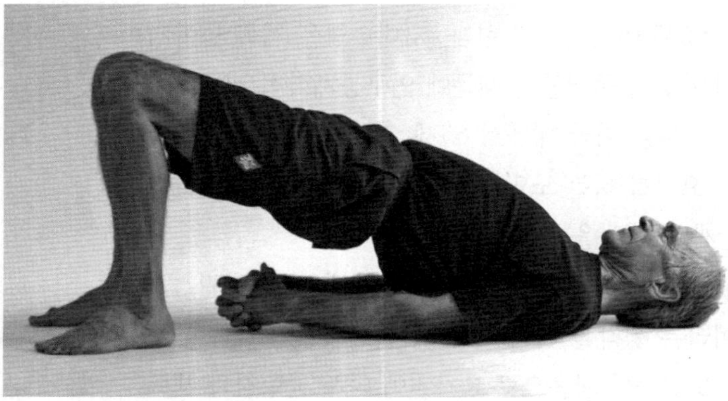

삶의 질적 향상을 위한 요가 수행자

력의 손실은 모두 노인들에게 흔히 경험되는 것들이다.

노인들이 처한 상황들을 보면서 우리는 노인들에게 적절한 요가 시퀀스를 짜는 일이 얼마나 중요한지 확실히 알게 된다. 노인 요가에 대해 더 많은 이해를 하고 싶다면, 「국제 요가 저널 International Journal of Yoga」에 실린 연구 논문들과 듀크 대학교(Duke University) 의학대학원에서 실시한 '노령층을 위한 치료적 요가' 라는 연구프로젝트를 살펴보는 것이 도움이 될 것이다. 우리는 지금부터 이러한 자료들뿐만 아니라 요가 스튜디오와 병원, 호스피스 병동과 감옥과 지역문화센터와 개인교습소처럼 다양한 환경에서 노인들과 직접 수련해본 경험을 활용하고자 한다.

노인을 위한 요가 시퀀스를 만들기와 가르치기
Creating and Teaching Yoga Sequences for Seniors

- 건강하고 체력적으로 손색이 없는 노인들은 연령을 구분하지 않는 정규 수업에서 수련하는 것이 가장 효율적이다.
- 들어왔을 때, 전체적인 느낌을 안정적 분위기로 조성한다.
- 다른 수련생들과 똑같이 노인들을 환영하고 그들의 상태에 맞는 요가 시퀀스를 제공한다.
- 아사나와 프라나야마를 탐험할 때, 동작을 완성하고 호흡법을 수련하는 것보다 충분히 시간을 갖고 편하게 또 꾸준히 수련하는 것이 중요하다는 것을 강조한다.
- 몸을 보호하기 위해 의자를 포함하여 보조도구들을 다양하게 이용한다.
- '경계에서 수련하기' 라는 조엘 크래이머 기법은 올바른 자세를 더듬더듬 찾아가는 것을 말한다. 이 기법을 가르친다[5].
- 순환계와 호흡계의 활동을 자극하려면 웃자이 프라나야마를 의식적으로 하면서 역동적으로 움직이는 것이 중요하다는 것을 강조한다.
- 수련 시간이 30분이라면 휴식과 통합을 위해 충분한 시간을 제공한다.
- 노인들은 일주일 동안 5일 내내 30~40분 정도 수련하는 것이 좋지만 그들의 능력에 맞춰서 늘리기도 하고 줄이기도 한다.
- 근육의 힘을 강화하고 골밀도를 유지하려면 적당히 강하고 힘든 아사나들도 수련해야 한다.
- 서서하는 아사나들은 물론, 발과 발목을 안정화시키는 파다 반다와 균형감을 개발해야 하는 아사나들과 역동적인 동작들까지 모두 수련한다.
- 전체성과 몸-마음의 통합과 자기수용의 중요성을 강조하는 명상과 창의적 심상화 수련법도 시퀀스에 포함시킨다.
- 죽음에 대한 명상을 적절히 안내한다[6].
- 요가를 놀이로 생각하고 시도해본다. 파트너와 함께 하는 수련을 통해 다른 사람들과 도움을 주고받으며 자연스럽게 움직임을 탐색하도록 권한다.

[시퀀스 47] 관절염 개선을 위한 노인 요가

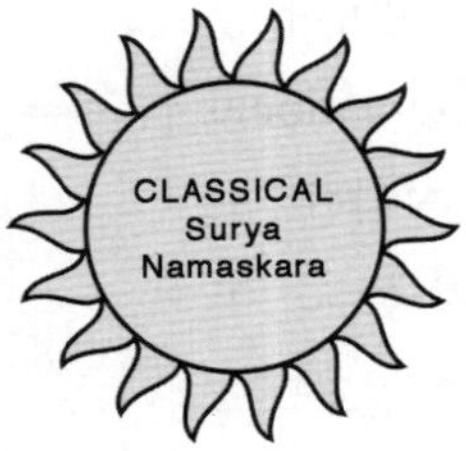

1. 고전적 수리야 나마스카라
몸을 따뜻하게 하기 위해
3–5회 실시한다.

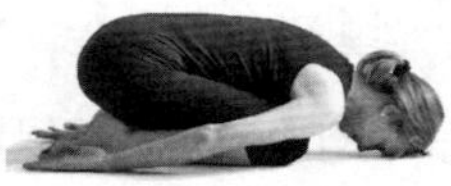

2. 발라사나
1분. 담요를 엉덩이 아래에
받쳐서 허리쪽과 무릎의
부담을 덜어준다.

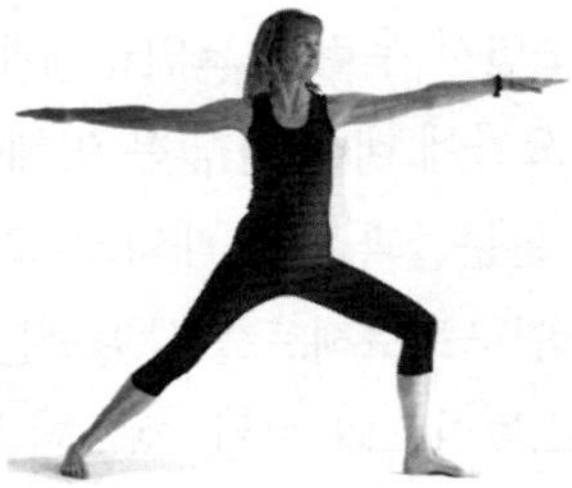

3. 비라바드라사나II
양쪽 모두 호흡 5회.
프라사리타 자세에서 준비한다.

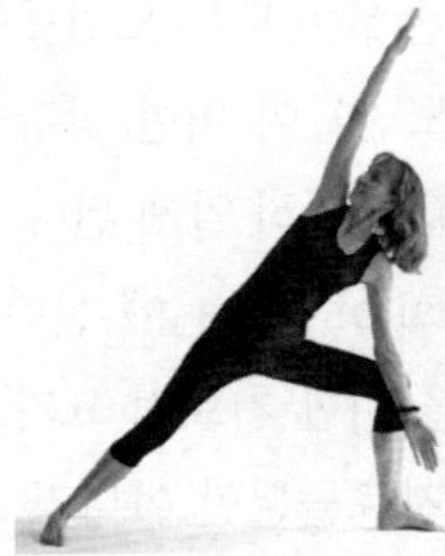

4. 웃티타 파르스바코나사나
양쪽 모두 호흡 5회.

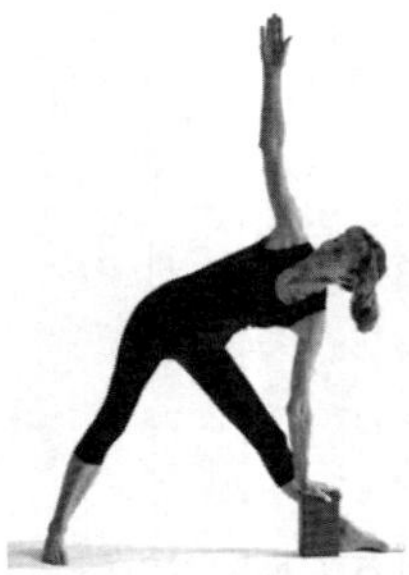

5. 웃티타 트리코나사나
양쪽 모두 호흡 5회.

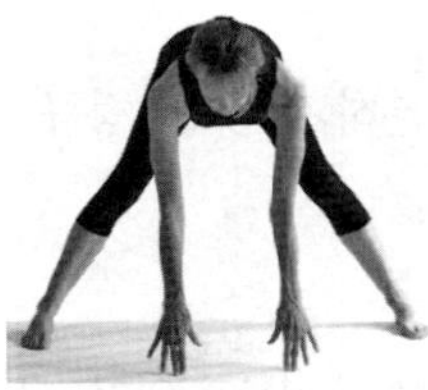

6. 프라사리타 파돗타나사나 A의 준비동작
1분.

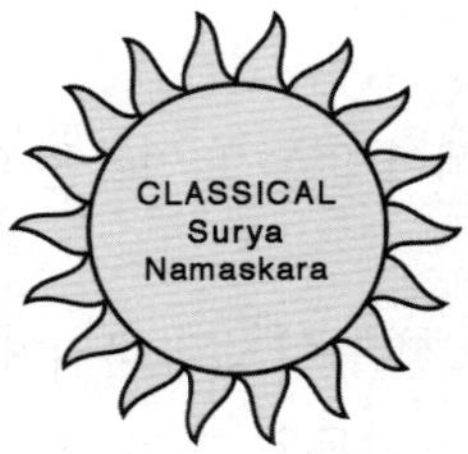

7. 고전 수리야 나마스카라
두 번째 런지를 한 후,
아도 무카 스바나사나로 이행하고
호흡 5회 한다.

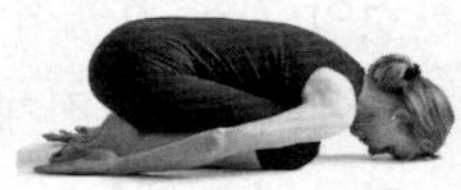

8. 발라사나
호흡 5–10회 한 후
아도 무카 스바나사나로
돌아온다.

[시퀀스 47] 관절염 개선을 위한 노인 요가 (계속)

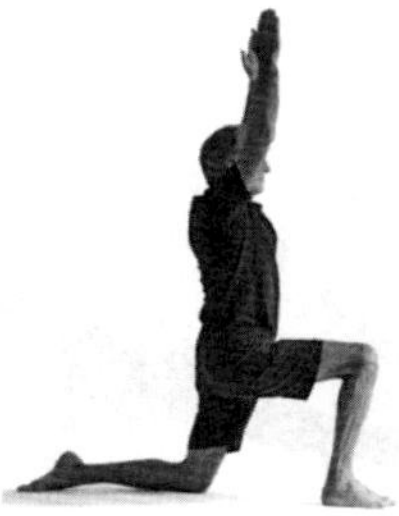

9. 아슈타 찬드라사나의 준비동작
양쪽 모두 1분씩 실시한 뒤 다음 동작으로 이동한다.

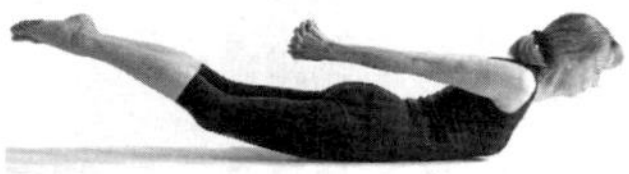

10. 살라바사나 A
들숨과 날숨에 따라 몸을 위아래로 5회 움직인 후 호흡을 5회 한다. 자세를 풀고 등구르기를 한다.

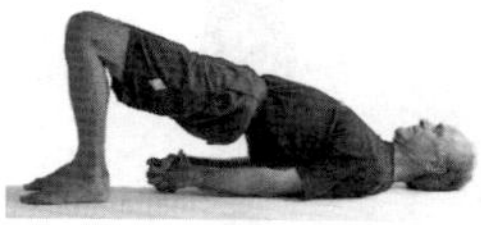

11. 세투 반다 사르방가사나
호흡 5~10회. 한두 번 반복한다.

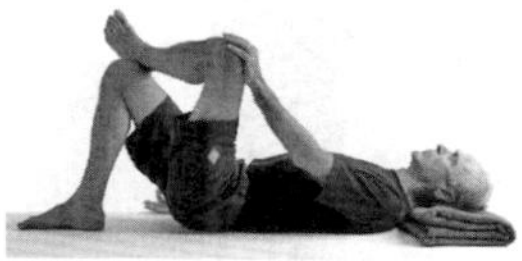

12. 바늘에 실을 꿰는 자세의 준비동작
양쪽 모두 2분.

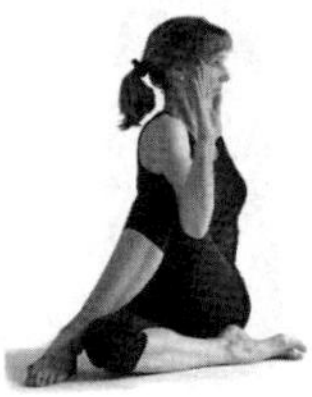

13. 아르다 맛센드라사나
양쪽 모두 5-10회 호흡.

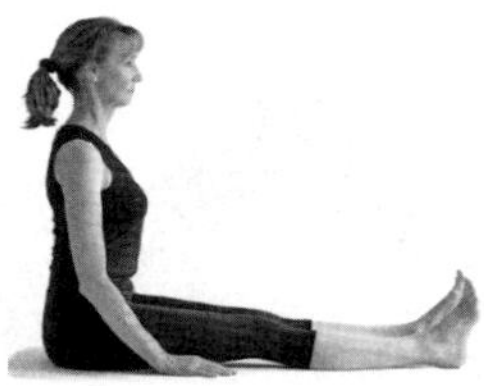

14. 단다사나
1분.

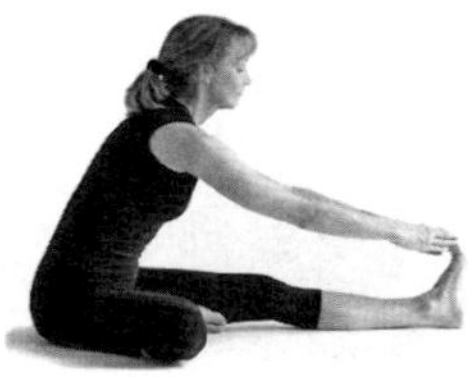

15. 자누 시르사사나
양쪽 모두 1분씩 유지. 구부린 무릎 아래에 블록을 받쳐도 된다.

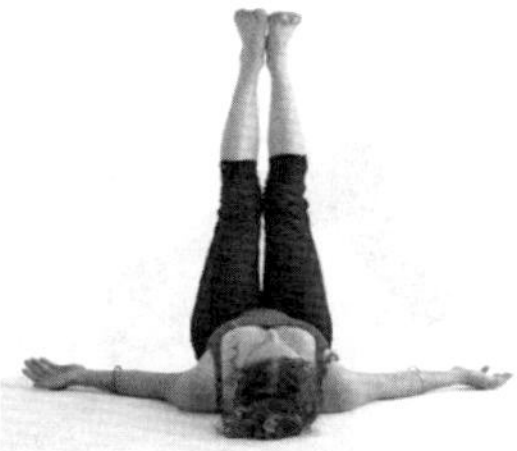

16. 비파리타 카라니
골반 아래에 접은 담요를 받친 채 5분간 유지한다.

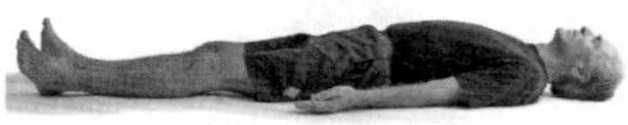

17. 사바사나
5-10분.

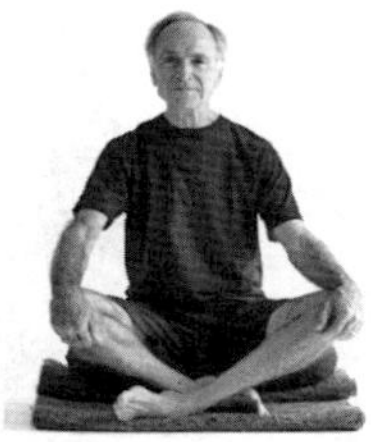

18. 수카사나
명상.

[시퀀스 48] 골다공증 개선을 위한 노인 요가

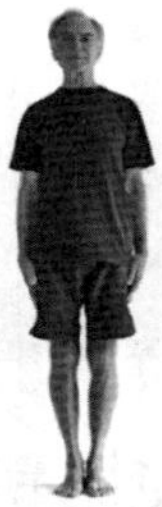

1. 타다사나
1~2분. 인사를 하고
목적을 세운다. 안내를 시작한다.

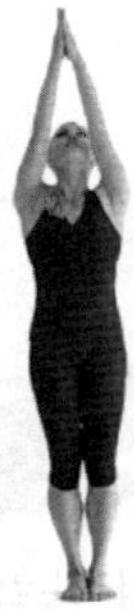

2. 우르드바 하스타사나
호흡 10회.

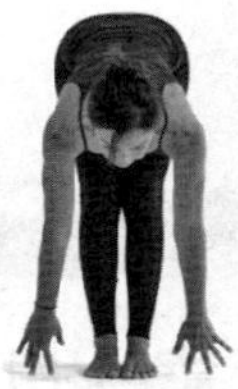

3. 아르다 웃타나사나
호흡 10회. 척추를 완전히
늘인다(무릎을 굽히면
도움이 될 것이다).

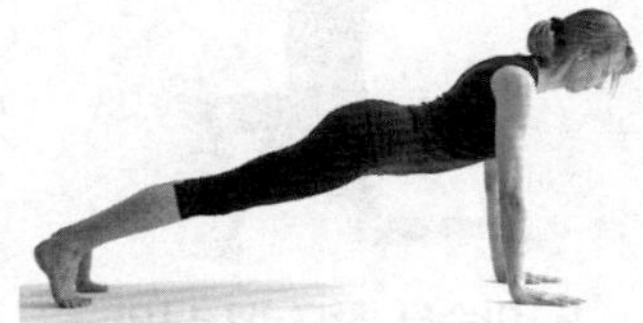

4. 팔라카사나
호흡 10회.

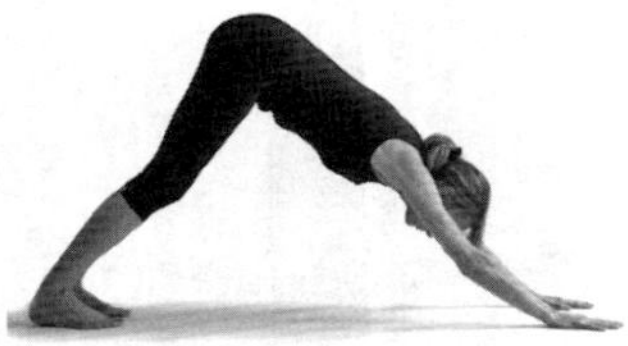

5. 아도 무카 스바나사나
호흡 10회. 척추를 완전히
신장한다(무릎을 굽히면
도움이 될 것이다).

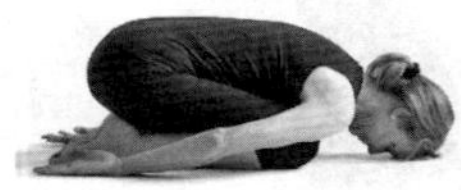

6. 발라사나
호흡 5–10회. 무릎을 넓게
벌리면 척추를 둥글게
구부리는 데 편하다.

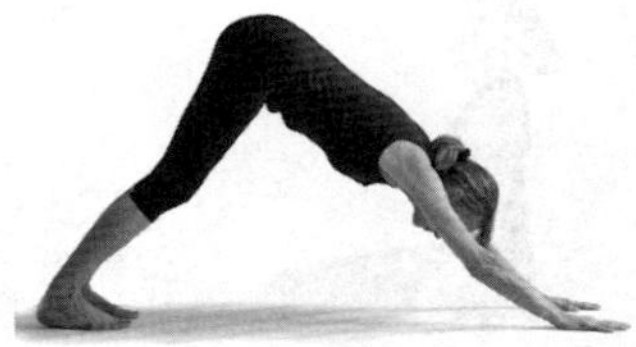

7. 아도 무카 스바나사나
호흡 5회 한 뒤 일어나
매트 앞으로 걸어간다.

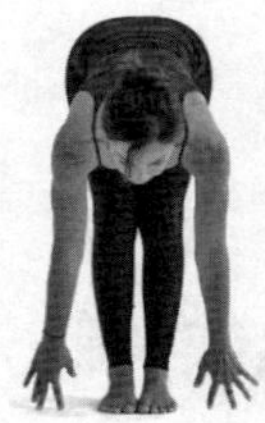

8. 아르다 웃타나사나
호흡 10회. 쭉 뻗은 척추를
계속 유지한다.

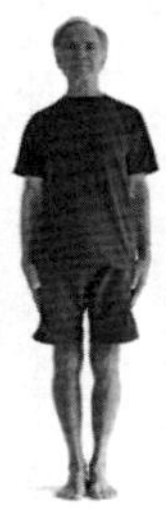

9. 타다사나
호흡 5회.
프라사리타 자세로 선다.

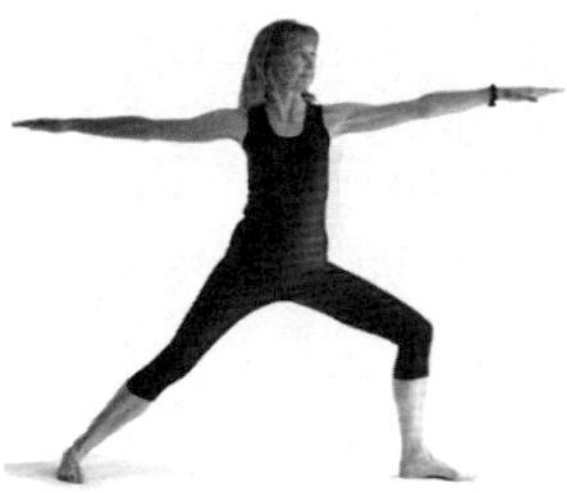

10. 비라바드라사나 II
양쪽 모두 호흡 10회.

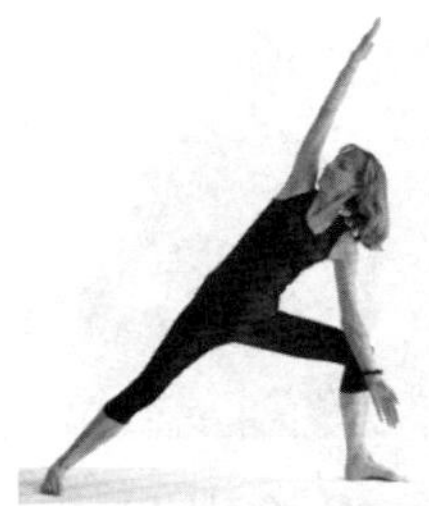

11. 웃티타 파르스바코나사나
양쪽 모두 호흡 10회.

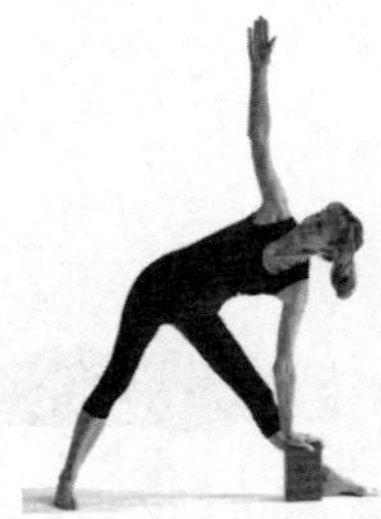

12. 웃티타 트리코나사나
양쪽 모두 호흡 10회.

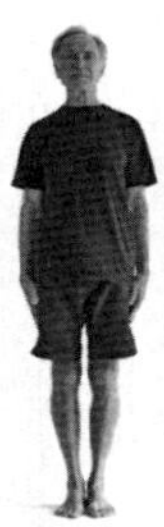

13. 타다사나
호흡 5회.

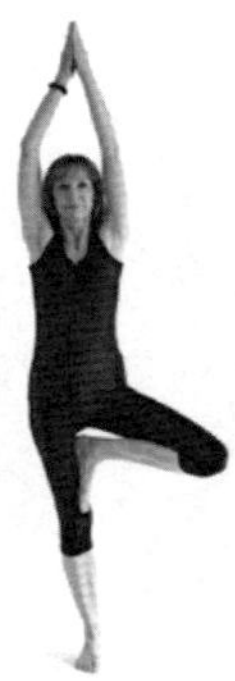

14. 브릭사사나
양쪽 모두
호흡 10~15회 유지한다.

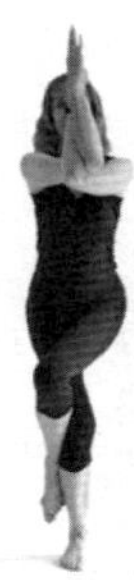

15. 가루다사나
양쪽 모두
호흡 10~15회 유지한다.

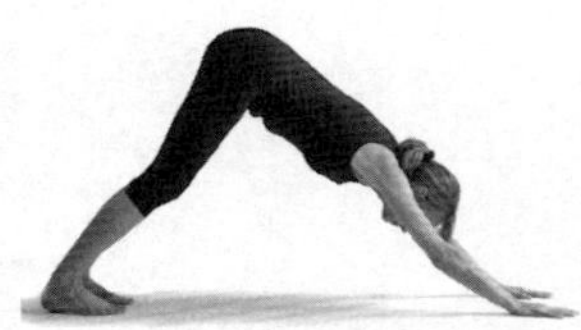

16. 아도 무카 스바나사나
1~2분. 근력이 강한 수련생들은
벽 쪽으로 가서 1분 동안
손 짚고 물구나무서기를 한 뒤
자세를 풀고 선다. 반복한다.

[시퀀스 48] 골다공증 개선을 위한 노인 요가 (계속)

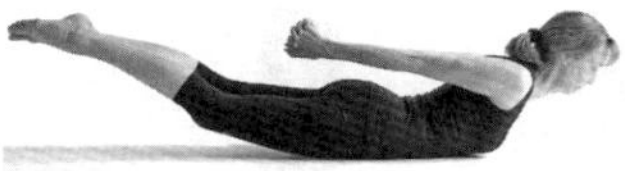

17. 살라바사나 A
호흡 5회, 3회.

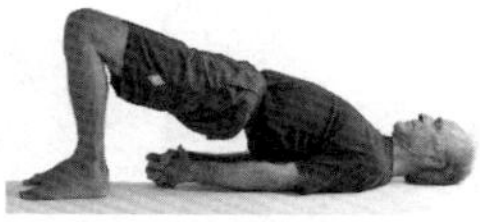

18. 세투 반다 사르방가사나
호흡 5회, 3회.

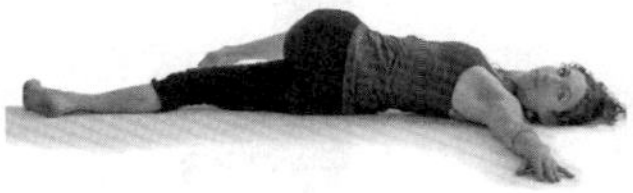

19. 숩타 파리바르타나사나
양쪽 모두 호흡 5회.

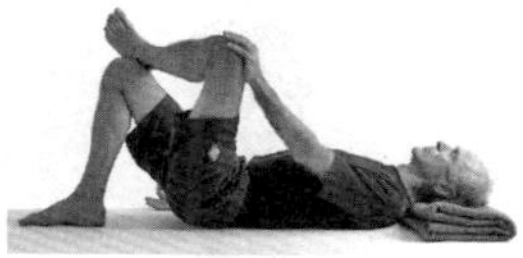

20. 바늘에 실을 꿰는 자세의 준비동작
양쪽 모두 2분.

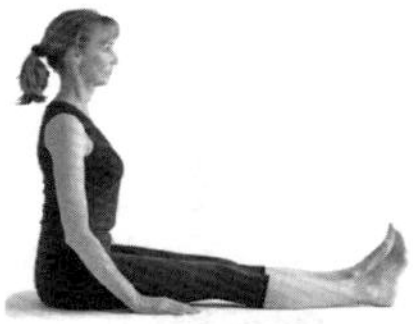

21. 단다사나
호흡 5회.

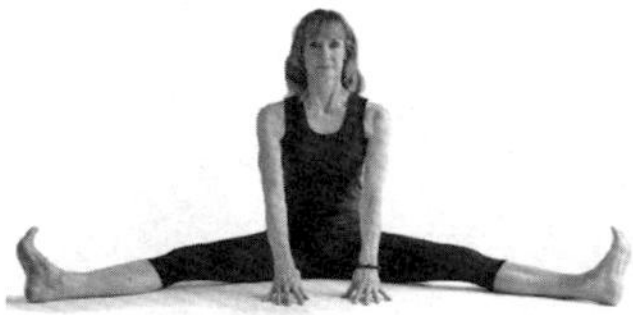

22. 우파비스타 코나사나
호흡 10회. 쭉 뻗은 척추를 그대로 유지한다.

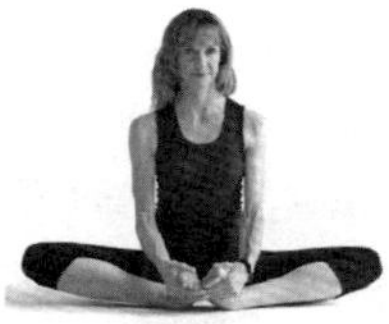

23. 밧다 코나사나
호흡 10회. 쭉 뻗은 척추를 그대로 유지한다.

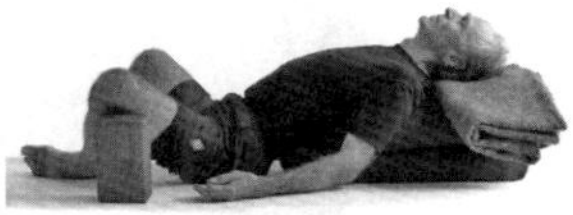

24. 숩타 밧다 코나사나
2분. 등 전체에 보조도구를 받친다.

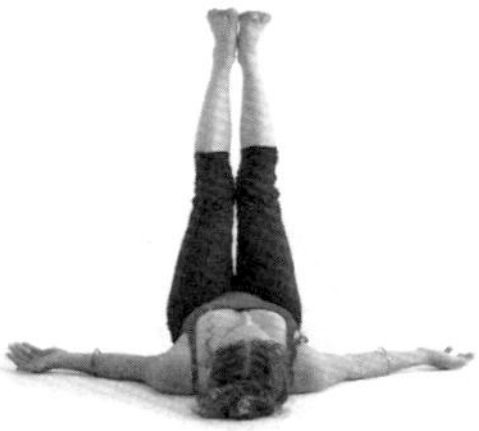

25. 비파리타 카라니
5분. 엉치뼈에 보조도구를 받쳐서 척추의 부담감을 덜어준다.

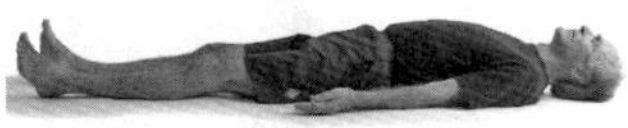

26. 사바사나
5-10분.

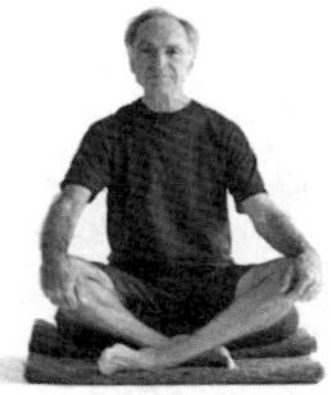

27. 수카사나
명상.

[시퀀스 49] 균형잡기 어려운 고령자를 위한 요가

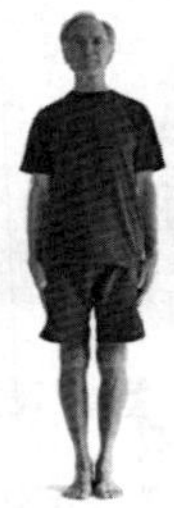

1. 타다사나
1-2분. 인사를 하고 목적을 세운다. 안내를 시작한다.

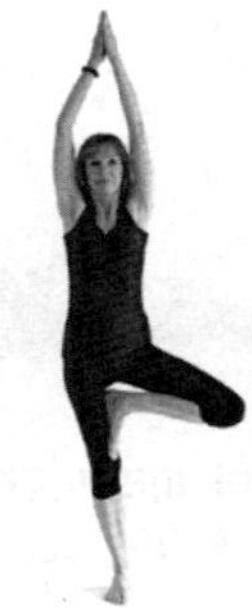

2. 브릭사사나
양쪽 모두 호흡 10회. 벽을 지지대로 이용한다.

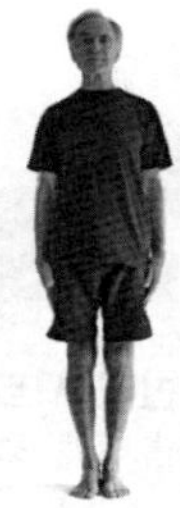

3. 타다사나
호흡 5회.

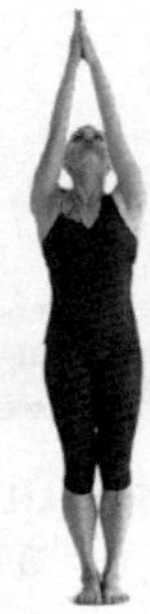

4. 우르드바 하스타사나
호흡 5회.

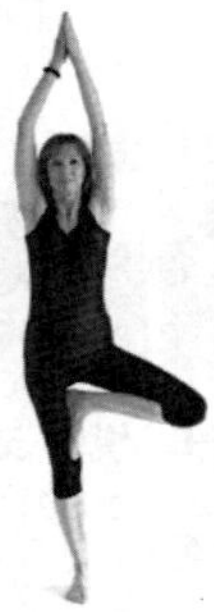

5. 브릭사사나
양쪽 모두 호흡 10회. 벽을 지지대로 이용한다.

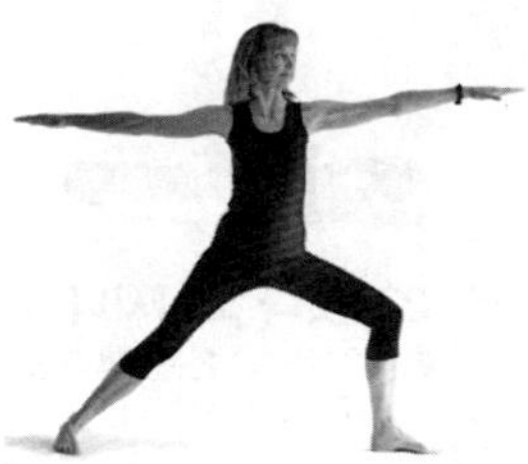

6. 비라바드라사나 II
양쪽 모두 호흡 5회. 프라사리타 자세에서 준비한다.

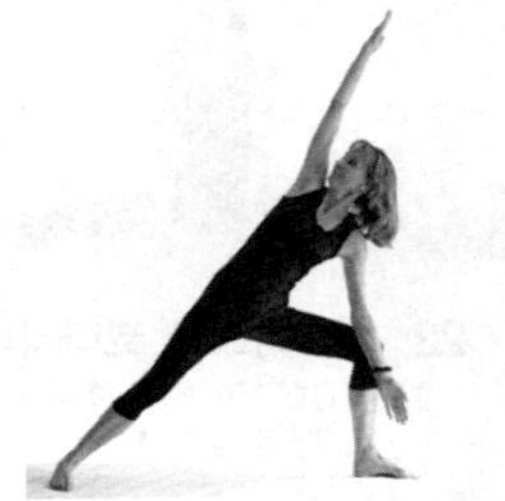

7. 웃티타 파르스바코나사나
양쪽 모두 호흡 5회.

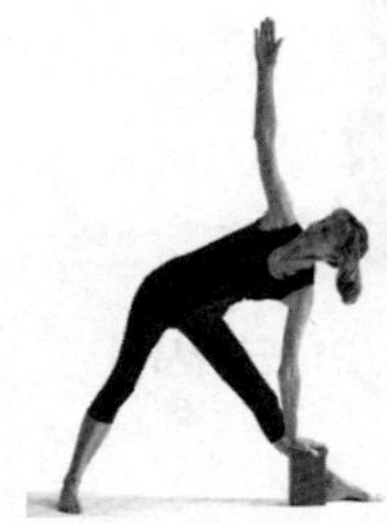

8. 웃티타 트리코나사나
양쪽 모두 호흡 5회.

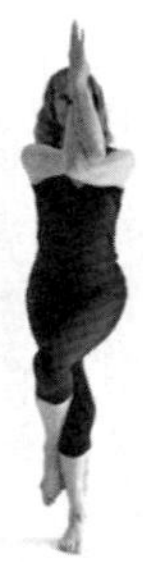

9. 가루다사나
양쪽 모두 호흡 5회.

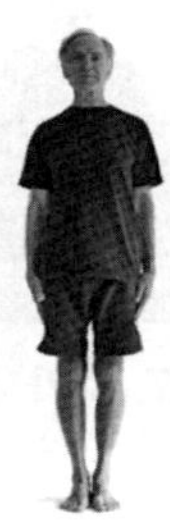

10. 타다사나
호흡 5회.

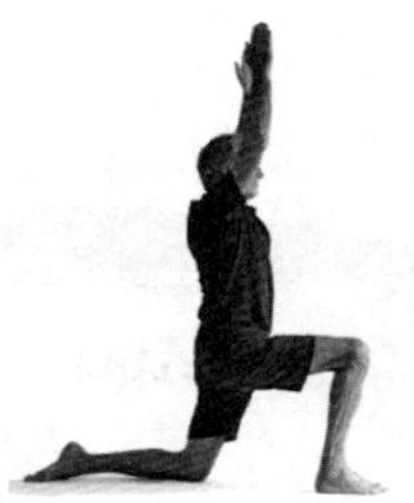

11. 아슈타 찬드라사나의 준비동작
양쪽 모두 호흡 5회.

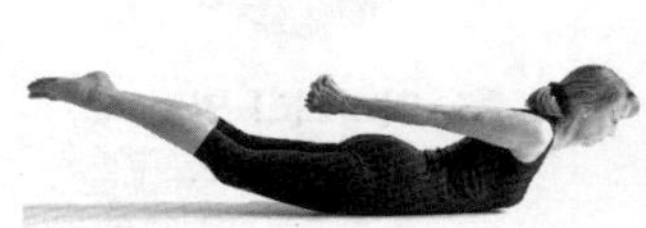

12. 살라바사나 A
호흡 5회. 3회 실시한 후, 두 손을 등 뒤로 잡은 채 호흡을 5회 한다.

13. 세투 반다 사르방가사나
호흡 5회. 3회.

14. 아파나사나
호흡 5회.

15. 숩타 파리바르타나사나
양쪽 모두 호흡 5회.

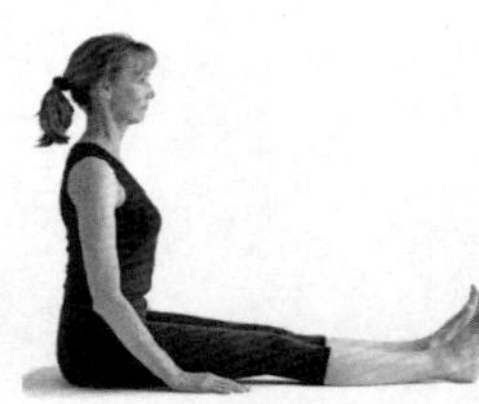

16. 단다사나
호흡 5회.

[시퀀스 49] 균형잡기 어려운 고령자를 위한 요가 (계속)

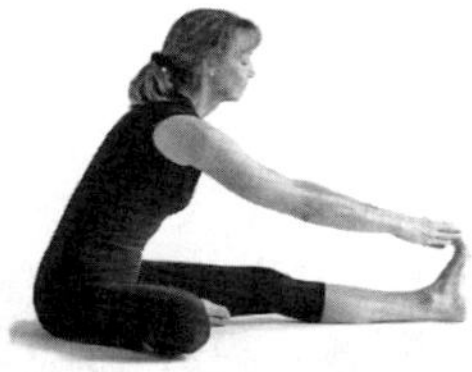

17. 자누 시르사사나
양쪽 모두 호흡 5회.

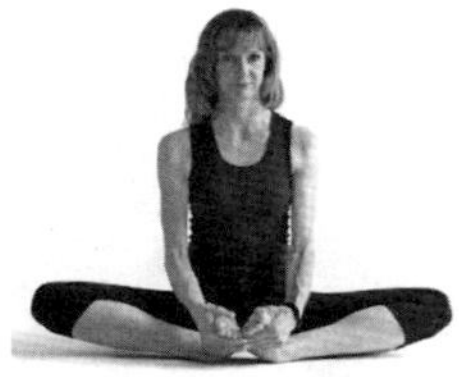

18. 밧다 코나사나
호흡 10회.

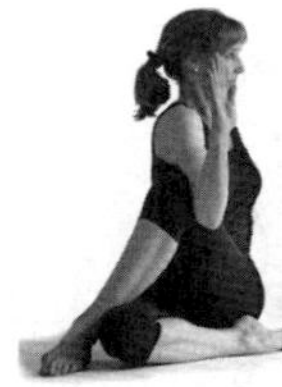

19. 아르다 맛센드라사나
양쪽 모두 호흡 5회.

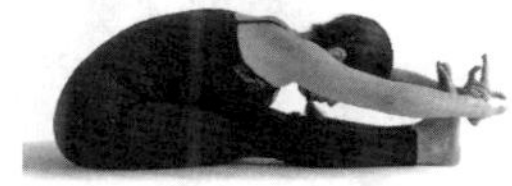

20. 파스치못타나사나
호흡 10회.

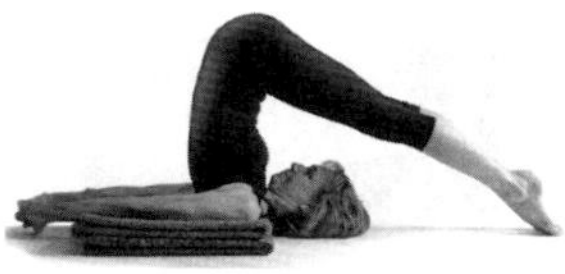

21. 할라사나
호흡 5회. 비파리타 카라니로 대체할 수 있다.

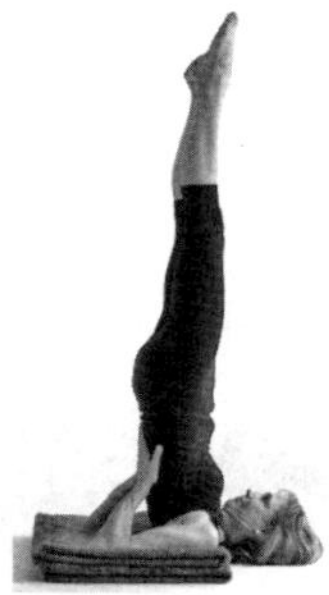

22. 살람바 사르방가사나
2–3분. 비파리타 카라니로 대체할 수 있다.

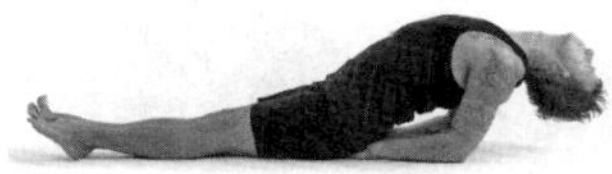

23. 웃타나 파다사나의 준비동작
호흡 5회.

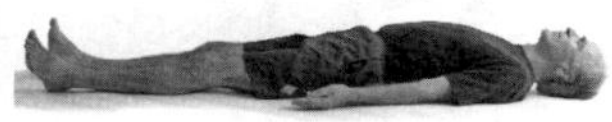

24. 사바사나
5–10분.

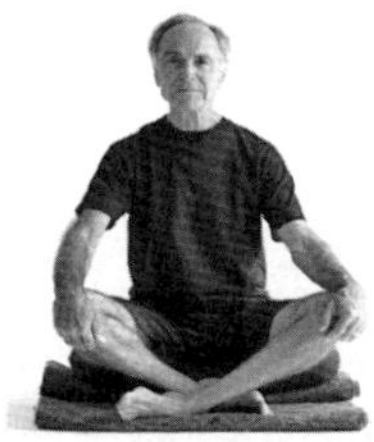

25. 수카사나
명상.

[시퀀스 50] 심장병 개선을 위한 요가

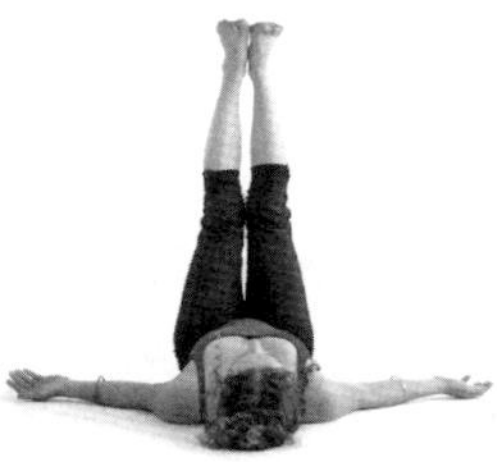

1. 비파리타 카라니
5분. 웃자이 호흡법을 가볍게 실시한다.

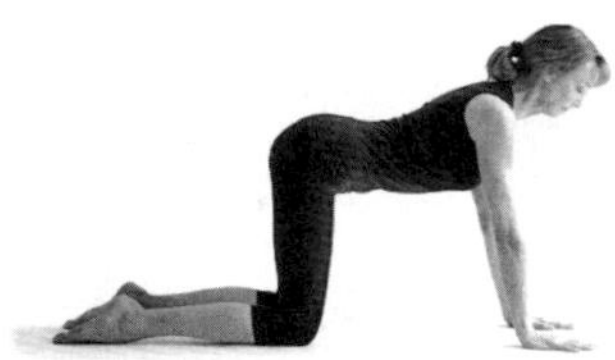

2. 비달라사나
고양이와 개의 자세를 5회 실시한 뒤 발라사나로 쉰다.

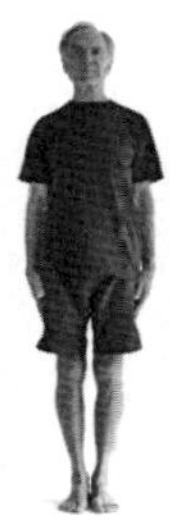

3. 타다사나
1분. 뿌리 내림과 늘림을 탐험한다.

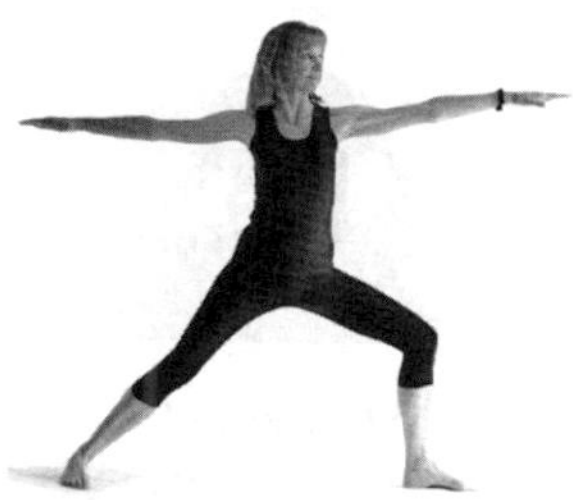

4. 비라바드라사나 II
양쪽 모두 호흡 5–10회.

[시퀀스 50] 심장병 개선을 위한 요가 (계속)

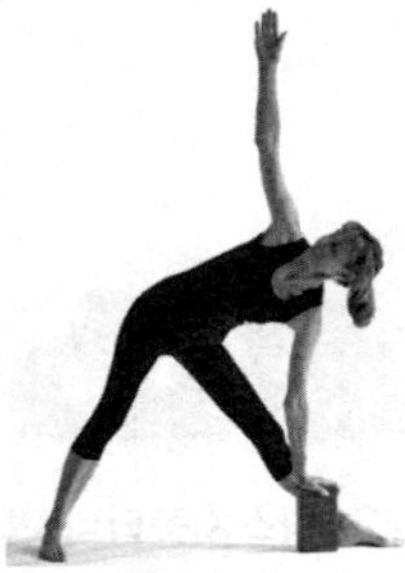

5. 웃티타 트리코나사나
양쪽 모두 호흡 5회.

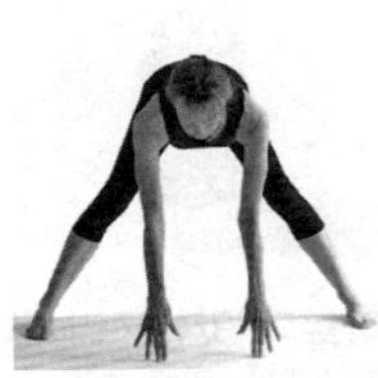

6. 프라사리타 파돗타나사나 A의 준비동작
1분 동안 유지한다.

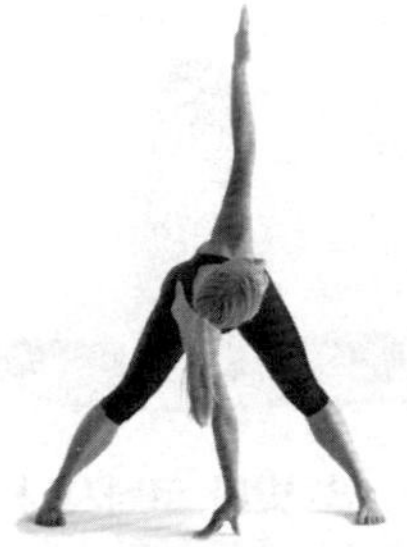

7. 파리브릿타 프라사리타 파돗타나사나
양쪽 모두 호흡 5회.

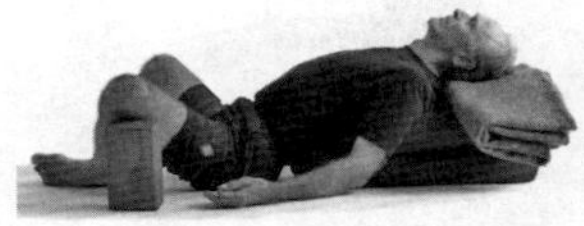

8. 숩타 밧다 코나사나
1분. 깊게 호흡하면서 이완한다.

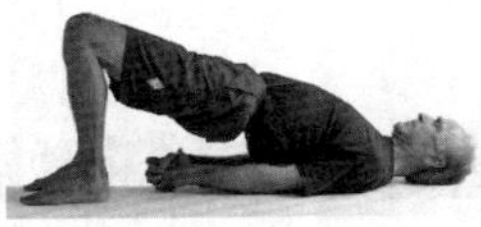

9. 세투 반다 사르방가사나
1분. 2-4회 반복한다.

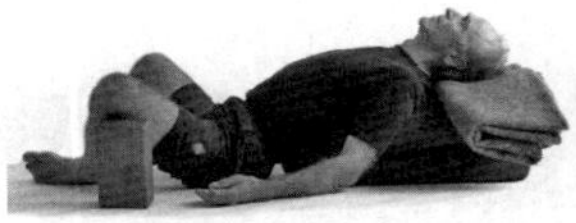

10. 숩타 밧다 코나사나
5분.

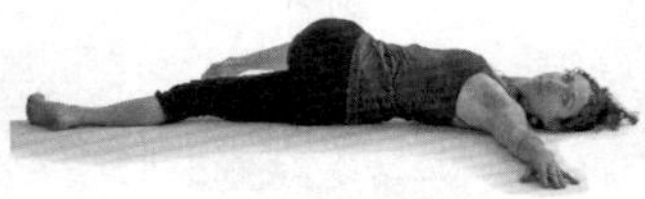

11. 숩타 파리바르타나사나
양쪽 모두 호흡 5-10회.

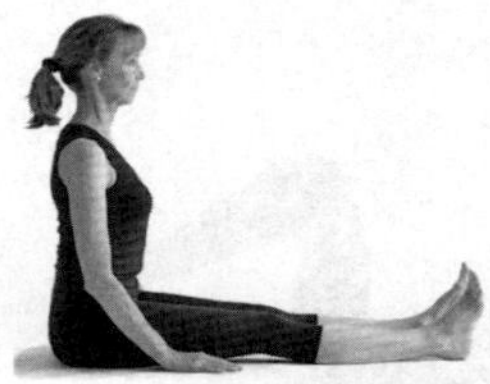

12. 단다사나
1분

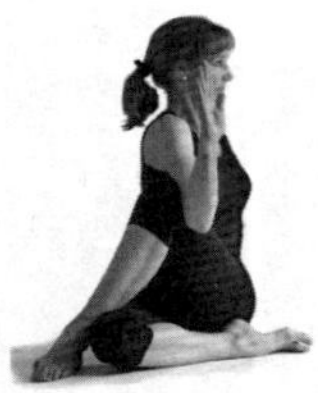

13. 아르다 맛센드라사나
양쪽 모두 호흡 5-10회.

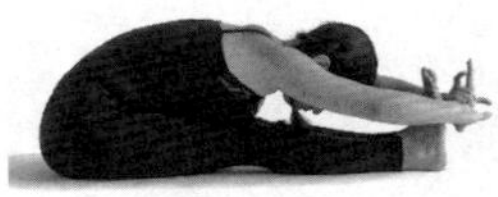

14. 파스치못타나사나
2~3분.

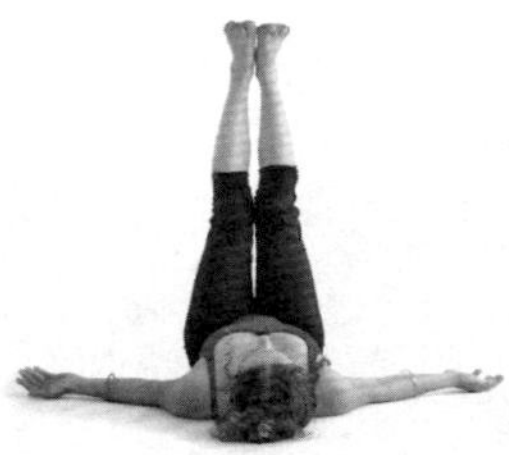

15. 비파리타 카라니
5~10분.

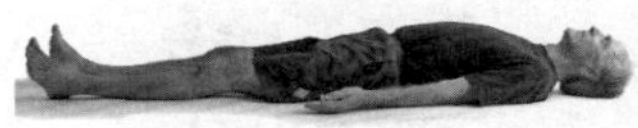

16. 사바사나
5~10분.

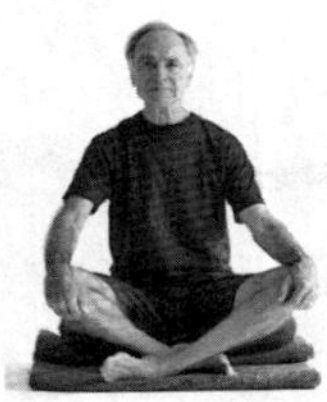

17. 수카사나
나디 쇼다나 프라나야마를 5분 동안 실시한 후 가슴 중심의 명상을 5분 동안 한다.

IV 부

건강과 행복을 위한 시퀀싱

Sequencing for More Radiant Health and Well-Being

제 12 장

정신과 신체의 건강 향상

Cultivating Emotional and Mental Health

이 행복은 내 존재와 주변의 작은 일들의 조화로만 생긴다.
어떤 변화나 감화가 필요치 않는 만족과 행복이 바로 이 느낌.

— 헤르만 헤세(HERMAN HESSE)

지금 우리는 압박감이나 불안감을 아주 흔한 느낌으로 치부하는 세상에서 살고 있다. 미국 심리학회(American Psychological Association)에서 실시한 '미국의 스트레스 연구(Stress in America Study)'에 따르면, 미국 성인의 42%가 압박감을 지난해보다 더 많이 느낀다고 말하고, 75%는 스트레스를 강하게 받는다고 말한다. 압박감으로 생기는 증상들 가운데 가장 높은 비율을 차지하는 것은 불면증(47%)과 짜증이나 분노(45%)와 피로(43%)다. 심지어 아이들(13세 이하는 14%, 13세 이상은 24%)까지도 압박감을 많이 느낀다고 하는데, 이들 가운데 45%의 아이들은 불면증을 앓는다고 말하고, 36%는 두통을 동반한 압박감을 겪는다고 말한다. 성인들이 느끼는 압박감의 주된 원인으로는 돈과 일과 관계와 건강과 가족에 대한 부담감이 있다. 그런데 이런 원인들에 우리는 더 이상 놀라지 않는 것 같다. 오히려 압박감들에 대처하는 방식들을 보면 이상한 것 같다. 왜냐하면 압박감에 대처하는 행동들이 압박감을 증가시키기 때문이다. 압박감을 줄이려고 성인의 35%는 인터넷을 검색하고, 26%는 먹고, 13%는 담배를 피운다고 한다. 이 방법들은 단기 해결책으로 압박감과 불안감을 다

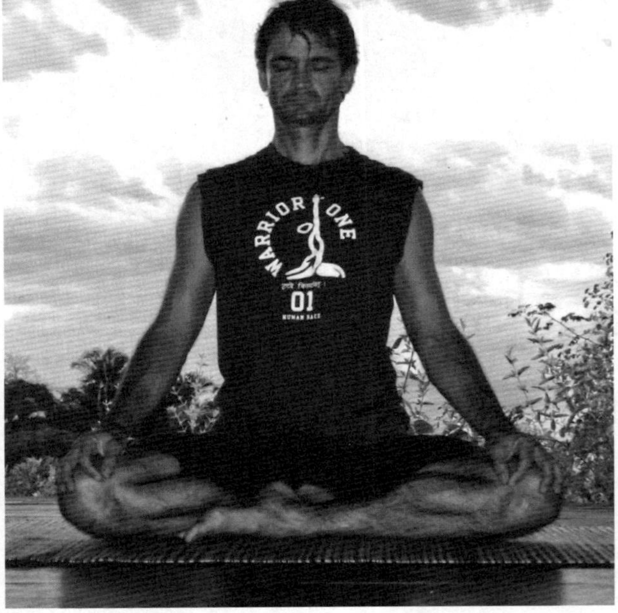

요가는 명료함과 내적 평화를 만드는 기회의 서막이다.

시 불러오는 원인이 될 수밖에 없다.

놀랄 것 없이 제약회사들은 이 상황에서 시장성을 본다. 2010년, 미국에서 제약회사들은 항정신병약과 항우울제를 100억 달러 치나 팔았는데, 같은 해에 약 2천만 명의 미국인들이 요가에 지출한 돈은 그 두 배인 200억 달러다(DeNoon, 2011). 정신과 감정의 불안정으로 의사에게 진찰받은 뒤 약을 복용해야 하는 사람들에게는 약이 필요하겠지만, 대부분의 사람들은 몸-마음을 각성시키는 요가 수련과 같은 지속가능한 방안에서 해결의 실마리를 찾을지도 모른다. 실제로 미국 심리학회의 연구에 따르면, 미국인 가운데 7%가 스트레스를 줄이기 위해 요가에 관심을 갖는다고 한다. 중요한 것은 왜 그들이 압박감을 줄여주는 요법으로 요가를 수련하고 있는가이다.

그런데 이 문제를 다루기 전에 감정적으로나 정신적으로 이상이 있을 때 오는 우울증에 대해서 먼저 생각해보자. 불안증과 우울증은 매우 밀접하게 연결되어 있지만 사람들은 대부분 기분이 저조하거나 우울할 때 불안해하지는 않는다(또는 그 반대다). 말하자면 부정적으로 여기는 슬프거나 가라앉는 느낌이 어떤 상황들을 대처하도록 하는 데 약간 도움이 될 수 있다는 것을 아는 게 중요하다. 인식된 슬픔은 사회적 도움을 끌어당기고, 다른 안 좋은 일을 겪는 것을 진정시켜줄 수 있고, 세계를 더욱 실제적으로 보게 해서 '슬픈 경험이지만 더 현명해지는' 효과를 낳을 수 있다[1]. 하지만 만성적 우울증을 앓고 있다면 우리는 당연히 감정이 안정되고 삶의 깊은 만족감을 얻을 수 있는 방법을 찾고 싶어 할 것이다.

전통적 요가의 관점에서 보면, 불안증과 우울증은 라자스(rajas)적인 감정이 격한 상태나 타마스(tamas)적인 무지한 상태를 반영하는 에너지의 불균형 때문에 생긴다. 라자스적인 상태일 때는 안절부절못하거나 불안하게 되고, 타마스적인 상태일 때는 무기력하거나 의기소침해져 있게 된다. 요가 수련에서는 두 상태를 모두 잡아주는 방향으로 수련을 하게 된다.

- 수련생이 라자스적인 상태에 있다면, 아사나 수련을 평소보다 더 느리게 한다. 굽히기 자세들과 사바나사를 실시한 뒤 오래 유지한다. 사람을 차분하게 해주는 나디 쇼다나 호흡법을 실시하고, 눈을 감은 채 생각이 느려지는 것을 관찰하는 명상을 한다.
- 수련생이 타마스적인 상태에 있다면, 활기차게 계속 이어지는 아사나 시퀀스를 실시한다. 활동적인 젖히기 자세들과 비틀기 자세들을 연속적으로 실시하고, 기운이 넘치게 하는 카팔라바티 호흡법을 실시한다. 눈을 뜬 채 명료하게 한 점을 응시하면서 명상을 한다. 이 때 마음은 완전히 깨어있는 상태이다.

이런 식으로 정규 수업에서는 수련생들의 상태에 따라 요가 시퀀스를 마련해야 할 것이다. 수련생들의 감정적, 또는 에너지의 불균형을 파악하고 그것을 개선해주는 시퀀스들을 개별적으로 내놓아야 한다. 또는 수업에서 전체 수련생들을 대상으로 불안정한 상태를 개선하기 위해 고안된 시퀀스를 제안할 수도 있다. 우리는 다음 네 가지 시퀀스를 제안한다. 처음 두 가지 시퀀스는 압박감을 줄여주는 것이고, 나머지 두 가지는 우울감을 줄여주는 것들이다.

[시퀀스 51] 단순한 이완 수업 : 초급－중급 수련생

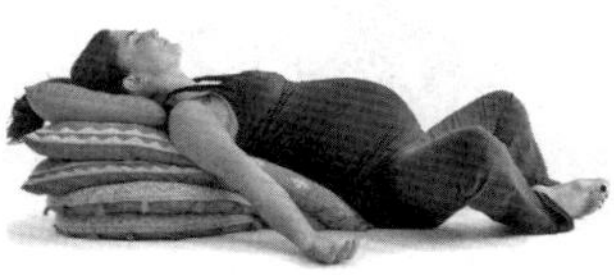

1. 숩타 밧다 코나사나
10분. 등과 머리를 베개받침에 기댄다. 무릎 아래를 블록으로 받쳐서 무릎과 허벅지 안쪽을 이완시킨다.

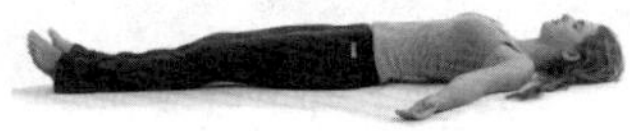

2. 사바나사
5~10분. 담요를 말아서 어깨뼈와 무릎 아래에 놓는다.

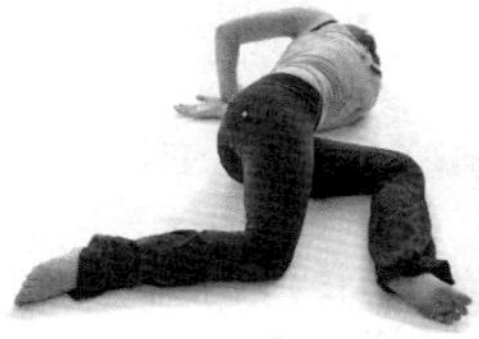

3. 스와스티카사나
양쪽 모두 5분.

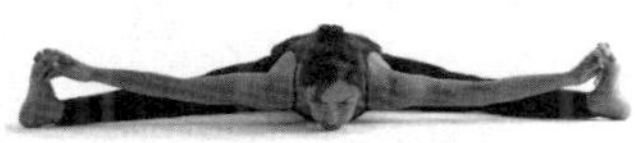

4. 우파비스타 코나사나
5분. 가슴과 이마 밑에 받침대를 놓아서 노력을 하지 않는 상태로 한다.

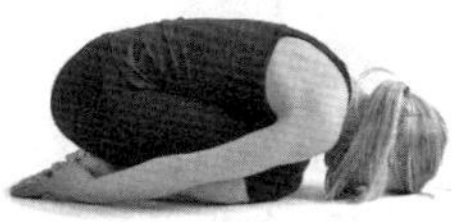

5. 발라사나
2분. 무릎을 양 옆으로 벌린다.

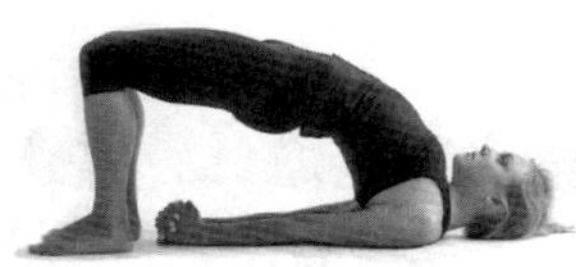

6. 세투 반다 사르방가사나
5~10분. 엉치뼈 아래에 블록을 놓는다.

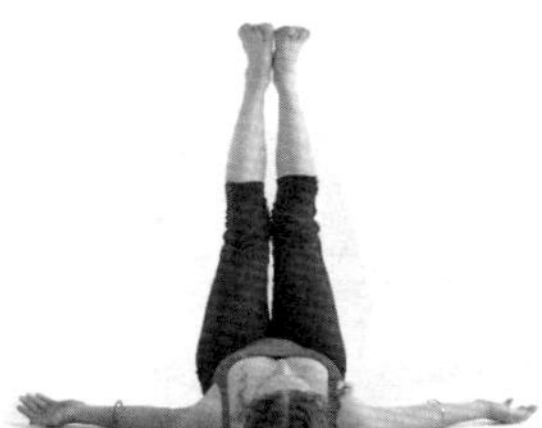

7. 비파리타 카라니
10분. 다리를 끈으로 묶고 두 발 위에 모래주머니를 올려놓는다.

8. 사바사나
5분.

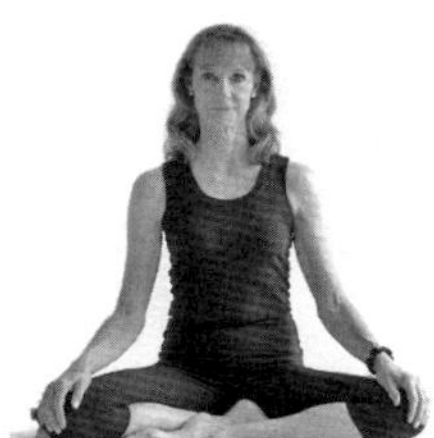

9. 수카사나
나디 쇼다나 프라나야마를 2분 동안 실시한 후, 앉아서 명상한다.

[시퀀스 52] 깊은 이완 수업 : 중급-상급 수련생

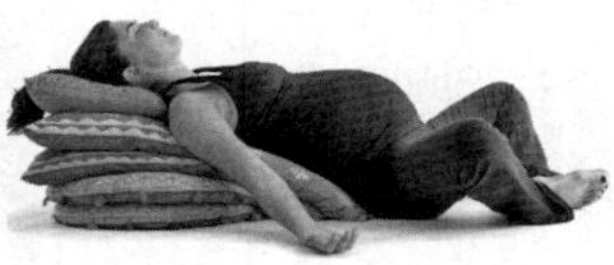

1. 숩타 밧다 코나사나
10분. 등과 머리를 베개 받침에 기댄다. 무릎 아래는 블록으로 받쳐서 무릎과 허벅지 안쪽을 이완시킨다.

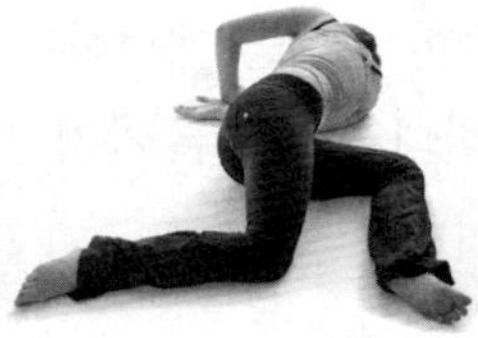

2. 스와스티카사나
양쪽 모두 5분.

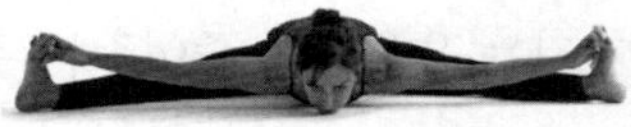

3. 우파비스타 코나사나
10분. 가슴과 이마 밑에 받침대를 놓아서 노력을 하지 않는 상태로 한다.

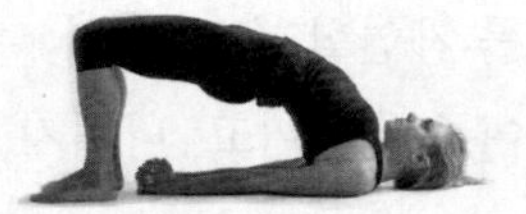

4. 세투 반다 사르방가사나
엉치뼈 아래 블록을 놓고 5분 동안 유지한다. 어깨에 받침대를 넣고 다리를 쭉 뻗는다. 5분 동안 유지한다.

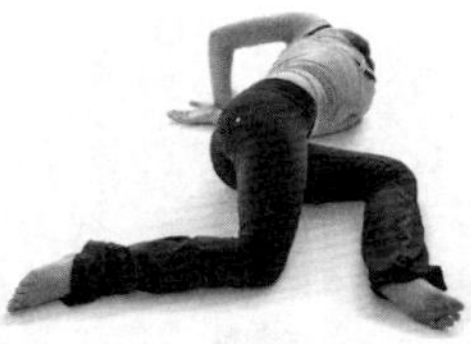

5. 스와스티카사나
양쪽 모두 2분.

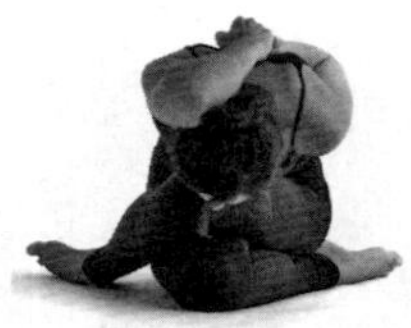

6. 고무카사나
양쪽 모두 3-5분. 팔을 풀어서 바닥에 내려놓는다.

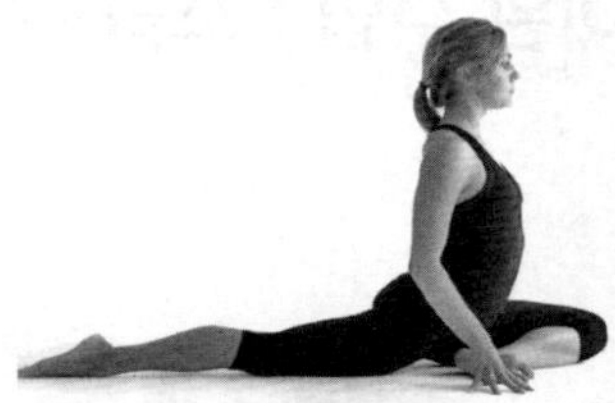

7. 에카 파다 라즈 카포타사나 I
양쪽 모두 3-5분.

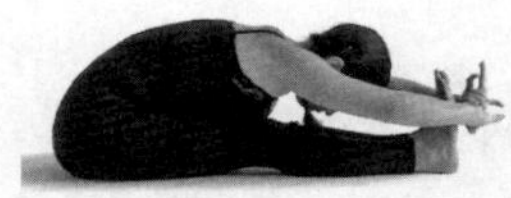

8. 파스치못타나사나
5분. 가슴과 이마 밑에 베개받침을 괸다.

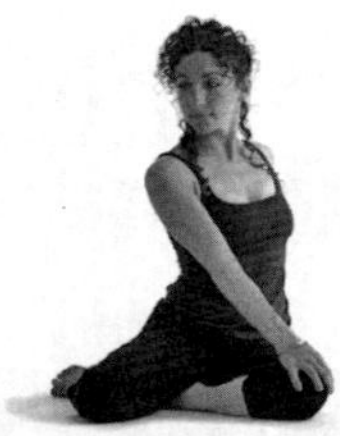

9. 바라드바즈라사나 A
양쪽 모두 10-15회 호흡.

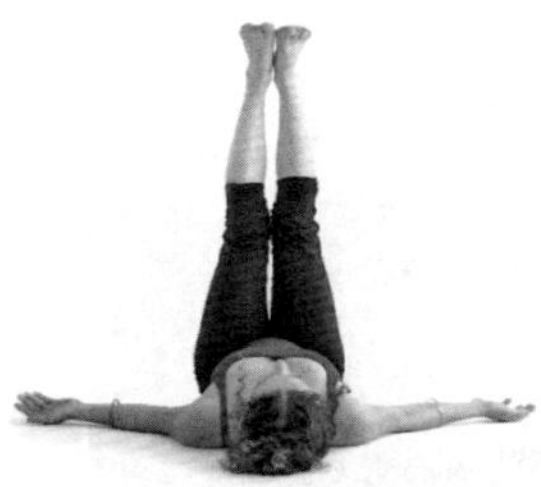

10. 비파리타 카라니
10분. 다리를 끈으로 묶고 두 발 위에 모래주머니를 올려놓는다.

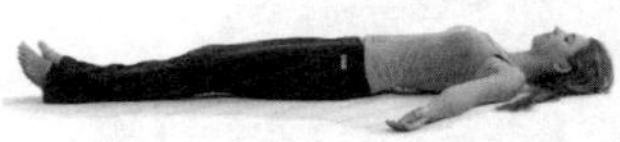

11. 사바사나
5분.

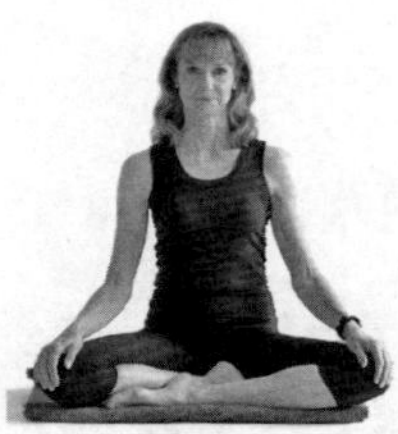

12. 수카사나
나디 쇼다나 프라나야마를 5분 동안 실시한 후, 앉아서 명상한다.

[시퀀스 53] 부드럽게 활기를 주는 수업 : 초급-중급 수련생

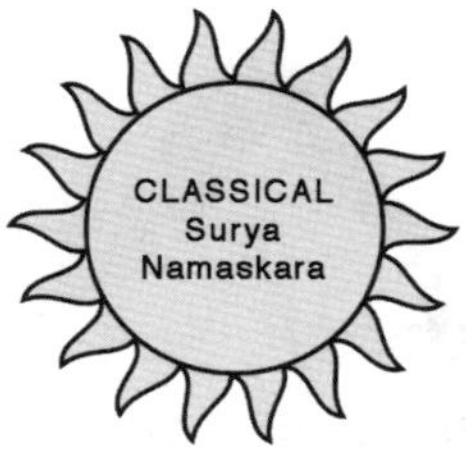

1. 고전적 수리야 나마스카라
2회.

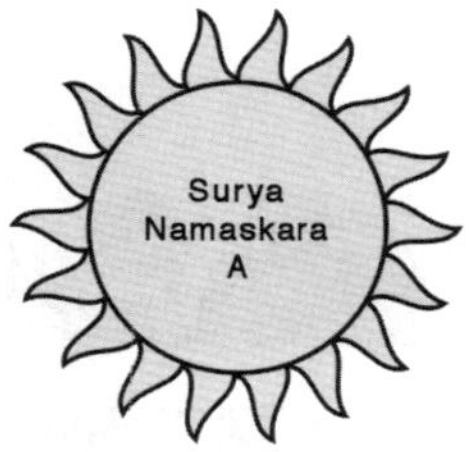

2. 수리야 나마스카라 A
3회.

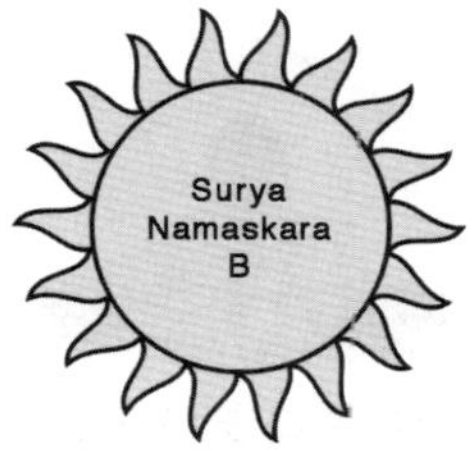

3. 수리야 나마스카라 B
2회.

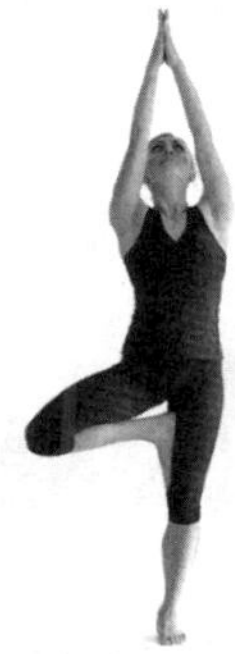

4. 브릭사사나
양쪽 모두 1분씩 실시한 후 반복한다.

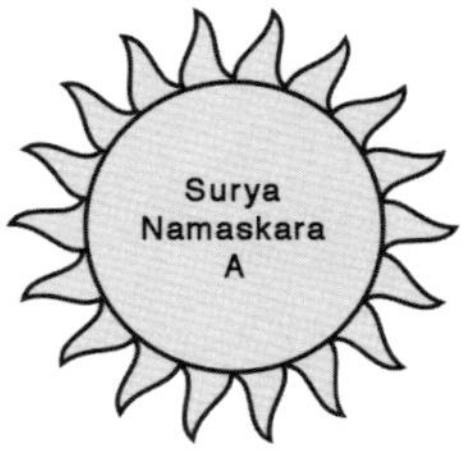

5. 수리야 나마스카라 A
1회. 아도 무카 스바나사나에서 다음 동작으로 전환한다.

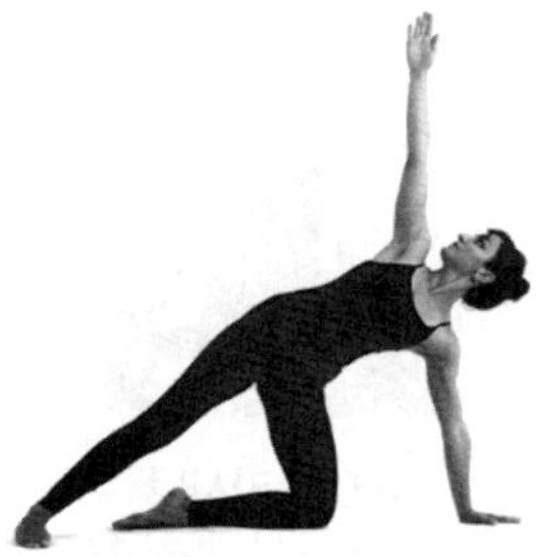

6. 바시스타사나의 준비동작
양쪽 모두 호흡 5-10회. 아도 무카 스바나사나, 타다사나 순으로 전환한다.

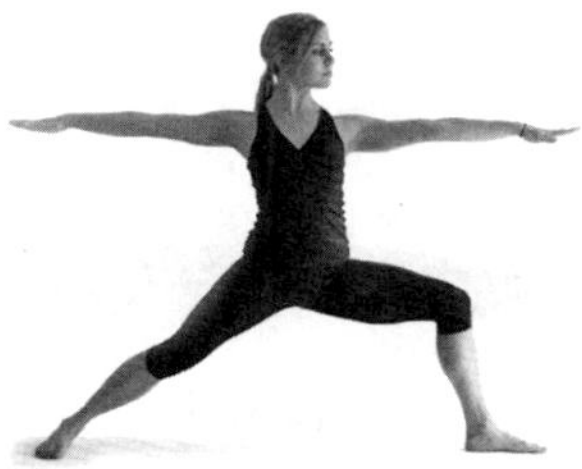

7. 비라바드라사나II
양쪽 모두 호흡 5회.

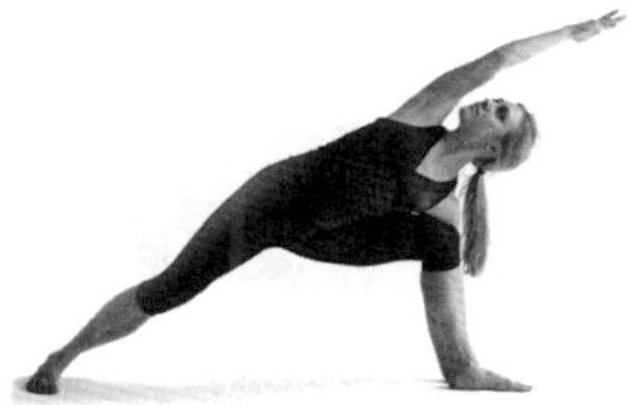

8. 웃티타 파르스바코나사나
양쪽 모두 호흡 5회.

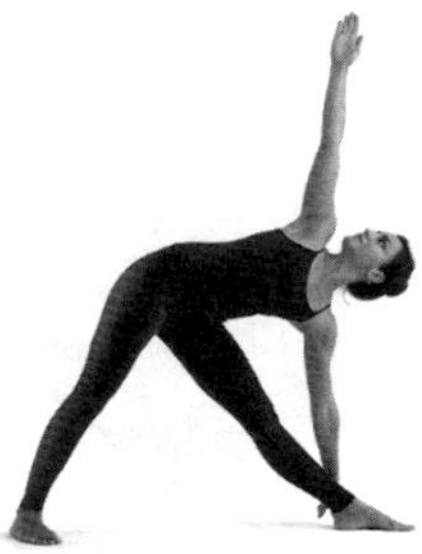

9. 웃티타 트리코나사나
양쪽 모두 호흡 5회.

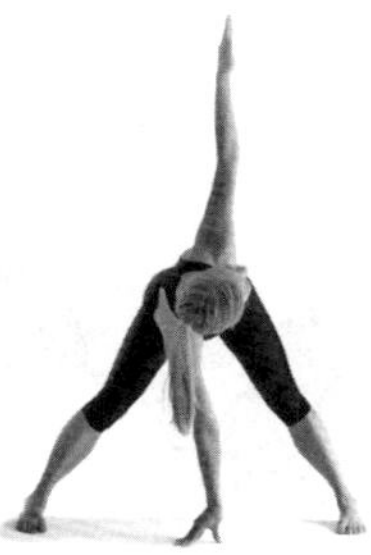

10. 파리브릿타 아르다 프라사리타
양쪽 모두 호흡 10회 실시한 다음, 타다사나로 전환한다.

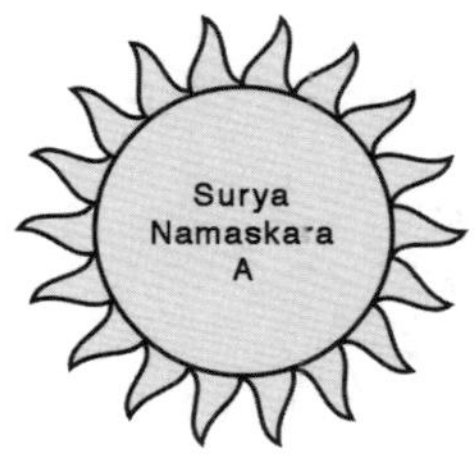

11. 수리야 나마스카라 A
1회를 실시한 뒤 아도 무카 스바나사나를 하고 발라사나로 이동해 쉰다.

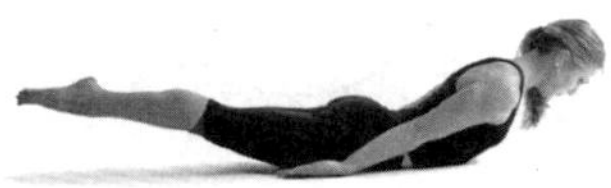

12. 살라바사나 A
들숨과 날숨에 맞춰서 몸을 5회 움직인 다음, 손을 등 뒤로 맞잡은 채 호흡 5회를 한다. 5~10회 호흡하면서 쉰다.

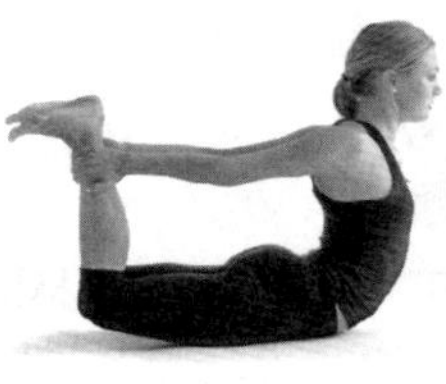

13. 다누라사나
호흡 5회. 1~3회 반복.

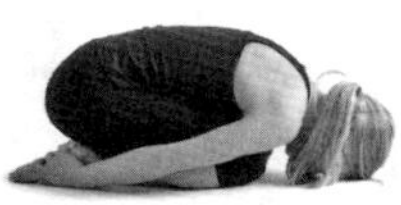

14. 발라사나
호흡 5회.

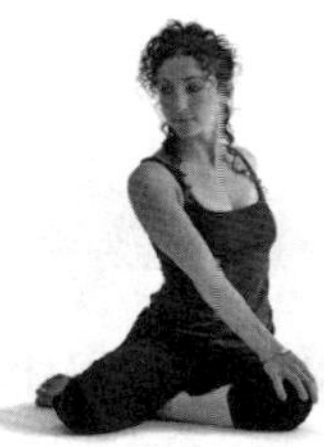

15. 바라드바즈라사나 A
양쪽 모두 호흡 5회.

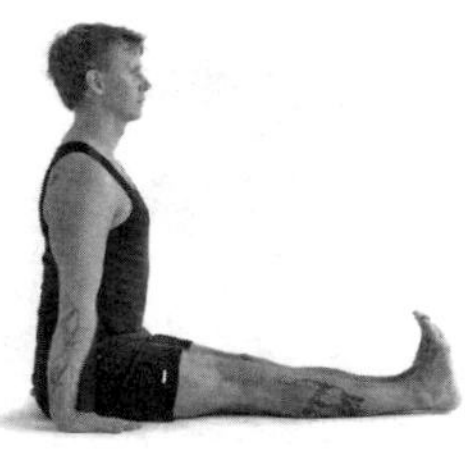

16. 단다사나
호흡 5회.

[시퀀스 53] 부드럽게 활기를 주는 수업 : 초급-중급 수련생 (계속)

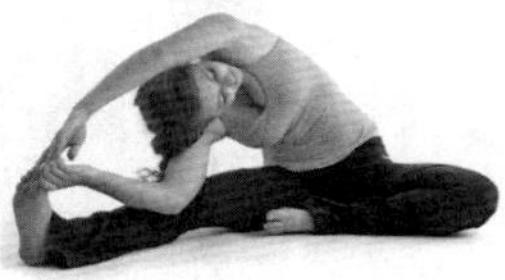

17. 파리브릿타 자누 시르사사나
양쪽 모두 호흡 10회.

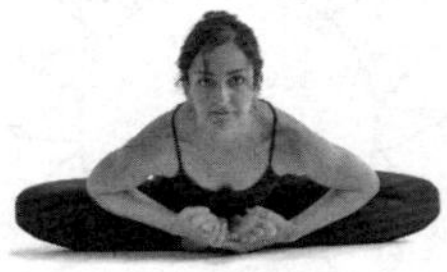

18. 밧다 코나사나
호흡 10회.

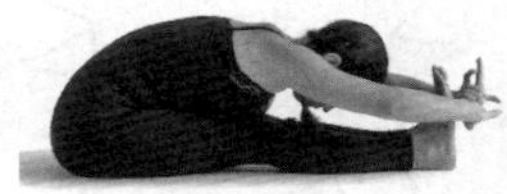

19. 파스치못타나사나
호흡 5회 한 뒤, 다음 동작으로 전환한다.

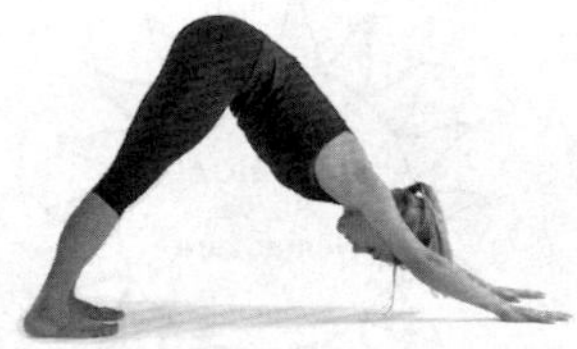

20. 아도 무카 스바나사나
1분.

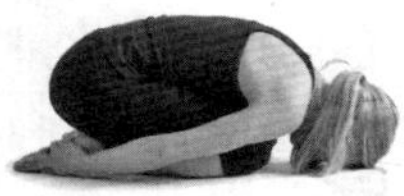

21. 발라사나
호흡 5회.

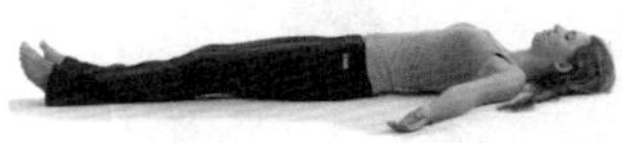

22. 사바사나
5분.

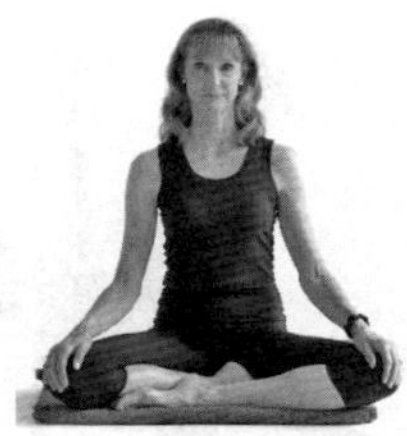

23. 수카사나
5~15분 동안 명상한다.

[시퀀스 54] 부드럽게 활기를 주는 수업 : 중급-상급 수련생

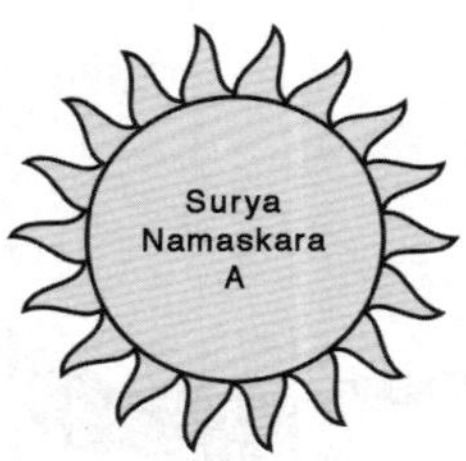

1. 수리야 나마스카라 A
5회.

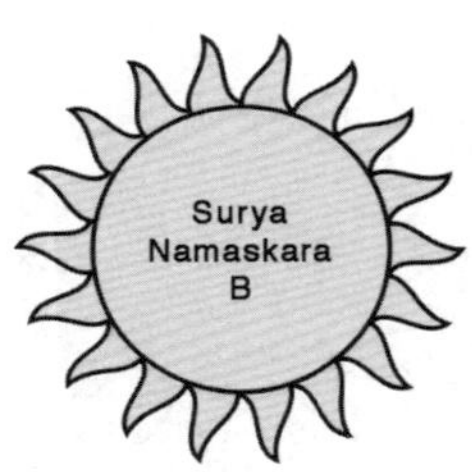

2. 수리야 나마스카라 B
5회.

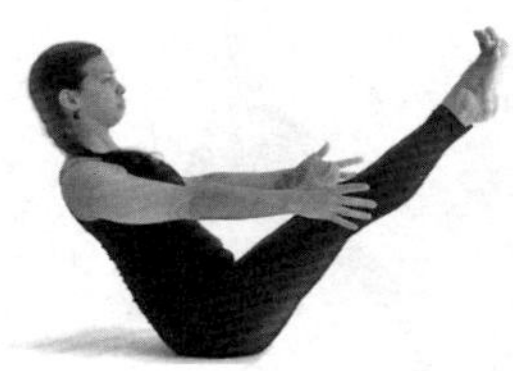

3. 나바사나
호흡을 5회 한 뒤, 다음 동작으로 이동한다.

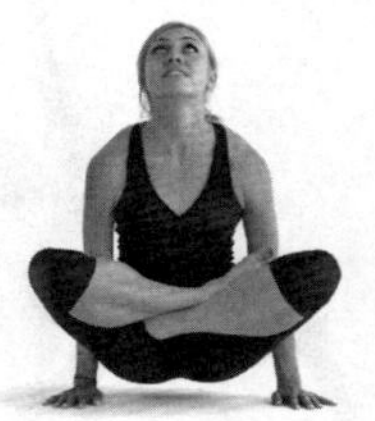

4. 톨라사나
호흡 3~5회 한 다음 3~4를 반복한다. 다음 동작으로 이동한다.

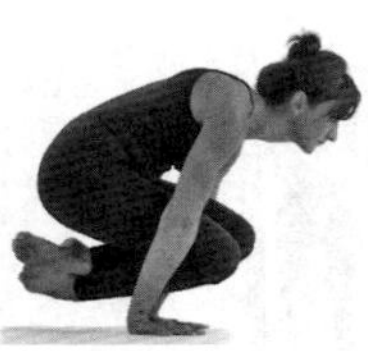

5. 롤라사나
1~5회 호흡을 한 다음 차투랑가 단다사나로 이동한다.

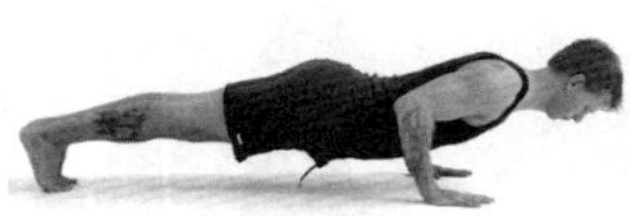

6. 차투랑가 단다사나
1~5회 호흡한 뒤, 다음 동작으로 이동한다.

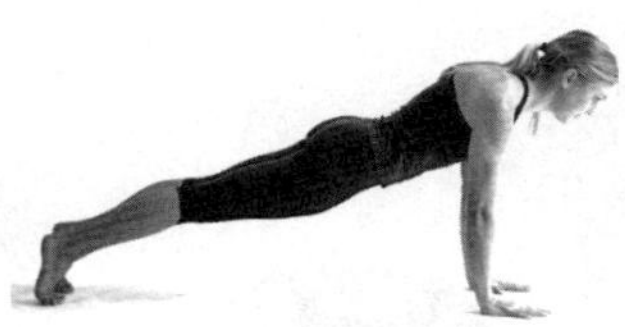

7. 팔라카사나
호흡 5회.

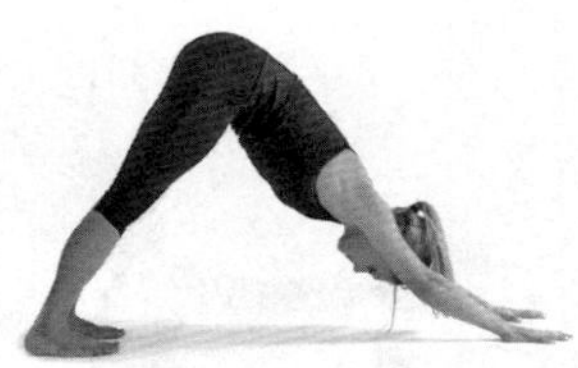

8. 아도 무카 스바나사나
호흡을 5~10회 하거나 이 동작 대신에 발라사나로 쉰다.

[시퀀스 54] 부드럽게 활기를 주는 수업 : 중급-상급 수련생 (계속)

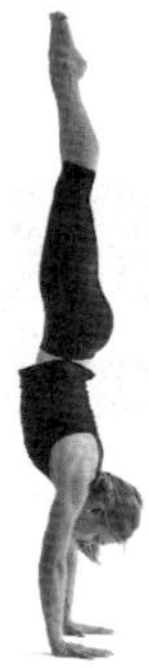

9. 아도 무카 브릭사사나
1분 동안 유지한 뒤 쉬고 2회 반복한다.

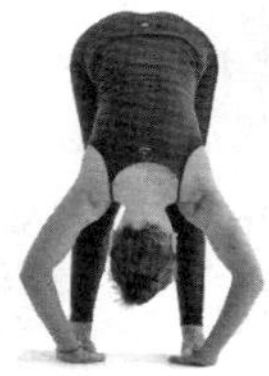

10. 파다 하스타사나
1분.

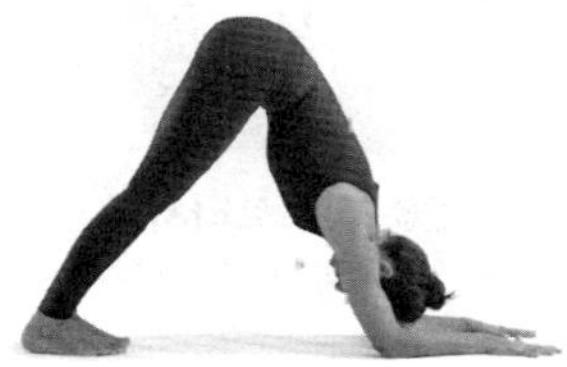

11. 쉬슈라사사나
호흡 5회 하거나 이 동작 대신에 발라사나에서 쉰다.

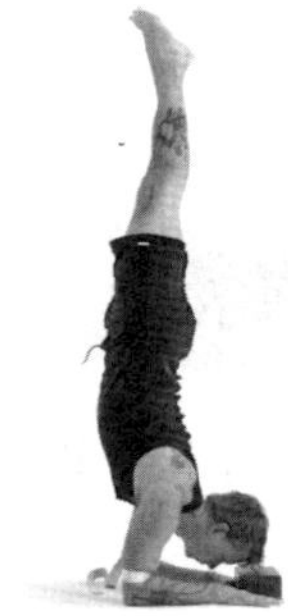

12. 핀차 마유라사나
1분 유지한 뒤 쉰다. 2회 반복한다.

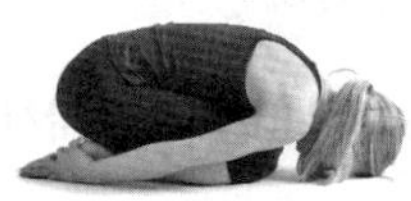

13. 발라사나
1분 동안 쉰다. 아도 무카 스바나사나, 타다사나, 프라사리타 자세로 전환한다.

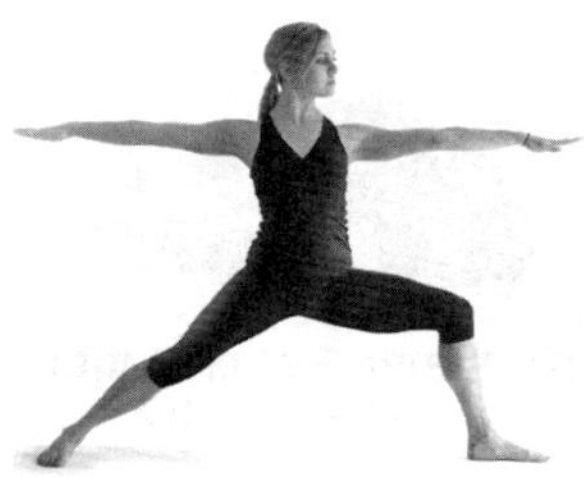

14. 비라바드라사나 II
오른쪽(또는 왼쪽)으로 호흡 10회 동안 유지한다.

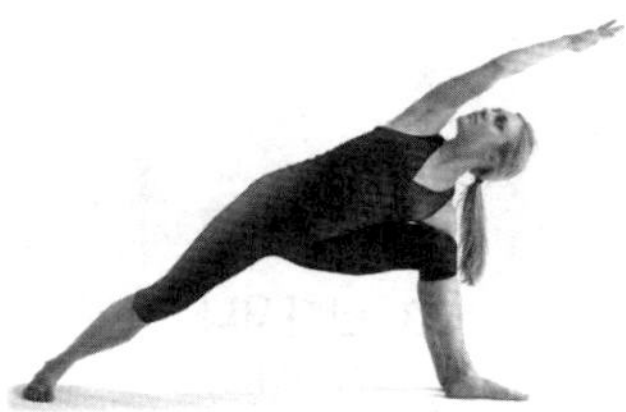

15. 웃티타 파르스바코나사나
호흡 10회 동안 유지한다.

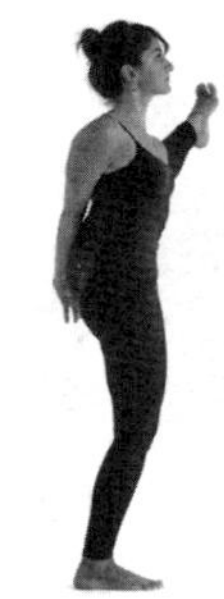

16. 스바르가 드비자사나
호흡 5~10회 동안 유지한 후, 다시 웃티타 파르스바코나사나를 하고 방향을 바꿔 14~16회를 실시한다. 에카 파다 코운딘야사나 또는 차투랑가 단다사나로 전환한다.

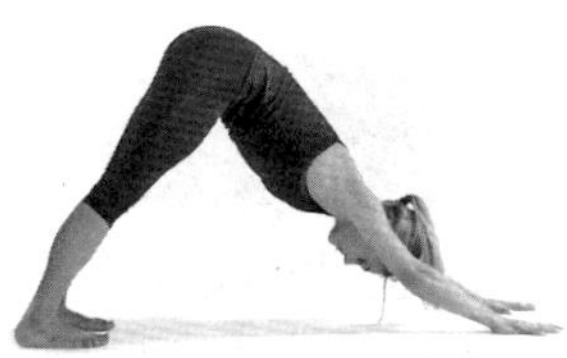

17. 아도 무카 스바나사나
호흡 5회. 앞으로 점프해서 아르다 웃타나사나를 실시한다.

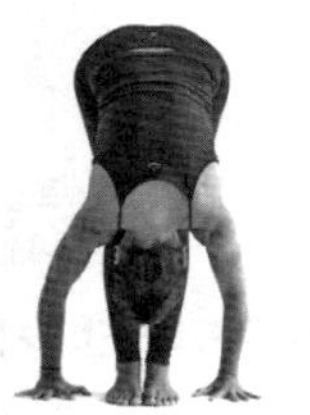

18. 웃타나사
호흡 5회.

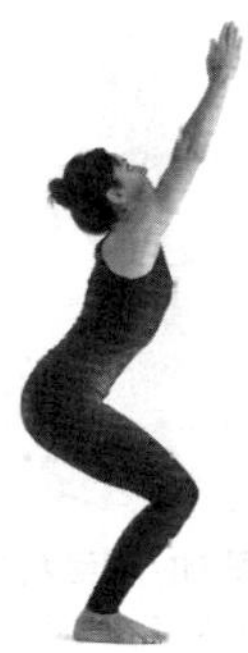

19. 웃카타사나
호흡 5회.

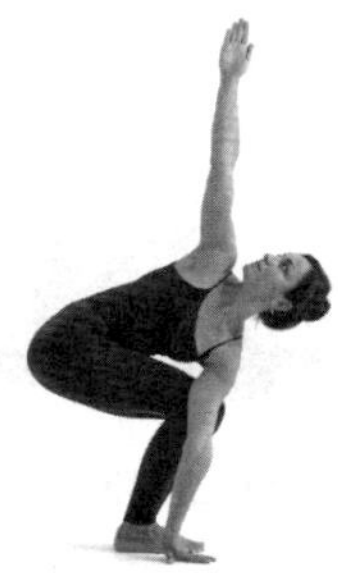

20. 파리브릿타 웃카타사나
양쪽 모두 호흡 5회 한 뒤 타다사나로 선다.

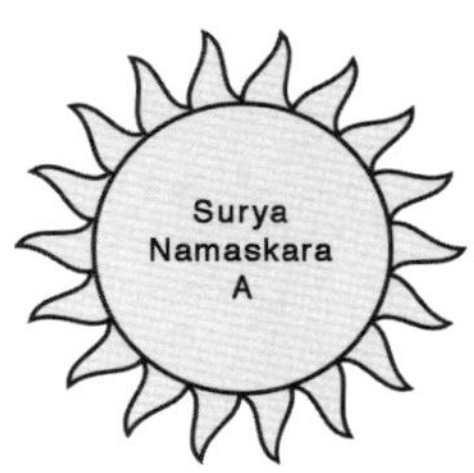

21. 수리야 나마스카라 A
아도 무카 스바나사나에서 1회 호흡을 한다.

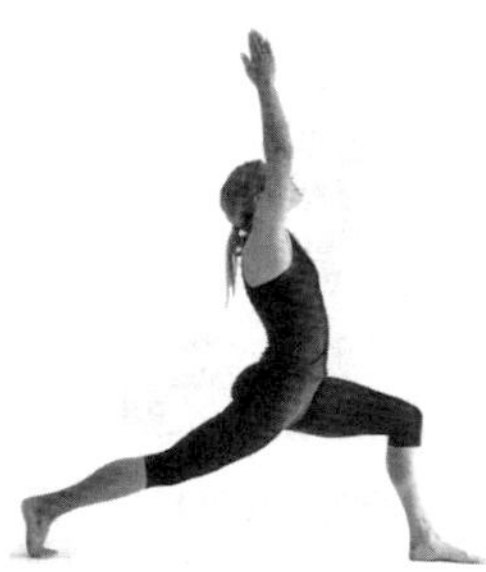

22. 아슈타 찬드라사나
오른쪽(또는 왼쪽)으로 유지하면서 호흡을 5회 한다.

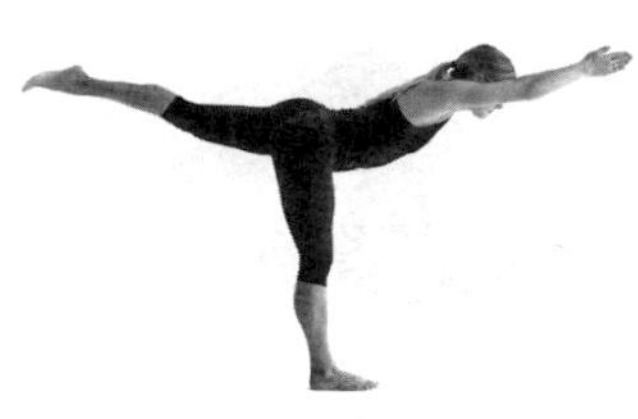

23. 비라바드라사나III
호흡을 5회 한다.

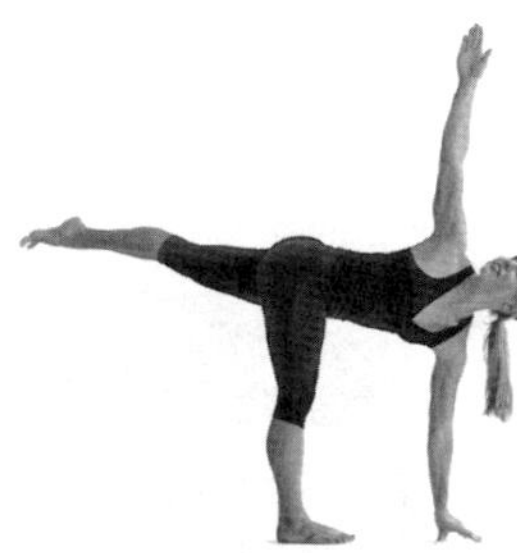

24. 파리브릿타 아르다 찬드라사나
1분. 비라바드라사나III으로 돌아간 뒤 아슈타 찬드라사나를 하고, 빈야사를 하고 방향을 바꿔 22~24회를 실시한다.

[시퀀스 54] 부드럽게 활기를 주는 수업 : 중급-상급 수련생 (계속)

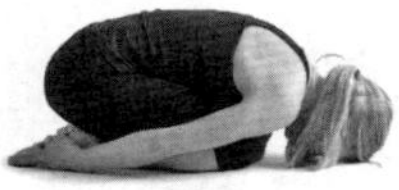

25. 발라사나
1분.

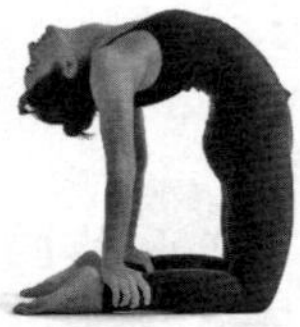

26. 우스트라사나
호흡 5~10회. 1-2회 반복한다.

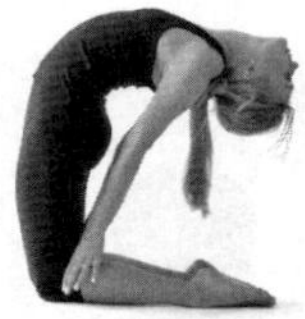

27. 라구 바즈라사나
상체를 뒤로 1~5회 떨어뜨린다. 마지막회에서는 그대로 유지한 채 호흡 5회 한다. 상체를 일으켜서 쉬거나 다음 동작으로 전환한다.

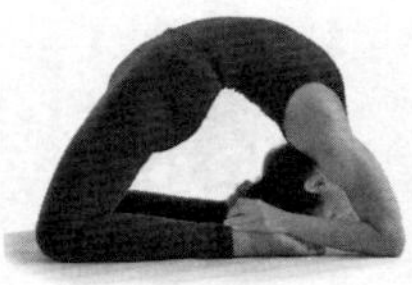

28. 카포타사나
호흡 5~10회.

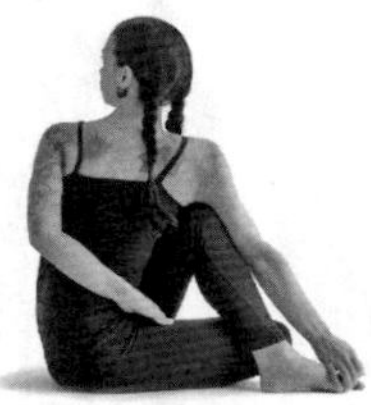

29. 아르다 맛센드라사나
양쪽 모두 호흡 5~10회.

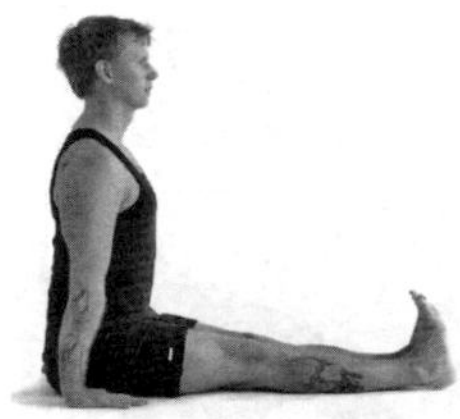

30. 단다사나
호흡 5회.

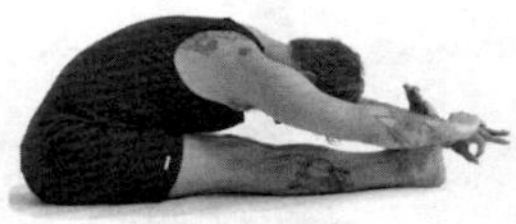

31. 티리앙 무카 에카 파다 파스치못타나사나
양쪽 모두 1~2분.

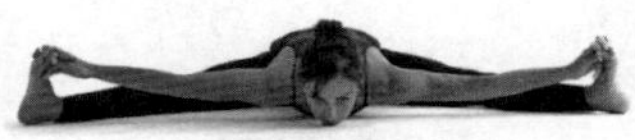

32. 우파비스타 코나사나
호흡 10회.

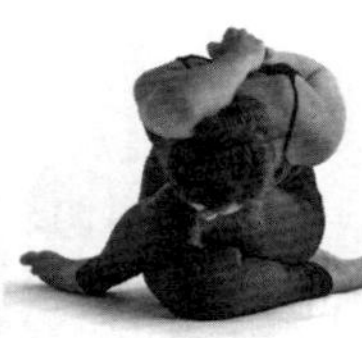

33. 고무카사나
양쪽 모두 호흡 5~10회 한 뒤, 빈야사를 하고 아도 무카 스바나사나를 실시한다.

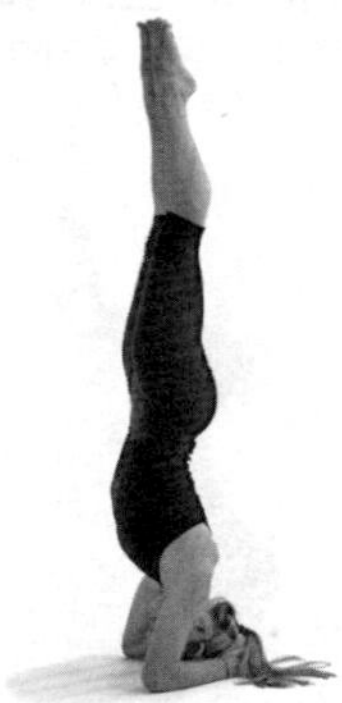

34. 살람바 시르사사나 I
1~5분. 자세를 유지한 채 상체 비틀기를 하고, 양쪽 방향 모두 호흡을 5회 실시한다.

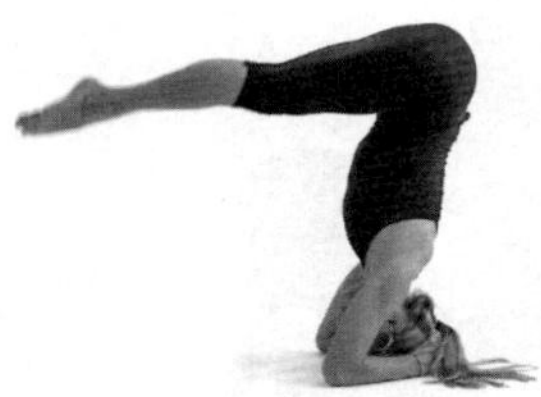

35. 우르드바 단다사나
호흡 5회. 다리를 위로 올려서 시르사사나를 실시한 뒤 쉰다.

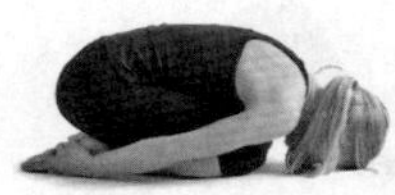

36. 발라사나
호흡 5회. 빈야사를 하고 플롯스로로 등을 대고 눕는다.

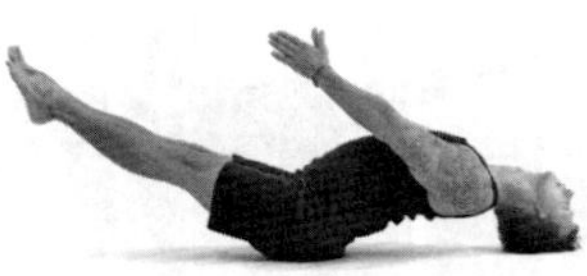

37. 웃타나 파다사나
호흡 5~10회.

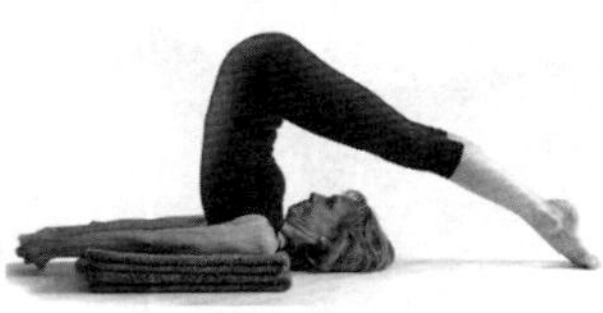

38. 사바사나
5분.

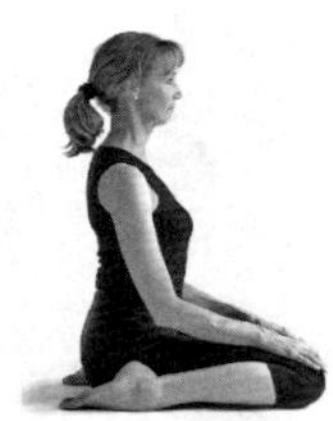

39. 비라사나
카팔라바티 프라나야마를 108회 실시한 뒤, 앉아서 명상한다.

제 13 장

차크라(Chakra) 시퀀스

Chakra Sequences

말로 달리 표현할 수 없었던 것들을
내가 색깔과 형상으로 표현할 수 있음을 알게 되었다.

— 조지아 오키프(GEORGIA O'KEEFFE)

다른 모든 분야에서처럼, 요가라는 분야에서도 차크라(chakra)에 대한 견해가 난무한다. 차크라의 정의에서부터 기능과 개수와 위치까지 수많은 이야기들은 서로 대비되거나 모순되기까지 한다. 심지어 위치라는 말이 적당한 개념인지 묻기도 한다. 차크라와 관련해서 역사나 철학이나 문학 관련 서적들을 살펴보면, 우리에게는 차크라가 다섯 개밖에 없다고 하기도 하고, 몸 구석구석에 무수히 많다고 하기도 한다. 전통적인 요가 관련 서적에서는 모든 나디(nadi, 에너지 통로, 곧 생명의 기운이 순환하는 통로-역주)가 교차하는 지점을 '차크라'라고 말하는 것에서부터 주요한 차크라는 다섯 개 내지 여덟 개라고 말하는 것까지 매우 다양하게 말하고 있다. 그 다섯 개에서 여덟 개의 주요 차크라는 주요한 나디들이 교차하는 지점이고, 우리는 그 지점들을 척추를 타고 올라가는 나선형 위에서 찾을 수 있으며, 이 차크라를 통해 미세한 몸의 정신과 영혼과 에너지의 센터를 갖게 된다. 이제 우리는 차크라와 관련된 시퀀스를 살펴볼 예정인데, 우리가 활용한 차크라 모형은 11세기 무렵에 개발되고 『사트 차크라 나루파나(Sat-Cakra-Narupana)』에서 묘사된 것이다. 이 모형은 가장 널리 활용되는

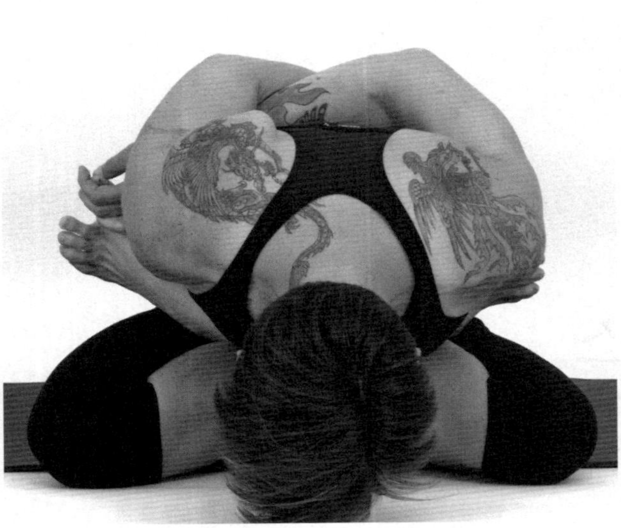

내면으로 향하게 되면 우리는 더 깊고, 더 맑고,
더 향기로운 것을 깨달을 수 있다.

것으로 일곱 개의 차크라를 신성의식이 발산되는 것으로 설명한다(Avalon 1974, 318).

정신적으로 일깨워진 상태에서 눈에 보이지 않는 생명력인 프라나를 몸으로 느낄 수 있듯이, 차크라들도 생명력의 경험과 영적 경험을 통해 초자연적 센터로 편리하게 시각화할 수 있다. 차크라는 손으로 만지거나 엑스 선이나 자기공명영상장치로 감지할 수 있는 물리적 센터가 아니다. 하리쉬 조하리(Harish Johari: 1987, 15)는 "많은 영적 지도자들이 말한 것처럼 몸의 기관이나 위치를 집중적으로 거론하는 것은 오해할 가능성이 있다. 차크라는 물리적인 것이 아니기 때문이다"라고 말한다. 그렇지만 차크라는 신체적인 몸의 주요 신경총들과 관련이 있을지도 모르고, 또 일부 학파가 말하듯이, 몸의 특정 감각과 관련이 있을지도 모른다[1]. 좀 더 일반적으로 차크라는 심리학적, 감정적, 정신적 특징과 관련이 있다. 분석심리학자 칼 융(Carl Jung)은 1932년에 어느 강의에서 "차크라는 지금 이 순간 이미지로밖에 표현할 수 없는, 복잡하고 초자연적인 사실들을 상징한다."라고 역설한다(Shamdasani: 1996, 61). 이 상징들이 가리키는 상관관계들이 유용한 것인지 아닌지는 개인적 수련을 통해서 알아볼 수밖에 없을 것이다.

사람들은 차크라가 신체적인 몸보다 높은 차원에 존재하는 에너지체계에 속한다고 말한다. 또 전통적으로 차크라의 각성은 물질적인 몸을 통해 성취할 수 없으며 집중된 각성수준에서만 얻을 수 있고, 높은 차원의 에너지원을 얼마나 개방하느냐에 따라 달라진다고 한다(Frawley 1999). 우리가 보통의 의식 상태에 있을 때 그 에너지는 활동을 하지 않는다. 의식적 일깨움을 통해 깨어 있을 때, 그 에너지는 우리의 중심을 통과하면서 황홀한 행복감을 불러일으킨다. 이것을 경험하려면, 우리의 신체적, 정신적, 영적 상태의 일면을 상징하는 일곱 개의 차크라가 모두 조화로워야 한다.

우리는 차크라의 모형을 통해 육체와 감정과 영혼이 하나가 되는 전인적 인간으로 통합되는 방법을 깨닫게 된다. 또 다차원적으로 자기를 관찰하고 이해하면서 자기를 더욱 깊이 인식할 수 있게 만들어주는 유용한 아사나 배열법을 얻게 된다. 수업을 완벽하게 만들기 위해 응용하든 자기 인식이나 에너지의 균형에 대한 관심을 고취시키는 것으로 응용하든, 우리는 차크라의 모형을 응용한 수업에서 아사나와 프라나야마를 다양하고 창의적으로 배열할 수 있다. 우리는 여기서 온전히 통합된 수업은 물론 차크라의 균형을 잡아주는 시퀀스들에 대해 살펴볼 것이다.

물라다라 차크라
Muladhara Chakra

물라다라 차크라(Muladhara Chakra, 'mul' 은 '근본' 을, 'adhara' 는 '지지' 를 뜻함)는 우리가 신체적 몸을 단순하게 인식하면서 지구의 힘들이 짜놓은 그물망처럼 되어 있을 가능성이 높다는 것, 즉 현재의 우리의 영적 상태를 상징한다. 근본 차크라(base chakra)라고도 불리는 '물라다라' 는 흙의 요소와 관련이 있다. 음식과 주거와 생계와 같이 삶에 뿌리를 내리는 측면과 관련이 있다. 『차크라 요가(Chakra Yoga)』의 저자인 앨런 핑거(Alan Finger)와 다른 요가책의 저자들은 물라다라 차크라가 골반바닥에 위치한다고 말한다. 땅에 착지하지 못했거나 땅에 너무 딱 달라붙어서 이동성이 떨어지거나 삶의 진행 행로를 잘 찾지 못할 경우, 우리는 그것들이 뿌리 차크라의 불균형을 의미한다고 말한다. 또 책임감이 부족하다거나 불안감을 심하게 느낀다거나 통제 불능 상태가 지속된다거나 돈 문제에 휩쓸리는 경우도 마찬가지다. 땅에 대한 복종을 의미하는 것 같은 굽히기 동작들을 실시하면서 고요함으로 들어가는 것은 물론, 발과 다리와 골반 부위가 땅에 단단히 뿌리내리게 함으로써, 그리고 그것을 감지함으로써 우리는 물라다라 차크라의 균형을 개선할 수 있다. 이렇게 뿌리를 내림과 동시에 그것을 인식하는 가운데, 우리는 인식의 각성을 도와주는 심상화 작업을 통해 신체적 · 감정적 · 정신적 안정감을 더 깊이 느낄 수 있게 된다.

[시퀀스 55] 물라다라 차크라 수업

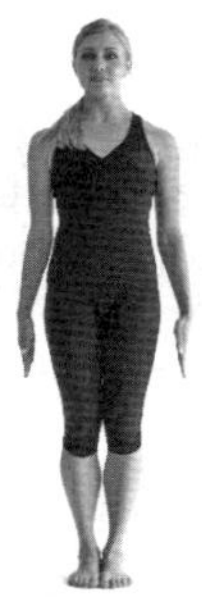

1. 타다사나
3분. 파다 반다, 물라 반다와 골반의 중립과 척추의 중립적 확장과 웃자이 프라나야마를 가르친다. 목적을 세운다.

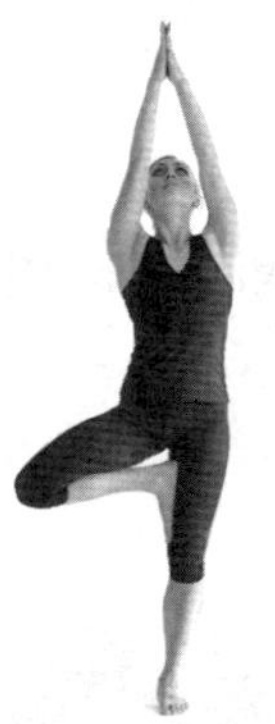

2. 브릭사사나
모든 타다사나에서 배운 특징과 함께 한 발로 서는 것을 도전한다. 물라반다의 중요성을 강조한다.

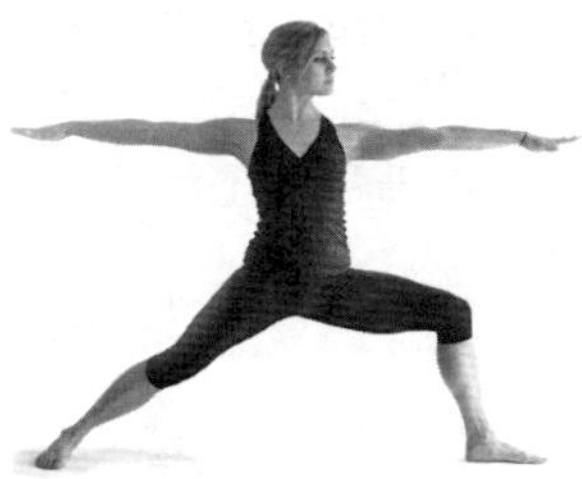

3. 비라바드라사나 II
프라사리타 자세에서 준비하고, 호흡에 따라 앞뒤로 5회 움직인 뒤, 정지한 채 2분 동안 유지한다. 방향을 바꿔서 실시한다.

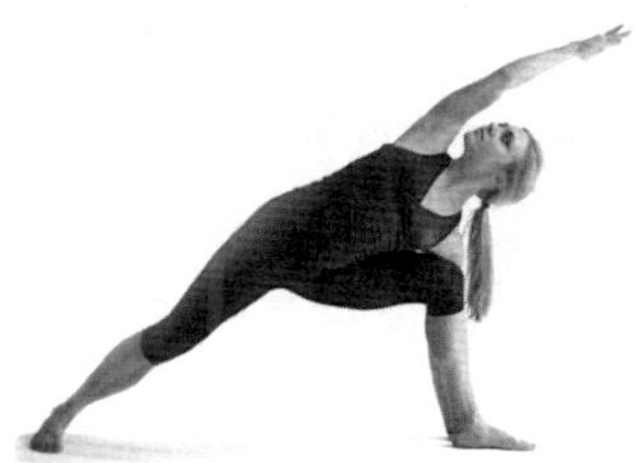

4. 웃티타 파르스바코나사나
양쪽 모두 2분.

[시퀀스 55] 물라다라 차크라 수업 (계속)

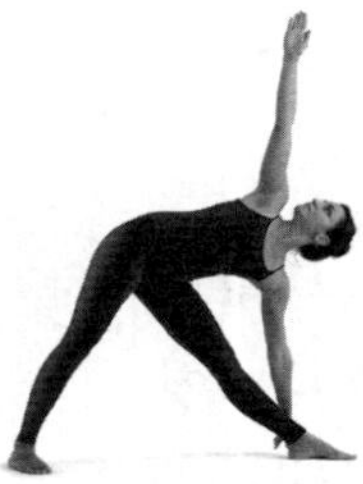

5. 웃티타 트리코나사사나
양쪽 모두 1분.

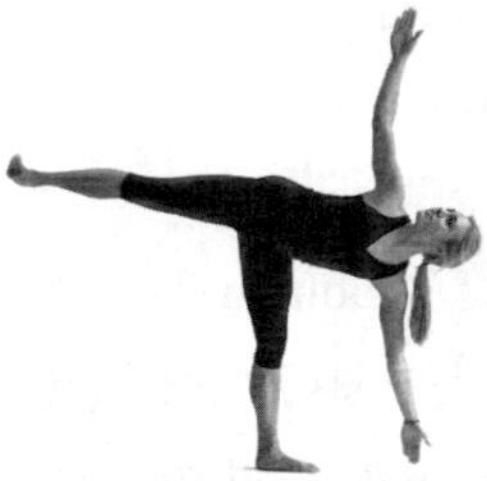

6. 아르다 찬드라사사나
양쪽 모두 1분.

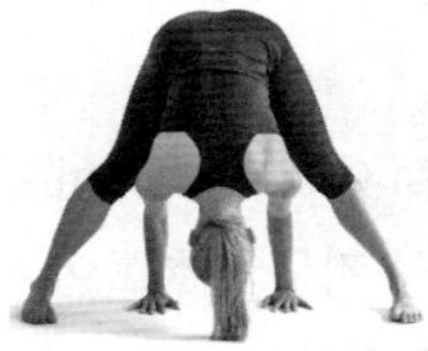

7. 프라사리타 파돗타나사사나 A, B, C, D
각각 호흡 5회씩(B와 C와 D는 부록 B를 참조).

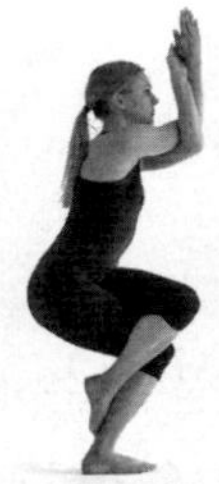

8. 가루다사사나
양쪽 모두 호흡 15회.

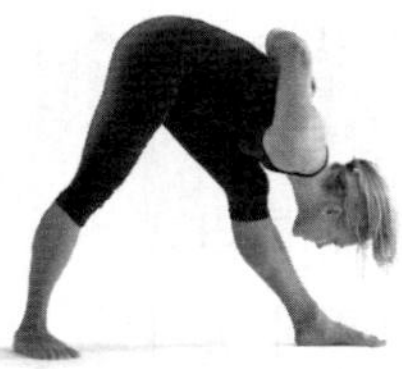

9. 파르스봇타나사사나
양쪽 모두 호흡 5회.

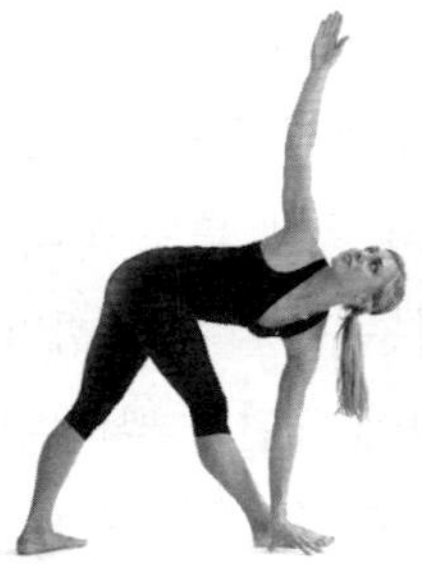

10. 파리브릿타 트리코나사사나
오른쪽(또는 왼쪽)으로 실시해 호흡 5회 한 뒤 방향을 바꿔 실시하거나 다음 동작으로 넘어간다.

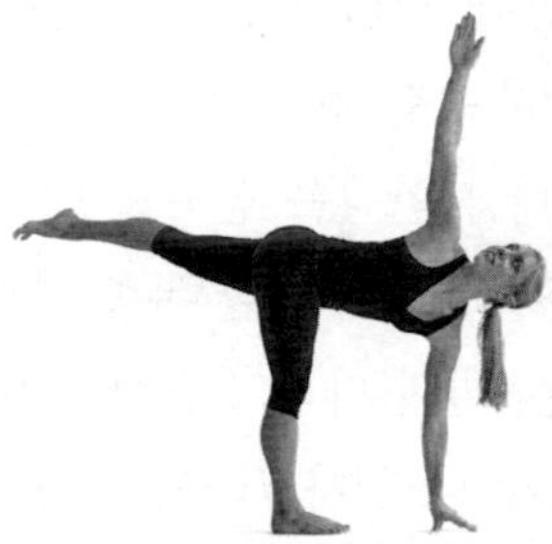

11. 파리브릿타 아르다 찬드라사사나
호흡 5회 한 다음 파리브릿타 트리코나사사나로 돌아가거나 방향을 바꿔 실시한다.

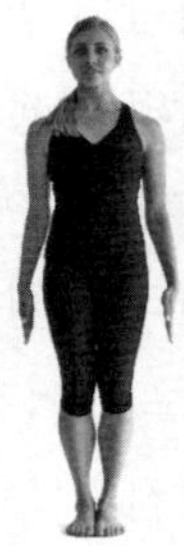

12. 타다사나
호흡 5회. 파다 반다와 물라 반다와 뿌리내림과 늘림을 강조한다.

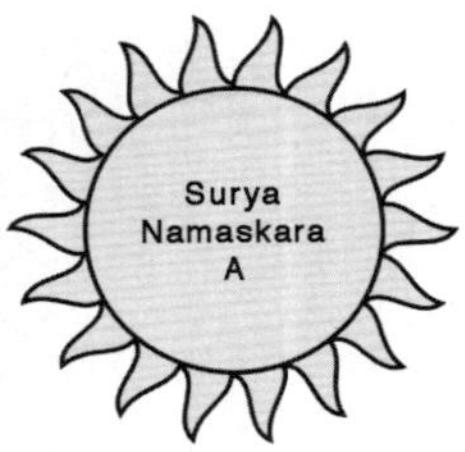

13. 수리야 나마스카라 A
1회 한 뒤, 아도 무카 스바나사에서 호흡을 5회 한다.

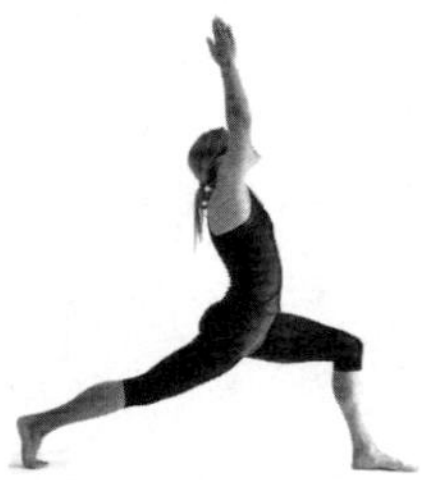

14. 아슈타 찬드라사사나
오른쪽(또는 왼쪽)으로 실시해 호흡 10회 한 뒤 다음 동작으로 전환한다.

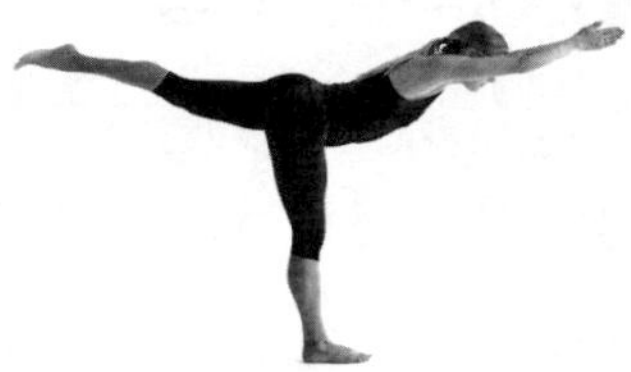

15. 비라바드라사사나III
호흡 5회 한 뒤, 아슈타 찬드라사사나로 가서 쉰다.

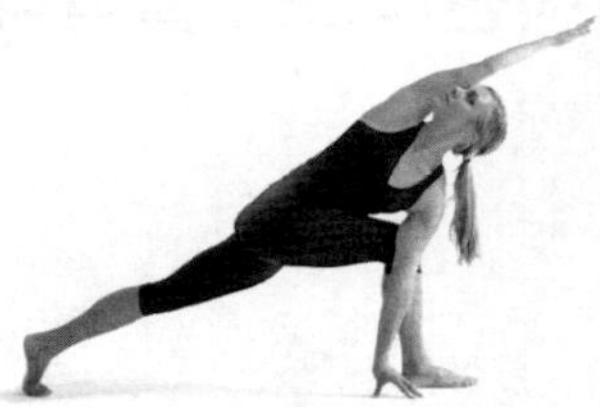

16. 파리브릿타 아슈타 찬드라사사나
호흡 10회 한 뒤, 빈야사를 하고 방향을 바꿔 14~16회를 실시한다.

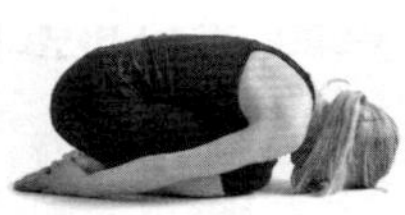

17. 발라사나
호흡 5~10회 한 뒤 등을 대고 눕는다.

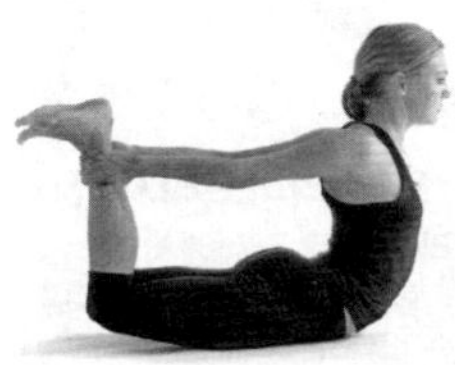

18. 다누라사나
호흡 5회.
1~2회 반복한다.

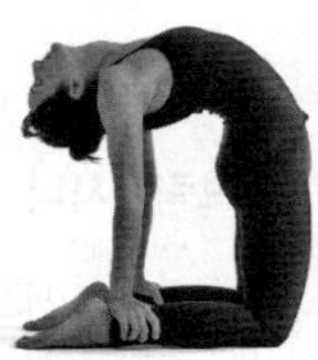

19. 우스트라사나
호흡 5회.
1~2회 반복한다.

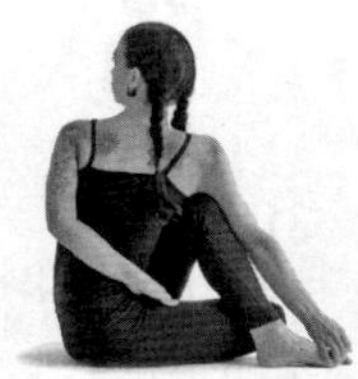

20. 아르다 맛센드라사사나
양쪽 모두 호흡 5회.

[시퀀스 55] 물라다라 차크라 수업 (계속)

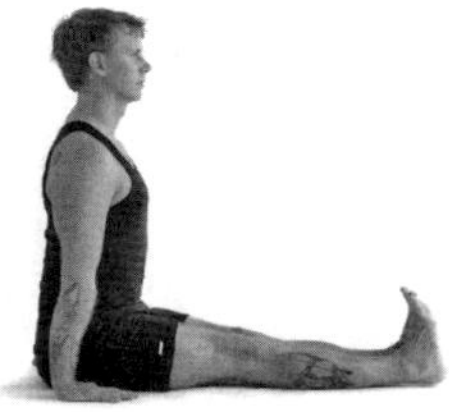

21. 단다사나
호흡 5회.

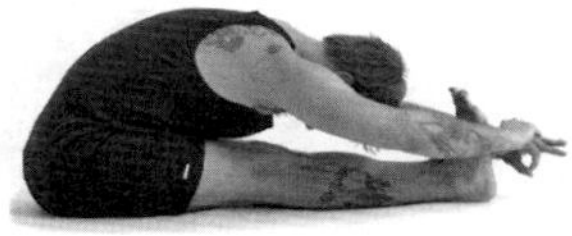

22. 파스치못타나사나
호흡 10회.

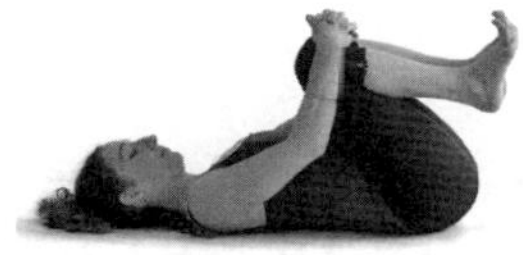

23. 아파나사나
호흡 5회.

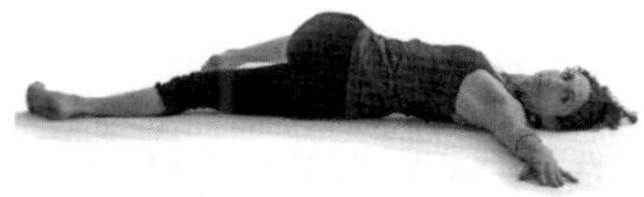

24. 숩타 파리바르타나사나
양쪽 모두 호흡 5회.

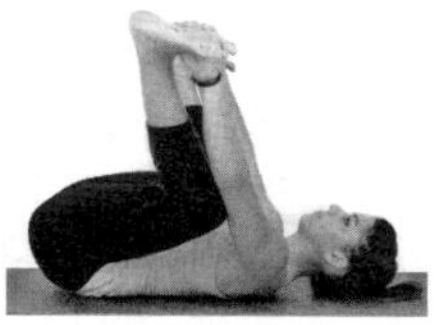

25. 아난다 발라사나
호흡 5회.

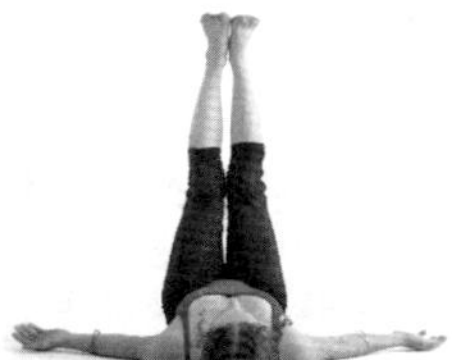

26. 비파리타 카라니
2~5분.

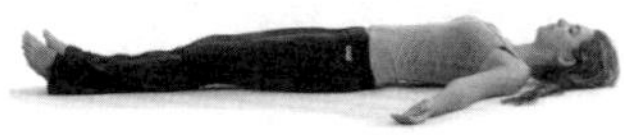

27. 사바사나
5~10분.

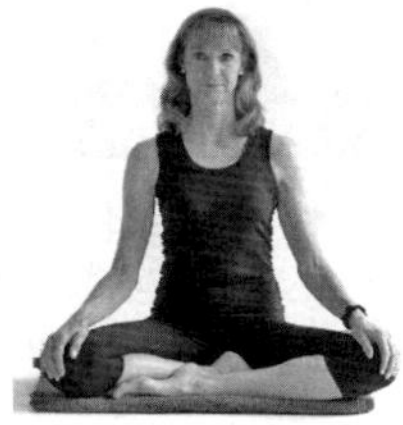

28. 수카사나
명상.

스바디스타나 차크라
Svadhisthana Chakra

스바디스타나 차크라(Svadhisthana Chaka, 'sva'는 자아를, 'adhisthana'는 '거주지'를 뜻함)는 호감과 비호감을 둘러싼 감정들을 상징한다. 또 삶 속에서 끌리는 것과 밀어내는 것을 나타내기도 한다. 물의 요소와 관련이 있는 이 차크라는 밀물과 썰물의 변화처럼 당김과 밀어냄의 변화를 반영한다. 또 생식기관과도 밀접한 관계가 있는데 그 관련성이 성생활로 드러난다. 물라다라 차크라가 조화로울 때 스바디스타나 차크라도 균형을 쉽게 찾는다. 이렇게 두 차크라가 모두 조화를 이룰 때, 우리는 여러 관계들 속에서 자신을 창조적으로 표현하게 되고 만족감도 오래 유지하게 된다. 생활하면서 어떤 것(이것이 요가일 수도 있음)에 쉽게 중독되거나 강박적이 되거나 의욕을 상실하거나 관계를 지속하기 어렵다면, 그것은 스바디스타나 차크라가 균형을 이루지 못했기 때문이다. 이 차크라의 균형을 맞추려면 먼저 어떤 생활방식과 감정패턴이 우리를 성적 쾌감과 성생활과 창조성과 연애관계 속으로 몰아넣는지 인식해야 할 것이다. 이런 인식을 바탕으로 요가 수련 시간에 자신이 어떤 연결동작들을 쉽게 해내는지 알아차리면서 일상의 패턴을 찾아내게 된다. 수리야 나마스카라(태양 경배)와 같이 부드러운 연결 시퀀스들은 우리 몸의 순환을 자극하고 우리로 하여금 무언가를 창의적으로 표현하도록 한다. 창조적인 에너지의 단순한 흐름과 맛을 즐기도록 우리의 마음을 열게 한다. 또한 아사나를 실시할 때마다 호흡과 에너지적인 동작들을 활용하는 법에 더욱 깨어있으면, 우리는 스바디스타나 차크라 속에서 일어나는 유동적인 각성을 인식하게 된다. 우리 존재의 전 영역, 특히, 관절 및 순환이 잘 일어나지 않는 부분까지 각성된 에너지를 균등히 맞추게 된다.

[시퀀스 56] 스바디스타나 차크라 수업

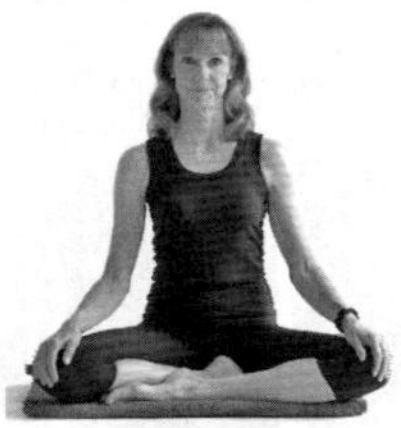

1. 수카사사나
2~3분. 인사를 하고 목적을 세운다. 안내를 시작한다.

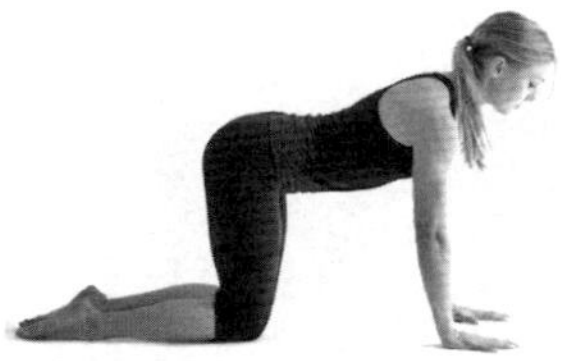

2. 비달라사나
고양이와 개의 자세를 10회 한다.

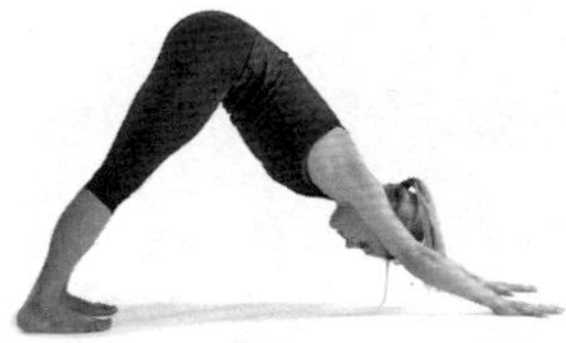

3. 아도 무카 스바나사나
10회 호흡하면서 자전거를 타듯이 다리를 뒤로 뻗는다.

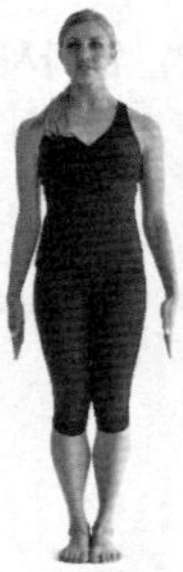

4. 타다사나
호흡 5회.

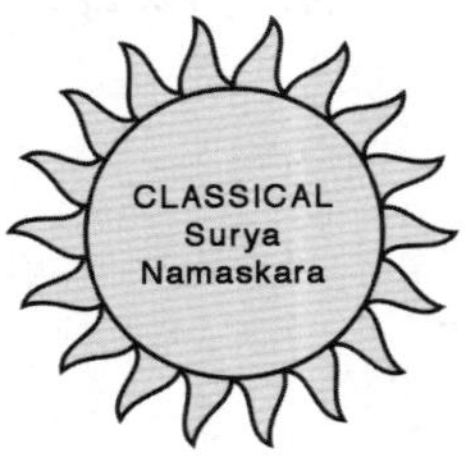

5. 고전 수리야 나마스카라
3회. 첫 번째의 살라바사나 B에서 오른쪽과 왼쪽 어깨를 번갈아가면서 올렸다 내렸다 하며 척추를 회전한다. 태양경배 3회.

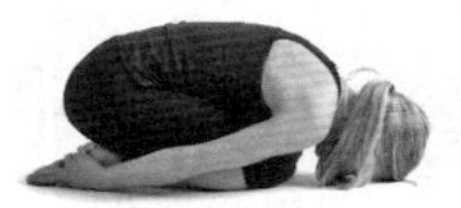

6. 발라사나
호흡을 5~10회 하거나, 아도 무카 스바나사나로 쉰다.

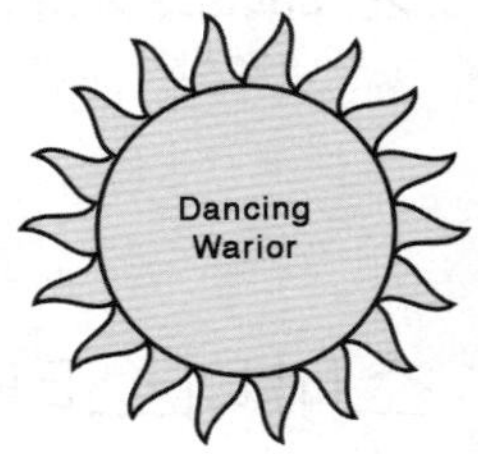

7. 댄싱 워리어
5회.

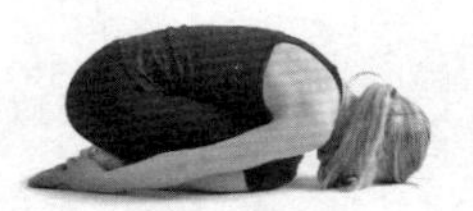

8. 발라사나
5~10회.

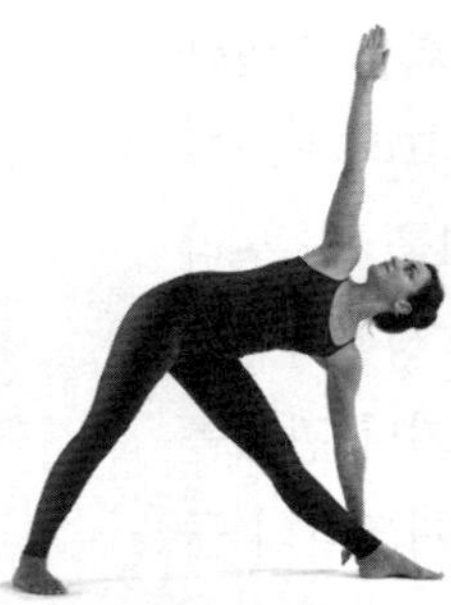

9. 웃티타 트리코나사나
양쪽 모두 호흡 10회.

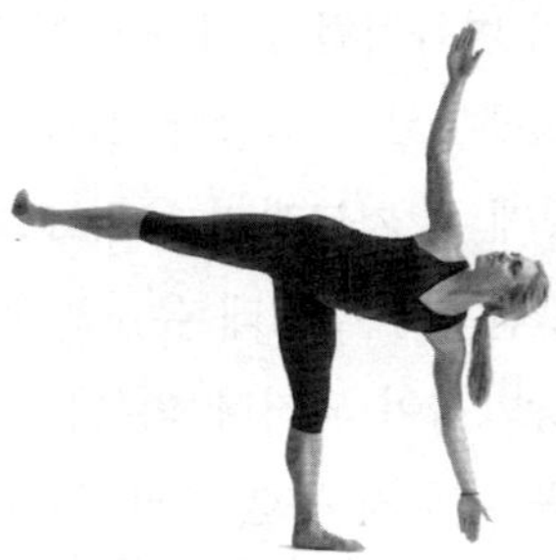

10. 아르다 찬드라사나
양쪽 모두 호흡 10회.

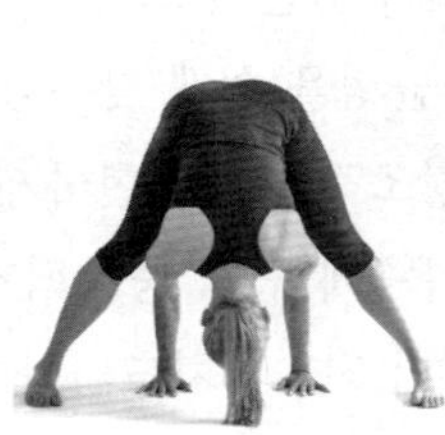

11. 프라사리타 파돗타나사나 A
2분 실시하거나 이 동작 대신에 팔 균형 자세를 실시한다.

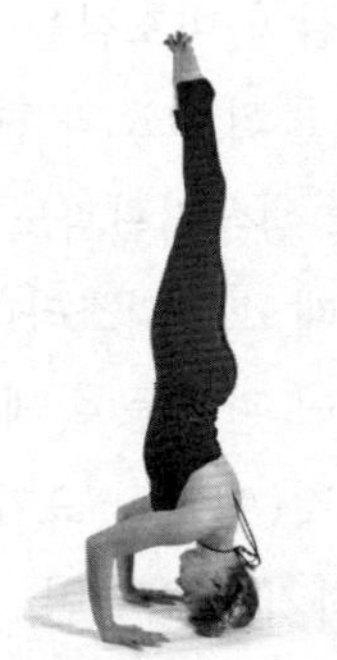

12. 살람바 시르사사나 II
들이쉬는 숨에 다리를 위로 뻗는다. 내쉬는 숨에 무릎을 어깨 쪽으로 당기거나 (바카사나) 다리를 연꽃 자세를 한다 (우르드바 쿡쿠타사나).

[시퀀스 56] 스바디스타나 차크라 수업 (계속)

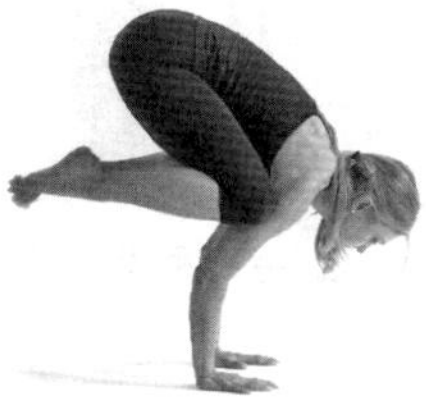

13. 바카사나
호흡 5회. 다시 머리를 바닥에 대면서 살람바 시르사사나 II 로 돌아가거나, 다음 아사나를 한다.

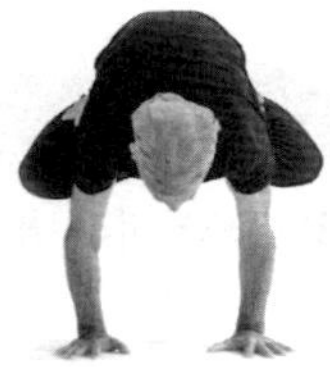

14. 우르드바 쿡쿠타사나
호흡 5회. 다시 머리를 바닥에 대면서 살람바 시르사사나 II 로 돌아온다.

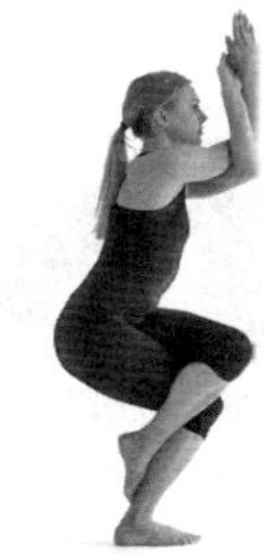

15. 가루다사나
양쪽 모두 호흡 10회.

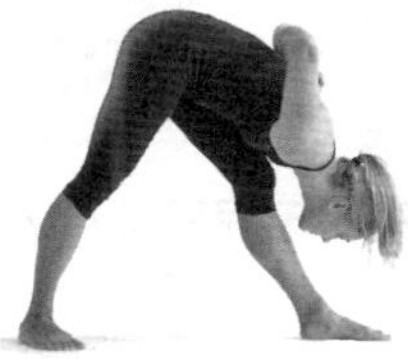

16. 파르스봇타나사나
오른쪽(또는 왼쪽)으로 실시해 호흡 5회를 한 뒤 다음 동작으로 전환한다.

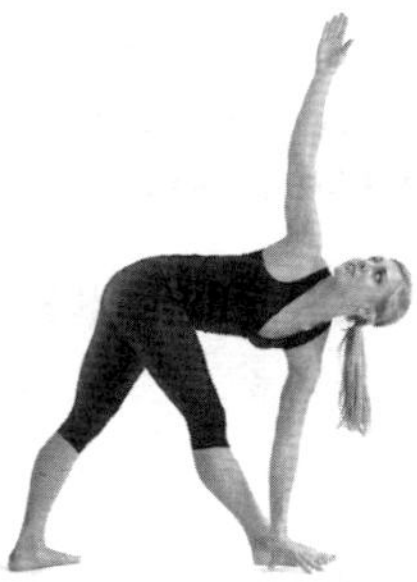

17. 파리브릿타 트리코나사나
앞의 동작과 똑같은 방향으로 실시해 호흡 5회를 한 뒤 다음 동작으로 전환한다.

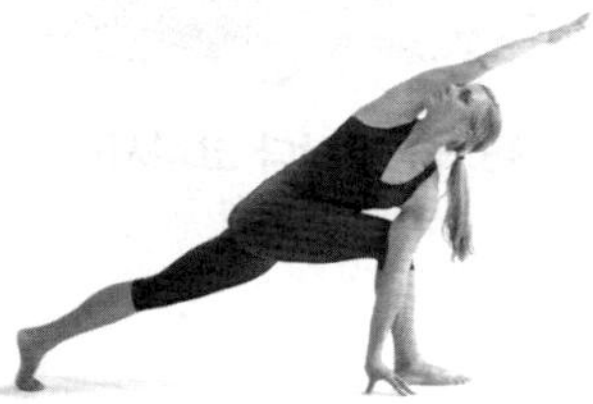

18. 파리브릿타 아르다 찬드라사나
호흡 5회 한 뒤 자세를 풀고 파리브릿타 트리코나사나로 돌아간다. 방향을 바꿔 16~18을 실시한다.

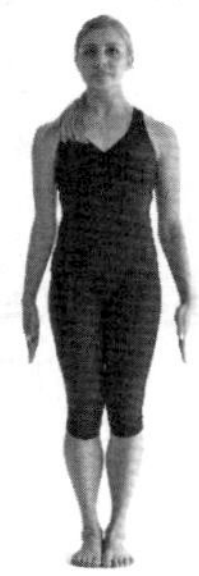

19. 타다사나
호흡 5회.

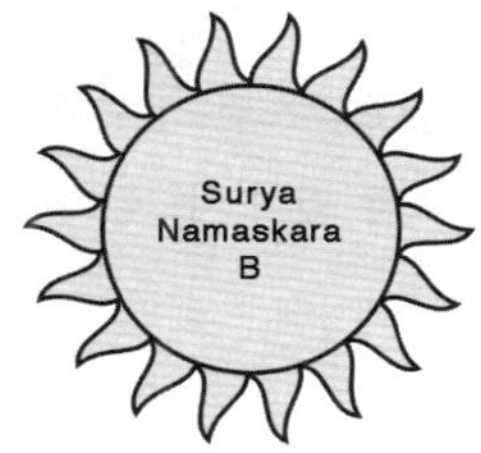

20. 수리야 나마스카라 B
1회. 아도 무카 스바나사나에서 호흡을 5회 한다. 초보자는 26이나 30으로 건너뛴다.

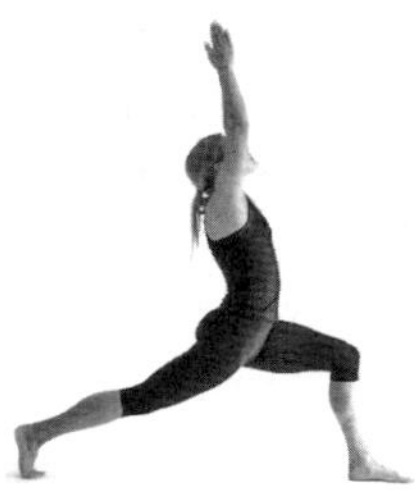

21. 아슈타 찬드라사나
오른쪽(또는 왼쪽)으로 호흡 5회 한 뒤, 다음 동작으로 전환한다.

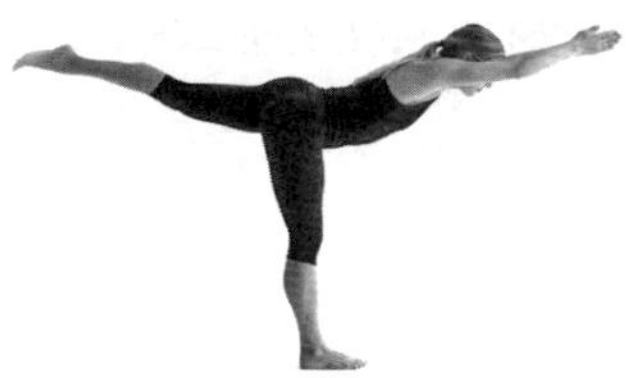

22. 비라바드라사나III
호흡 5회 한 뒤, 다음 동작으로 전환한다.

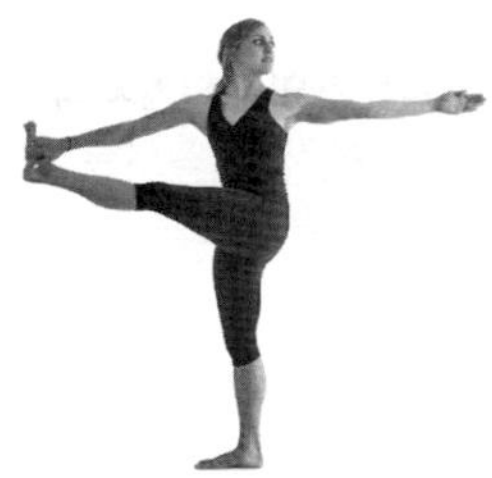

23. 파리브릿타 하스타 파당구스타사나
호흡 5회 한 뒤, 다음 동작으로 전환한다.

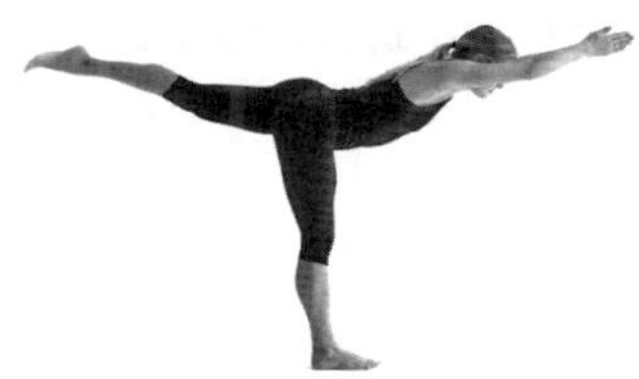

24. 비라바드라사나III
호흡 5회 한 뒤, 다음 동작으로 전환한다.

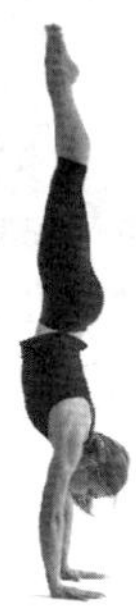

25. 아도 무카 브릭사사나
호흡 5회, 빈야사를 하고 방향을 바꿔서 21~25를 한다.

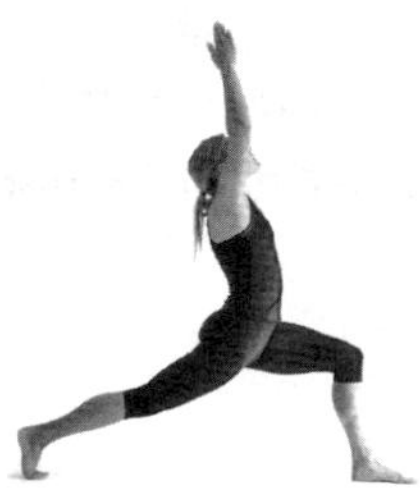

26. 아슈타 찬드라사나
오른쪽(또는 왼쪽)으로 호흡 5회 한 뒤, 다음 동작으로 전환한다.

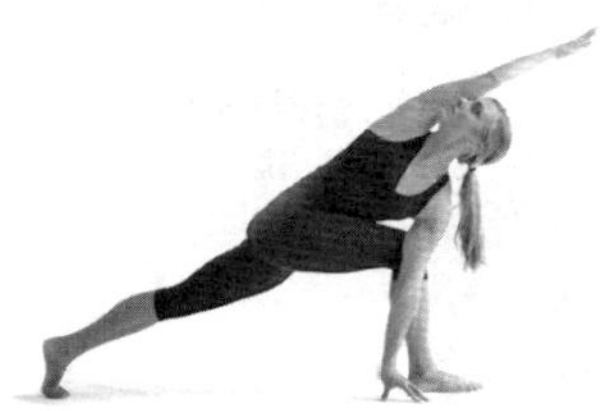

27. 파리브릿타 아슈타 찬드라사나
호흡 5회 한 뒤, 다음 동작으로 전환한다.

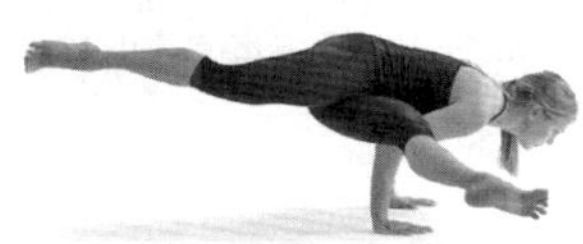

28. 에카 파다 코운딘야사나 B
플롯 스루로 빈야사를 하고 방향을 바꿔 26~28를 실시한다.

[시퀀스 56] 스바디스타나 차크라 수업 (계속)

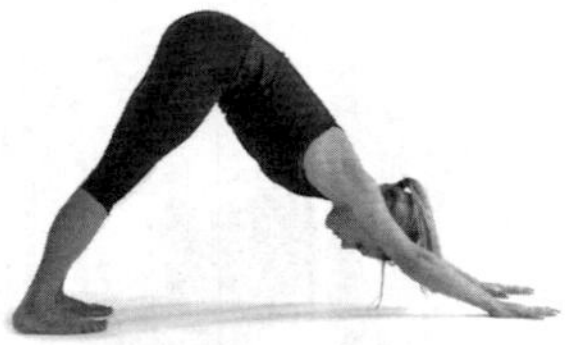

29. 아도 무카 스바나사나
호흡 5회.

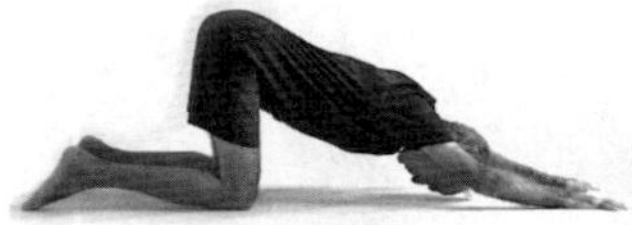

30. 아나하타사나
호흡 10회.

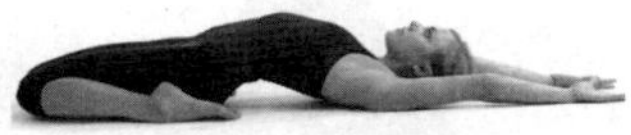

31. 숩타 비라사나
2분.

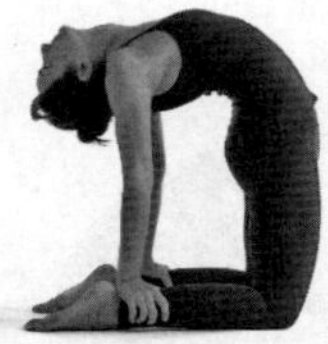

32. 우스트라사나
호흡 5회. 1~2회 반복한다.

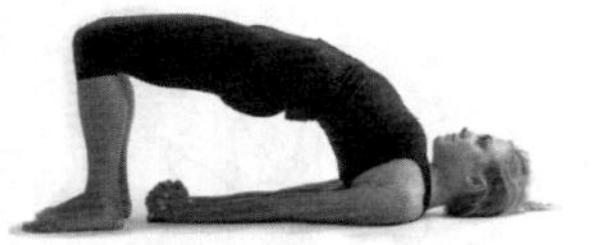

33. 세투 반다 사르방가사나
호흡 5회. 한두 번 반복한다.

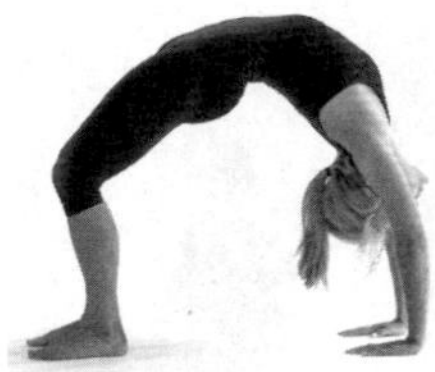

34. 우르드바 다누라사나
호흡 5회. 한두 번 반복한다.

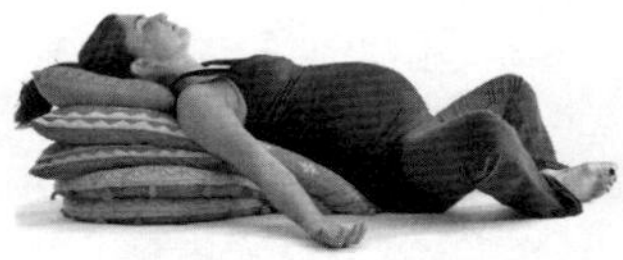

35. 숩타 밧다 코나사나
호흡 10회.

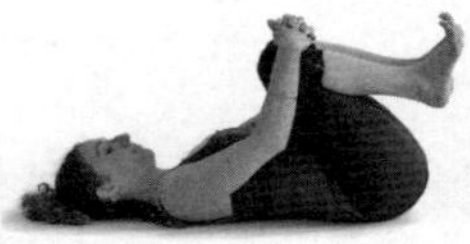

36. 아파나사나
호흡 5회.

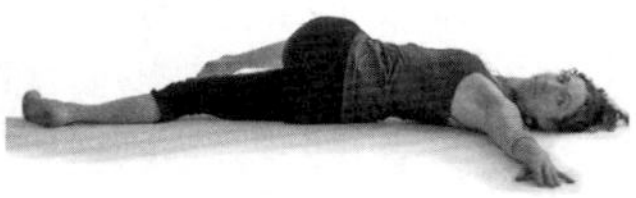

37. 숩타 파리바르타나사나
양쪽 모두 호흡 5회.

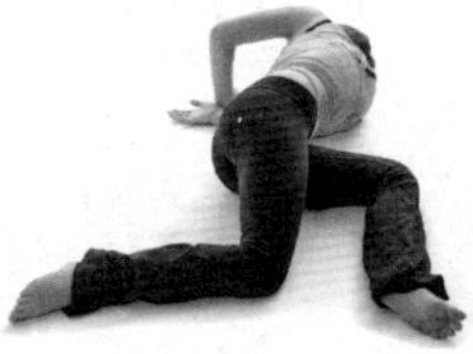

38. 스와스티카사나
양쪽 모두 호흡 15회.

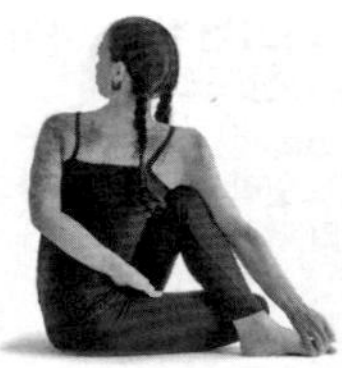

39. 아르다 맛센드라사나
양쪽 모두 호흡 5회.

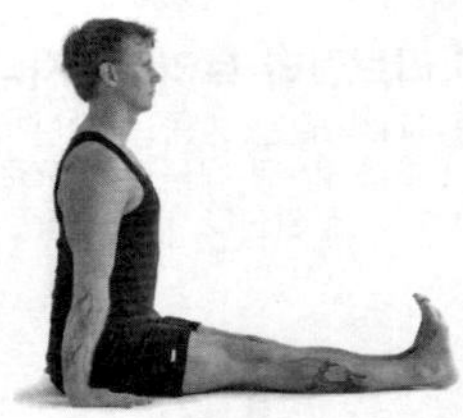

40. 단다사나
호흡 5회.

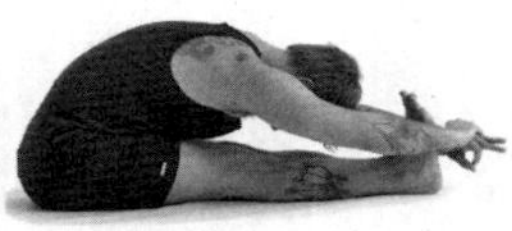

41. 파스치못타나사나
3~5분 실시한 뒤, 다음 동작으로 전환하거나 아사나 49로 건너뛴다.

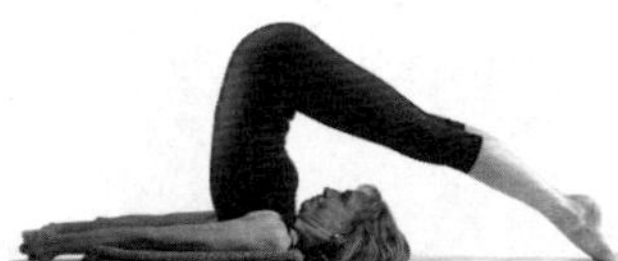

42. 할라사나
호흡 5회.

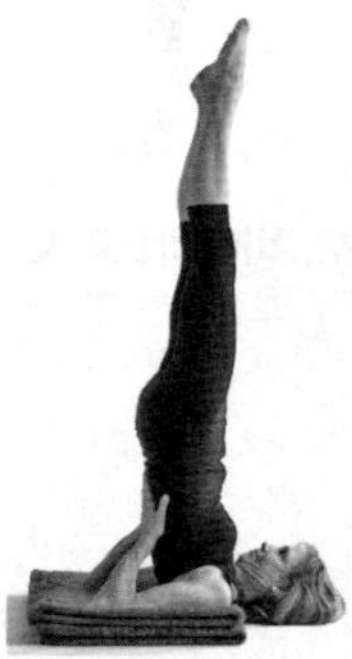

43. 살람바 사르방가사나
2~5분.

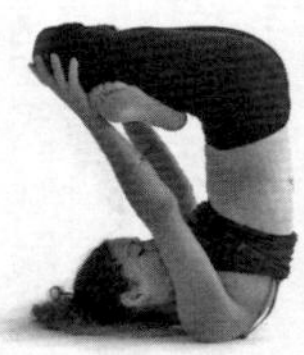

44. 우르드바 파드마사나
호흡 5회.

[시퀀스 56] 스바디스타나 차크라 수업 (계속)

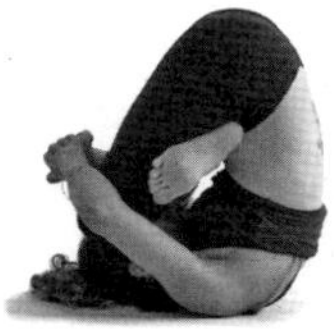

45. 핀다사나
호흡 5회.

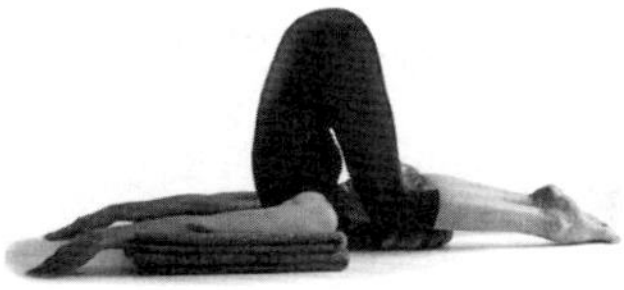

46. 카르나피다사나
호흡 5회.

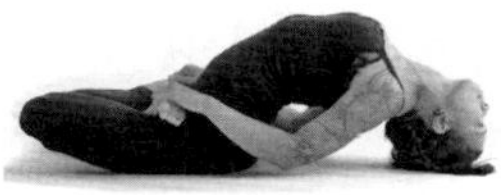

47. 마츠야사나
호흡 5회.

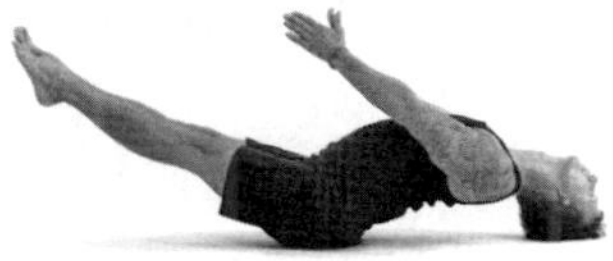

48. 웃타나 파다사나
호흡 5회.

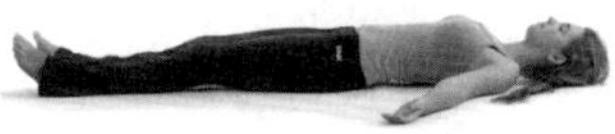

49. 사바사나
5~10분.

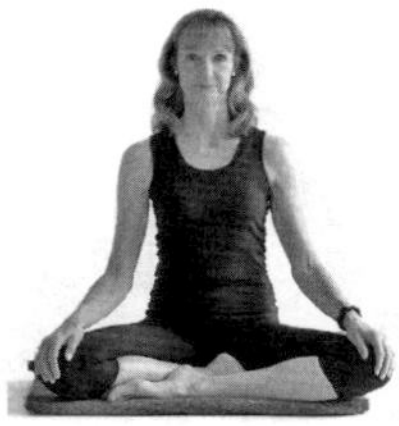

50. 수카사나
명상.

마니푸라 차크라

Manipura Chakra

마니푸라 차크라(Manipura Chakra, 'mani'는 보석, 'pura'는 도시를 뜻함)는 '보석의 도시'라고도 불리는데, 우리가 세상에 자신을 드러내는 방식에 따라 결정되는 특징들을 상징한다. 이 차크라는 불의 요소와 관련이 있으며, 우리가 내면의 불을 붙여 세상 속에서 타오르는 방법과도 관계가 있다. 복부의 중심에서 불꽃이 걷잡을 수 없이 타오르곤 할 때, 우리는 타인의 요구를 무시하면서 그들 위에 군림하거나 오만한 태도로 조화로운 관계를 파괴하는 경향을 띤다. 계속 의문을 품으면서 포기하거나 비겁하게 행동하곤 한다. 물라다라 차크라와 스바디스타나 차크라가 균형을 잡고 있을 때, 마니푸라 차크라도 쉽게 균형을 찾을 수 있다. 이럴 경우, 우리는 용기를 내어 가슴을 열고 어려운 상황에 직면할 수 있게 되고 도전적인 상황에서도 꿋꿋이 버텨낼 수 있게 된다. 또 자신감과 겸손 사이에서 균형을 잡고 상대편을 존중하면서 안정적인 관계를 본능적으로 형성하게 된다. 복잡하고 어려운 상황에 부딪혔을 때도 우리는 공격적이거나 강압적이지 않게 적극적이고 단호한 자세로 감정적 균형을 잡을 수 있게 된다. 몸의 한 가운데를 각성시키는 아사나와 프라나야마로 구성된 시퀀스들은 우리의 중심을 단단하지만 유연하게 해준다. 또 내면의 불이 활활 타오를 수 있게 동기를 부여해주고 우리로 하여금 강하고도 분명하게 그리고 유연하게 움직이도록 도와준다. 강한 동작들에 적응하게 된 우리는 팔로 균형을 잡는 시퀀스들의 복부 동작들을 통해 땅에 뿌리를 내린 채 가볍게 움직일 수 있게 된다. 또 동작과 동작 사이의 전환동작을 몸의 중심으로 실시하면서 환히 빛나는 광채를 경험하기도 한다. 이어서 비틀기 동작들에서 어떤 아사나가 주어지든 우리는 목적에 맞는 방향으로 에너지를 활성화하거나 조절하면서 그 광채를 빛나게 하기도 하고 약하게 만들기도 한다.

[시퀀스 57] 마니푸라 차크라 수업

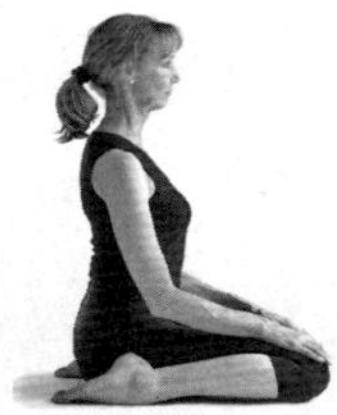

1. 비라사나
물라 반다와 웃자이 프라나야마를 2분 동안 실시한다. 카팔라바티 프라나야마를 1분씩 3회 실시한다.

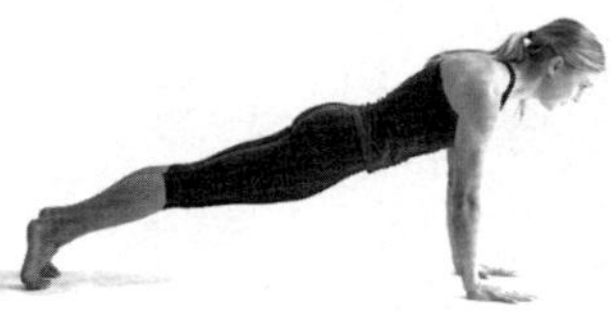

2. 팔라카사나
2분. 바닥에 무릎을 내려놓을 수도 있다.

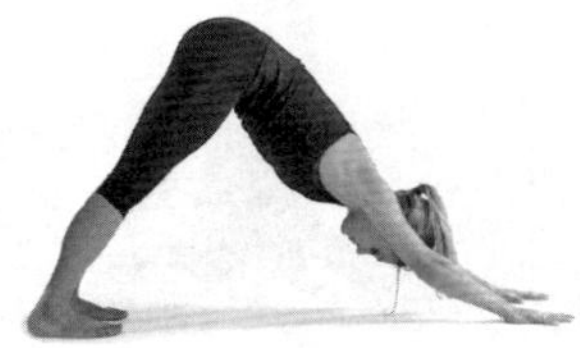

3. 아도 무카 스바나사나
1분. 뿌리내림과 늘림의 관계를 인식한다.

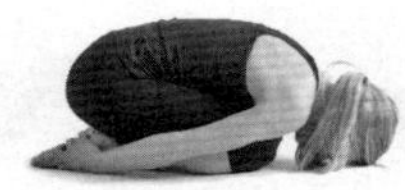

4. 발라사나
호흡 5~10회.

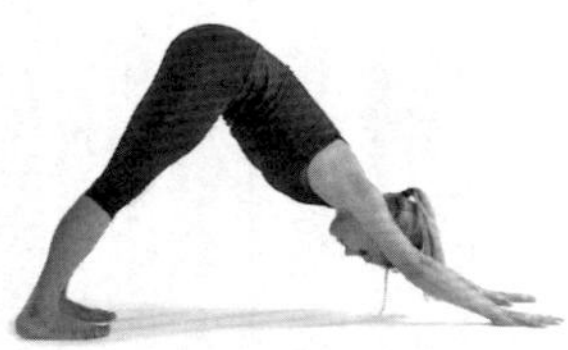

5. 아도 무카 스바나사나
1분. 호흡하면서 복부의 한가운데를 인식한다. 이때 호흡과 인식의 깊은 연결에 깨어있어야 한다. 가벼운 웃디야나 반다를 가르친다.

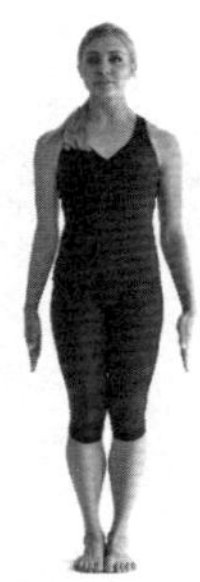

6. 타다사나
파다 반다를 가르치고, 그것을 이용해 물라 반다에 접근한다.

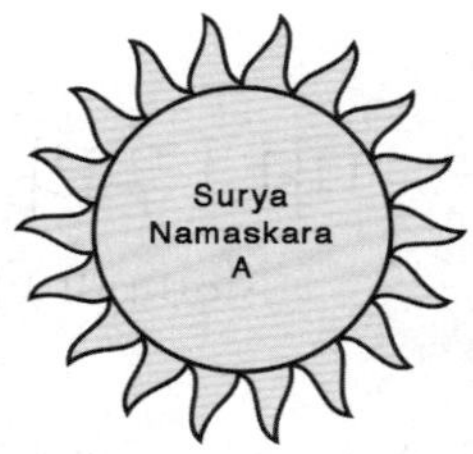

7. 수리야 나마스카라 A
3회. 몸의 중심으로 움직이는 것을 강조한다.

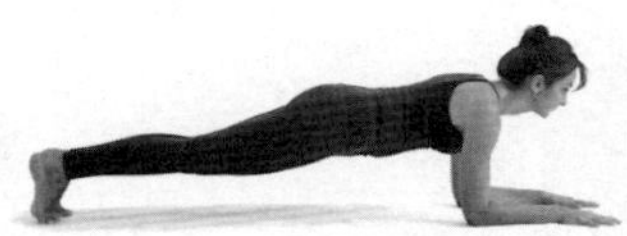

8. 쉬슈라 팔라카사나
너무 어려우면, 무릎을 바닥에 내려놓는다. 1분 동안 유지하면서 카팔라바티 프라나야마를 실시한다.

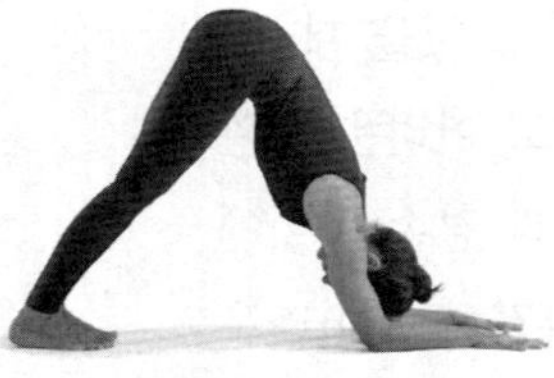

9. 쉬슈라사나
호흡 5회. 아도 무카 스바나사나를 한다 (어깨의 부담을 줄이기 위해 처음에는 무릎을 바닥에 내려놓아도 된다).

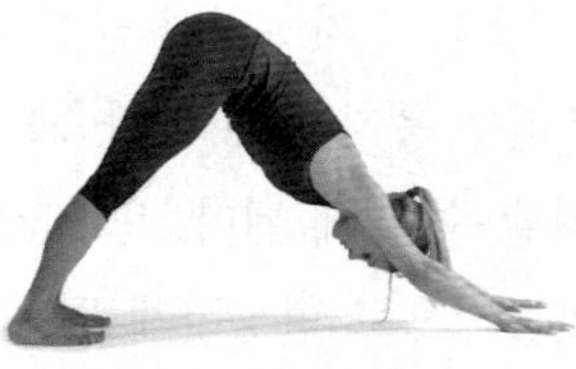

10. 아도 무카 스바나사나
호흡 5회. 발라사나로 쉬어도 된다.

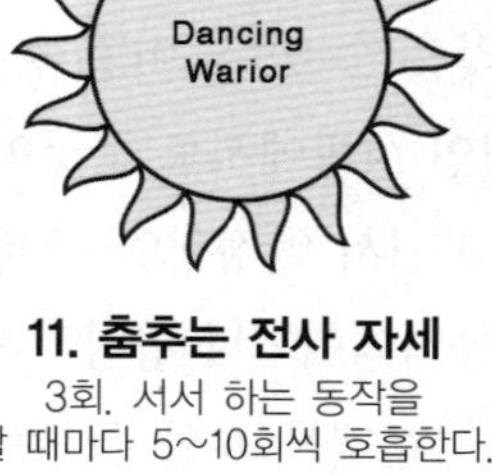

11. 춤추는 전사 자세
3회. 서서 하는 동작을 할 때마다 5~10회씩 호흡한다.

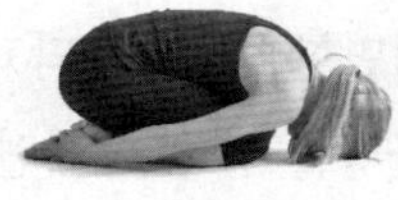

12. 발라사나
호흡 5~10회.

[시퀀스 57] 마니푸라 차크라 수업 (계속)

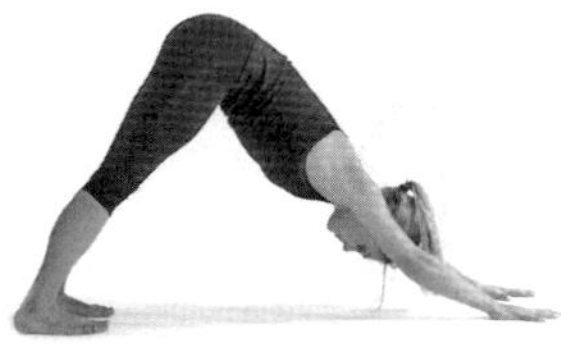

13. 아도 무카 스바나사나
호흡 5회. 플롯 스루해서
단다사나로 선다.

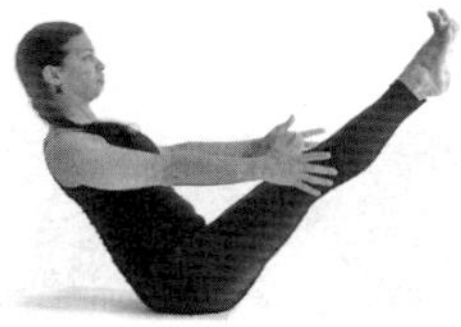

14. 나바사나
호흡 5회.

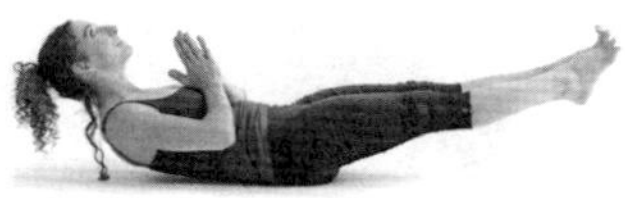

15. 아르다 나바사나
카팔라바티 프라나야마를 30초
실시한 뒤, 파리푸르나 나바사나로
호흡 1회 를 실시한 뒤,
다음 동작으로 전환한다.

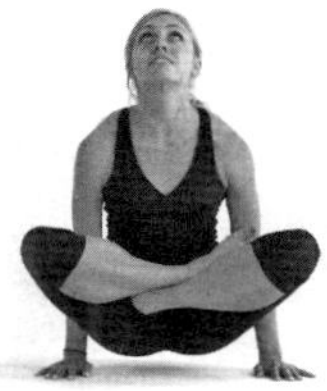

16. 톨라사나
1~5회 호흡.
아사나 16에서 18번까지
1-4회 반복한 뒤,
다음 동작으로 이동한다.

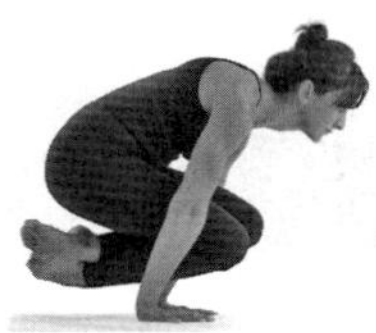

17. 롤라사나
1~5회 호흡하고 빈야사를 한다.

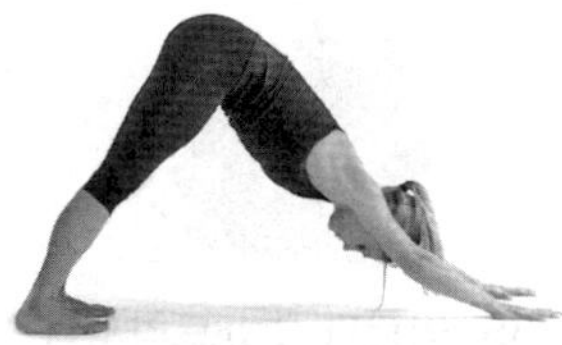

18. 아도 무카 스바나사나
호흡 5회 한 뒤, 발라사나에서
쉬거나 아사나 24로 건너뛰거나
다음 동작으로 넘어간다.

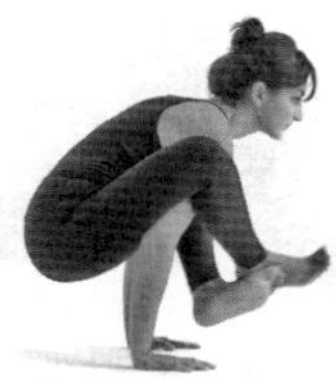

19. 부자피다사나
호흡 5회 한 뒤,
다음 동작으로 전환한다.

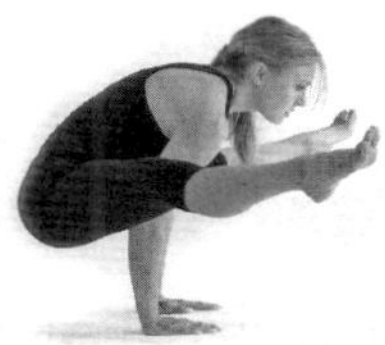

20. 팃티바사나
호흡 5회 한 뒤,
다음 동작으로 전환한다.

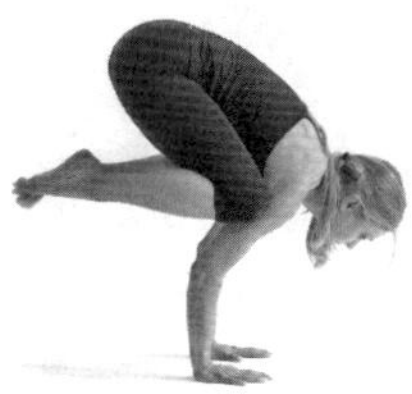

21. 바카사나
호흡 5회 한 뒤, 빈야사를 하고
플롯 스루로 등을 대고 눕는다.

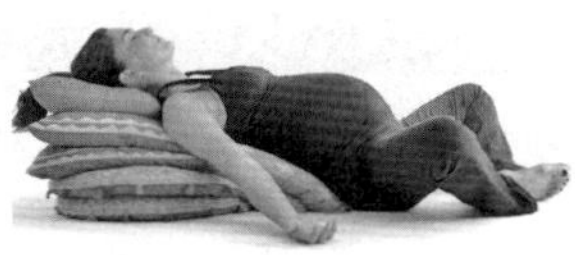

22. 숩타 밧다 코나사나
호흡 10회.

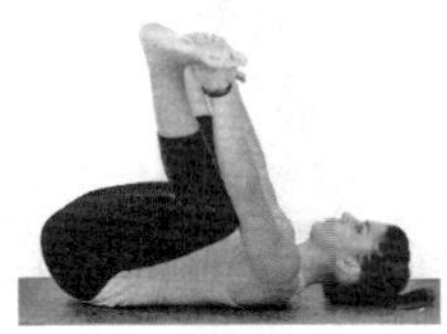

23. 아난다 발라사나
호흡 5회.

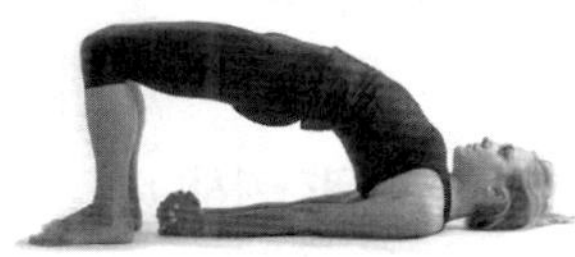

24. 세투 반다 사르방가사나
호흡 5회.
1~2회 반복한다.

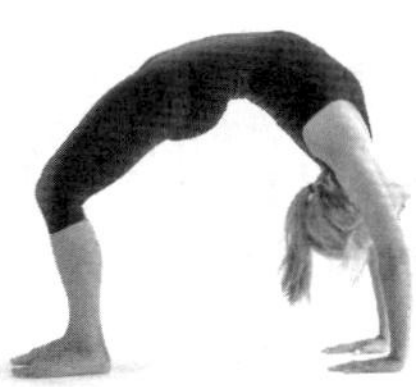

25. 우르드바 다누라사나
호흡 5회.
1~2회 반복한다.

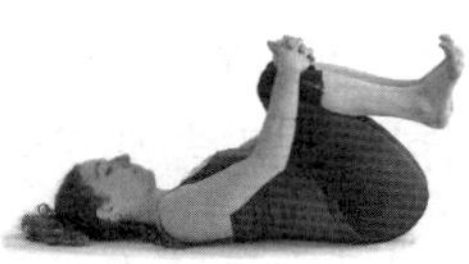

26. 아파나사나
호흡 5회.

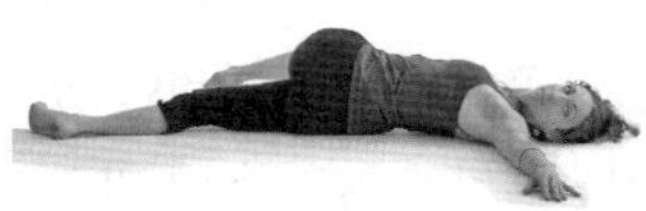

27. 숩타 파리바르타나사나
양쪽 모두 호흡 5회.

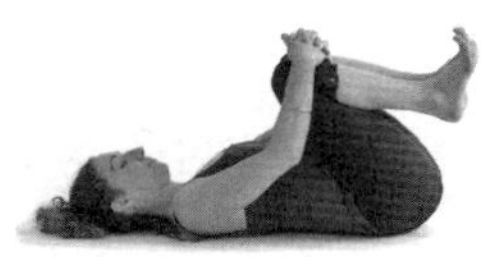

28. 아파나사나
호흡 5회.

[시퀀스 57] 마니푸라 차크라 수업 (계속)

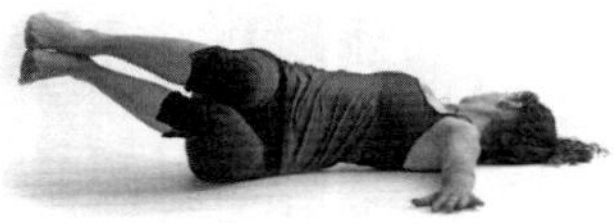

29. 자타라 파리바르타나사나
양쪽 모두 호흡 5회.

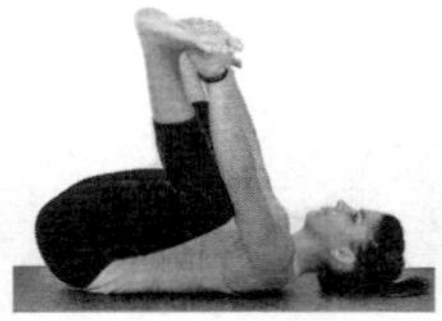

30. 아난다 발라사나
큰소리로 웃는다!

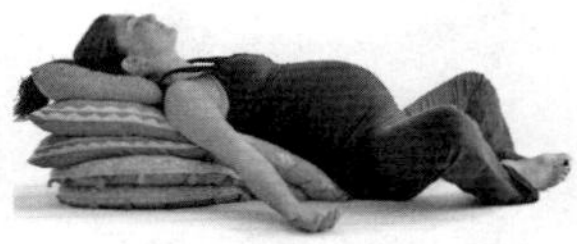

31. 숩타 밧다 코나사나
1~2분.

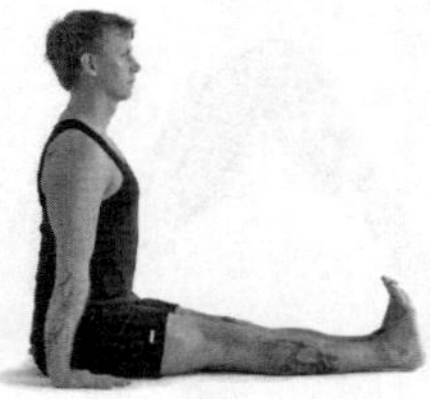

32. 단다사나
호흡 5~10회.

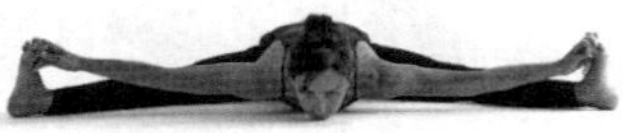

33. 우파비스타 코나사나
2분.

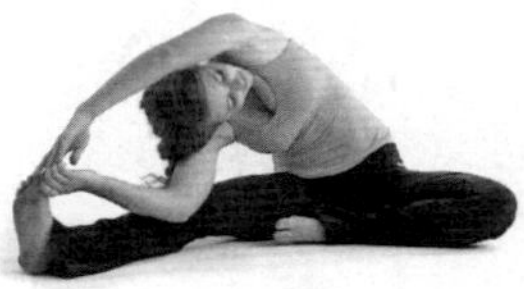

34. 파리브릿타 자누 시르사사나
양쪽 모두 1~2분.

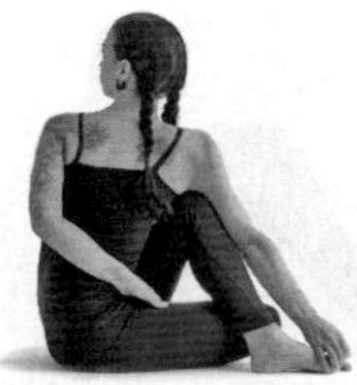

35. 아르다 맛센드라사나
양쪽 모두 호흡 5회.

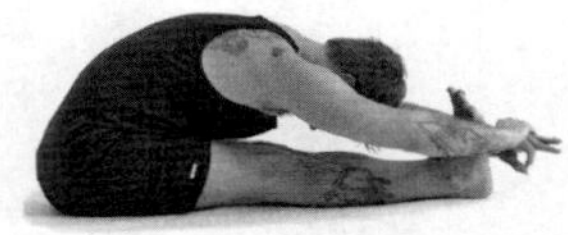

36. 파스치못타나사나
1~2분.

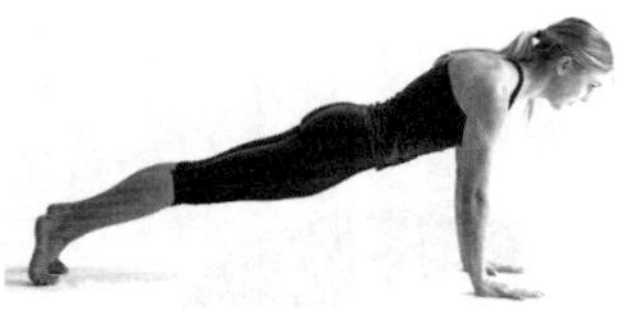

37. 팔라카사나
호흡 5회.

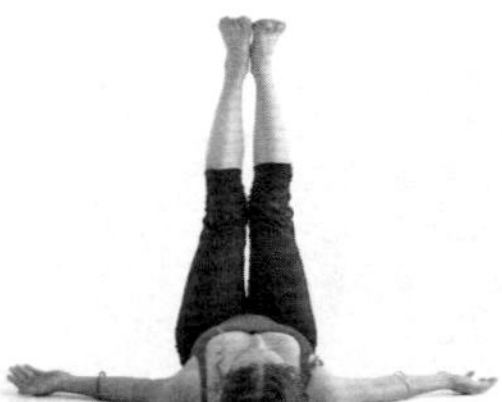

38. 비파리타 카라니
2~3분.

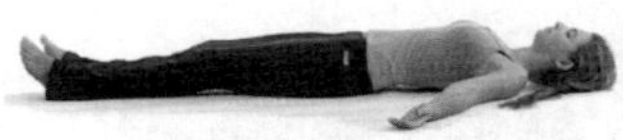

39. 사바사나
5~10분.

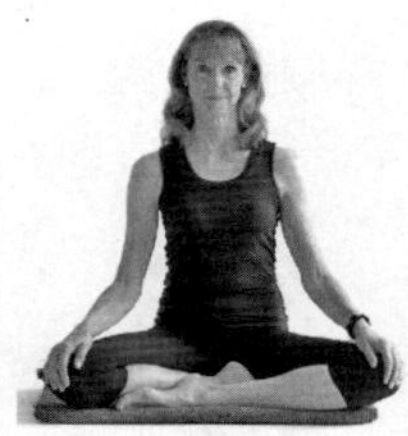

40. 수카사나
명상.

아나하타 차크라

Anahata Chakra

아나하타 차크라(anahata Chakra, 'anahata' 는 '부딪힘이 없는 소리' 라는 뜻)는 각성과 사랑의 드러남을 상징한다. 공기 요소와 관련이 있는 아나하타는 가슴에 자리한 감정들에 관한 차크라다. 가슴 또는 영적인 가슴센터에 자리한 이 차크라를 통해 우리는 생명의 고동소리를 듣는다. 그리고 호흡 속에 있는 프라나를 우리 몸 전체로 보냄으로써 그 소리를 확장시킨다. 앞의 세 차크라가 각각 균형을 이룰 때 우리는 다른 이들과 감정적으로 원활히 소통하게 되며, 그 결과 사랑과 즐거움과 연민이 우리의 삶 속으로 들어와 하나가 되면서 우리의 가슴도 고차원적인 의식을 향해 활짝 열리게 될 것이다. 무수히 많은 감정적 기복을 겪으면서 우리는 개인적 감정을 초월한 사랑을 이해하게 되고, 뿐만 아니라 사랑 그 자체를 이해하게 되고, 일상에서 일어나는 존재의 변형과 더 높은 각성의 상태를 경험할 수 있음을 알게 된다. 다른 아사나나 호흡법으로도 가슴 위주의 각성을 활성화시킬 수 있겠지만, 웃자이 호흡을 하면서 실시하는 젖히기 자세들은 가슴을 직접적으로 깨워 열리게 하는 데 가장 탁월한 수련법이다. 안타라 쿰바카(들숨 뒤, 숨을 멈춤)와 함께 빌로마 호흡법을 수련하면, 그 경험을 더욱 깊게 할 수 있을 것이다. 또 우리의 의식과 모든 세포를 사랑과 연민으로 채우기 위해 우리는 가슴 중심의 명상법을 다양하게 활용해볼 것이다.

[시퀀스 58] 아나하타 차크라 수업

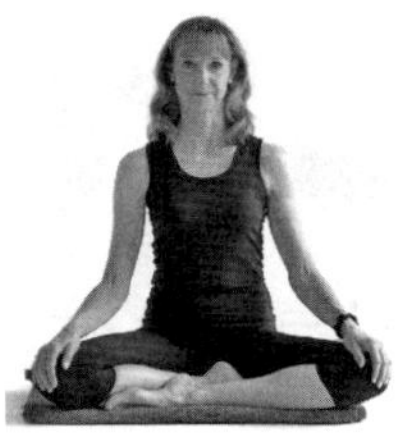

1. 수카사나
5분 동안 가슴 중심에서 웃자이 프라나야마를 실시한다. 목적을 세우고 안내를 시작한다.

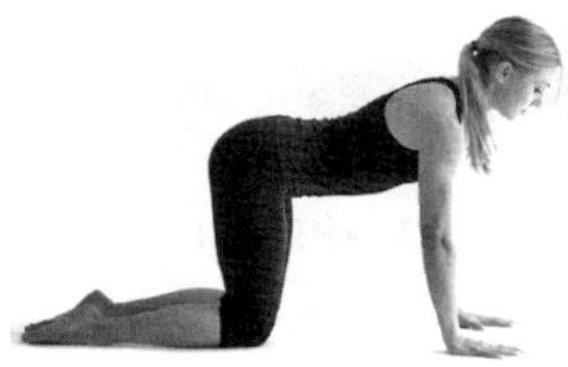

2. 비달라사나
고양이와 개의 자세를 5회 반복한다.

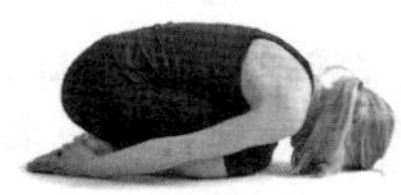

3. 발라사나
호흡을 5회 한 뒤, 일어선다.

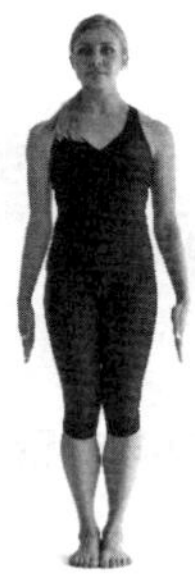

4. 타다사나
호흡 5회.

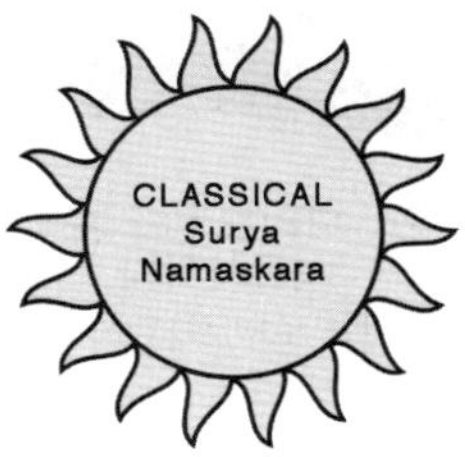

5. 고전적 수리야 나마스카라
3회.

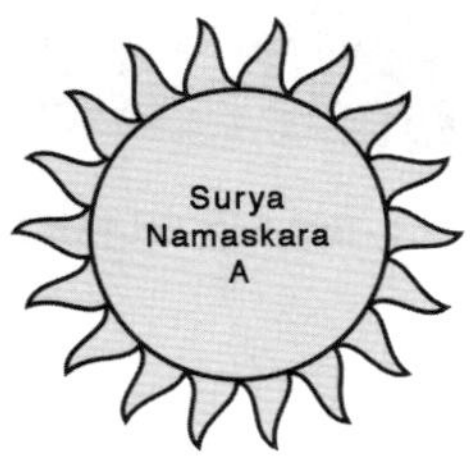

6. 수리야 나마스카라 A
3회. 초보자는 아사나 8로 건너뛴다.

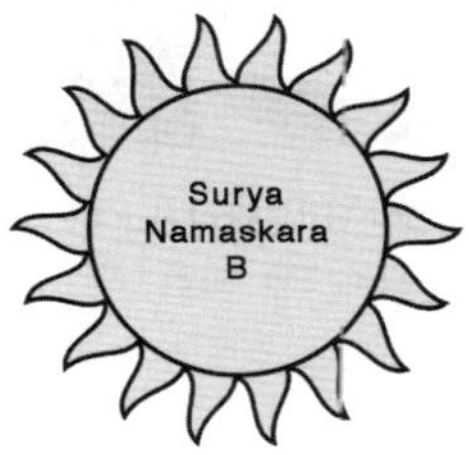

7. 수리야 나마스카라 B
3회. 초보자는 아사나 8로 건너뛴다.

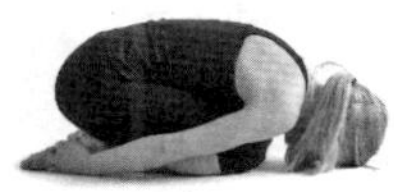

8. 발라사나
호흡 10회.

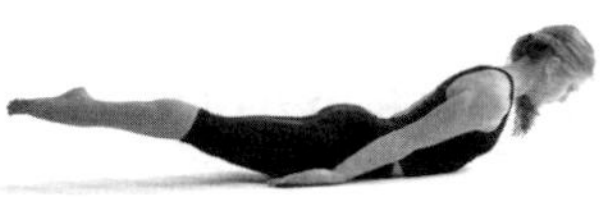

9. 살라바사나 A
상체와 다리를 살짝 올렸다 내리는 것을 5회 반복한다. 이때 회를 반복할수록 조금씩 더 올린다. 그런 뒤, 자세를 유지하면서 호흡을 5회 실시한다.

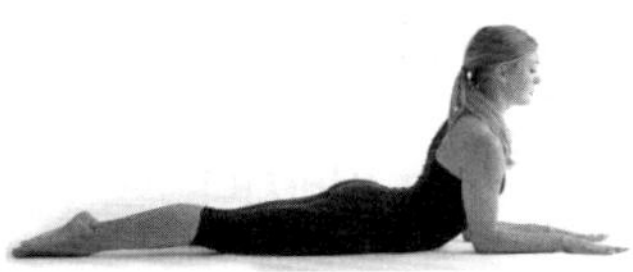

10. 니라발라사나
호흡 10회.

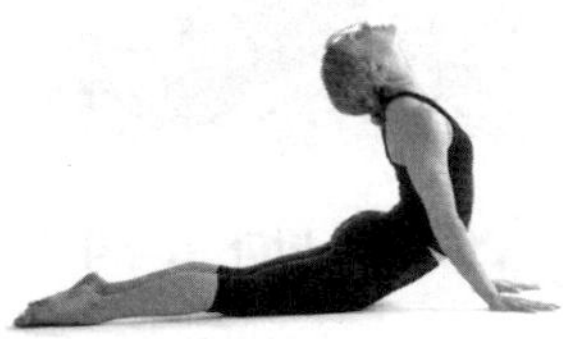

11. 부장가사나
호흡 5회. 1~2회 반복한다. 초보자는 아사나 15로 건너뛴다.

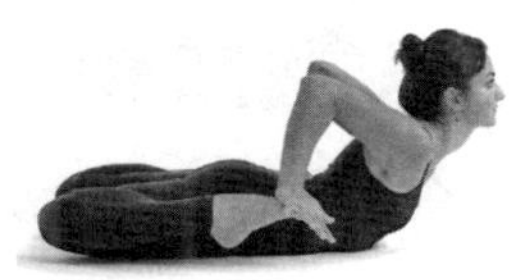

12. 베카사나
호흡 10회. 빈야사를 하고 아도 무카 스바나사나를 실시한다.

[시퀀스 58] 아나하타 차크라 수업 (계속)

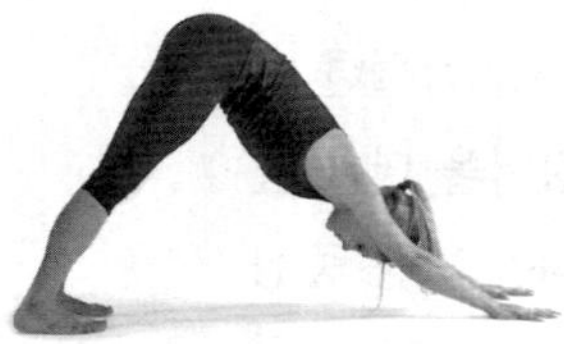

13. 아도 무카 스바나사나
호흡 10회.

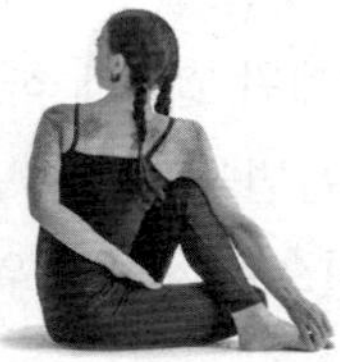

14. 아르다 맛센드라사나
양쪽 모두 호흡 5회.

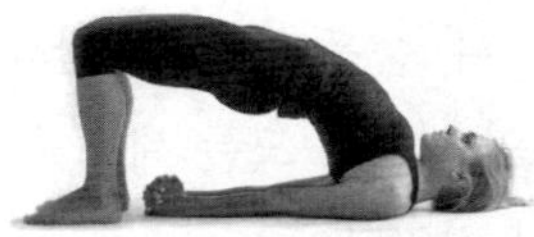

15. 세투 반다 사르방가사나
호흡 5회. 1~2회 반복. 초보자는 아사나 18을 한다.

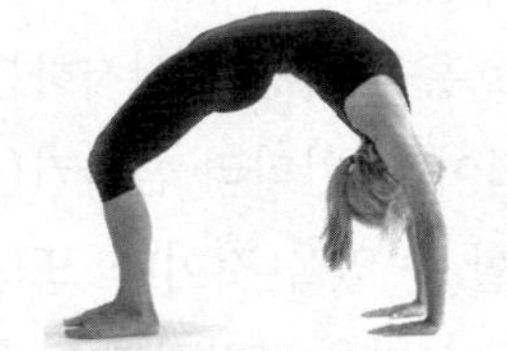

16. 우르드바 다누라사나
호흡 5회. 1~2회 반복한다.

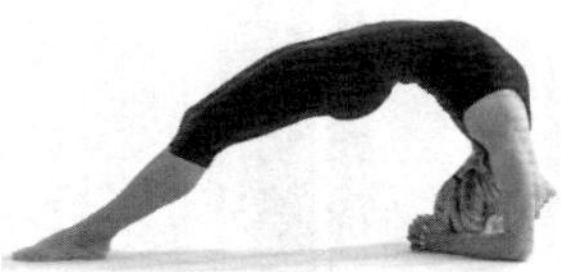

17. 비파리타 단다사나
호흡 5회. 1~2회 반복한다.

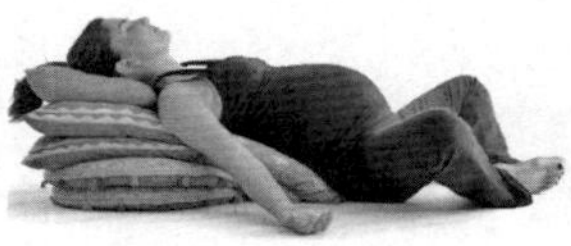

18. 숩타 밧다 코나사나
베개받침을 이용해 가슴을 연다.

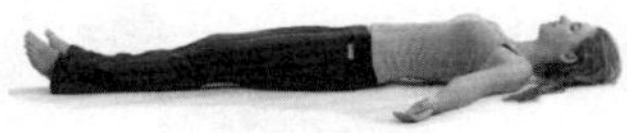

19. 사바사나
1분.

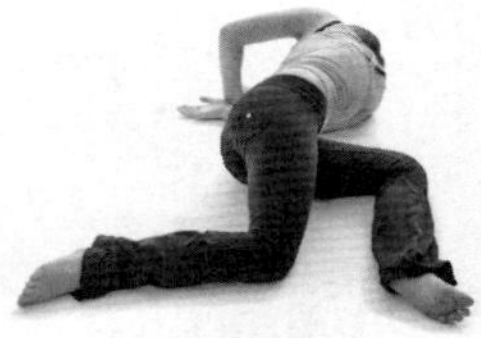

20. 스와스티카사나
양쪽 모두 1분.

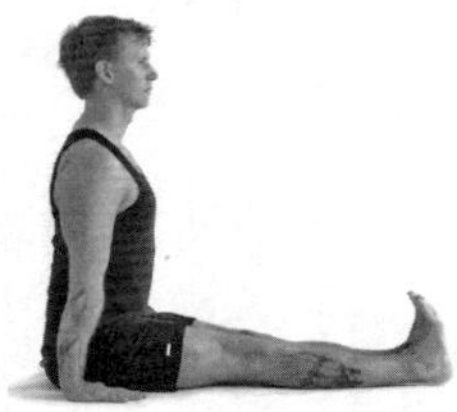

21. 단다사나
호흡 5회.

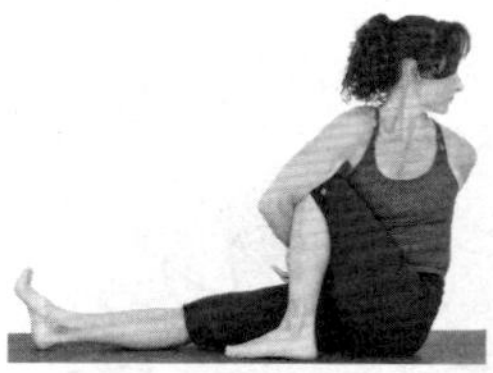

22. 마리챠사나 C
양쪽 모두 호흡 5회.

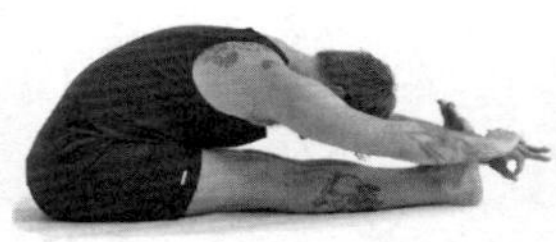

23. 파스치못타나사나
2분.

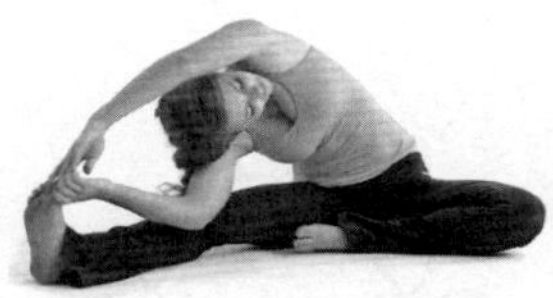

24. 파리브릿타 자누 시르사사나
양쪽 모두 호흡 5회.

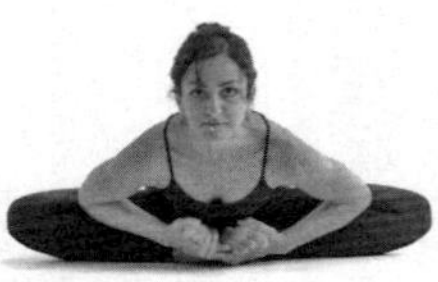

25. 밧다 코나사나
호흡 10회.

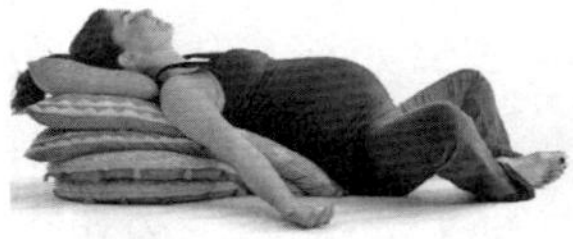

26. 숩타 밧다 코나사나
2~3분. 등과 머리에 베개받침을 댄다.

27. 사바사나
5~10분.

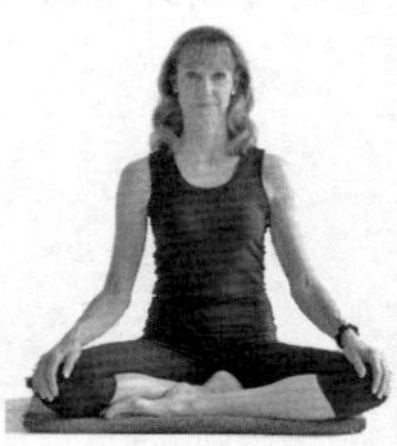

28. 수카사나
가슴 중심의 명상을 한다.

비슛다 차크라
Vishuddha Chakra

비슛다 차크라(**vishuddha chakra**, '**vishuddha**'는 '순수한, 투명한, 고결한'을 뜻함)는 존재의 전체적인 조화와 순수성을 상징한다. 또 에테르나 공간이라는 요소와 관련이 있다. 낮은 쪽에 위치한 차크라들이 각각 균형을 이루고 아나하타 차크라가 깨어있을 때, 우리는 삶을 훨씬 더 조화롭게 꾸려갈 수 있다. 목에 위치한 이 차크라 덕분에 우리는 프라나의 흐름을 쉽게 인식하고 목소리로 표현되는 것들도 더 쉽게 감지할 수 있다. 더 이상 감정적 충돌을 겪지 않게 되며 양가감정에 끌려 다니지도 않게 된다. 자비심과 사랑으로 가득 찬 우리의 내면에서 호흡의 흐름은 조화로움을 찾게 되고 에너지의 균형도 고르게 될 것이다. 또한 우리 앞에 진리가 있을 때 가슴에서 비롯된 지혜로 그 진리를 쉽게 알아차리고 그것을 주변과 나누게 될 것이다. 우리의 소통은 더욱 명료해진다. 소통의 과정에서 물라다라와 스바디스타나와 마니푸라와 아나하타 차크라의 조화로움에서 발산되는 안정감과 창조성과 자발성과 사랑을 표현하게 될 것이다. 아사나들을 수련하면서 우리는 비슛다 차크라에 집중적으로 의식을 둘 것이다. 이 차크라를 깨우기 위해 우리는 웃타나 파다사나, 마츠야사나(물고기 자세), 할라사나(쟁기 자세), 살람바 사르방가사나뿐만 아니라 목구멍과 목 주변의 긴장을 이완시키는 다른 아사나들을 수련할 것이다. 싱하사나(사자 호흡 자세)와 웃자이 프라나야마와 바야 쿰바카(날숨의 보유), 잘란다라 반다(목 수축)를 이용해 비슛다 차크라의 에너지를 더 강하게 의식하게 될 것이다.

[시퀀스 59] 비슛다 차크라 수업

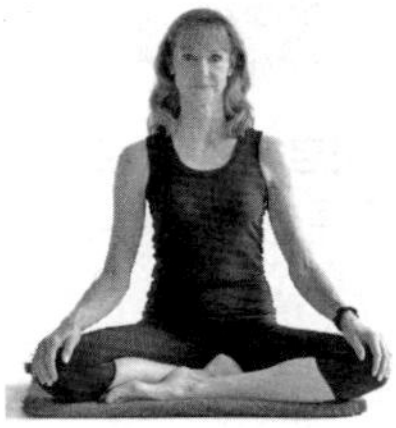

1. 수카사나
웃자이 프르나야마를 하면서 목적을 세우고 '옴' 소리를 5번 낸다.

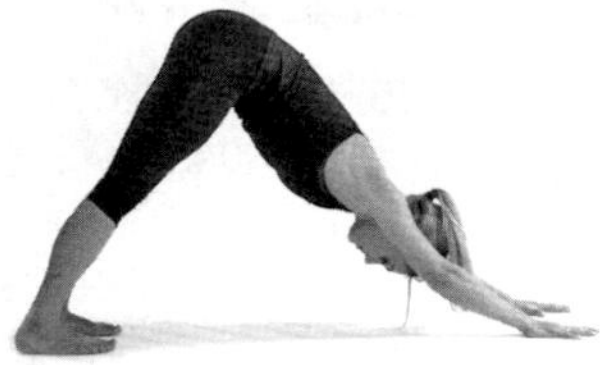

2. 아도 무카 스바나사나
1~3분.

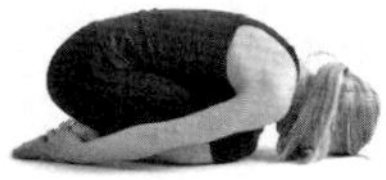

3. 발라사나
호흡 5회.

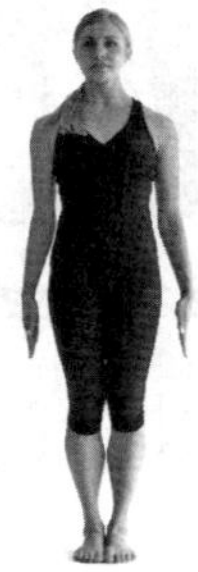

4. 타다사나
호흡 5회.

[시퀀스 59] 비슈다 차크라 수업 (계속)

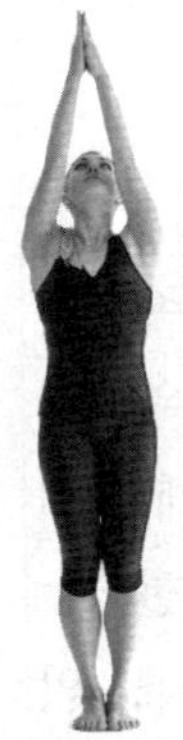

5. 우르드바 하스타사나
1분.

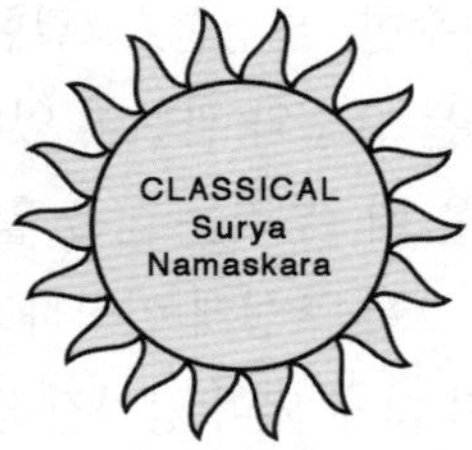

6. 고전적 수리야 나마스카라
5회. 아르다 웃타나사나를 할 때, 가슴부터 목까지의 공간을 강조한다. 태양경배를 할 동안 유지한다.

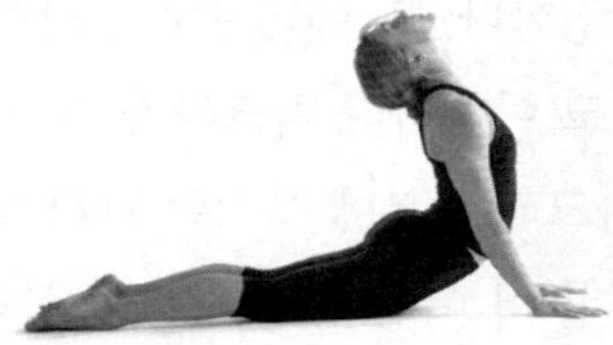

7. 우르드바 무카 스바나사나
호흡은 (눈은 제3의 눈에 응시하며, 혀는 턱 아래로 빼면서) 사자처럼 큰소리로 5회 내뱉는다.

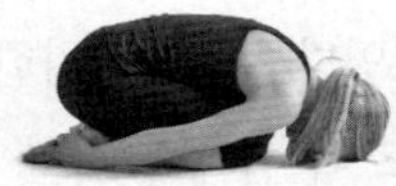

8. 발라사나
5회 호흡.

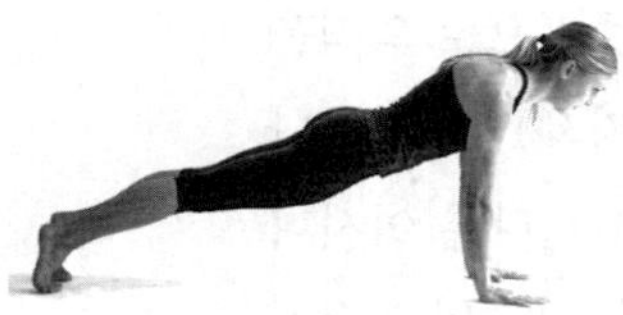

9. 팔라카사나
호흡 5회.

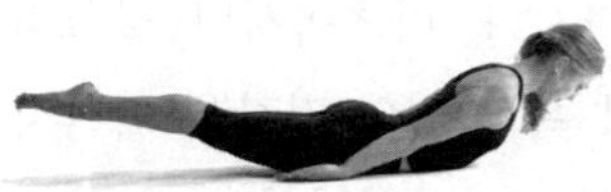

10. 살라바사나 A
호흡에 따라 에너지적 움직임을 5회 한 뒤, 자세를 유지한 채 호흡을 5회 하고 쉰다. 2회 더 한다. 호흡 5–10동안 유지한다.

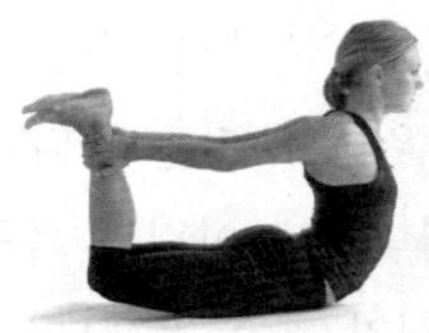

11. 다누라사나
호흡 5회 한 뒤, 자세를 풀고 쉰다. 반복한다.

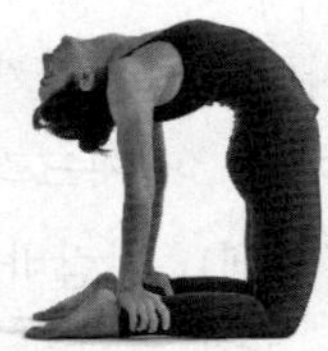

12. 우스트라사나
호흡 5회 한 뒤, 자세를 풀고 쉰다. 이것을 반복하거나 다음 아사나로 넘어간다.

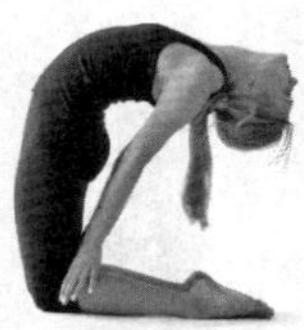

13. 라구 바즈라사나
등 뒤로 상체를 떨어뜨린 채 호흡을 5회 한다. 이것을 5회 반복한 뒤 다음 동작으로 넘어간다.

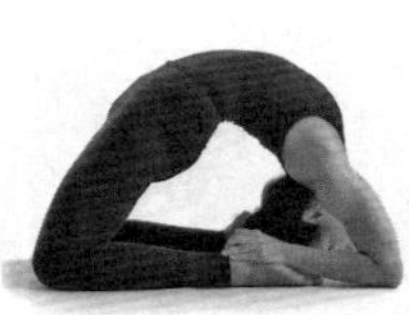

14. 카포타사나
호흡 5회.

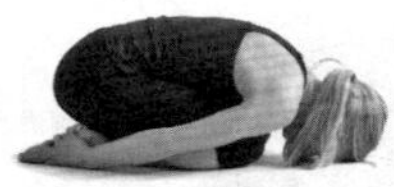

15. 발라사나
호흡 5~10회.

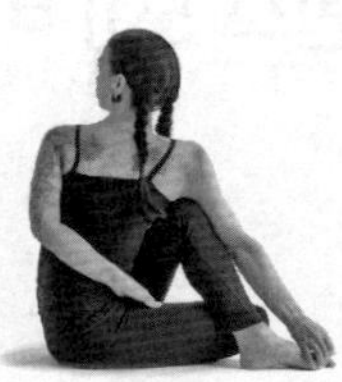

16. 아르다 맛센드라사나
양쪽 모두 호흡 5회.

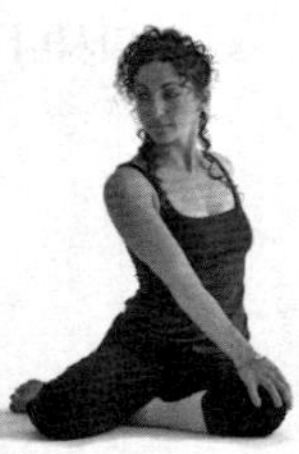

17. 바라드바즈라사나 A
양쪽 모두 호흡 5회. 반복하거나 다음 동작으로 넘어간다.

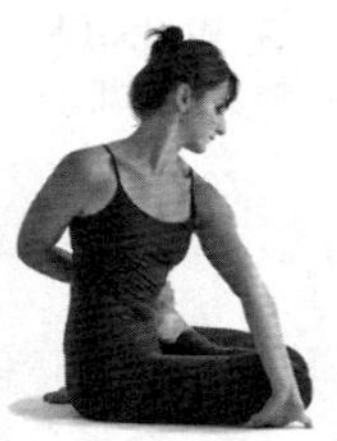

18. 바라드바즈라사나 B
양쪽 모두 호흡 5회.

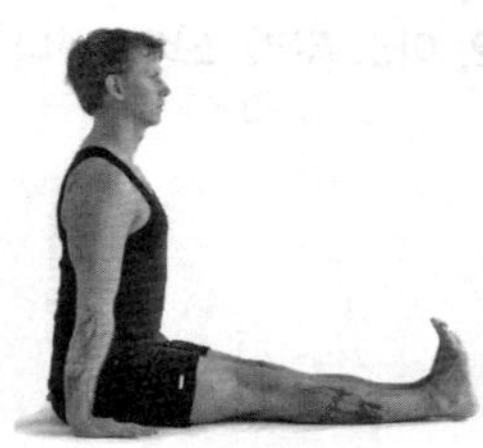

19. 단다사나
호흡 5회.

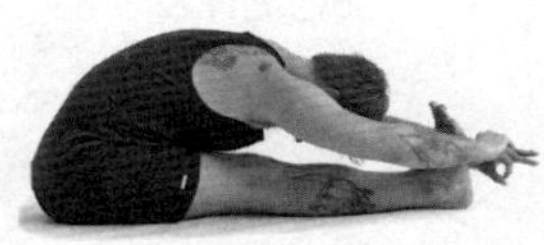

20. 파스치못타나사나
1~2분 동안 유지한다.

[시퀀스 59] 비슈다 차크라 수업 (계속)

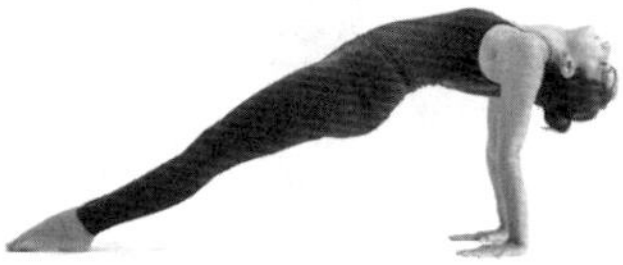

21. 푸르스봇타나사나
호흡 5회. 더 편하게 하려면 무릎을 굽혀도 된다.

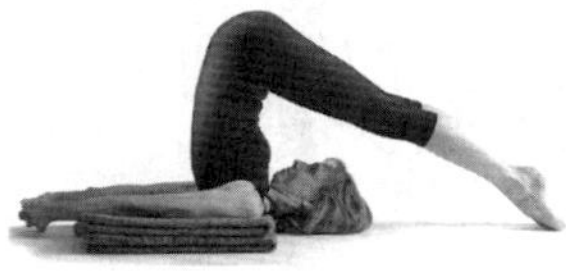

22. 할라사나
호흡 5회.

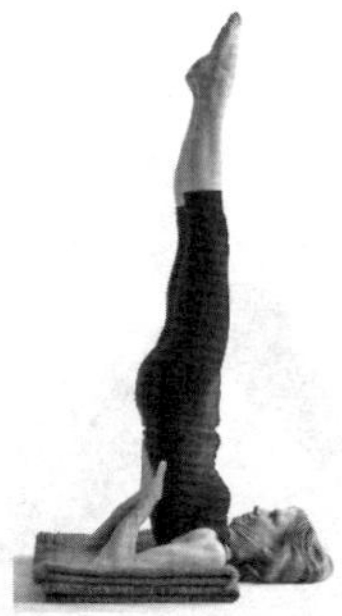

23. 살람바 사르방가사나
2분.

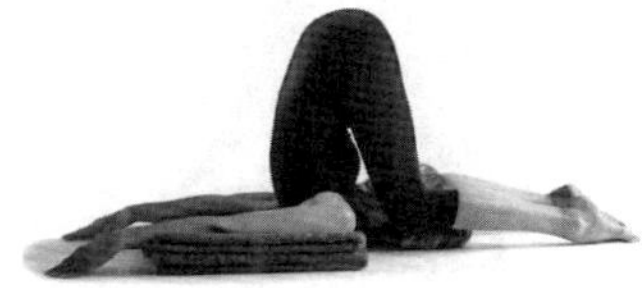

24. 카르나피다사나
호흡 5회.

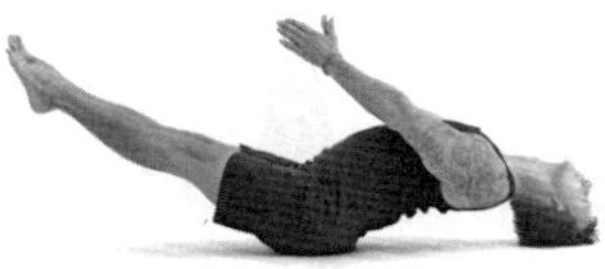

25. 웃타나 파다사나
호흡 5회.

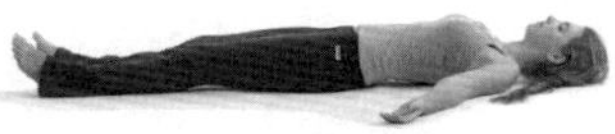

26. 사바사나
5~10분.

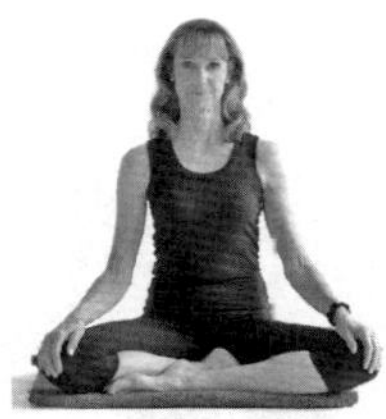

27. 수카사나
5~25분 명상. 가슴으로 호흡하고 더 명료한 의식을 유지하면서 명상한다. 목에 의식을 집중한다.

아갸 차크라
Ajna Chakra

아갸 차크라(ajna chakra, 'ajna'는 '명령'이나 '권위'를 뜻함)는 다른 차크라들에게 생기와 균형을 부여하는 지성과 지혜를 상징한다. 이 차크라는 앞서 나온 다섯 차크라를 감싸면서 생기를 불어넣는 순수의식과 같은 마하트(mahat 커다란 것)를 상징한다. 우리가 과거로부터 물려받은 모든 것과 지금 드러내 보이는 모든 것이 아갸 차크라를 통과하면서 명료해지고 완전해진다. 우리는 제 3의 눈으로 보듯이 삶과 세상을 바라본다. 명상을 하지 않았으면 애매모호하고 흐릿했을 의식의 차원을 열면서 시공간을 초월하듯이 세상을 바라본다. 아갸 차크라는 철학자 데카르트가 '영혼의 의자'[2] 라고 언급했던 신비한 송과선과 관련이 있으며, 가장 순순한 시각으로 살아가는 법을 배우는 것과도 관련이 있다. 아갸 차크라를 활성화하는 시퀀스에서 수련을 이끌어가는 주체는 아갸 차크라가 될 것이다. '에리히 쉬프만의 자유방식 요가 Erich Schiffmann's Freedom-style yoga'의 가르침이 모범을 보여주고 권장하듯이, 아갸 차크라는 우리에게 요가를 직관적으로 하는 방법을 안내해준다. 나디 쇼다나 호흡법(우측 코와 좌측 코를 교차하면서 호흡)은 아갸 차크라의 에너지적 균형을 맞춰주고, 수리야베다(양기, 우측 코로만 호흡)와 찬드라베다(음기, 좌측 코로만 호흡) 호흡법으로 더욱 세련되어질 것이다. 이 수련법들을 통해 우리는 직관적 통찰을 얻게 될 것이고, 우주에 존재하는 한 개인으로서 조화로운 의식을 얻게 될 것이다.

[시퀀스 60] 아갸 차크라 수업

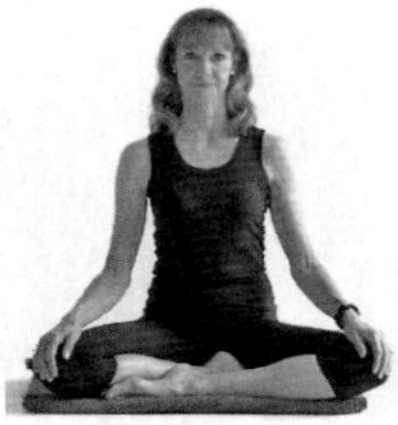

1. 수카사나
목적을 세우고 옴 챈팅을 한다.
나디 쇼다나 프라나야마를
5분 동안 실시한다.

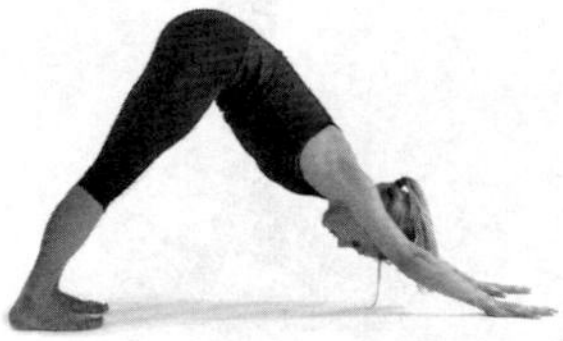

2. 아도 무카 스바나사나
1분. 자전거를 타듯이
다리를 뻗는 동작을 한다.

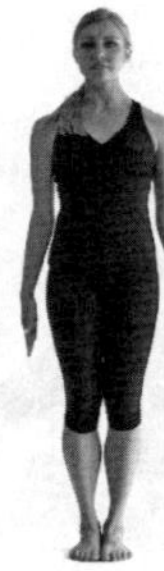

3. 타다사나
파다 반다를 실시한다.
뿌리내림과 늘림을 기억한다.

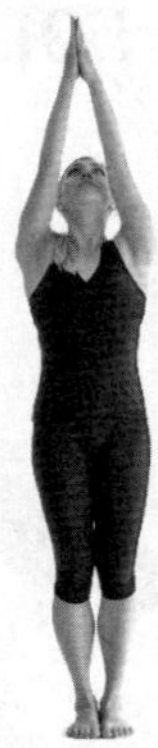

4. 우르드바 하스타사나
1분.

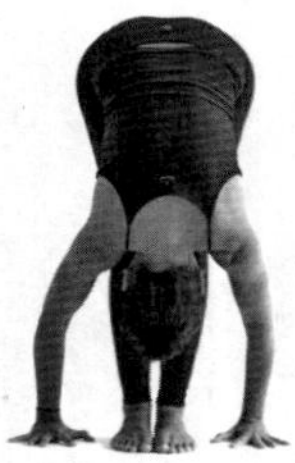

5. 웃타나사나
3분.

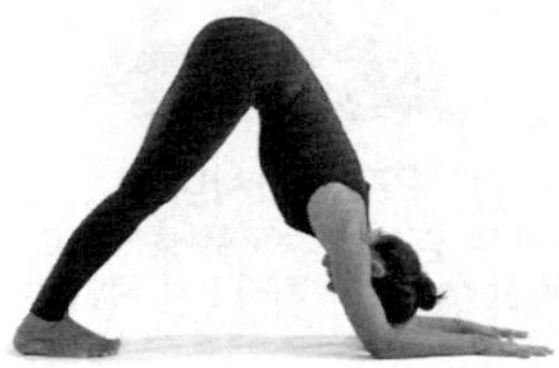

6. 쉬슈라사나
1–2분. 이후 발라사나에서
5–10회 호흡하면서 쉰다.

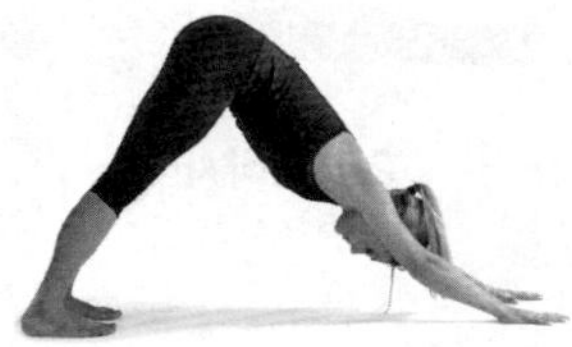

7. 아도 무카 스바나사나
1분, 손과 무릎을 바닥에 대고
기어가는 자세로 쉰다.

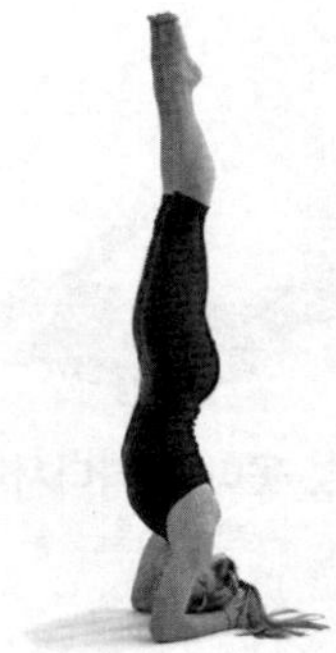

8. 살람바 시르사사나 I
3~5분 실시한 뒤, 발라사나에서
5~10회 호흡하면서 쉰다.

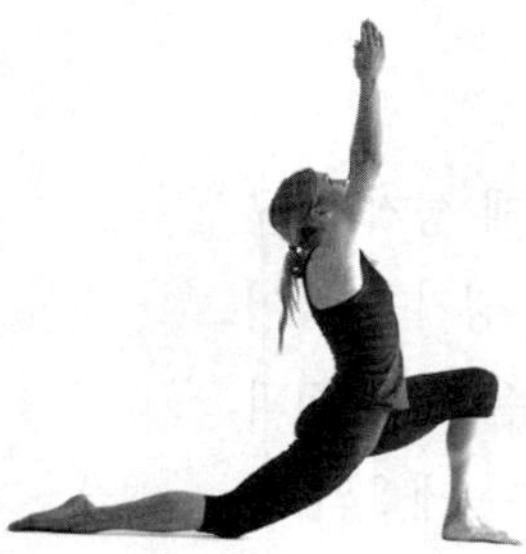

9. 안자네야사나
양쪽 모두 1~2분.

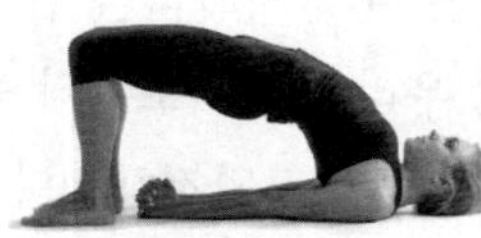

10. 세투 반다 사르방가사나
호흡 5~10회. 2~3회 반복하거나
다음 아사나를 한다.

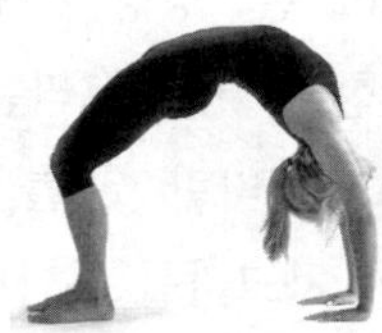

11. 우르드바 다누라사나
5~10회 호흡.
1~2회 반복.

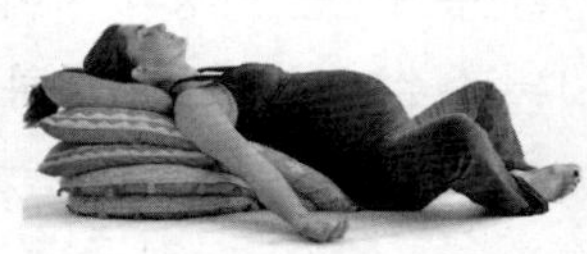

12. 숩타 밧다 코나사나
1분 한 뒤, 일어나 앉는다.

[시퀀스 60] 아가 차크라 수업 (계속)

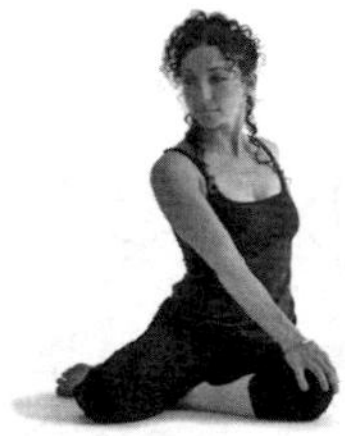

13. 바라드바즈라사나 A
양쪽 모두 호흡 5회. 반복하거나 다음 아사나를 한다.

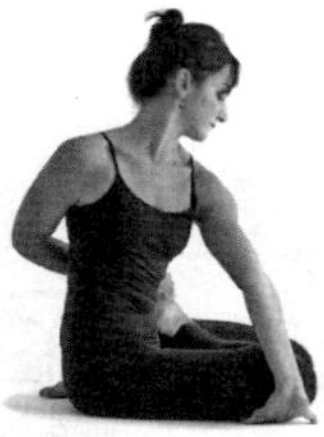

14. 바라드바즈라사나 B
양쪽 모두 호흡 5회.

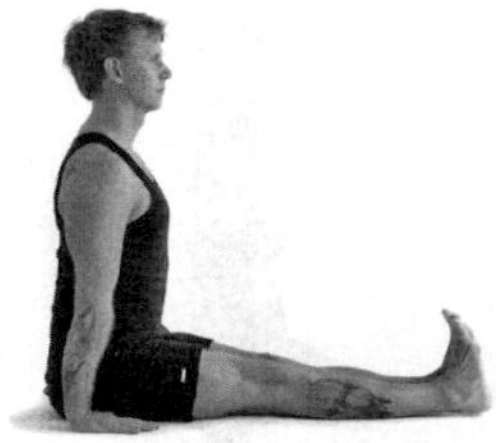

15. 단다사나
호흡 5회.

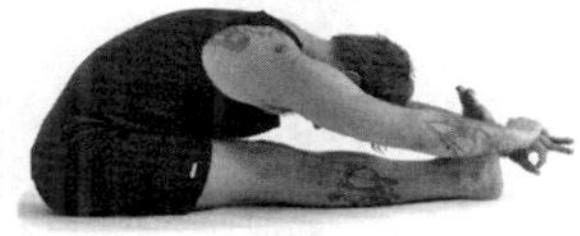

16. 파스치못타나사나
1~2분.

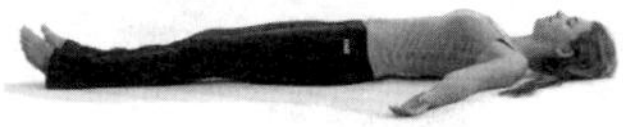

17. 사바사나
5~10분.

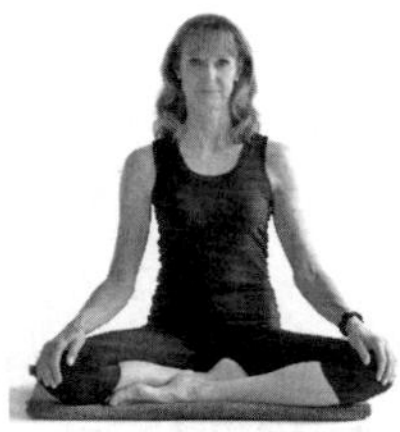

18. 수카사나
5~55분 동안 명상한다.

사하스라라 차크라

Sahasrara Chakra

사하스라라 차크라(sahasrara chakra, 'sahasrara'는 '천개의 연꽃잎'이라는 뜻)는 깨어난 의식의 현현을 상징한다. 천이라는 숫자가 무한성을 의미하기 때문에, 물질을 초월한 이 차크라는 '영혼의 자리'라고 일컬어지고 우주에 스며든 의식의 영원성을 상징한다. 다른 차크라들의 자리가 모두 균형과 통합을 이루었을 때, 세상이 평화로워지고 통일되면서 우리는 축복감과 온전해진 느낌을 느낄 것이다. 아사나와 프라나야마와 명상으로 엮어진 길을 따라가다 보면, 요가 수련으로 농익은 과실들을 따먹게 될 것이다.

[시퀀스 61] 사하스라라 : 통합된 차크라 수업 (중급 수준)

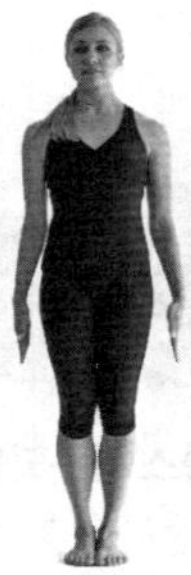

1. 타다사나
목적을 세우고 옴 챈팅을 한다. 웃자이 프라나야마, 파다 반다, 물라 반다를 실시한다.

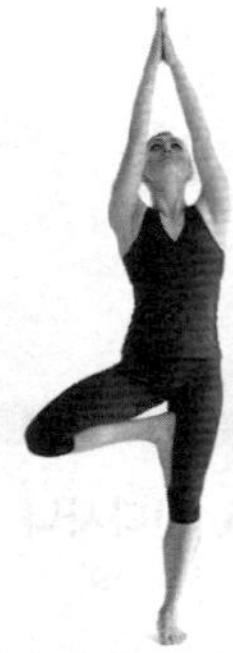

2. 브릭사사나
양쪽 모두 1~2분.

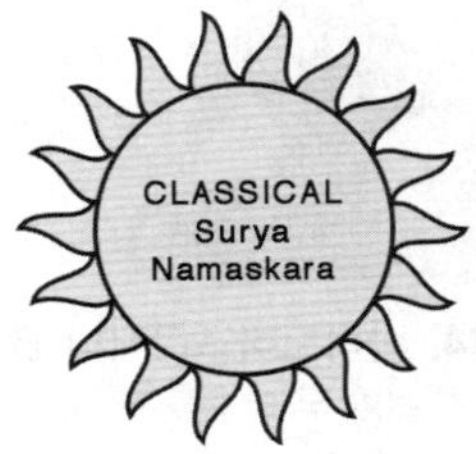

3. 고전적 수리야 나마스카라
3회.

4. 댄싱 워리어
연속적으로 3~5회를 실시한다.

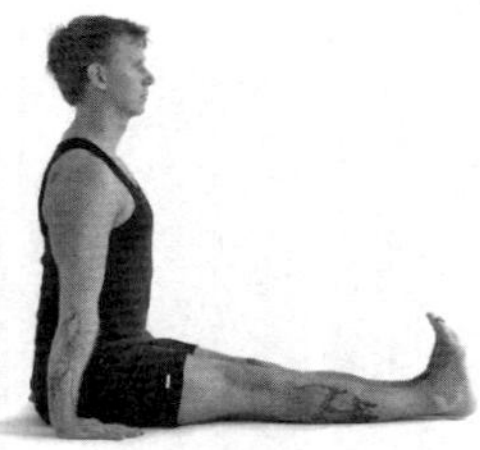

5. 단다사나
1분. 뿌리내림과 늘림에 집중한다.

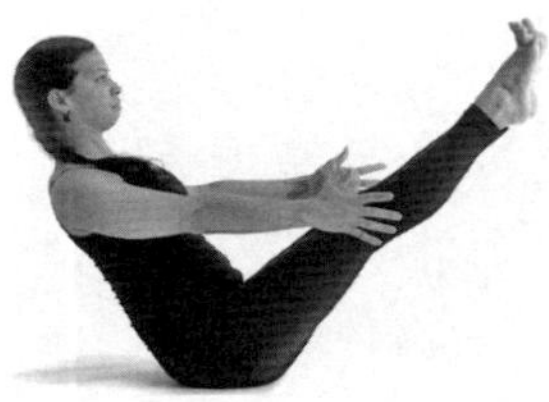

6. 나바사나
호흡 5회. 총 5회 반복. 1회가 끝날 때마다 톨라사나를 실시한다.

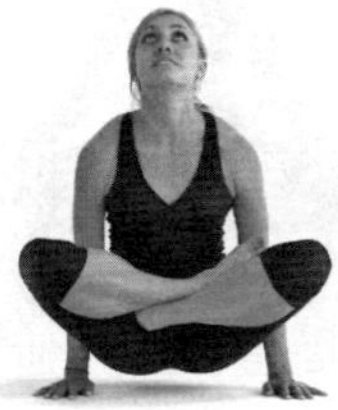

7. 톨라사나
호흡 5회. 총 5회 반복. 마지막 회에서 다음 동작으로 이동한다.

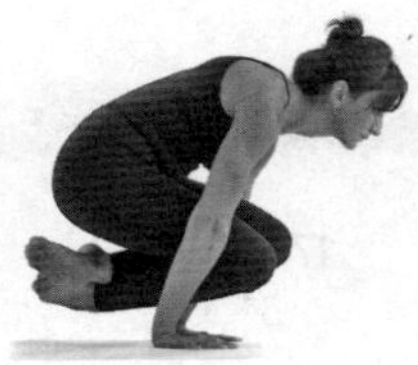

8. 롤라사나
호흡 5회. 일어서거나 플롯 백을 실시한다.

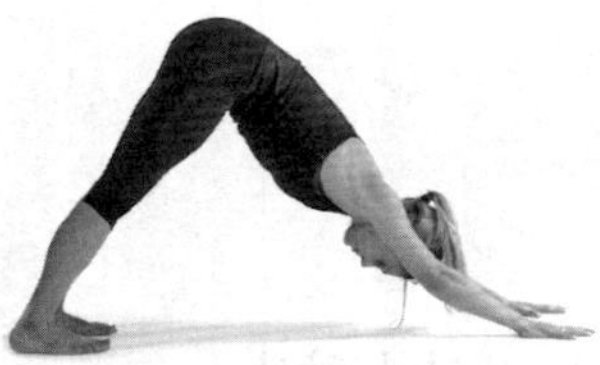

9. 아도 무카 스바나사
1분.

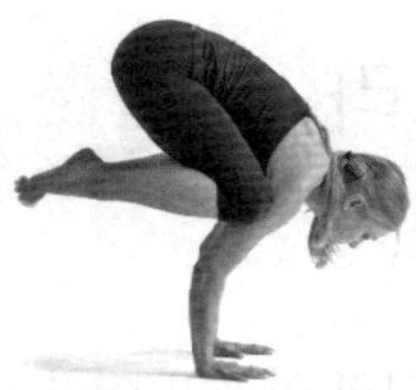

10. 바카사나
호흡 5회. 땅에 기반을 둔 채 가볍게 움직이기 위해 각성된 코어를 이용한다.

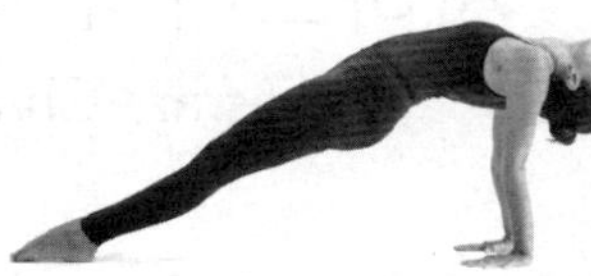

11. 푸르스봇타나사나
호흡 5~10회. 빈야사를 하고 등을 대고 눕는다.

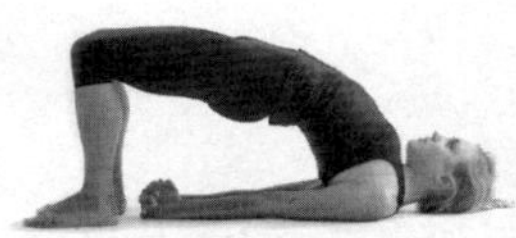

12. 세투 반다 사르방가사나
호흡 5~10회. 2~3회 반복하거나 다음 동작을 실시한다.

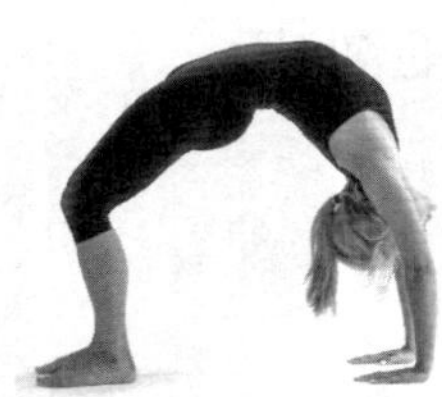

13. 우르드바 다누라사나
호흡 5~10회. 1~2회 반복.

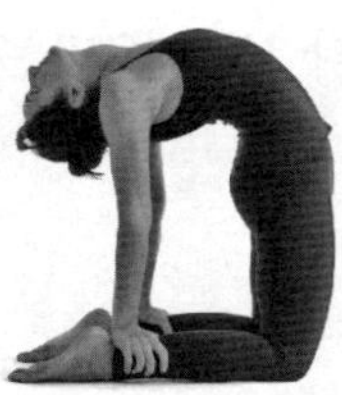

14. 우스트라사나
호흡 5~10회. 두 번 반복하거나 라구 바즈라사나나 카포타사나를 한다.

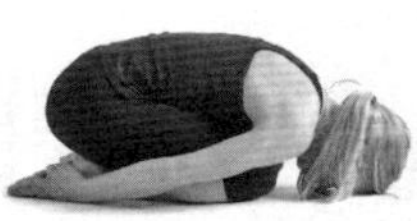

15. 발라사나
5~10회 호흡.

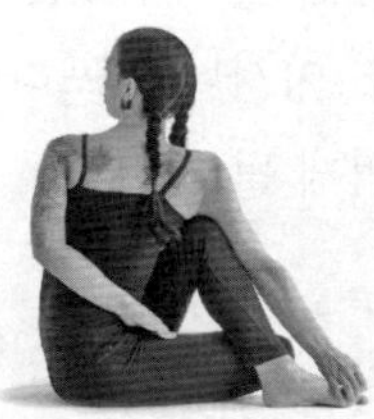

16. 아르다 맛센드라사나
양쪽 모두 호흡 5~10회.

[시퀀스 61] 사하스라라 : 통합된 차크라 수업 (중급 수준)

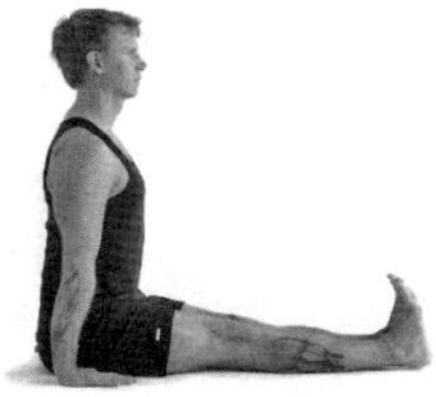

17. 단다사나
호흡 5~10회.

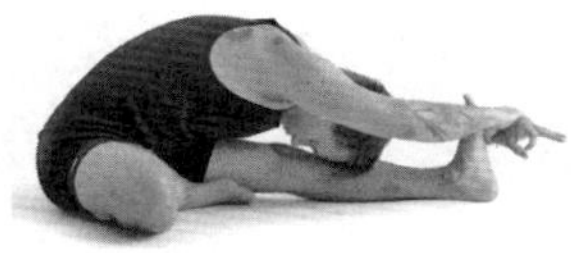

18. 자누 시르사사나
양쪽 모두 호흡 1분.

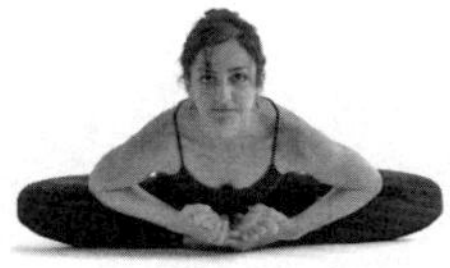

19. 밧다 코나사나
1~2분.

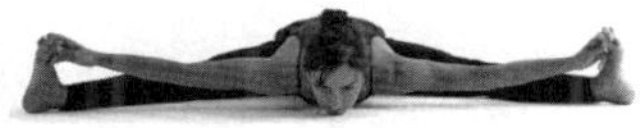

20. 우파비스타 코나사나
1~2분. 대체 동작으로 쿠르마사나가 있다.

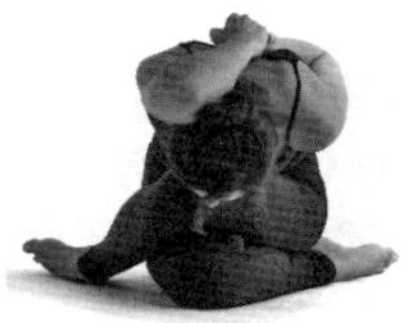

21. 고무카사나
양쪽 모두 1분.

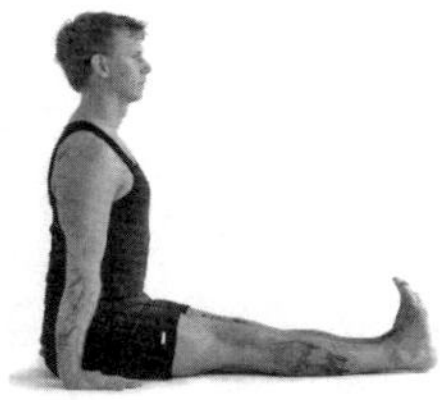

22. 단다사나
1분.

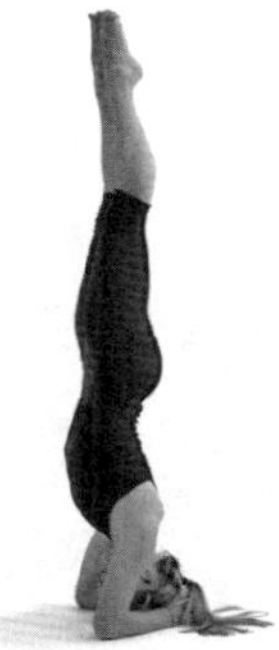

23. 살람바 시르사사나 I
2-5분. 발라사나로 쉬거나 등을 대고 눕는다. 또는 벽에 대고 비파르타 카라니를 한다.

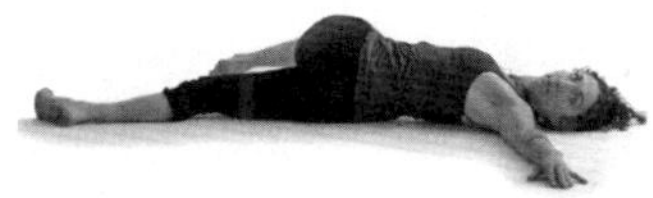

24. 숩타 파리바르타나사나
양쪽 모두 호흡 5-10회.

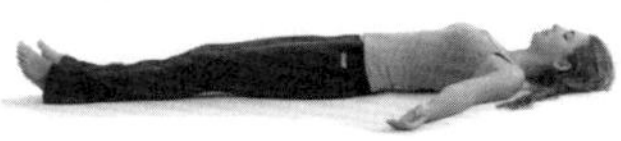

25. 사바사나
5~10분.

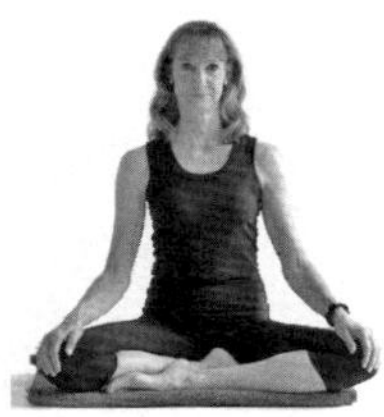

26. 수카사나
나디 쇼다나 프라나야마를 실시한다. 가슴 중심의 명상과 정수리 중심의 명상을 한다.

제 14 장

아유르베다식 요가 시퀀싱

Ayurvedic Yoga Sequencing

> 우리 아이들의 건강에 소아과 의사보다 농산물 관리자가 더 중요하다니, 참 이상하다.
>
> — 메릴 스트립(MERYL STREEP)

프라나가 우리의 몸에 모습을 드러낼 때, 그것은 사람이나 환경에 따라 각기 다른 모습을 보인다. 요가의 자매과학인 아유르베다에서는 프라나(prana)라는 생명력이 몸으로 드러나는 현상은 공기(風)와 불(火)과 물(水)과 흙(地)과 허공(ether, 空)의 상호작용으르 설명한다. 이 우주의 다섯 요소들은 여러 결합을 통해 우리에게 나타나는데, 이것 덕분에 우리는 흙에 뿌리를 단단히 내린 사람이거나 공기 가운데 둥둥 떠다니는 사람, 사고가 넓거나 좁은 사람 등 갖가지 특성을 갖게 된다. 뿐만 아니라 뜨겁거나 차고, 건조하거나 축축하고, 가볍거나 무겁고, 딱딱하거나 부드러운 특성을 갖게 된다. 아유르베다에서는 이 다섯 요소들이 어떻게 상호작용하는지에 따라 프라나가 세 가지 유형으로 나타난다고 한다. 그리고 이렇게 나타난 모습을 도샤(dosha, 체질)라고 부른다. 다섯 요소의 조합에 따라 달라지는 체질들은 우리가 먹는 음식과 생활방식의 영향을 받으며, 독특한 에너지의 특성이 갖는다. 이 체질의 균형을 맞추고 건강한 몸을 유지하기 위해 아유르베다에서는 상담과 처치로 제공하지만, 요가에서는 아사나와 프라나야마를 제공한다.

아유르베다에서는 체질의 균형에 따라 몸의 생리 과정이 달라진다고 한다. 체질에는 우리가 세 체질(tri dosha)라고 부르는 바타, 핏타, 카파가 있다. 이 세 체질들 가운데 하나가 우세하게 되면, 우리는 그 체질의 특징을 갖게 된다. 가끔 세 체질들 가운데 두 체질이 같이 우세하거나 세 체질이 모두 균형을 이루기도 하는데, 이처럼 우리의 체질은 세 체질로 설명될 수 있다. 아유르베다에서 체질은 프리즘을 통해 개인을 진찰하는 신체과학을 제공한다. 그리고 우리의 체질을 결정하는 것은 기초 요소들의 조합이다.

- 바유(vayu, 우주적 생명력인 프라나 -역주)와 비슷한 바타는 공기와 허공의 조합으로 생기고 몸과 마음의 차원에서 움직이는 미세한 에너지를 창조한다. 호흡을 비롯하여 혈액의 흐름, 근육과 세포조직의 움직임, 심지어 마음에서 일어나는 생각의 움직임까지 관장한다. 바타가 균형을 이루면 신경계가 활성화되는데, 이때 바타는 창조성, 열정 그리고 유연성의 원천이 된다. 바타가 과하게 우세할 경우, 우리는 두려움과 걱정에 빠져 불면증에 시달리게 된다.
- 불의 기운이 많은 핏타는 소화를 비롯해서 흡수, 신진대사와 몸과 마음의 변형을 관장하는 열을 창조해낸다. 곧 몸의 열은 신진대사의 산물이고, 이 과정을 제어하는 것은 핏타이다. 핏타가 균형을 이루었을 때, 지성과 이해력의 원천이 되고 우리가 옳고 그름을 구분할 때 도움을 준다. 핏타가 우세하면, 화가 많아지고 증오심을 갖게 된다.
- 땅과 물의 요소로 구성된 카파는 몸의 신체적 구조 - 뼈와 근육과 힘줄 - 를 생산하고 튼튼하게 만든다. 카파는 관절에 윤활유를, 피부에 수분을 가져다주는 등 몸에 물기를 제공한다. 몸의 저항력을 강화하기도 하고 상처의 회복력을 높이기도 하면서 몸의 생리적 면을 강화시킨다. 감정과 관련해서는 사랑과 연민과 침착함으로 드러난다. 균형이 깨졌을 때, 카파는 무기력과 집착과 질투심의 원인이 된다.

자신이 어떤 체질인지 알고 싶다면, 아유르베다 의사에게 종합적인 분석을 받는 것이 가장 좋은 방법이다. 또 온라인에서는 체질을 알아보는 테스트법이 수백 가지 있는데 이것들을 통해 자신의 개략적인 체질이 무엇인지, 어떤 것이 불균형을 이루고 있는지 알 수 있다. 이런 이해를 바탕으로 우리는 특정 식이요법과 정화를 위한 수련과 요가를 포함한 다양한 수련법을 시도해볼 수 있다. 여기서는 각각의 체질에 어울리는 요가의 기본 시퀀스를 소개한다.

도샤(체질) 균형을 위한 요가 시퀀스
Yoga Sequences for Dosha Balancing

공기로 가득 차 있는 바타 체질의 사람들은 젊었을 때 몸이 유연하면서 건조하고 또 차가운 편이지만 나이가 들면 딱딱해지고 관절염을 앓을 가능성이 있다. 모든 동작을 천천히, 꾸준히 탐색하는 것이 도움이 된다. 수리야 나마스카라(태양 경배)를 할 때는 천천히 그리고 전체적으로 임해야 하고, 서서 균형을 잡는 동작들이나 땅에 뿌리를 내리는 동작들을 더 집중적으로 해야 한다. 그리고 아사나들을 할 때는 더 깊게 더 오래 유지한다. 나디 쇼다나(교호호흡)를 할 때, 아침에는 에너지와 온기를 얻기 위해 오른쪽 콧구멍으로, 밤에는 평온함을 얻고 숙면을 취하기 위해 왼쪽 콧구멍으로 호흡하는 것이 중요하며 매우 부드럽게 실시되어야 한다.

[시퀀스 62] 바타 체질의 균형 잡기 수업

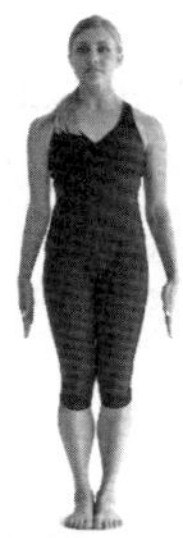

1. 타다사나
2–3분. 파다 반다를 실시하고 두 발과 다리를 단단히 유지하면서 호흡을 안정시킨다.

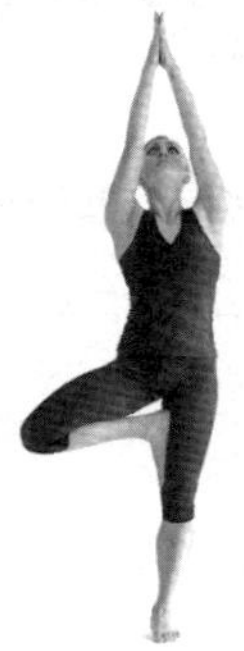

2. 브릭사사나
양쪽 모두 1~2분.

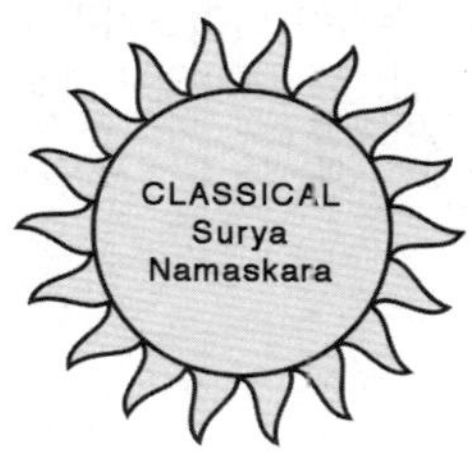

3. 고전적 수리야 나마스카라
5회. 안정적으로 천천히 움직인다. 매 아사나마다 멈춘 채 호흡의 한 주기를 완료한다. 시선은 살짝 아래쪽을 본다.

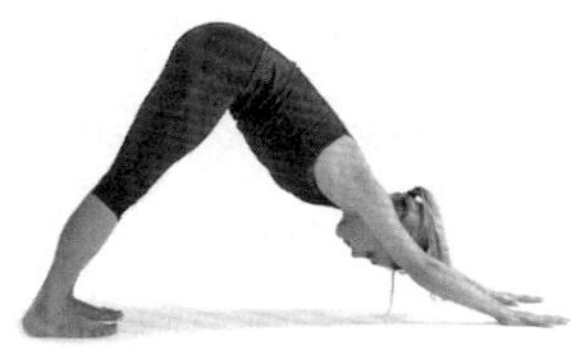

4. 아도 무카 스바나사나
1~2분. 두 손과 두 발로 균형 있게 바닥을 누르면서 호흡을 하면서 현재에 머문다.

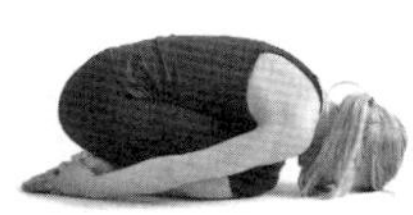

5. 발라사나
호흡 5회 하면서 쉰다.

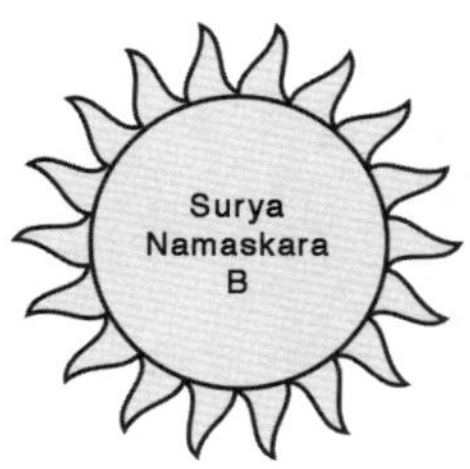

6. 수리야 나마스카라 B
3회. 안정적으로 천천히 움직인다. 매 아사나마다 멈춘 채 호흡의 한 주기를 완성한다.

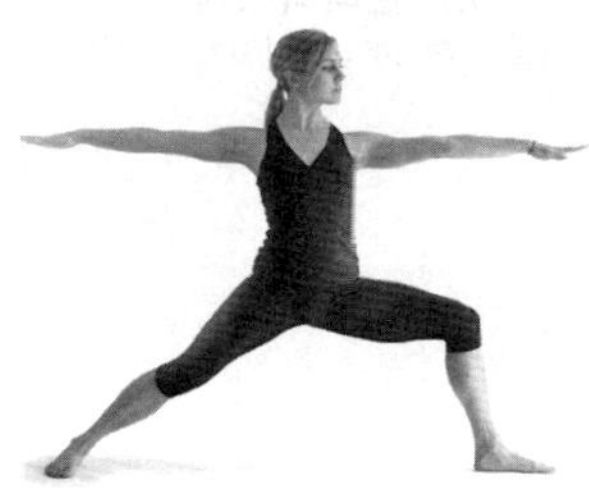

7. 비라바드라사나 II
양쪽 모두 호흡 10회. 런지 자세에서 역동적으로 움직인다.

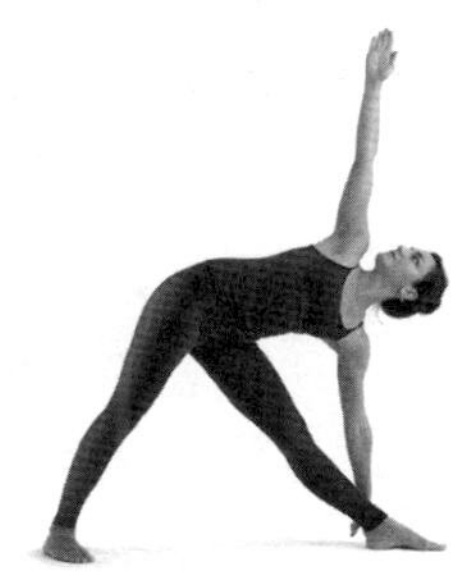

8. 웃티타 트리코나사나
오른쪽(또는 왼쪽)으로 실시해 호흡 5회 한 후 다음 동작으로 전환한다.

[시퀀스 62] 바타 체질의 균형 잡기 수업 (계속)

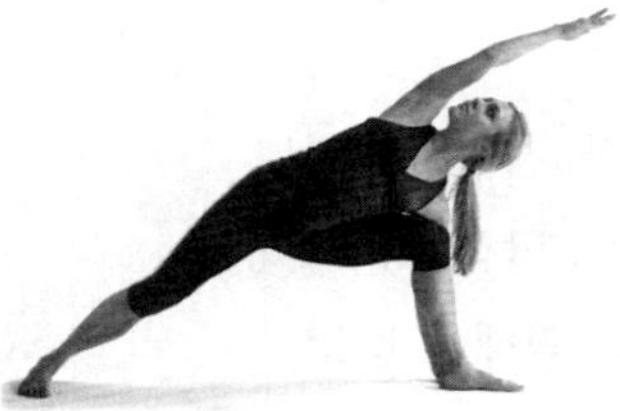

9. 웃티타 파르스바코나사나
호흡 5회 한 뒤 방향을 바꿔서 8~9회를 실시한다.

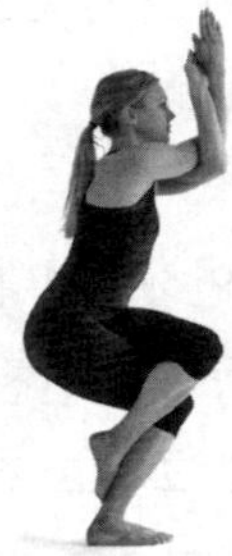

10. 가루다사나
양쪽 모두 1분.

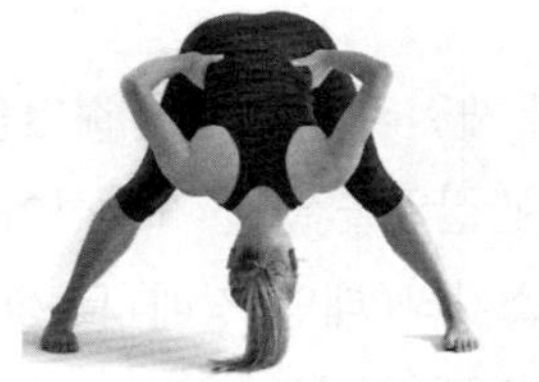

11. 프라사리타 파돗타나사나 B
호흡 5~10회.

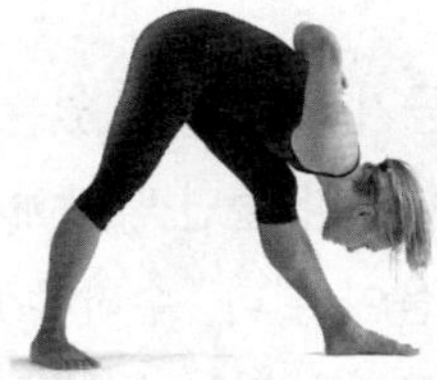

12. 파르스봇타나사나
양쪽 모두 1분. 단단한 뿌리내림에 관심을 집중한다.

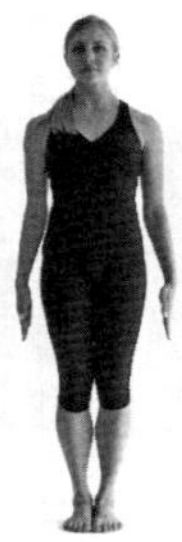

13. 타다사나
1분. 목적을 점검하고 단단한 뿌리내림에 관심을 집중한다.

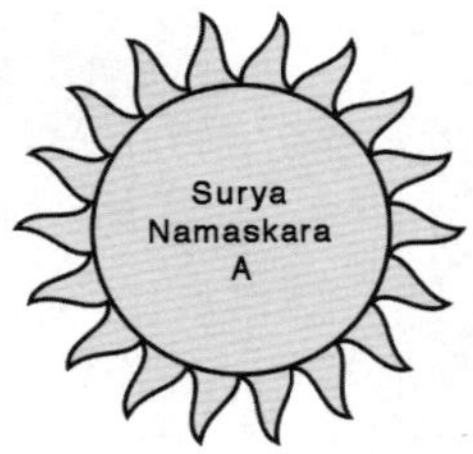

14. 수리야 나마스카라 A
2회. 천천히 움직이면서 호흡의 길이를 늘인다. 아도 무카 스바나사나에서는 잠시 유지한다.

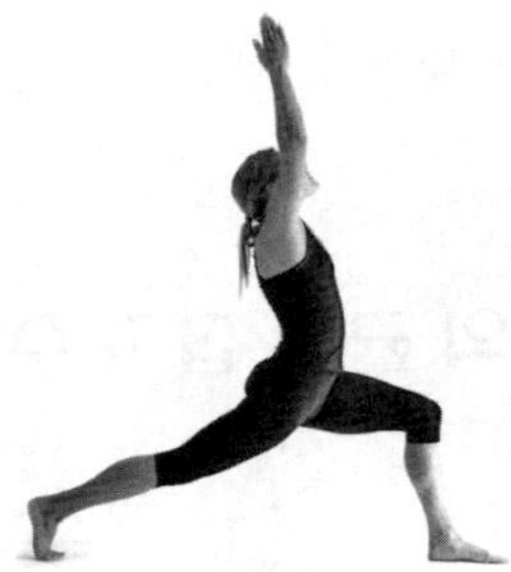

15. 아슈타 찬드라사나
호흡 5회 한 후 런지 자세에서 역동적으로 움직인다.

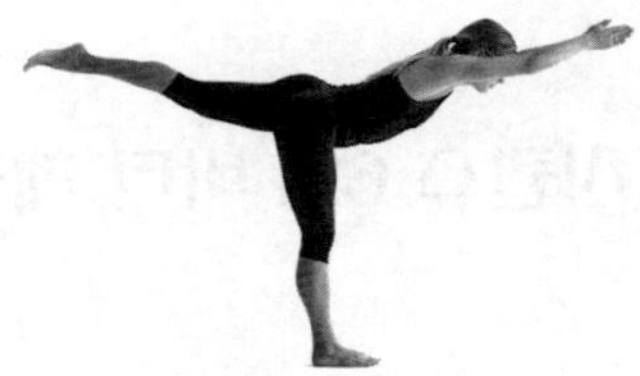

16. 비라바드라사나Ⅲ
5~10회 호흡한 뒤 자세를 풀고, 아슈타 찬드라사나를 한다. 빈야사를 하고 방향을 바꿔서 15~16을 실시한다.

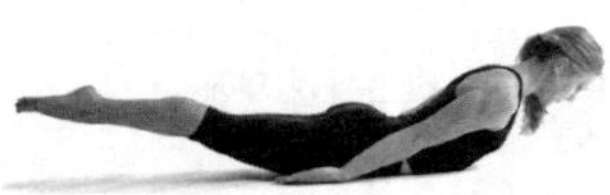

17. 살라바사나 A
호흡 5회 한 후 빈야사를 한다.

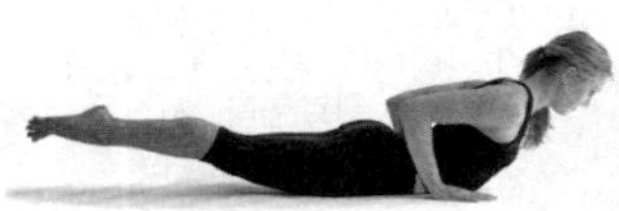

18. 살라바사나 B
호흡 5회 한 후 빈야사를 한다.

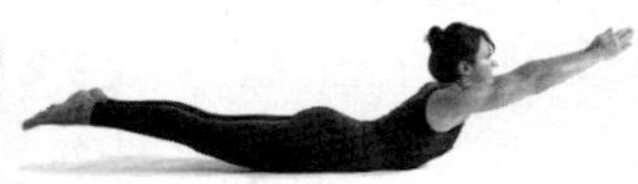

19. 살라바사나 C
호흡 5회 한 후 빈야사를 한다.

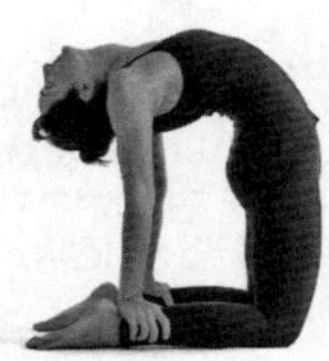

20. 우스트라사나
호흡 5회. 총 3회 실시. 한 회가 끝날 때마다 빈야사를 할 수도 있다.

[시퀀스 62] 바타 체질의 균형 잡기 수업 (계속)

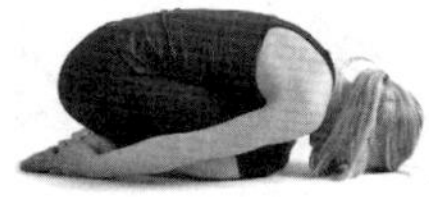

21. 발라사나
호흡 5회.

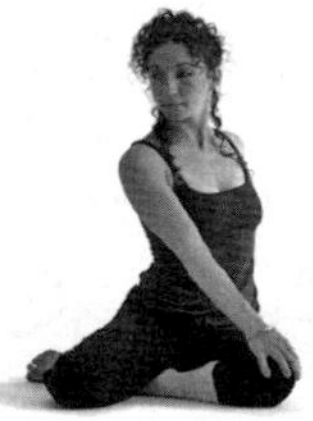

22. 바라드바즈라사나 A
양쪽 모두 호흡 5회.

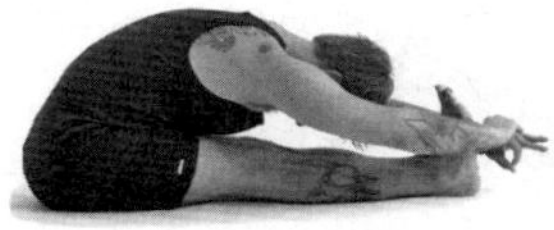

23. 파스치못타나사나
1분.

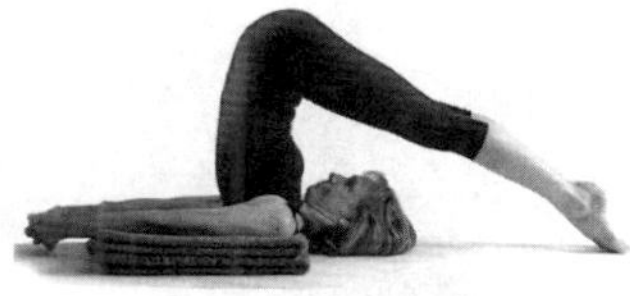

24. 할라사나
호흡 5회.

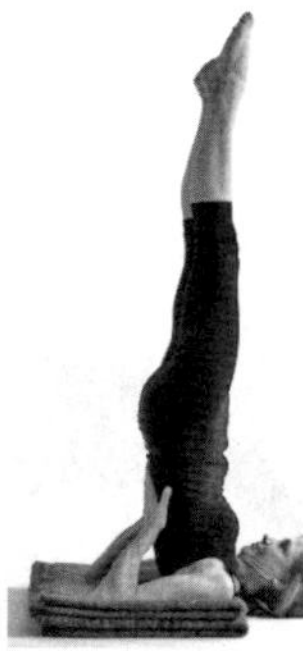

25. 살람바 사르방가사나
2~3분.

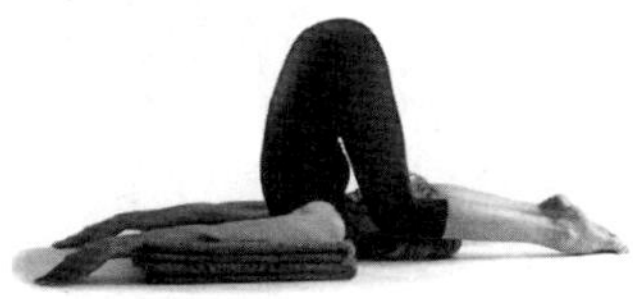

26. 카르나피다사나
호흡 5회.

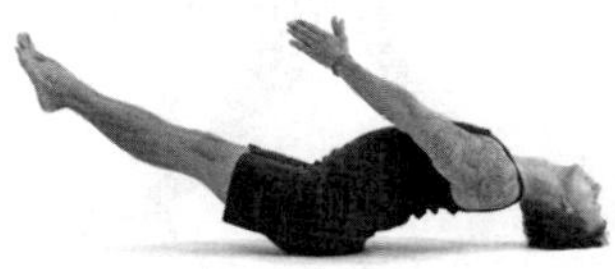

27. 웃타나 파다사나
호흡 5회.

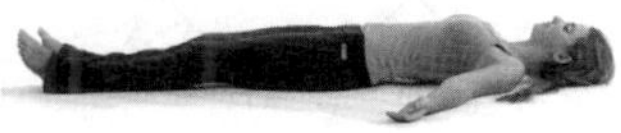

28. 사바사나
5~10분.
담요로 몸을 따뜻하게 한다.

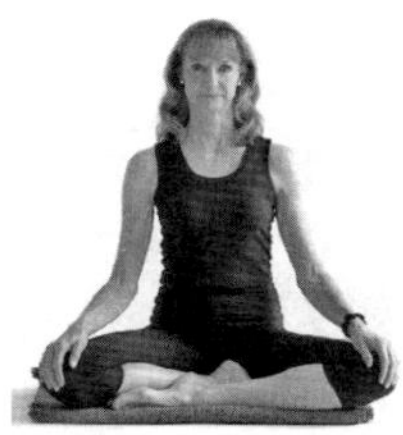

29. 수카사나
명상.

강하게 밀어붙이는 경향이 있는 핏타는 뜨겁고 격렬한 수련에 매력을 느낀다. 핏타 체질의 균형을 잡으려면 열을 식혀서 경쟁심을 내려놓고 심신을 이완시키는 요가 수련을 해야 한다. 핏타 체질의 수련생은 한 동작에서 다음 동작으로 서둘러 전환하기보다 강한 동작을 오랫동안 붙잡고 있는 것이 더 좋다. 또 온도가 뜨겁고 습한 수련장은 피하는 것이 좋고, 수련할 때도 의식적으로 그리고 천천히 움직여서 더 깊은 이완을 체험하는 것이 좋다. 시탈리(sitali)와 같은 냉각호흡법은 핏타 유형 체질의 수련생들이 체질적으로 균형을 잡는 데 도움을 주고, 또 몸은 이완되고 마음은 더 차분해지고 명료해진 상태에서 수련장을 떠날 수 있도록 해준다.

[시퀀스 63] 핏타 체질의 균형 잡기 수업

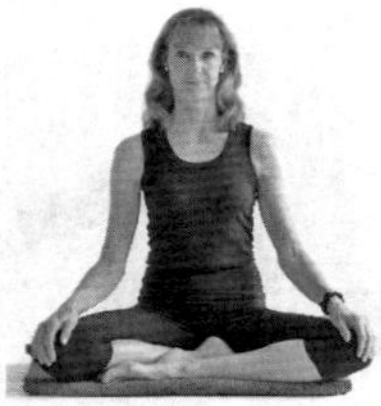

1. 수카사나
2~3분. 목적을 세운다. 나디 쇼다나를 2~3분 동안 한다. 하나 내지 다섯까지 숫자를 세면서 웃디야나 반다를 실시한다.

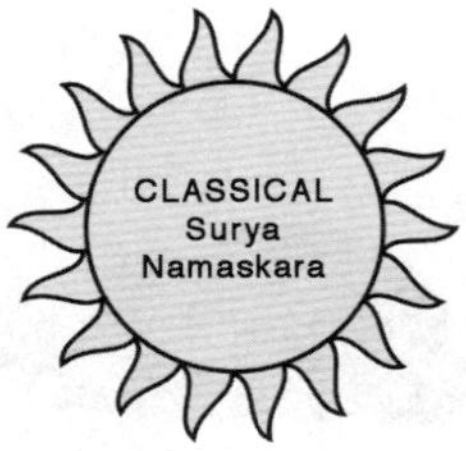

2. 고전적 수리야 나마스카라
3회. 천천히 물이 흐르듯이 움직인다. 시선은 지평선 높이를 유지한다.

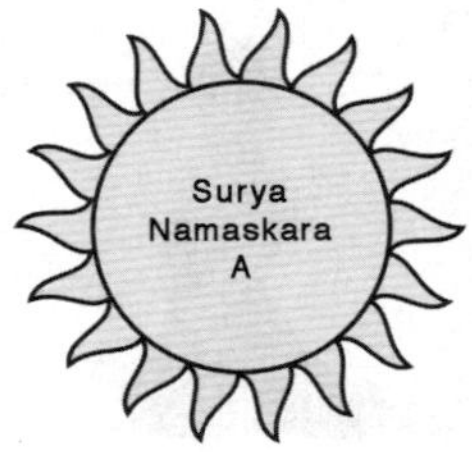

3. 수리야 나마스카라 A
3회. 천천히 또 고요히 움직인다. 타다사나에서 호흡 5회를 하면서 쉰다.

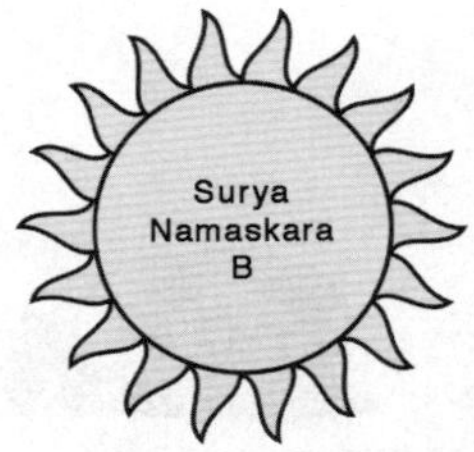

4. 수리야 나마스카라 B
1회 한 뒤, 아도 무카 스바나사나에서 다음 동작을 시작한다.

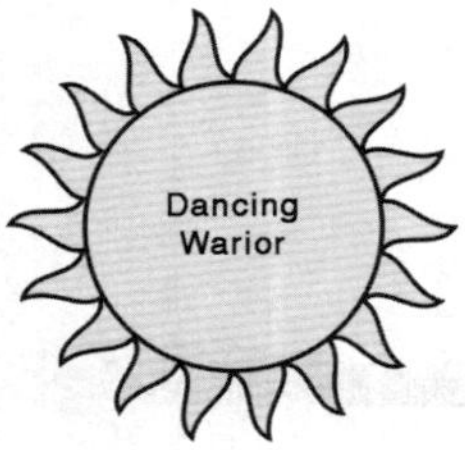

5. 춤추는 전사 자세
1~5회. 타다사나를 실시해 호흡을 5회 하면서 쉰다.

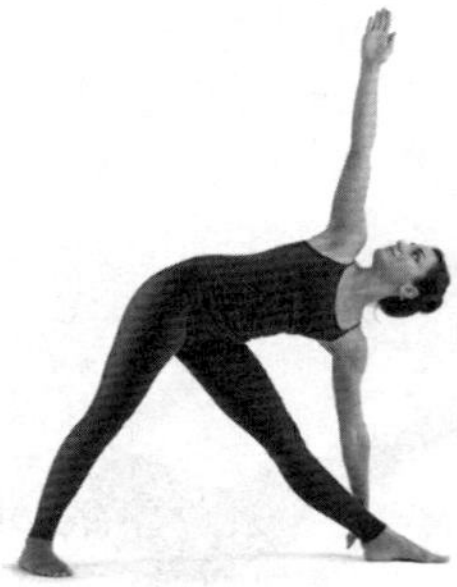

6. 웃티타 트리코나사나
호흡 5회 한 후 다음 동작으로 전환한다.

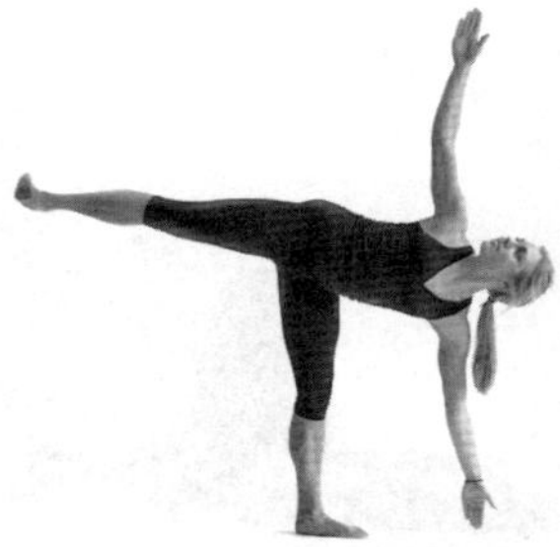

7. 아르다 찬드라사나
호흡 5회. 방향을 바꿔 6~7을 실시한다.

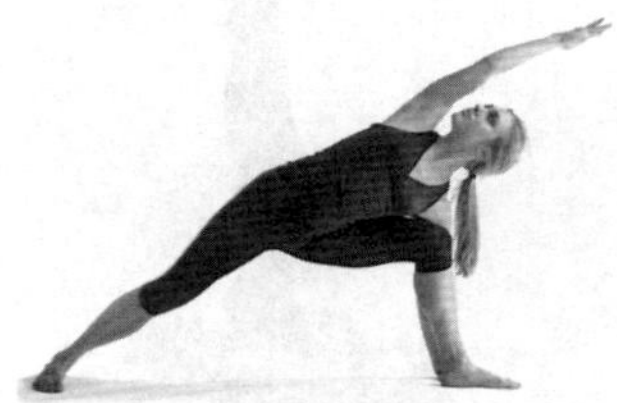

8. 웃티타 파르스바코나사나
양쪽 모두 호흡 5회. 천천히 빈야사를 한 다음 아도 무카 스바나사나를 실시한다.

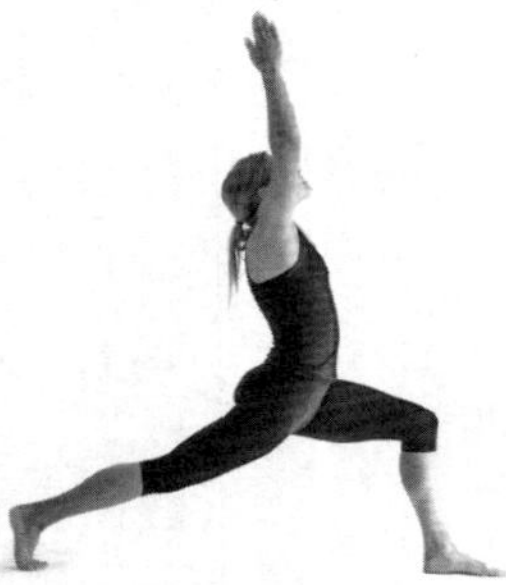

9. 아슈타 찬드라사나
호흡 1회 한 뒤 다음 동작으로 전환한다.

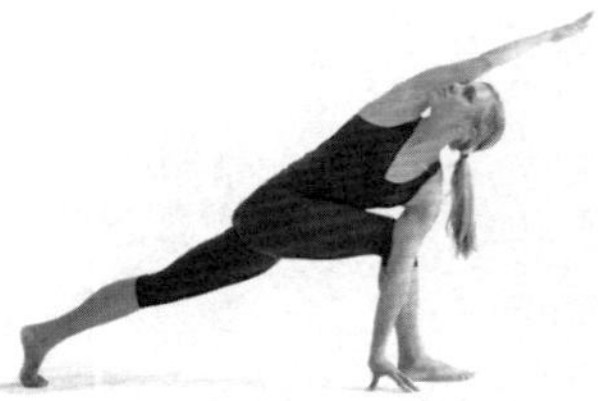

10. 파리브릿타 아슈타 찬드라사나
호흡 5회 한 뒤, 방향을 바꿔 9~10회를 실시한다.

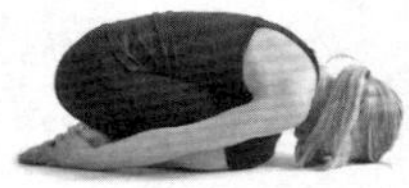

11. 발라사나
호흡 5회.

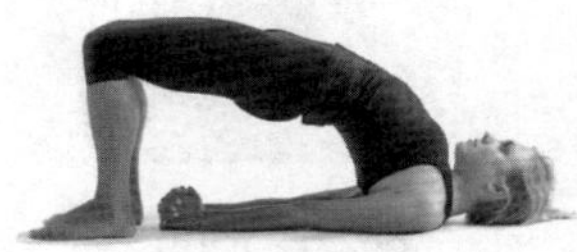

12. 세투 반다 사르방가사나
역동적으로 5회 실시한 다음, 자세를 유지하면서 호흡을 5회 한다.

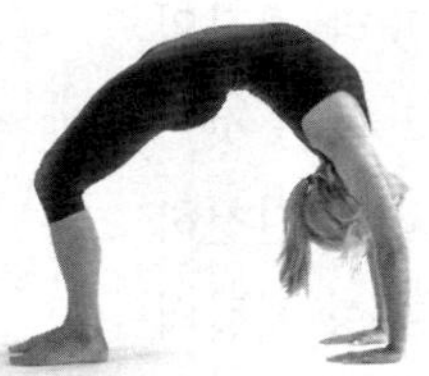

13. 우르드바 다누라사나
1~3회. 매회 호흡 5회.

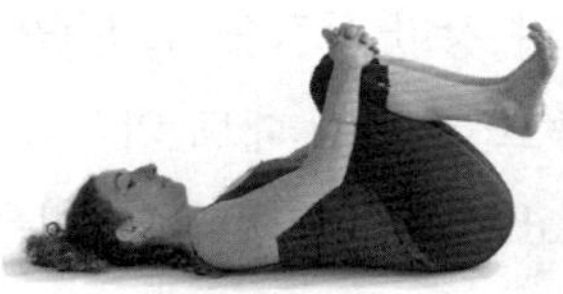

14. 아파나사나
호흡 5회.

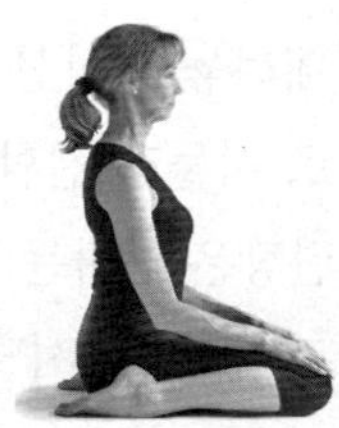

15. 비라사나
시탈리 호흡법을 2~3분 동안 실시한다.

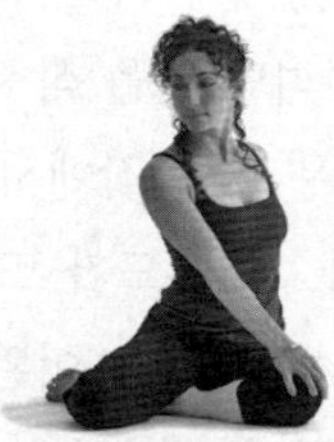

16. 바라드바즈라사나 A
양쪽 모두 호흡 5회.

[시퀀스 63] 핏타 체질의 균형 잡기 수업 (계속)

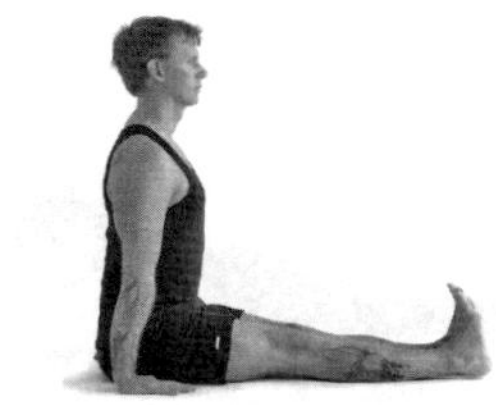

17. 단다사나
호흡 5회.

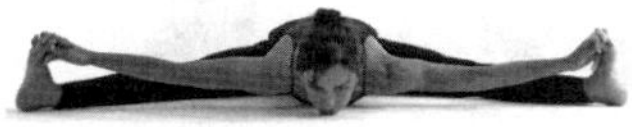

18. 우파비스타 코나사나
호흡 10회.

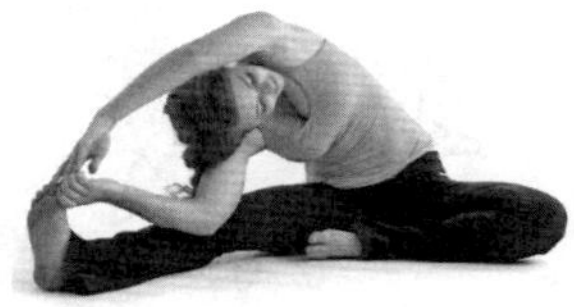

19. 파리브릿타 자누 시르사사나
양쪽 모두 호흡 10회.

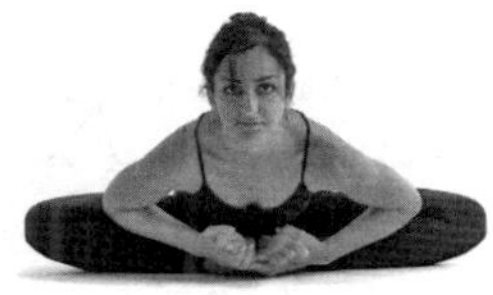

20. 밧다 코나사나
1분.

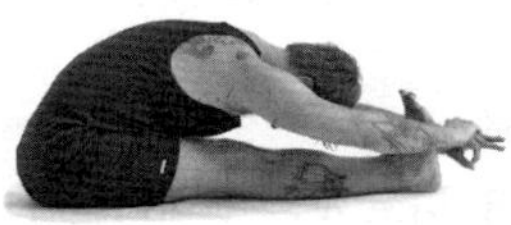

21. 파스치못타나사나
1분.

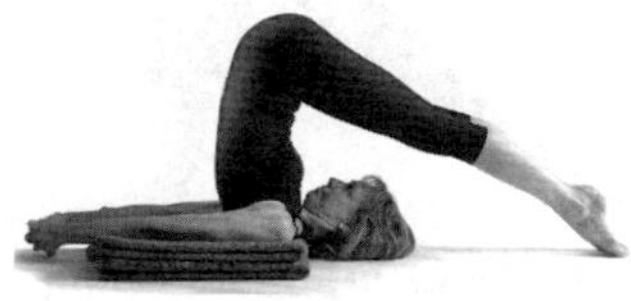

22. 할라사나
호흡 5회.

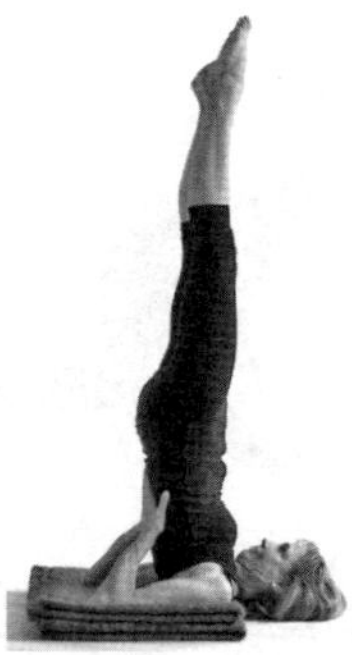

23. 살람바 사르방가사나
2~3분.

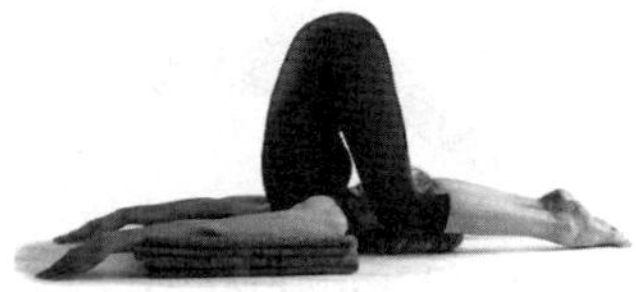

24. 카르나피다사나
호흡 5회.

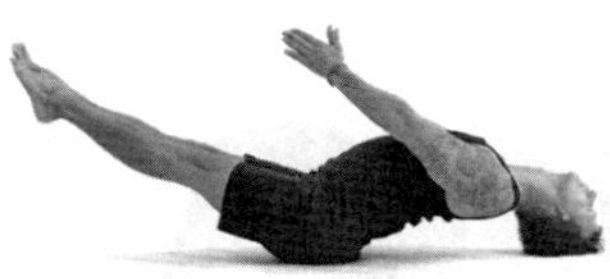

25. 웃타나 파다사나
호흡 5회.

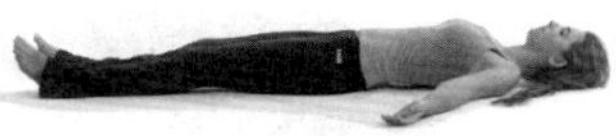

26. 사바사나
5분.

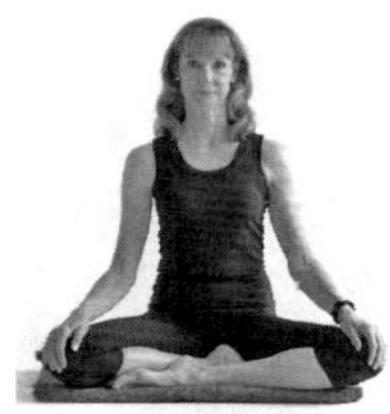

27. 수카사나
나디 쇼다나 프라나야마를 2~3분 실시한다. 명상.

움직임이 둔하고 자주 무기력해지는 카파는 신진대사와 순환을 촉진시키기 위해 몸을 따뜻하게 하고 동작들을 연결해서 하는 수련법이 가장 좋다. 카팔라바티처럼 몸을 따뜻하게 해주는 호흡법을 수련의 첫머리에 넣으면, 아사나들을 거뜬히 실시할 수 있는 에너지를 얻게 된다. 카파 유형의 수련생들은 몸을 따뜻하게 하고 에너지를 원활히 순환시키기 위해 간단한 흐름의 시퀀스부터 수련해서 힘과 체력을 요구하고 버텨야 하는 시퀀스로 전환하는 것이 좋다. 가슴을 열게하는 변형 동작들을 포함하여 서서 하는 동작들은 혈액 순환과 점액의 움직임을 더 자극하기 때문에 카파 유형에게 유리하다. 오래 유지하는 후굴 자세들은 가슴과 머리에서 혈액과 에너지의 움직임을 자극해 에너지의 균형을 맞춰준다. 그래서 이 자세들을 하면 머리가 명료해지고 적극적으로 사고하게 된다.

[시퀀스 64] 카파 체질의 균형 잡기 수업

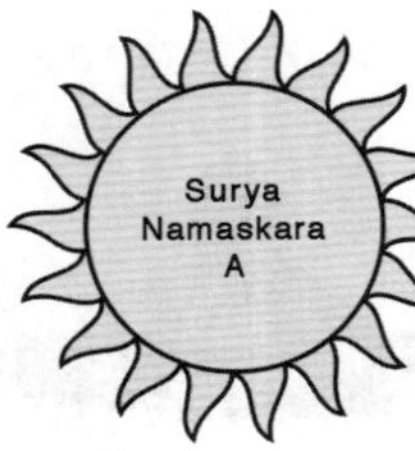

1. 수리야 나마스카라 A
3~5회. 매회 조금 씩
더 빠르게 움직인다.

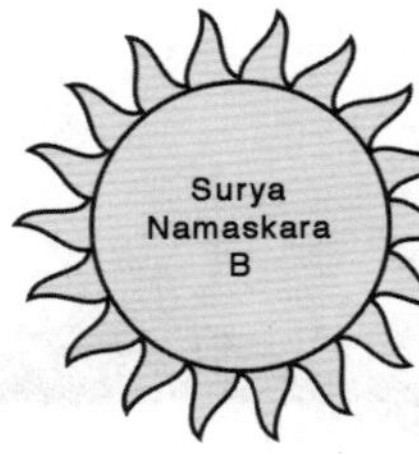

2. 수리야 나마스카라 B
3~5회. 매회 조금씩
더 빠르게 움직인다.

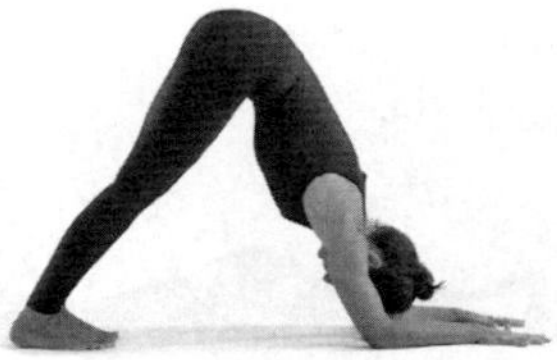

3. 쉬슈라사나
1분. 발라사나에서 쉰다.

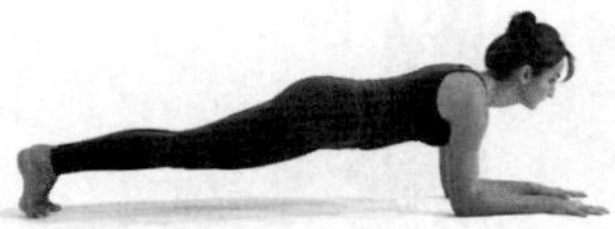

4. 쉬슈라 팔라카사나
카팔라바티 호흡을 하면서
1분 동안 유지한다. 아도 무카
스바나사나로 전환한 다음,
개의 꼬리 자세를 취한 후,
비라바드라사나 II로 이동한다.

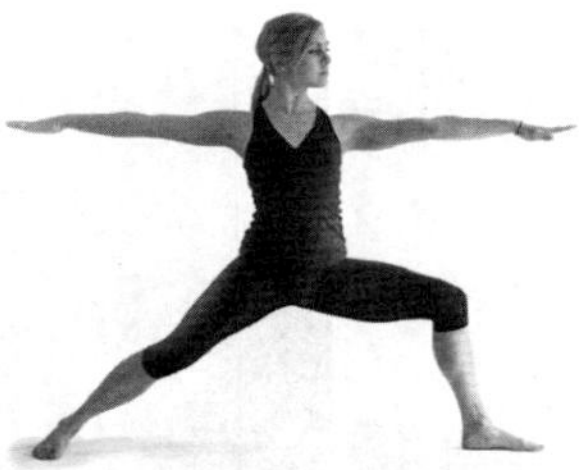

5. 비라바드라사나 II
호흡을 5~10회 한다.

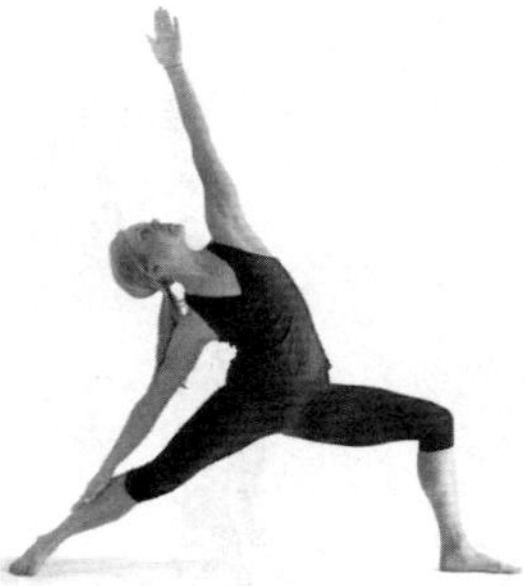

6. 파르스바 비라바드라사나
1~5회 호흡한다.

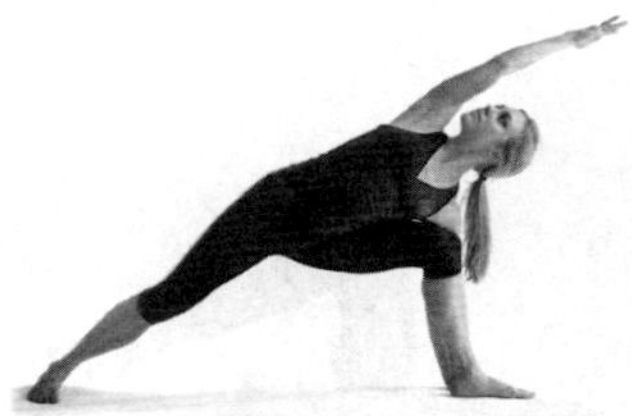

7. 웃티타 파르스바코나사나
1~2분 유지한 뒤 방향을 바꿔
비라바드라사나 II를 실시한다.
5~7까지 다시 실시한 다음,
빈야사를 하고 아도 무카
스바나사나로 전환한다.

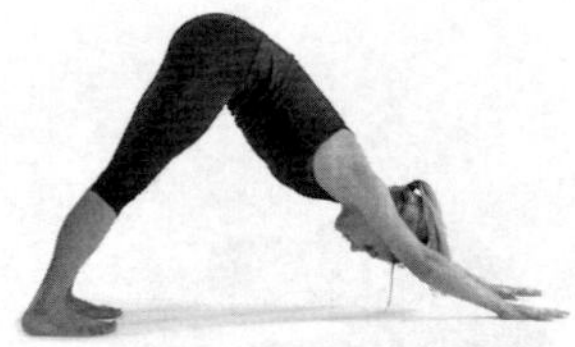

8. 아도 무카 스바나사나
호흡을 5~10회(또는
발라사나에서 쉰다) 한 후 걸어서
또는 점프해서 매트 앞에 선다.

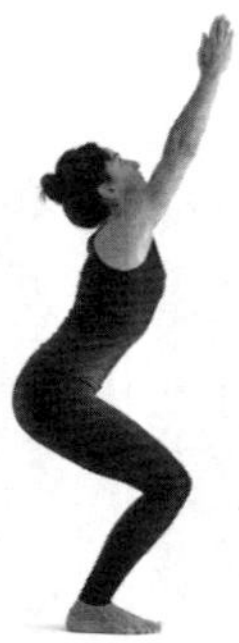

9. 웃카타사나
호흡 5회.

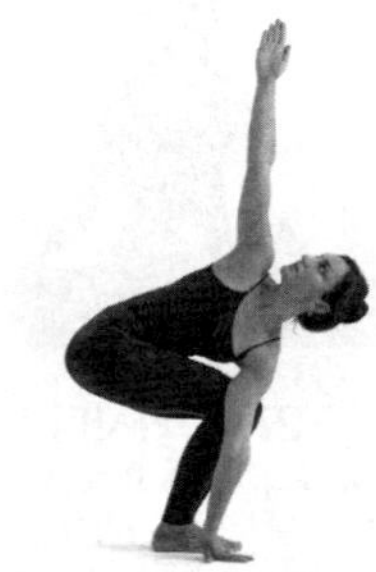

10. 파리브릿타 웃카타사나
양쪽 모두 호흡 5회 한 다음
타다사나로 서서 호흡 5회 한다.

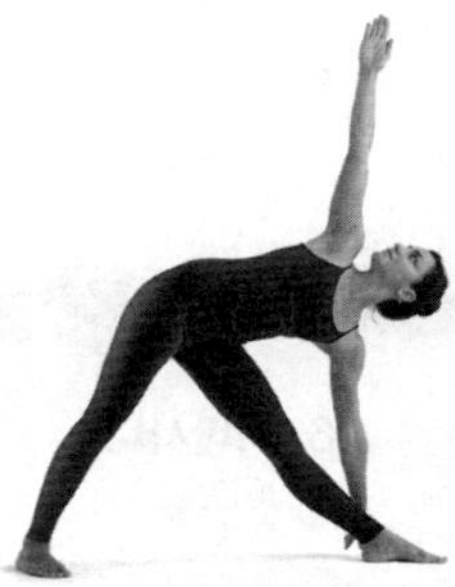

11. 웃티타 트리코나사나
양쪽 모두 호흡 5~10회.

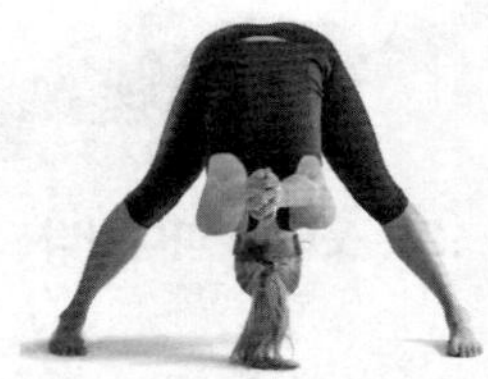

12. 프라사리타 파돗타나사나 C
호흡 5회.

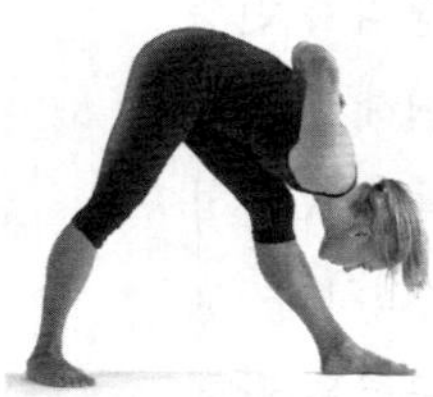

13. 파르스봇타나사나
양쪽 모두 호흡 5회.

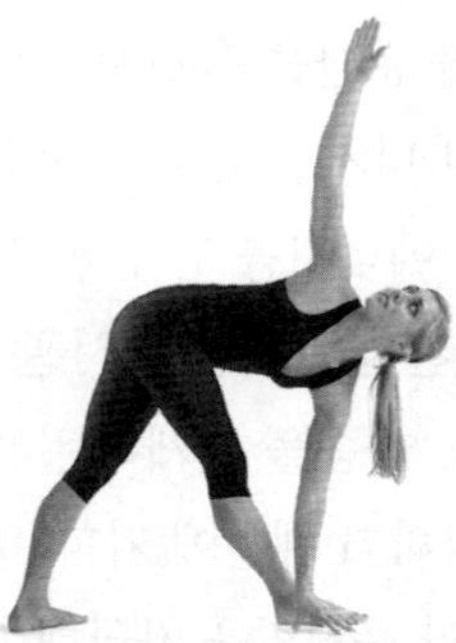

14. 파리브릿타 트리코나사나
양쪽 모두 호흡 5회 한 뒤
타다사나로 전환한다.

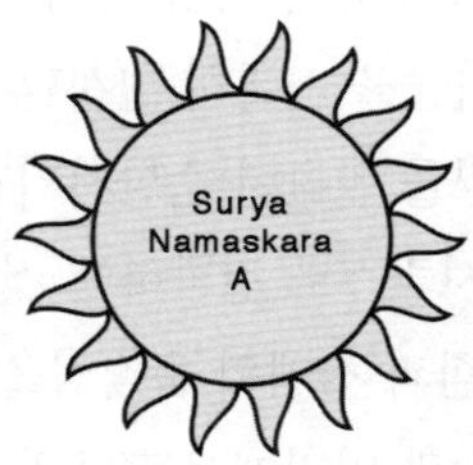

15. 수리야 나마스카라 A
아도 무카 스바나사나에서
1분 동안 자세를 유지한 후
단다사나로 전환한다.

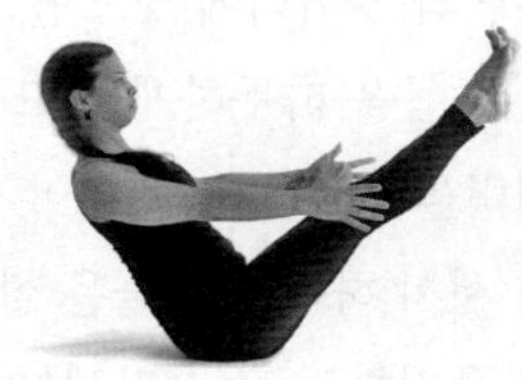

16. 나바사나
호흡을 5회하고 나서 자세를 풀고
호흡을 3회 한다. 이렇게 4번
반복한다. 아도 무카 스바나사나를
실시한 뒤 오른 발을 앞으로 해서
다음 동작으로 전환한다.

[시퀀스 64] 카파 체질의 균형 잡기 수업 (계속)

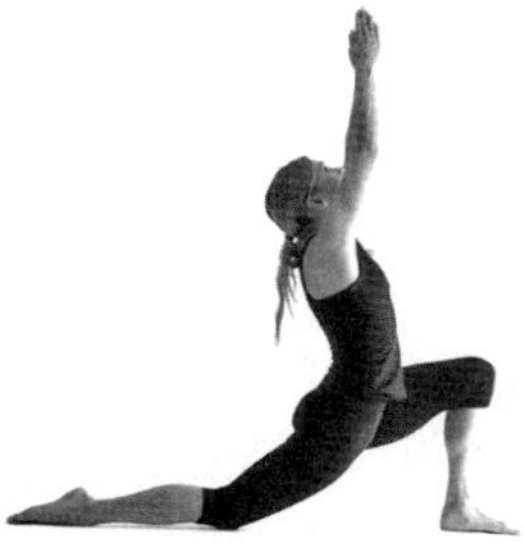

17. 안자네야사나
호흡 5회. 빈야사를 하고, 방향을 바꿔서 실시한 뒤 등을 대고 눕는다.

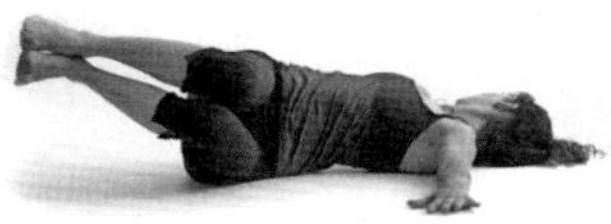

18. 자타라 파리바르타나사나
1~2분.

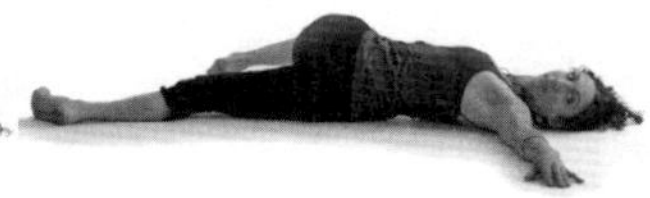

19. 숩타 파리바르타나사나
양쪽 모두 호흡 5~10회.

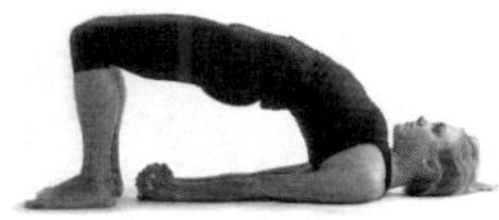

20. 세투 반다 사르방가사나
호흡 5~10회. 2~3회 반복하거나 다음 아사나를 한다.

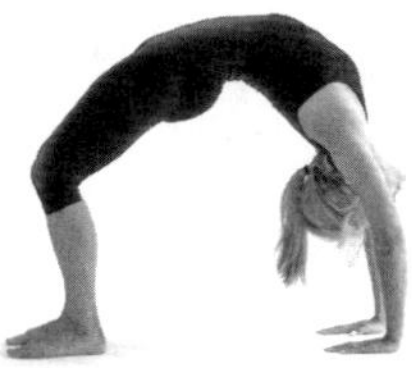

21. 우르드바 다누라사나
호흡 5~10회. 두세 번 반복한다.

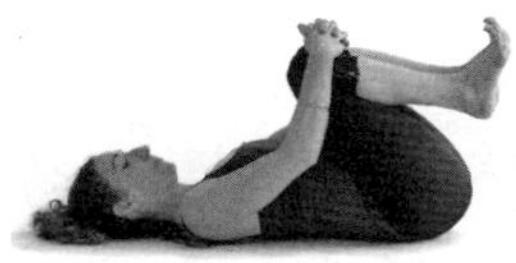

22. 아파나사나
호흡 5회.

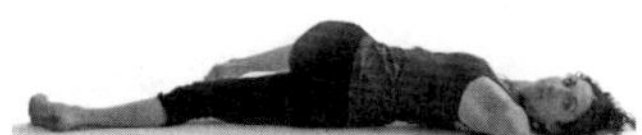

23. 숩타 파리바르타나사나
양쪽 모두 호흡 5~10회.

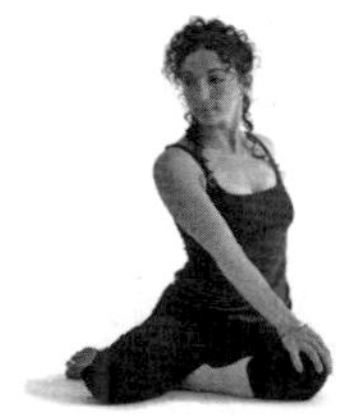

24. 바라드바즈라사나A, 또는 B
양쪽 모두 각각 1분.

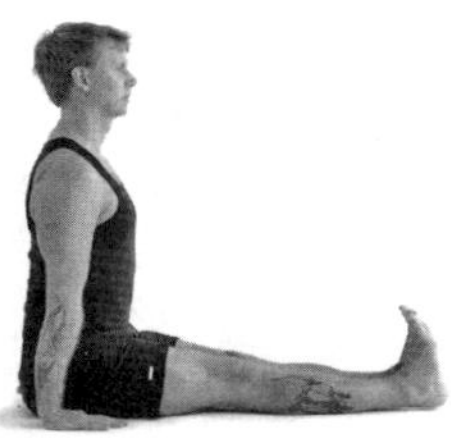

25. 단다사나
호흡 5회.

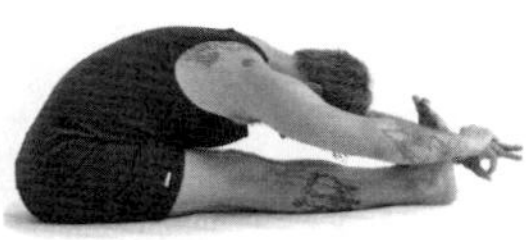

26. 파스치못타나사나
1~2분. 양손과 무릎을 바닥에 대고 엎드린다.

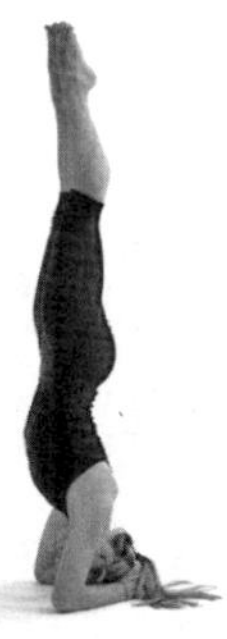

27. 살람바 시르사사나 I
1~5분. 다음 아사나를 하거나 발라사나에서 쉰다.

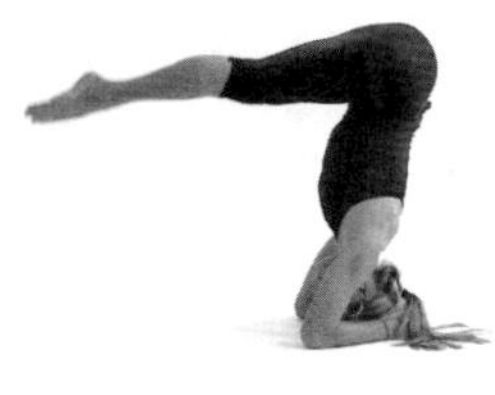

28. 우르드바 단다사나
5~10회 호흡한 뒤 다리를 올려서 시르사사나 I 을 거쳐 발라사나를 실시한다.

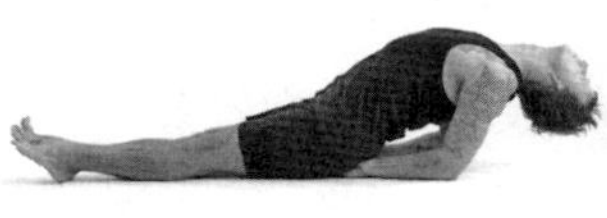

29. 웃타나 파다사나의 준비동작
호흡 5회.

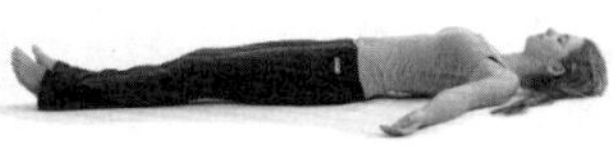

30. 사바사나
5분.

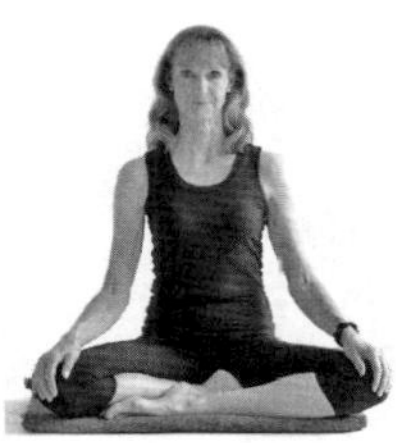

31. 수카사나
카팔라바티 호흡을 1쿤 동안 한다. 2회 더 해도 좋다. 앉아서 명상한다.

V 부

요가 시퀀싱 종합편

Bringing It All Together

제 15 장

요가 시퀀싱의 추가 정보

Further Tips on Yoga Sequencing

> 멀고 먼 목표를 향해 가고 있을 때, 가슴의 문을
> 쉴 새 없이 두드리는 거대한 욕망으로 전진하는 것은,
> 우리의 능력에 맞는 임무가 아니라
> 임무를 감당할 만한 능력을 달라고 기도하는 것이다.
>
> — 헬렌 켈러(HELEN KELLER)

요가 수련은 재미있는 이야기와 같다. 도입과 전개와 결말이라는 구성을 가진 요가수련을 통해 사람들은 새롭고 다양한 경험을 하거나 통찰이나 힘을 얻게 된다(Ezraty, 2006). 그러므로 요가 강사들은 수업에 어울리는 이야기를 미리 구성해 놓아야 한다. 수업의 분위기가 이야기의 배경에 해당한다면, 수업의 주제나 목적은 줄거리에, 아사나는 등장인물에 해당할 것이다. 이 구성요소들을 어떻게 배합하고 조직하느냐에 따라 수업의 느낌이나 분위기가 많이 달라질 것이다. 요가수련이란 아사나들이 어떤 식으로 서로 조화를 이루는지에 대한 이해를 기본으로 해서 창조되는 하나의 예술 형식이기 때문이다(Gannon and Life, 2002). 요가 수업을 할 때마다 강사는 수련생들이 내면으로 여행을 떠나면서 들고 갈 스토리를 미리 준비해야 한다. 기본 방안은 수련생들이 현재 있는 자리에서 서서히 하지만 의식적으로 움직이도록 안내하는 것이다. 단순한 수련에서 복잡적 수련으로 발전해감에 수련생들의 몸-마음이 서서히 좋아진다. 수련생들은 자기를 명료하게 인식하게 되고, 균형감을 찾게 되며, 일상생활에서도 조화로움을 찾게 된다. 이것이 바로 요가 시퀀싱의 핵심이고, 빈야사크라마와 파

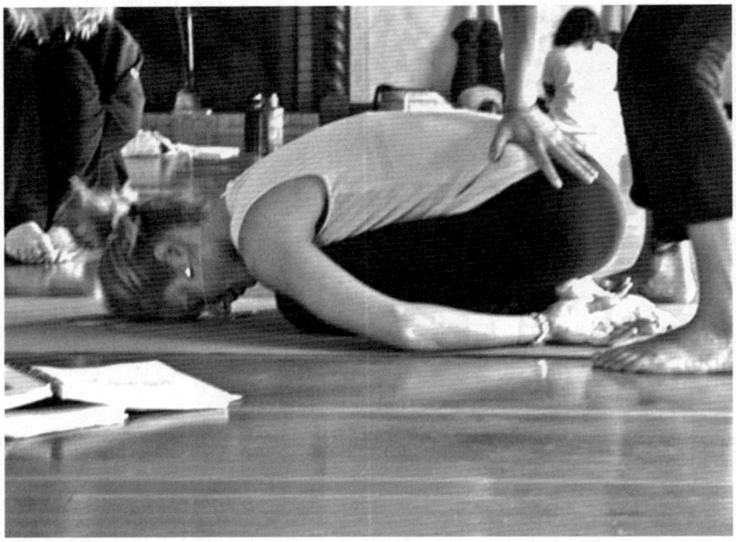

스승의 자리에 존재한다는 것.

리나마바다(고대 인도철학사상에서 우주 일체는 하나의 실재(實在)가 스스로 변화하여 생성된 것이라는 학설–역주)의 핵심이다. 이 단계적 과정을 통해 수련생들은 더 깊은 수련을 하게 된다. 점점 더 복합적인 아사나를 비롯하여 매트 안과 밖에서 마주치는 도전들을 편안하고 꾸준한 태도로 이겨낼 수 있는 능력을 서서히 향상시키게 된다.

요가의 시퀀스를 짤 때 주로 고려해야 할 사항들은 요가방식과 수련생들의 수준과 상태와 주제와 절정 아사나들이다. 보통 강사는 다음과 같은 조화로운 수련을 제시해야 한다. 몸을 예열시키는 역동적인 동작들을 시작으로 체력과 힘을 기르는 서서 하는 아사나들을 실시하고, 절정 아사나까지 세심하게 계획된 경로를 탐험한 뒤, 절정 아사나를 충분한 시간 동안 경험하게 한다. 그리고 마지막으로 사바사나(송장 자세)까지 가는 고요하면서도 완벽히 통합된 경로를 따라간다. 이런 식으로 수련생들이 전반적인 균형을 잡아주는 수련을 계속 하도록 한다. 이것은 물론 좀 더 깊은 경험을 할 수 있도록, 강사들이 주마다 또는 달마다 새 시퀀스를 제공해야 한다.

요가 강사가 겪는 어려움들 중 하나는 수련생들이 수업에 지속적으로 참여하지 않는다는 점이다. 새로 온 수련생들은 날마다 나오는 편이지만 오래된 수련생들은 모습을 보이지 않을 때도 많다. 이런 이유 때문에 수업에 딱 맞는 수련과정을 제공한다는 것은, 다시 말해 한 주나 한 달에 걸친 수업의 시퀀스를 목적에 맞게 계획한다는 것은 매우 비현실적인 일처럼 되어버린다[1]. 그러나 강사는 아사나를 실시하면서 집중해야 할 부분을 정기적으로 변경함으로써 빈야사크라마와 파리나마바다에 입각하여 수업을 일관되게 운영할 수 있을 것이다. 그렇게 하려면 최근에 가르쳤던 내용을 살펴본 뒤, 이전 수업들에서부터 시작되었을지도 모를 긴장을 해결하는 동시에 수련을 깊고 넓게 확장시켜줄 새로운 아사나들을 소개한다. 또 수업을 계획할 때 기본 원칙에 근거해 시퀀스를 짜면 자연스럽게 수련생들이 계속 수련하면서 자기 변화를 경험할 수 있는 다양한 수련법들을 제공하게 된다.

'속도'와 '지속 시간'은 시퀀스를 짤 때 매우 중요하게 고려해야 하는 요소들이다. 이 요소들에 어떤 변화를 주느냐에 따라 수업의 성격이 바뀐다. 곧 어떤 수업은 충분히 참가할 수 있는 쉬운 수업이 되고, 어떤 수업은 매우 어려운 수업이 된다. 우리 모두 언젠가 내면의 강사 목소리에 따라 혼자 수련할 수 있기를 바라지만, 지금 현재는 더 나은 수련을 하기 위해 속도와 유지시간을 주요 기반으로 구성한 수업에 참여할 수밖에 없다.

시간의 흐름을 뜻하는 '속도'는 아사나들 사이의 시간과 동작들을 포함한 수업의 난이도와 관련이 있다. 아슈탕가 빈야사와 같은 하타요가에서의 속도는 어떤 식의 구조로 수련하느냐에 따라 달라진다. 예를 들어, 모든 호흡은 아사나의 활력적인 움직임과 연결된다. 그리고 대부분의 아사나들은 호흡을 5회 하는 동안 유지한다. 또 많은 아사나들은 전환동작 중간에 차투랑가 단다사나(사지 막대 자세)를 거치는 역동적인 시퀀스와 관련이 있다. 아슈탕가 빈야사는 모든 것을 내려놓는 자세인 사바사나에 이를 때까지 웃자이 호흡과 여러 움직임들을 계속 연결하는 강하고, 멈춤이 없는 수련이다. 이에 반해, 원기 회복 요가 수업은 깊은 이완과 통합을 추구하면서 수업시간 90분 동안 겨우 5~6 개의 아사나를 하기도 할 것이다. 수업의 속도와 관련해 다음과 같은 요소들을 고려해야 할 것이다.

- 기본적인 고려사항: 기본에서 출발해야 한다. 지금 이 순간에 존재하기, 호흡과 함께 머무르기는 이완하기에서 출발해야 한다. 이 요소들을 모두 실현했을 때에만 속도를 높일 수 있다. 신입 수련생이 있는 초급수업에서는 그들이 자세를 탐색하고 질문할 수 있는 시간을 주기 위해, 또 아사나마다 주는 효과를 느낄 수 있도록 느리게 진행한다. 초급수업의 수련생들은 보통 한 호흡에 완성하는 동작들을 두세 호흡에 완료해도 괜찮다. 입문 수업은 수련생들이 의문을 던지고 해답을 찾을 수 있도록 동작을 자주 멈춰 유지시키면서 더욱 느리게 진행해야 한다. 경험자들이 있고 흐름이 유연한 수업에서는 속도를 좀 내도 되지만, 신체적 힘과 깊고 넓은 호흡과 집중력과 꾸준함이 필요한 동작을 하는 동안에는 평온을 유지할 수 있을 만큼 느리게 해야 한다.
- 수업 정의 : '1단계: 완만한 흐름' 으로 불리는 수업은 '3단계: 파워 요가' 로 불리는 수업보다 더 느리게 진행해야 한다. 또 수업의 시간도 초급반은 상급반보다 짧아야 할 것이다. 1시간 30분이나 2시간이 아니라 1시간 정도가 적당할 것이다.
- 수련생들의 능력: 경험이 많은 수련생들은 아사나 시퀀스들 사이에 쉬는 시간 없이 꾸준한 속도로 수련해야 한다. 더 상급의 수련생들이라면, 정지해 휴식하면서 성찰한 뒤 새 목표를 세우면서 경험을 완전히 통합할 수 있는 시간을 부여함으로써 수련에 더 깊이 들어갈 수 있도록 공간을 만들어준다. 강사들과 수련생들 모두가 비슷하게 오해하는 부분이 있는데 그것은 빠른 속도의 요가가 더 도전적이고 '상급 요가' 라는 생각이다. 이것은 우리가 매우 주의해야 할 생각이다. 왜냐하면 실제로 웃자이 프라나야마를 하면서 천천히 그리고 의식적으로 움직이는 수련이, '요가 로빅스(요가의 자세 및 호흡법을 도입한 건강 체조-역주)' 를 빠르게 하는 것보다 육체적으로 (정신적으로도 감정적으로도) 더 도전적이고 물리적, 정력적으로 우리를 깊어지게 하기 때문이다. 당장 아사나를 바르게 하는 것보다 한결같은 흐름으로 호흡하는 것이 더 중요하다는 점을 모든 수련생들에게 주지시켜야 한다. 강사의 지시어가 아닌 수련생들 자신들의 호흡과 함께 머물도록 격려해야 한다. 그리고 필요하다면 동작을 전환하는 과정에서 호흡을 여러 번 해도 좋다고 말하면서 격려한다.
- 수업의 주제: 여름 하지에 강력한 가슴 열기를 가르치고 싶다면, 넙다리네갈래근(대퇴사두근)과 엉덩이 굽힘근과 척추 세움근과 팔이음뼈를 열게하는 시퀀스들을 실시함으로써 계속 움직여서 온기를 유지하게 만들면 된다. 겨울 동지에 가슴을 열게하는 자세들을 집중적으로 하는 수업은 먼저 아주 천천히 움직여야 한다. 그래서 깊은

젖히기 자세들을 하기 위해 몸을 데우기보다 이완을 천천히 깊이 하는 것이 더 중요하다.

- 시간 제한: 헬스클럽에서 하는 요가 수업의 시간은 대부분 1시간 이내다. 이럴 경우, 동작의 개수를 줄이거나 속도를 빠르게 진행한다. 요가 수업이 끝난 뒤에 혼자서 특정한 요가 시퀀스를 해보는 숙제를 내주는 것도 좋은 방법이다. 주어진 시간이 얼마든 상관없이, 강사와 수련생들은 진행 속도에 편안함을 느껴야 한다. 그리고 사바사나를 5분 이상을 해야 하므로 그 시간을 남겨두어야 한다.

'지속 시간' 은 아사나들을 유지하는 시간의 길이와 힘듦의 강도와 관련이 있다. 속도와 마찬가지로, 아엥가 요가를 포함한 일부 하타 요가에서는 특정 아나사를 몇 초간 또는 몇 분 동안 유지해야 한다는 제한을 둔다. 지속 시간의 효과는 아사나를 유지하면서 의도적인 움직임에 따라 반드시 달라진다. 곧 자세를 유지하면서 에너지적인 움직임을 적극적으로 하는지 아니면 수동적으로 하는지, 또 어느 부위를 집중적으로 하는지에 따라 달라진다[2]. 그리고 지속 시간은 그 자체만으로도 중요하지만 그 시간에 실제로 동작을 탐험하는 것-수련하기-은 더욱 중요한다. 그리고 수업의 속도와 관련해 변수가 또 하나 있는데 그것은 아사나를 유지하는 데 필요한 체력이다. 수련생들의 체력이 어느 정도 있느냐에 따라 수업의 내용이 달라질 것이다.

체력을 많이 요구하는 아사나들을 유지할 경우, 길게 유지하면 할수록 힘은 들겠지만 체력은 더 많이 길러진다. 이때 꾸준히 그리고 편하게 수련해야 한다는 수련 원칙을 상기시키 것도 좋다. 힘을 길러주는 시퀀스로는 서서 하는 아사나들과 팔로 균형을 잡는 아사나들, 나바사나(보트 자세)처럼 코어 복근을 사용하는 아사나들을 배열하여 오래 지속시키는 것이 있다. 처음에 세웠던 목표를 놓치지 않도록 격려하면서, 강사는 수련생들이 언제 다른 동작으로 전환하려고 하는지 관찰하면서(원할 경우에는 언제나 동작을 멈춰도 된다고 느끼는 정도에 한해서) 지속 시간으로 다양한 실험을 해볼 수 있다. 동작을 지속해야 할 때 수련생들 가운데 일부는 위태로워 보이거나 그냥 포기해버리곤 한다. 이때 강사는 그들의 수련의 목적을 존중하는 것이 중요하다는 점을 상기하면서 동작을 유지하거나 돌아오는 것은 타인과의 비교가 아니라 자신의 느낌에 기반을 두어야 한다고 강조한다. 한 발 더 나아가, 서양 문화에 깊이 스며있는 '고통 없이는 성과도 없다' 라는 사고방식은 결과적으로 건강과 자기 변화가 아니라 부상을 가져올 가능성이 높은 생각임을 강조한다. 요가의 세계에는 잘못된 사고방식이 또 하나 있는데, 그것은 '진정한 요가' 란 도저히 더 이상 아사나를 유지할 수 없다는 생각이 들 때 시작된다는 낭설이다. 정신적인 또는 감정적인 이유로 도전적인 과제를 피하려고 할 때 자기를 냉정히 평가하는 것은 우리에게 도움이 된다. 그렇지만 몸과 가슴과 마음이 들려주는 피드백에 귀를 기울이는 것도 매우 중요하고 어쩌면 평생 동안 꾸준히 수련할 수 있는 방법을 배우는 데 중요한 영향을 미칠지도 모른다.

아사나를 오래 유지하는 것은 수련자가 깊고 많은 경험을 할 수 있도록 해준다. 아사나에 따라 그리고 우리의 몸과 삶에서 일어나는 일에 따라 달라지겠지만, 호흡을 의식적으로 하고 에너지의 움직임에 미세하게 깨어있으면서 동작을 오래 유지하는 것은 기존의 긴장을 줄여서 몸을 이완시켜주고 정지 상태인 몸의 한 부분에 의식을 불어넣을 수 있다. 이 작업을 통해 수련생들은 일상을 살거나 수련할 때 느끼는 내적 역동에 대한 통찰을 얻을 수 있다. 또 아사나를 오래 유지하는 동안 느끼는 불편함을 다루는 과정에서 의식적으로 가슴을 열고 사는 것을 방해했던 생활 양식을 발견할 수도 있다. 아사나를 실시하는 동안 자신이 무엇에 끌리고 저항하는지, 또 어떤 것에 즐거워하고 좌절하는지 또는 동요하는지 알아차리는 일은 내면 깊은 곳의 자아를 명확히 이해할 수 있게 해준다. 하타(hatha) 요가의 타(tha) 부분 – 고요하고 통합적인 부분 – 은 수련의 이런 측면을 경험하는 멋진 시간이 될 것이다. 특히 살람바 시르사사나 I (머리로 서기 자세 I)과 살람바 사르방가사나(어깨 서기 자세)와 비파리타 카라니(거꾸로 하는 자세)처럼 거꾸로 하는 지지형 동작들과 굽히기 자세들과 골반을 여는 자세들과 비틀기 동작들을 하면서 수련의 통합적인 측면을 경험하게 될 것이다.

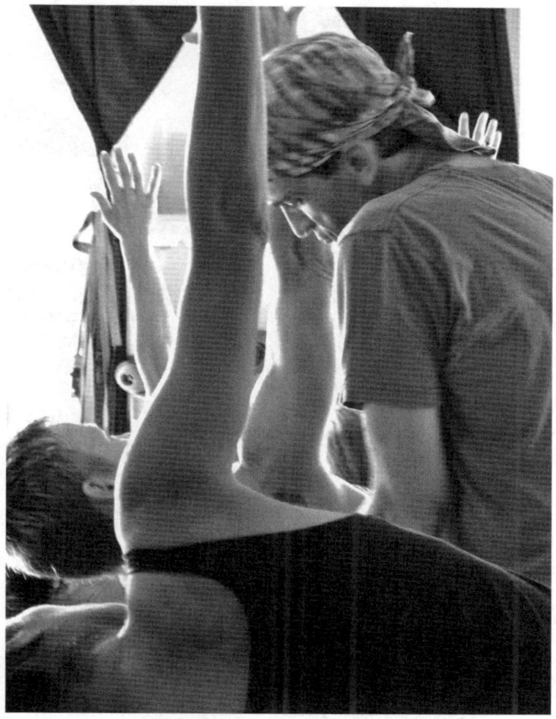

요가를 가르치는 중

초보자 수업에서는 아사나를 유지하는 동안 호흡의 리듬에 따라 몸을 더 역동적으로 움직이라고 격려한다[3]. 역동적인 움직임은 수련생들로 하여금 아사나의 필요조건과 결과를 서서히 느끼도록 해준다. 호흡에 따라 몸을 움직이는 법과 몸과 마음을 연결하는 도구로써 호흡을 이용하는 법을 알게 해준다. 크리슈나마차리야의 아들이자 수제자였던 데시카차르(Desikachar)는 "역동적인 수련을 함으로써 우리는 호흡이 몸의 특정 부분까지 이르게 하고 영향을 더 강하게 미칠 수 있는 가능성을 얻게 된다"고 말한다. 또 이것은 "정지 상태에서 아사나를 유지하는 것이 실제로 어떤 효과를 낳는지 탐구하기보다 자세에만 관심을 집중시키곤 하는" 경험자들에게 도움이 된다고 말한다.

빈야사 플로우 수업뿐만 아니라 다른 플로우 요가 수업에서도 우리는 동적으로 속도를 내거나 지속 시간을 다양하게 배정하는 등 무한한 가능성을 탐험해볼 수 있다. 땅에 단단히 연결된 채 호흡을 따라가다 보면 몸은 어느새 우리의 영혼의 현현인 아사나들을 통해 모습을 드러내게 된다. 바로 이때 우리 강사들은 세 친구, 즉 중력과 호흡과 파동을 소개할 것이다.

아사나들을 배열할 때 효율적인지 비효율적인지를 따질 수는 있겠지만, 완전한 수업을 만들기 위해 아사나들을 배열할 때는 옳은 방법이 하나만 있는 것은 아니다. 오히려 다양한 수련 경험을 토대로 요가의 모든 요소들을 목적에 맞게 창의적으로 활용할 수 있다. 이 책에서 제공하는 것들을 재료로 삼아 수준이 다른 수업들을 디자인해보거나 신체적 장점들과 에너지적 효과와 계절과 여러 특징들을 고려하면서 시퀀스를 구성해볼 수 있다. 그리고 강사가 직접 그 시퀀스로 수련해보아야 한다. 그리고 그 결과를 동료 강사들과 나누어보기도 하고 수업에 직접 적용해보면서 수련생들의 반응을 관찰한 뒤 하나씩 개선해 나가면 되는 것이다. 우리의 창조적 감각을 계속 유지하면서 수련생들의 요구와 흥미에 호응하는 최고의 수업을 즐겁게 제공하게 될 것이다.

"호흡을 합니다. 나마스테."

[시퀀스 65] 영혼이 담긴 빈야사 요가 : 초급, 중급 통합 수업

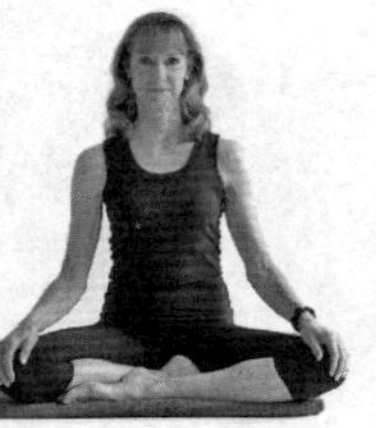

1. 수카사나
5~7분 동안 앉아 있는다. 자연스럽게 호흡하면서 만트라 명상을 1~2분 하다가 목적을 세우고 옴 챈팅과 웃자이 프라나야마를 한다.

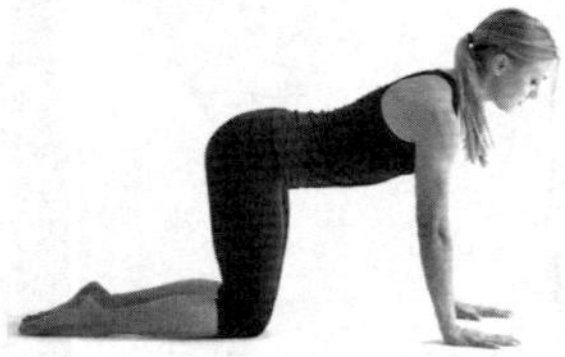

2. 비달라사나
고양이, 개 기울이기를 5회 실시해서 척추를 깨우고, 호흡과 움직임에 연결된다.

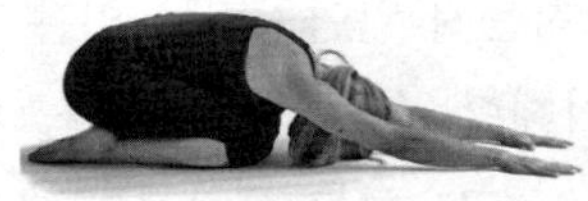

3. 웃티타 발라사나
무릎을 벌린 채 30초간 자세를 유지해 허리쪽과 무릎의 긴장을 줄여준다. 기어가는 자세로 돌아온다.

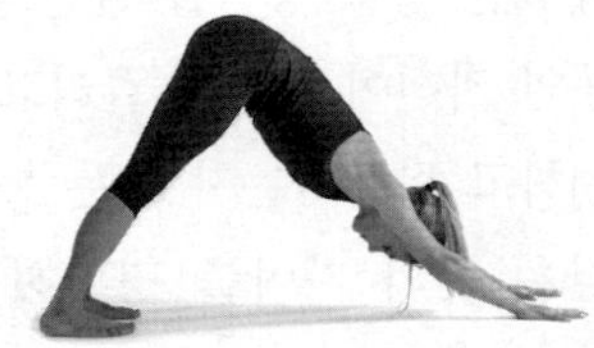

4. 아도 무카 스바나사나
1분. 손과 발의 정렬, 뿌리내림과 늘림의 연결에 주의한다. 손과 팔과 어깨의 정렬과 활력적인 동작을 강조한다.

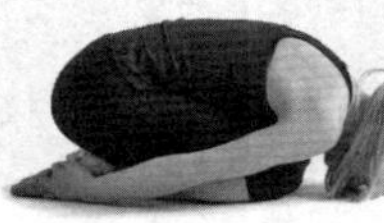

5. 발라사나
어깨가 바닥으로 떨어지는 것을 허용하면서 30초간 유지한다.

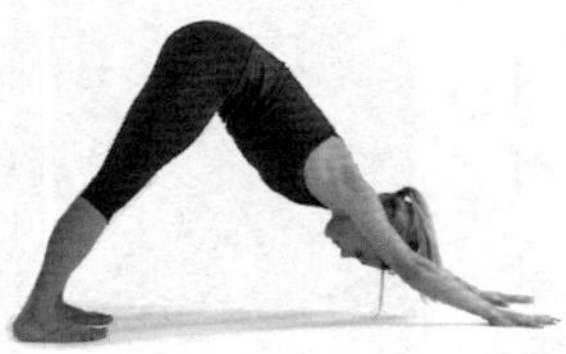

6. 아도 무카 스바나사나
1분. 손과 발의 정렬, 뿌리내림과 늘림의 연결에 주의한다. 발과 다리와 골반의 정렬 및 에너지적 움직임을 강조한다. 매트 앞으로 걸어가 상체를 구부려 올려서 선다.

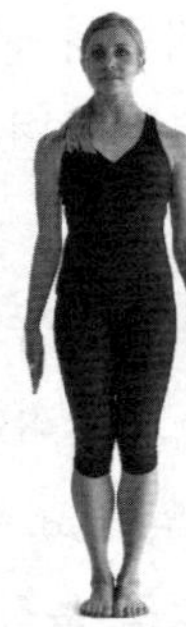

7. 타다사나
1분. 파다 반다, 뿌리내림과 늘림을 가르치고, 가슴 중심의 웃자이 프라나야마를 거듭 강조한다.

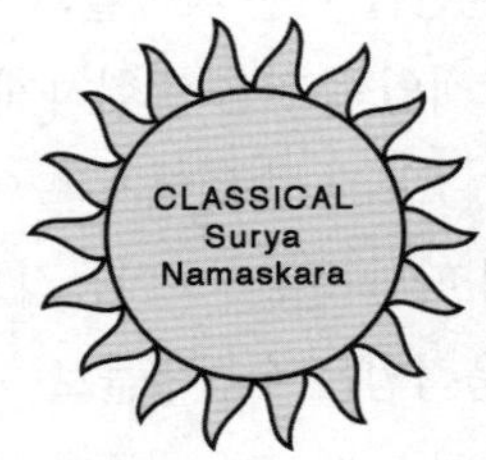

8. 고전 수리야 나마스카라
3회. 첫 회의 안자네야사나에서 멈춰서 골반의 중립성을 척추와 관련해 설명한다. 런지 자세에서는 역동적으로 움직인 후 호흡을 2–3회 한다. 3회째에 살라바사나 B에서 잠시 멈춘다. 이 자세 대신에 우르드바 무카 스바나사나를 해도 된다.

[시퀀스 65] 영혼이 담긴 빈야사 요가 : 초급, 중급 통합 수업 (계속)

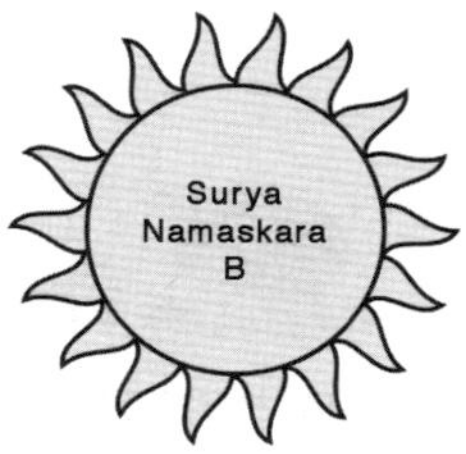

9. 수리야 나마스카라 B

3회. 첫회의 비라바드라사나 I 에서 잠시 멈춘다. 정렬, 다리의 에너지적 움직임, 골반의 중립성과 척추의 바른 늘림, 팔의 외회전에 대해 설명한다. 그런 후 런지동작에서 앞뒤로 역동적으로 움직인 다음 몇 차례 호흡할 동안 동작을 유지한다.

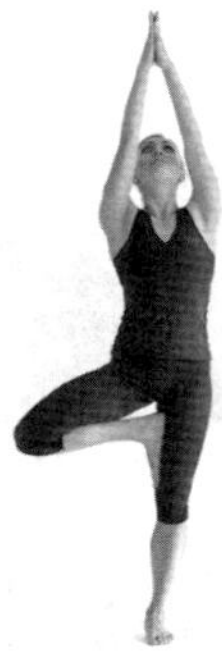

10. 브릭사사나

타다사나에서 목적을 점검한 후, 파다 반다를 실시한다. 양쪽 방향으로 모두 1분씩 유지한다.

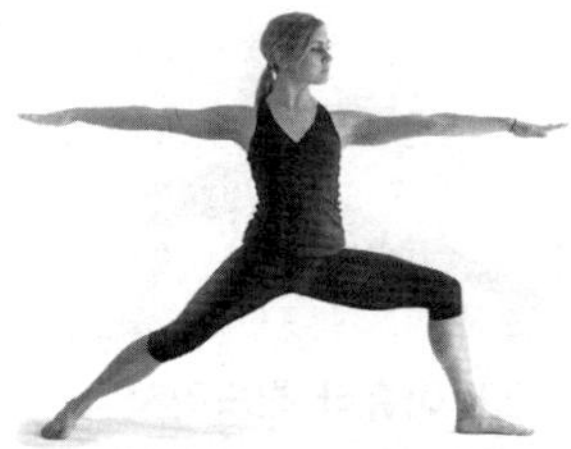

11. 비라바드라사나 II

프라사리타 자세에서 준비하고, 왼쪽(또는 오른쪽)으로 실시해 1분 동안 유지한 후 다음 동작으로 이동한다.

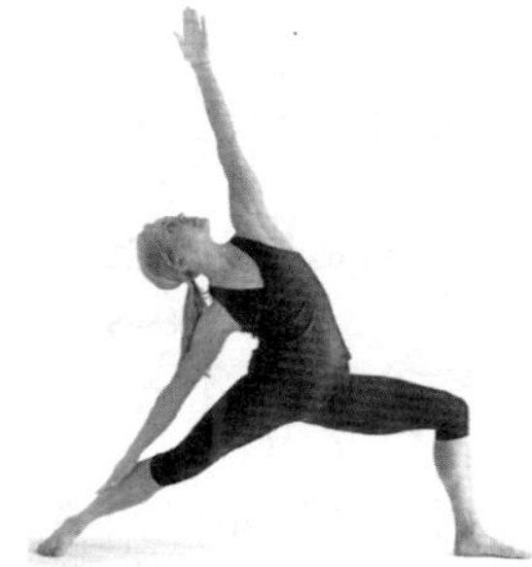

12. 파르스바 비라바드라사나

호흡 3회 한 뒤 다음 동작으로 이동한다.

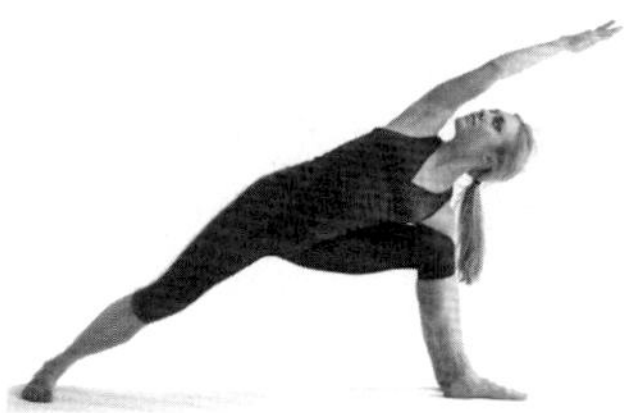

13. 웃티타 파르스바코나사나

1분. 자세를 수정하거나 도구를 이용해 쉽고 바르게 정렬하고 깊게 호흡하며 척추와 가슴과 목 주변의 공간을 느끼라고 말한다. 비라바드라사나 II 로 이동했다가 방향을 바꿔 11~13을 실시한다.

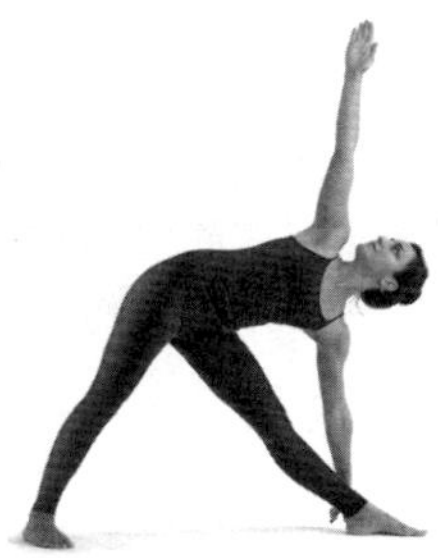

14. 웃티타 트리코나사나

호흡 5~15회. 이후 아르다 찬드라사나가 가능하면, 그것을 실시해 호흡을 5회 유지하고 다음 아사나로 이동한다.

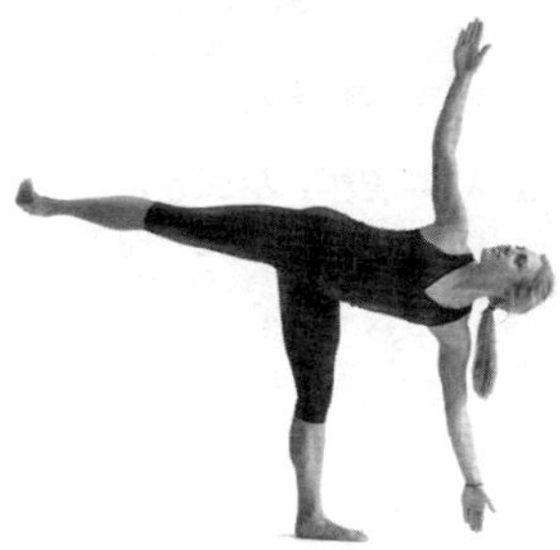

15. 아르다 찬드라사나

호흡 5회 한 후 자세를 풀고 웃티타 트리코나사나로 돌아간다. 방향을 바꿔서 14~15를 한다.

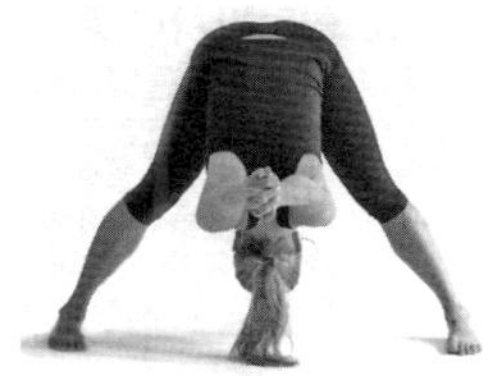

16. 프라사리타 파돗타나사나 C

호흡 10회. 어깨가 굳은 수련생들에게 끈을 이용하도록 권한다.

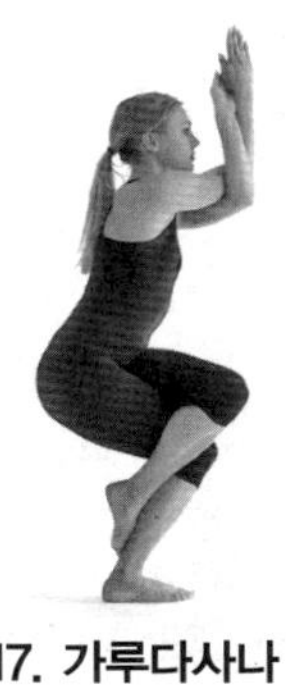

17. 가루다사나

양쪽 모두 호흡 10회.

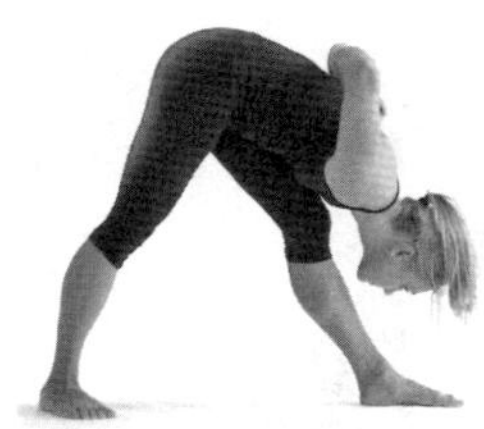

18. 파르스봇타나사나

양쪽 모두 호흡 5회.

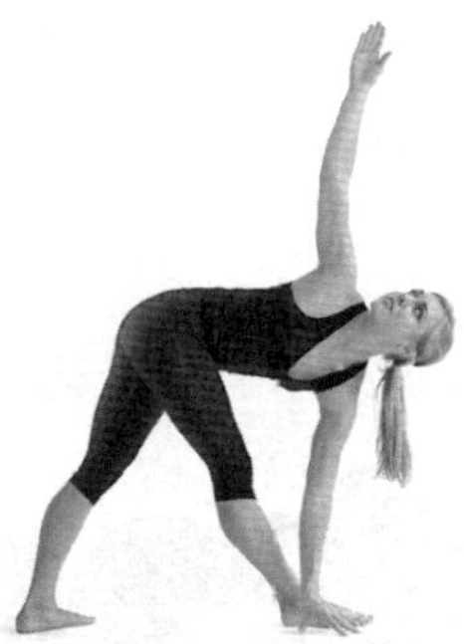

19. 파리브릿타 트리코나사나

양쪽 모두 호흡 5회.

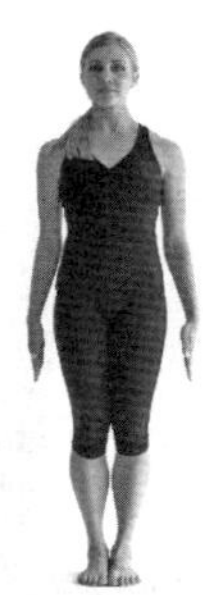

20. 타다사나

[시퀀스 65] 영혼이 담긴 빈야사 요가 : 초급, 중급 통합 수업 (계속)

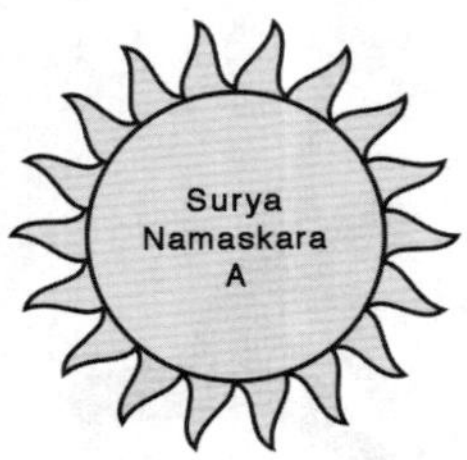

21. 수리야 나마스카라 A
아도 무카 스바나사나까지 한 다음, 개의 꼬리 자세로 변형한다.

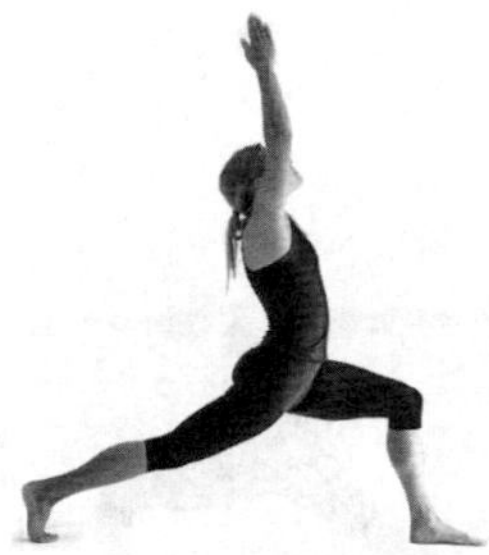

22. 아슈타 찬드라사나
오른쪽(또는 왼쪽)으로 실시해 호흡 5회 한다.

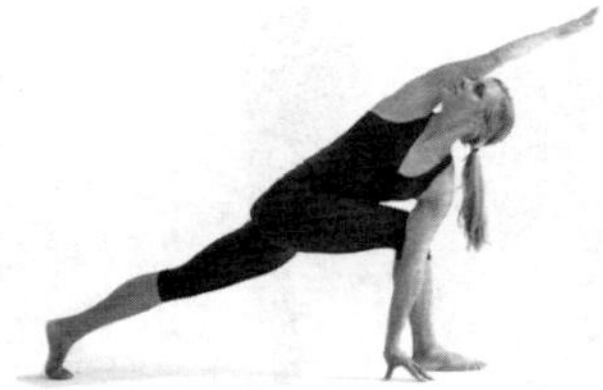

23. 파리브릿타 아슈타 찬드라사나
호흡 5회. 빈야사를 하고 아도 무카 스바나사나를 실시한 다음, 방향을 바꿔 22~23을 반복한다.

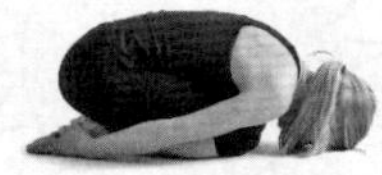

24. 발라사나
1분.

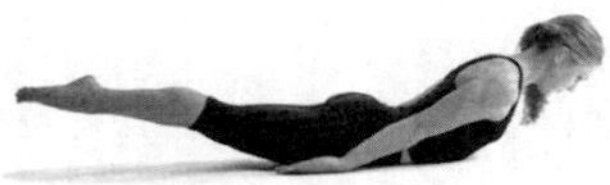

25. 살라바사나 A
역동적으로 몸을 들었다가 완전히 내리기를 5번 한다. 매번 조금씩 더 들어올린다. 가슴의 확장을 돕기 위해 등 뒤에서 깍지를 낀 채 호흡 5회 동안 유지한다. 자세를 풀고 돌아눕는다.

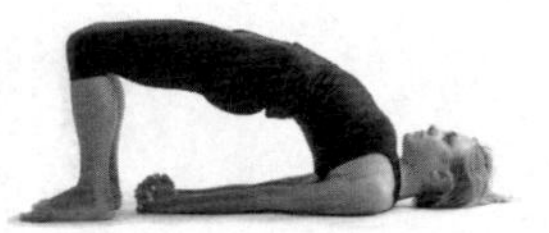

26. 세투 반다 사르방가사나
3회. 매번 호흡을 5~10회 하는 동안 자세를 유지한다. 다음 동작을 대체동작으로 이용할 수도 있다.

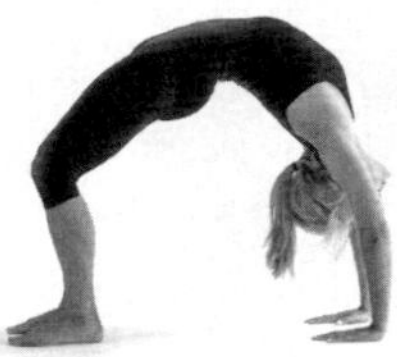

27. 우르드바 다누라사나
2회. 매회 호흡 5~10회.

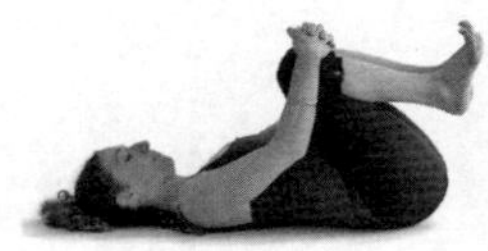

28. 아파나사나
1분. 붙인 무릎을 천천히 돌려주면서 허리의 긴장을 풀어준다.

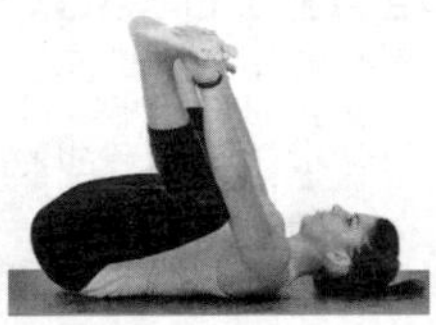

29. 아난다 발라사나
호흡 5회.

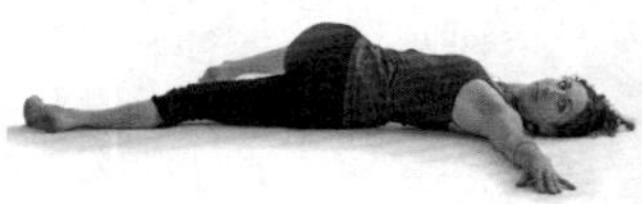

30. 숩타 파리바르타나사나
양쪽 모두 호흡 10회.

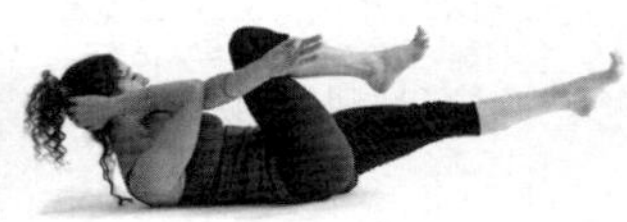

31. 자전거 타기
1분.

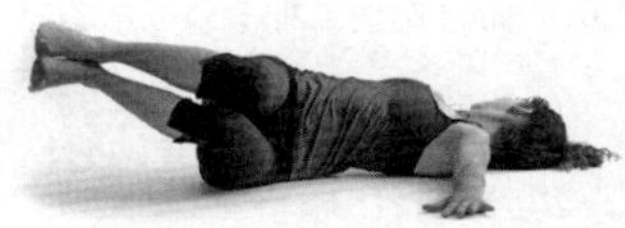

32. 자타라 파리바르타나사나
양쪽 모두 5~7회 움직인다. 허리를 편하게 하려면 무릎을 굽힌 채 유지해야 한다. 코어를 더 튼튼하게 하려면 두 다리를 쭉 뻗는다.

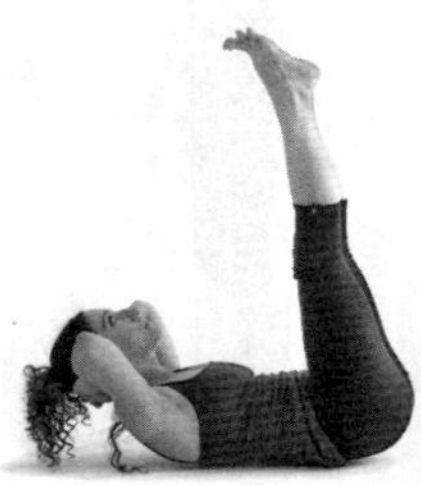

33. 골반 기울이기
10회 실시한 뒤 동작을 그대로 유지한 채 호흡을 5회 한다.

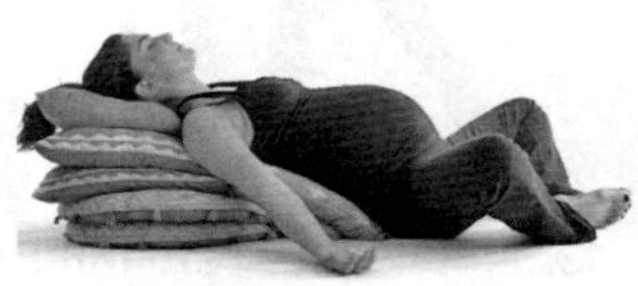

34. 숩타 밧다 코나사나
1분. 다리를 다이아몬드 모양으로 벌리고 팔도 똑같은 모양으로 옆에 내려놓는다.

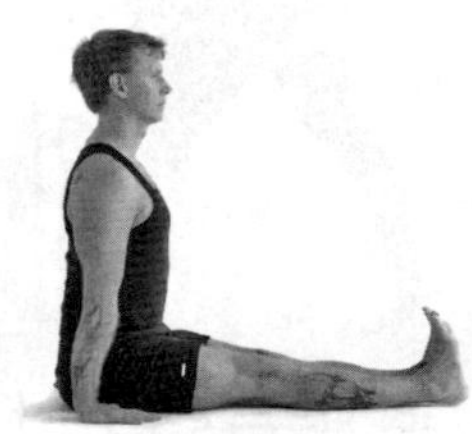

35. 단다사나
호흡 5회.

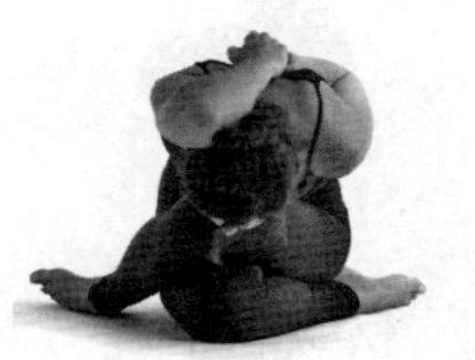

36. 고무카사나
양쪽 모두 호흡 1~2회.

[시퀀스 65] 영혼이 담긴 빈야사 요가 : 초급, 중급 통합 수업 (계속)

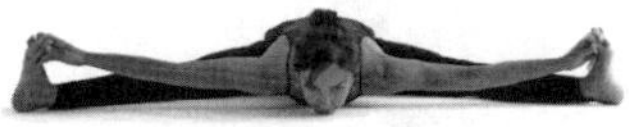

37. 우파비스타 코나사나
2~3분.

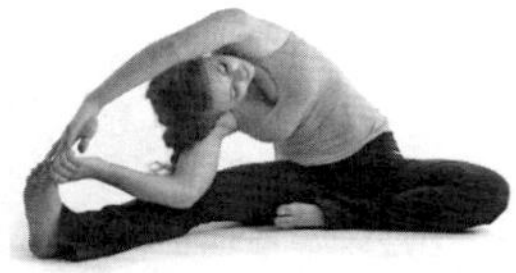

38. 파리브릿타 자누 시르사사나
양쪽 모두 1분.

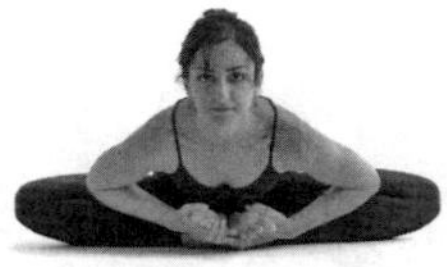

39. 밧다 코나사나
2~3분.

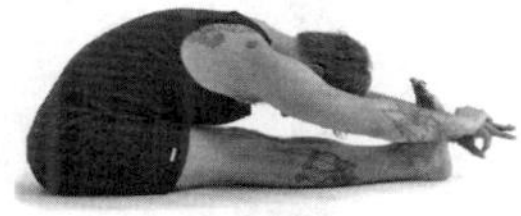

40. 파스치못타나사나
1~2분.

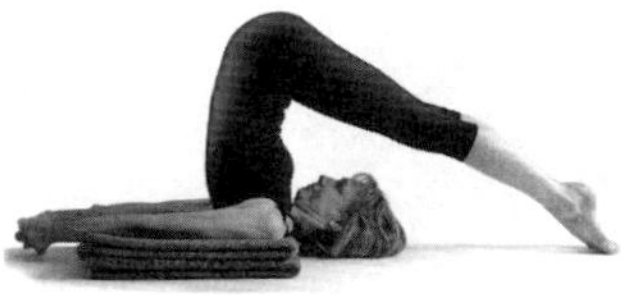

41. 할라사나
호흡 5회. 목뼈에 부담을 덜 주고 가슴 부분을 더 쉽게 열기 위해 담요를 어깨에 받친다.

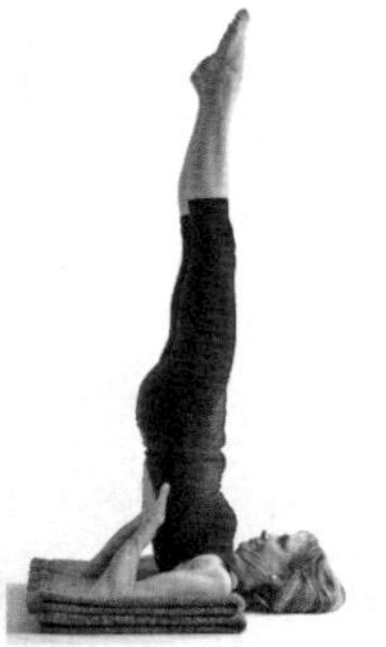

42. 살람바 사르방가사나
2~5분. 다양한 변형동작을 시도해본다.

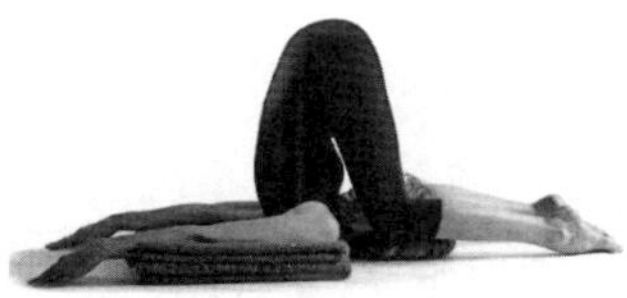

43. 카르나피다사나
호흡 5회.

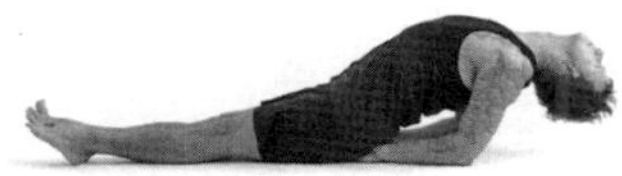

44. 웃타나 파다사나 준비동작
호흡 5회.

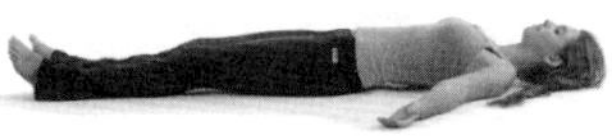

45. 사바사나
5~7분.

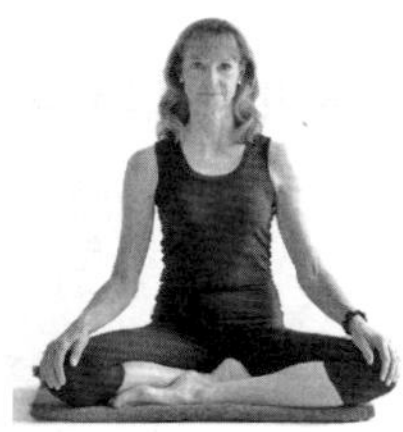

46. 수카사나
5~25분 동안 앉아서 명상한다.

[시퀀스 66] 영혼이 담긴 빈야사 요가 : 중급, 상급 통합 수업

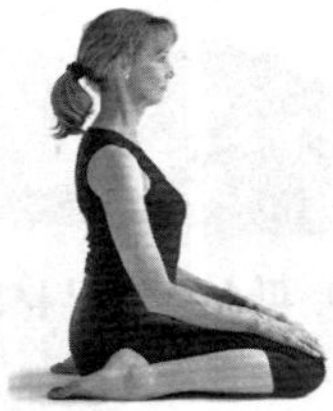

1. 비라사나
5분 동안 앉은 자세를 유지(방석을 이용해 무릎의 부담을 줄여도 된다)한다. 고요한 호흡으로 시작해서 카팔라바티 프라나야마를 1분씩 3회 실시한다. 마지막 회에서는 팔을 옆으로 펼쳐서 머리 위로 가져간 뒤 다시 가슴 중앙에서 모으고, 목적을 정하고 옴 챈팅을 한다.

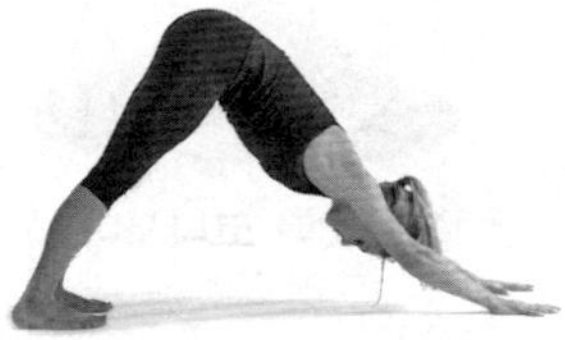

2. 아도 무카 스바나사나
2분. 무릎 주변의 근육을 이완시키기 위해 자전거타기를 한다. 다음의 아사나를 위해 몸을 깨운다.

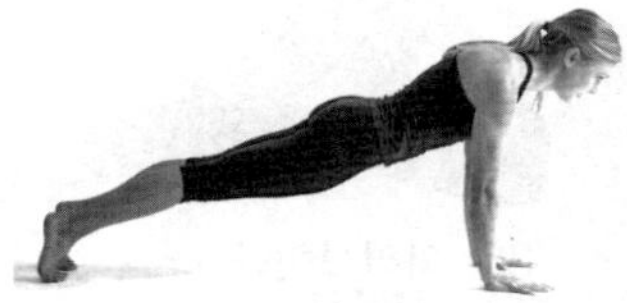

3. 팔라카사나
호흡을 5회 한 뒤 팔라카사나에서 아도 무카 스바나사나로 역동적으로 이동한다. 4회 더 반복한다.

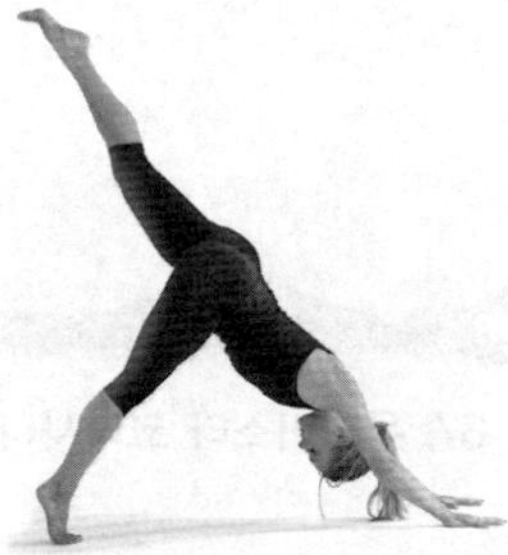

4. 개의 꼬리
호흡 5회를 하는데 그때 골반은 열고 올라간 다리는 구부려 준다. 그러면 넓적다리와 서혜부가 더 쭉 펴진다.

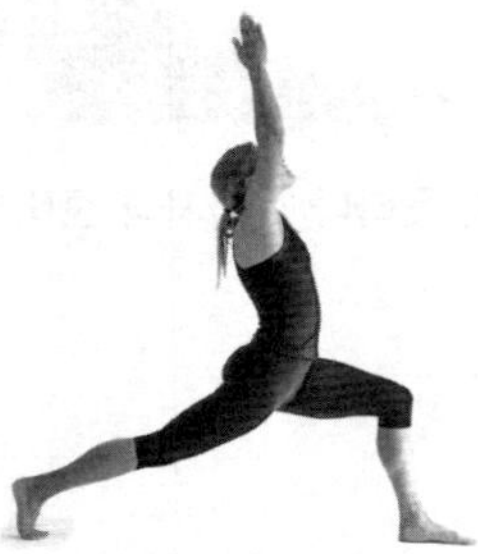

5. 아슈타 찬드라사나
다리를 펴고 깊은 런지로 5회 움직이고, 오금을 펴는 동안 호흡을 5회 한다. 골반의 중립성을 유지하고 척추와 어깨와 팔을 쭉 위로 들어 올린다. 방향을 바꿔 4–5를 반복하고, 타다사나로 돌아온다

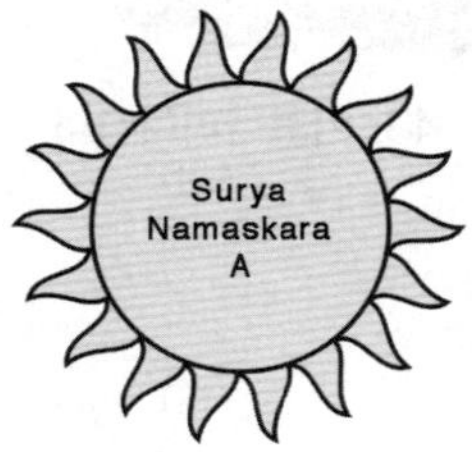

6. 수리야 나마스카라 A
3회.

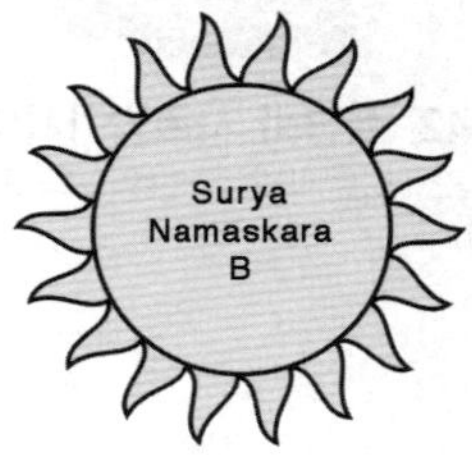

7. 수리야 나마스카라 B
3회.

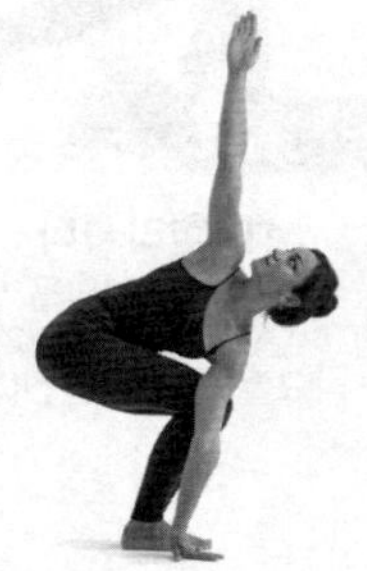

8. 파리브릿타 웃카타사나
양쪽 모두 호흡 5회.

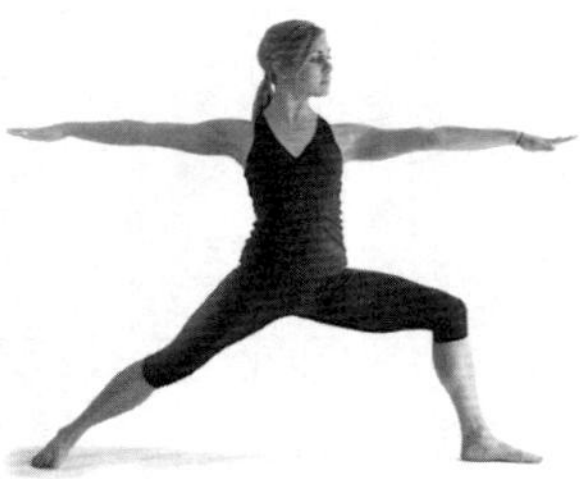

9. 비라바드라사나 II
오른쪽(또는 왼쪽)으로 실시해 1~2분 유지한 후, 다음 동작으로 전환한다.

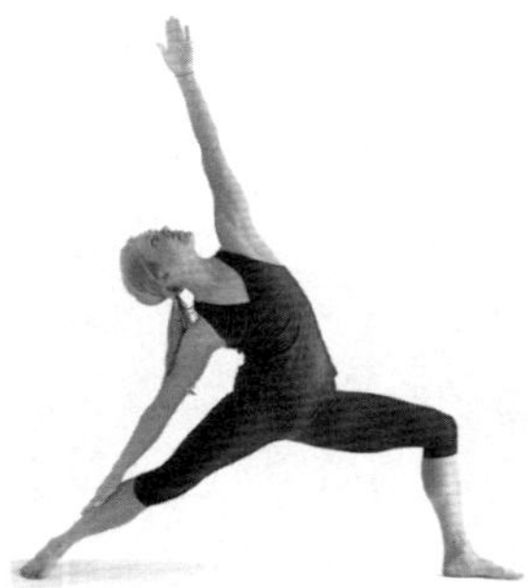

10. 파르스바 비라바드라사나
호흡을 5~8회 한 후, 다음 동작으로 전환한다.

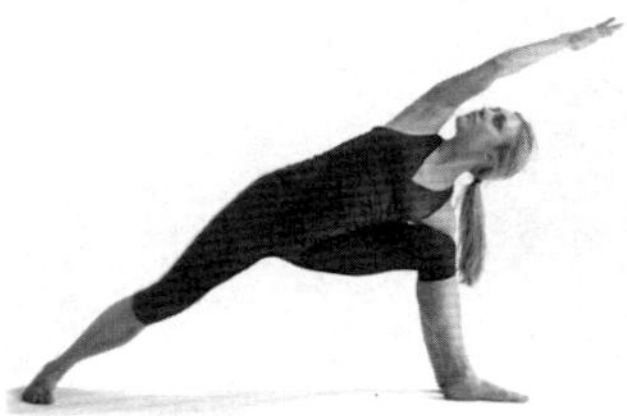

11. 웃티타 파르스바코나사나
1~2분. 비라바드라사나 II 를 한 다음 방향을 바꿔서 9~11를 실시한다. 또는 뒤의 두 아사나로 대체하고 차투랑가를 한다 (다른 방법으로는 다음 두 아사나를 생략한다).

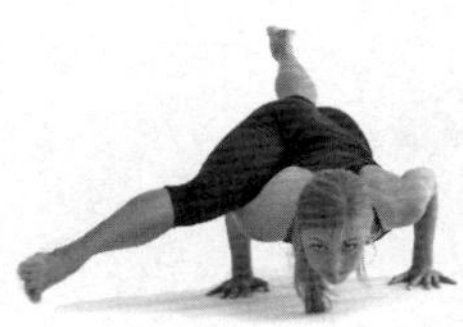

12. 에카 파다 코운딘야사나 A
호흡을 2–3회 한 후, 다음 동작으로 넘어가거나 차투랑가로 플롯백(float back) 한다. 방향을 바꿔 9~12를 반복한다.

[시퀀스 66] 영혼이 담긴 빈야사 요가 : 중급, 상급 통합 수업 (계속)

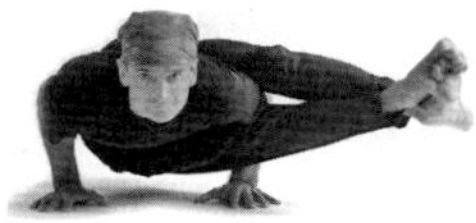

13. 아스타바크라사나
호흡을 2-3회 한 후,
다음 동작으로 넘어가거나
차투랑가로 플롯백한다. 9~13을
반복하고 빈야사를 완성하고
타다사나로 돌아온다.

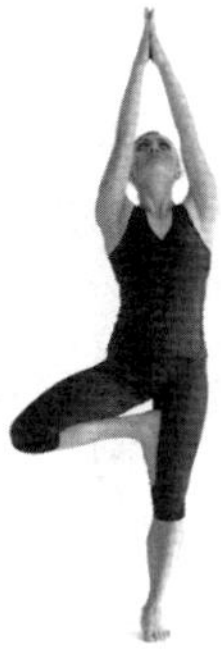

14. 브릭사사나
양쪽 모두 호흡 5회.

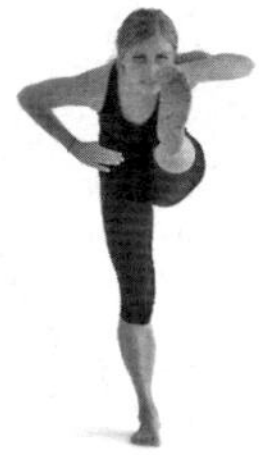

15. 웃티타 하스타 파당구스타사나 A와 B
양쪽 모두 호흡 5회 하고,
프라사리타 자세로 전환한다.

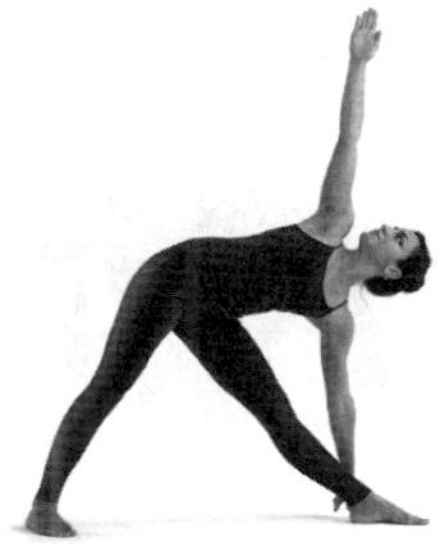

16. 웃티타 트리코나사나
오른쪽(또는 왼쪽)으로 실시해
호흡 10회 한 뒤에
다음 아사나로 전환한다.

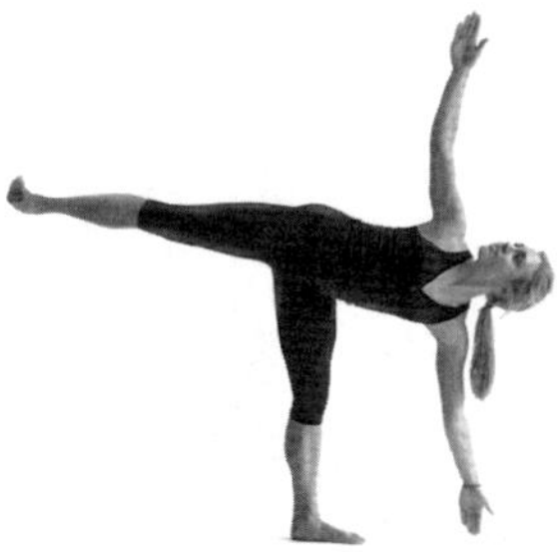

17. 아르다 찬드라사나
호흡 10회 하면서 변형동작을
해본다. 자세를 풀고 웃티타
트리코나사나로 돌아간다. 방향을
바꿔서 아사나 16~17를 실시한 다음
타다사나를 한다.

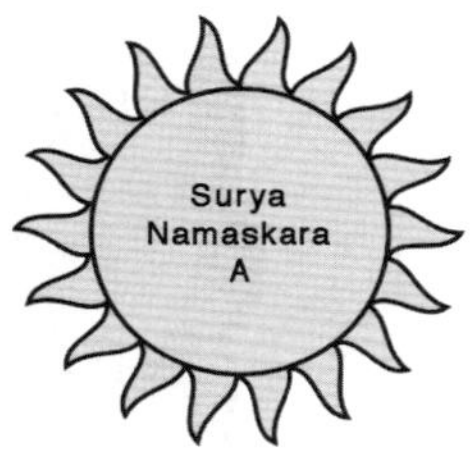

18. 수리야 나마스카라 A
1회 실시한 후 아도 무카
스바나사나에서 다음
아사나로 넘어간다.

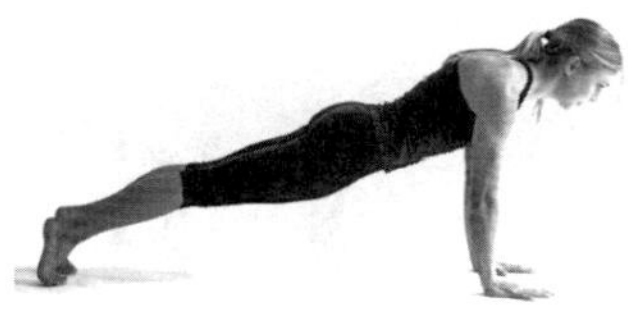

19. 팔라카사나
호흡 5회.

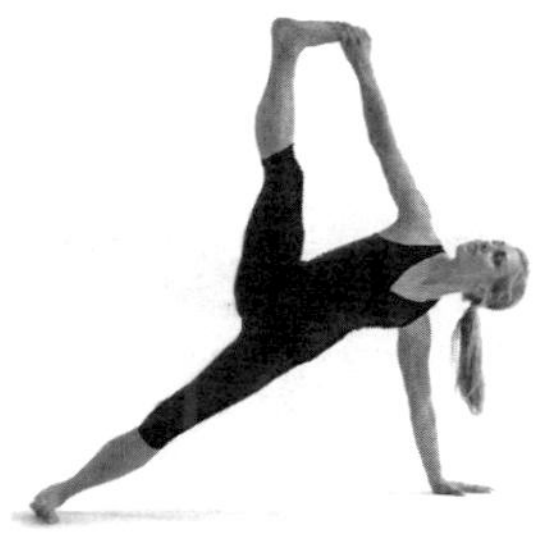

20. 바시스타사나
양쪽 모두 호흡 5~10회. 처음에는
두 다리를 뻗은 채 시작했다가
더 완전한 자세를 만들기 위해
브릭사사나를 한다. 준비동작을
제안할 수도 있다. 빈야사를 하고
타다사나로 선 다음에 프라사리타
자세를 실시한다.

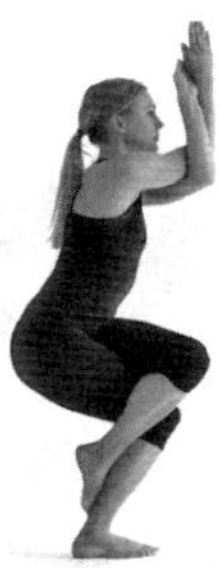

21. 가루다사나
양쪽 모두 1분.

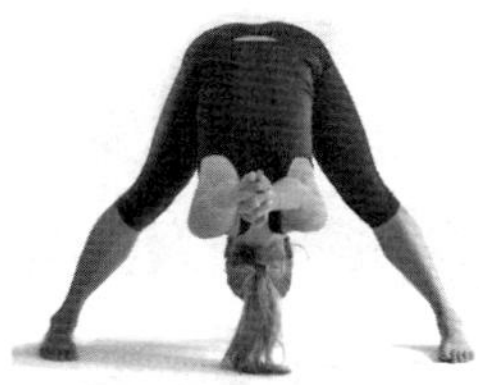

22. 프라사리타 파돗타나사나 C
호흡 5~10분.

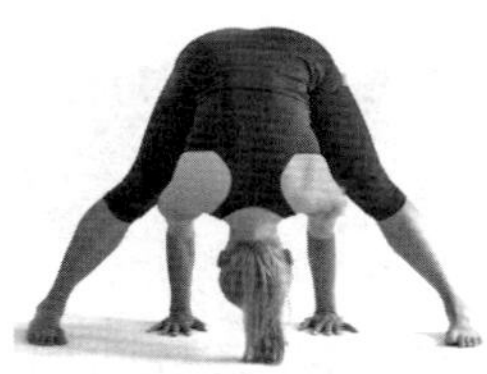

23. 프라사리타 파돗타나사나 A
1~2분. 상급수련생에게는
바카사나나 우르드바 쿡쿠타사나와
함께 시르사사나 II를 권한다.

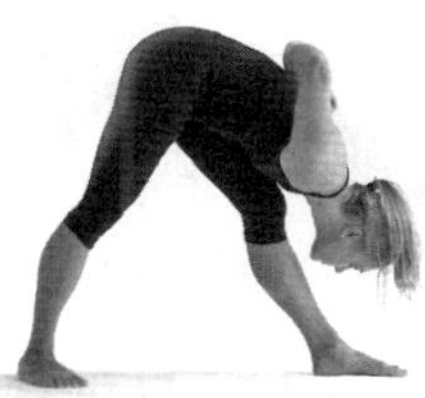

24. 파르스봇타나사나
양쪽 모두 호흡 10회.

[시퀀스 66] 영혼이 담긴 빈야사 요가 : 중급, 상급 통합 수업 (계속)

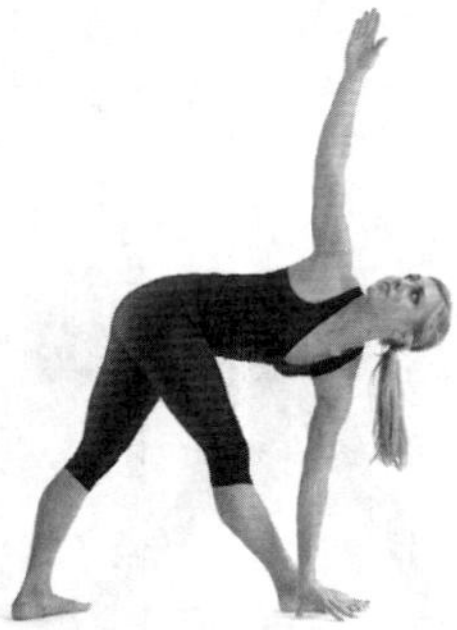

25. 파리브릿타 트리코나사나
양쪽 모두 호흡 10회를 한 후 걸어서 타다사나로 선다.

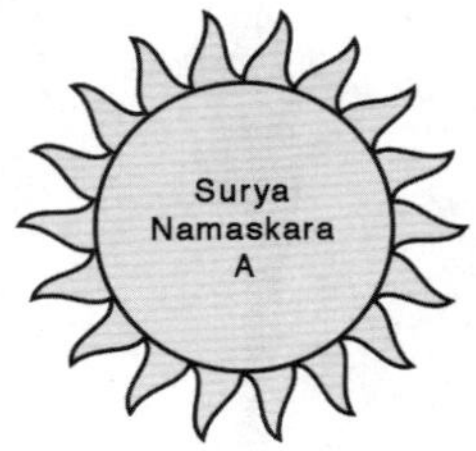

26. 수리야 나마스카라 A
1회. 아도 무카 스바나사나에서 비라바드라사나 II를 하고, 다음 동작으로 위한 준비로 휘감아 움켜쥔 웃티타 파르스바코나사나를 한다.

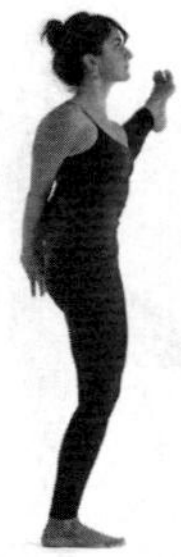

27. 스바르가 드비자사나
1분 동안 유지한 뒤, 움켜쥔 웃티타 파르스바코나사나로 돌아간다. 빈야사를 하고 방향을 바꿔 아도 무카 스바나사나까지 돌아간다.

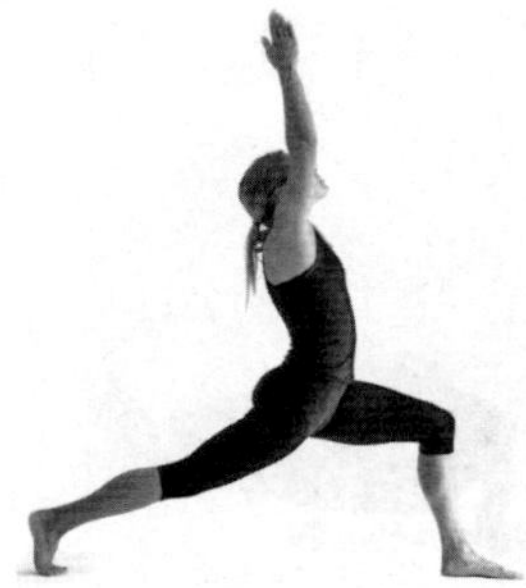

28. 아슈타 찬드라사나
오른쪽(또는 왼쪽)으로 실시해 호흡 5회 하고 다음 동작으로 넘어간다.

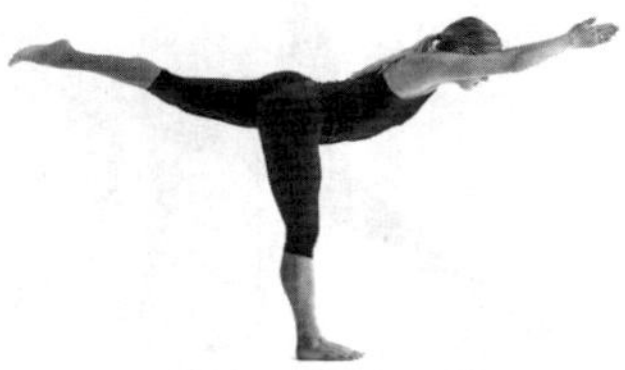

29. 비라바드라사나III
호흡 3~5회 하고 다음 동작으로 넘어간다.

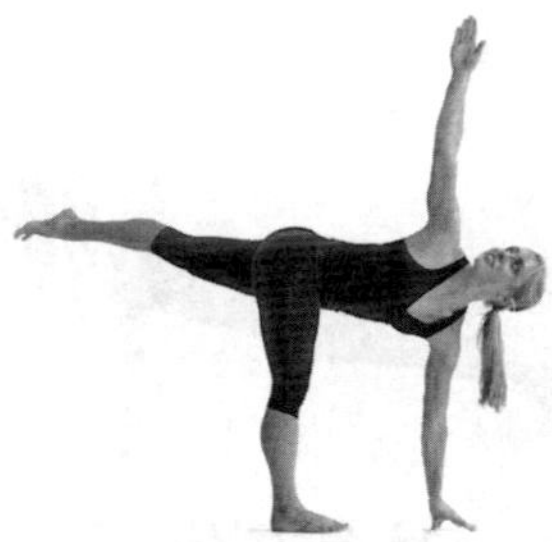

30. 파리브릿타 아르다 찬드라사나
호흡 10회 하고 다음 동작으로 넘어가거나 그것을 건너뛰고 아도 무카 스바나사나를 한다.

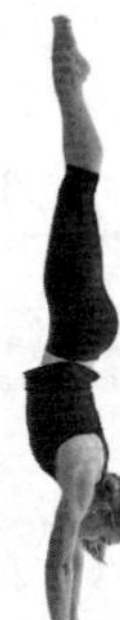

31. 아도 무카 브릭사사나
호흡 1~5회 하는 동안 유지하고 있다가 빈야사를 한다. 방향을 바꿔서 28~31를 실시한다.

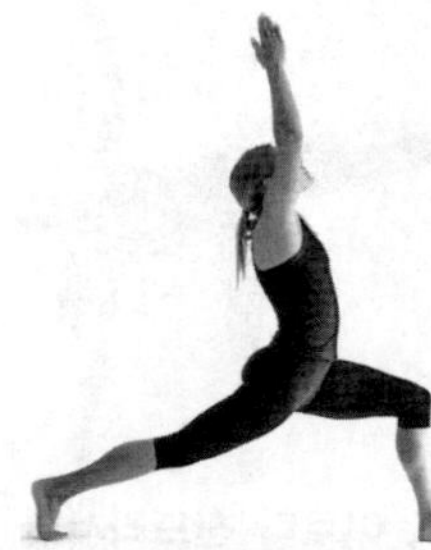

32. 아슈타 찬드라사나
호흡 5회.

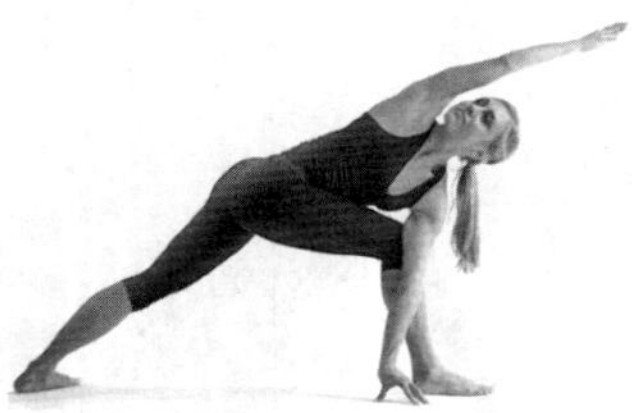

33. 파리브릿타 아슈타 찬드라사나
1~2분. 다음 동작을 하거나 빈야사를 한다. 또는 다음 동작 대신에 아도 무카 스바나사나를 한다.

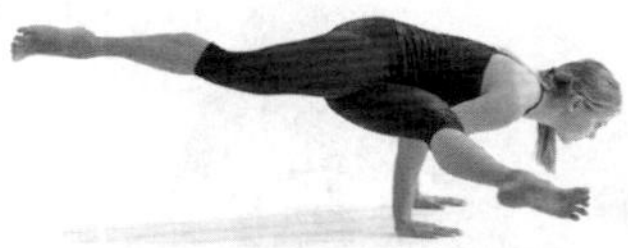

34. 에카 파다 코운딘야사나 B
호흡 1~2회 한 뒤 빈야사를 한다. 방향을 바꿔서 32~34를 실시한다.

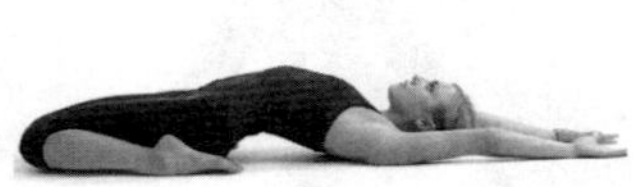

35. 숩타 비라사나
2~3분 유지한다. 아도 무카 스바나사나, 자전거 타기를 한 다음 무릎으로 앉는다.

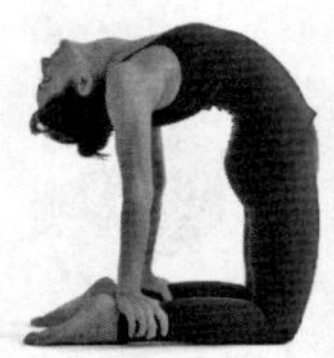

36. 우스트라사나
3회. 각회마다 호흡 5~10회. 2회 때 다음 동작으로 전환하는 것을 고려한다.

[시퀀스 66] 영혼이 담긴 빈야사 요가 : 중급, 상급 통합 수업 (계속)

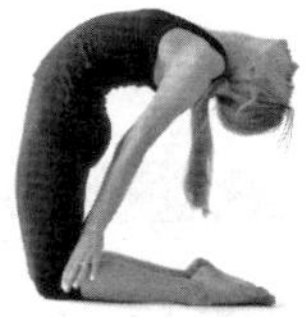

37. 라구 바즈라사나
등뒤로 머리를 5회 떨어뜨린 뒤, 호흡 5회 동안 자세를 유지한다. 상체를 일으키거나 다음 동작으로 바로 넘어간다.

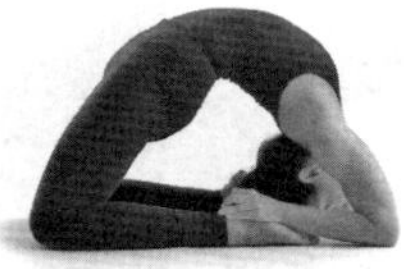

38. 카포타사나
호흡 5~10회. 빈야사를 하고 플룻 스루로 등을 대고 눕는다.

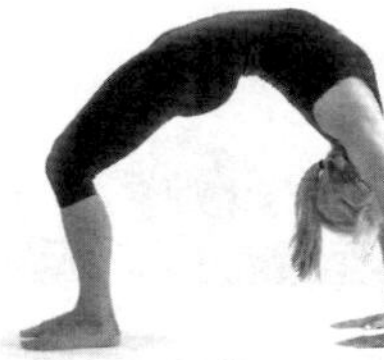

39. 우르드바 다누라사나
3~5회. 각 회다다 5~10회 호흡을 한다.

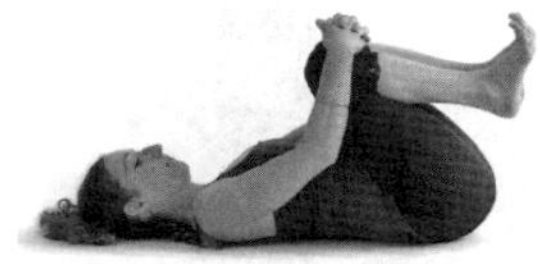

40. 아파나사나
1분.

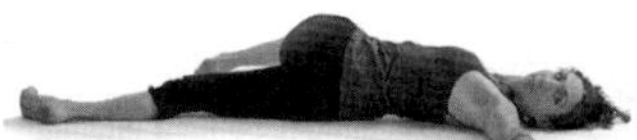

41. 숩타 파리바르타나사나
양쪽 모두 호흡 10회.

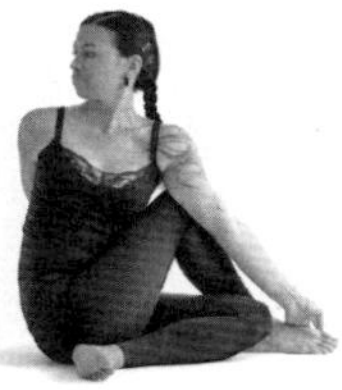

42. 바라드바즈라사나 B
양쪽 모두 호흡 10회.

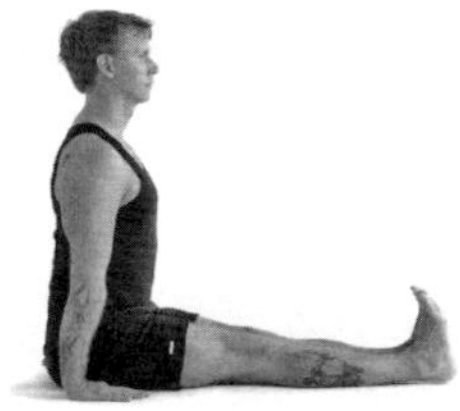

43. 단다사나
호흡 5회.

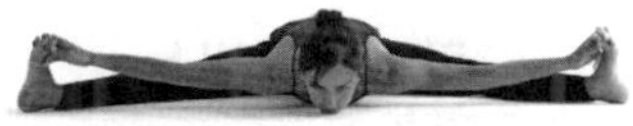

44. 우파비스타 코나사나
1분.

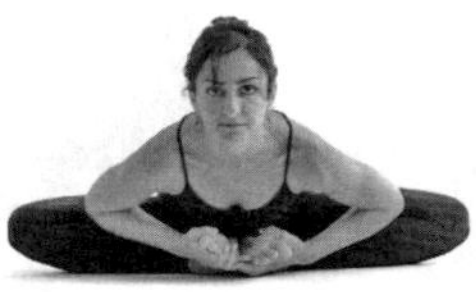

45. 밧다 코나사나
1분.

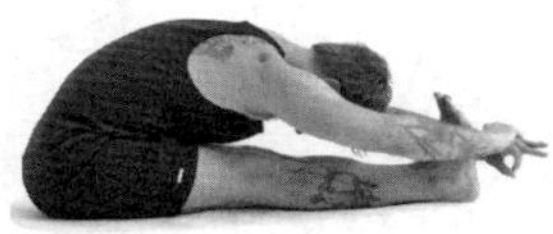

46. 파스치못타나사나
1~2분.

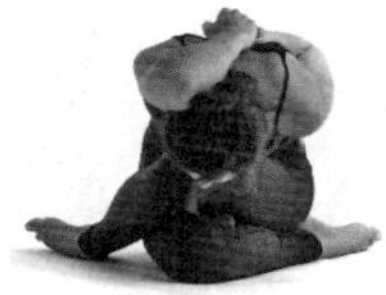

47. 고무카사나
양쪽 모두 1분.

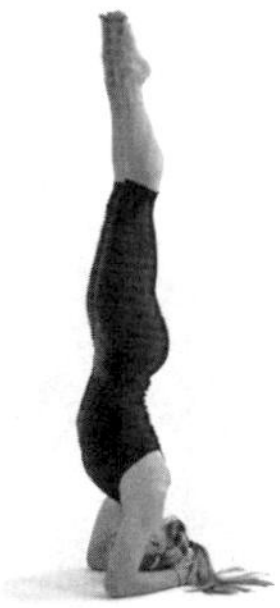

48. 살람바 시르사사나 A
2~3분.

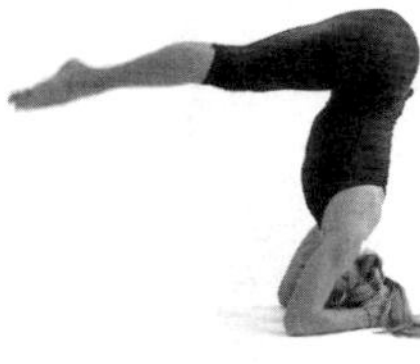

49. 우르드바 단다사나
호흡 5회 한 뒤, 다시 시르사사나로 돌아간다. 자세를 풀어 발라사나에서 5회 호흡하고 등을 대고 눕는다.

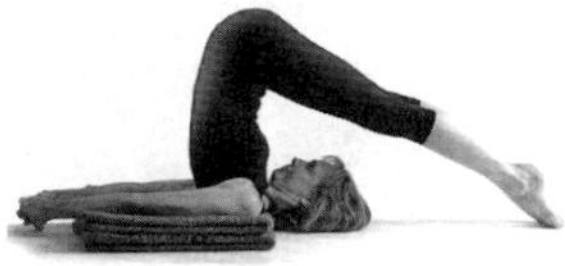

50. 할라사나
호흡 5회.

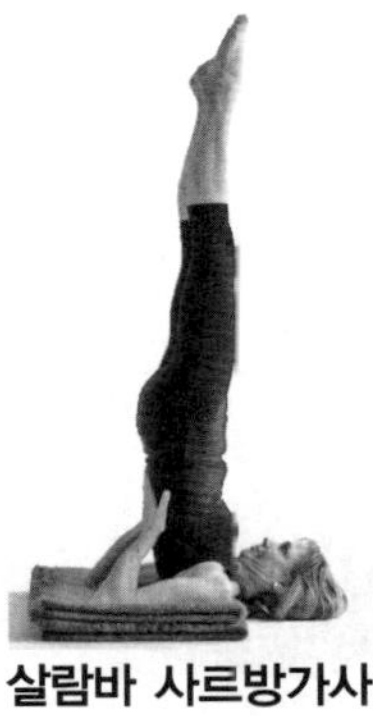

51. 살람바 사르방가사나
2~3분. 다리를 연꽃자세로 하거나 무릎을 귀 쪽으로 내려놓아 카르나피다사나를 한다.

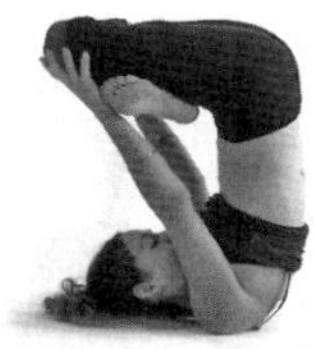

52. 우르드바 파드마사나
호흡 5회.

[시퀀스 66] 영혼이 담긴 빈야사 요가 : 중급, 상급 통합 수업 (계속)

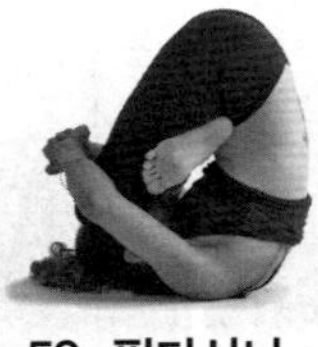

53. 핀다사나
호흡 5회.

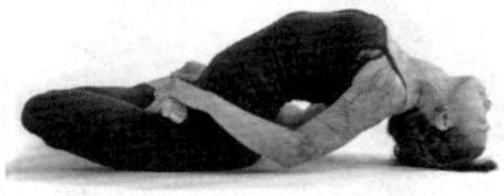

54. 마츠야사나
호흡 5회.

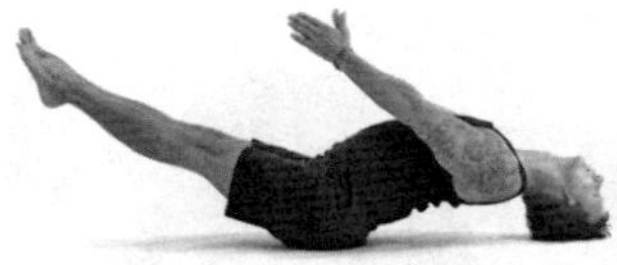

55. 웃타나 파다사나
호흡 5회.

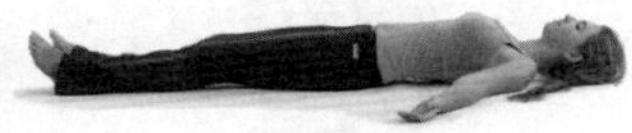

56. 사바사나
5~10분.

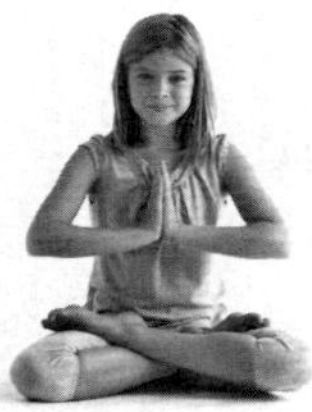

57. 파드마사나
5~25분 동안 명상한다.

[시퀀스 67] 영혼이 담긴 빈야사 요가 : 상급 이상 통합 수업

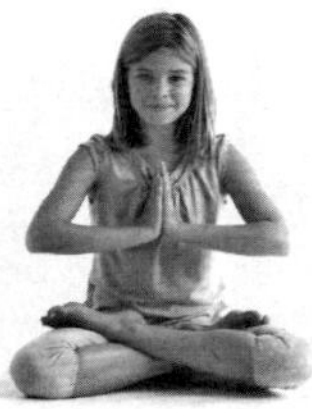

1. 파드마사나
5분 동안 명상. 목적을 세우고
옴 챈팅을 한다.

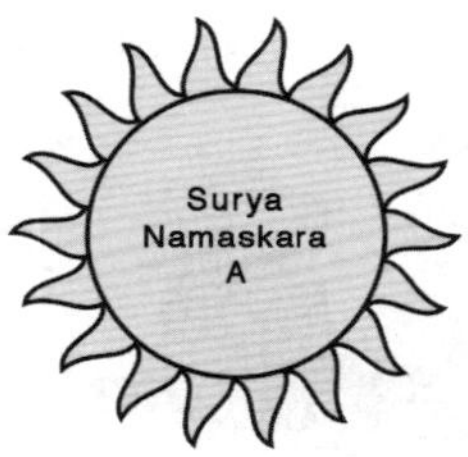

2. 수리야 나마스카라 A
5회. 회를 거듭할 때마다
조금씩 빠르게 해본다.

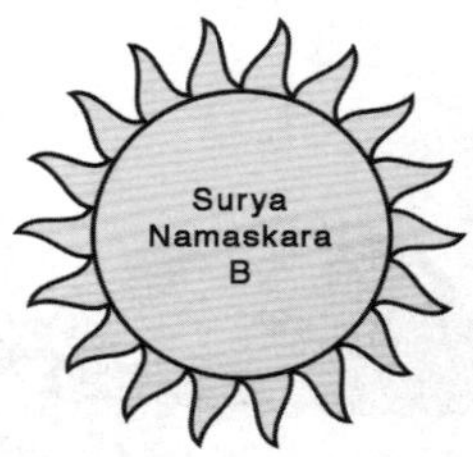

3. 수리야 나마스카라 B
5회. 마지막 회의 아도 무카
스바나사나에서 자세를
잠시 유지한다.

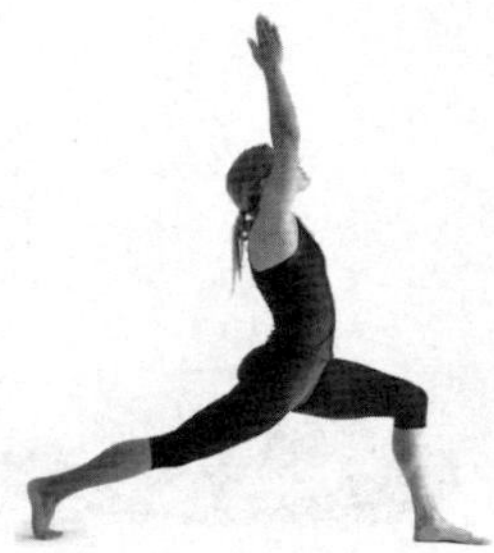

4. 아슈타 찬드라사나
오른쪽(또는 왼쪽)으로 실시하는데
팔의 위치는 프라사리타
파돗타나사나 C와 같고,
두 손을 모은다.

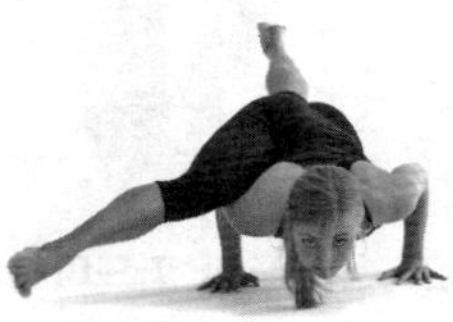

5. 에카 파다 코운딘야사나 A
오른쪽(또는 왼쪽)으로 실시해
호흡 5회 동안 유지한 뒤
다음 동작으로 전환한다.

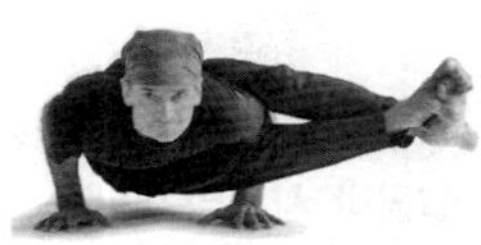

6. 아스타바크라사나
호흡 5회 유지한 다음 에카 파다
코운딘야사나 A를 실시한 뒤,
플롯 기법으로 차투랑가로 전환한다.
아도 무카 스바나사나로 흘러간다.
방향을 바꿔 4~6을 실시한다.

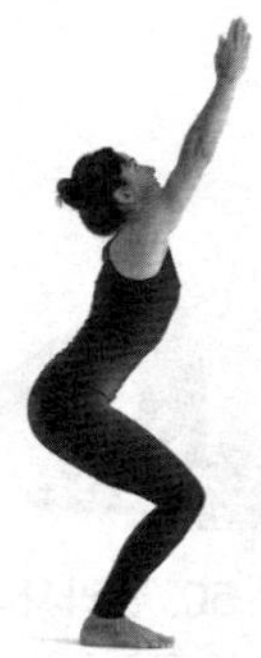

7. 웃카타사나
호흡을 5회 한 뒤,
다음 동작으로 이동한다.

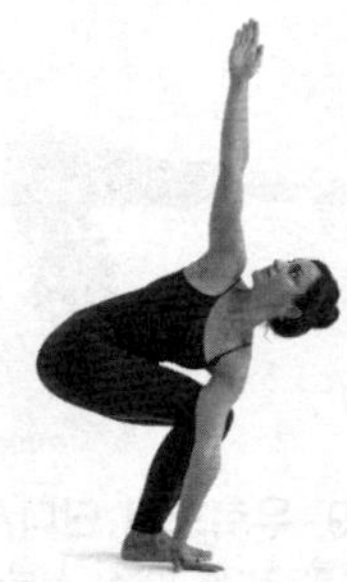

8. 파리브릿타 웃카타사나
양쪽 모두 호흡을 5회 한 뒤
다음 동작으로 이동한다.

[시퀀스 67] 영혼이 담긴 빈야사 요가 : 상급 이상 통합 수업 (계속)

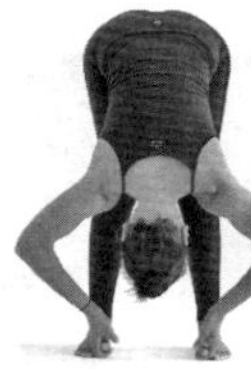

9. 파당구스타사나
호흡 5회.

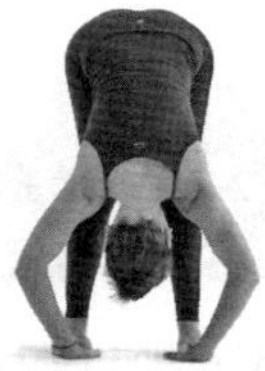

10. 파다 하스타사나
호흡 5회.

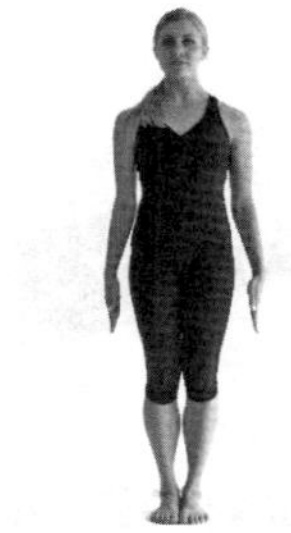

11. 타다사나
호흡을 5회 한 뒤에 뛰어서 프라사리타 자세를 취한다.

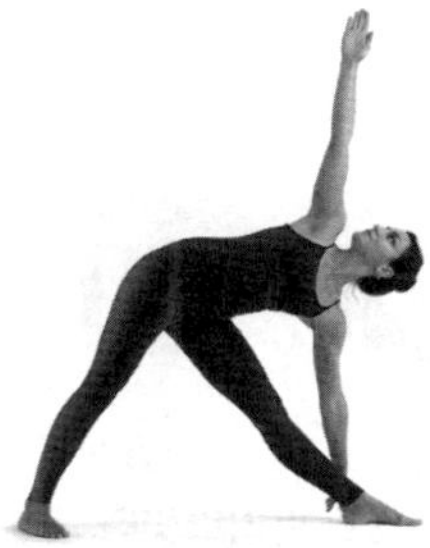

12. 웃티타 트리코나사사나
호흡 10회 한 뒤 다음 동작으로 전환한다.

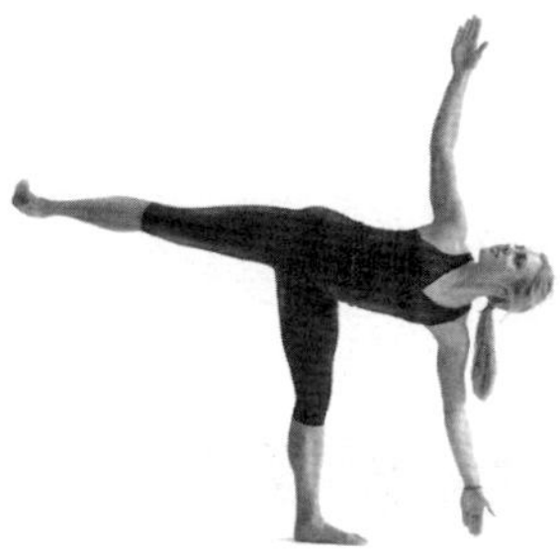

13. 아르다 찬드라사나
1분 동안 유지하다가 발과 같은 방향 손을 베카사나처럼 들면서 넙다리네갈래근을 늘인다. 자세를 풀어 웃티타 트리코나사나로 돌아간다. 방향을 바꿔 12~13을 실시한다.

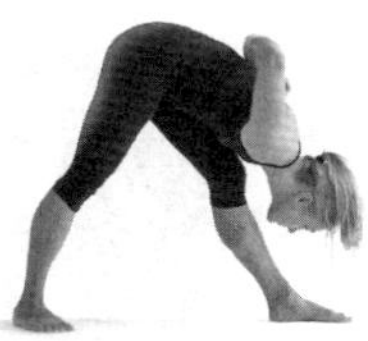

14. 파르스봇타나사나
양쪽 모두 1분.

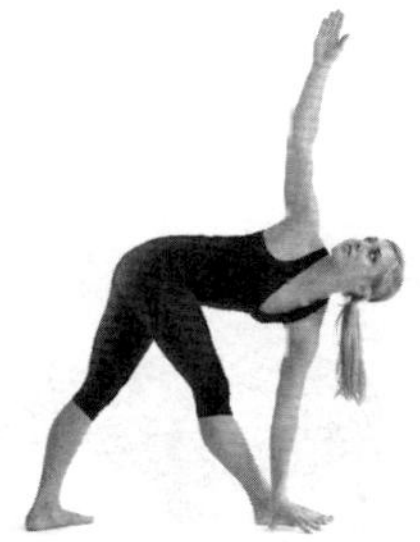

15. 파리브릿타 트리코나사사나
오른쪽(또는 왼쪽)으로 실시해 1분 동안 유지한 뒤 다음 동작으로 이동한다.

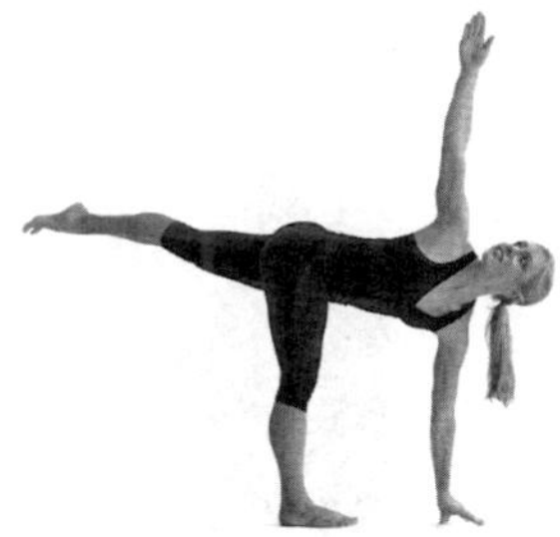

16. 파리브릿타 아르다 찬드라사나
1분 동안 유지한 뒤, 들어올린 팔과 든 발을 교차시키면서 등 뒤를 틀어준다. 자세를 풀고 파리브릿타 트리코나사나로 이동한 후 방향을 바꿔 14~16을 실시한다. 그런 뒤 파리브릿타 트리코나사에서 다음 동작을 준비한다.

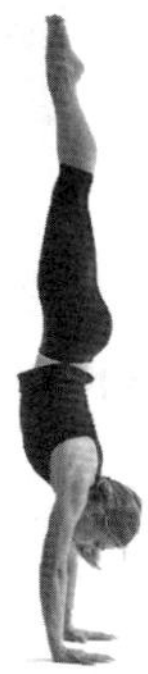

17. 아도 무카 브릭사사나
호흡 5회 동안 유지하고 자세를 풀어 차투랑가를 거쳐 아도 무카 스바나사나로 진행, 여기서 다음 동작을 준비한다.

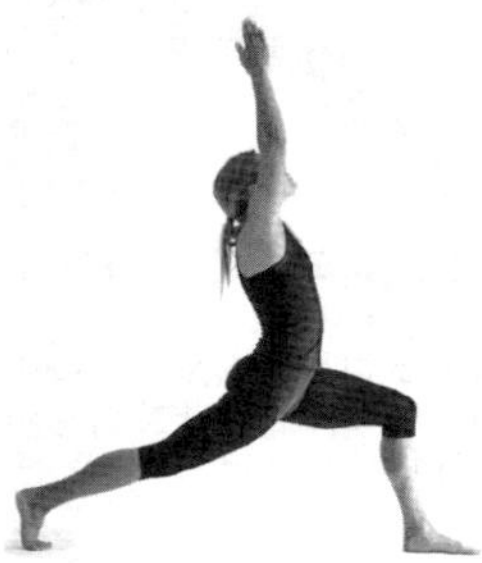

18. 아슈타 찬드라사나
오른쪽(또는 왼쪽)으로 실시해 호흡 5회 하고 다음 동작으로 이동한다.

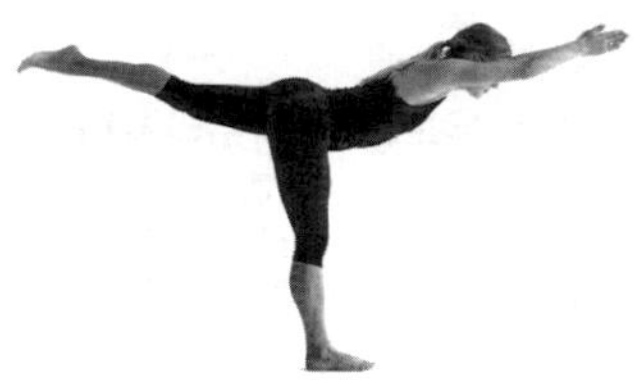

19. 비라바드라사나Ⅲ
오른쪽(또는 왼쪽)으로 실시해 호흡 5~10회 하고 다음 동작으로 이동한다.

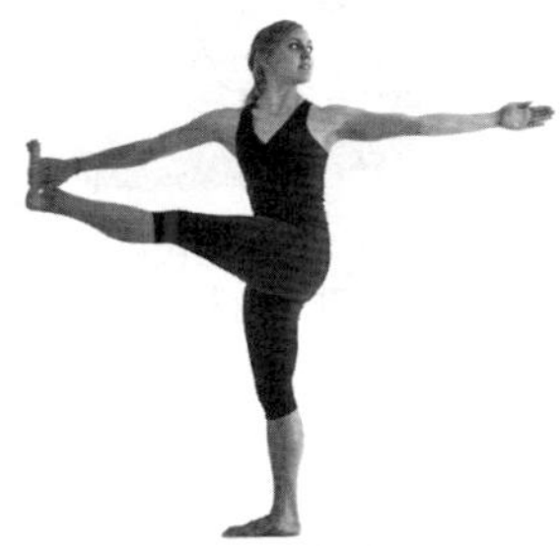

20. 파리브릿타 하스타 파당구스타사나
오른쪽(또는 왼쪽)으로 실시해 호흡 5~10회 하고, 다시 비라바드라사나Ⅲ로 돌아가 호흡 1회 한 뒤, 아도 무카 스바나사나를 한다. 빈야사를 하고 방향을 바꿔 18~20을 실시한다.

[시퀀스 67] 영혼이 담긴 빈야사 요가 : 상급 이상 통합 수업 (계속)

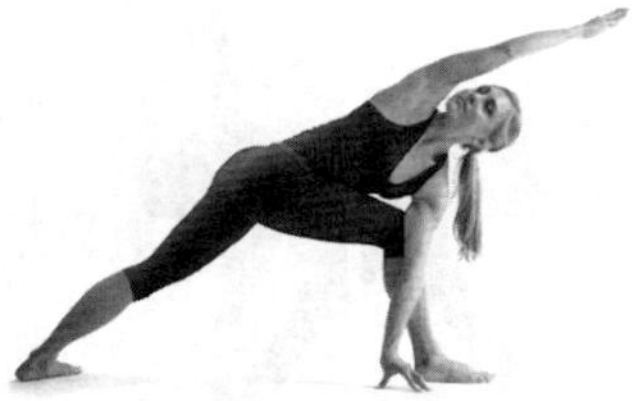

21. 파리브릿타 파르스바코나사나
호흡 10회 하고
다음 동작으로 이동한다.

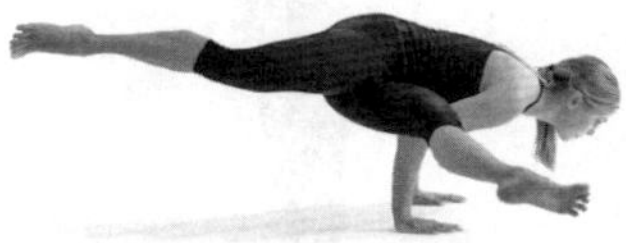

22. 에카 바다 고운딘야사나 B
호흡 10회 한 뒤 빈야사를 하고
방향을 바꿔 21~22를 실시한다.
플롯 스루로 단다사나를 실시한다.

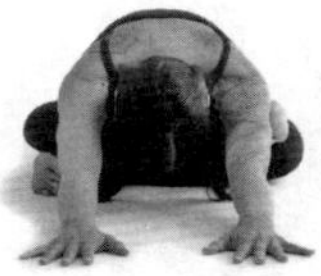

23. 아그니스탐바사나
양쪽 모두 1분.

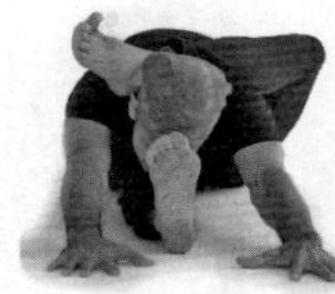

24. 에카 파다 시르사사나
오른쪽(또는 왼쪽)으로 실시해
5~10회 호흡하고
다음 동작으로 이동한다.

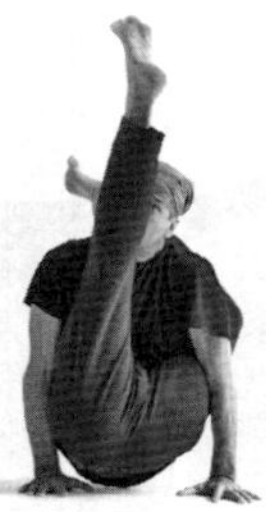

25. 차코라사나
호흡 5회 하고 바로
다음 동작으로 이동한다.

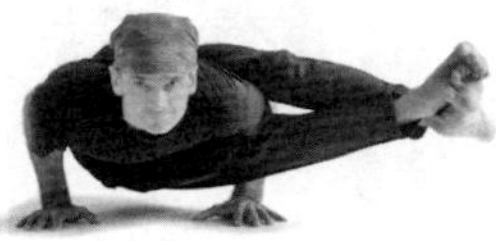

26. 아스타바크라사나
호흡 5회 하고 바로
다음 동작으로 이동한다.

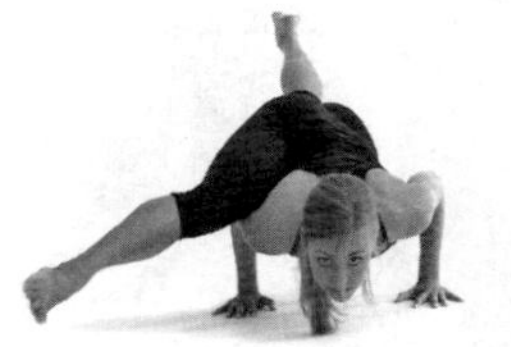

27. 에카 파다 코운딘야사나 A
호흡 5회 한 뒤, 빈야사를 하고
방향을 바꿔 24~27를 실시한다.

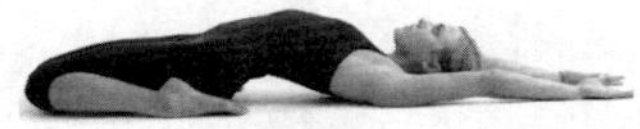

28. 숩타 비라사나
2분.

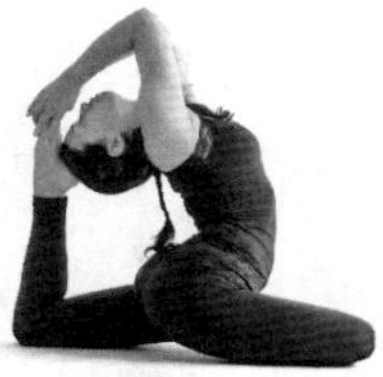

29. 에카 파다 라즈카포타사나 II
양쪽 모두 호흡 5~10회.

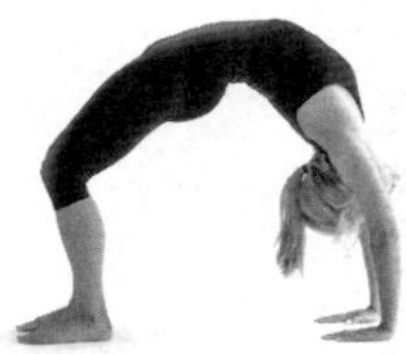

30. 우드드바 다누라사나
2~3회 실시하는데
매회 호흡은 5~10회 한다.
변형동작을 해도 된다.

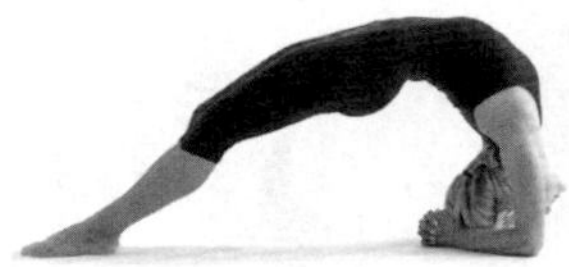

31. 비파리타 단다사나
2~3회 실시. 호흡 5~10회.
에카 파다 변형동작으로 탐색한
뒤 핀차 마유라사나로 이동한다.
빈야사를 하고 타다사나로 선다.

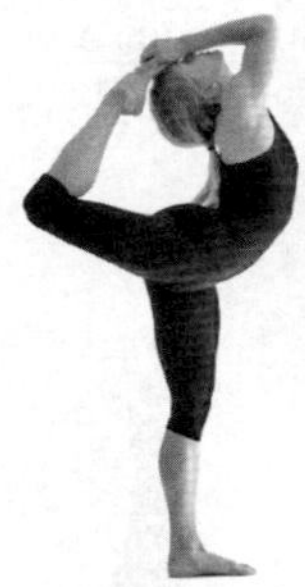

32. 나타라자사나
양쪽 모두 2~3회 실시한다.
매회 호흡은 5~10회. 아도 무카
스바나사나로 이동한다.

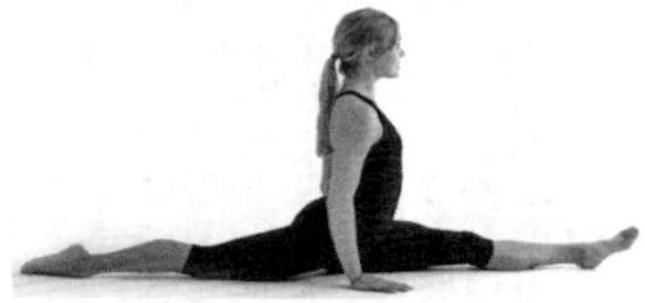

33. 하누마나사나
양쪽 모두 1~2분. 상체를 앞으로
굽히거나 뒤로 젖히는 변형동작을
시도해본다.

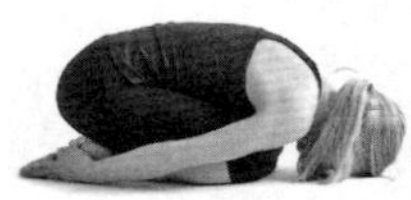

34. 발라사나
호흡 5회.

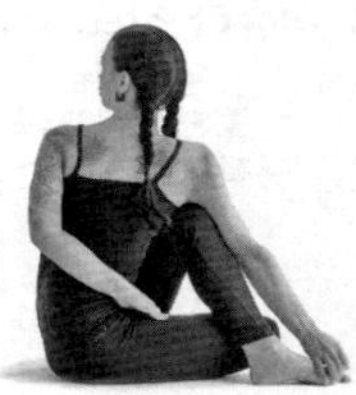

35. 아르다 맛센드라사나
양쪽 모두 호흡 5~10회.

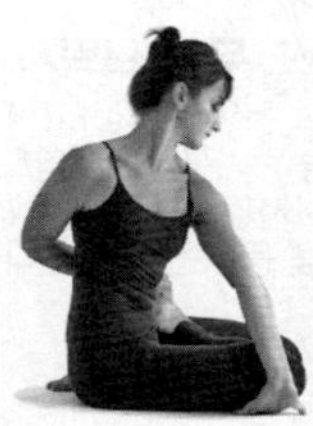

36. 바라드바즈라사나 B
양쪽 모두 호흡 5~10회.

[시퀀스 67] 영혼이 담긴 빈야사 요가 : 상급 이상 통합 수업 (계속)

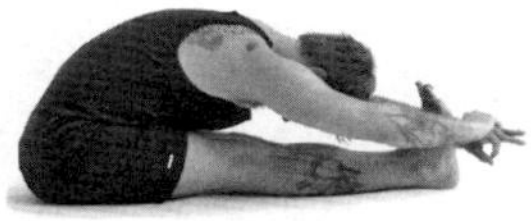

37. 파스치뭇타나사나
2~3분.

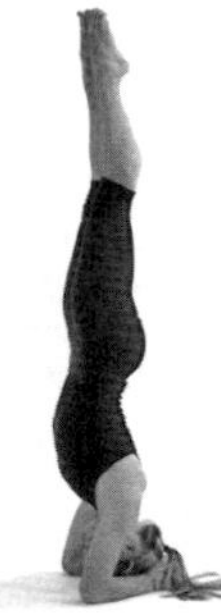

38. 살람바 시르사사나 I
5~10분. 연꽃자세나 꼬거나 앞으로 구부리거나 뒤로 젖히는 등 다양한 다리 변형 동작을 시도한다.

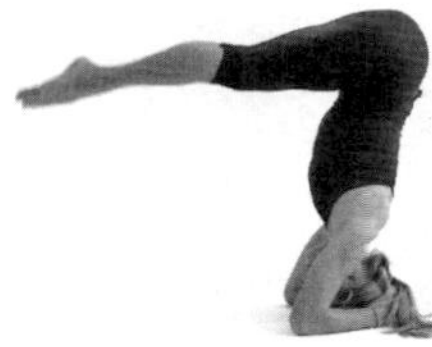

39. 우르드바 단다사나
호흡 5~10회 한 뒤 발라사나에서 쉰다. 빈야사를 하고 플롯 스루로 등을 대고 눕는다.

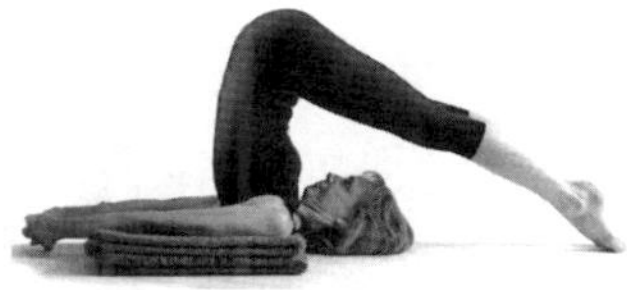

40. 할라사나
호흡 5회.

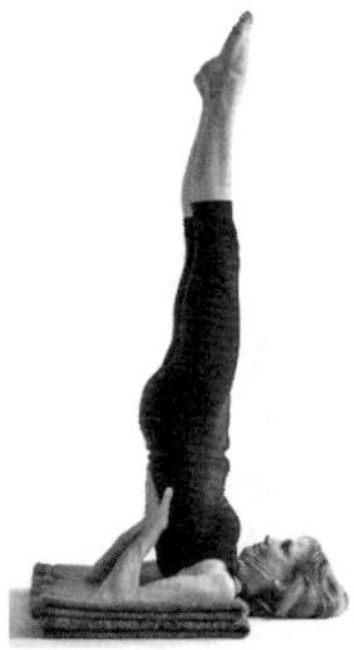

41. 살람바 사르방가사나
2~3분.

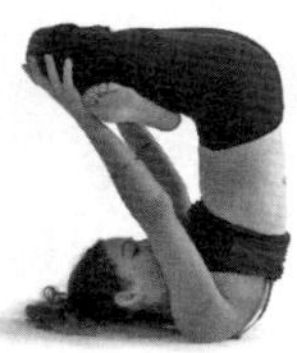

42.우르드바 파드마사나
호흡 5~10회.

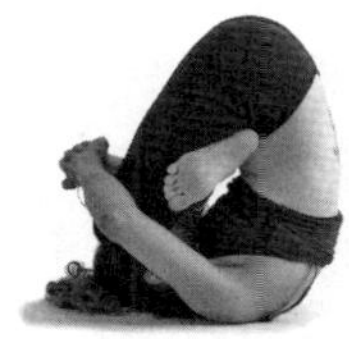

43. 핀다사나
호흡 5~10회.

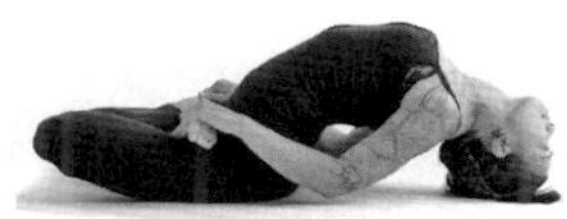

44. 마츠야사나
호흡 5회.

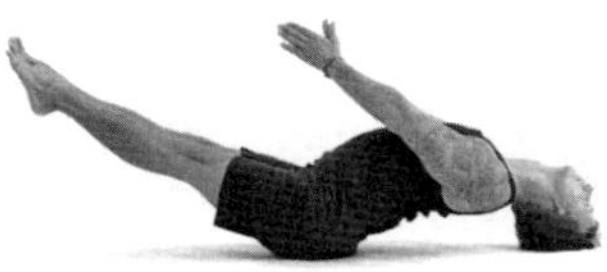

45. 웃타나 파다사나
호흡 5회.

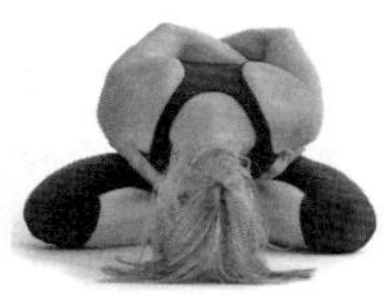

46. 밧다 파드마사나
1분 동안 유지.

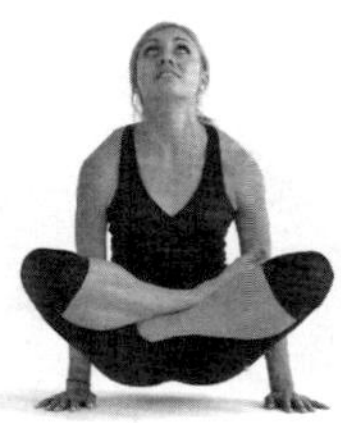

47. 톨라사나
카팔라바티 호흡을 108회 하는 동안 자세를 유지한다.

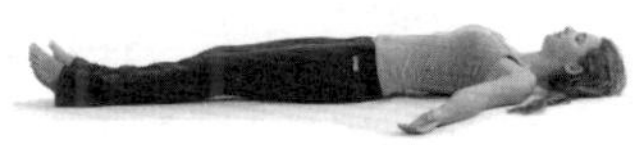

48. 사바사나
5~10분.

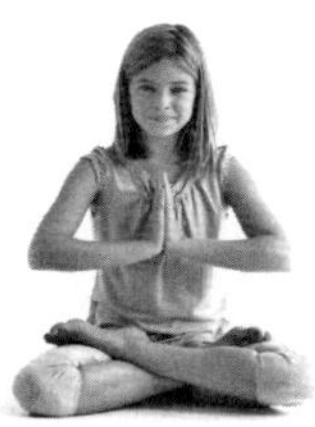

49. 파드마사나
5~25분 명상.

부록 A

용어설명

Glossary

ㄱ

가루다(garuda): 독수리; 새들의 왕의 이름; 가루다는 비슈누의 탈 것으로서 흰 얼굴, 메부리코 부리, 붉은 날개, 그리고 황금색 몸통을 가진 것으로 묘사된다.

가쪽돌림(lateral rotation): 외회전, external rotation을 참조.

가쪽돌림(external rotation): 외회전, 몸의 중심으로부터 멀어지는 회전.

갸나(jnana): 종교와 철학의 높은 진리에 대한 명상으로부터 나온 신성한 지식으로, 사람들이 어떻게 자신의 본성을 이해해야 하는지를 가르쳐 준다.

갈라바(Galava): 인도 성인, 또는 성자.

게란다(Gheranda): 성인, 하타요가에 관한 고전 작품인 게란다 상히타(Gheranda Samhita)의 저자.

고무카(gomukha): 소 얼굴, 소 머리.

고통(afflictions): 고통(kleshas)의 다섯 가지 형태.

과신전(hyper-extension): 과신장, 180°를 넘는 관절의 신장.

구나(guna): 글자 그대로는 "밧줄"로, 묶는 어떤 것을 의미한다; 요가와 관련해서, 그것은 모든 현상에 내재하는 세 가지 얽혀있는 근본 속성을 언급한다: 삿트바(sattva,) 라자스(rajas,) 그리고 타마스(tamas).

구루(guru): 무지를 없애주는 영적 스승; 영적 길을 밝혀주는 사람; 다른 식으로는 '당신은 당신이에요'.

굽힘(flexion): 굴곡; 굽히기, 두 점 사이의 각을 감소시키는 굽히는 동작.

근육의 기시(origin (of muscles)): 몸의 중심에 더 가까이 있는 근육의 끝.

근육의 정지(insertion(of muscles)): 몸의 중심으로부터 더 떨어진 근육의 끝.

ㄴ

나디(nadi): 글자그대로는 "흐름"; 요가에서는 에너지 통로.

나디 쇼다나(nadi shodhana): 나디정화; 나디들을 정화하거나 청소함; 이 목적을 위한 프라나야마 기법.

나라(nara): 사람.

나라비랄아(naravirala): 스핑크스.

나마스카라(namaskara): 경배; 인사.

나바(nava): 보트.

나울리(nauli): 배를 휘젓는 것이 들어가는 육체 정화 기법.

나크라(nakra): 악어.

나타라자(Nataraja): 춤추는 쉬바.

니드라(nidra): 잠.

니야마(niyama): 파탄잘리의 여덟 갈래 길 중 두 번째 갈래로, 사우챠(saucha 정결함), 산또샤(santosa 만족), 타파스(tapas 고행), 스와다야(svadhyaya 경전 연구), 그리고 이슈와라프라니다나(ishvarapranidhana 신에 대한 절대적인 봉헌)로 구성된 권장하는 계율.

ㄷ

다누(dhanu): 활.

다라나(dharana): 정신적 집중; 파탄잘리의 아슈탕가 요가 중 여섯 번째 갈래.

다르마(dharma): 도덕적 의무, 윤리.

단다(danda): 지팡이, 막대.

두카(dukha): 고통; 슬픔; 고민.

뒤쪽(posterior): 뒤쪽, 앞쪽의 반대.

드리스띠(dristi): 응시하는 점.

드리스타나(dristana): Dristi 수련; 어떤 주어진 요가자세에서 한 점을 꾸준히 응시하는 수련.

드위(dwi): 둘.

등장성 운동(isotonic exercise): 하나의 근육을 짧아지게 하는 운동.

등척성 운동(isometric exercise): 근육들을 짧아지게 하지 않는 운동.

디아나(dhyana): 명상.

ㄹ

라가(raga): 사랑; 애욕; 분노.

라그후(laghu): 단순한; 적은; 작은; 멋진.

라야(laya): 하나가 되는 것.

라자(raja): 왕, 지배자.

라자스(rajas): 충동적이거나 혼란스런 생각; 자연에 있는 움직임의 양상; 세 속성들 가운데 하나.
⇒ guna
라자 카포타(raja kapota): 왕비둘기.
레차카(rechaka): 호기, 내쉬는 숨, 폐를 비우는 것.
롤라(lola): 흔들리거나 매달리는 것.

ㅁ

마나스(manas): 개인의 감각적 마음.
마니푸라 차크라(manipura chakra): 배꼽 차크라.
마리치(Marichi): 성인, 브라흐마의 자식들 가운데 하나.
마야(maya): 환영, 허깨비.
마유라(mayura): 공작.
마하 무드라(maha mudra): 위대한 표시.
마하바라타(Mahabharata): 고대 인도의 주요 산스크리트 서사시. 바가바드 기타와 힌두 신화의 주요 요소들을 포함하고 있는 문헌.
마하반다(mahabandha): 위대한 잠금.
만다라(mandala): 명상이나 의식에 사용되는 영적으로 의미심장한 동심원의 형태.
만두카(manduka): 개구리.
만트라(mantra): 신성한 소리, 생각, 또는 기도.
말라(mala): 화환, 화관.
맛센드라(Matsyendra): 물고기들의 왕; 탄트라의 달인.
모음근(adductor): 몸의 중심 쪽으로 뼈를 당기는 근육.
목샤(moksha): 자유, 해방, 해탈.
목뼈(cervical spine): 경추, 목의 척추.
무드라(mudra): 표시, 손과 손가락 자세들; 아사나, 프라나야마, 그리고 반다의 특정한 조합.
무카(mukha): 얼굴.
물라(mula): 뿌리, 기반.
물라다라 차크라(muladhara chakra): 뿌리 차크라, 회음부 차크라.
물라 반다(mula bandha): 뿌리 잠그기(수축); 열정적인 활동; 회음과 항문거근의 지속적인 올림.

ㅂ

바가바드 기타(Bhagavad Gita): "주님의 노래," 서사시 마하바라타의 한 장으로, 요가와 영적 철학에 관한 모든 저작물들 가운데 가장 영향력이 큰 인도 문헌.
바드라(bhadra): 평화롭거나 상서로운.

바라드바즈(Bharadvaj): 인도 성인, 또는 성자.
바스트리카(bhastrika): 용광로에서 사용되는 풀무; 공기가 콧구멍을 통해 강력하게 들어오고 나가는 호흡법(pranayama)의 한 형태.
바시스타(Vasistha): 베다의 성인, 또는 성자.
바유(vayu): 바람; 생명력 있는 공기의 흐름.
바이라바(Bhairava): 쉬바의 한 모습.
바즈라(vajra): 번개.
바카(baka): 학.
바크라(vakra): 구부러진.
바타(vata): 세 가지 아유르베다의 기질 가운데 하나로, 때로 "바람(wind)"으로 번역된다.
바하(bahya): 외부의.
바하 쿰바카(bahya kumbhaka): 숨을 완전히 내쉰 뒤에 정지하는 숨.
박티(bhakti): 헌신의 실천, 헌신적인 믿음과 사랑의 실천.
반다(bandha): 묶는 것; 열정적인 활동.
밧다(baddha): 묶인. 속박, 잠긴.
벌림근(abductor): 몸의 중심으로부터 뼈를 밖으로 당기는 근육.
베다스(Vedas): 인류의 가장 오래된 신성한 문서들.
베단타(Vedanta): 글자그대로는 "베다의 끝"; 우세한 힌두 철학의 한 전통 학파 이름.
베카(bheka): 개구리.
부자(bhuja): 팔이나 어깨.
부자피다(bhujapida): 팔이나 어깨를 압박함.
부장가(bhujanga): 코브라. 뱀.
붓디(buddhi): 지성적 마음; 지능의 자리.
브라흐마(Brahma): 신; 지고의 존재; 창조자; 힌두 삼위(브라흐마, 비슈누, 쉬바) 일체 가운데 첫 번째 신성.
브라흐마차리야(brahmacharya): 독신주의; 성 에너지의 올바른 사용; 5가지 금계(yamas) 가운데 하나.
브라흐만(brahman): 무한한 의식.
브리스치카(vrschika): 전갈.
브릭사(vrksa): 나무.
브하야(bhaya): 두려움.
비드야(vidya): 지식; 학식; 구전 지식; 학문.
비라(vira): 영웅; 용감한.
비라바드라(Virabhadra): 전사.
비슈누(Vishnu): 힌두교에서 세 신 가운데 하나의 주요 형태; 보존, 균형, 유지를 다스린다.
비슛다 차크라(vishuddha chakra): 순수 차크라; 목 쪽에 위치한다.

비야나(vyana): 프라나 바유(prana vayu)의 하나.
비파리타(viparita): 반대의; 뒤집힌.
빈야사(vinyasa): 특별한 방식으로 놓는 것; 호흡과 동작의 의식적인 연결.
빌로마(viloma): 역행해서; 사물의 질서를 거슬러서.

ㅅ

사다나(sadhana): 성취를 위한 수련.
사르방가(sarvanga): 몸 전체.
사마(sama): 평등한; 같은.
사마다나(samadhana): 정신적 평화.
사마디(samadhi): 축복; 명상적 몰입, 삼매, 인식주관, 인식객관, 그리고 인식행위의 셋이 하나가 된 상태.
사마스티히(samasthihi): 균형 상태.
사바(sava): 송장, 시체.
사우차(saucha): 정화; 청결.
사트야(satya): 진실; 다섯 금계(yamas) 가운데 하나.
사하스라라 차크라(sahasrara chakra): 뇌 공동에 위치한 천개의 꽃잎을 가진 연꽃 차크라.
사히타(sahita): 도움을 주는.
사히타 쿰바카(sahita-kumbhaka): 호흡을 의도적으로 멈춤.
산토사(santosa): 만족.
살라바(salabha): 메뚜기.
살람바(salamba): 지지를 받고.
삼스카라(samskara): 잠재의식의 인상, 잠세력, 잠재인상.
삼야마(samyama): 다라나(dharana), 디야나(dhyana), 그리고 사마디(sanadhi)의 셋이 결합된 종합명상.
삿트바(sattva): 빛, 질서; 프라크리티(prakriti)의 세 속성 가운데 하나. ⇒ guna
샥티(shakti): 생명력, 프라나(prana); 쉬바 신의 배우자; 신성한 여성적 에너지.
세투 반다(setu bandha): 다리.
수리야(surya): 태양.
수슘나(sushumna): 척추에 위치한 에너지의 중앙 통로. ⇒ 나디
수캄(sukham): 안락; 편함; 즐거움.
숩타(supta): 뒤로 누운; 자는.
쉬바(Shiva): 힌두교에서 신의 한 형태; 환영의 파괴자.
쉬슈라(shishula): 돌고래.
스룸파사나(Slumpasana): 척추와 몸통의 부주의한 부진과 관련된 심장 중추의 습관적 붕괴.
스바나(svana): 개.

스바디스타나 차크라(svadhisthana chakra): 생식 기관 위에 위치한 생명력의 자리. ⇒ chakra
스바사(svasa): 영감.
스와트마라마(Swatmarama): 하타 요가의 원전인 하타 요가 쁘라디피카의 저자.
시르사(sirsa): 머리.
시탈리(sitali): 호흡법을 식혀주는 형태.
싱하(simha): 사자.

ㅇ

아(a-): "비폭력"인 아힘사(ahimsa)에서 처럼, －아닌.
아갸 차크라(ajna chakra): 제3의 눈 차크라.
아그니(agni): 불.
아나하타 차크라(anahata chakra): 가슴 차크라
아난다(ananda): 황홀경; 축복; 사랑, 환희.
아누로마(anuloma): 티끌을 가지고. 동작이나 호흡.
아도(adho): 아래로.
아도 무카(adho mukha): 얼굴이 아래로 향한.
아르다(ardha): 반, 반절.
아비드야(avidya): 무지.
아사나(asana): 자리를 잡는 것; 요가자세; 아슈탕가 요가의 세 번째 갈래.
아스타바크라(Astavakra): 인도 성인이고 산스크리트 학자; 아스타바크라 자세는 그의 이름을 따왔다.
아스테야(asteya): 훔치지 않음. 다섯 금계(yamas) 가운데 하나.
아유르베다(ayurveda): 고대 인도의 "생명 과학"; 인도 의학의 전통적 형태.
아카르나(akarna): 귀쪽으로.
아트만(atman): 참나; 순수의식.
아파나(apana): 낮은; 밑으로.
아파나 바유(apana-vayu): 밑으로 흐르는 에너지, 또는 호흡.
아파나사나(Apanasana): 골반바닥 자세; 바람 빼기 자세.
아파리그라하(aparigraha): 무욕, 욕심이 없음. 다섯 권계(yamas) 가운데 하나.
아힘사(ahimsa): 비폭력; 불상해, 상처주지 않음.
안잘리 무드라(anjali mudra): 가슴에서 손바닥을 합친 anjali의 표시.
안쟈네야(Anjaneya): 원숭이 신.
안쪽돌림(internal rotation): 몸의 중심선 쪽으로 회전; medial rotation과 동의어.
안쪽돌림(medial rotation ⇒ internal rotation)
안타라(antara): 내부의.

안타라 쿰바카(antara kumbhaka): 숨을 들이쉰 다음 참는 숨.

앞쪽(anterior): 전면; 앞에.

야마(yama): 금계; 억제하다; 아슈탕가 요가의 여덟 갈래 가운데 첫째로, 아힘사(ahimsa, 불상해, 살생 금지), 사뜨야(satya, 진리를 말하고 거짓을 말하지 않는 것), 브라흐마차리야(Brahmacharya, 성적 절제), 아파리그라하(Aparigraha, 탐하지 않음) 그리고 아스테야(asteya, 불투도, 훔치지 않는 것)를 포함하고 있다.

에카(eka): 하나.

에카그라타(ekagrata): 한 점에 정신집중.

에카 파다(eka pada): 한 다리의, 또는 한 발의.

옆쪽(lateral): 측면의; 몸의 중심선으로부터 멀어진.

옴(aum): 창조하고 우주의 모든 것을 아우르는 소리로서 우파니샤드에서 처음 기술되었음. 다른 식으로 옴(om)으로 쓰기도 함.

요가(yoga): 어근 yuj 로부터, "연결하는 것," "매는 것," "온전해지는 것"을 의미한다.

요가 로빅스(yoga-robics): 순전히 육체적 운동을 위하여 요가자세들을 이용한 규칙적인 운동.

우다나(udana): 프라나 바유(prana vayu)

우르드바(urdhva): 위로.

우바하야(ubhaya): 양쪽.

우스트라(ustra): 낙타.

우파니샤드(Upanishad): 가까이 앉는 것; 힌두교의 초기 자료로 여겨지는 고대 인도철학 문서들.

우파비스타(upavista): 다리를 펴고 앉은.

웃디야나(uddiyana): 위로 날아오르는; 반다(bandha)

웃디야나 반다(uddiyana bandha): 아래 복부 코어를 안으로 위로 끌어당기기 복부반다.

웃자이(ujjayi): 승리한.

웃자이 프라나야마(ujjayi pranayama): 기본적인 요가 호흡, 승리호흡.

웃카타(utkata): 힘든; 강력한; 맹렬한.

웃타나(uttana): 똑바로 세게 늘리기.

웃타나사나(Uttanasana): 굽히기, 앞으로 구부리는.

웃티타(utthita): 늘린.

웃푸타이(utputahi): 위로 올리기.

위팔뼈(humerus): 상완골, 위팔뼈.

이다(ida): 나디(nadi, 에너지 통로)의 하나, 곧 왼쪽 콧구멍으로부터 시작하는 에너지 통로로, 머리의 정수리로 갔다가 척추의 끝으로 내려오는 통로이다.

이슈와라(Ishvara): 지고한 존재; 속성이 있는 창조주 브라흐마 신.

ㅈ

자누(janu): 무릎.

자타라(jathara): 배.

잘란다라 반다(jalandhara bandha): 턱을 쇄골 쪽으로 당겨서 턱 잠그기.

정강뼈(tibia): 경골, 정강이뼈

ㅊ

차크라(chakra): 미묘한 에너지 센터.

찬드라(chandra): 달.

척추전만(lordosis): 척추 전만증.

척추후만(kyphosis): 척추 후만증.

ㅋ

카르나(karna): 귀.

카르나피다(karnapida): 귀를 압박.

카르마(karma): 행위.

카르마 요가(karma yoga): 행위 요가, 해야 할 의무를 수행하는 행위 요가.

카파(kapha): 아유르베다의 세 기질, 또는 성분들 가운데 하나.

카팔라(kapala): 두개골.

카팔라바티(kapalabhati): 두개골 정화, 호흡법들 가운데 하나.

카포타(kapota): 비둘기.

코나(kona): 각, 각도.

코운딘야(Kaundinya): 성인, 또는 성자 이름.

쿠르마(kurma): 거북.

쿡쿠타(kukkuta): 수탉.

쿤달리니(kundalini): 척추의 기저의 가장 낮은 신경 중추에 잠복하여 감싸며 자고 있는 뱀으로 상징되는 프라나 에너지; 하타 요가 수련의 형태.

쿰바카(kumbhaka): 완전한 들숨이나 날숨을 한 뒤에 멈추는 호흡법.

크라마(krama): 시간의 배열; 시간의 연속; 단계.

크로운차(krouncha): 왜가리.

크리쉬나(Krishna): 비슈누 신의 화신; 신의 한 모습.

크리야(kriya): 행위; 또는 다양한 정화 수련법이나 치료법.

클레샤(klesha): 무지, 번뇌, 이기주의, 욕망, 증오 또는 두려움으로 일어난 고통.

ㅌ

타다(tada): 산.

타마스(tamas): 둔함; 무기력; 무지; 세 속성 가운데 하나. ⇒ guna.

타파(tapa): 금욕.

타파스(tapas): 열; 정화, 자기 수양, 그리고 금욕을 포함하는 불타는 노력.

탄트라(tantra): 영적 자각을 위하여 세속적인 것을 포함하여 모든 에너지들을 사용하는 수련.

톨라(tola): 천칭, 균형, 저울.

트리(tri): 셋.

트리코나(trikona): 삼각.

티리앙 무카(tiriang mukha): 뒤로 향하는.

팃티바(tittibha): 반딧불이.

ㅍ

파다(pada): 발, 다리.

파다 하스타(pada hasta): 손에서 발까지.

파당구스타(padangustha): 엄지발가락.

파드마(padma): 연꽃.

파르스바(parsva): 옆; 측면; 측면의.

파리가(parigha): 문. 빗장

파리그라하(parigraha): 저장. 축적물.

파리나마바다(parinamavada): 변화의 항상성.

파리브릿타(parivrtta): 회전되는; 돌리기를 하는.

파리프라나(paripurna): 충만.

파스치모(paschimo): 서쪽; 몸의 뒷면.

팔라카(phalaka): 판자, 널빤지.

푸라카(puraka): 흡기, 들이쉬는 숨.

푸르나(purna): 완전.

푸르바(purva): 동쪽; 몸의 앞면.

푸르스봇타나(pursvottana): 몸의 앞면을 강하게 늘리기.

프라나(prana): 생명력; 때로 호흡을 나타낸다.

프라나야마(pranayama): 호흡 조절; 호흡 확장; 아슈탕가 요가의 네 번째 갈래.

프라사라나(prasarana): 팔을 곡선을 그리듯 움직임.

프라사리타(prasarita): 펼치다; 늘어난.

프라스바사(prasvasa): 종결.

프라크리티(prakriti): 자연; 삿트바, 라자스, 그리고 타마스의 세 속성이 아직 발현되지 않은 물질세계의 원초적 근원원리.

프라티로마(pratiloma): 역행해서; 정상적인 것에 어긋나서.

프라티야하라(pratyahara): 감각적 자극들에 마음이 의존하지 않는 것; 아슈탕가 요가의 다섯 번째 갈래.

프라티크리야사나(pratikriyasana): 대치요가자세.

프리쉬타(prishta): 등.

핀다(pinda): 태아 또는 배아; 육체.

핀차(pincha): 털; 깃털.

핏타(pitta): 세 가지 아유르베다의 기질 가운데 하나로, 때로 "담즙"으로 번역되기도 한다.

핑갈라(pingala): 나디(nadi), 곧 오른쪽 콧구멍으로부터 시작하는 에너지 통로로, 머리의 정수리로 갔다가 척추의 끝으로 내려온다. ⇒ 나디

ㅎ

하누만(Hanuman): 원숭이 신, 안쟈네야(Anjaneya)와 바유(Vayu)의 아들.

하스타(hasta): 손이나 팔.

하타 요가(Hatha yoga): 서기 14세기에 하타 요가 프라디피카(Hatha Yoga Pradipika)에서 쓰인 형태로 처음 기술된 육체 정화 수련들.

할라(hala): 쟁기

허리뼈(lumbar spine): 요추.

확장(extension): 늘림, 신전, 신장, 몸의 한부분이 다른 부분과 멀어지는 관절의 동작.

흉추(thoracic spine): 흉곽의 척추.

부록 B

요가자세(Asana)의 구성 요소

The Constituent Elements of Asanas

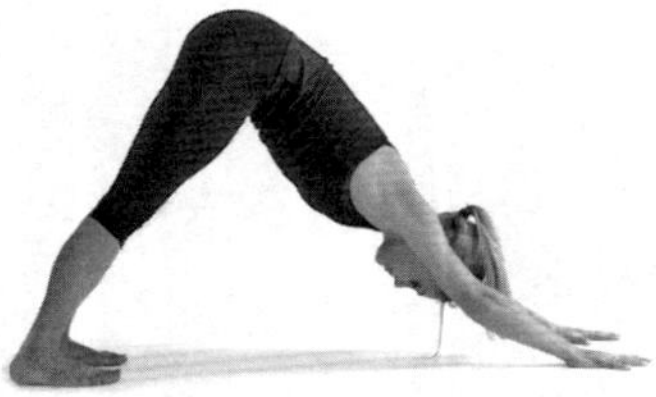

아도 무카 스바나사나 (Adho Mukha Svanasana)

얼굴이 아래로 향한 개 자세

1. 요가자세를 위한 준비

- 시작(opening)

  시작에 필요한 부분: 종아리(calves), 무릎 굽힘근(knee flexors), 엉덩이 폄근(hip extensors), 팔꿈치 굽힘근(elbow flexors), 어깨 폄근(shoulder extensors), 어깨 들임근(shoulder retractors).

  시작을 돕는 요가자세: 아르다 웃타나사나(Ardha Uttanasana), 비달라사나(Bidalasana), 웃타나사나(Uttanasana), 아나하타사나(Anahatasana). 어깨와 팔을 위한 자세: 우르드바 하스타사나(Urdva Hastasana), 고무카사나(Gomukhasana), 가루다사나(Garudasana).

- 안정화(stabilizing)

  안정화가 필요한 부분: 발 내재근(Intrinsic foot muscles), 다리 안쪽돌림근(internal rotators of the leg), 엉덩이의 굽힘근과 모음근(hip flexors and adductors), 등 폄근(back extensors), 배가로근(transversus abdominis), 어깨 안정화(shoulder stabilizers) [특히, 내밈근, 굽힘근, 폄근(emphasis protractors, flexers, extensors)], 팔 가쪽돌림근(external rotators of the arm), 팔꿈치 폄근(elbow extensors), 손목 굽힘근(wrist flexors).

  안정화를 돕는 요가자세: 안자네야사나(Anjaneyasana), 비달라사나, 팔라카사나(Phalakasana), 쉬슈라사나(Shishulasana), 타다사나(Tadasana), 웃타나사나. 아도 무카 스바나사나를 변형하여 손으로 엉덩이 높이의 벽을 짚게 되면, 엉덩이 부분은 직각이 되고 상체는 바닥과 평행이 되며 팔이 쭉 펴진다.

2. 요가자세로 준비할 수 있는 동작:

바카사나(Bakasana), 아도 무카 브릭사사나(Adho Mukha Vrksasana), 살람바 시르사사나 Ⅰ(Salamba Sirsasana Ⅰ), 살람바 시르사사나 Ⅱ(Salamba Sirsasanasana Ⅱ), 웃타나사나와 같이 서서 하는 요가자세, 팔로 균형 잡는 요가자세, 완전 거꾸로 된 자세를 준비하기에 안성맞춤이다.

3. 대치 요가자세 (Couterposes)

발라사나(Balasana), 아파나사나(Apanasana), 숩타 파리바르타나사나(Supta Parivartanasana, 비파리타 카라니(Viparita Karani), 사바사나(Savasana).

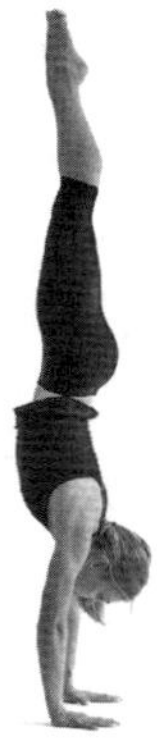

아도 무카 브릭사사나 (Adho Mukha Vrksasana)

거꾸로 선 나무 자세 / 손 짚고 물구나무 서기 자세

1. 요가자세를 위한 준비

- 시작

시작에 필요한 부분: 손목 굽힘근, 어깨 폄근, 등 폄근, 엉덩이 굽힘근, 무릎 굽힘근.
시작을 돕는 요가자세: 아도 무카 스바나사나, 비달라사나, 핀차 마유라사나(Pincha Mayurasana), 타다사나, 팔라카사나, 우르드바 다누라사나(Urdhva Dhanurasana). 어깨와 팔을 위한 자세: 우르드바 하스타사나, 고무카사나, 가루다사나.

- 안정화

안정화가 필요한 부분: 손목 협력근(wrist synergists), 팔꿈치 협력근(elbow synergists), 어깨 안정근(특히, 굽힘근, 내밈근, 들임근), 배빗근(obliques), 복근(abdominals), 등 폄근, 엉덩이의 굽힘근, 모음근과 폄근, 다리 안쪽돌림근, 무릎 폄근.
안정화를 돕는 요가자세: 아도 무카 스바나사나, 우르드바 무카 스바나사나(Urdhva Mukha Svanasana), 팔라카사나, 핀차 마유라사나, 쉬슈라사나, 우르드바 다누라사나, 살람바 시르사사나, 나바사나(Navasana), 차투랑가 단다사나(Chaturanga Dandasana), 우르드바 하스타사나, 바시스타사나(Vasisthasana).

2. 요가자세로 준비할 수 있는 동작:

브리스치카사나(Vrschikasana): 아도 무카 브릭사사나에서 차투랑가 단다사나 또는 우르드바 다누라사나, 우르드바 쿡쿠타사나(Urdhva Kukkutasana): 틱 톡스(tick tocks), 살람바 시르사사나 Ⅰ과 Ⅱ, 핀차 마유라사나.

3. 대치 요가자세

발라사나, 웃타나사나, 손목 요법, 사바사나.

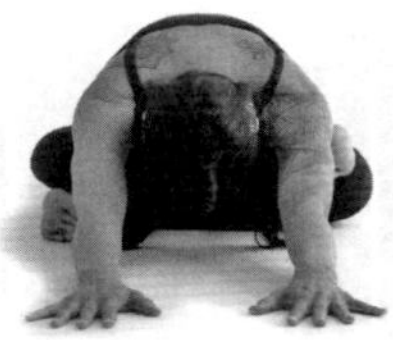

아그니스탐바사나 (Agnistambhasana)

양발 같게 한 왕비둘기 자세 / 땔감 자세

1. 요가자세를 위한 준비

● 시작

시작에 필요한 부분: 엉덩이의 모음근과 폄근, 다리 안쪽돌림근, 등 폄근, 종아리의 근육.

시작을 돕는 요가자세: 아르다 밧다 파드못타나사나(Ardha Baddha Padmottanasana)의 준비 동작, 밧다 코나사나(Baddha Konasana), 에카 파다 라즈 카포타사나(Eka pada Raj Kapotasana)의 준비 동작, 고무카사나, 우파비스타 코나사나(Upavista Konasana).

● 안정화

안정화가 필요한 부분: 골반 기저근(Pelvic floor), 배가로근(transversus abdominis), 무릎 굽힘근, 발 등굽힘근(foot dorsiflexors).

안정화를 돕는 요가자세: 아르다 찬드라사나(Ardha Chandrasana), 밧다 코나사나, 발라사나, 비달라사나, 말라사나(Malasana), 파스치못타나사나(Paschimottanasana), 프라사리타 파돗타나사나(Prasarita Padottanasana)의 A, B, D.

2. 요가자세로 준비할 수 있는 동작:

에카 파다 라즈 카포타사나 Ⅱ, 나타라자사나(Natarajasana).

3. 대치 요가자세

굽히기 자세를 오래한 실시한 후 하는 간단한 비틀기 동작들.

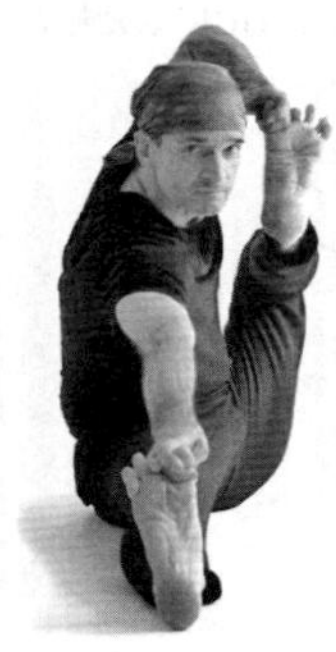

아카르나 다누라사나 (Akarna Dhanurasana)

활쏘기 자세

1. 요가자세를 위한 준비

● 시작

시작에 필요한 부분: 바닥에 있는 다리: 종아리, 무릎 굽힘근. 들어 올린 다리: 엉덩이의 모음근, 다리의 안쪽돌림근. 엉덩이의 폄근, 등의 폄근.

시작을 돕는 요가자세: 아르다 밧다 파드못타나사나, 밧다 코나사나, 단다사나(Dandasana), 에카 파다 라즈 카포타사나의 준비 동작, 자누 시르사사나(Janu Sirsasana), 마리챠사나 A(Marichyasana A), 파드마사나(Padmasana), 웃타나 프라시타사나(Uttana Prasithasana), 웃타나사나.

- 안정화

안정화가 필요한 부분: 바닥에 놓인 다리: 다리 안쪽돌림근, 무릎 폄근, 발 등굽힘근. 들어 올린 다리: 가쪽돌림근, 무릎 굽힘근. 엉덩이 굽힘근, 배가로근, 등 폄근, 배빗근, 어깨 들임근.
안정화를 돕는 요가자세: 아도 무카 스바나사나, 아르다 밧다 파드못타나사나의 준비 동작, 밧다 코나사나, 단다사나, 말라사나, 마리챠사나 A, 파당구스타사나(Padangusthasana), 파르스봇타나사나(Parsvottanasana), 숩타 파당구스타사나(Supta Padangusthasana), 우바야 파당구스타사나(Ubhaya Padangusthasana), 웃타나사나, 웃티타 파르스바코나사나(Utthita Parsvakonasana), 웃티타 트리코나사나(Utthita Trikonasana).

2. 요가자세로 준비할 수 있는 동작:

아스타바크라사나(Astavakrasana), 부자피다사나(Bhujapidasana), 말라사나, 팃티바사나(Tittibhasana), 에카 파다 시르사사나 시리즈(Eka Pada Sirsasana Series).

3. 대치 요가자세

아파나사나(Apanasana), 빈야사 시리즈(vinyasa series), 아도 무카 스바나사나.

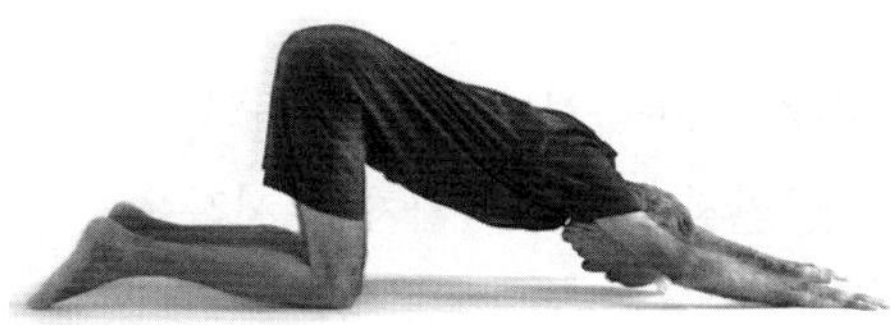

아나하타사나 (Anahatasana)

강아지 기지개 펴기 / 하트 차크라 자세

1. 요가자세를 위한 준비

- 시작

시작에 필요한 부분: 팔꿈치 굽힘근, 어깨의 폄근, 들임근, 올림근(elevators). 흉부, 복근, 엉덩이 폄근.
시작을 돕는 요가자세: 아도 무카 스바나사나, 안자네야사나, 아르다 웃타나사나, 아슈타 찬드라사나(Ashta Chandrasana), 발라사나, 비달라사나, 가루다사나, 고무카사나, 우르드바 하스타사나(Urdhva Hastasana), 웃카타사나(Utkatasana).

- 안정화

안정화가 필요한 부분: 무릎 굽힘근. 엉덩이 굽힘근과 모음근. 등 폄근, 어깨의 폄근, 내밈근, 들임근, 팔 가쪽돌림근, 팔꿈치 폄근, 손목 굽힘근.

안정화를 돕는 요가자세: 아도 무카 스바나사나, 안자네야사나, 아르다 웃타나사나, 아슈타 찬드라사나, 발라사나, 비달라사나, 쉬슈라사나, 웃카타사나, 말라사나, 파르스봇타나사나.

2. 요가자세로 준비할 수 있는 동작:

어깨를 사용해서 시작하는 동작과 팔을 바깥으로 회전해야 하는 동작: 아도 무카 스바나사나, 아도 무카 브릭사사나, 우르드바 다누라사나, 고무카사나의 팔동작.

3. 대치 요가자세

아파나사나, 발라사나, 사바사나.

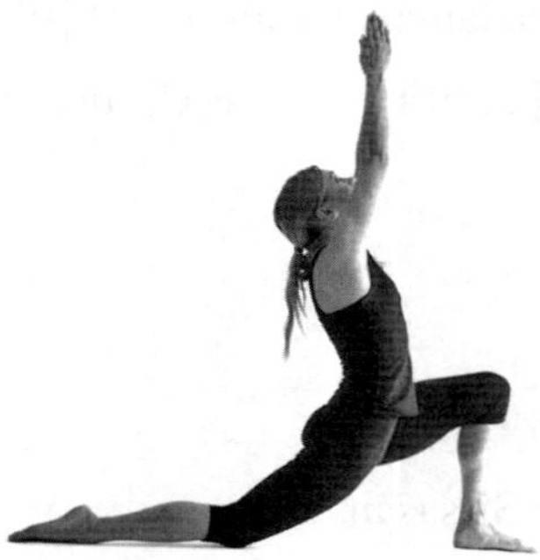

안자네야사나 (Anjaneyasana)
낮은 런지 자세

1. 요가자세를 위한 준비

- 시작

시작에 필요한 부분: 뒤쪽다리: 무릎 굽힘근과 엉덩이 굽힘근. 앞쪽다리: 엉덩이의 폄근. 복근, 가슴, 어깨 올림근, 어깨 폄근.

시작을 돕는 요가자세: 아도 무카 스바나사나, 우르드바 무카 스바나사나, 아파나사나, 부장가사나, 비달라사나, 우르드바 하스타사나, 웃카타사나. 안자네야사나 자체가 시작을 돕는 요가자세.

- 안정화

안정화가 필요한 부분: 앞쪽다리:엉덩이 폄근과 다리의 안쪽돌림근. 뒤쪽다리: 엉덩이 굽힘근, 발 등굽힘근. 발 모음근, 골반 기저근, 엉덩이의 벌림근(abductors)과 모음근, 배가로근, 어깨의 굽힘근과 내밈근, 팔 가쪽돌림근, 팔꿈치 폄근.

안정화를 돕는 요가자세: 아도 무카 스바나사나, 아르다 웃타나사나, 부장가사나(Bhujangasana), 비달라사나, 팔라카사나, 살라바사나의 A, B, C, 웃카타사나, 아나하타사나, 웃타나사나.

2. 요가자세로 준비할 수 있는 동작:

젖히기 동작들과 엉덩이를 신전시키며 팔로 균형을 잡는 동작들: 아슈타 찬드라사나, 에카 파다 아도 무카 브릭사사나, 하누마나사나(Hanumanasana), 숩타 비라사나(Supta Virasana), 비라바드라사나의 Ⅰ, Ⅲ(Virabhadrasana Ⅰ, Ⅲ), 비라사나(Virasana).

3. 대치 요가자세

아도 무카 스바나사나, 발라사나, 웃타나사나.

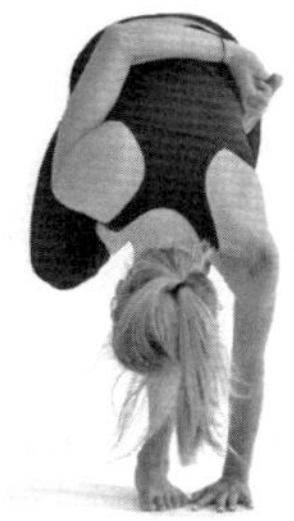

아르다 밧다 파드못타나사나 (Ardha Baddha Padmottanasana)

반연꽃 자세로 쭉 뻗은 자세

1. 요가자세를 위한 준비

- 시작

시작에 필요한 부분: 지탱하는 다리: 무릎 굽힘근, 엉덩이 폄근. 접은 다리: 무릎 폄근, 엉덩이 모음근, 다리 안쪽돌림근. 등 폄근, 등을 감싼 어깨 폄근.

시작을 돕는 요가자세: 아도 무카 스바나사나, 아그니스탐바사나, 고무카사나, 자누 시르사사나, 파드마사나, 파스치못타나사나, 웃타나사나, 브릭사사나(Vrksasana).

- 안정화

안정화가 필요한 부분: 지탱하는 다리: 발내재근, 무릎 폄근, 엉덩이의 벌림근, 모음근과 폄근, 다리 안쪽돌림근.

안정화를 돕는 요가자세: 아도 무카 스바나사나, 아르다 웃타나사나, 자누 시르사사나, 파드마사나, 파르스봇타나사나, 파스치못타나사나, 타다사나, 웃타나사나, 브릭사사나.

2. 요가자세로 준비할 수 있는 동작:

파드마사나의 다른 동작들: 쿡쿠타사나, 아르다 밧다 파드마 파스치못타나사나(Ardha Baddha Padma Paschimottanasana): 아르다 밧다 파드마에서(반 연꽃자세를 유지한 채) 차투랑가 단다사나, 아도 무카 스바나사나로 전환, 앞쪽으로 점프해서 타다사나로: 바라드바즈라사나 B(Bharadvajrasana B).

3. 대치 요가자세

타다사나, 빈야사 시리즈, 우르드바 무카 스바나사나, 아도 무카 스바나사나.

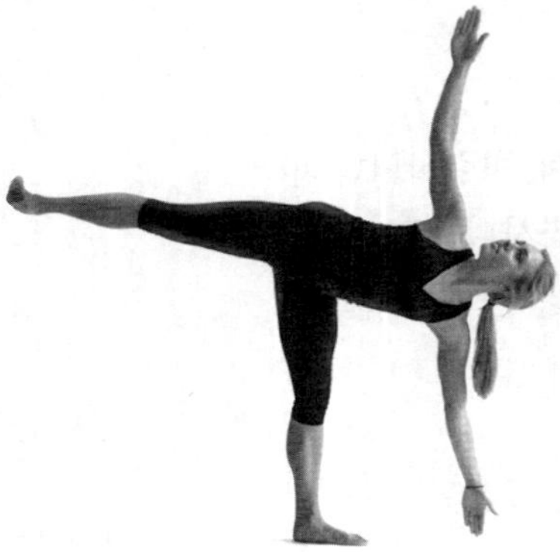

아르다 찬드라아사나 (Ardha Chandrasana)

반달자세

1. 요가자세를 위한 준비

- 시작

시작에 필요한 부분: 지탱하는 다리: 무릎 굽힘근, 엉덩이의 폄근, 모음근. 들어 올린 다리: 무릎 굽힘근, 엉덩이 굽힘근, 어깨 올림근, 목의 폄근, 돌림근.

시작을 돕는 요가자세: 아도 무카 스바나사나, 웃티타 하스타 파당구스타사나(Utthita Hasta Padangusthasana), 프라사리타 파돗타나사나 D, 웃티타 파르스바코나사나, 웃티타 트리코나사나, 비라바드라사나Ⅱ, 브릭사사나.

- 안정화

안정화가 필요한 부분: 지탱하는 다리: 발내재근, 엉덩이의 벌림근과 모음근, 다리 가쪽돌림근. 들어 올린 다리: 엉덩이 벌림근, 다리 가쪽돌림근. 배빗근, 복근, 등 폄근, 어깨 안정근(특히, 내밈근과 들임근), 팔꿈치 폄근, 목의 굽힘근과 돌림근.

안정화를 돕는 요가자세: 아도 무카 스바나사나, 아르다 웃타나사나, 파리가사나(Parighasana), 팔라카사나, 프라사리타 파돗타나사나 D, 타다사나, 웃티타 파르스바코나사나, 웃티타 트리코나사나, 바시스타사나.

2. 요가자세로 준비할 수 있는 동작:

들어 올린 다리를 같은 쪽 손으로 잡는 동작, 바카사나로 전환하는 동작, 두 손으로 발을 잡는 동작, 바시스타사나.

비라바드라사나Ⅲ 또는 파리브릿타 아르다 찬드라사나(Parivrtta Ardha Chandrasana)로 바로 전환해서는 안 된다.

3. 대치 요가자세

발라사나, 말라사나, 프라사리타 파돗타나사나 A.

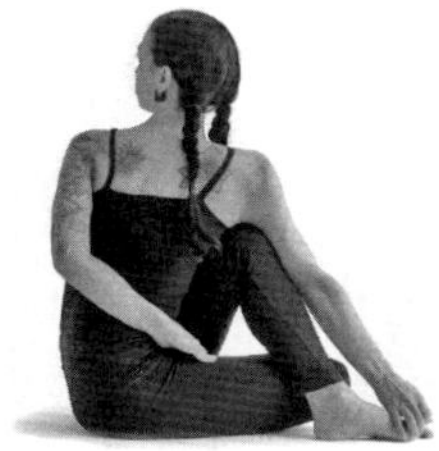

아르다 맛센드라사나 (Ardha Matsyendrasana)

반 물고기 자세

1. 요가자세를 위한 준비

● 시작

시작에 필요한 부분: 엉덩이 폄근, 다리 가쪽돌림근, 배빗근, 등 폄근, 가슴, 팔 안쪽돌림근, 목 돌림근.

시작을 돕는 요가자세: 밧다 코나사나, 바라드바즈라사나, 에카 파다 라즈 코운딘야사나(Eka Pada Raj Koundinyasana)의 준비 동작, 자누 시르사사나, 마리챠사나 C, 파드마사나, 파리브릿타 트리코나사나(Parivrtta Trikonasana), 파리브릿타 웃카타사나(Parivrtta Utkatasana), 숩타 파리바르타나사나, 비라사나.

● 안정화

안정화가 필요한 부분: 엉덩이 굽힘근, 엉덩이 모음근, 배빗근, 무릎 굽힘근, 어깨 들임근과 내밈근.

안정화를 돕는 요가자세: 아도 무카 스바나사나, 밧다 코나사나, 발라사나, 가루다사나, 고무카사나, 자타라 파리바르타나사나(Jathara Parivartanasana), 마리챠사나 A와 C, 파드마사나, 파리브릿타 파르스바코나사나(Parivrtta Parsvakonasana), 파리브릿타 트리코나사나, 프라사리타 파돗타나사나.

2. 요가자세로 준비할 수 있는 동작:

강한 비틀기 자세들, 파르스바 바카사나(Parsva Bakasana), 드위 파다 코운딘야사나(Dwi Pada Koundinyasana), 에카 파다 코운딘야사나(Eka Pada Koundinyasana), 아스타바크라사나(Astavakrasana).

3. 대치 요가자세

아파나사나, 아난다 발라사나(Ananda Balasana), 단다사나, 파스치못타나사나, 자누 시르사사나.

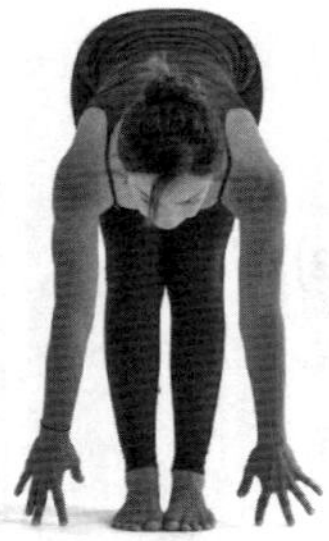

아르다 웃타나사나 (Ardha Uttanasana)

반 서서 등 펴기 자세

1. 요가자세를 위한 준비

- 시작

  시작에 필요한 부분: 종아리, 무릎 굽힘근, 엉덩이 폄근, 등 폄근, 가슴, 어깨 올림근.

  시작을 돕는 요가자세: 부장가사나, 비달라사나, 단다사나, 타다사나, 숩타 파당구스타사나, 웃타나사나.

- 안정화

  안정화가 필요한 부분: 발 내재근, 무릎 폄근, 엉덩이 폄근, 등 폄근, 배가로근, 어깨 들임근.

  안정화를 돕는 요가자세: 아도 무카 스바나사나, 비달라사나, 웃카타사나, 웃타나사나.

2. 요가자세로 준비할 수 있는 동작:

웃타나사나, 비라바드라사나Ⅲ, 웃카타사나, 파스치못타나사나.

3. 대치 요가자세

발라사나, 아파나사나, 타다사나.

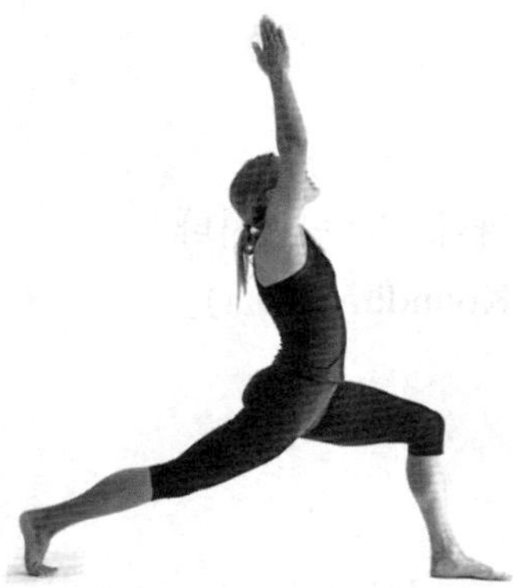

아슈타 찬드라사나 (Ashta Chandrasana)

높은 런지 자세 / 초승달 자세

1. 요가자세를 위한 준비

- 시작

  시작에 필요한 부분: 뒤쪽다리: 종아리, 무릎 굽힘근, 엉덩이 굽힘근. 앞쪽다리: 엉덩이 폄근. 복근, 어깨의 올림근, 폄근과 내밈근.

  시작을 돕는 요가자세: 아도 무카 스바나사나, 안자네야사나, 비달라사나, 웃카타사나, 웃타나 프라시타사나(Uttana Prasithasana).

• 안정화

안정화가 필요한 부분: 발 내재근, 앞쪽다리: 엉덩이의 안정근(hip stabilizers 특히, 폄근과 모음근), 무릎 굽힘근. 뒤쪽다리: 발 등굽힘근, 엉덩이 굽힘근, 무릎 폄근. 등 폄근, 배가로근, 어깨의 들임근과 내밈근, 팔 가쪽돌림근, 팔꿈치 폄근.

안정화를 돕는 요가자세: 아도 무카 스바나사나, 우르드바 무카 스바나사나, 안자네야사나, 비달라사나, 부장가사나, 가루다사나, 프라사리타 파돗타나사나, 타다사나, 우르드바 하스타사나, 웃카타사나, 웃타나사나, 웃티타 트리코나사나, 비라바드라사나Ⅱ.

2. 요가자세로 준비할 수 있는 동작:

비라바드라사나의Ⅰ, Ⅲ, 파리브릿타 아슈타 찬드라사나(Parivrtta Ashta Chandrasana), 파리브릿타 파르스바코나사나, 비라바드라사나Ⅲ로 전환동작, 파리브릿타 아르다 찬드라사나, 아도 무카 스바나사나, 파르스바코나사나.

3. 대치 요가자세

발라사나, 빈야사 시리즈, 아도 무카 스바나사나.

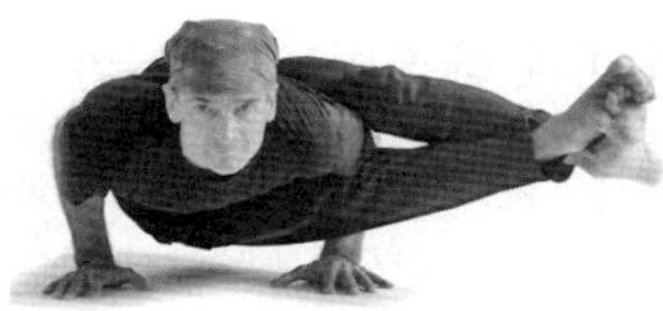

아스타바크라사나 (Astavakrasana)

팔각 자세

1. 요가자세를 위한 준비

• 시작

시작에 필요한 부분: 손목 굽힘근, 어깨의 올림근과 굽힘근, 가슴, 배빗근, 무릎 굽힘근, 엉덩이의 폄근과 벌림근.

시작을 돕는 요가자세: 아도 무카 스바나사나, 우르드바 무카 스바나사나, 발라사나, 자타라 파리바르타나사나, 마리챠사나 A와 B, 파리브릿타 파르스바코나사나, 파리브릿타 웃카타사나, 웃타나사나, 웃티타 파르스바코나사나.

• 안정화

안정화가 필요한 부분: 손목 협력근, 팔꿈치 협력근, 팔 돌림근, 가슴, 어깨의 안정근(특히, 모음근, 내밈근과 들임근), 배빗근, 복근, 엉덩이의 모음근과 굽힘근, 무릎 폄근, 발 등굽힘근.

안정화를 돕는 요가자세: 아도 무카 스바나사나, 우르드바 무카 스바나사나, 바카사나, 비달라사나, 차투랑가 단다사나, 가루다사나, 롤라사나(Lolasana), 마리챠사나 A와 C, 파리브릿타 파르스바코나사나, 파리브릿타 웃카타사나, 파르스바 바카사나, 웃카타사나.

2. 요가자세로 준비할 수 있는 동작:

에카 파다 코운딘야사나 A에서 차투랑가 단다사나로 전환동작, 드위 파다 코운딘야사나.

3. 대치 요가자세

빈야사 시리즈, 우르드바 무카 스바나사나, 아도 무카 스바나사나, 숩타 밧다 코나사나, 발라사나, 손목 요법.

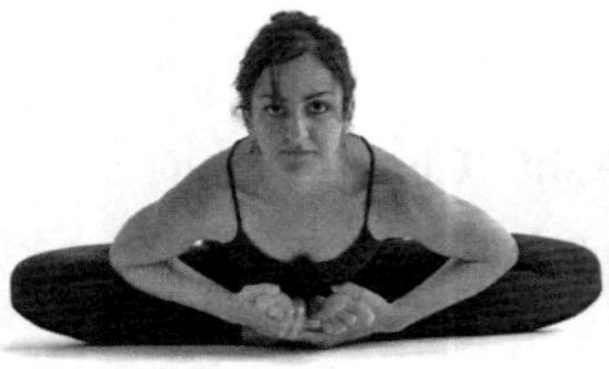

밧다 코나사나 (Baddha Konasana)

나비 자세

1. 요가자세를 위한 준비

- 시작

시작에 필요한 부분: 엉덩이의 모음근과 폄근, 다리 안쪽돌림근, 무릎 폄근, 가슴, 어깨 올림근.

시작을 돕는 요가자세: 아그니스탐바사나, 아난다 발라사나, 에카 파다 라즈 카포타사나의 준비 동작, 파스치못타나사나, 숩타 파당구스타사나, 우파비스타 코나사나.

- 안정화

안정화가 필요한 부분: 골반 기저근, 등 폄근, 배가로근.

안정화를 돕는 요가자세: 아르다 웃타나사나, 단다사나, 고무카사나, 말라사나, 프라사리타 파돗타나사나, 우파비스타 코나사나.

2. 요가자세로 준비할 수 있는 동작:

숩타 밧다 코나사나, 자누 시르사사나, 파리브릿타 자누 시르사사나, 아카르나 단다사나, 마리챠사나 A, 파드마사나, 스와스티카사나(Swastikasana).

3. 대치 요가자세

아파나사나, 발라사나, 아도 무카 스바나사나, 고무카사나.

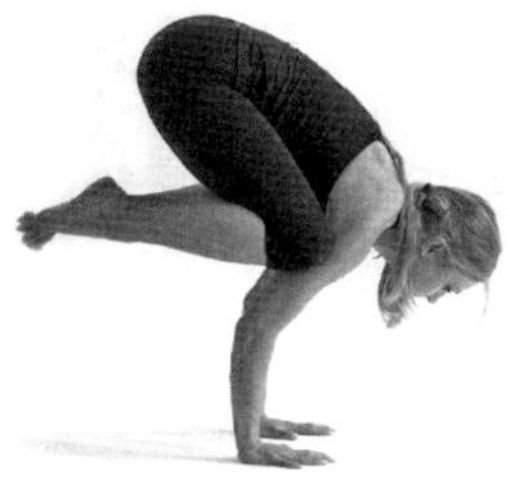

바카사나 (Bakasana)
학 자세

1. 요가자세를 위한 준비

- 시작

시작에 필요한 부분: 손목 굽힘근, 어깨의 올림근과 들임근, 등 폄근, 엉덩이 폄근, 발목 배굽힘근.

시작을 돕는 요가자세: 발라사나, 비달라사나, 가루다사나, 말라사나, 마리챠사나 A, 프라사리타 파돗타나사나 A, 웃타나프라시타사나, 웃타나사나.

- 안정화

안정화가 필요한 부분: 손목 협력근, 팔꿈치 협력근, 어깨 안정근(특히, 굽힘근과 내밈근), 팔 가쪽돌림근, 가슴, 복근, 엉덩이의 모음근과 굽힘근, 골반 기저근, 무릎 굽힘근.

안정화를 돕는 요가자세: 아도 무카 스바나사나, 비달라사나, 차투랑가 단다사나, 가루다사나, 말라사나, 마리챠사나 A, 나바사나, 팔라카사나.

2. 요가자세로 준비할 수 있는 동작:

팃티바사나, 파르스바 바카사나(Parsva Bakasana), 에카 파다 코운딘야사나, 시르사사나 II 시리즈, 아도 무카 스바나사나에서 뛰어서 하는 전환 동작.

3. 대치 요가자세

빈야사 시리즈, 우르드바 무카 스바나사나, 아도 무카 스바나사나, 손목 요법, 발라사나.

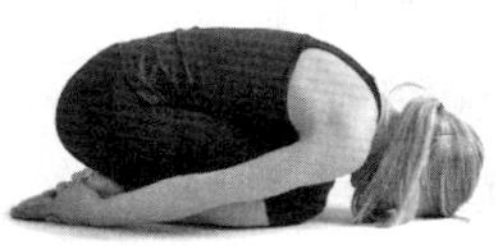

발라사나 (Balasana)
아기 자세

1. 요가자세를 위한 준비

- 시작

시작에 필요한 부분: 발 등굽힘근, 무릎 굽힘근, 엉덩이 폄근, 등 폄근.

시작을 돕는 요가자세: 아파나사나, 발라사나 자체가 시작과 회복에 좋은 자세임.

● 안정화

안정화가 필요한 부분: 바닥 부분.

안정화를 돕는 요가자세: 모든 요가자세의 준비 동작이나 회복 동작.

2. 요가자세로 준비할 수 있는 동작:

웃티타 발라사나(Utthita Balasana), 아나하타사나, 비라사나, 사상가사나(Sasangasana).

3. 대치 요가자세

충분한 회복 동작, 사바사나.

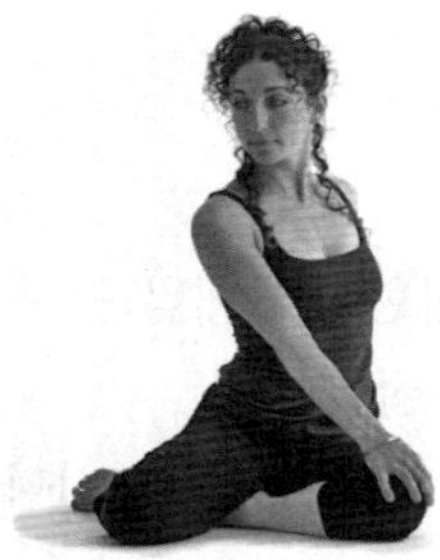

바라드바즈라사나 A (Bharadvajrasana A)

성자 바라드바즈라 자세 A

1. 요가자세를 위한 준비

● 시작

시작에 필요한 부분: 안으로 접은 다리: 엉덩이 모음근, 다리 안쪽돌림근. 밖으로 접은 다리: 다리 가쪽돌림근, 무릎 굽힘근, 발 등굽힘근. 엉덩이 폄근, 배빗근, 가슴. 몸을 감싼 팔: 어깨 굽힘근, 팔 가쪽돌림근. 어깨 올림근, 목 돌림근.

시작을 돕는 요가자세: 비달라사나, 고무카사나의 팔동작, 자타라 파리바르타나사나, 파드마사나, 파리브릿타 웃카타사나, 비라사나.

● 안정화

안정화가 필요한 부분: 골반의 기저부, 엉덩이 굽힘근, 무릎 굽힘근, 배빗근, 어깨 폄근.

안정화를 돕는 요가자세 : 밧다 코나사나, 가루다사나, 말라사나, 파리브릿타 하스타 파당구스타사나, 파리브릿타 파르스바코나사나, 파리브릿타 트리코나사나, 파리브릿타 웃카타사나, 비라사나.

2. 요가자세로 준비할 수 있는 동작:

바라드바즈라사나 B, 스와스티카사나.

3. 대치 요가자세

단다사나, 파스치못타나사나, 아파나사나, 발라사나.

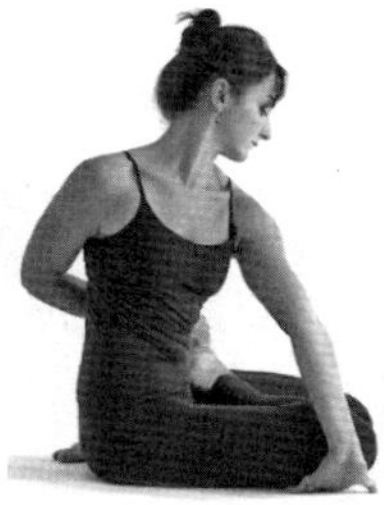

바라드바즈라사나 B (Bharadvajrasana B)

성자 바라드바즈라 자세 B

1. 요가자세를 위한 준비

- 시작

시작에 필요한 부분: 안으로 접은 다리: 다리 안쪽돌림근. 밖으로 접은 다리: 다리 가쪽돌림근, 무릎 굽힘근, 발 등굽힘근. 엉덩이 폄근, 배빗근, 가슴. 몸을 감싼 팔: 어깨 굽힘근, 팔 가쪽돌림근. 어깨 올림근, 목 들임근.

시작을 돕는 요가자세: 아르다 밧다 파드못타나사나의 준비 동작, 비달라사나, 고무카사나의 팔동작, 자타라 파리바르타나사나, 파드마사나, 파리브릿타 웃카타사나, 비라사나.

- 안정화

안정화가 필요한 부분: 골반의 기저부, 엉덩이 굽힘근, 무릎 굽힘근, 배빗근, 어깨 폄근.

안정화를 돕는 요가자세: 아르다 맛센드라사나, 밧다 코나사나, 파드마사나, 파리브릿타 하스타 파당구스타사나, 파리브릿타 파르스바코나사나, 파리브릿타 트리코나사나, 파리브릿타 웃카타사나, 우르드바 무카 스바나사나, 비라사나.

2. 요가자세로 준비할 수 있는 동작:

티리앙 무카 에카 파다 파스치못타나사나(Tiriang Mukha Eka Pada Paschimottanasana), 크로운차사나(Krounchasana), 아르다 밧다 파드마 파스치못타나사나(Ardha Baddha Padma Paschimottanasana).

3. 대치 요가자세

우르드바 무카 스바나사나, 아도 무카 스바나사나, 단다사나, 파스치못타나사나, 아파나사나, 발라사나.

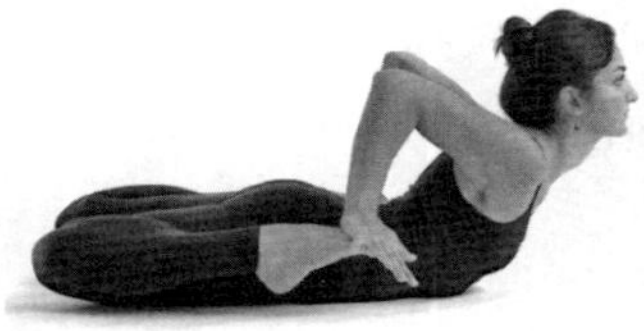

베카사나 (Bhekasana)
개구리 자세

1. 요가자세를 위한 준비

- 시작

시작에 필요한 부분: 엉덩이 굽힘근, 무릎 폄근, 발 등굽힘근, 복근, 가슴, 어깨의 올림근과 굽힘근, 목.

시작을 돕는 요가자세: 부장가사나, 다누라사나(Dhanurasana), 나라비랄아사나(Naraviralasana), 프라사리타 파돗타나사나 C의 팔동작, 살라바사나 A와 C(Salabhasana A, C), 우스트라사나(Ustrasana), 비라사나.

- 안정화

안정화가 필요한 부분: 등 폄근, 배가로근, 골반 기저근, 어깨(특히, 굽힘근, 내밈근과 모음근), 목.

안정화를 돕는 요가자세: 부장가사나, 다누라사나, 푸르스봇타나사나(Pursvottanasana), 살라바사나 A와 C, 세투 반다 사르방가사나(Setu Bandha Sarvangasana), 우르드바 무카 스바나사나, 우스트라사나.

2. 요가자세로 준비할 수 있는 동작:

숩타 비라사나, 나타라자사나(Natarajasana), 에카 파다 라즈 카포타사나, 우르드바 다누라사나.

3. 대치 요가자세

발라사나, 아르다 맛센드라사나, 아도 무카 스바나사나, 단다사나, 파스치못타나사나.

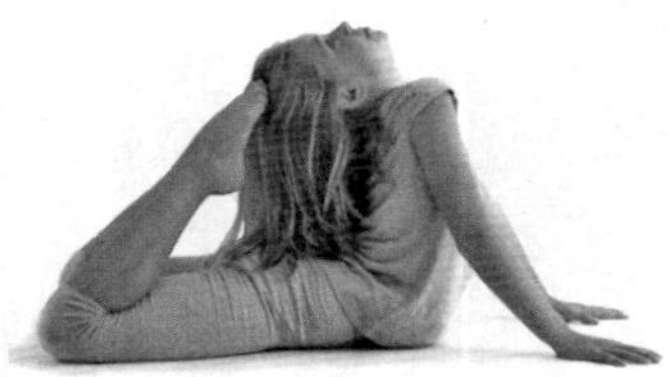

부장가사나 (Bhujangasana)
뱀 자세

1. 요가자세를 위한 준비

- 시작

시작에 필요한 부분: 무릎 굽힘근, 엉덩이 굽힘근, 복근, 가슴, 어깨 올림근과 굽힘근, 손목 굽힘근.

시작을 돕는 요가자세: 비달라사나. 천천히 시작하는 젖히기 동작.

• 안정화

안정화가 필요한 부분: 손목 굽힘근, 팔꿈치 굽힘근, 팔 돌림근, 가슴, 어깨의 안정근(특히, 모음근, 내밈근과 들임근), 배가로근, 척추 폄근, 엉덩이 폄근, 무릎 폄근, 종아리 근육.

안정화를 돕는 요가자세: 비달라사나, 젖히기 동작의 준비 동작들.

2. 요가자세로 준비할 수 있는 동작:

우르드바 무카 스바나사나, 라즈 카포타사나(Raj Kapotasana), 우스트라사나, 베카사나, 에카 파다 바카사나.

3. 대치 요가자세

아도 무카 스바나사나, 발라사나, 누워서 하는 간단한 비틀기 자세, 아파나사나, 숩타 밧다 코나사나.

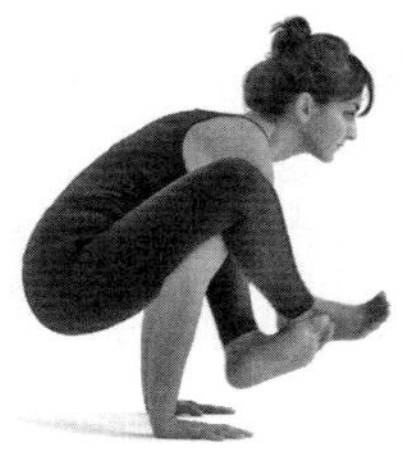

부자피다사나 (Bhujapidasana)

어깨 압박 자세/ 양다리 어깨에 올려 손으로 버티기 자세

1. 요가자세를 위한 준비

• 시작

시작에 필요한 부분: 손목 굽힘근, 어깨의 들임근과 올림근, 엉덩이 폄근, 등 폄근, 무릎 굽힘근.

시작을 돕는 요가자세: 아도 무카 스바나사나, 비달라사나, 가루다사나, 쿠르마사나(Kurmasana), 말라사나, 웃타나 프라시타사나(Uttana Prasithasana), 프라사리타 파돗타나사나 A.

• 안정화

안정화가 필요한 부분: 손목 협력근, 팔꿈치 협력근, 어깨 협력근(특히, 굽힘근, 내밈근), 팔 가쪽돌림근, 복근, 엉덩이의 모음근과 굽힘근, 골반 기저근, 무릎 폄근, 발 등굽힘근.

안정화를 돕는 요가자세: 아도 무카 스바나사나, 바카사나, 비달라사나, 차투랑가 단다사나, 가루다사나, 마리챠사나 A, 나바사나, 프라사리타 파돗타나사나 A.

2. 요가자세로 준비할 수 있는 동작:

팃티바사나, 바카사나, 아스타바크라사나.

3. 대치 요가자세

아도 무카 스바나사나, 발라사나, 손목 요법.

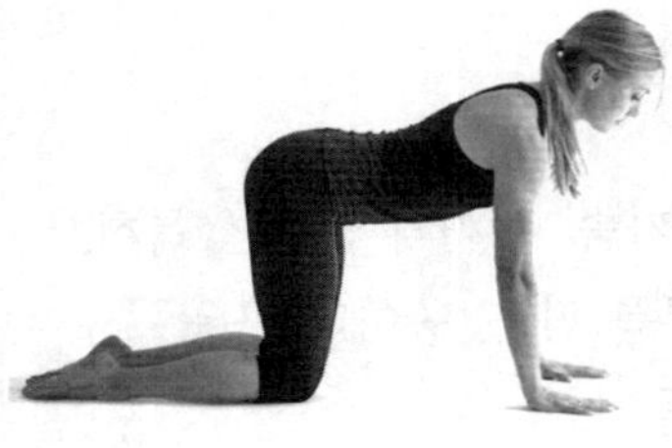

비달라사나 (Bidalasana)

고양이 자세

1. 요가자세를 위한 준비

- 시작

시작에 필요한 부분: 손목 굽힘근, 고양이 자세: 등 폄근, 어깨 폄근과 들임근.

개 자세: 어깨 올림근. 가슴, 복근, 엉덩이 폄근.

시작을 돕는 요가자세: 이 자세 자체가 다른 모든 요가자세들을 연습하기 전에 할 수 있는 준비 동작임.

- 안정화

안정화가 필요한 부분: 손목과 엉덩이 협력근, 복근, 등 폄근, 가슴, 어깨 안정근 (특히, 내밈근), 팔꿈치 폄근.

안정화를 돕는 요가자세: 요가자세들을 위한 준비 동작.

2. 요가자세로 준비할 수 있는 동작:

아나하타사나, 팔라카사나, 아도 무카 스바나사나.

3. 대치 요가자세

발라사나, 사바사나.

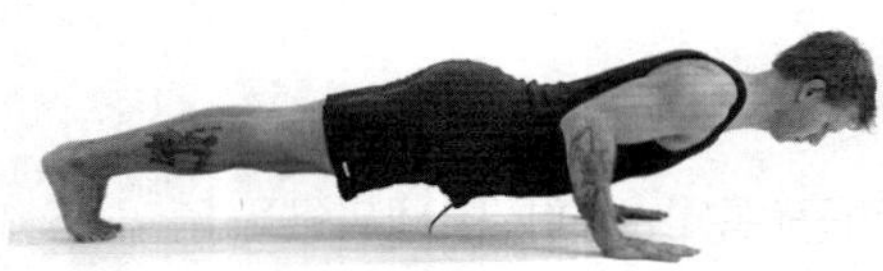

차투랑가 단다사나 (Chaturanga Dandasana)

사지 막대 자세

1. 요가자세를 위한 준비

- 시작

시작에 필요한 부분: 종아리 근육, 손목 굽힘근, 엉덩이 굽힘근, 어깨 올림근.

시작을 돕는 요가자세: 아도 무카 스바나사나, 우르드바 무카 스바나사나, 팔라카사나, 타다사나.

- 안정화

안정화가 필요한 부분: 손목 굽힘근, 팔꿈치 협력근, 가슴, 어깨 협력근(특히, 내밈근과 들임근, 모음근과 굽힘근), 복근, 엉덩이 굽힘근, 무릎 폄근, 발내재근.
안정화를 돕는 요가자세: 아도 무카 스바나사나, 아르다 웃타나사나, 팔라카사나, 사마스티히(Samastihi), 타다사나, 우르드바 무카 스바나사나.

2. 요가자세로 준비할 수 있는 동작:

수리야 나마스카라 A와 B, 나크라사나(Nakrasana), 바카사나.

3. 대치 요가자세

아도 무카 스바나사나, 발라사나, 손목 요법.

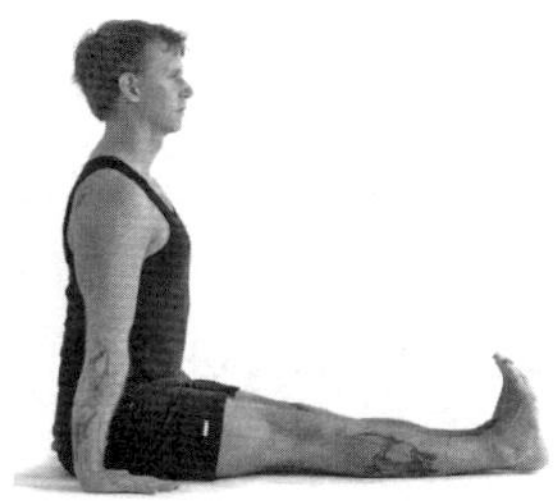

단다사나 (Dandasana)
막대 자세

1. 요가자세를 위한 준비

- 시작

시작에 필요한 부분: 종아리, 무릎 굽힘근, 엉덩이 폄근, 팔꿈치 굽힘근, 어깨 올림근.
시작을 돕는 요가자세: 아도 무카 스바나사나, 아르다 웃타나사나, 숩타 파당구스타사나, 웃타나사나.

- 안정화

안정화가 필요한 부분: 엉덩이 굽힘근과 모음근, 다리 안쪽돌림근, 무릎 폄근, 발 등굽힘근, 등 폄근, 배가로근, 어깨 협력근(특히, 내밈근, 들임근, 폄근), 팔 가쪽돌림근.
안정화를 돕는 요가자세: 아도 무카 스바나사나, 아르다 웃타나사나, 숩타 파당구스타사나, 웃타나사나.

2. 요가자세로 준비할 수 있는 동작:

앉아서 하는 굽히기 자세들, 엉덩이를 열어주는 자세들, 비틀기 자세들, 푸르스봇타나사나.

3. 대치 요가자세

아파나사나, 밧다 코나사나, 숩타 밧다 코나사나, 비파리타 카라니(Viparita Karani), 사바사나.

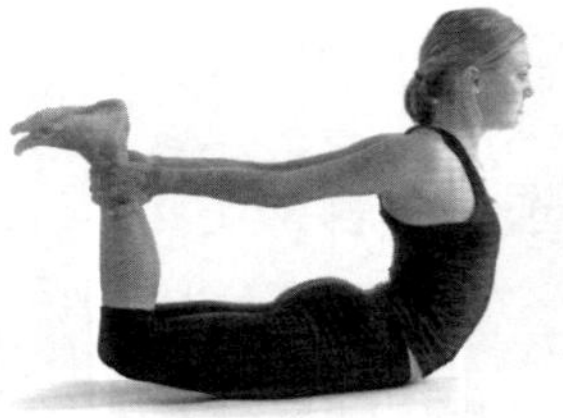

다누라사나 (Dhanurasana)

활 자세

1. 요가자세를 위한 준비

- 시작

시작에 필요한 부분: 다리 가쪽돌림근, 엉덩이 굽힘근, 복근, 가슴, 어깨 내밈근과 폄근, 팔 안쪽돌림근, 팔꿈치 굽힘근, 손목 굽힘근.

시작을 돕는 요가자세: 안자네야사나, 아슈타 찬드라사나, 비달라사나, 살라바사나 A와 C, 세투 반다 사르방가사나, 우르드바 무카 스바나사나, 비라사나.

- 안정화

안정화가 필요한 부분: 등 폄근, 엉덩이의 폄근과 모음근, 배가로근, 어깨 들임근, 무릎 폄근, 발 등굽힘근.

안정화를 돕는 요가자세: 부장가사나, 푸르스봇타나사나, 살라바사나 A와 C, 세투 반다 사르방가사나.

2. 요가자세로 준비할 수 있는 동작:

파르스바 다누라사나(Parsva Dhanurasana), 베카사나, 라즈 카포타사나, 우스트라사나, 라구 바즈라사나(Laghu Vajrasana).

3. 대치 요가자세

발라사나, 아바나사나, 아르다 맛센드라사나, 숩타 파리바르타나사나.

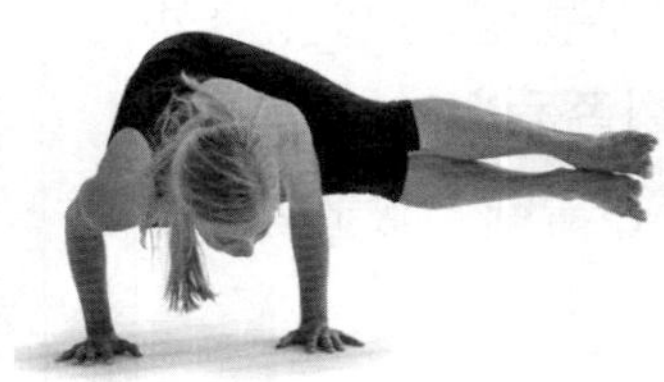

드위 파다 코운딘야사나 (Dwi Pada Koundinyasana)

두 다리 뻗은 코운딘야 자세

1. 요가자세를 위한 준비

- 시작

시작에 필요한 부분: 어깨 올림근, 가슴, 배빗근, 등 폄근, 엉덩이 폄근, 다리 가쪽돌림근, 무릎 굽힘근.

시작을 돕는 요가자세: 아도 무카 스바나사나, 자타라 파리바르타나사나, 마리챠사나 C, 파르스바 바카사나, 파리브릿타 파르스바코나사나, 파리브릿타 웃카타사나, 웃타나사나.

• 안정화

안정화가 필요한 부분: 손목 협력근, 팔꿈치 협력근, 팔 돌림근, 어깨 안정근(특히, 내밈근, 들임근, 모음근과 굽힘근), 가슴, 배빗근, 복근, 모음근, 무릎 폄근, 발 등굽힘근.

안정화를 돕는 요가자세: 아도 무카 스바나사나, 비달라사나, 바카사나, 차투랑가 단다사나, 가루다사나, 파리브릿타 파르스바코나사나, 파리브릿다 트리코나사나, 파리브릿타 웃카타사나.

2. 요가자세로 준비할 수 있는 동작:

에카 파다 코운딘야사나 A에서 차투랑가 단다사나로 전환하는 동작. 시르사사나 II 의 빈야사.

3. 대치 요가자세

손목 요법, 아도 무카 스바나사나, 발라사나, 빈야사 시리즈.

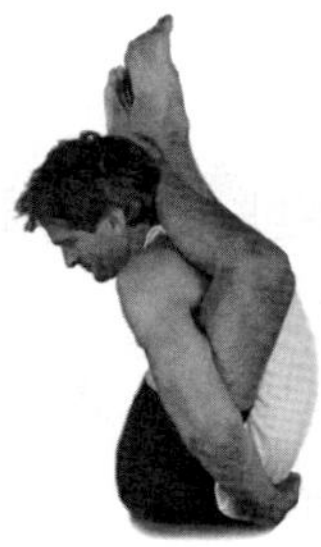

드위 파다 시르사사나 (Dwi Pada Sirsasana)

두 발 머리 뒤로 한 자세

1. 요가자세를 위한 준비

• 시작

시작에 필요한 부분: 엉덩이 모음근과 폄근, 다리 안쪽돌림근, 등 폄근, 어깨 들임근과 올림근.

시작을 돕는 요가자세: 아난다 발라사나, 아르다 밧다 파드못타나사나, 아르다 밧다 파드마 파스치못타나사나, 아그니스탐바사나, 밧다 코나사나, 밧다 파드마사나, 부자피다사나, 에카 파다 라즈 카포타사나, 에카 파다 시르사사나, 고무카사나, 카르나피다사나(Karnapidasana), 쿠르마사나, 말라사나, 마리챠사나 C, 파다 하스타사나(Pada Hastasana), 프라사리타 파돗타나사나 A와 B와 D, 우파비스타 코나사나(Upavista Konasana), 웃타나 프라시타사나.

• 안정화

안정화가 필요한 부분: 엉덩이 굽힘근과 모음근, 골반 기저근, 복근, 무릎 굽힘근, 어깨 들임근과 모음근.

안정화를 돕는 요가자세: 아그니스탐바사나, 밧다 코나사나, 에카 파다 라즈 카포타사나, 에카 파다 시르사사나, 카르나피다사나, 마리챠사나 A, 파드마사나, 프라사리타 파돗타나사나 A, B, D, 우바야 파당구스타사나, 우파비스타 코나사나, 우르드바 무카 파스치못타나사나(Urdhva Mukha Paschimottanasana), 웃타나 프라시타사나.

2. 요가자세로 준비할 수 있는 동작:

숩타 쿠르마사나(Supta Kurmasana), 차코라사나(Chakorasana).

3. 대치 요가자세

아파나사나, 발라사나.

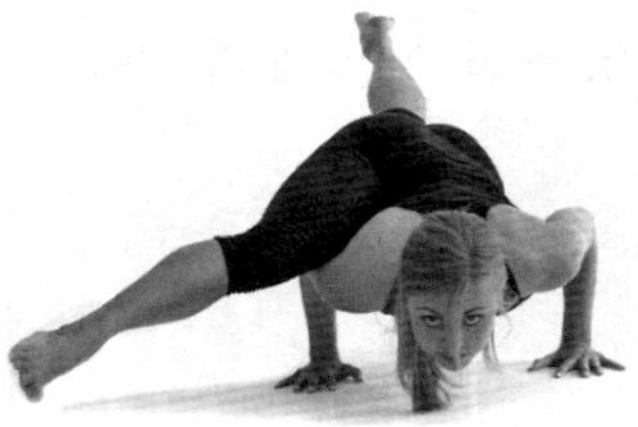

에카 파다 코운딘야사나 A (Eka Pada Koundinyasana A)

한 다리 뻗은 코운딘야 자세 A

1. 요가자세를 위한 준비

- 시작

시작에 필요한 부분: 손목 굽힘근, 어깨 올림근, 가슴, 배빗근, 등 폄근. 앞쪽다리: 엉덩이 폄근, 다리 가쪽돌림근, 무릎 굽힘근. 뒤쪽다리: 엉덩이 굽힘근, 무릎 폄근.

시작을 돕는 요가자세: 아르다 맛센드라사나, 자타라 파리바르타나사나, 마리차사나 B, 파리브릿타 파르스바코나사나, 파리브릿타 트리코나사나, 파르스바 바카사나, 파르스봇타나사나.

- 안정화

안정화가 필요한 부분: 손목 협력근, 팔꿈치 협력근, 팔 들임근, 어깨 안정근(특히, 내밈근, 들임근과 모음근), 가슴, 배빗근, 복근, 무릎 폄근, 발 등굽힘근. 아랫다리: 엉덩이 굽힘근과 모음근. 윗다리: 엉덩이 폄근.

안정화를 돕는 요가자세: 아도 무카 스바나사나, 우르드바 무카 스바나사나, 아르다 맛센드라사나, 바카사나, 차투랑가 단다사나, 파리브릿타 아르다 찬드라사나, 파리브릿타 하스타 파당구스타사나, 파리브릿타 파르스바 코나사나, 파리브릿타 트리코나사나, 팔라카사나.

2. 요가자세로 준비할 수 있는 동작:

차투랑가 단다사나로의 전환 동작, 시르사사나Ⅱ 빈야사, 드위 파다 코운딘야사나, 갈라바사나(Galavasana).

3. 대치 요가자세

손목 요법, 아도 무카 스바나사나, 발라사나.

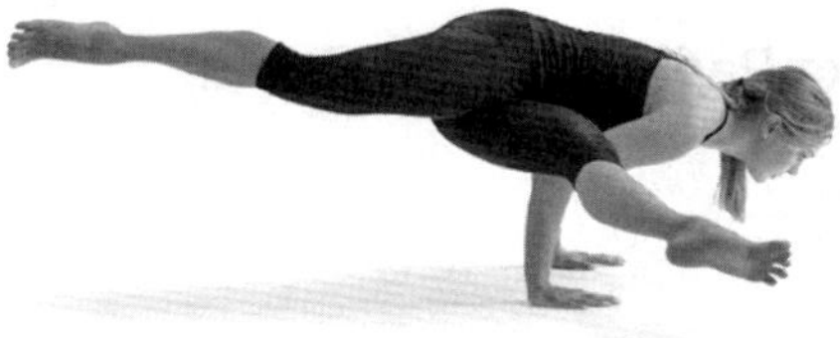

에카 파다 코운딘야사나 B (Eka Pada Koundinyasana B)

한 다리 뻗은 코운딘야 자세 B

1. 요가자세를 위한 준비

● 시작

시작에 필요한 부분: 손목 굽힘근, 어깨 올림근, 가슴, 엉덩이 모음근. 앞쪽다리: 엉덩이 폄근, 다리 안쪽돌림근, 무릎 굽힘근. 뒤쪽다리: 엉덩이 굽힘근, 무릎 폄근.

시작을 돕는 요가자세: 안자네야사나, 프라사리타 파돗타나사나 A, 웃타나 프라시타사나(Uttana Prasithasana), 웃티타 파르스바코나사나, 비라바드라사나Ⅱ.

● 안정화

안정화가 필요한 부분: 손목 협력근, 팔꿈치 협력근, 팔 들임근, 어깨 안정근(특히, 내밈근, 들임근, 모음근과 굽힘근), 가슴, 배빗근, 복근, 무릎 폄근, 발 등굽힘근. 앞쪽 아랫다리: 엉덩이의 굽힘근과 모음근. 뒤쪽다리: 엉덩이 폄근, 무릎 폄근.

안정화를 돕는 요가자세: 아도 무카 스바나사나, 우르드바 무카 스바나사나, 아르다 찬드라자세, 바카사나, 차투랑가 단다사나, 마리챠사나 A, 팔라카사나, 프라사리타 파돗타나사나 A, 웃타나 프라시타사나, 웃티타 파르스바코나사나, 웃티타 트리코나사나, 바시스타사나, 비라바드라사나Ⅱ.

2. 요가자세로 준비할 수 있는 동작:

차투랑가 단다사나로의 전환동작, 드위 파다 코운딘야사나, 에카 파다 코운딘야사나 A, 갈라바사나, 시르사사나Ⅱ 빈야사.

3. 대치 요가자세

아도 무카 스바나사나, 발라사나, 빈야사 시리즈, 손목 요법.

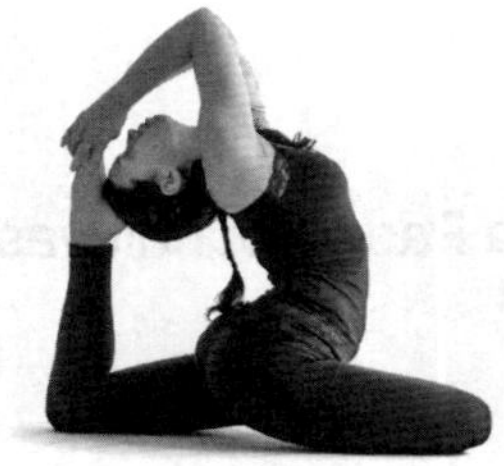

에카 파다 라즈 카포타사나 (Eka Pada Raj Kapotasana)
한 다리 접은 왕비둘기 자세

1. 요가자세를 위한 준비

● 시작

시작에 필요한 부분: 엉덩이 모음근과 폄근, 다리 안쪽돌림근, 무릎 폄근. 뒤쪽다리: 엉덩이 굽힘근, 다리 가쪽돌림근, 무릎 굽힘근. 복근, 가슴, 어깨 폄근, 들임근과 올림근, 목.

시작을 돕는 요가자세: 아도 무카 스바나사나, 우르드바 무카 스바나사나, 안자네야사나, 아슈타 찬드라사나, 밧다 코나사나, 부장가사나, 가루다사나의 팔, 고무카사나, 쉬슈라사나, 웃타나 프라시타사나, 비라바드라사나 I.

● 안정화

안정화가 필요한 부분: 골반 기저근. 앞쪽다리: 엉덩이 굽힘근과 모음근, 무릎 굽힘근, 발 등굽힘근. 뒤쪽다리: 엉덩이 폄근과 모음근, 다리 안쪽돌림근, 무릎 협력근. 배가로근, 등 폄근, 어깨 내밈근과 굽힘근, 팔 가쪽돌림근.

안정화를 돕는 요가자세: 아도 무카 스바나사나, 우르드바 무카 스바나사나, 안자네야사나, 아슈타 찬드라사나, 부장가사나, 파리브릿타 파르스바코나사나, 살라바사나 B, 비라바드라사나 I.

2. 요가자세로 준비할 수 있는 동작:

에카 파다 라즈 카포타사나 II, 나타라자사나(Natarajasana), 에카 파다 시르사사나 시리즈, 하누마나사나(Hanumanasana), 카포타사나(Kapotasana), 라즈 카포타사나.

3. 대치 요가자세

빈야사 시리즈, 간단한 비틀기 동작, 발라사나.

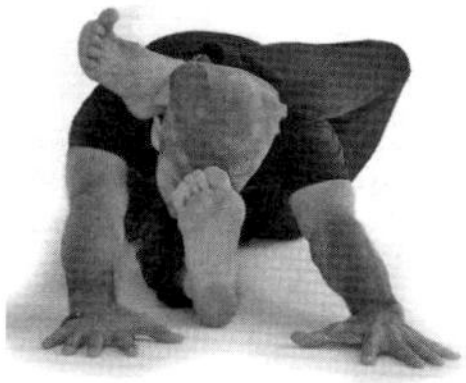

에카 파다 시르사사나 (Eka Pada Sirsasana)

한 다리 머리 뒤로 한 자세

1. 요가자세를 위한 준비

- 시작

시작에 필요한 부분: 바닥에 밀착된 다리: 엉덩이 협력근, 다리 가쪽돌림근, 무릎 굽힘근, 종아리. 머리에 위치한 다리: 엉덩이 모음근과 폄근, 다리 안쪽돌림근. 등 폄근, 어깨 올림근, 가슴.

시작을 돕는 요가자세: 아도 무카 스바나사나, 우르드바 무카 스바나사나, 아그니스탐바사나, 아카르나 다누라사나(Akarna Dhanurasana), 안자네야사나, 아르다 밧다 파돗타나사나, 아슈타 찬드라사나, 밧다 코나사나, 부장가사나, 고무카사나, 말라사나, 웃타나 프라시타사나, 비라바드라사나 I.

- 안정화

안정화가 필요한 부분: 엉덩이 굽힘근과 모음근. 바닥에 밀착된 다리: 다리 안쪽돌림근, 무릎 폄근, 발 등굽힘근. 머리에 위치한 다리: 가쪽돌림근, 무릎 굽힘근. 배가로근, 등 폄근, 배빗근, 어깨 들임근.

안정화를 돕는 요가자세: 아카르나 다누라사나, 에카 파다 라즈 카포타사나 준비 동작, 고무카사나, 카르나피다사나, 말라사나, 마리챠사나 A, 웃타나사나, 웃타나 프라시타사나, 웃티타 파르스바코나사나.

2. 요가자세로 준비할 수 있는 동작:

차코라사나, 드위 파다 시르사사나, 요가니드라사나(Yoganidrasana).

3. 대치 요가자세

빈야사 시리즈, 간단한 비틀기 동작, 발라사나.

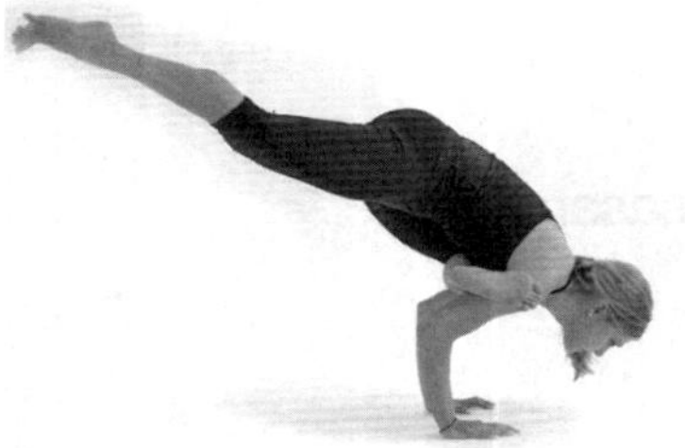

갈라바사나 (Galavasana)

날으는 까마귀 자세

1. 요가자세를 위한 준비

● 시작

시작에 필요한 부분: 손목 굽힘근, 어깨 올림근과 들임근. 접은 다리: 엉덩이 폄근과 모음근, 다리 안쪽돌림근. 뻗은 다리: 엉덩이 굽힘근, 무릎 굽힘근.

시작을 돕는 요가자세: 바카사나와 그 준비 동작들, 에카 파다 라즈 카포타사나 I 과 그 준비 동작, 웃카타사나.

● 안정화

안정화가 필요한 부분: 손목 협력근, 팔꿈치 협력근, 어깨 안정근(특히, 내밈근, 들임근, 모음근, 굽힘근), 팔 가쪽돌림근, 가슴, 복근. 바닥에 밀착한 다리: 가쪽돌림근, 엉덩이 굽힘근, 무릎 굽힘근. 뻗은 다리: 엉덩이 폄근, 무릎 폄근, 발 등굽힘근.

안정화를 돕는 요가자세: 아도 무카 스바나사나, 아그니스탐바사나, 바카사나, 에카 파다 라즈 카포타사나 I 과 II, 고무카사나, 파드마사나.

2. 요가자세로 준비할 수 있는 동작:

웃타나 프라시타사나, 에카 파다 바카사나(Eka Pada Bakasana).

3. 대치 요가자세

빈야사 시리즈, 발라사나, 손목 요법.

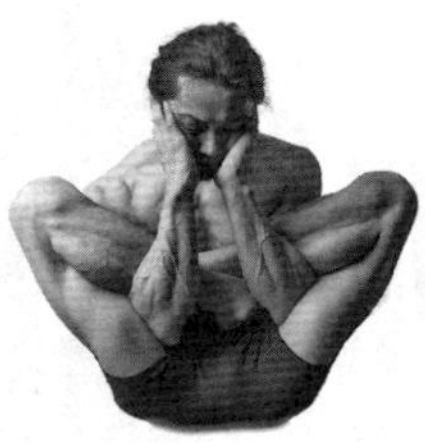

가르바 핀다사나 (Garbha Pindasana)

자궁 속 태아 자세

1. 요가자세를 위한 준비

● 시작

시작에 필요한 부분: 엉덩이 모음근과 폄근, 다리 안쪽돌림근, 등 폄근, 어깨 들임근과 올림근.

시작을 돕는 요가자세: 아도 무카 스바나사나, 아그니스탐바사나, 아르다 밧다 파드못타나사나, 밧다 코나사나, 발라사나, 말라사나, 마리챠사나 A, 파당구스타사나, 파드마사나, 파스치못타나사나, 핀다사나(Pindasana), 프라사리타 파돗타나사나 A, D, 우르드바 무카 파스치못타나사나, 웃타나사나.

● 안정화

안정화가 필요한 부분: 엉덩이 굽힘근, 다리 가쪽돌림근, 골반 기저근, 복근, 등 폄근, 무릎 굽힘근, 어깨 들임근과 모음근, 팔꿈치 굽힘근.

안정화를 돕는 요가자세: 아그니스탐바사나, 밧다 코나사나, 쿠르마사나, 말라사나, 파드마사나, 프라사리타 파돗타나사나 A, 우바야 파당구스타사나(Ubhaya Padangusthasana), 우파비스타 코나사나, 웃타나 프라시타사나, 웃타나사나.

2. 요가자세로 준비할 수 있는 동작:

핀다사나, 마츠야사나.

3. 대치 요가자세

마츠야사나 준비 동작, 웃타나 파다사나(Uttana Padasana), 사바사나.

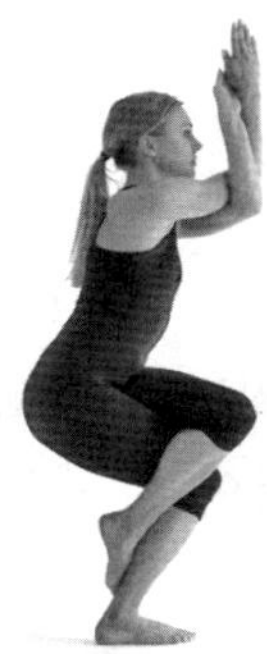

가루다사나 (Garudasana)

독수리 자세

1. 요가자세를 위한 준비

● 시작

시작에 필요한 부분: 지탱하는 다리의 종아리, 엉덩이 폄근, 다리 가쪽돌림근, 어깨 들임근, 내밈근과 올림근, 팔 안쪽돌림근.

시작을 돕는 요가자세: 고무카사나, 타다사나, 웃카타사나, 브릭사사나, 비달라사나.

● 안정화

안정화가 필요한 부분: 바닥에 지탱하는 다리: 발 내재근. 양쪽 다리 모두: 무릎과 엉덩이 협력근. 엉덩이 모음근, 다리 안쪽돌림근, 등 폄근, 배가로근, 어깨 굽힘근, 내밈근, 내재근과 내림근. 팔 안쪽돌림근. 팔꿈치 굽힘근.

안정화를 돕는 요가자세: 아슈타 찬드라사나, 고무카사나, 타다사나, 웃카타사나,

비라바드라사나 Ⅲ, 브릭사사나.

2. 요가자세로 준비할 수 있는 동작:

고무카사나, 바라드바즈라사나, 비라사나.

3. 대치 요가자세

타다사나, 웃타나사나, 아도 무카 스바나사나, 밧다 코나사나.

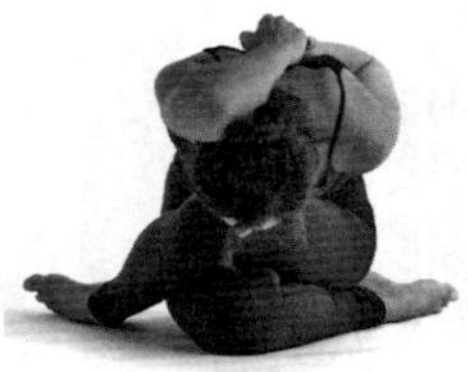

고무카사나 (Gomukhasana)

소얼굴 자세

1. 요가자세를 위한 준비

- 시작

시작에 필요한 부분: 엉덩이 모음근, 폄근, 회전근. 등 폄근, 어깨 들임근, 올림근. 위팔: 어깨와 팔꿈치의 폄근. 아래팔: 어깨 굽힘근, 팔 가쪽돌림근.

시작을 돕는 요가자세: 아르다 맛센드라사나, 마리챠사나 C, 파리브릿타 자누 시르사사나, 파스치못타나사나, 비라사나.

- 안정화

안정화가 필요한 부분: 엉덩이 굽힘근과 모음근, 다리 가쪽돌림근, 골반 기저근, 배가로근, 무릎 굽힘근. 아래팔: 안쪽돌림근, 어깨 폄근. 위팔: 어깨 굽힘근, 내밈근, 들임근, 팔꿈치 굽힘근.

안정화를 돕는 요가자세: 아르다 맛센드라사나, 밧다 코나사나, 비달라사나, 단다사나, 자누 시르사사나, 웃타나 프라시타사나, 웃타나사나.

2. 요가자세로 준비할 수 있는 동작:

에카 파다 라즈 카포타사나, 바라드바즈라사나 A, B.

3. 대치 요가자세

단다사나, 밧다 코나사나, 우파비스타 코나사나, 아도 무카 스바나사나.

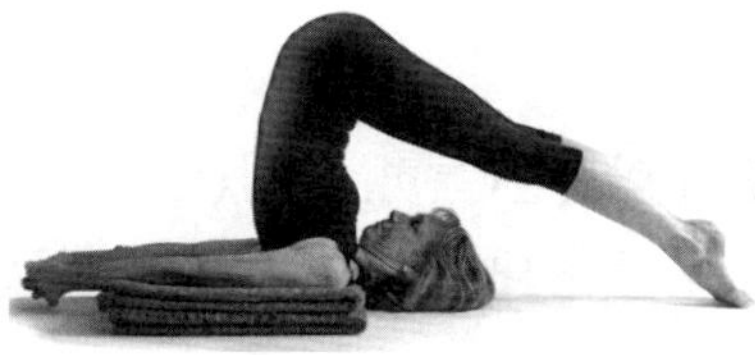

할라사나 (Halasana)

쟁기 자세

1. 요가자세를 위한 준비

- 시작

시작에 필요한 부분: 발 등굽힘근, 무릎 폄근, 엉덩이 폄근, 등 폄근.

시작을 돕는 요가자세: 단다사나, 프라사리타 파돗타나사나 C, 살람바 사르방가사나(Salamba Sarvangasana), 세투 반다 사르방가사나.

- 안정화

안정화가 필요한 부분: 어깨 안정근(특히, 들임근, 모음근과 폄근), 등 폄근, 엉덩이 폄근과 모음근, 다리 안쪽돌림근, 무릎 폄근, 발 등굽힘근.

안정화를 돕는 요가자세: 아도 무카 스바나사나, 아르다 웃타나사나, 비달라사나, 단다사나, 프라사리타 파돗타나사나 C의 팔동작, 살람바 사르방가사나, 세투 반다 사르방가사나, 웃타나사나.

2. 요가자세로 준비할 수 있는 동작: 카르나피다사나, 살람바 사르방가사나.

3. 대치 요가자세

웃타나 파다사나, 간단한 비틀기 동작, 아도 무카 스바나사나, 비파리타 카라니, 사바사나.

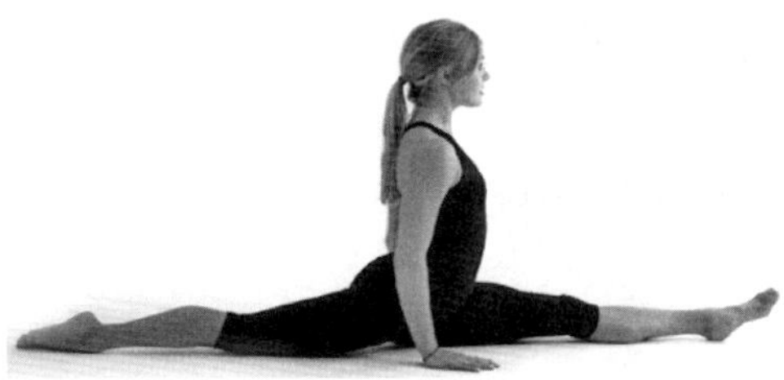

하누마나사나 (Hanumanasana)

신성한 원숭이 자세

1. 요가자세를 위한 준비

- 시작

시작에 필요한 부분: 앞쪽다리: 종아리, 무릎 굽힘근, 엉덩이 폄근. 뒤쪽다리: 무릎 굽힘근, 엉덩이 굽힘근. 복근, 어깨 들임근, 올림근과 폄근, 팔꿈치 굽힘근.

시작을 돕는 요가자세: 안자네야사나, 자누 시르사사나, 숩타 파당구스타사나, 숩타 비라사나, 우파비스타 코나사나, 비라바드라사나 I .

● 안정화

안정화가 필요한 부분: 골반 기저근, 등 폄근, 배가로근, 엉덩이 안정근(특히, 굽힘근, 모음근과 뒤쪽다리의 엉덩이 폄근), 다리 안쪽돌림근, 어깨 굽힘근과 내밈근, 팔 안쪽돌림근, 팔 모음근, 팔꿈치 폄근.

안정화를 돕는 요가자세: 안자네야사나, 아르다 웃타나사나, 아슈타 찬드라사나, 부장가사나, 에카 파다 라즈 카포타사나 I 과 Ⅱ, 숩타 파당구스타사나, 티리앙 무카 에카 파다 파스치못타나사나(Tiriand Mukha Eka Pada Paschimottanasana), 우르드바 무카 스바나사나, 웃티타 하스타 파당구스타사나, 비라바드라사나Ⅲ.

2. 요가자세로 준비할 수 있는 동작:

에카 파다 라즈 카포타사나 I 과 Ⅱ, 하누마나사나의 젖히기 변형자세, 나타라자사나.

3. 대치 요가자세

발라사나, 세투 반다 사르방가사나.

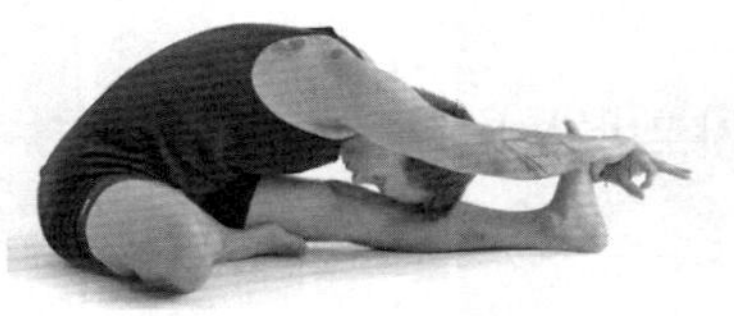

자누 시르사사나 (Janu Sirsasana)

무릎에 머리 대기 자세

1. 요가자세를 위한 준비

● 시작

시작에 필요한 부분: 뻗은 다리: 종아리, 무릎 굽힘근, 엉덩이 폄근. 접은 다리 : 무릎 폄근, 엉덩이 모음근, 회전근, 폄근. 등 폄근, 어깨 들임근과 올림근.

시작을 돕는 요가자세: 밧다 코나사나, 단다사나, 파스치못타나사나, 숩타 파당구스타사나, 브릭사사나.

● 안정화

안정화가 필요한 부분: 엉덩이 굽힘근, 뻗은 다리: 안쪽돌림근, 무릎 폄근, 발 등굽힘근. 접은 다리: 가쪽돌림근, 무릎 굽힘근. 배가로근, 등 폄근, 배빗근, 어깨 내림근.

안정화를 돕는 요가자세: 밧다 코나사나, 단다사나, 프라사리타 파돗타나사나 A와 B와 D, 우파비스타 코나사나, 웃타나사나.

2. 요가자세로 준비할 수 있는 동작:

파리브릿타 자누 시르사사나, 우파비스타 코나사나, 티리앙 무카 에카 파다 파스치못타나사나.

3. 대치 요가자세

아파나사나, 세투 반다 사르방가사나, 고무카사나.

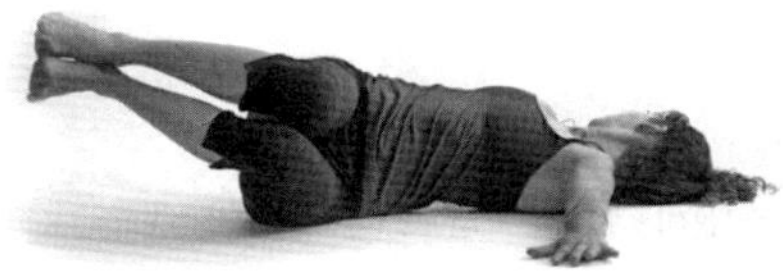

자타라 파리바르타나사나 (Jathara Parivartanasana)

회전하여 비트는 자세

1. 요가자세를 위한 준비

● 시작

시작에 필요한 부분: 등 폄근, 배빗근, 엉덩이 상단부 모음근, 가슴, 어깨 올림근, 무릎 굽힘근, 종아리.

시작을 돕는 요가자세: 아르다 맛센드라사나, 아파나사나, 단다사나, 마리챠사나 C, 자전거타기 자세.

● 안정화

안정화가 필요한 부분: 어깨 폄근, 내림근과 들임근, 배빗근, 엉덩이 굽힘근과 모음근, 무릎 폄근, 종아리.

안정화를 돕는 요가자세: 아도 무카 스바나사나, 단다사나, 나바사나, 파리브릿타 아르다 찬드라사나, 파리브릿타 하스타 파당구스타사나, 파리브릿타 파르스바코나사나, 파리브릿타 트리코나사나, 파리브릿타 웃카타사나, 우바야 파당구스타사나, 웃타나사나.

2. 요가자세로 준비할 수 있는 동작:

팔로 균형을 잡는 자세들, 살람바 시르사사나 Ⅱ 빈야사.

3. 대치 요가자세

아파나사나, 아난다 발라사나, 숩타 밧다 코나사나.

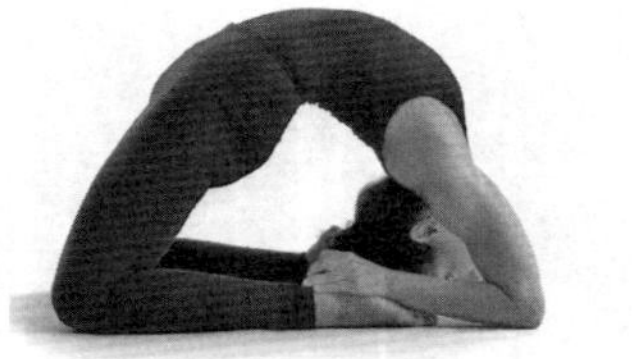

카포타사나 (Kapotasana)
비둘기 자세

1. 요가자세를 위한 준비

● 시작

시작에 필요한 부분: 무릎 폄근, 엉덩이 굽힘근, 복근, 가슴, 어깨 폄근, 팔꿈치 폄근.
시작을 돕는 요가자세: 에카 파다 라즈 카포타사나Ⅱ, 고무카사나, 라구 바즈라사나, 우르드바 다누라사나, 우스트라사나.

● 안정화

안정화가 필요한 부분: 무릎 폄근, 엉덩이 모음근과 폄근, 다리 안쪽돌림근, 등 폄근, 배가로근, 어깨 안정근(특히, 들임근, 내밈근과 굽힘근), 팔 가쪽돌림근, 팔꿈치 폄근.
안정화를 돕는 요가자세: 안자네야사나, 아슈타 찬드라사나, 베카사나, 부장가사나, 다누라사나, 에카 파다 라즈 카포타사나Ⅰ과 Ⅱ, 살람바사나 A와 B와 C, 세투 반다 사르방가사나, 쉬슈라사나의 팔동작, 숩타 비라사나, 우르드바 다누라사나, 우르드바 무카 스바나사나, 우스트라사나, 비파리타 단다사나, 비라바드라사나Ⅰ.

2. 요가자세로 준비할 수 있는 동작:

에카 파다 라즈 카포타사나Ⅱ, 나타라자사나, 라구 바즈라사나.

3. 대치 요가자세

굽히기 자세를 오래 실시한 뒤에 이어서 하는 간단한 비틀기 동작.

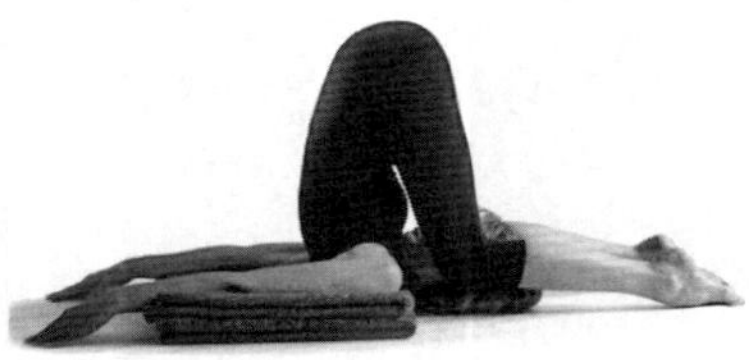

카르나피다사나 (Karnapidasana)
귀 압박 자세

1. 요가자세를 위한 준비

● 시작

시작에 필요한 부분: 팔꿈치 굽힘근, 어깨 굽힘근, 등 폄근, 엉덩이 폄근.
시작을 돕는 요가자세: 발라사나, 단다사나, 할라사나, 파스치못타나사나.

● 안정화

안정화가 필요한 부분: 어깨 안정근(특히, 들임근, 모음근과 폄근), 팔꿈치 폄근, 등 폄근,

엉덩이 굽힘근, 다리 모음근, 무릎 폄근, 발 등굽힘근.
안정화를 돕는 요가자세: 아그니스탐바사나, 할라사나, 마리챠사나 A, 파리브릿타 웃카타사나, 파스치못타나사나, 프라사리타 파돗타나사나 C, 티리앙 무카 에카 파다 파스치못타나사나, 우르드바 파드마사나, 웃타나 프라시타사나, 웃타나사나.

2. 요가자세로 준비할 수 있는 동작:

핀다사나, 장시간 유지하는 굽히기 자세들.

3. 대치 요가자세

웃타나 파다사나, 간단한 비틀기 동작, 아도 무카 스바나사나, 비파리타 카라니, 사바사나.

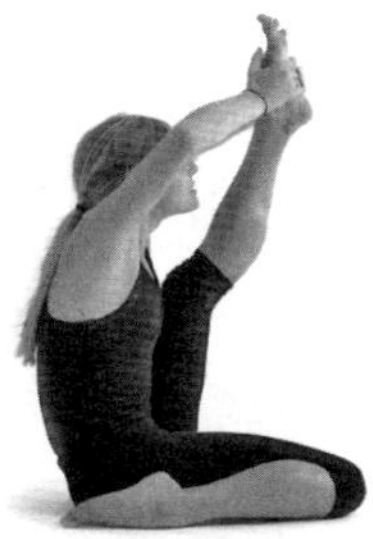

크로운차사나 (Krounchasana)

왜가리 자세

1. 요가자세를 위한 준비

- 시작

시작에 필요한 부분: 접은 다리: 발 등굽힘근, 무릎 폄근. 뻗은 다리: 엉덩이 폄근, 무릎 굽힘근. 어깨 올림근.
시작을 돕는 요가자세: 단다사나, 파스치못타나사나, 티리앙 에카 파다 파스치못타나사나, 비라사나.

- 안정화

안정화가 필요한 부분: 엉덩이 굽힘근과 모음근, 다리 안쪽돌림근, 등 폄근, 복근, 어깨 내림근과 폄근. 뻗은 다리: 무릎 폄근. 종아리.
안정화를 돕는 요가자세: 아도 무카 스바나사나, 발라사나, 단다사나, 마리챠사나 A, 파다 하스타사나, 파르스봇타나사나, 파스치못타나사나, 티리앙 에카 파다 파스치못타나사나, 비라사나, 우바야 파당구스타사나.

2. 요가자세로 준비할 수 있는 동작:

플롯 백으로 차투랑가 단다사나로 전환한 뒤 에카 파다 시르사사나를 거쳐 차코라사나 빈야사로 전환하는 시퀀스. 우바야 파당구스타사나, 우르드바 무카 파스치못타나사나.

3. 대치 요가자세

빈야사 시리즈, 발라사나.

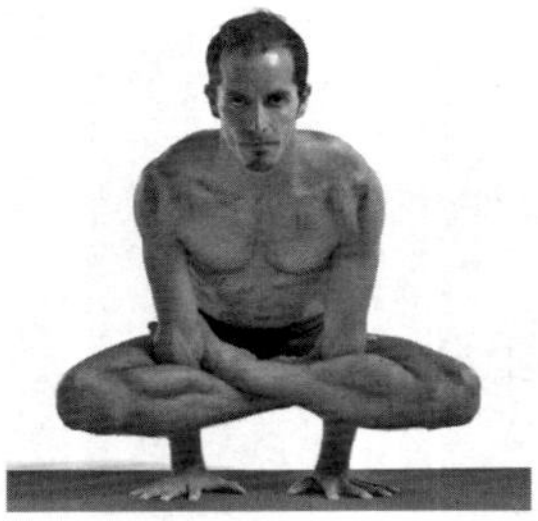

쿡쿠타사나 (Kukkutasana)

수탉 자세

1. 요가자세를 위한 준비

- 시작

시작에 필요한 부분: 엉덩이 모음근과 폄근, 다리 안쪽돌림근, 등 폄근, 가슴, 어깨 들임근과 올림근, 팔꿈치 굽힘근.

시작을 돕는 요가자세: 바카사나, 파드마사나와 그 준비 동작.

- 안정화

안정화가 필요한 부분: 손목 협력근, 팔꿈치 협력근, 어깨 안정근(특히, 굽힘근과 내밈근), 팔 가쪽돌림근, 가슴 복근, 엉덩이 모음근과 굽힘근, 골반 기저근, 무릎 굽힘근, 발 등굽힘근.

안정화를 돕는 요가자세: 아도 무카 스바나사나, 아그니스탐바사나, 아르다 밧다 파드모타나사나, 바카사나, 부자피다사나, 차투랑가 단다사나, 가르바 핀다사나, 자누 시르사사나, 쿠르마사나, 롤라사나, 말라사나, 프라사리타 파돗타나사나 A, 팃티바사나, 톨라사나(Tolasana), 우르드바 쿡쿠타사나(Urdhva Kukutasana), 웃타나 프라시타사나.

2. 요가자세로 준비할 수 있는 동작:

우르드바 쿡쿠타사나.

3. 대치 요가자세

단다사나, 파스치못타나사나, 고무카사나, 발라사나.

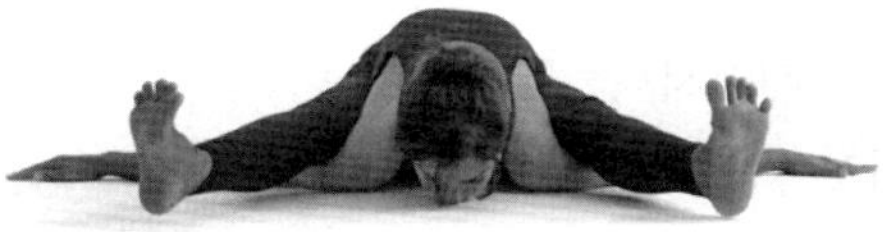

쿠르마사나 (Kurmasana)

거북이 자세

1. 요가자세를 위한 준비

- 시작

  시작에 필요한 부분: 엉덩이 모음근과 폄근, 다리 안쪽돌림근, 등 폄근, 어깨 들임근과 올림근.

  시작을 돕는 요가자세: 밧다 코나사나, 단다사나, 파스치못타나사나, 우파비스타 코나사나.

- 안정화

  안정화가 필요한 부분: 엉덩이 협력근, 다리 가쪽돌림근, 등 폄근, 복근, 어깨 안정근(특히, 내림근과 내밈근), 팔 안쪽돌림근, 팔꿈치 폄근.

  안정화를 돕는 요가자세: 단다사나, 에카 파다 시르사사나, 자누 시르사사나, 말라사나, 마리챠사나 A, 파스치못타나사나, 프라사리타 파돗타나사나, 웃타나사나.

2. 요가자세로 준비할 수 있는 동작:

틧티바사나, 에카 파다 시르사사나, 숩타 쿠르마사나.

3. 대치 요가자세

간단한 비틀기 동작, 세투 반다 사르방가사나, 아파나사나, 발라사나.

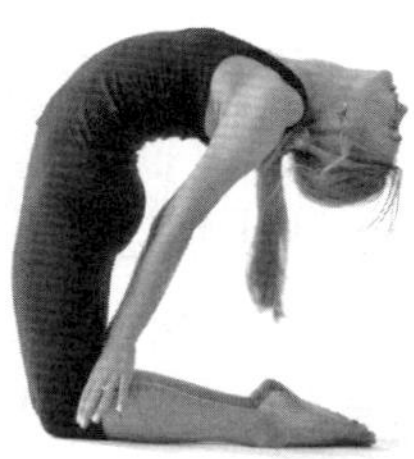

라구 바즈라사나 (Laghu Vajrasana)

작은 번개(천둥) 자세

1. 요가자세를 위한 준비

- 시작

  시작에 필요한 부분: 무릎 폄근, 엉덩이 굽힘근, 복근, 어깨 폄근, 팔꿈치 폄근, 가슴, 목.

  시작을 돕는 요가자세: 숩타 비라사나, 우스트라사나와 그 준비 동작, 비라사나.

- 안정화

  안정화가 필요한 부분: 무릎 폄근, 엉덩이 모음근과 폄근, 다리 안쪽돌림근, 등 폄근, 배가로근, 어깨 안정근(특히, 돌림근, 내밈근과 폄근), 팔 안쪽돌림근, 팔꿈치 굽힘근.

안정화를 돕는 요가자세: 안자네야사나, 아슈타 찬드라사나, 베카사나, 부장가사나, 비달라사나, 다누라사나, 에카 파다 라즈 카포타사나 Ⅱ, 라즈 카포타사나, 세투 반다 사르방가사나, 살라바사나 B, 숩타 비라사나, 우르드바 다누라사나, 우르드바 무카 스바나사나, 우스트라사나, 비파리타 단다사나(Viprita Dandasana).

2. 요가자세로 준비할 수 있는 동작:

카포타사나, 등 뒤로 머리를 떨어뜨리는 동작들, 나타라자사나, 틱톡(ticktock) 동작들.

3. 대치 요가자세

발라사나, 간단한 비틀기 동작들, 숩타 밧다 코나사나, 앉은 굽히기 자세들.

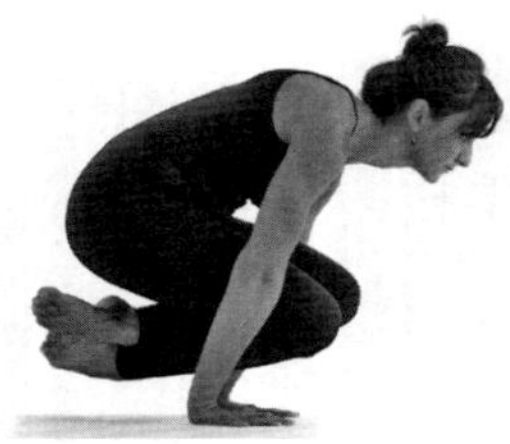

롤라사나 (Lolasana)

그네 자세

1. 요가자세를 위한 준비

- 시작

시작에 필요한 부분: 손목 굽힘근, 팔꿈치 굽힘근, 어깨 굽힘근과 올림근, 등 폄근, 엉덩이 폄근, 무릎 폄근.

시작을 돕는 요가자세: 바카사나와 그 준비 동작, 톨라사나.

- 안정화

안정화가 필요한 부분: 손목 협력근, 팔꿈치 협력근, 어깨 안정근(특히, 굽힘근과 내밈근), 팔 가쪽돌림근, 가슴, 복근, 엉덩이 모음근과 굽힘근, 골반 기저근, 무릎 굽힘근, 종아리.

안정화를 돕는 요가자세: 아도 무카 스바나사나, 발라사나, 비달라사나, 차투랑가 단다사나, 가루다사나, 고무카사나, 말라사나, 마리챠사나 A, 나바사나, 프라사리타 파돗타나사나 A, 살람바 시르사사나 Ⅱ, 웃카타사나, 웃타나 프라시타사나.

2. 요가자세로 준비할 수 있는 동작:

단다사나를 통한 전환, 톨라사나, 롤라사나에서 차투랑가 단다사나로 전환, 바카사나 또는 아도 무카 브릭사사나로 전환.

3. 대치 요가자세

아파나사나, 아난다 발라사나, 숩타 밧다 코나사나, 고무카사나, 아도 무카 스바나사나.

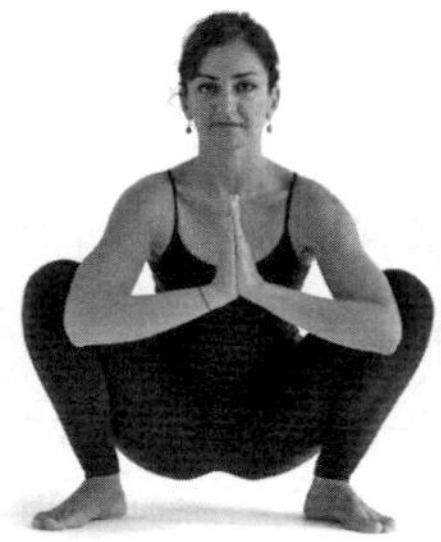

말라사나 (Malasana)

화환 자세

1. 요가자세를 위한 준비

- 시작

시작에 필요한 부분: 종아리, 무릎 폄근, 엉덩이 폄근과 모음근, 다리 안쪽돌림근, 등 폄근, 가슴, 어깨 올림근과 들임근.

시작을 돕는 요가자세: 밧다 코나사나, 마리챠사나 A, 우파비스타 코나사나, 비라사나.

- 안정화

안정화가 필요한 부분: 발 내재근, 무릎 굽힘근, 엉덩이 굽힘근과 모음근, 다리 가쪽돌림근, 골반 기저근, 복근, 등 폄근, 어깨 들임근과 폄근, 팔꿈치 굽힘근, 손목 굽힘근.

안정화를 돕는 요가자세: 아르다 웃타나사나, 밧다 코나사나, 발라사나, 웃타나사나, 비라바드라사나Ⅱ.

2. 요가자세로 준비할 수 있는 동작:

아카르나 단다사나(Akarna Dandasana), 바카사나, 부자피다사나, 팃티바사나.

3. 대치 요가자세

발라사나, 파스치못타나사나, 아도 무카 스바나사나, 간단한 비틀기 동작들, 웃타나사나.

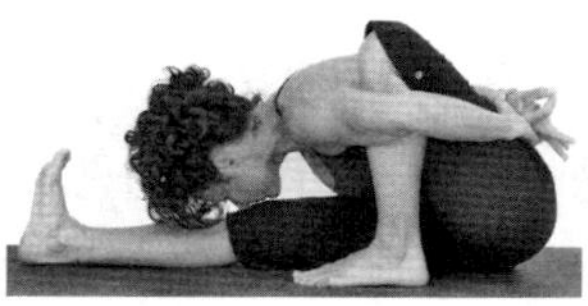

마리챠사나 A (Marichyasana A)

성자 마리치 자세 A

1. 요가자세를 위한 준비

- 시작

시작에 필요한 부분: 뻗은 다리: 종아리, 무릎 굽힘근. 접은 다리: 무릎 폄근, 회전근. 엉덩이 폄근, 등 폄근, 어깨 들임근과 올림근.

시작을 돕는 요가자세: 안자네야사나, 아르다 밧다 파드못타나사나, 단다사나, 파스치못타나사나.

● 안정화

안정화가 필요한 부분: 엉덩이 굽힘근과 모음근. 뻗은 다리: 회전근, 무릎 폄근, 발 등굽힘근. 접은 다리: 안쪽돌림근, 무릎 굽힘근. 복근, 등 폄근, 배빗근, 어깨 내림근과 폄근, 팔꿈치 굽힘근.

안정화를 돕는 요가자세: 아도 무카 스바나사나, 아그니스탐바사나, 단다사나, 에카 파다 시르사사나, 프라사리타 파돗타나사나 A, 웃타나 프라시타사나, 웃타나사나.

2. 요가자세로 준비할 수 있는 동작:

아카르나 단다사나, 바카사나, 부자피다사나, 말라사나, 팃티바사나, 에카 파다 시르사사나, 티리앙 무카 에카 파다 파스치못타나사나.

3. 대치 요가자세

아파나사나, 숩타 밧다 코나사나, 숩타 파리바르타나사나, 아난다 발라사나.

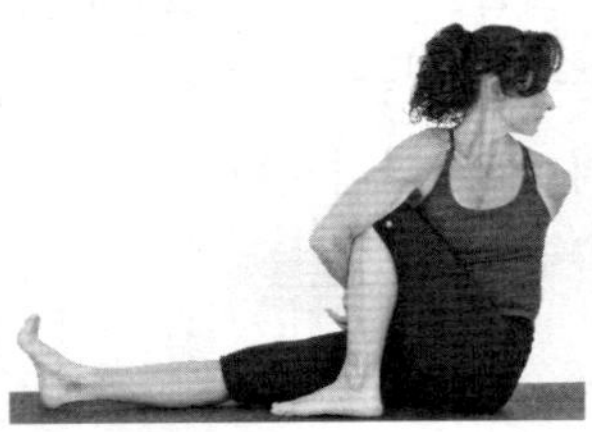

마리챠사나 C (Marichyasana C)

성자 마리치 자세 C

1. 요가자세를 위한 준비

● 시작

시작에 필요한 부분: 뻗은 다리: 종아리, 무릎 굽힘근. 접은 다리: 무릎 폄근, 가쪽돌림근. 엉덩이 폄근, 등 폄근, 배빗근, 가슴, 어깨 들임근과 올림근, 목.

시작을 돕는 요가자세: 마리챠사나 A와 그 준비 동작들, 아르다 맛센드라사나.

● 안정화

안정화가 필요한 부분: 엉덩이 굽힘근과 모음근. 뻗은 다리: 안쪽돌림근, 무릎 폄근, 발 등굽힘근. 접은 다리: 엉덩이 모음근, 무릎 굽힘근. 복근, 등 폄근, 배빗근, 어깨 내림근과 폄근, 팔꿈치 굽힘근.

안정화를 돕는 요가자세: 아도 무카 스바나사나, 아르다 맛센드라사나, 아르다 웃타나사나, 단다사나, 파리브릿타 하스타 파당구스타사나, 파리브릿타 파르스바코나사나, 파리브릿타 웃카타사나, 웃타나 프라시타사나.

2. 요가자세로 준비할 수 있는 동작:

아르다 맛센드라사나, 바라드바즈라사나 B, 파르스바 바카사나, 에카 파다 코운딘야사나 B.

3. 대치 요가자세

대칭적인 굽히기 자세들, 밧다 코나사나, 우파비스타 코나사나, 숩타 밧다 코나사나.

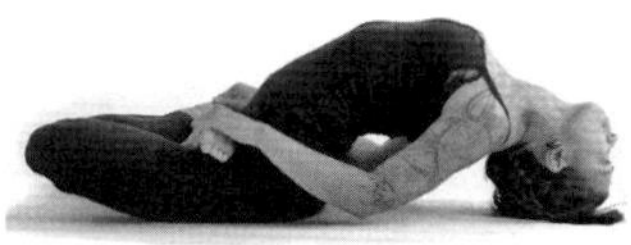

마츠야사나 (Matsysana)

물고기 자세

1. 요가자세를 위한 준비

● 시작

시작에 필요한 부분: 무릎 폄근, 엉덩이 모음근과 폄근, 다리 안쪽돌림근. 복근, 가슴, 어깨 굽힘근, 목.

시작을 돕는 요가자세: 파드마사나와 그 준비 동작들, 세투 반다 사르방가사나, 웃타나 파다사나.

● 안정화

안정화가 필요한 부분: 엉덩이 굽힘근과 모음근, 다리 가쪽돌림근, 무릎 폄근, 발 등굽힘근, 등 폄근, 배가로근, 어깨 들임근과 폄근, 팔꿈치 폄근, 목.

안정화를 돕는 요가자세: 아도 무카 스바나사나, 안자네야사나, 아르다 웃타나사나, 아슈타 찬드라사나, 단다사나, 다누라사나, 나바사나, 살라바사나 A와 C, 숩타 비라사나, 우르드바 무카 스바나사나, 우스트라사나.

2. 요가자세로 준비할 수 있는 동작:

웃타나 파다사나로의 전환, 차코라사나.

3. 대치 요가자세

아파나사나, 아난다 발라사나, 사바사나.

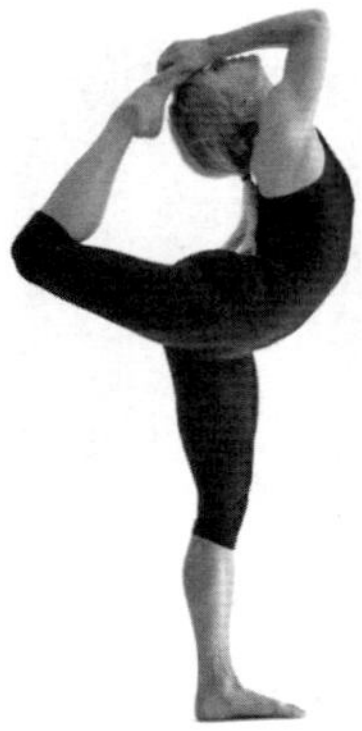

나타라자사나 (Natarajanasana)

춤추는 쉬바 신 자세

1. 요가자세를 위한 준비

- 시작

시작에 필요한 부분: 지탱하는 다리: 무릎 굽힘근, 굽힌 다리: 엉덩이 굽힘근, 가쪽돌림근, 발 등굽힘근. 복근, 가슴, 어깨 폄근과 올림근, 목.

시작을 돕는 요가자세: 아도 무카 스바나사나, 안자네야사나, 에카 파다 라즈 카포타사나 Ⅱ, 고무카사나, 쉬슈라사나, 숩타 비라사나, 타다사나, 우르드바 다누라사나, 웃티타 하스타 파당구스타사나, 비라바드라사나 Ⅰ과 Ⅲ.

- 안정화

안정화가 필요한 부분: 선 다리: 발 내재근, 무릎 폄근. 골반 기저근, 등 폄근, 배가로근, 엉덩이 안정근(특히, 굽힘근, 모음근과 뒤쪽다리의 엉덩이 폄근), 다리 안쪽돌림근, 어깨 굽힘근과 내밈근. 휜 팔: 안쪽돌림근, 팔꿈치의 폄근.

안정화를 돕는 요가자세: 아도 무카 스바나사나, 안자네야사나, 아르다 웃타나사나, 아슈타 찬드라사나, 부장가사나, 베카사나, 다누라사나, 에카 파다 라즈 카포타사나 Ⅰ과 Ⅱ, 라구 바즈라사나, 라즈 카포타사나, 살라바사나 A, B, C, 우르드바 무카 스바나사나, 비라바드라사나 Ⅲ, 브릭사사나.

2. 요가자세로 준비할 수 있는 동작:

드롭 백 동작들, 에카 파다 라즈 카포타사나.

3. 대치 요가자세

아르다 웃타나사나, 아파나사나, 숩타 파리바르타나사나, 간단한 비틀기 동작들, 파스치못타나사나, 비파리타 카라니, 살람바 사르방가사나, 사바사나.

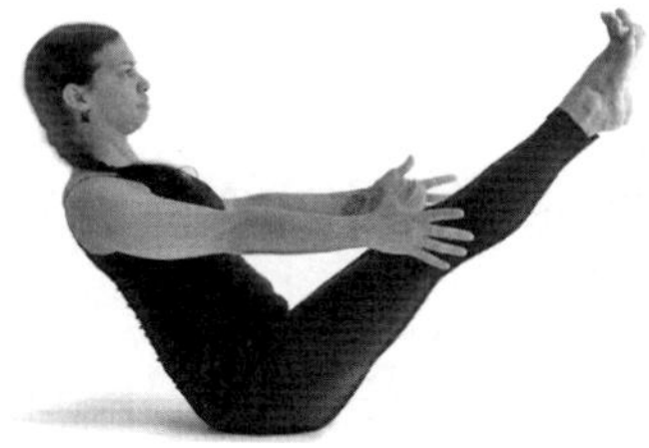

나바사나 (Navasana)

보트 자세

1. 요가자세를 위한 준비

- 시작

시작에 필요한 부분: 엉덩이 폄근, 무릎 굽힘근, 등 폄근, 가슴, 어깨 들임근과 올림근.

시작을 돕는 요가자세: 아도 무카 스바나사나, 아르다 웃타나사나, 비달라사나, 차투랑가 단다사나, 단다사나, 숩타 파당구스타사나, 웃타나사나.

- 안정화

안정화가 필요한 부분: 엉덩이 굽힘근과 모음근, 다리 안쪽돌림근, 두륲 폄근, 종아리, 등 폄근, 배가로근, 어깨 내밈근과 들임근, 팔 가쪽돌림근.

안정화를 돕는 요가자세: 아도 무카 스바나사나, 아르다 웃타나사나, 비달라사나, 단다사나, 숩타 파당구스타사나, 웃타나사나, 웃티타 하스타 파당구스타사나 I, 자전거 타기.

2. 요가자세로 준비할 수 있는 동작:

카팔라바티 호흡을 하면서 아르다 나바사나로 이동한 뒤 등을 세워 롤라사나로 전환하는 시퀀스. 톨라사나, 우바야 파당구스타사나, 우르드바 무카 파스치못타나사나.

3. 대치 요가자세

간단한 비틀기 동작들, 세투 반다 사르방가사나, 아파나사나, 발라사나, 숩타 밧다 코나사나, 숩타 코나사나, 아도 무카 스바나사나.

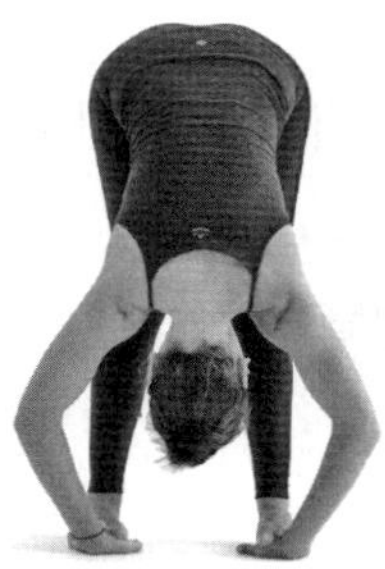

파다 하스타사나 (Pada Hastasana)

(앞으로 굽혀) 양손 발바닥 밑에 넣은 자세

1. 요가자세를 위한 준비

- 시작

시작에 필요한 부분: 종아리, 무릎 굽힘근, 엉덩이 폄근, 등 폄근, 어깨 올림근, 손목 폄근.

시작을 돕는 요가자세: 파당구스타사나와 그 준비 동작들.

● 안정화

안정화가 필요한 부분: 엉덩이 굽힘근, 다리 안쪽돌림근, 무릎 폄근, 발 내재근, 배가로근, 등 폄근, 어깨 내림근.

안정화를 돕는 요가자세: 아도 무카 스바나사나, 아르다 웃타나사나, 비달라사나, 프라사리타 파돗타나사나 D, 숩타 파당구스타사나, 웃타나사나.

2. 요가자세로 준비할 수 있는 동작:

파당구스타사나, 파스치못타나사나, 숩타 파당구스타사나, 우파비스타 코나사나, 웃티타 하스타 파당구스타사나.

3. 대치 요가자세

타다사나, 아도 무카 스바나사나, 발라사나, 간단한 비틀기 동작들.

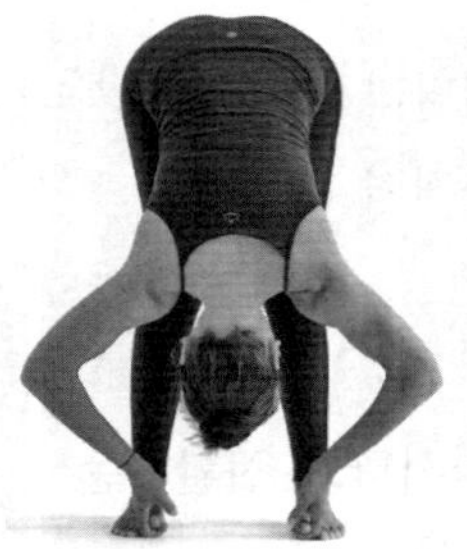

파당구스타사나 (Padangusthasana)

(앞으로 굽혀) 엄지발가락 잡기 자세

1. 요가자세를 위한 준비

● 시작

시작에 필요한 부분: 종아리, 무릎 굽힘근, 엉덩이 폄근, 등 폄근, 어깨 올림근.

시작을 돕는 요가자세: 타다사나, 웃타나사나.

● 안정화

안정화가 필요한 부분: 엉덩이 굽힘근, 다리 안쪽돌림근, 무릎 폄근, 발 내재근, 배가로근, 등 폄근, 어깨 내림근.

안정화를 돕는 요가자세: 아도 무카 스바나사나, 아르다 웃타나사나, 비달라사나, 프라사리타 파돗타나사나 D, 숩타 파당구스타사나, 웃타나사나.

2. 요가자세로 준비할 수 있는 동작:

파다 하스타사나, 파스치못타나사나, 숩타 파당구스타사나, 우파비스타 코나사나, 웃티타 하스타 파당구스타사나.

3. 대치 요가자세
타다사나, 아도 무카 스바나사나, 발라사나, 간단한 비틀기 동작들.

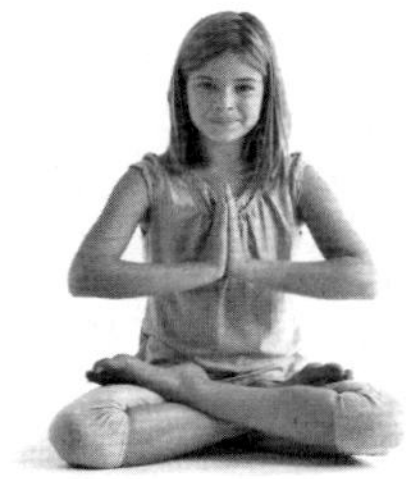

파드마사나 (Padmasana)
연꽃 자세

1. 요가자세를 위한 준비
- 시작

시작에 필요한 부분: 엉덩이 모음근과 폄근, 다리 안쪽돌림근, 무릎 폄근.
시작을 돕는 요가자세: 밧다 코나사나, 단다사나, 에카 파다 라즈 카포타사나 I 와 그 준비 동작들, 고무카사나, 수카사나, 비라사나.

- 안정화

안정화가 필요한 부분: 엉덩이 굽힘근, 다리 가쪽돌림근, 골반 기저근, 배가로근, 등 폄근, 무릎 굽힘근, 어깨 들임근과 내밈근.
안정화를 돕는 요가자세: 아그니스탐바사나, 아르다 밧다 파드못타나사나, 밧다 코나사나, 바라드바즈라사나 A와 B, 고무카사나, 말라사나, 프라사리타 파돗타나사나, 우파비스타 코나사나, 웃타나사나.

2. 요가자세로 준비할 수 있는 동작:
톨라사나, 마츠야사나, 우르드바 파드마사나, 우르드바 쿡쿠타사나, 요가 무드라(yoga mudra).

3. 대치 요가자세
단다사나, 숩타 파당구스타사나, 아도 무카 스바나사나.

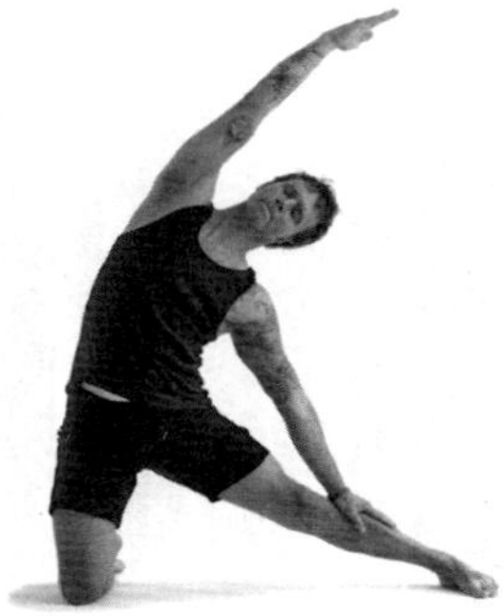

파리가사나 (Parighasana)

빗장 자세

1. 요가자세를 위한 준비

● 시작

시작에 필요한 부분: 뻗은 다리: 엉덩이 모음근, 무릎 굽힘근. 굽힌 다리: 엉덩이 폄근, 무릎 폄근. 상체: 복근, 갈비뼈, 배빗근, 어깨 폄근과 올림근.

시작을 돕는 요가자세: 밧다 코나사나, 자누 시르사사나, 숩타 파당구스타사나, 우파비스타 코나사나, 웃티타 트리코나사나, 비라사나.

● 안정화

안정화가 필요한 부분: 굽힌 다리: 무릎 협력근. 뻗은 다리: 무릎 폄근. 엉덩이 협력근(특히, 모음근과 폄근), 다리 안쪽돌림근, 복근, 배빗근, 어깨 안정근(특히, 들임근과 내밈근). 올린 팔: 가쪽돌림근, 어깨 폄근, 팔꿈치 폄근.

안정화를 돕는 요가자세: 옆으로 구부리기와 큰모음근(대모음근, Adductor magnus) 안정화를 위한 파리가사나. 안자네야사나, 아슈타 찬드라사나, 프라사리타 파돗타나사나, 타다사나, 바시스타사나 준비 동작, 비라바드라사나Ⅱ.

2. 요가자세로 준비할 수 있는 동작:

파리브릿타 자누 시르사사나, 웃티타 트리코나사나, 웃티타 파르스바코나사나.

3. 대치 요가자세

장시간 유지하는 굽히기 자세, 아도 무카 스바나사나, 발라사나.

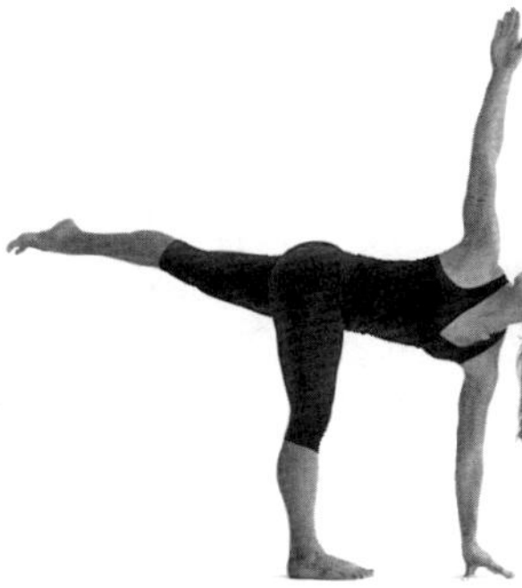

파리브릿타 아르다 찬드라사나

(Parivrtta Ardha Chandrasana)

회전한 반달 자세

1. 요가자세를 위한 준비

- 시작

시작에 필요한 부분: 지탱하는 다리: 종아리, 무릎 굽힘근, 엉덩이 폄근, 다리 가쪽돌림근, 뻗은 다리: 발 등굽힘근, 무릎 굽힘근, 엉덩이 굽힘근. 배빗근, 가슴, 어깨 들임근과 올림근.

시작을 돕는 요가자세: 파리브릿타 트리코나사사나와 그 준비 동작들, 비라바드라사나 Ⅲ와 그 준비 동작들.

- 안정화

안정화가 필요한 부분: 지탱하는 다리: 발 내재근, 엉덩이 안정근(특히, 굽힘근과 모음근). 뻗은 다리: 엉덩이 폄근. 무릎 폄근, 등 폄근, 배가로근, 배빗근, 어깨 들임근과 내밈근, 팔꿈치 폄근, 목.

안정화를 돕는 요가자세: 아도 무카 스바나사사나, 아르다 웃타나사사나, 아슈타 찬드라사나, 파리브릿타 하스타 파당구스타사사나, 파리브릿타 파르스바코나사사나, 파리브릿타 트리코나사사나, 파리브릿타 웃카타사사나, 파르스봇타나사사나, 웃티타 하스타 파당구스타사사나 Ⅰ, 비라바드라사나Ⅲ, 브릭사사사나.

2. 요가자세로 준비할 수 있는 동작:

뻗은 다리의 발을 손으로 잡은 뒤 비라바드라사나Ⅲ로 전환하고, 아도 구카 브릭사사사나를 거쳐 차투랑가 단다사나를 실시한다. 아르다 찬드라사나로 바로 전환해서는 안 된다.

3. 대치 요가자세

웃타나사사나, 아도 무카 스바나사사나, 발라사사나, 고무카사사나

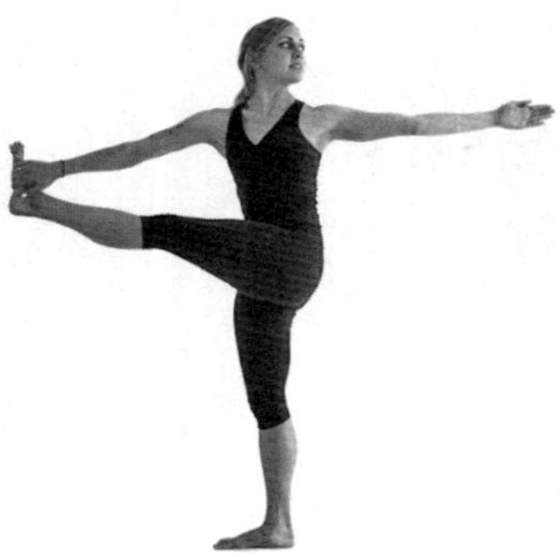

파리브릿타 하스타 파당구스타사나
(Parivrtta Hasta Padangusthasana)

회전해서 손으로 발가락 잡은 자세

1. 요가자세를 위한 준비

- 시작

시작에 필요한 부분: 지탱하는 다리: 종아리, 무릎 굽힘근, 엉덩이 굽힘근. 뻗은 다리: 종아리, 무릎 굽힘근, 엉덩이 폄근, 다리 가쪽돌림근. 배빗근, 가슴, 어깨 들임근과 올림근.

시작을 돕는 요가자세: 파리브릿타 트리코나사나와 그 준비 동작, 웃티타 하스타 파당구스타사나와 그 준비 동작, 비라바드라사나Ⅲ와 그 준비 동작.

- 안정화

안정화가 필요한 부분: 지탱하는 다리: 발 내재근. 엉덩이 안정근(특히, 모음근), 무릎 폄근, 다리 안쪽돌림근. 뻗은 다리: 엉덩이 굽힘근. 등 폄근, 배가로근, 배빗근, 어깨 들임근, 내밈근과 모음근. 하스타 파다에서 팔의 안쪽돌림근, 팔꿈치 폄근.

안정화를 돕는 요가자세: 아도 무카 스바나사나, 아르다 웃타나사나, 아슈타 찬드라사나, 단다사나, 파리브릿타 파르스바코나사나, 파리브릿타 트리코나사나, 파리브릿타 웃카타사나, 파르스봇타나사나, 비라바드라사나Ⅲ, 브릭사사나.

2. 요가자세로 준비할 수 있는 동작:

웃티타 하스타 파당구스타사나로 전환, 비라바드라사나Ⅲ, 아도 무카 브릭사사나를 실시한 뒤 차투랑가 단다사나로 전환.

3. 대치 요가자세

웃타나사나, 아도 무카 스바나사나, 발라사나, 고무카사나.

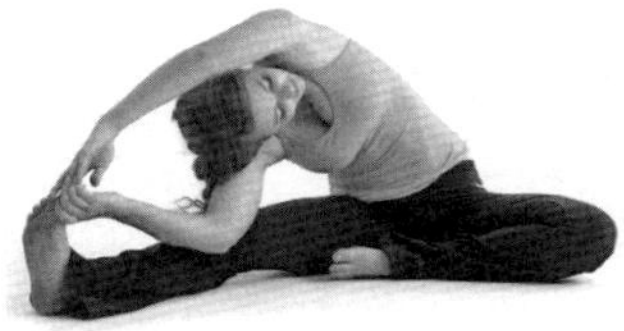

파리브릿타 자누 시르사사나 (Parivrtta Janu Sirsasana)

측면으로 무릎에 머리 댄 자세

1. 요가자세를 위한 준비

● 시작

시작에 필요한 부분: 뻗은 다리: 종아리, 무릎 굽힘근. 접은 다리: 무릎 폄근. 엉덩이 폄근과 모음근, 다리 안쪽돌림근. 접은 다리 쪽의 상체: 배빗근, 갈비뼈근, 복근, 등 폄근, 어깨 폄근과 올림근.

시작을 돕는 요가자세: 밧다 코나자세, 자누 시르사사나, 우파비스타 코나사나, 웃티타 파르스바코나사나, 브릭사사나.

● 안정화

안정화가 필요한 부분: 엉덩이 굽힘근. 뻗은 다리: 회전근, 무릎 폄근, 발 등굽힘근. 접은 다리: 가쪽돌림근, 무릎 굽힘근. 배가로근, 등 폄근, 배빗근, 어깨 들임근과 내밈근, 어깨 상부 내밈근, 어깨 하부 모음근.

안정화를 돕는 요가자세: 아도 무카 스바나사나, 아그니스탐바사나, 아르다 밧다 파드못타나사나.

2. 요가자세로 준비할 수 있는 동작:

우파비스타 코나사나, 밧다 코나사나, 쿠르마사나.

3. 대치 요가자세

대칭적인 굽히기 자세들, 숩타 밧다 코나사나, 아파나사나.

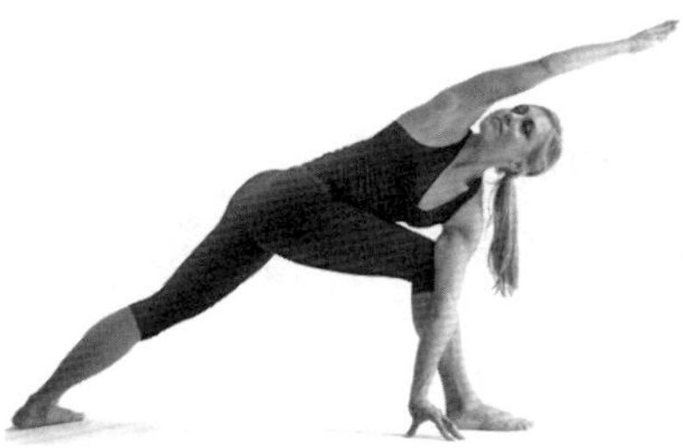

파리브릿타 파르스바코나사나 (Parivrtta Parsvakonasana)

회전한 측면각 자세

1. 요가자세를 위한 준비

● 시작

시작에 필요한 부분: 앞쪽다리: 종아리, 엉덩이 폄근, 다리 가쪽돌림근. 뒤쪽다리: 종아리, 무릎 굽힘근, 엉덩이 굽힘근. 배빗근, 가슴. 위로 뻗은 팔: 어깨 굽힘근. 바닥에 닿는 팔: 어깨 올림근.

시작을 돕는 요가자세: 안자네야사나, 아슈타 찬드라사나, 고무카사나, 파리브릿타 트리코나사나, 파리브릿타 웃카타사나, 비라바드라사나 I.

- 안정화

안정화가 필요한 부분: 발 내재근. 앞쪽다리: 엉덩이 안정근(특히, 굽힘근과 모음근), 무릎 굽힘근. 뒤쪽다리: 엉덩이 폄근, 무릎 폄근. 등 폄근, 배가로근, 배빗근, 어깨 들임근과 내밈근, 목.

안정화를 돕는 요가자세: 아도 무카 스바나사나, 안자네야사나, 아르다 맛센드라사나, 아슈타 찬드라사나, 마리챠사나 C, 파리브릿타 하스타 파당구스타사나, 파리브릿타 웃카타사나, 웃타나 프라시타사나, 비라바드라사나 I 과 Ⅲ.

2. 요가자세로 준비할 수 있는 동작:

에카 파다 코운딘야사나 B로 전환해 호흡 5회 동안 유지한 후 차투랑가 단다사나로 전환하는 시퀀스. 바라드바즈라사나, 마리챠사나 C.

3. 대치 요가자세

빈야사 시리즈, 우르드바 무카 스바나사나, 아도 무카 스바나사나, 발라사나, 숩타 밧다 코나사나.

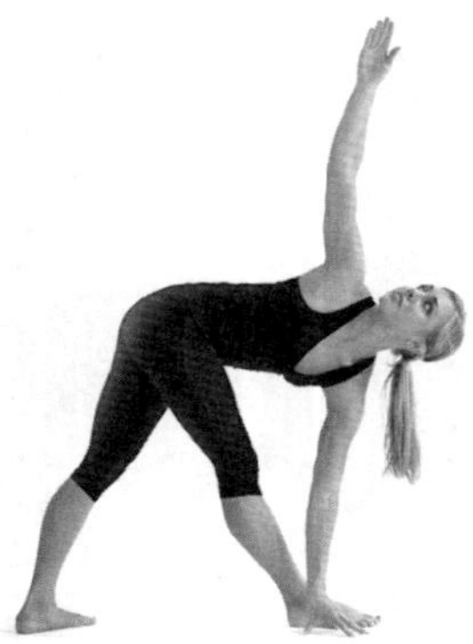

파리브릿타 트리코나사나 (Parivrtta Trikonasana)

회전한 삼각 자세

1. 요가자세를 위한 준비

- 시작

시작에 필요한 부분: 앞쪽다리: 종아리, 무릎 폄근, 엉덩이 모음근과 폄근, 다리 안쪽돌림근. 뒤쪽다리: 종아리, 무릎 굽힘근, 엉덩이 벌림근과 굽힘근, 다리 안쪽돌림근. 배빗근, 가슴, 어깨 들임근과 올림근, 목.

시작을 돕는 요가자세: 파리브릿타 아슈타 찬드라사나, 파리브릿타 웃카타사나, 파르스봇타나사나, 프라사리타 파돗타나사나, 웃티타 트리코나사나.

● 안정화

안정화가 필요한 부분: 발 내재근. 앞쪽다리: 엉덩이 안정근(특히, 굽힘근과 모음근), 무릎 폄근. 뒤쪽다리: 엉덩이 폄근, 무릎 폄근. 등 폄근, 배가로근, 배빗근, 어깨 들임근과 내밈근, 팔꿈치 폄근.

안정화를 돕는 요가자세: 아도 무카 스바나사나, 아르다 웃타나사나, 아슈타 찬드라사나, 파리브릿타 아르다 찬드라사나, 파리브릿타 하스타 파당구스타사나, 파리브릿타 파르스바코나사나, 파리브릿타 웃카타사나, 파르스봇타나사나, 프라사리타 파돗타나사나.

2. 요가자세로 준비할 수 있는 동작:

파리브릿타 아르다 찬드라사나로 전환.

3. 대치 요가자세

타다사나, 웃타나사나, 빈야사 시리즈, 아도 무카 스바나사나, 발라사나, 숩타 밧다 코나사나, 아르다 맛센드라사나, 마리챠사나 C.

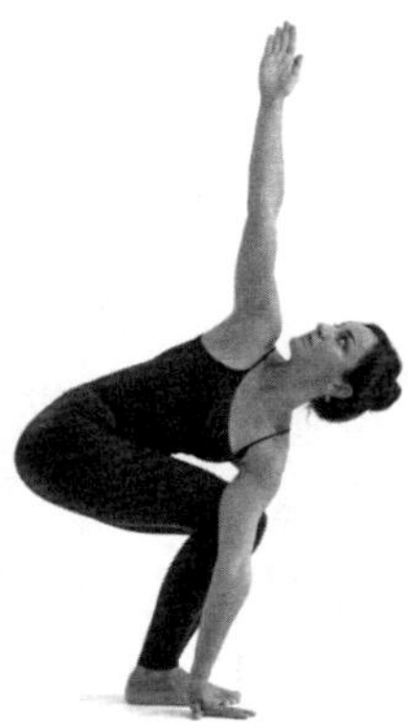

파리브릿타 웃카타사나 (Parivrtta Utkatasana)

회전한 의자 자세

1. 요가자세를 위한 준비

● 시작

시작에 필요한 부분: 엉덩이 폄근과 벌림근, 다리 가쪽돌림근. 배빗근, 가슴. 어깨 올림근, 목뒤.

시작을 돕는 요가자세: 아도 무카 스바나사나, 안자네야사나, 아르다 웃타나사나. 이 자세 자체가 준비용 비틀기 자세이고, 의자를 이용해도 좋다.

● 안정화

안정화가 필요한 부분: 발 내재근, 무릎 협력근, 엉덩이 모음근, 굽힘근과 폄근, 등 폄근, 배가로근, 어깨 내밈근, 들임근과 내림근, 아래팔 폄근.

안정화를 돕는 요가자세: 아도 무카 스바나사나, 안자네야사나, 아슈타 찬드라사나, 가루다사나, 파리브릿타 하스타 파당구스타사나, 타다사나, 웃카타사나, 웃타나사나.

2. 요가자세로 준비할 수 있는 동작:

다른 비틀기 동작들, 아스타바크라사나(Astavakrasana), 에카 파다 코운딘야사나 A, 파리브릿타 아르다 찬드라사나, 파리브릿타 하스타 파당구스타사나, 파리브릿타 자누 시르사사나, 파리브릿타 파르스바코나사나, 파리브릿타 트리코나사나, 파르스바 바카사나.

3. 대치 요가자세

아도 무카 스바나사나, 발라사나, 웃타나사나, 빈야사 시리즈.

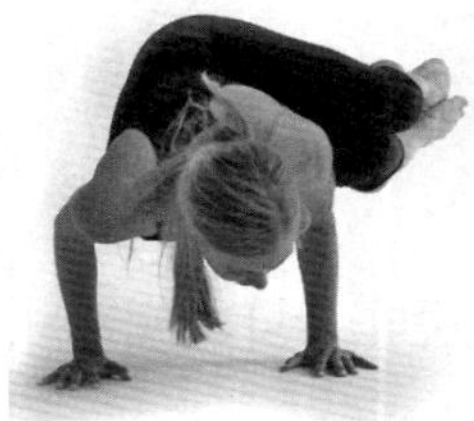

파르스바 바카사나 (Parsva Bakasana)

측면 두루미 자세

1. 요가자세를 위한 준비

- 시작

시작에 필요한 부분: 손목 굽힘근, 어깨 올림근, 배빗근, 엉덩이 폄근.

시작을 돕는 요가자세: 바카사나, 마리챠사나 A, C.

- 안정화

안정화가 필요한 부분: 손목 협력근, 팔꿈치 협력근, 팔 회전근, 어깨 안정근(특히, 내밈근, 들임근과 굽힘근), 가슴, 배빗근, 복근, 엉덩이 굽힘근, 무릎 굽힘근, 발 등굽힘근.

안정화를 돕는 요가자세: 아도 무카 스바나사나, 안자네야사나, 아르다 맛센드라사나, 아르다 웃타나사나, 아슈타 찬드라사나, 바카사나, 차투랑가 단다사나, 가루다사나, 마리챠사나 C, 파리브릿타 아르다 찬드라사나, 파리브릿타 파르스바코나사나, 파리브릿타 트리코나사나, 파리브릿타 웃카타사나, 팔라카사나, 웃카타사나, 웃타나 프라시타사나, 웃타나사나.

2. 요가자세로 준비할 수 있는 동작:

드위 파다 코운딘야사나로 이동한 뒤 에카 파다 코운딘야사나 A를 실시하고, 살람바 시르사사나Ⅱ 빈야사의 일부로서 차투랑가 단다사나를 실시한다.

3. 대치 요가자세

손목 요법, 발라사나, 숩타 밧다 코나자세, 웃타나사나, 비파리타 카라니.

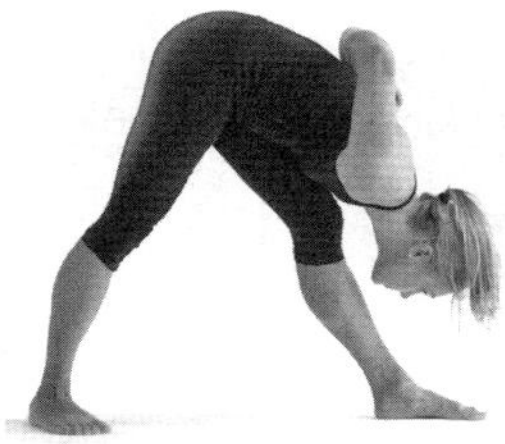

파르스봇타나사나 (Parsvottanasana)
측면 늘리는 자세

1. 요가자세를 위한 준비
- 시작

시작에 필요한 부분: 무릎 굽힘근, 엉덩이 폄근, 다리 안쪽돌림근, 등 폄근, 가슴, 팔 가쪽돌림근, 어깨 굽힘근과 올림근, 손목 굽힘근.

시작을 돕는 요가자세: 아도 무카 스바나사나, 아르다 웃타나사나, 고무카사나, 프라사리타 파돗타나사나, 웃타나사나, 웃티타 트리코나사나.

- 안정화

안정화가 필요한 부분: 발 내재근. 앞쪽다리: 엉덩이 안정근(특히, 굽힘근과 모음근), 무릎 폄근. 뒤쪽다리: 엉덩이 폄근, 무릎 폄근, 등 폄근, 복근, 배빗근, 어깨 들임근과 내밈근, 팔 안쪽돌림근, 팔꿈치의 굽힘근.

안정화를 돕는 요가자세: 아도 무카 스바나사나, 아르다 웃타나사나, 아슈타 찬드라사나, 파리브릿타 아르다 찬드라사나, 파리브릿타 파르스바코나사나, 파스치못타나사나, 프라사리타 파돗타나사나 C, 숩타 파당구스타사나.

2. 요가자세로 준비할 수 있는 동작:
파리브릿타 트리코나사나로 전환, 하누마나사나를 위한 준비 자세로 이동, 비라바드라사나 I 과 Ⅲ.

3. 대치 요가자세
타다사나, 발라사나, 아파나사나, 숩타 밧다 코나사나, 숩타 파당구스타사나.

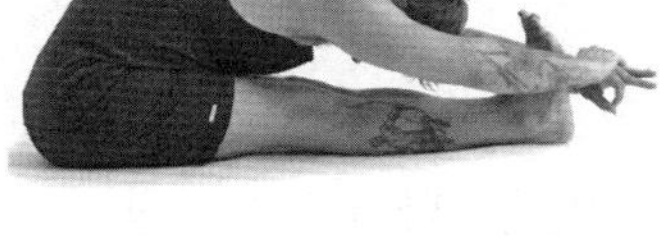

파스치못타나사나 (Paschimottanasana)
굽히기 자세

1. 요가자세를 위한 준비
- 시작

시작에 필요한 부분: 종아리, 무릎 굽힘근, 엉덩이 폄근, 등 폄근, 어깨 들임근과 올림근, 가슴, 어깨 폄근.

시작을 돕는 요가자세: 아도 무카 스바나사나, 발라사나, 단다사나, 자누 시르사사나, 숩타 파당구스타사나.

- 안정화

안정화가 필요한 부분: 엉덩이 굽힘근, 다리 안쪽돌림근, 무릎 폄근, 발 등굽힘근, 배가로근, 등의 폄근, 어깨 내림근.

안정화를 돕는 요가자세: 아도 무카 스바나사나, 아그니스탐바사나, 아르다 웃타나사나, 발라사나, 단다사나, 할라사나, 카르나피다사나, 파다 하스타사나, 파당구스타사나, 파르스봇타나사나, 프라사리타 파돗타나사나 D, 숩타 파당구스타사나, 우파비스타 코나사나, 웃타나사나.

2. 요가자세로 준비할 수 있는 동작:

할라사나, 살람바 사르방가사나, 카르나피다사나, 우파비스타 코나사나, 티리앙 무카 에카 파다 파스치못타나사나, 크로운차사나, 쿠르마사나, 우바야 파당구스타사나, 우르드바 무카 파스치못타나사나.

3. 대치 요가자세

앉아서 또는 누워서 하는 간단한 비틀기 동작, 숩타 밧다 코나사나, 아파나사나, 사바사나.

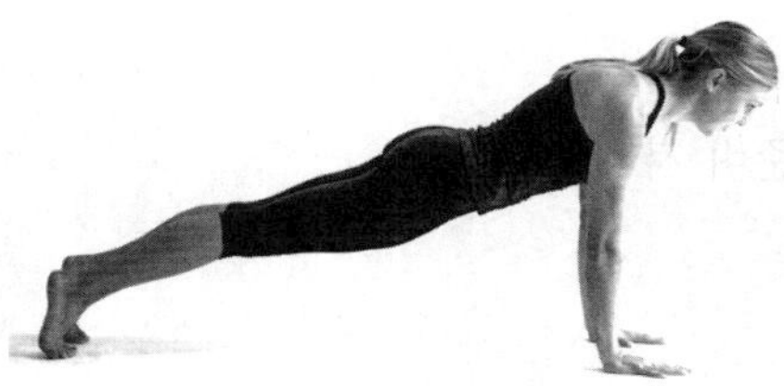

팔라카사나 (Phalakasana)

널빤지 자세

1. 요가자세를 위한 준비

- 시작

시작에 필요한 부분: 종아리, 엉덩이 굽힘근, 어깨 올림근과 들임근, 손목 굽힘근.

시작을 돕는 요가자세: 아도 무카 스바나사나, 비달라사나, 아슈탕가 프라남 시퀀스.

- 안정화

안정화가 필요한 부분: 발 등굽힘근, 무릎 폄근, 엉덩이 모음근과 굽힘근, 다리 안쪽돌림근, 복근, 가슴, 팔 가쪽돌림근, 어깨 안정근(특히, 내림근과 내밈근), 팔꿈치 폄근, 손목 굽힘근.

안정화를 돕는 요가자세: 아도 무카 스바나사나, 아르다 웃타나사나, 부장가사나, 쉬슈라사나, 타다사나.

2. 요가자세로 준비할 수 있는 동작:

차투랑가 단다사나로 전환한 뒤 다시 양발과 양손으로 바닥을 밀어내면서 아도 무카 스바나사나를 실시한다. 바시스타사나로 이동한 뒤 몸을 낮춰서 쉬슈라 팔라카사나(Shishula Phalakasana)를 실시하고 카팔라바티 호흡을 실시한다.

3. 대치 요가자세

아도 무카 스바나사나, 발라사나, 손목 요법.

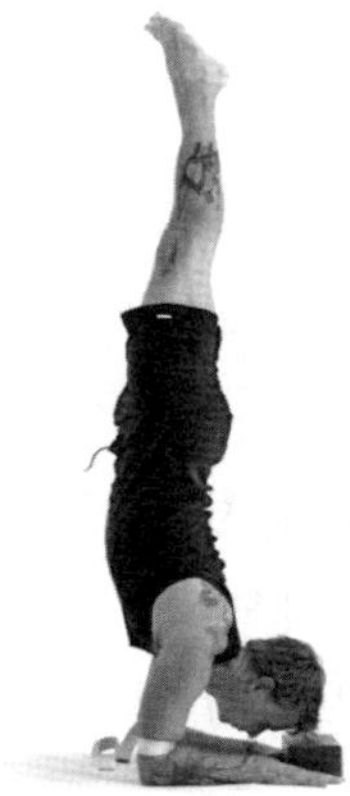

핀차 마유라사나 (Pincha Mayurasana)

깃털 편 공작 자세

1. 요가자세를 위한 준비

- 시작

시작에 필요한 부분: 팔 안쪽돌림근, 어깨 올림근과 들임근, 엉덩이 굽힘근, 무릎 굽힘근.

시작을 돕는 요가자세: 아도 무카 스바나사나, 아도 무카 브릭사사나, 안자네야사나, 고무카사나의 팔, 쉬슈라사나, 숩타 비라사나, 비라바드라사나 I.

- 안정화

안정화가 필요한 부분: 손목의 굽힘근과 폄근, 팔꿈치 굽힘근, 어깨 안정근(특히, 내밈근과 굽힘근), 팔 안쪽돌림근, 복근, 등 폄근, 엉덩이 안정근, 다리 안쪽돌림근, 무릎 폄근, 종아리.

안정화를 돕는 요가자세: 아도 무카 스바나사나, 아도 무카 브릭사사나, 안자네야사나, 아슈타 찬드라사나, 부장가사나, 차투랑가 단다사나, 단다사나, 가루다사나, 팔라카사나, 푸르스봇타나사나, 살라바사나 A, C, 살람바 시르사사나 I, 쉬슈라사나.

2. 요가자세로 준비할 수 있는 동작:

브리스쉬카사나(Vrcshikasana), 아도 무카 브릭사사나, 비파리타 단다사나(두 발은 늘 바닥을 닿아야 하고 다리를 늘려야 한다)로 전환.

3. 대치 요가자세

발라사나, 가루다사나의 팔, 앉거나 누워서 하는 간단한 비틀기 동작.

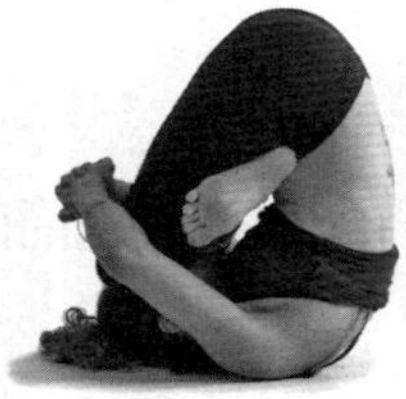

핀다사나 (Pindasana)

태아 자세

1. 요가자세를 위한 준비

- 시작

시작에 필요한 부분: 엉덩이 모음근과 폄근, 다리 안쪽돌림근, 등 폄근, 어깨 들임근과 올림근.

시작을 돕는 요가자세: 우르드바 파드마사나와 그 준비 동작.

- 안정화

안정화가 필요한 부분: 어깨 안정근(특히, 들임근과 모음근), 등 폄근, 복근

안정화를 돕는 요가자세: 아도 무카 스바나사나, 아르다 밧다 파드못타나사나, 밧다 코나사나, 부자피다사나, 가르바 핀다사나, 할라사나, 카르나피다사나, 쿠르마사나, 마리챠사나 A, 파드마사나, 파스치못타나사나, 살람바 사르방가사나, 우파비스타 코나사나, 우르드바 파드마사나, 웃타나사나.

2. 요가자세로 준비할 수 있는 동작:

마츠야사나, 웃타나 파다사나, 차코라사나로 전환.

3. 대치 요가자세

마츠야사나 준비 동작, 웃타나 파다사나, 사바사나.

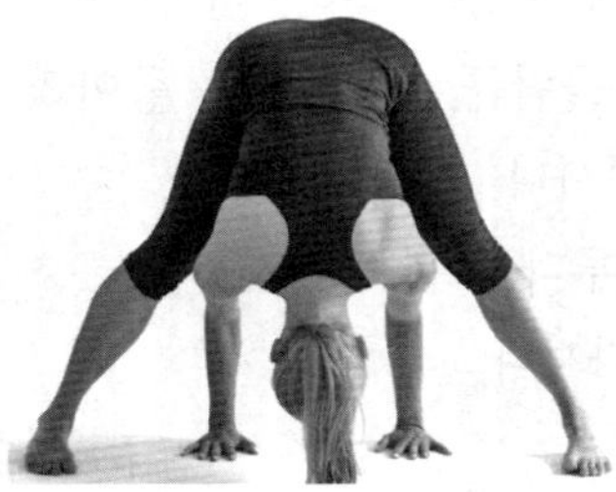

프라사리타 파돗타나사나 A (Prasarita Padottanasana A)

다리 벌려 앞으로 숙인 자세 A

1. 요가자세를 위한 준비

- 시작

시작에 필요한 부분: 이 자세의 모든 변형동작: 엉덩이 모음근과 폄근, 등 폄근, 어깨 올림근. 변형 C: 어깨 굽힘근, 팔꿈치 굽힘근.

시작을 돕는 요가자세: 아도 무카 스바나사나, 숩타 밧다 코나사나, 숩타 파당구스타사나,

웃타나사나, 웃티타 트리코나사나.

- 안정화

안정화가 필요한 부분: 발 내재근, 무릎 폄근, 엉덩이 안정근(특히, 굽힘근과 모음근), 배가로근, 등 폄근, 어깨 내림근. 변형 C: 어깨 굽힘근.

안정화를 돕는 요가자세: 아도 무카 스바나사나, 안자네야사나, 아르다 웃타나사나, 아슈타 찬드라사나, 밧다 코나사나, 단다사나, 말라사나, 파르스봇타나사나, 웃타나 프라시타사나, 웃타나사나, 웃티타 파르스바코나사나, 웃티타 트리코나사나, 비라바드라사나 Ⅰ, Ⅱ.

2. 요가자세로 준비할 수 있는 동작:

웃타나사나, 살람바 시르사사나 Ⅰ, 팔로 균형을 잡는 시르사사나 Ⅱ에서 빈야사로 전환, 우파비스타 코나사나, 바카사나.

3. 대치 요가자세

말라사나, 웃타나사나, 아도 무카 스바나사나, 발라사나.

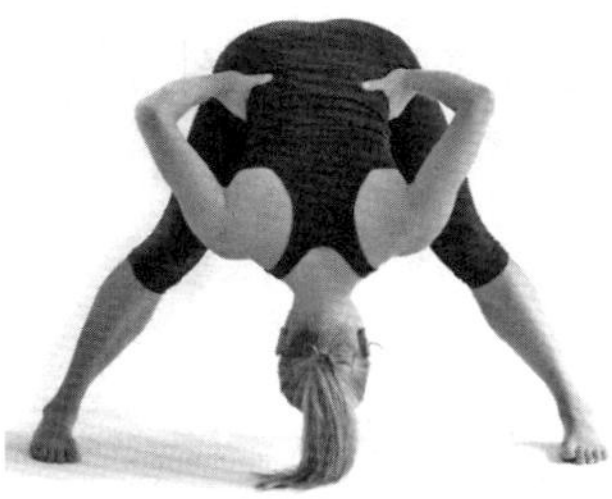

프라사리타 파돗타나사나 B
(Prasarita Padottanasana B)
다리 벌려 앞으로 숙인 자세 B

1. 요가자세를 위한 준비

- 시작

시작에 필요한 부분: 모든 변형동작: 엉덩이 모음근과 폄근, 등 폄근, 어깨 올림근. 변형 C: 어깨 굽힘근, 팔꿈치 굽힘근.

시작을 돕는 요가자세: 아도 무카 스바나사나, 숩타 밧다 코나사나, 숩타 파당구스타사나, 웃타나사나, 웃티타 트리코나사나.

- 안정화

안정화가 필요한 부분: 발 내재근, 무릎 폄근, 엉덩이 안정근(특허, 굽힘근과 모음근), 배가로근, 등 폄근, 어깨 내림근. 변형 C: 어깨 굽힘근.

안정화를 돕는 요가자세: 아도 무카 스바나사나, 안자네야사나, 아르다 웃타나사나, 아슈타 찬드라사나, 밧다 코나사나, 단다사나, 말라사나, 파르스봇타나사나, 웃타나 프라시타사나, 웃타나사나, 웃티타 파르스바코나사나, 웃티타 트리코나사나, 비라바드라사나 Ⅰ과 Ⅱ.

2. 요가자세로 준비할 수 있는 동작:

웃타나사나, 우파비스타 코나사나, 바카사나.

3. 대치 요가자세

말라사나, 웃타나사나, 아도 무카 스바나사나, 발라사나.

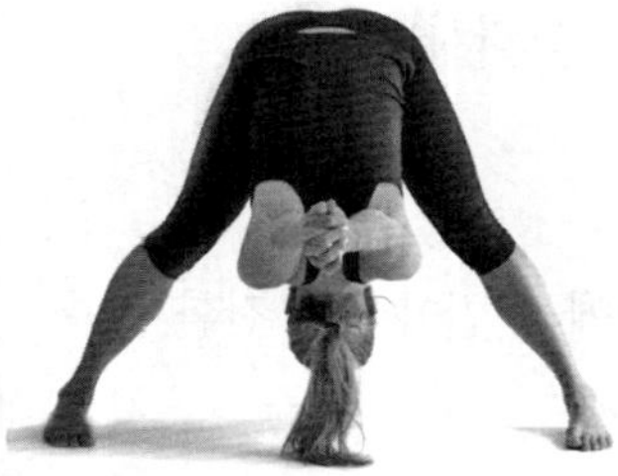

프라사리타 파돗타나사나 C

(Prasarita Padottanasana C)

다리 벌려 앞으로 숙인 자세 C

1. 요가자세를 위한 준비

- 시작

시작에 필요한 부분: 모든 변형동작: 엉덩이 모음근과 폄근, 등 폄근, 어깨 올림근. 변형 C: 어깨 굽힘근, 팔꿈치 굽힘근.

시작을 돕는 요가자세: 아도 무카 스바나사나, 숩타 밧다 코나사나, 숩타 파당구스타사나, 웃타나사나, 웃티타 트리코나사나.

- 안정화

안정화가 필요한 부분: 발 내재근, 무릎 폄근, 엉덩이 안정근(특히, 굽힘근과 모음근), 배가로근, 등 폄근, 어깨 내림근. 변형 C: 어깨 굽힘근.

안정화를 돕는 요가자세: 아도 무카 스바나사나, 안자네야사나, 아르다 웃타나사나, 아슈타 찬드라사나, 밧다 코나사나, 단다사나, 말라사나, 파르스봇타나사나, 웃타나 프라시타사나, 웃타나사나, 웃티타 파르스바코나사나, 웃티타 트리코나사나, 비라바드라사나 I 과 II.

2. 요가자세로 준비할 수 있는 동작:

바카사나, 푸르스봇타나사나, 세투 반다 사르방가사나, 살람바 사르방가사나.

3. 대치 요가자세

말라사나, 가루다사나, 웃타나사나, 아도 무카 스바나사나, 발라사나.

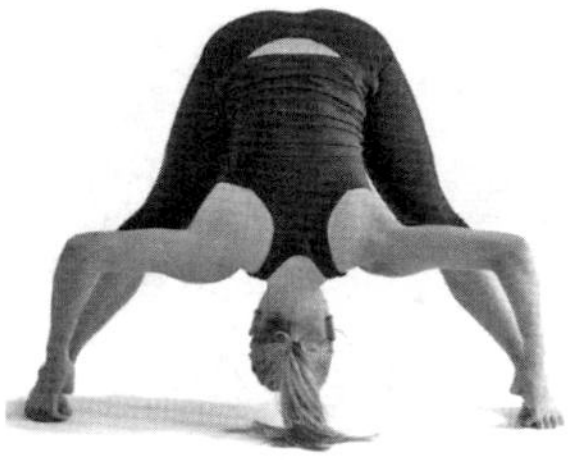

프라사리타 파돗타나사나 D (Prasarita Padottanasana D)

다리 벌려 앞으로 숙인 자세 D

1. 요가자세를 위한 준비

- 시작

시작에 필요한 부분: 모든 변형동작: 엉덩이 모음근과 폄근, 등 폄근, 어깨 올림근. 변형 C: 어깨 굽힘근, 팔꿈치 굽힘근.

시작을 돕는 요가자세: 아도 무카 스바나사나, 숩타 밧다 코나사나, 숩타 파당구스타사나, 웃타나사나, 웃티타 트리코나사나.

- 안정화

안정화가 필요한 부분: 발 내재근, 무릎 폄근, 엉덩이 안정근(특히, 굽힘근과 모음근), 배가로근, 등 폄근, 어깨 내림근. 변형 C: 어깨 굽힘근.

안정화를 돕는 요가자세: 아도 무카 스바나사나, 안자네야사나, 아르다 웃타나사나, 아슈타 찬드라사나, 밧다 코나사나, 단다사나, 말라사나, 파르스봇타나사나, 웃타나 프라시타사나, 웃타나사나, 웃티타 파르스바코나사나, 웃티타 트리코나사나, 비라바드라사나 Ⅰ, Ⅱ.

2. 요가자세로 준비할 수 있는 동작:

바카사나, 웃타나사나, 우파비스타 코나사나.

3. 대치 요가자세

말라사나, 웃타나사나, 아도 무카 스바나사나, 발라사나.

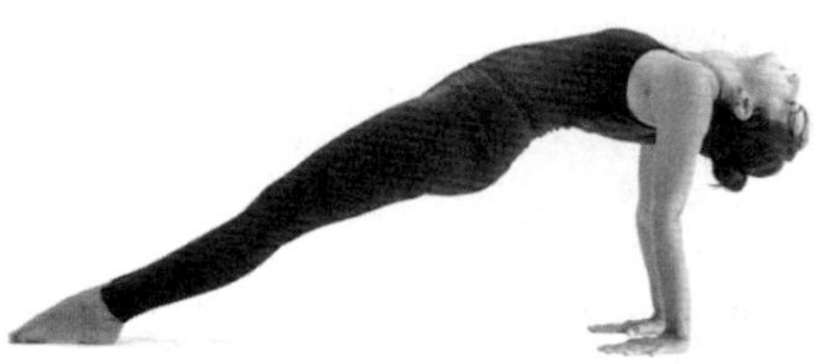

푸르스봇타나사나 (Pursvottanasana)

몸 앞쪽 강하게 늘리는 자세

1. 요가자세를 위한 준비

- 시작

시작에 필요한 부분: 발 등굽힘근, 엉덩이 굽힘근, 복근, 가슴, 어깨 굽힘근과 올림근, 목.

시작을 돕는 요가자세: 안자네야사나, 프라사리타 파돗타나사나 C, 세투 반다 사르방가사나, 우스트라사나, 비라사나.

• 안정화

안정화가 필요한 부분: 손목 협력근, 팔 안쪽돌림근, 어깨 안정근(특히, 돌림근과 내림근), 목, 등 폄근, 배가로근, 엉덩이 폄근과 모음근, 종아리.

안정화를 돕는 요가자세: 아도 무카 스바나사나, 아르다 웃타나사나, 차투랑가 단다사나, 단다사나, 마츠야사나, 나바사나, 팔라카사나, 살라바사나 A와 C, 살람바 사르방가사나, 세투 반다 사르방가사나, 숩타 비라사나, 타다사나, 우르드바 다누라사나, 우르드바 무카 스바나사나, 우스트라사나, 바시스타사나.

2. 요가자세로 준비할 수 있는 동작:

에카 파다의 변형동작, 아도 무카 스바나사나.

3. 대치 요가자세

아도 무카 스바나사나, 손목 요법, 발라사나, 숩타 파리바르타나사나, 앉아서 하는 굽히기 자세.

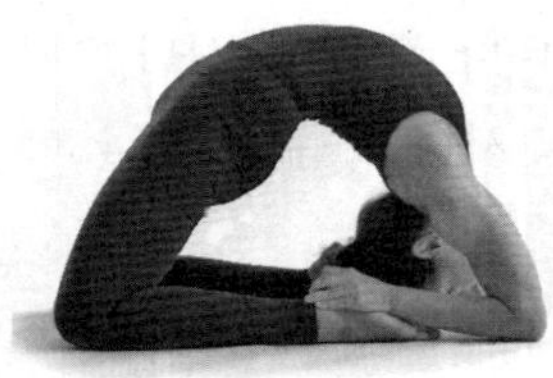

라즈 카포타사나 (Raj Kapotasana)

왕 비둘기 자세

1. 요가자세를 위한 준비

• 시작

시작에 필요한 부분: 무릎 굽힘근, 엉덩이 굽힘근, 발 등굽힘근, 복근, 가슴, 어깨 올림근과 굽힘근, 등 상부 근육, 손목 굽힘근.

시작을 돕는 요가자세: 부장가사나, 다누라사나, 라구 바즈라사나, 나라비랄라사나, 살라바사나 A, B, C, 우르드바 무카 스바나사나, 우스트라사나.

• 안정화

안정화가 필요한 부분: 손목 협력근, 팔꿈치 굽힘근, 팔 가쪽돌림근, 가슴, 어깨 안정근(특히, 모음근, 내밈근과 돌림근), 목, 배가로근, 등 폄근, 엉덩이 모음근과 굽힘근, 무릎 굽힘근, 종아리.

안정화를 돕는 요가자세: 안자네야사나, 아슈타 찬드라사나, 베카사나, 부장가사나, 비달라사나, 다누라사나, 에카 파다 라즈 카포타사나Ⅱ, 세투 반다 사르방가사나, 살라바사나 B, 숩타 비라사나, 우르드바 다누라사나, 우르드바 무카 스바나사나, 우스트라사나.

2. 요가자세로 준비할 수 있는 동작:

절정 자세(peak pose), 라구 바즈라사나.

3. 대치 요가자세

엎드린 사바사나, 간단한 비틀기 동작, 빈야사 시리즈, 발라사나, 사바사나.

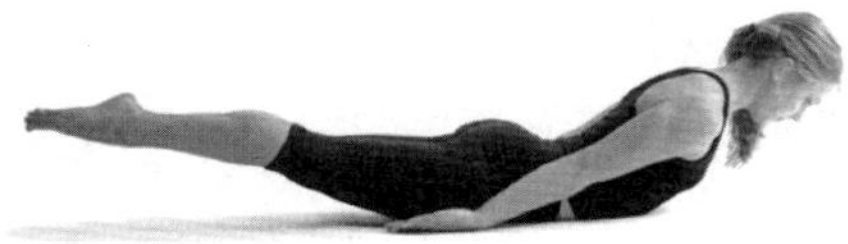

살라바사나 A, B, C (Salabhasana A, B, C)

메뚜기 자세 A, B, C

1. 요가자세를 위한 준비

- 시작

시작에 필요한 부분: 모든 자세: 복근, 엉덩이 굽힘근, 무릎 굽힘근, 발 등굽힘근, 가슴, 어깨 올림근, 목. A, C: 어깨 굽힘근. B: 어깨 폄근.

시작을 돕는 요가자세: 모든 간단한 비틀기 동작들, 발라사나, 숩타 밧다 코나사나.

- 안정화

안정화가 필요한 부분: 등 폄근, 엉덩이 폄근과 모음근, 배가로근, 어깨 들임근, 목, 무릎 폄근, 발 등굽힘근. A: 어깨 폄근, 팔꿈치 굽힘근, 손목 협력근. B: 어깨 굽힘근, 팔 가쪽돌림근, 팔꿈치 폄근. C: 어깨 폄근과 모음근, 손목 협력근.

안정화를 돕는 요가자세: 비달라사나. 살라바사나의 요가자세들은 그 자체로 일반적인 수련과 모든 젖히기 동작들의 준비 동작이다.

2. 요가자세로 준비할 수 있는 동작:

살라바사나 A와 B와 C로 전환, 다누라사나, 베카사나, 부장가사나, 세투 반다 사르방가사나.

3. 대치 요가자세

발라사나, 간단한 비틀기 동작들, 숩타 밧다 코나사나, 앉아서 하는 굽히기 동작들.

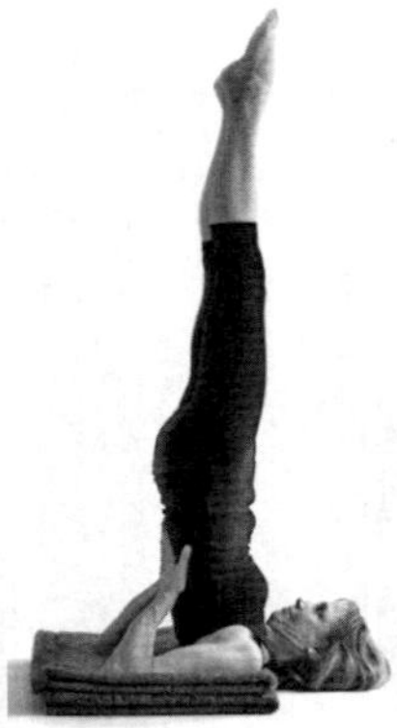

살람바 사르방가사나 (Salamba Sarvangasana)
어깨 서기 자세

1. 요가자세를 위한 준비

● 시작

시작에 필요한 부분: 목, 가슴, 어깨 굽힘근, 등 폄근, 엉덩이 굽힘근.

시작을 돕는 요가자세: 안자네야사나, 할라사나, 프라사리타 파돗타나사나 C, 세투 반다 사르방가사나, 비파리타 카라니, 비라사나.

● 안정화

안정화가 필요한 부분: 어깨 안정근(특히, 들임근, 모음근과 폄근), 팔꿈치 굽힘근, 손목 굽힘근, 등 폄근, 엉덩이 폄근과 모음근, 다리 안쪽돌림근, 무릎 폄근, 발 등굽힘근.

안정화를 돕는 요가자세: 아도 무카 스바나사나, 아르다 웃타나사나, 비달라사나, 프라사리타 파돗타나사나 C의 팔, 팔라카사나, 푸르스봇타나사나, 세투 반다 사르방가사나, 타다사나, 웃타나사나.

2. 요가자세로 준비할 수 있는 동작:

우르드바 파드마사나, 한 다리씩 움직여 세투 반다 사르방가사나로 전환, 차코라사나.

3. 대치 요가자세

발라사나, 할라사나, 목 요법, 사바사나, 마츠야사나의 준비 동작, 웃타나 파다사나.

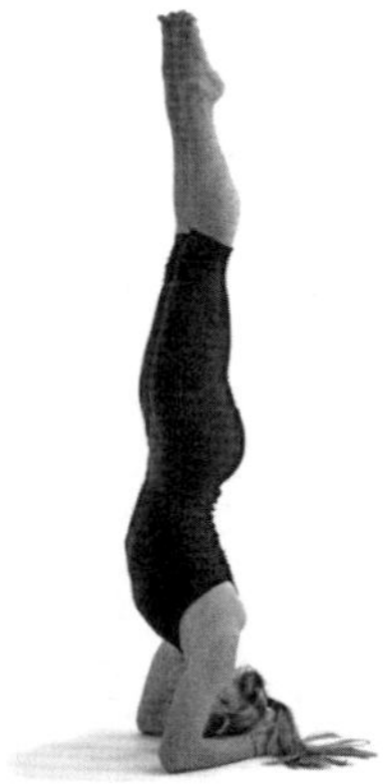

살람바 시르사사나 I (Salamba Sirsasana I)

물구나무 자세/ 머리 서기 자세 I

1. 요가자세를 위한 준비

● 시작

시작에 필요한 부분: 어깨 폄근과 들임근.

시작을 돕는 요가자세: 아도 무카 스바나사나, 핀차 마유라사나, 팔라카사나, 살람바 시르사사나Ⅱ, 쉬슈라사나, 웃타나사나, 복부의 코어작업(core work).

● 안정화

안정화가 필요한 부분: 팔꿈치 협력근, 어깨 안정근(특히, 굽힘근, 내밈근과 들임근), 목, 배빗근, 복근, 등 폄근, 엉덩이 굽힘근, 모음근과 폄근, 다리 안쪽돌림근, 무릎 폄근.

안정화를 돕는 요가자세: 아도 무카 스바나사나, 아도 무카 브릭사사나, 아르다 웃타나사나, 아슈타 찬드라사나, 차투랑가 단다사나, 나바사나, 팔라카사나, 쉬슈라사나, 우르드바 다누라사나, 우르드바 하스타사나, 웃타나사나.

2. 요가자세로 준비할 수 있는 동작:

양쪽으로 비틀기 동작을 한 다음 네 다리로 엎드렸다가 파드마사나 자세로 전환, 파르스바이카파다 시르사사나(Parsvaikapada Sirsasana), 우르드바 단다사나.

3. 대치 요가자세

발라사나, 아도 무카 스바나사나에서 목에서 힘을 빼고 머리를 흔들어 목 요법을 실시한다. 살람바 사르방가사나.

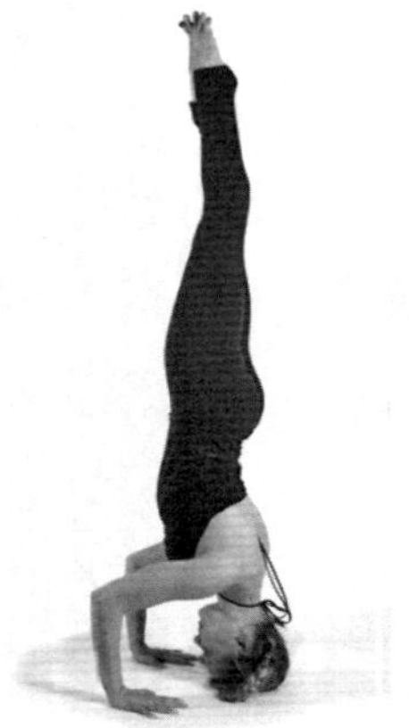

살람바 시르사사나 II (Salamba Sirsasana II)

물구나무 자세/ 머리 서기 자세 II

1. 요가자세를 위한 준비

- 시작

시작에 필요한 부분: 어깨 들임근.

시작을 돕는 요가자세: 프라사리타 파돗타나사사나 B, 세투 반다 사르방가사나, 살람바 시르사사나 I과 그 준비 동작들.

- 안정화

안정화가 필요한 부분: 손목 협력근, 팔꿈치 협력근, 어깨 안정근(특히, 굽힘근, 내밈근과 들임근), 팔 가쪽돌림근, 목, 배빗근, 복근, 등 폄근, 엉덩이 굽힘근, 모음근과 폄근, 다리 안쪽돌림근, 무릎 폄근.

안정화를 돕는 요가자세: 아도 무카 스바나사나, 아도 무카 브릭사사나, 아르다 웃타나사나, 아슈타 찬드라사나, 바카사나, 차투랑가 단다사나, 나바사나, 팔라카사나, 프라사리타 파돗타나사나 A, 쉬슈라사나, 우르드바 다누라사나, 우르드바 하스타사나, 웃타나사나.

2. 요가자세로 준비할 수 있는 동작:

팔로 균형을 잡는 빈야사-프라사리타 파돗타나사나에서 살람바 시르사사나 II, 바카사나로 이동했다가 다시 역순으로 이동한다. 그런 뒤 차투랑가 단다사나로 전환한다.

3. 대치 요가자세

발라사나, 아도 무카 스바나사나: 목에서 힘을 빼고 머리를 흔들어 목 요법을 실시한다. 살람바 사르방가사나.

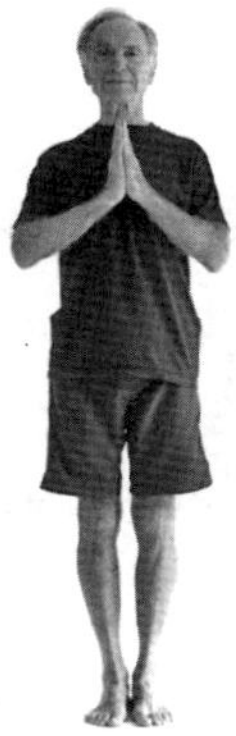

사마스티히 (Samastihi)

균형잡고 선 자세

1. 요가자세를 위한 준비

- 시작

시작에 필요한 부분: 가슴, 어깨 올림근, 마음.

시작을 돕는 요가자세: 타다사나.

- 안정화

안정화가 필요한 부분: 발 내재근, 무릎 폄근, 엉덩이 협력근, 배가로근, 등 폄근, 어깨 내림근, 목.

안정화를 돕는 요가자세: 비달라사나, 타다사나.

2. 요가자세로 준비할 수 있는 동작:

서서 하는 자세들, 웃카타사나, 브릭사사나.

3. 대치 요가자세

웃타나사나, 아르다 웃타나사나, 아도 무카 스바나사나, 발라사나.

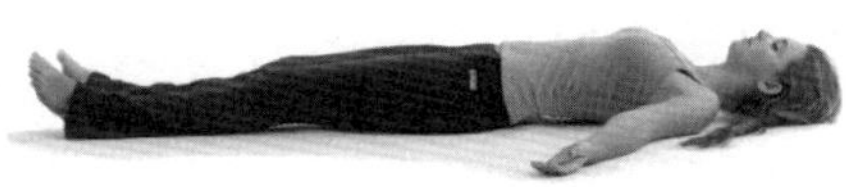

사바사나 (Savasana)

송장 자세

1. 요가자세를 위한 준비

- 시작

시작에 필요한 부분: 모든 부분.

시작을 돕는 요가자세: 수련 뒤의 통합을 위한 요가자세.

- 안정화

안정화가 필요한 부분: 바닥 부분.

안정화를 돕는 요가자세: 수련 뒤의 마지막 회복 요가자세.

2. 요가자세로 준비할 수 있는 동작:

브통 수련의 마지막 자세로 실시: 회복을 위한 이 동작을 마친 후에 천천히 움직여 앉는다.

3. 대치 요가자세

수련 마지막에 이 요가자세를 적어도 5분 이상 실시한다. 하나의 요가자세로 수련할 때는 더 짧게 유지한다.

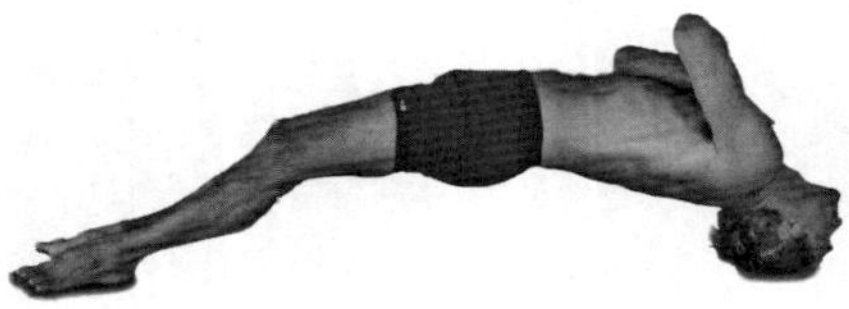

세투 반다사나 (Setu Bandhasana)

머리 댄 다리 자세

1. 요가자세를 위한 준비

- 시작

시작에 필요한 부분: 발 등굽힘근, 무릎 굽힘근, 엉덩이 굽힘근, 복근, 가슴, 어깨 들임근, 목.
시작을 돕는 요가자세: 마츠야사나, 살라바사나 A와 B와 C, 살람바 시르사사나Ⅱ, 우르드바 다누라사나, 우르드바 무카 스바나사나, 비파리타 단다사나.

- 안정화

안정화가 필요한 부분: 목, 어깨 내밈근, 들임근과 모음근, 등 폄근, 배가로근, 엉덩이 폄근과 모음근, 다리 안쪽돌림근, 무릎 폄근, 발 등굽힘근.
안정화를 돕는 요가자세: 안자네야사나, 아슈타 찬드라사나, 베카사나, 부장가사나, 비달라사나, 다누라사나, 에카 파다 라즈 카포타사나Ⅱ, 라즈 카포타사나, 세투 반다 사르방가사나, 살라바사나 A, C, 살람바 시르사사나Ⅰ, Ⅱ, 숩타 비라사나, 우르드바 다누라사나, 우르드바 무카 스바나사나, 우스트라사나, 비파리타 단다사나.

2. 요가자세로 준비할 수 있는 동작:

이 동작은 절정을 이루는 요가자세이다!

3. 대치 요가자세

아드 무카 스바나사나: 목에서 힘을 빼고 머리를 흔들어 목 요법을 실시한다.

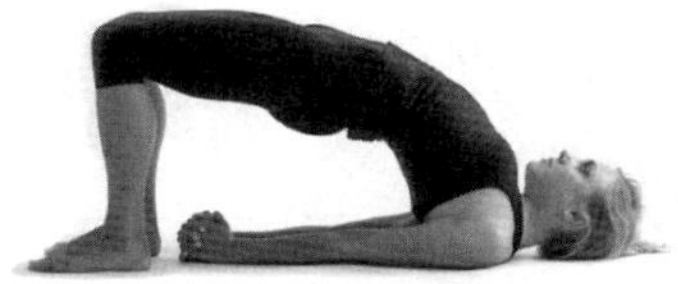

세투 반다 사르방가사나 (Setu Bandha Sarvangasana)
다리 자세

1. 요가자세를 위한 준비

● 시작

시작에 필요한 부분: 팔꿈치 굽힘근, 어깨 굽힘근과 올림근, 가슴, 엉덩이 굽힘근, 다리 가쪽돌림근.

시작을 돕는 요가자세: 베카사나, 부장가사나, 다누라사나, 살라바사나 A와 C, 세투 반다사나 사르방가사나, 숩타 비라사나, 우르드바 무카 스바나사나, 우스트라사나.

● 안정화

안정화가 필요한 부분: 어깨 안정근(특히, 들임근, 모음근과 폄근), 등 폄근, 엉덩이 폄근과 모음근, 다리 안쪽돌림근, 발 모음근.

안정화를 돕는 요가자세: 부장가사나, 다누라사나, 에카 파다 라즈 카포타사나 I, 살람바 사르방가사나, 세투 반다 사르방가사나, 숩타 비라사나, 우르드바 무카 스바나사나, 우스트라사나.

2. 요가자세로 준비할 수 있는 동작:

우르드바 다누라사나와 부장가사나와 에카 파다 변형동작들과 같이 강한 젖히기 자세들을 한 다음 살람바 사르방가사나로 전환한다.

3. 대치 요가자세

아파나사나, 간단한 비틀기 동작, 숩타 밧다 코나사나, 아난다 발라사나, 발라사나, 앉아서 하는 굽히기 자세들.

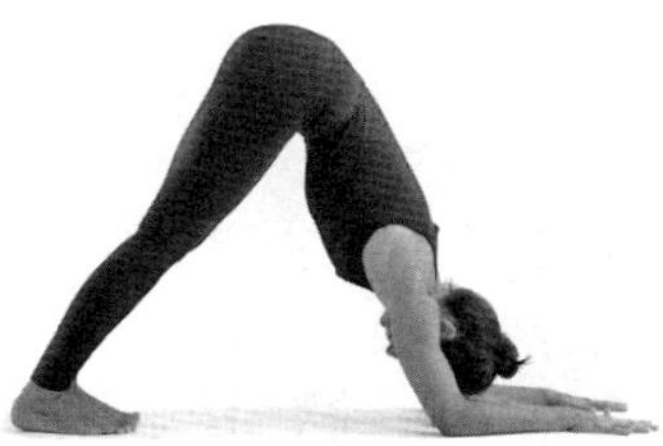

쉬슈라사나 (Shishulasana)
돌고래 자세

1. 요가자세를 위한 준비

● 시작

시작에 필요한 부분: 종아리, 무릎 굽힘근, 엉덩이 폄근, 어깨 폄근과 들임근, 팔 안쪽돌림근.

시작을 돕는 요가자세: 아나하타사나, 아르다 웃타나사나, 비달라사나, 팔라카사나,

웃타나사나. 팔과 어깨를 위한 팔의 회복 동작: 우르드바 하스타사나, 고무카사나, 가루다사나.

- 안정화

안정화가 필요한 부분: 발 내재근, 다리 안쪽돌림근, 엉덩이 굽힘근과 모음근, 등 폄근, 배가로근, 어깨 안정근(특히, 내밈근과 굽힘근), 팔 가쪽돌림근, 팔꿈치 굽힘근, 손목 요법.
안정화를 돕는 요가자세: 아도 무카 스바나사나, 아르다 웃타나사나, 비달라사나, 차투랑가 단다사나, 가루다사나, 팔라카사나, 웃타나사나.

2. 요가자세로 준비할 수 있는 동작:

부장가사나, 베카사나, 다누라사나, 카포타사나, 라구 바즈라사나, 라즈 카포타사나, 우르드바 다누라사나와 같은 다른 젖히기 자세들.

3. 대치 요가자세

발라사나, 앉아서 하는 굽히기 자세들, 간단한 비틀기 동작들, 숩타 밧다 코나사나.

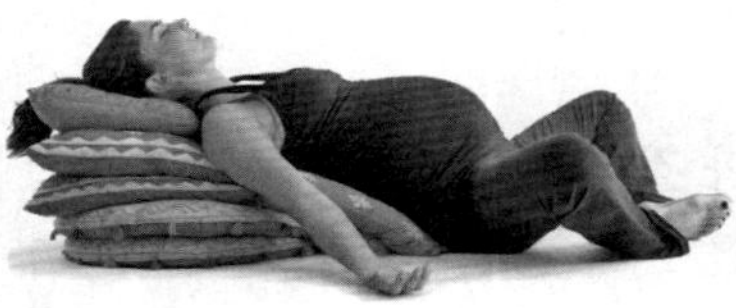

숩타 밧다 코나사나 (Supta Baddha Konasana)

누운 나비 자세

1. 요가자세를 위한 준비

- 시작

시작에 필요한 부분: 엉덩이 모음근, 다리 안쪽돌림근, 복근, 가슴.
시작을 돕는 요가자세: 밧다 코나사나와 그 준비 동작, 숩타 파당구스타사나, 숩타 비라사나, 웃티타 트리코나사나, 비라바드라사나Ⅱ.

- 안정화

안정화에 필요한 것들: 끈과 베개
안정화를 돕는 요가자세: 이 동작 자체가 회복을 돕는 동작으로 단독, 또는 수련 끝에 한다.

2. 요가자세로 준비할 수 있는 동작:

엉덩뼈 또는 어깨뼈 사이 척추 아래에 베개받침을 받치고 수련한다. 팔과 허벅지를 모래주머니로 받친다.

3. 대치 요가자세

아파나사나, 아난다 발라사나, 숩타 파리바르타나사나, 비파리타 카라니, 사바사나.

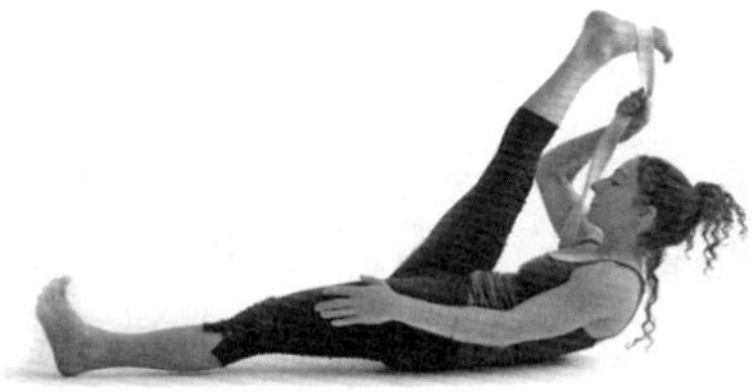

숩타 파당구스타사나 (Supta Padangusthasana)

누워서 엄지발가락 잡는 자세

1. 요가자세를 위한 준비

● 시작

시작에 필요한 부분: 바닥에 뻗은 다리: 발 등굽힘근, 무릎 굽힘근, 엉덩이 굽힘근. 올린 다리: 엉덩이 폄근, 무릎 굽힘근. 등 폄근, 어깨 올림근, 목.

시작을 돕는 요가자세: 아도 무카 스바나사나, 아파나사나, 밧다 코나사나.

● 안정화

안정화가 필요한 부분: 바닥에서 뻗은 다리: 엉덩이 폄근과 모음근. 올린 다리: 엉덩이 굽힘근. 다리 안쪽돌림근, 무릎 폄근, 발 등굽힘근, 배빗근, 배가로근, 어깨 들임근.

안정화를 돕는 요가자세: 이 요가자세 자체가 엉덩이 폄근과 종아리을 시작하기 위한 준비와 회복을 위한 자세. 아도 무카 스바나사나, 단다사나, 타다사나, 웃타나 프라시타사나.

2. 요가자세로 준비할 수 있는 동작:

숩타 코나사나, 우파비스타 코나사나, 쿠르마사나, 우바야 파당구스타사나, 우르드바 무카 파스치못타나사나, 웃티타 하스타 파당구스타사나.

3. 대치 요가자세

아파나사나, 숩타 파리바르타나사나, 비파리타 카라니, 사바사나.

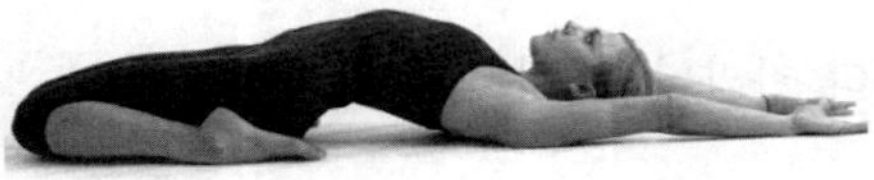

숩타 비라사나 (Supta Virasana)

누운 영웅 자세

1. 요가자세를 위한 준비

- 시작

시작에 필요한 부분: 발 등굽힘근, 무릎 굽힘근, 엉덩이 모음근과 굽힘근, 복근, 가슴, 어깨 폄근.

시작을 돕는 요가자세: 안자네야사나, 세투 반다 사르방가사나, 우스트라사나, 비라사나.

- 안정화

안정화가 필요한 부분: 엉덩이 폄근, 다리 안쪽돌림근, 무릎 굽힘근, 배가로근, 어깨 들임근과 굽힘근, 팔꿈치 폄근.

안정화를 돕는 요가자세: 안자네야사나, 아슈타 찬드라사나, 발라사나, 바라드바즈라사나 A, B, 베카사나, 부장가사나, 비달라사나, 다누라사나, 가루다사나, 마츠야사나, 파리브릿타 파르스바코나사나, 파리브릿타 웃카타사나, 라즈 카포타사나, 세투 반다 사르방가사나, 우르드바 무카 스바나사나, 우스트라사나, 비라사나.

2. 요가자세로 준비할 수 있는 동작:

라구 바즈라사나, 카포타사나, 라즈 카포타사나, 발가락을 굽힌 프라파다 파르얀카사나 (Prapada Paryankasana).

3. 대치 요가자세

비달라사나, 아도 무카 스바나사나, 발라사나, 아난다 발라사나, 간단한 비틀기 동작들, 숩타 밧다 코나사나, 앉아서 하는 굽히기 자세.

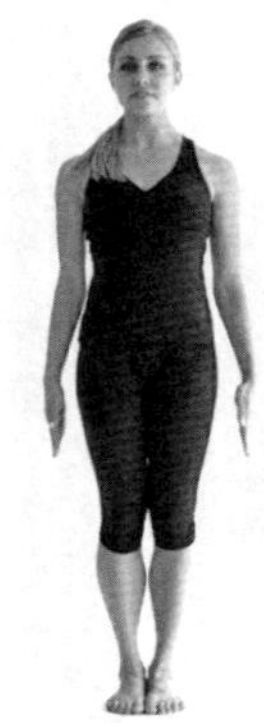

타다사나 (Tadasana)

산 자세

1. 요가자세를 위한 준비

- 시작

시작에 필요한 부분: 어깨 올림근.

시작을 돕는 요가자세: 사바사나, 비달라사나.

- 안정화

  안정화가 필요한 부분: 발 내재근, 무릎 폄근, 엉덩이 협력근, 배가로근, 등 굽힘근, 어깨 내림근, 팔 가쪽돌림근, 목.

  안정화를 돕는 요가자세: 타다사나 자체가 다른 모든 요가자세의 준비 동작임.

2. 요가자세로 준비할 수 있는 동작:

브릭사사나와 서서 하는 다른 동작들, 웃카타사나.

3. 대치 요가자세

웃타나사나, 아르다 웃타나사나, 아도 무카 스바나사나, 발라사나.

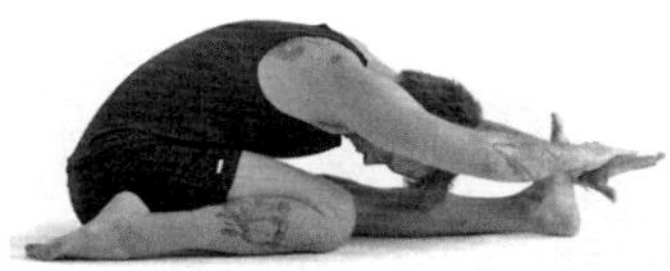

티리앙 무카 에카 파다 파스치못타나사나
(Tiriang Mukha Eka Pada Paschimottanasana)
한 다리 밖으로 접은 굽히기 자세

1. 요가자세를 위한 준비

- 시작

  시작에 필요한 부분: 굽힌 다리: 발 등굽힘근, 무릎 폄근. 뻗은 다리: 종아리, 무릎 굽힘근. 엉덩이 폄근, 등 폄근, 어깨 폄근, 들임근과 올림근.

  시작을 돕는 요가자세: 단다사나, 자누 시르사사나, 파스치못타나사나, 비라사나.

- 안정화

  안정화가 필요한 부분: 엉덩이 굽힘근. 뻗은 다리: 안쪽돌림근, 무릎 폄근, 발 등굽힘근. 굽힌 다리: 안쪽돌림근, 무릎 굽힘근. 엉덩이 모음근, 배가로근, 등 폄근, 배빗근, 어깨 내림근.

  안정화를 돕는 요가자세: 아도 무카 스바나사나, 바라드바즈라사나 A, B, 발라사나, 단다사나, 가루다사나, 마리챠사나 A, C, 파다 하스타사나, 파당구스타사나, 파리브릿타 웃카타사나, 파스치못타나사나, 비라사나.

2. 요가자세로 준비할 수 있는 동작:

크로운차사나(Krounchasana), 우바야 파당구스타사나, 우르드바 무카 파스치못타나사나.

3. 대치 요가자세

우르드바 무카 스바나사나, 아도 무카 스바나사나, 아파나사나, 아난다 발라사나, 숩타 파리바르타나사나.

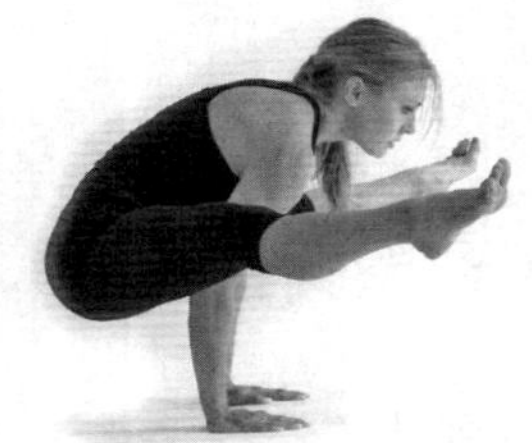

팃티바사나 (Tittibhasana)

개똥벌레 자세

1. 요가자세를 위한 준비

- 시작

시작에 필요한 부분: 손목 굽힘근, 팔꿈치 굽힘근, 어깨 굽힘근, 등 폄근, 엉덩이 모음근과 폄근, 무릎 굽힘근, 발목 등굽힘근.

시작을 돕는 요가자세: 아도 무카 스바나사나, 밧다 코나사나, 바카사나, 부자피다사나, 가루다사나, 말라사나, 프라사리타 파돗타나사나 A, 우파비스타 코나사나, 웃티타 트리코나사나.

- 안정화

안정화가 필요한 부분: 손목 협력근, 팔꿈치 협력근, 어깨 안정근(특히, 굽힘근과 내밈근), 팔 가쪽돌림근, 가슴, 복근, 엉덩이 모음근과 굽힘근, 골반 기저근, 무릎 폄근, 종아리.

안정화를 돕는 요가자세: 아도 무카 스바나사나, 바카사나, 발라사나, 비달라사나, 차투랑가 단다사나, 에카 파다 코운딘야사나 B, 쿠르마사나, 말라사나, 마리챠사나 A, 나바사나, 파리브릿타 자누 시르사사나, 프라사리타 파돗타나사나 A, 살람바 시르사사나 Ⅱ, 우파비스타 코나사나, 우르드바 쿡쿠타사나, 웃타나 프라시타사나.

2. 요가자세로 준비할 수 있는 동작:

바카사나로 전환한 뒤 차투랑가 단다사나를 부자피다사나로 이동.

3. 대치 요가자세

빈야사 시리즈, 우르드바 무카 스바나사나, 아도 무카 스바나사나, 손목 요법, 발라사나.

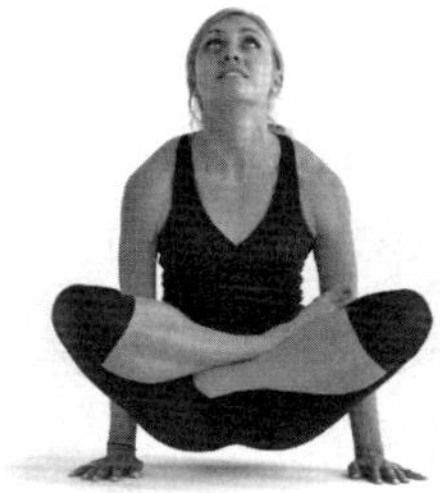

톨라사나 (Tolasana)
천칭 자세

1. 요가자세를 위한 준비
● 시작

시작에 필요한 부분: 손목 굽힘근, 팔꿈치 굽힘근, 어깨 올림근, 들임근과 굽힘근, 등 폄근, 엉덩이 모음근과 폄근, 다리 안쪽돌림근, 무릎 폄근.

시작을 돕는 요가자세: 파드마사나와 그 준비 동작들, 복부의 코어작업.

● 안정화

안정화가 필요한 부분: 손목 협력근, 팔꿈치 협력근, 어깨 안정근(특히, 굽힘근과 내밈근), 팔 가쪽돌림근, 가슴, 복근, 엉덩이 모음근과 굽힘근, 다리 안쪽돌림근, 골반 기저근, 무릎 굽힘근, 발 등굽힘근.

안정화를 돕는 요가자세: 아도 무카 스바나사나, 아그니스탐바사나, 아르다 밧다 파드못타나사나, 밧다 코나사나, 바카사나, 차투랑가 단다사나, 말라사나, 파드마사나, 팔라카사나, 우르드바 무카 스바나사나.

2. 요가자세로 준비할 수 있는 동작:
롤라사나 또는 우르드바 쿡쿠타사나로 전환.

3. 대치 요가자세
단다사나, 푸르스봇타나사나, 우르드바 무카 스바나사나, 아도 무카 스바나사나, 발라사나, 손목 요법.

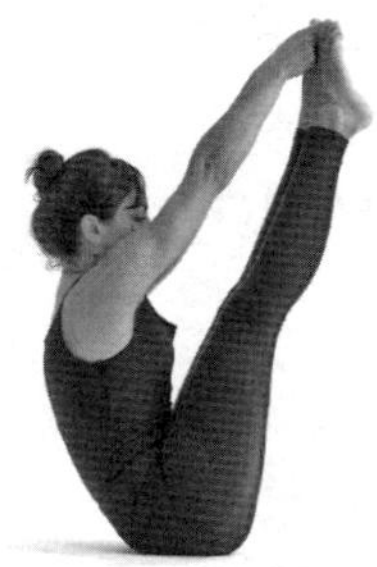

우바야 파당구스타사나 (Ubhaya Padangusthasana)
양 엄지발가락 잡은 자세

1. 요가자세를 위한 준비
● 시작

시작에 필요한 부분: 엉덩이 폄근, 등 폄근, 어깨 들임근, 가슴, 어깨 올림근, 무릎 굽힘근,

발 등굽힘근.
시작을 돕는 요가자세: 아도 무카 스바나사나, 비달라사나, 차투랑가 단다사나, 단다사나, 나바사나, 파당구스타사나, 파르스봇타나사나, 팔라카사나, 프라사리타 파돗타나사나 D, 숩타 파당구스타사나, 타다사나, 우파비스타 코나사나, 웃타나사나, 웃티타 하스타 파당구스타사나 I, II.

- 안정화

안정화가 필요한 부분: 엉덩이 굽힘근과 모음근. 다리 안쪽돌림근, 무릎 폄근, 발 등굽힘근, 등 폄근, 복근, 어깨 내밈근과 들임근, 팔꿈치 폄근.
안정화를 돕는 요가자세: 아도 무카 스바나사나, 아르다 웃타나사나, 발라사나, 단다사나, 마리챠사나 A, 나바사나, 파당구스타사나, 파르스봇타나사나, 프라사리타 파돗타나사나 D, 우파비스타 코나사나, 웃티타 하스타 파당구스타사나 I, II.

2. 요가자세로 준비할 수 있는 동작:

우르드바 무카 파스치못타나사나, 파리푸르나 나바사나로 전환한 뒤 다시 역순으로 실시한다.

3. 대치 요가자세

앉아서 하거나 누워서 하는 간단한 비틀기 동작들, 숩타 밧다 코나사나, 아파나사나, 사바사나.

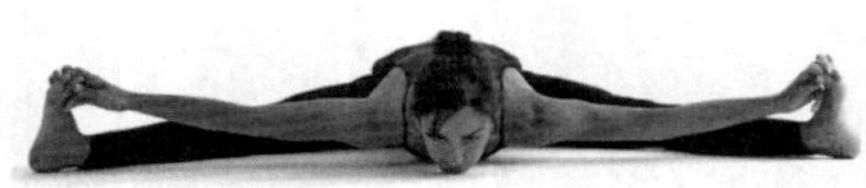

우파비스타 코나사나 (Upavista Konasana)

박쥐 자세

1. 요가자세를 위한 준비

- 시작

시작에 필요한 부분: 엉덩이 모음근과 폄근, 다리 안쪽돌림근, 무릎 굽힘근, 종아리, 등 폄근, 가슴, 팔꿈치 굽힘근.
시작을 돕는 요가자세: 밧다 코나사나, 단다사나, 파스치못타나사나, 프라사리타 파돗타나사나 A, 숩타 파당구스타사나, 웃티타 트리코나사나.

- 안정화

안정화가 필요한 부분: 엉덩이 굽힘근, 다리 가쪽돌림근, 무릎 폄근, 발 등굽힘근, 배가로근, 등 폄근, 어깨 들임근과 모음근.
안정화를 돕는 요가자세: 아도 무카 스바나사나, 아그니스탐바사나, 아르다 웃타나사나, 밧다 코나사나, 발라사나, 비달라사나, 단다사나, 말라사나, 파당구스타사나, 파스치못타나사나,

프라사리타 파돗타나사나 D, 숩타 파당구스타사나, 웃타나 프라시타사나, 웃티타 하스타 파당구스타사나 Ⅰ, Ⅱ, 웃티타 트리코나사나, 비라바드라사나 Ⅱ.

2. 요가자세로 준비할 수 있는 동작:

쿠르마사나, 팃티바사나와 부자피다사나로 이동하고 다시 숩타 코나사나로 돌아간 뒤 일어선다.

3. 대치 요가자세

다누라사나, 마리챠사나 C, 비라사나, 고무카사나, 아도 무카 스바나사나, 발라사나.

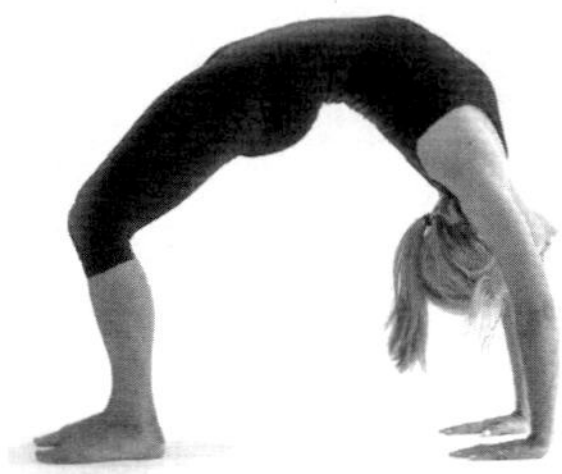

우르드바 다누라사나 (Urdhva Dhanurasana)

위로 향한 활 자세 / 수레바퀴 자세

1. 요가자세를 위한 준비

- 시작

시작에 필요한 부분: 엉덩이 굽힘근, 다리 가쪽돌림근, 복근, 가슴, 어깨 올림근과 들임근과 폄근, 손목 요법.

시작을 돕는 요가자세: 부장가사나, 아슈타 프라남, 차투랑가 단다사나, 안자네야사나, 팔라카사나.

- 안정화

안정화가 필요한 부분: 손목 협력근, 팔꿈치 폄근, 팔 가쪽돌림근, 어깨 안정근(특히, 들임근, 내밈근과 굽힘근), 등 폄근, 배가로근, 엉덩이 폄근과 모음근, 발 내재근.

안정화를 돕는 요가자세: 아도 무카 스바나사나, 아도 무카 브릭사사나, 안자네야사나, 아슈타 찬드라사나, 부장가사나, 비달라사나, 차투랑가 단다사나, 다누라사나, 가루다사나의 팔 동작, 세투 반다 사르방가사나, 숩타 빌라사나, 우르드바 무카 스바나사나, 비라바드라사나 Ⅰ.

2. 요가자세로 준비할 수 있는 동작:

양발을 평행으로 유지하고 두 손을 발쪽으로 움직인다. 에카 파다 우르드바 다누라사나, 비파리타 단다사나, 머리를 등 뒤로 떨어뜨리는 동작들, 틱톡 자세.

3. 대치 요가자세

아파나사나, 간단한 비틀기 동작들, 숩타 밧다 코나사나, 아난다 발라사나, 발라사나, 앉아서 하는 굽히기 자세들.

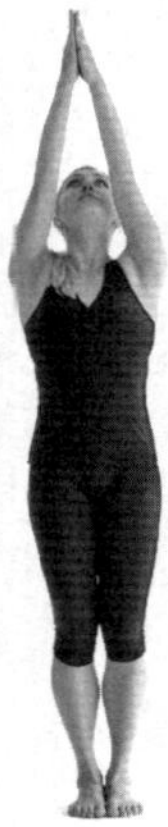

우르드바 하스타사나 (Urdhva Hastasana)

위로 팔 뻗기 자세

1. 요가자세를 위한 준비

- 시작

시작에 필요한 부분: 복근, 팔꿈치 굽힘근, 엉덩이 폄근, 어깨 폄근과 올림근, 가슴.

시작을 돕는 요가자세: 타다사나, 우르드바 하스타나사나 자체가 어깨를 구부리고 팔을 가쪽돌림해야 하는 모든 동작들의 준비 동작임.

- 안정화

안정화가 필요한 부분: 발 내재근, 무릎 폄근, 엉덩이 협력근, 배가로근, 등 폄근, 어깨 내림근과 내밈근, 팔 가쪽돌림근, 팔꿈치 폄근.

안정화를 돕는 요가자세: 우르드바 하스타나사나 자체가 어깨를 구부리고 팔을 가쪽돌림해야 하는 모든 동작들의 준비 동작임. 아도 무카 스바나사나, 쉬슈라사나.

2. 요가자세로 준비할 수 있는 동작:

스트레칭을 한 다음 다른 쪽도 한 뒤, 서서 허리에 손을 짚고 등을 뒤로 휜다. 그리고 모든 종류의 수리야 나마스카라를 실시한다.

3. 대치 요가자세

타다사나, 웃타나사나, 발라사나.

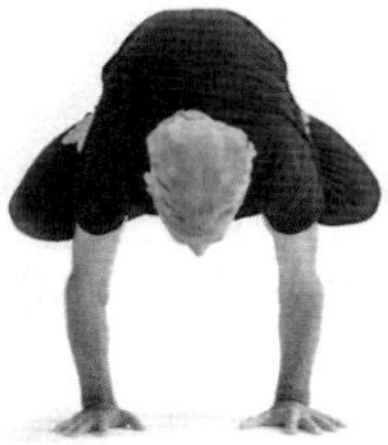

우르드바 쿡쿠타사나 (Urdhva Kukkutasana)

위로 향한 수탉 자세

1. 요가자세를 위한 준비

- 시작

시작에 필요한 부분: 손목 굽힘근, 팔꿈치 굽힘근, 어깨 올림근과 들임근, 등 폄근, 엉덩이 모음근과 폄근, 다리 안쪽돌림근, 무릎 폄근.

시작을 돕는 요가자세: 바카사나와 그 준비 동작들, 파드마사나와 그 준비 동작들, 살람바 시르사사나 II.

- 안정화

안정화가 필요한 부분: 손목 협력근, 팔꿈치 협력근, 어깨 안정근(특히, 굽힘근과 내밈근), 팔 가쪽돌림근, 복근, 엉덩이 모음근과 굽힘근, 골반 기저근, 무릎 굽힘근, 발 등굽힘근.

안정화를 돕는 요가자세: 아도 무카 스바나사나, 아그니스탐바사나, 아르다 밧다 파드못타나사나, 바카사나, 부자피다사나, 차투랑가 단다사나, 자누 시르사사나, 쿠르마사나, 롤라사나, 말라사나, 프라사리타 파돗타나사나 A, 팃티바사나, 톨라사나, 웃타나 프라시타사나.

2. 요가자세로 준비할 수 있는 동작:

살람바 시르사사나 I 빈야사, 아도 무카 브릭사사나.

3. 대치 요가자세

빈야사 시리즈, 빌라사나, 숩다 밧다 코나사나, 손목 요법.

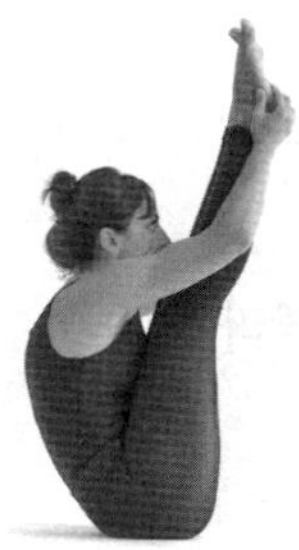

우르드바 무카 파스치못타나사나 (Urdhva Mukha Paschimottanasana)

머리를 위로 향해 늘리는 자세

1. 요가자세를 위한 준비

- 시작

시작에 필요한 부분: 엉덩이 폄근, 등 폄근, 어깨 들임근, 가슴, 어깨 올림근, 무릎 굽힘근,

발 등굽힘근.

시작을 돕는 요가자세: 아도 무카 스바나사나, 파다 하스타사나, 파당구스타사나, 파르스봇타나사나, 팔라카사나, 프라사리타 파돗타나사나 D, 숩타 파당구스타사나, 타다사나, 우파비스타 코나사나, 웃타나사나, 웃티타 하스타 파당구스타사나 Ⅰ, Ⅱ.

- 안정화

안정화가 필요한 부분: 엉덩이 굽힘근과 모음근, 다리 안쪽돌림근, 무릎 폄근, 종아리, 등 폄근, 복근, 어깨 내밈근과 들임근, 팔꿈치 폄근.

안정화를 돕는 요가자세: 아도 무카 스바나사나, 아르다 웃타나사나, 발라사나, 단다사나, 마리차사나 A, 나바사나, 파당구스타사나, 파르스봇타나사나, 프라사리타 파돗타나사나 D, 파스치못타나사나, 우파비스타 코나사나, 웃티타 하스타 파당구스타사나 Ⅰ, Ⅱ.

2. 요가자세로 준비할 수 있는 동작:

파리푸르나 나바사나로 전환한 뒤 다시 우르드바 무카 파스치못타나사나를 실시한다.

3. 대치 요가자세

우르드바 무카 스바나사나, 아도 무카 스바나사나, 아파나사나, 아난다 발라사나, 숩타 파리바르타나사나.

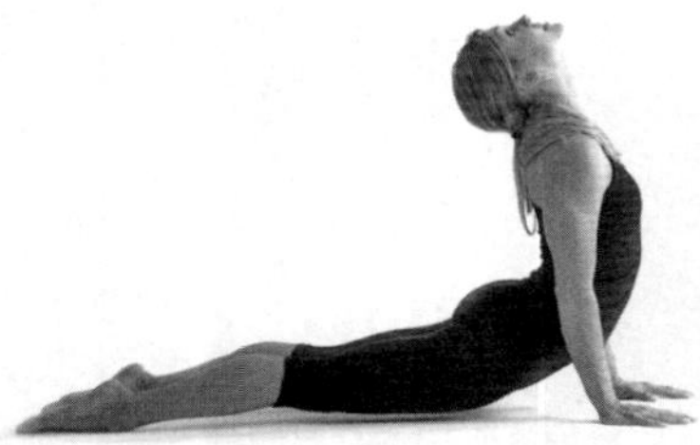

우르드바 무카 스바나사나 (Urdhva Mukha Svanasana)

얼굴이 위로 향한 개 자세

1. 요가자세를 위한 준비

- 시작

시작에 필요한 부분: 손목 굽힘근, 팔꿈치 굽힘근, 어깨 올림근과 들임근, 목, 가슴, 복근, 엉덩이 굽힘근, 무릎 굽힘근, 종아리.

시작을 돕는 요가자세: 부장가사나, 차투랑가 단다사나, 나라비랄라사나, 팔라카사나, 살라바사나 A, B, 세투 반다 사르방가사나.

- 안정화

안정화가 필요한 부분: 손목 협력근, 팔꿈치 협력근, 팔 가쪽돌림근, 어깨 안정근(특히, 모음근, 내밈근과 들임근), 배가로근, 등 폄근, 엉덩이 굽힘근, 무릎 폄근, 종아리.

안정화를 돕는 요가자세: 아도 무카 스바나사나, 안자네야사나, 아르다 웃타나사나, 아슈타 찬드라사나, 부장가사나, 비달라사나, 차투랑가 단다사나, 살라바사나 A.

2. 요가자세로 준비할 수 있는 동작:

부장가사나, 라즈 카포타사나.

3. 대치 요가자세

아도 무카 스바나사나, 아르다 맛센드라사나, 아파나사나, 발라사나.

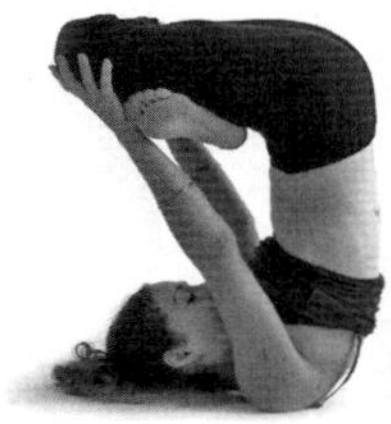

우르드바 파드마사나 (Urdhva Padmasana)

위로 향한 연꽃 자세

1. 요가자세를 위한 준비

- 시작

시작에 필요한 부분: 목, 엉덩이 모음근과 폄근, 다리 안쪽돌림근, 무릎 폄근.

시작을 돕는 요가자세: 밧다 코나사나, 파드마사나와 그 준비 동작, 살람바 사르방가사나.

- 안정화

안정화가 필요한 부분: 어깨 안정근(특히, 들임근과 모음근), 목, 팔꿈치 폄근, 등 폄근, 엉덩이 폄근, 복근.

안정화를 돕는 요가자세: 아도 무카 스바나사나, 아르다 밧다 파드못타나사나, 아르다 웃타나사나, 밧다 코나사나, 할라사나, 카르나피다사나, 말라사나, 파드마사나, 파스치못타나사나, 팔라카사나, 살람바 사르방가사나, 우파비스타 코나사나, 웃타나사나.

2. 요가자세로 준비할 수 있는 동작:

살람바 사르방가사나와 핀다사나로 전환한다. 또는 무릎을 위로 올려서 연꽃 자세를 만들고 왼쪽(또는 오른쪽)으로 기울인 뒤(한 손으로 엉덩뼈에 댄다), 다른 쪽으로 기울이고 마유라사나로 전환한다.

3. 대치 요가자세

마츠야사나, 웃타나 파다사나, 숩타 파리바르타나사나, 사바사나.

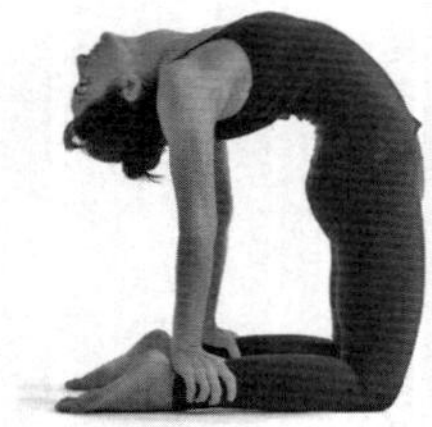

우스트라사나 (Ustrasana)

낙타 자세

1. 요가자세를 위한 준비

● 시작

시작에 필요한 부분: 발 등굽힘근, 무릎 폄근, 복근, 가슴, 목, 팔꿈치 굽힘근.

시작을 돕는 요가자세: 안자네야사나, 살라바사나, 세투 반다 사르방가사나, 숩타 비라사나, 비라바드라사나 I .

● 안정화

안정화가 필요한 부분: 무릎 폄근, 엉덩이 모음근과 폄근, 다리 안쪽돌림근, 등 폄근, 복근, 어깨 안정근(특히, 들임근과 폄근), 팔 가쪽돌림근, 팔꿈치 굽힘근.

안정화를 돕는 요가자세: 안자네야사나, 아슈타 찬드라사나, 베카사나, 부장가사나, 비달라사나, 다누라사나, 에카 파다 라즈 카포타사나 II, 라즈 카포타사나, 세투 반다 사르방가사나, 살라바사나 B, 숩타 비라사나, 우르드바 다누라사나, 우르드바 무카 스바나사나.

2. 요가자세로 준비할 수 있는 동작:

푸르스봇타나사나, 라구 바즈라사나, 카포타사나, 우르드바 다누라사나.

3. 대치 요가자세

발라사나, 간단한 비틀기 동작, 숩타 밧다 코나사나, 앉아서 하는 굽히기 동작들.

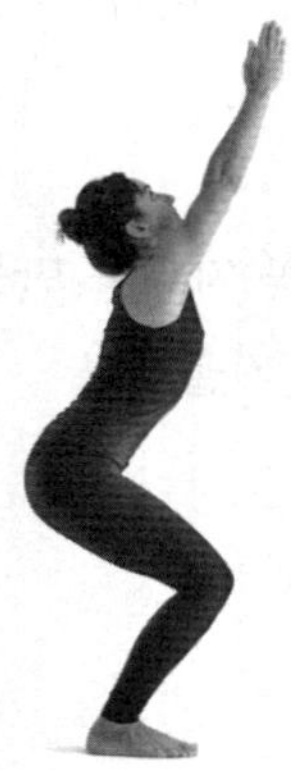

웃카타사나 (Utkatasana)

의자 자세

1. 요가자세를 위한 준비

● 시작

시작에 필요한 부분: 종아리, 엉덩이 폄근, 어깨 올림근, 폄근과 들임근.

시작을 돕는 요가자세: 아도 무카 스바나사나, 살라바사나 B, 타다사나, 비라사나.

- 안정화

안정화가 필요한 부분: 발 내재근, 무릎 굽힘근, 엉덩이 굽힘근과 폄근, 등 폄근, 배가로근, 어깨 내밈근과 굽힘근, 팔 안쪽돌림근, 팔꿈치 폄근.

안정화를 돕는 요가자세: 아도 무카 스바나사나, 안자네야사나, 아르다 웃타나사나, 아슈타 찬드라사나, 비달라사나, 타다사나, 웃타나사나.

2. 요가자세로 준비할 수 있는 동작:

파리브릿타 웃카타사나, 파리브릿타 아슈타 찬드라사나 그런 뒤 발 뒤꿈치로 앉는다.

3. 대치 요가자세

웃타나사나, 아도 무카 스바나사나, 발라사나.

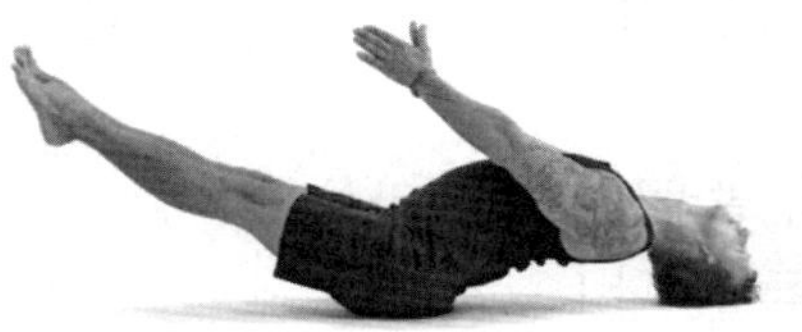

웃타나 파다사나 (Uttana Padasana)

쭉 뻗은 다리 자세 / 날치 자세

1. 요가자세를 위한 준비

- 시작

시작에 필요한 부분: 복근, 가슴, 목, 어깨 올림근, 무릎 굽힘근, 발 등굽힘근.

시작을 돕는 요가자세: 단다사나, 파리푸르나 나바사나, 세투 반다 사르방가사나, 비라사나.

- 안정화

안정화가 필요한 부분: 엉덩이 굽힘근과 모음근, 다리 안쪽돌림근, 구릎 폄근, 발 등굽힘근, 등 폄근, 배가로근, 어깨 들임근, 내밈근과 굽힘근, 팔꿈치 폄근, 목.

안정화를 돕는 요가자세: 아도 무카 스바나사나, 안자네야사나, 아르다 웃타나사나, 아슈타 찬드라사나, 부장가사나, 비달라사나, 차투랑가 단다사나, 단다사나, 나바사나, 살라바사나 B, 우르드바 무카 스바나사나, 우스트라사나, 웃카타사나.

2. 요가자세로 준비할 수 있는 동작:

세투 반다사나.

3. 대치 요가자세

아파나사나, 간단한 비틀기 동작, 사바사나.

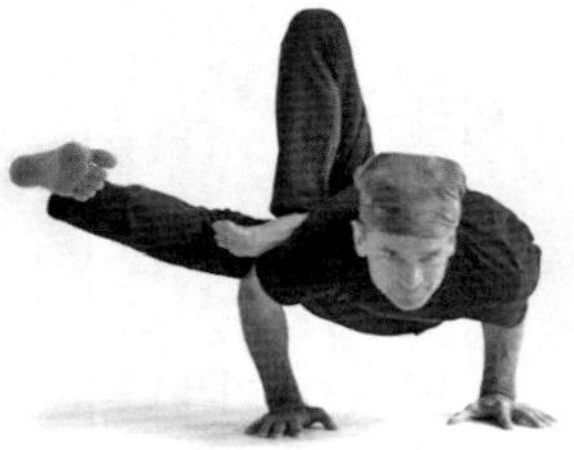

웃타나 프라시타사나 (Uttana Prasithasana)

날도마뱀 자세

1. 요가자세를 위한 준비

- 시작

시작에 필요한 부분: 손목 굽힘근, 어깨 올림근과 굽힘근, 배빗근, 엉덩이 폄근. 접은 다리: 엉덩이 모음근, 다리 안쪽돌림근. 뻗은 다리: 무릎 굽힘근, 발 등굽힘근.

시작을 돕는 요가자세: 아르다카르나 단다사나, 아스타바크라사나, 바카사나, 에카 파다 라즈카포타사나의 준비 동작, 갈라바사나, 마리챠사나 A, C.

- 안정화

안정화가 필요한 부분: 앞쪽다리: 엉덩이 모음근과 폄근, 다리 안쪽돌림근, 무릎 협력근. 뒤쪽다리: 다리 안쪽돌림근, 무릎 굽힘근. 복근, 배가로근, 가슴, 어깨 안정근(특히, 내밈근과 굽힘근), 팔 가쪽돌림근, 팔꿈치 협력근, 손목 굽힘근.

안정화를 돕는 요가자세: 안자네야사나, 아슈타 찬드라사나, 발라사나, 비달라사나, 팔라카사나, 웃타나사나, 웃티타 파르스바코나사나, 비라바드라사나 I.

2. 요가자세로 준비할 수 있는 동작:

절정 자세! 차투랑가 단다사나로 전환.

3. 대치 요가자세

우파비스타 코나사나, 숩타 밧다 코나사나, 아파나사나 발라사나, 손목 요법.

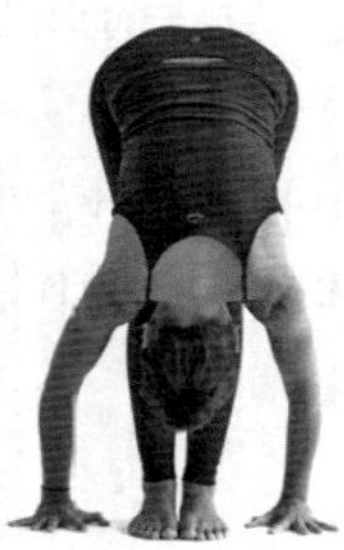

웃타나사나 (Uttanasana)

선 굽히기 자세

1. 요가자세를 위한 준비

- 시작

시작에 필요한 부분: 종아리, 무릎 굽힘근, 엉덩이 폄근, 등 폄근, 어깨 올림근.

시작을 돕는 요가자세: 아도 무카 스바나사나, 아르다 웃타나사나, 숩타 파당구스타사나,

타다사나.

- 안정화

안정화가 필요한 부분: 발 내재근, 무릎 폄근, 엉덩이 굽힘근과 폄근, 등 폄근, 배가로근, 어깨 내림근.

안정화를 돕는 요가자세: 아도 무카 스바나사나, 아르다 웃타나사나, 발라사나, 비달라사나, 프라사리타 파돗타나사나 A, B, 타다사나, 웃카타사나.

2. 요가자세로 준비할 수 있는 동작:

파당구스타사나, 파다 하스타사나, 에카 파다 아도 무카 브릭사사나, 파스치못타나사나.

3. 대치 요가자세

말라사나, 숩타 밧다 코나사나, 아파나사나, 발라사나, 사바사나.

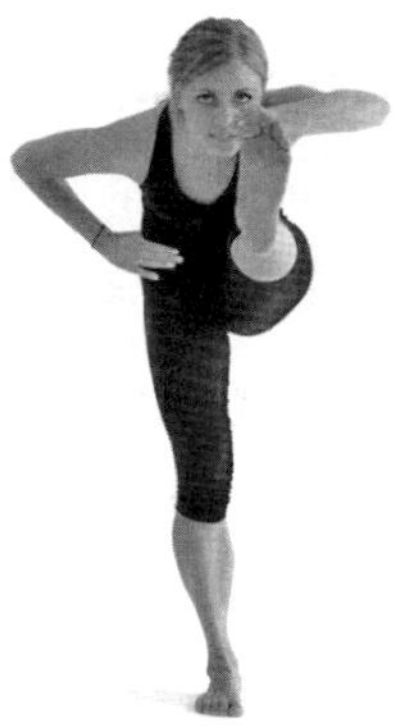

웃티타 하스타 파당구스타사나 I 과 II

(Utthita Hasta Padangusthasana I, II)

엄지발가락 잡고 늘리는 자세

1. 요가자세를 위한 준비

- 시작

시작에 필요한 부분: 지탱하는 다리: 엉덩이 굽힘근. 뻗은 다리: 엉덩이 모음근과 폄근, 다리 안쪽돌림근, 어깨 들임근, 가슴, 목.

시작을 돕는 요가자세: 숩타 파당구스타사나, 타다사나, 웃티타 파르스바코나사나, 웃티타 트리코나사나, 브릭사사나.

- 안정화

안정화가 필요한 부분: 지탱하는 다리: 발 내재근. 엉덩이 안정근(특히, 모음근과 등 폄근, 배가로근). 뻗은 다리: 엉덩이 굽힘근, 무릎 폄근, 등 폄근, 배가로근, 배빗근. 발을 잡은 팔: 어깨 들임근, 내밈근, 팔꿈치 폄근.

안정화를 돕는 요가자세: 아도 무카 스바나사나, 안자네야사나, 아르다 웃타나사나, 아슈타 찬드라사나, 가루다사나, 파당구스타사나, 파르스봇타나사나, 파스치못타나사나, 프라사리타 파돗타나사나 D, 숩타 파당구스타사나, 타다사나, 우바야 파당구스타사나, 웃카타사나, 비라바드라사나 III.

2. 요가자세로 준비할 수 있는 동작:

다리를 굽히지 말고 더 높게 들어 올렸다가 발을 잡은 손에서 힘을 살짝 뺀다. 자세를 계속 유지하면서 호흡을 5회 한 뒤 파리브릿타 변형 동작으로 전환한다.

3. 대치 요가자세

타다사나, 가루다사나, 빈야사 시리즈, 우르드바 무카 스바나사나, 아도 무카 스바나사나, 발라사나.

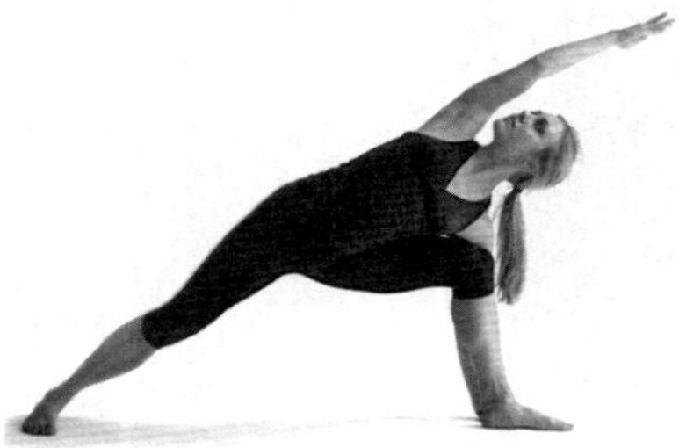

웃티타 파르스바코나사나 (Utthita Parsvakonasana)
횡각으로 늘린 자세

1. 요가자세를 위한 준비

- 시작

시작에 필요한 부분: 앞쪽다리: 엉덩이 폄근과 모음근, 다리 안쪽돌림근. 뒤쪽다리: 무릎 굽힘근, 엉덩이 굽힘근. 아래팔: 팔꿈치 굽힘근. 위팔: 팔꿈치 굽힘근, 어깨 폄근. 복근, 가슴, 어깨 올림근.

시작을 돕는 요가자세: 말라사나, 숩타 파당구스타사나, 타다사나, 우르드바 하스타사나, 웃티타 트리코나사나, 브릭사사나.

- 안정화

안정화가 필요한 부분: 발 내재근. 앞쪽다리: 엉덩이 안정근(특히, 굽힘근과 모음근), 다리 가쪽돌림근, 무릎 굽힘근. 뒤쪽다리: 엉덩이 폄근, 무릎 폄근, 등 폄근, 배가로근, 배빗근, 어깨 들임근과 내밈근. 위로 뻗은 팔: 가쪽돌림근. 아래로 뻗은 팔: 손목 협력근. 팔꿈치 폄근, 목.

안정화를 돕는 요가자세: 아도 무카 스바나사나, 안자네야사나, 아르다 웃타나사나, 아슈타 찬드라사나, 파르스봇타나사나, 프라사리타 파돗타나사나 B, 살라바사나 B, 비라바드라사나 Ⅰ, Ⅱ.

2. 요가자세로 준비할 수 있는 동작:

윗 팔의 손목을 움켜쥐거나, 앞쪽 다리에 팔을 넣어 아랫 팔로 윗 팔의 뒤를 감싸 안는다. 에카 파다 코운딘야사나 A 또는 스바르가 드비자사나(Svarga Dvijasana)로 전환한다.

3. 대치 요가자세

빈야사 시리즈, 우르드바 무카 스바나사나, 아도 무카 스바나사나, 프라사리타 파돗타나사나 C, 아파나사나, 발라사나.

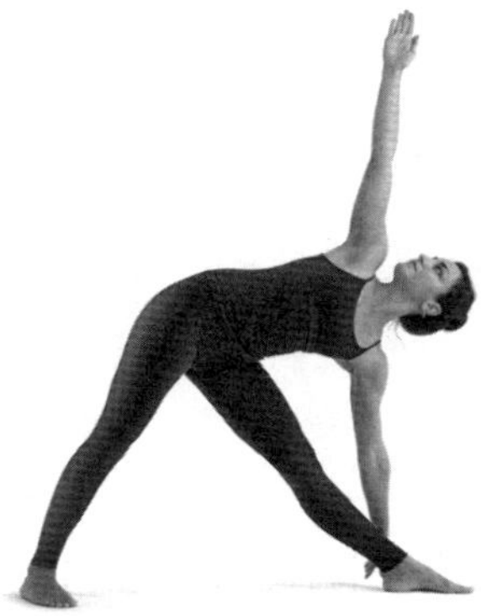

웃티타 트리코나사나 (Utthita Trikonasana)

늘린 삼각 자세/ 삼각자세

1. 요가자세를 위한 준비

- 시작

시작에 필요한 부분: 앞쪽다리: 엉덩이 모음근과 폄근, 다리 안쪽돌림근, 무릎 굽힘근. 뒤쪽다리: 엉덩이 굽힘근, 무릎 굽힘근. 배빗근, 가슴, 어깨 올림근과 들임근, 목.

시작을 돕는 요가자세: 아도 무카 스바나사나, 숩타 파당구스타사나, 타다사나, 비라바드라사나 Ⅱ, 브릭사사나.

- 안정화

안정화가 필요한 부분: 발 내재근. 앞쪽다리: 엉덩이 안정근(특히, 굽힘근과 모음근), 다리 가쪽돌림근. 뒤쪽다리: 엉덩이 폄근. 무릎 폄근, 등 폄근, 배가로근, 배빗근, 어깨 모음근과 들임근과 내밈근, 어깨 폄근, 목.

안정화를 돕는 요가자세: 아도 무카 스바나사나, 아르다 웃타나사나, 아슈타 찬드라사나, 비달라사나, 프라사리타 파돗타나사나 B, D, 웃티타 파르스바코나사나, 바시스타사나, 비라바드라사나 Ⅰ, Ⅱ.

2. 요가자세로 준비할 수 있는 동작:

발과 골반의 정렬을 유지하면서 아르다 찬드라사나로 전환한다.

3. 대치 요가자세

타다사나, 아도 무카 스바나사나, 가루다사나, 고무카사나, 발라사나.

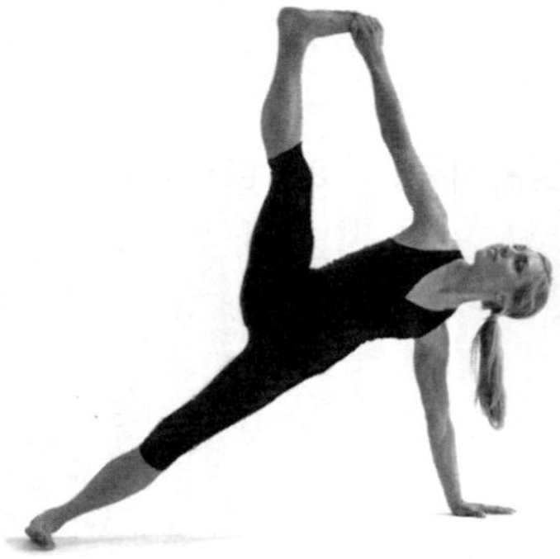

바시스타사나 (Vasisthasana)

성자 바시스타 자세

1. 요가자세를 위한 준비

- 시작

시작에 필요한 부분: 어깨 올림근과 들임근, 가슴.

시작을 돕는 요가자세: 아도 무카 스바나사나, 아르다 찬드라사나, 팔라카사나, 프라사리타 파돗타나사나 B와 D, 숩타 파당구스타사나, 웃티타 하스타 파당구스타사나, 웃티타 트리코나사나, 브릭사사나.

- 안정화

안정화가 필요한 부분: 바닥으로 뻗은 다리: 발 내재근, 엉덩이 안정근(특히, 벌림근과 다리 가쪽돌림근). 위로 뻗은 다리: 가쪽돌림근, 엉덩이 굽힘근. 무릎 폄근, 등 폄근, 배가로근, 배빗근. 아래로 뻗은 팔: 손목 협력근. 위로 뻗은 팔: 어깨 들임근, 내밈근과 굽힘근. 팔꿈치 폄근.

안정화를 돕는 요가자세: 아도 무카 스바나사나, 아르다 찬드라자세, 아르다 웃타나사나, 아슈타 찬드라사나, 차투랑가 단다사나, 파리가사나, 팔라카사나, 타다사나, 웃티타 파르스바코나사나, 웃티타 트리코나사나, 비라바드라사나Ⅱ.

2. 요가자세로 준비할 수 있는 동작:

비스바미트라사나(Visvamitrasana), 또는 에카 파다 코운딘야사나 A로 전환한다.

3. 대치 요가자세

빈야사 시리즈, 우르드바 무카 스바나사나, 아도 무카 스바나사나, 고무카사나, 손목 요법, 발라사나.

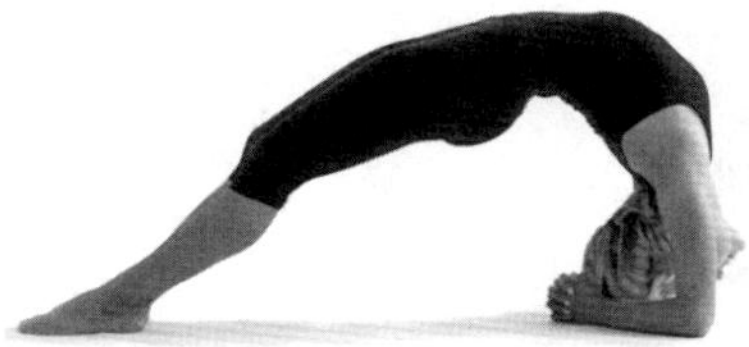

비파리타 단다사나 (Viparita Dandasana)
거꾸로 된 막대 자세

1. 요가자세를 위한 준비

● 시작

시작에 필요한 부분: 어깨 올림근, 폄근과 들임근, 가슴, 복근, 엉덩이 굽힘근, 무릎 굽힘근, 발 등굽힘근.

시작을 돕는 요가자세: 아도 무카 스바나사나, 안자네야사나, 고무카사나, 푸르스봇타나사나, 세투 반다 사르방가사나, 쉬슈라사나, 숩타 비라사나, 우르드바 다누라사나, 비라바드라사나Ⅰ.

● 안정화

안정화가 필요한 부분: 손목 굽힘근, 팔꿈치 굽힘근, 팔 가쪽돌림근, 어깨 안정근(특히, 들임근, 내밈근과 굽힘근), 등 폄근, 배가로근, 엉덩이 폄근과 모음근, 발 내재근.

안정화를 돕는 요가자세: 아도 무카 브릭사사나, 안자네야사나, 에카 파다 라즈 카포타사나Ⅰ, Ⅱ, 가루다사나, 마츠야사나, 핀차 마유라사나, 살람바 시르사사나Ⅰ, 숩타 비라사나, 우르드바 무카 스바나사나, 우스트라사나.

2. 요가자세로 준비할 수 있는 동작:

에카 파다의 변형 동작, 핀차 마유라사나.

3. 대치 요가자세

아파나사나, 간단한 비틀기 동작들, 숩타 밧다 코나사나, 아난다 발라사나, 발라사나, 앉아서 하는 굽히기 동작들.

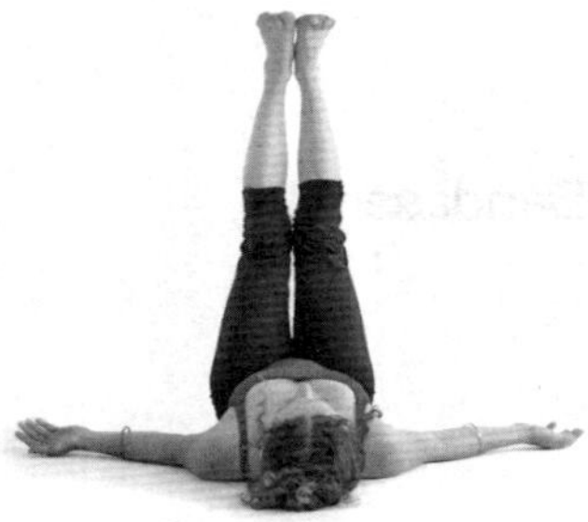

비파리타 카라니 (Viparita Karani)

거꾸로 하는 자세/ 역전 자세

1. 요가자세를 위한 준비

- 시작

시작에 필요한 부분: 엉덩이 폄근, 무릎 굽힘근.

시작을 돕는 요가자세: 모든 시퀀스가 끝난 뒤에 하는 회복을 위한 요가자세.

- 안정화

안정화가 필요한 부분: 엉덩이 굽힘근.

안정화를 돕는 요가자세: 이 동작 자체가 회복을 위한 동작이다.

2. 요가자세로 준비할 수 있는 동작:

끈으로 양 허벅지를 묶고 발 위에 모래주머니를 올려놓는다. 벽을 지지대로 이용해서 아르다 살람바 사르방가사나 또는 숩타 코나사나를 실시한다.

3. 대치 요가자세

아파나사사나, 숩타 밧다 코나사나, 사바사나.

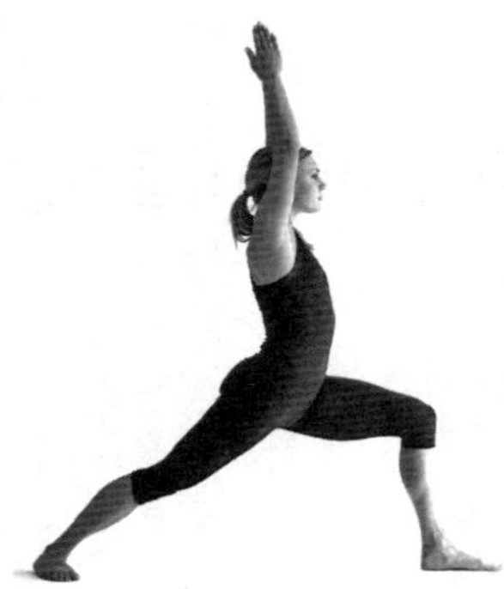

비라바드라사나 I (Virabhadrasana I)

전사 자세 I

1. 요가자세를 위한 준비

- 시작

시작에 필요한 부분: 앞쪽다리: 엉덩이 폄근, 무릎 폄근. 뒤쪽다리: 종아리, 엉덩이 굽힘근, 다리 안쪽돌림근, 무릎 굽힘근. 복근, 가슴, 어깨 들임근, 폄근과 올림근.

시작을 돕는 요가자세: 아도 무카 스바나사나, 안자네야사나, 아슈타 찬드라사나, 고무카사나, 타다사나, 비라바드라사나 II, 비라사나.

• 안정화

안정화가 필요한 부분: 발 내재근. 앞쪽다리: 엉덩이 안정근(특히, 폄근과 모음근), 무릎 굽힘근. 뒤쪽다리: 발 등굽힘근, 엉덩이 굽힘근, 무릎 폄근, 등 폄근, 배가로근, 어깨 들임근과 내밈근, 팔 가쪽돌림근.

안정화를 돕는 요가자세: 아도 무카 스바나사나, 안자네야사나, 아르다 웃타나사나, 아슈타 찬드라사나, 부장가사나, 비달라사나, 타다사나, 우르드바 하스타사나, 우르드바 무카 스바나사나, 비달라사나, 타다사나, 우르드바 하스타사나, 우르드바 무카 스바나사나, 웃카타사나, 웃타나 프라시타사나.

2. 요가자세로 준비할 수 있는 동작:

춤추는 전사 시리즈, 서서 하는 다른 동작들로 전환, 가루다사나 또는 고무카사나의 팔 동작을 응용. 파리브릿타 아슈타 찬드라사나, 파리브릿타 파르스바코나사나, 비라바드라사나 Ⅲ.

3. 대치 요가자세

빈야사 시리즈, 우르드바 무카 스바나사나, 아도 무카 스바나사나, 숩타 파당구스타사나, 숩타 밧다 코나사나, 아파나사나, 아난다 발라사나, 발라사나.

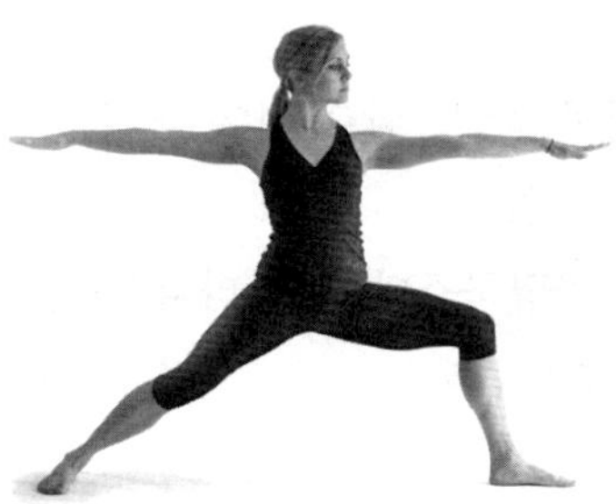

비라바드라사나 II (Virabhadrasana II)

전사 자세II

1. 요가자세를 위한 준비

• 시작

시작에 필요한 부분: 앞쪽다리: 엉덩이 폄근, 모음근, 안쪽돌림근. 뒤쪽다리: 종아리, 무릎 굽힘근, 엉덩이 모음근. 어깨 올림근과 들임근, 가슴.

시작을 돕는 요가자세: 안자네야사나, 아슈타 찬드라사나, 밧다 코나사나, 숩타 파당구스타사나, 타다사나, 웃티타 트리코나사나, 브릭사사나.

• 안정화

안정화가 필요한 부분: 발 내재근. 앞쪽다리: 엉덩이 안정근(특히, 폄근과 모음근), 다리 가쪽돌림근, 무릎 굽힘근. 뒤쪽다리: 엉덩이 폄근, 무릎 폄근, 발 등굽힘근. 등 폄근, 배가로근, 배빗근, 어깨 모음근과 들임근과 내밈근, 팔꿈치 폄근.

안정화를 돕는 요가자세: 아도 무카 스바나사나, 안자네야사나, 아르다 웃타나사나, 아슈타 찬드라사나, 부장가사나, 비달라사나, 프라사리타 파돗타나사나 D, 타다사나, 바시스타사나.

2. 요가자세로 준비할 수 있는 동작:

웃티타 파르스바코나사나, 웃티타 트리코나사나, 아르다 찬드라사나, 스바르가 드비자사나, 춤추는 전사 자세 시리즈.

3. 대치 요가자세

빈야사 시리즈, 우르드바 무카 스바나사나, 아도 무카 스바나사나, 고무카사나, 파스치못타나사나, 발라사나.

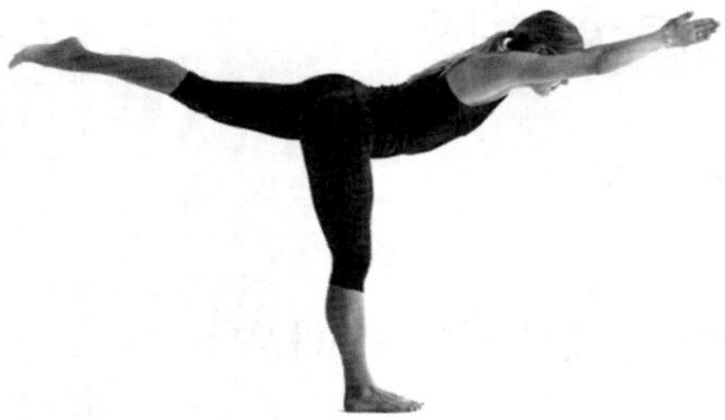

비라바드라사나 III (Virabhadrasana III)

전사 자세 III

1. 요가자세를 위한 준비

- 시작

시작에 필요한 부분: 지탱하는 다리: 종아리, 무릎 굽힘근, 엉덩이 폄근. 뒤로 뻗은 다리: 발 등굽힘근, 무릎 굽힘근, 엉덩이 굽힘근. 어깨 폄근, 올림근과 들임근.

시작을 돕는 요가자세: 안자네야사나, 아슈타 찬드라사나, 숩타 파당구스타사나, 타다사나, 웃타나사나, 비라바드라사나 I, 브릭사사나.

- 안정화

안정화가 필요한 부분: 지탱하는 다리: 발 내재근, 무릎 폄근. 등 폄근, 배가로근, 엉덩이 안정근(특히, 폄근, 모음근과 지탱하는 다리 쪽의 엉덩이 굽힘근), 다리 안쪽돌림근, 어깨 굽힘근, 내밈근, 팔꿈치 폄근.

안정화를 돕는 요가자세: 아도 무카 스바나사나, 안자네야사나, 아르다 웃타나사나, 아슈타 찬드라사나, 부장가사나, 비달라사나, 가루다사나, 파르스봇타나사나, 팔라카사나, 우르드바 하스타나사나, 웃카타사나, 웃티타 하스타 파당구스타사나 I, II, 브릭사사나.

2. 요가자세로 준비할 수 있는 동작:

파리브릿타 아르다 찬드라사나, 파리브릿타 하스타 파당구스타사나, 나타라자사나, 아도 무카 브릭사사나. 아르다 찬드라사나로 바로 전환해서는 안 된다.

3. 대치 요가자세

말라사나, 가루다사나, 숩타 밧다 코나사나, 발라사나.

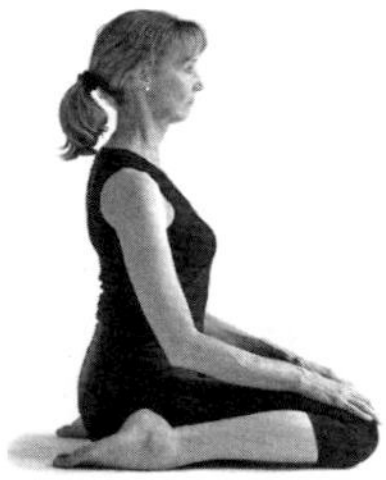

비라사나 (Virasana)

영웅 자세

1. 요가자세를 위한 준비

- 시작

시작에 필요한 부분: 발 등굽힘근, 무릎 폄근, 엉덩이 모음근과 굽힘근.

시작을 돕는 요가자세: 아파나사나, 밧다 코나사나, 발라사나, 고무카사나.

- 안정화

안정화가 필요한 부분: 엉덩이 굽힘근, 다리 안쪽돌림근, 무릎 굽힘근, 배가로근, 어깨 들임근과 내밈근, 팔꿈치 폄근.

안정화를 돕는 요가자세: 아도 무카 스바나사나, 안자네야사나, 아르다 웃타나사나, 아슈타 찬드라사나, 발라사나, 바라드바즈라사나 A, B, 비달라사나, 가루다사나, 웃카타사나.

2. 요가자세로 준비할 수 있는 동작:

숩타 비라사나, 베카사나, 티리앙 무카 에카 파다 파스치못타나사나.

3. 대치 요가자세

팔라카사나, 아도 무카 스바나사나.

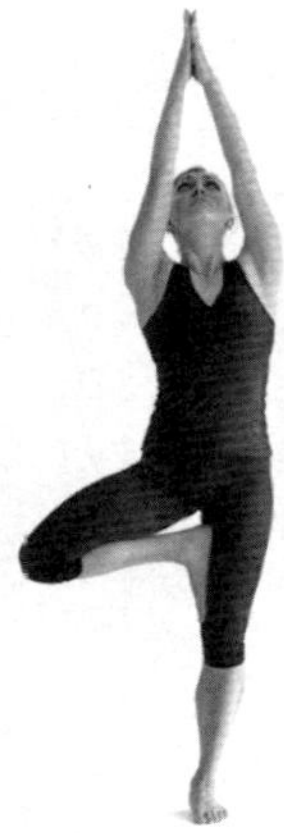

브릭사사나 (Vrksasana)
나무 자세

1. 요가자세를 위한 준비

- 시작

시작에 필요한 부분: 지탱하는 다리: 엉덩이 굽힘근. 접은 다리: 엉덩이 모음근, 다리 안쪽돌림근. 무릎 폄근, 어깨 올림근.

시작을 돕는 요가자세: 밧다 코나사나, 숩타 파당구스타나사나, 타다사나, 웃티타 트리코나사나, 비라바드라사나Ⅱ.

- 안정화

안정화가 필요한 부분: 지탱하는 다리: 발 내재근, 엉덩이 안정근, 모음근, 다리 안쪽돌림근. 접은 다리: 엉덩이 굽힘근, 가쪽돌림근, 무릎 굽힘근, 종아리. 등 폄근, 배가로근, 어깨 들임근과 내밈근, 팔 가쪽돌림근, 팔꿈치 폄근.

안정화를 돕는 요가자세: 아도 무카 스바나사나, 아도 무카 브릭사사나, 안자네야사나, 아르다 웃타나사나, 아슈타 찬드라사나, 밧다 코나사나, 비달라사나, 가루다사나, 말라사나, 팔라카사나, 프라사리타 파돗타나사나 B, D, 살람바 시르사사나Ⅰ, Ⅱ, 타다사나, 우르드바 하스타사나, 비라바드라사나Ⅱ.

2. 요가자세로 준비할 수 있는 동작:

웃티타 하스타 파당구스타사나로 전환한 뒤 눈을 감고 탐색해본다.

3. 대치 요가자세

타다사나, 아르다 웃타나사나, 웃타나사나, 가루다사나, 발라사나.

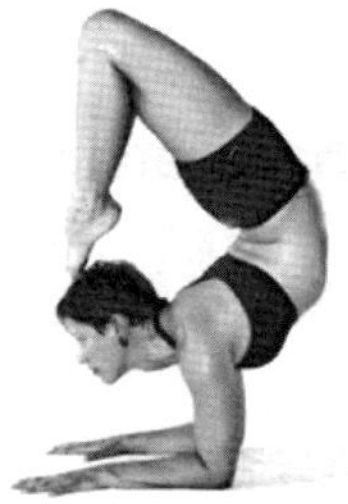

브리스치카사나 (Vrschikasana)

전갈 자세

1. 요가자세를 위한 준비

● 시작

시작에 필요한 부분: 손목 굽힘근, 어깨 올림근과 들임근, 목, 가슴, 복근, 엉덩이 굽힘근.

시작을 돕는 요가자세: 아도 무카 브릭사사나, 쉬슈라사나, 핀차 마유라사나, 아도 무카 스바나사나, 부장가사나, 에카 파다 라즈 카포타사나 Ⅱ.

● 안정화

안정화가 필요한 부분: 손목굽힘근, 팔꿈치 굽힘근, 팔 가쪽돌림근, 어깨 안정근(특히, 들임근, 내밈근과 굽힘근), 등 폄근, 배가로근, 엉덩이 굽힘근과 모음근.

안정화를 돕는 요가자세: 아도 무카 스바나사나, 아도 무카 브릭사사나, 안자네야사나, 아슈타 찬드라사나, 베카사나, 부장가사나, 비달라사나, 차투랑가 단다사나, 다누라사나, 에카 파다 라즈 카포타사나, 살라바사나 B, 살람바 시르사사나 Ⅰ, 쉬슈라사나, 우르드바 다누라사나, 우르드바 하스타사나, 우르드바 무카 스바나사나, 우스트라사나, 비라바드라사나 Ⅰ.

2. 요가자세로 준비할 수 있는 동작:

아도 무카 브릭사사나의 팔 동작으로 이동한 뒤 우르드바 다누라사나로 전환. 틱톡 자세.

3. 대치 요가자세

간단한 비틀기 동작, 아파나사나, 발라사나.

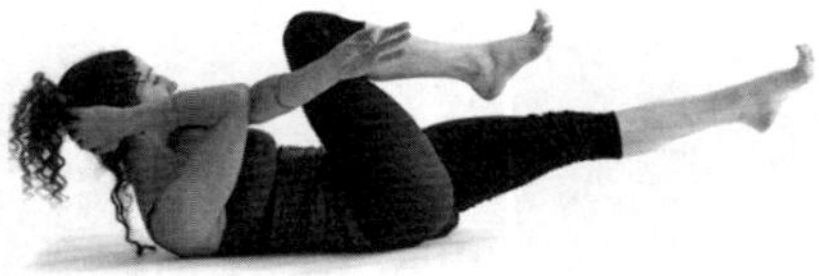

드비차크라바하나사나 (Dvicakravahanasana)

자전거 타기 자세/ Yogic Bicycles

1. 요가자세를 위한 준비

- 시작

  시작에 필요한 부분: 어깨 올림근, 엉덩이 폄근.

  시작을 돕는 요가자세: 아르다 맛센드라사나, 자타라 파리바르타나사나, 마리챠사나 C, 파리푸르나 나바사나(Paripurna Navasana).

- 안정화

  안정화가 필요한 부분: 복근, 배빗근, 어깨 내밈근과 들임근, 엉덩이 굽힘근과 모음근, 다리 안쪽돌림근.

  안정화를 돕는 요가자세: 모든 비틀기 동작들, 아도 무카 스바나사나, 바카사나, 비달라사나, 차투랑가 단다사나, 단다사나, 롤라사나, 나바사나, 우바야 파당구스타사나, 우르드바 무카 파스치못타나사나.

2. 요가자세로 준비할 수 있는 동작:

복부코어운동의 다른 동작들, 파리푸르나 나바사나에서 아르다 나바사나로 전환, 자타라 파리바르타나사나, 톨라사나, 롤라사나.

3. 대치 요가자세

아파나사나, 숩타 파리바르타나사나, 아난다 발라사나, 숩타 밧다 코나사나.

부록 C

요가수업 시퀀싱 연습지

Yoga Class Sequencing Worksheet

일반적 수업 요소들

수업의 형태: ______________________ 수준: __________ 시즌: __________

수업 주제: ______________________________________

절정(peak) 아사나 (들): ______________________________________

____

절정에 들어가는데 필요한 것은 무엇인가? ______________________

견고함을 필요로 하는 것은 무엇인가? ______________________

어떻게 요가 과정은 시작되는가? 시간: 5 – 10분

____

____

____

몸은 일반적으로 어떻게 따뜻해지는가? 시간: 5 – 20분

____

____

____

무엇이 절정 아사나로 가는 추가적인 경로인가? 시간: 15 – 30분

예상 요소들: ______________________________________

____

____

____

____

____

____

____

____

____

준비 아사나들	이전과 이후 아사나들의 관계
1.	
2.	
3.	
4.	
5.	
6.	
7.	
8.	
9.	
10.	

어떻게 절정 아사나는 탐색되는가?　시간: 5 – 15분

어떻게 그 수련은 통합되는가?　시간: 15 – 30분

절정 프라티크리야사나:

일반적인 더 깊은 수련:

호흡법? 시간: (1 – 45분)

____

____

____

____

____

____

명상? 시간: 3 – 60분 (또는 더 길게)

____

____

____

____

____

____

다른 수업 요소들? 시간은: ______________?

____

____

____

____

____

____

____

____

____

____

____

____

____

부록 D

대중적인 하타 요가 시퀀스들

Popular Hatha Yoga Sequences

다음 시퀀스들은 여러 요가 스타일, 브랜드, 계통에서 요가 수업을 디자인하는 다양한 방식들을 보게 해준다. 각 시퀀스에 대한 당신의 평가와 감상에 필수적인 요가 시퀀싱 원칙을 적용하도록 해보라. 무슨 생각이 드는가? 그런 다음 각 시퀀스를 실습해 나간다. 어떻게 느끼는가? 당신과 의도, 육체적 조건, 정신적 조건이 다른 사람은 각 시퀀스 후에 어떻게 느끼는가? 요가 시퀀싱의 기본적 질문을 해나가라: "왜 이것은 그때 그 느낌이 들었을까?"

표 D.1 아누사라 (Anusara) 시퀀스 – 기본형

1. 앉기와 센터링: 명상과 호흡, 또는 호흡	9. 복근
2. 준비 운동	10. 숩타 비라사나
3. 아도 무카 스바나사나	11. 거꾸로 하는 자세/살람바 시르사사나와 변형자세
4. 수리야 나마스카라	12. 젖히기 자세
5. 아도 무카 브릭사사나, 또는 핀차 마유라사나	13. 사르방가사나
6. 서서하는 아사나	14. 비틀기와 굽히기 자세
7. 기본 골반 열기	15. 명상
8. 손 균형 잡기	16. 사바사나

표 D.2 아슈탕가 빈야사 (Ashtanga Vinyasa) 시퀀스 (기본 시리즈)

1. 타다-사나/사마스티히	26. 쿠르마사나
2. 수리야 나마스카라 A (5번)	27. 숩타 쿠르마사나
3. 수리야 나마스카라 B (5번)	28. 가르바 핀다사나
4. 파당구스타사나	29. 쿡쿠타사나
5. 파다 하스타사나	30. 밧다 코나사나 A, B
6. 웃티타 트리코나사나(프라사리타 자세로부터)	31. 우파비스타 코나사나 A, B
7. 파리브릿타 트리코나사나	32. 숩타 코나사나
8. 웃티타 파르스바코나사나	33. 숩타 파당구스타사나 A, B, C
9. 파리브릿타 파르스바코나사나	34. 우바야 파당구스타사나
10. 프라사리타 파돗타나사나 A, B, C, D	35. 우르드바 무카 파스치못타나사나
11. 파르스봇타나사나 A, B, C, D	36. 세투 반다사나
12. 웃티타 하스타 파당구스타나사나	37. 우르드바 다누라사나
13. 아르다 밧다 파드못타나사나	38. 파스치못타나사나
14. 웃카타사나(빈야사로부터)	39. 살람바 사르방가사나
15. 비라바드라사나 I	40. 할라사나
16. 비라바드라사나 II	41. 카르나피다사나
17. 단다사나	42. 우르드바 파드마사나
18. 파스치못타나사나 A/B	43. 핀다사나
19. 푸르스봇타나사나	44. 마츠야사나
20. 아르다 밧다 파드마 파스치못타나사나	45. 웃타나 파다사나
21. 티리앙 무카 에카 파다 파스치못타나사나	46. 살람바 시르사사나 I
22. 자누 시르사사나 A, B, C	47. 밧다 파드마사나
23. 마리챠사나 A, B, C, D	48. 파드마사나
24. 파리푸르나 나바사나	49. 톨라사나
25. 부자피다사나	50. 사바사나

주: 차투랑가 단다사나- 우르드바 무카 스바나사나- 아도 무카 스바나사나- 단다사나의 빈야사는 38번 다음에 오는 몇 아사나들 후에서 뿐 아니라, (자누 시르사사나 A같은) 두 측면이 있는 모든 아사나들 사이를 포함하여, 20번부터 36번까지 모든 아사나들 사이에서 행해진다.

표 D.3 비크람 (Bikram) 시퀀스 – 초보자 수업

1. 프라나야마 시리즈	14. 파바나묵타사나
2. 파다 하스타사나와 함께 아르다 찬드라사나	15. 똑바로 앉기
3. 웃카타사나	16. 부장가사나
4. 가루다사나	17. 살라바사나
5. 단다야마나-자누 시르사사나	18. 푸르나-살라바사나
6. 단다야마나-다누라사나	19. 다누라사나
7. 툴라단다사나(균형 막대 자세)	20. 숩타-바즈라사나
8. 단다야마나-비박타파다-파스치못타나사나	21. 아르다-쿠르마사나
9. 웃티타 트리코나사나	22. 우스트라사나
10. 단다야마나-비박타파다-자누 시르사사나	23. 사상가사나
11. 타다사나	24. 파스치못타나사나와 함께 자누 시르사사나
12. 파당구스타사나	25. 아르다-맛센드라사나
13. 사바사나	26. 카팔라바티 프라나야마

주: 아사나들의 이 시퀀스는 화씨 105°로 데워진 방에서 행해진다. 각 아사나는 두 번씩 행한다.

표 D.4 아엥가 (Iyenga) 시퀀스 – 기본 수업

1. 타다사나(다양한 팔 자세와 함께)	14. 우파비스타 코나사나
2. 웃티타 트리코나사나	15. 아도 무카 비라사나
3. 웃티타 파르스바코나사나	16. 아도 무카 스와스티카사나
4. 비라바드라사나 I	17. 파스치못타나사나
5. 비라바드라사나 II	18. 자누 시르사사나
6. 아도 무카 스바나사나	19. 파스치못타나사나
7. 프라사리타 파돗타나사나	20. 바라드바즈라사나
8. 웃타나사나	21. 마리챠사나 C
9. 단다사나	22. 파르스바 비라사나
10. 비라사나	23. 숩타 밧다 코나사나
11. 자누 시르사사나 (위를 보고- 즉, 앞으로 굽히지 않고)	24. 숩타 파당구스타사나
12. 스와스티카사나	25. 세투 반다 사르방가사나
13. 밧다 코나사나	26. 사바사나

표 D.5 크리팔루 (Kripalu) 시퀀스 –선(태양) 플로우 (Sun flow)

1. 산자세와 센터링(Centering) [역주: 우자이 프라나야마]	11. 반 다리 올리기(컬 업) 자세
2. 서서 비틀기 자세	12. 뱀 자세[역주: Sarpasana]
3. 원숭이 스트레치 자세	13. 반 메뚜기 자세
4. 굽히기 자세 [역주: 파다 하스타사나]	14. 아기 자세 [역주: Garbhasana]
5. 태양 경배 자세	15. 위대한 봉인 자세 [역주: 마하 무드라]
6. 기쁨의 호흡 자세(Breath of joy)	16. 반원 자세 [역주: Ardha Mandalasana]
7. 전사 자세	17. 척추 비틀기 자세 [역주: 마센드라사나]
8. 삼각 자세	18. 죽은 벌레 자세 [역주: 우르드바 프라사리타 파다사나]
9. 서서 각(앵글) 세우기 자세 [역주: Dandayamana Konasana]	19. 깊은 송장 자세 이완 [역주: 사바사나에서 요가니드라]
10. 학 자세	

표 D.6 파워(Power) 요가 시퀀스

1. 발라사나	24. 우스트라사나
2. 아도 무카 스바나사나	25. 세투 반다 사르방가사나
3. 웃타나사나	26. 우르드바 다누라사나
4. 태양 경배 A, 3–5 반복	27. 숩타 밧다 코나사나
5. 태양 경배 B	28. 다리 올리기
6. 안자네야사나	29. 숩타 밧다 코나사나
7. 파리브릿타 아슈타 찬드라사나	30. 요가 자전거 타기
8. 웃티타 파르스바코나사나	31. 숩타 밧다 코나사나
9. 바시슈타사나	32. 나바사나
10. 파리브릿타 웃카타사나	33. 숩타 밧다 코나사나
11. 파다 하스타사나	34. 살람바 사르방가사나
12. 바카사나	35. 할라사나
13. 가루다사나	36. 카르나피다사나
14. 웃티타 하스타 파당구스타사나 A, B	37. 아도 무카 에카 파다 라즈 카포타사나
15. 비라바드라사나 III	38. 드위 파다 라즈 카포타사나
16. 나타라자사나	39. 베카사나

표 D.6 파워(Power) 요가 시퀀스 (계속)

17. 브릭사사나	40. 자누 시르사사나 A
18. 트리코나사나	41. 파스치못타나사나
19. 파리브릿타 트리코나사나	42. 푸르스봇타나사나
20. 프라사리타 파돗타나사나 A	43. 마츠야사나
21. 파르스봇타나사나	44. 아난다 발라사나
22. 살라바사나	45. 숩타 파리바라타사나
23. 다누라사나	46. 사바사나

표 D.7 나타라자사나 (Natarajasana)를 위한 프라나 (Prana) 플로우 시퀀스

1. 오프닝 명상: 아나하타 차크라로부터 하스타 무드라로 나선형의 팔 동작과 함께 "옴" 챈팅	21. 고무카사나 팔로 하누마나사나 만들기
2. 나마스카라 오프닝: 춤추는 전사 변형	22. 줄을 가지고 다누라사나 변형
3. 아나하타사나	23. 파르스봇타나사나
4. 핀차 마유라사나 준비	24. 비라바드라사나 III
5. 다리 올리는 아도 무카 스바나사나	25. 고무카사나 팔로 하누마나사나 만들기
6. 웃티타 트리코나사나	26. 비틀기 아나하타사나
7. 넷 오프닝을 하는 아르다 찬드라사나	27. 핀차 마유라사나
8. 웃티타 트리코나사나	28. 파리브릿타 트리코나사나
9. 아르다 하누마나사나	29. 파리브릿타 아르다 찬드라사나
10. 양 무릎으로 아르다 다누라사나	30. 밴드를 이용한 스플릿 스탠딩 나타라자사나
11. 아도 무카 스바나사나	31. 파리브릿타 트리코나사나
12. 다리 올리는 아도 무카 스바나사나	32. 파리브릿타 아르다 찬드라사나
13. 웃티타 트리코나사나	33. 세투 반다사나 준비
14. 넷 오프닝을 하는 아르다 찬드라사나	34. 우르드바 다누라사나 준비
15. 웃티타 트리코나사나	35. 세투 반다사나
16. 아르다 하누마나사나	36. 우르드바 다누라사나
17. 아나하타사나	37. 아르다 맛센드라사나
18. 한 다리 올리고 핀차 마유라사나 준비	38. 고무카사나

표 D.7 나타라자사나(Natarajasana)를 위한 프라나 플로우 시퀀스 (계속)

19. 파르스봇타나사나	39. 살람바 사르방가사나
20. 비라바드라사나 III	40. 사바사나

표 D.8 시바난다(Sivananda) 시퀀스

1. 사바사나 (2-3분)	10. 마츠야사나
2. 앉은 자세-호흡법	11. 파스치못타나사나
3. 목, 어깨, 그리고 눈 운동	12. 부장가사나
4. 고전 태양 경배(메뚜기 대신 뱀 자세)	13. 살라바사나
5. 다리 올리기	14. 다누라사나
6. 살람바 시르사사나 I	15. 아르다 마센드라사나
7. 살람바 사르방가사나	16. 바카사나
8. 할라사나	17. 웃티타 트리코나사나
9. 세투 반다 사르방가사나	18. 사바사나

표 D.9 흰 연꽃 시퀀스

1. 준비 시퀀스: 각 A, B, C 경배를 4번	16. 다리(세투 반다 사르방가사나), 또는 바퀴자세(우르드바 다누라사나)
2. 전환: A시리즈 경배 1 포함하여: 이 자세들 각각 다섯 번 호흡	17. A경배로 반굽힘 접기 자세(자누 시르사사나)
3. 업 독, 다운 독, 굽히기, 반굽힘 자세	18. 굽히기 자세(파스치못타나사나)
4. A시리즈를 계속해서 들어감: 삼각(트리코나사나)	19. 엉덩관절 열기 수선공 자세(밧다 코나사나)
5. 전사 자세(비라바드라 II)	20. 다리 벌리기(우파비스타 코나사나)
6. 횡각으로 늘린 자세(웃티타 파르스바코나사나)	21. 아이 구르기 자세
7. 반달 자세(아르다 찬드라사나)	22. 비틀어 앉아서 척추 비틀기 자세 (아르다 맛센드라사나)
8. 전사 자세 I (비라바드라 I)	23. 선택적 역위: 손으로 서기 자세 (아도 무카 브릭사사나)

표 D.9 흰 연꽃 시퀀스 (계속)

9. 전사 자세III(비라바드라III)	24. 머리로 서기 자세(시르사사나), 또는 돌고래 자세로 30–100번 호흡
10. 회전한 삼각 자세(파리브릿타 트리코나사나)	25. 어깨 서기 순환 (사르방가사나) 30–100 호흡
11. 아래로 향한 보트 자세(나바사나) +호흡 수의 두 배	26. 물고기(마츠야사나) 20 호흡
12. 점프해 들어감: 위를 향한 보트 자세(나바사나) + 호흡수의 두 배	27. 호흡법, 연꽃 자세, 또는 10–20분 완전 호흡을 위해 정좌
13. 선택: 윗몸 일으키기 또는 다리 올리기	28. 송장 자세(사바사나)로 마지막 이완 5–15분
14. 젖히기(경배자세 아님)– 서서 지지하는 아치– 각 자세 2–3회	
15. 낙타 자세(우스트라사나)에서 지탱하고, 쉬고, 반복	

부록 E

추가 자료들

Additional Resources

교육 요가 자원 센터는 마크 스티븐슨(Mark Stephens)에 의해 제공된 온라인 서비스로 여러 가지를 찾아볼 수 있다:

- 이 책과 티칭 요가에서 요가 강사 연수에 사용되도록 고안된 심화 과정 자료들: 필수적인 기초와 원리들.
- 초보 학생들에게 어떻게 고급 아사나들을 가르치는지 보여주는 103~105분 비디오들을 가지고 있는 교육용 요가 비디오 도서관.
- 이 책에 묘사된 각 67 시퀀스들을 보여주는 비디오.
- 75개의 아사나들을 어떻게 하는가에 대해 단계별 지도를 보여주는 슬라이드 쇼의 방.
- 아사나, 프라나야마, 명상, 요가 직업, 요가실 사업 등에 대한 기사.
- 200시간의 기본 강사 연수, 500시간의 고급 강사 연수, 1,000시간의 강사 지도 자격증을 포함하는 마크 스티븐슨의 요가 강사 자격증 프로그램에 대한 자세한 정보.
- 워크숍, 피정, 그리고 요가 강사 자격증 프로그램의 달력.
- 인터넷으로 추가적 자원들과 요가 센터, 연구소, 전 세계의 학회에 연결.

교육 요가 지원 센터

http://www.markstephensyoga.com/resources

주석

Notes

들어가는 말: 요가 시퀀싱의 기법과 과학

1. Cope(1999과 2006)는 요가 수련 전체를 멋지게 탐구하는 것을 보여준다. 요가 시퀀싱에 대해 직접적으로 보여주는 대조적 관점을 위해서는 Eliade(1958), Ghosh(1914), Grilley(2002), Iyengar(2009), Jois(2002), Prabhavananda(1944), Ramaswami(2005), Scaravelli(1991), Schiffmann(1996), Stryker(2011), 그리고 G. White(2007)를 보라.

1장: 시퀀싱의 철학과 원리

1. 하타 요가는 아누사라와 아슈탕가부터 비크람과 음의 힘과 빈야사까지 방식과 종류에 관계없이, 아사나가 탐구와 변화를 위한 기본적 도구인 신체적 요가의 모든 형태로 이루어져 있다. 비록 bhakti(헌신적), karma(봉사), 그리고 jnana(정신적) 요가같은 더 오래된 수행들이 하타 수행에 포함되어졌더라도, 그것은 이것들과는 구별되어진다. 파탄잘리의 raja yoga는 근본적으로 갸나 요가의 형태이다. 초기의 하타 요가는 처음에는 라자 요가(Swatmarama 2004)의 보다 힘든 수행의 길로 묘사되었다. 더 알아보기 위해서는 Stephens(2010)를 보라.
2. 파탄잘리의 요가수트라에 대한 기본적 소개를 위해서 Stephens(2010, 6–13)를 보라. 더 알기 위해서는 Bouanchaud(1999)를 보라.
3. 여덟 부분의 길–원래 아슈탕가 요가–요가 수트라 2장: 29–32(Bouanchaud 1999, 109–13).
4. 많은 강사, 구루, 책, 다른 출처에서 요기들은 수천년 전에 많은 다른 아사나들을 하였다고 계속 말하는 동안, 이런 주장의 신화적 성격은 훨씬 명백해지고 있다. 많은 데서 여전히 반대되는 압도적인 역사적 증거에도 불구하고 그들의 아사나 수행 방식이 수천년을 거슬러 올라간다고 주장한다. 현대적인 아사나 수행의 발전에 대한 학문적

논란에 대해서는 Singleton(2010)을 보라.

5. 몸마음? 몸-마음? 또는 몸과 마음? 여기서 취한 견해는 마음이 몸의 일부인 뇌로 단순화되지 않지만, 거기에서 일어난다는 것이다. 따라서 몸의 신경망을 통해 몸의 곳곳에 현현하는 마음(생각, 기억)의 성질은 더욱 구체화된다. 요가에서 우리가 하는 많은 것은 이러한 충만한 신체적 지성을 일깨우고 발전시키는 것이다. 이 통합된 존재를 언급할 때는 몸마음이라는 용어를 사용한다.
6. 이것은 미세한 (또는 비전의) 몸의 코샤 모델을 통해서 표현될 수 있다: 프라나마야 코샤는 안나마야와 마노마야 코샤를 통합시키는 본질적인 매체이다. 요가를 가르칠 때 코샤 모델에 대한 심층 논점에 대해서는 Stephens(2010, 48-50)를 보라.
7. 쉬바 레아가 시퀀싱에 관련하여 처음 "효과적이고, 아름답고, 그리고 통합된" 성질을 상정했다; 여기서 완성시킨 것은 내가 한 일이다.
8. Erich Schiffmann은 그의 고전적인 책 *Yoga: The Spirit and Practice of Moving into Stillness*(1996)에서 생생한 고요함으로 들어가는 개념을 가져왔다.

2장: 요가 수업의 아크(Arc) 구조

1. 이 관점은 "각 아사나는 미세하고 동적인 내부의 움직임을 위한 용기의 역할을 한다"고 말한 Farhi(1999)에 의해서 강조되었다.
2. 마음챙김의 수련은 선불교에서 가장 두드러진 다양한 영적 수행에서 발견된다; Hanh(1975)를 보라. 지금 현존하는 자기계발의 다양한 자원을 위해서는 Watts(1980)을 보라. 더욱 최근에 Eckhart Tolle는 The Power of Now(1999)를 포함하는 그의 저작과 담화를 통해서 이 순간 현존하도록 대중에게 알리고 있다; Powers(2008)는 마음챙김과 아사나 수련을 탐구한다.
3. Aum은 우파니샤드 모든 데서 언급되는데, 우파니샤드에서의 소리는 브라마와 동등한 것으로 영적 명상의 깊은 대상으로 여겨진다. 찬도갸 우파니샤드, 타이티리야 우파니샤드, 그리고 만두캬 우파니샤드에서 광범위하게 논의된다. 옴을 "가장 높은" 음절, "모든 인간의 소망에 대한 목적"이라고 정의한 카타 우파니샤드 (1.2.15)를 보면, 옴의 소리와 의미의 힘을 알면 "브라마의 세계에서 숭배받게" 된다고 한다.
4. 카팔라바티와 바스트리카에 관해서, Iyengar(1985, 180)는 "만약 사람들이 쿤달리니가 깨어났다고 믿어서 프라나야마를 한다면, 몸과 신경과 두뇌에 큰 해를 갸져올게 될 것이다."고 한다. 그러나 Iyengar의 기본 바탕인 하타 요가 프라디피카에서는 이 프라나야마는 "빨리 쿤달리니를 일깨운다. 그것은 즐겁고 이로우며, 브라마 나디의 입구에 쌓인 과도한 점액 때문에 생긴 장애를 없앤다" (하타 요가 프라디피카 2장. 66).
5. 탄력있는 부력은 아사나에서 정교함을 위한 공간을 발견하는 곳이다. 그것은 아사나에서 최대 가능성의 마지막 각에 대항하여 똑바로 세우는 것과 대조될 수 있다.
6. 전통 하타 요가 교재들은 프라나야마를 실시하기 전에 여섯 satkarma(내부 정화)를

하도록 충고한다. 그 여섯 수련은 dhauti(식도, 위, 그리고 소장을 필수적으로 실로 청소함), neti(따뜻한 식염수로 코 청소함), nauli(근육으로 복부 휘젓기), basti(필수적으로 따뜻한 물로 관장함), trataka(혀의 뒷부분에서 피부를 잘라서 혀끝을 밀어올리고 제 3의 눈을 향하게 하고 응시한다), kapalabhati pranayama(두개골 정화 호흡)이다. 여기서는 카팔라바티에 대해서만 안내한다. 자세한 논의를 위해서는 Swatmarama (2004)를 보라.

7. 요가 치킷사의 개념은 요가가 삶의 모든 모습에 영향을 주는 조건화된 형태를 변화시킨다는 것을 내포하는 치유 과정이라는 인식이다. 그것은 또한 치유 요가의 전체적 모습의 하나인 아슈탕가 빈야사 요가의 프라이머리 시리즈에 주어진 이름으로 아헹가의 수행과 가르침의 중심으로 있다.

3장: 아사나 계열의 내적, 외적 시퀀싱

1. 파다 반다의 해부학적 몸에 대한 세부적인 것은 4장에서 발에 대한 논의를 살펴보라. 발에서 균형에 대한 것은, Holleman과 Sen-Gupta(1999)와 Little(2001)를 보라.
2. 이것은 어떤 수련생들은 그들의 생활에서 안전하게 수련할 수 있는 대중적인 시퀀스이다. 그러나 그것은 대부분의 수련생들에게 몸마음이 문제를 인식하기 전에 일어나는 부상을 가져오는 심각한 위험을 일으킨다.
3. Stephens(2010)을 보면 11장에 임신기간 각 3개월동안 사용하면 안 되는 것에 대해 나와 있다.
4. 비틀기에 사용되는 근육과 관절의 기능과 이익에 대한 자세한 사항은 Gudmestad(2003)와 Cole(2005)를 보라.
5. 살람바 시르사사나 1에서의 머리에 주어지는 압력에 대해 논란이 약간 있는데, 머리 꼭대기 압력이 "머리에 있는 미세한 나디를 손상시킬 가능성"과 함께 "지적 발달에 영향을 줄 것이라고" 주장한다. Jois(2002, 126)와 Maehle(2006, 122)를 보라. Jois는 몸의 전무게가 팔에 의해 지탱되어야 한다고 주장한다. 이것은 아헹가가 팔과 머리의 균형잡힌 기반을 강조한 것과 분명한 대조를 이룬다.

4장: 아사나 지시사항의 시퀀싱

1. 플랭크- 차투랑가- 업 독- 다운 독의 흔한 시퀀스는 대단히 규칙적으로 실현되어야 한다. 7장을 참고하라.
2. 신호를 주는 내용은 요가를 가르치는 초기 경험에서는 대단히 도움이 된다. 그러나 몸들이 다 다르고 요가를 경험하는 것도 각자 다르다. 요가 형식과 체계가 보편적 움직임, 정렬 원칙, 그리고 활력있는 동작을 제시하는 동안, 개인적 조건과 의도의 실제성에 기반을 둔 수련생들에게 더 중점을 두는 것 대신에 매우 기본적인 시작점에서는 보편성의 개념을 고려하는 것이 최선이다.

5장: 수리야 나마스카라

1. 태양 경배는 수천년 거슬러 올라가서 전세계의 문화에서 발견된다. 그러나 요가 아사나 수련의 일부로서 수리야 나마스카라는 1930년대 인도에서 신체적 문화의 큰 부흥기의 일부로서 일어났다(Singleton 2010, 179–84).

6장: 입문 및 초급 수업

1. 이 움직임은 종종 "캣 앤 카우(Cat and Cow)"라고 불린다. 대부분의 강사는 캣(비달라사나)이라는 말에는 동감하는데, 거기서 척추는 아치로 구부러지지만 거꾸로 된 자세는 아니며 골반이 앞으로 회전하고 엉덩이가 하늘로 올라가고, 창문처럼 수직으로 벌려진 두 팔 사이로 가슴의 중심을 끌어 당긴다. 뒷 자세는 카우와 연관된 아사나와 닮지는 않았지만 골반의 앞쪽 회전을 포함하는 아도 무카 스바나사나(얼굴이 아래로 향한 개 자세)를 기대하게 한다. 따라서 우리는 "독 틸트 Dog Tilt"를 이 자세를 말할 때 쓴다. 만약 이 용어의 확인이 더 필요하다면, 5살짜리 얘에게 이 동작을 보여주고 "캣 틸트 Cat Tilt"에서 무슨 동물처럼 보이냐고 물어보라. 대부분 고양이라고 말할 것이다. 그런 다음 자세를 반대로 하여 물어본다, "첫 번째 자세가 고양이라면 이것은 어때?" 아무도 소라고는 안할 것이다. 따라서 Erich Schiffmann(1996, 89–94)에 의해 정의된 것처럼 캣 앤 독 틸트이다.

8장: 상급수업

1. 이 관점은 몇 년전 Joel Kramer와 Diana Alstad가 숲 속을 걸으면서 연구와 집필에만 몰두해서 30년 공백기를 지낸 조엘에게 대중에게 다시 돌아와 줄 것을 제안하던 중 나눈 이야기이다. 위대한 요가선구자들의 한 사람인 조엘이 자신들을 요가 마스터라 자칭하는 그의 옛 제자들을 발견할 때 그는 "요가는 마스터를 할 수 있는 것이 아닌데 요가의 마스터가 된다는 것이 어떻게 가능하지?" 하고, 우스갯소리로 묻곤 했다. 이 질문은 세계에서 신체(역주: 하타) 요가로서는 가장 능숙한 한 세대 앞선 수련가에게서 나온 말이다. 1970년대 요가 저널에 실린 조엘의 독창적인 개념인 "자기 변화로서의 요가"는 우리에게 변화를 꾀하는 멈출 수 없는 과정으로서의 요가 핵심에 이르는 많은 중심적 사상의 토대를 제공해 주었다.

9장: 유소년을 위한 요가 시퀀싱

1. 조사 자료는 또한 높은 비만율이 경제적 빈곤과 강하게 관련된다는 것을 보여준다. 더 많은 정보는 Ogden et al(2010)을 보라.
2. 이 경향은 특히 높은 비만율과 관련있을 때, 젊은이들 사이에 증가하는 자살률과 상관이 있다. 더욱 알고 싶다면 Substance Abuse and Mental Health Service Administration (2010)을 보라.

3. 비율이 5퍼센트인 동안, 이것은 대략 삼백칠십오만 아이들을 나타낸다. U.S. Department of Health and Human Services (1999)를 보라.
4. Tanner 단계 5는 대략 15세이다. Tanner 단계 모델은 논란이 많다는 것을 주목해야 한다. 2011년 8월 26일 찾아본 Keep Kids Healthy website (http://www.keepkidshealthy.com/welcome/treatmentguides/exercise.html)에 있는 "Fitness and Exercise Guide"에서 인용됨.
5. 인도 신화에서 훌륭한 자료는 Genesha Goes to Lunch(Kapur 2007)이다.

10장: 특별상황에 있는 여성을 위한 시퀀싱

1. Gates는 요가에서 독창성의 주요 원천으로 지속되는 여성들의 힘찬 등장을 계속 언급한다.
2. 생리는 자궁내막증, 일차적인 생리불순, 자궁협착증(자궁입구에 상처), 생식관의 선천적 이상, 또는 자궁선근종(조직이 벗겨질 때, 갈 곳이 없는 자궁 근육에 있는 분비선이 자라는 것)으로 막힐 수 있다. 더 알아보기 위해서 Porth와 Martin(2008, 1056−65)과 Moore와 Dalley(2006, 105−12와 410−42)를 보라.
3. 많은 요가 강사들은 특히 몸에서 불필요한 물질(소변, 변, 생리)을 내보낼 때 아파나−바유의 역할이 지장을 받는다는 생각으로, 프라나의 움직임과 효과에 근거하여 생리기간 동안 뒤집기에 반대하는 의견을 낸다. 이것은 모든 프라나−바유가 중력같은 물질적 힘을 넘어서 작용하는 것으로 일반적으로 받아들여지는 미세한 에너지의 일부로서 나타난다고 하는 좀 이상한 명제이다.
4. 두려움이 어떻게 분만 중 여성의 자궁 확장을 제한할 수 있는지에 대한 놀라운 이야기는 Gaskin(2003, 133−42)을 보라.
5. 상세한 운동을 위해서 Calais−Germain(2003)를 보라. 이 책은 출산 전후의 요가 강사들을 위한 필독서이어야 한다; 모든 여성들은 또한 이것을 읽어보도록 권장된다.
6. 이 두 부류의 수련생들과 함께 일할 때 아사나의 특별한 변형 동작들을 위해서 그 두 그룹에 부합하는 훌륭한 출산 전후에 대한 책들이 있다; 더 기본적인 출산 전후의 부류를 위해서 Balaskas(1994)를 보라; 일반적인 요가 부류와 능숙한 수련생들을 위해서 Freedman(2004)를 보라.
7. 폐경기라는 말은 폐경전후기와 폐경이후기의 매우 다른 상태와 단계들을 묘사하는 데 서로 교체되어서 종종 사용되는데, 전자는 더 이상 생리주기가 없는 폐경이후기로 이끄는 호르몬 변화의 시작을 나타낸다. 그 차이는 혼동되면 여러 문제를 야기할 수 있는 다른 치료 증상과 치료 방침이 있어서 매우 중요하다. 일반적으로 폐경기에 대한 훌륭한 출처로는 Edelman(2009)를 보라. 더 전체적인 관점을 위해서는 Boice(2007)를 보라.
8. Iyengar 관점으로 쓰여진 요가와 폐경기에 관한 뛰어난 자료로 Francina(2003)을 보라.

11장: 노인을 위한 요가 시퀀싱

1. 이 정의는 듀크대학 의대의 시니어 프로젝트를 위한 치유 요가에서 조사원들에 의해서 주어졌다. 여기서 주어진 시퀀싱의 제안은 그들의 조사로 대단히 관심을 일으킨다. Krucoff와 Peterson(2010, 899-903)을 보라.
2. 아슈탕가 빈야사와 특히 마츠야사나(물고기 자세)를 할 때 나이 먹은 학생들을 가르치는 것에 대한 독자의 질문에 답하면서, 요가 저널 "멘토 전문가"인 Maty Ezraty(2011)는 "모든 자세가 모든 수련생에게 적절한 것은 아니다"라고 현명하게 말해준다. 독실한 아슈탕기인 그녀는 심지어 처음 아슈탕가 시퀀스에서 마지막 자세인 세투 반다사나(지지된 다리 자세)가 목뼈의 극도의 긴장에도 불구하고, 웃티타 트리코나사나(연장된 삼각 자세)에서 그렇게 자세를 취하는데 목이 충분한 힘이 있다고 하면 안전하게 행해질 수 있다고 계속해서 말한다. 이것은 심지어 그 충고가 추천된 시퀀스나 아사나의 사용을 금하는 방대한 의학적 증거에 역행함에도 불구하고, 모든 연령대와 레벨에 있는 수련생들에게 더욱 흥미를 갖게하는 방식을 발견한 특정한 양식의 요가를 행하는 노련한 강사의 예이다. 세투 반다사나의 경우에, 목뼈가 극도로 긴장할 때 머리 위로 몸무게의 반이상을 지탱할 때 내포되는 심각한 위험 때문에 이 아사나를 전혀 하지 않거나 가르치지 않는 것에 대해 좋은 실례가 될 수 있다.
3. 더 많은 탐색을 위해서 Cohen(2006) 4페이지와 95-114를 보라.
4. 넘어지는 공포증은 실제적인 노인들의 균형 잡기 어려움과 넘어져서 생명이 위험해지는 결과로 있게 된다: 오십이 넘은 여성들은 엉덩관절 골절이 생긴 일년 내에 25퍼센트의 사망률을 가진다. Kado et al(2003)을 보라. 넘어지는 두려움에 대해서는 Schmid et al (2010)를 보라.
5. 1977년 요가 저널에 발표된 Kramer(1977)의 뛰어난 기사인 "자기변화로서 요가 Yoga as Self-transformation"는 이 개념과 방식을 위한 원천이 되고 있다. Erich Schiffmann (1966)은 그의 책에서 한 장을 이 방식에 할애했다; Stephens(2010)은 강사들에게 이 방식으로 가르치는데 더 많은 안내를 하고 있다.
6. 요가의 삶을 긍정하는 특성을 강조하는 것이 중요한 반면, 우리가 결국 죽게 된다는 사실도 현재를 더 자유롭게 되는 수단으로 받아들이는데 있어서 중요하다. 다양한 수련-아사나, 프라나야마, 무드라, 코샤 자각, 그리고 명상-을 위해서 Taylor(2008)을 보라.

12장: 정신과 신체의 건강향상

1. 이 관점을 더욱 알아보기 위해서 Keedwell(2008)을 보라.

13장: 차크라 시퀀스

1. Finger(2005)는 각 차크라에 대한 상세한 육체적 위치와 속성을 알려준다. 앞에 언급한 것처럼, Johari(1987)를 포함한 많은 다른 사람들은 신체적 부분과 차크라의 특정한 연계를 논박한다.
2. 데카르트 철학에서 탐구된 것처럼 송과샘에 대한 뛰어난 논의를 위해서 Stanford Encyclopedia of Philosophy(2008)를 보라.

15장: 요가 시퀀싱 추가 정보

1. Donna Farhi(2006)는 대중 요가반에서 학생 출석에 대해 보다 강력한 기준을 가질 것에 관하여 분명한 의견을 보인다.
2. 수동적(passive)과 능동적(active)이라는 말은 논지의 문맥에 따라서 종종 여러 방식으로 사용된다. Ganga White(2007, 119–21)의 능동적 그리고 수동적 유지에 대한 논의를 보라.
3. 초심자들을 위한 역동적 수련의 가치는 Desikachar(1995, 29–31)에 의해서 강조된다.

참고문헌

References

Aldous, Susi Hately. 2004. *Anatomy and Asana: Preventing Yoga Injuries.* Calgary: Functional Synergy.

Alter, Michael J. 1996. *Science of Flexibility* 2nd ed. Champaign, IL: Human Kinetics.

American Psychological Association. 2010. *Stress in America Findings.* Washington, DC: APA. http://www.stressinamerica.org.

Avalon, Arthur. 1974. *The Serpent Power: Being the Sat-Cakra-Nirupana and Paduka-Pancaka.* New York: Dover.

Avari, Burjor. 2007. *India: The Ancient Past.* Abingdon, UK: Routledge.

Ayyanga, T. R. S. 1952. *The Yoga Upanishads.* Adyar, India: Adyar Library.

Bailey, James. 2003. "Balancing Act." *Yoga Journal* 176 (September-October 2003), http://www.yogajournal.com/wisdom/927.

———. 2006. *Living Ayurveda Reader.* Santa Monica, CA: self-published.

Balaskas, Janet. 1994. *Preparing for Birth with Yoga.* Boston: Element.

Bandy, William D., and Jean M. Irion. 1994. "The Effect of Time on Static Stretch on the Flexibility of the Hamstring Muscles." *Physical Therapy* 74(9): 845–50.

Baptiste, Baron. 2003. *Journey into Power: How to Sculpt Your Ideal Body, Free Your True Self, and Transform Your Life with Yoga.* New York: Fireside.

Benagh, Barbara. 2003. "Inversions and Menstruation." *Yoga Journal.* http://yogajournal.com/practice/546_1.cfm.

Bhajan, Yogi. "Kundalini Research Institute." http://www.kundaliniresearchinstitute.org/teachertraining.htm.

Birch, Beryl Bender. 1995. *Power Yoga: The Total Strength and Flexibility Workout.* New York: Fireside.

———. 2000. *Beyond Power Yoga: 8 Levels of Practice for Body and Soul.* New York: Fireside.

Boice, Judith. 2007. *Menopause with Science and Soul: A Guidebook for Navigating the Journey.* Berkeley, CA: Celestial Arts.

Bouanchaud, Bernard. 1999. *The Essence of Yoga: Reflections on the Yoga Sutras of Patanjali.* New York: Sterling.

Briggs, Tony. 2001. "The Gift of Assisting." *Yoga Journal.* http://www.yogajournal.com/for_teachers/1024.

Broad, William J. 2012. *The Science of Yoga: The Risks and the Rewards.* New York: Simon and Schuster.

Calais-Germain, Blandine. 1991. *Anatomy of Movement.* Seattle: Eastland.

———. 2003. *The Female Pelvis: Anatomy and Exercises.* Seattle: Eastland.

———. 2005. *Anatomy of Breathing.* Seattle: Eastland.

California Department of Education. 2009. *Physical Education Framework for California Public Schools: Kindergarten through Grade Twelve.* Sacramento, CA: California Department of Education.

Campbell, Joseph. 1949. *The Hero with a Thousand Faces.* New York: Pantheon.

Chinmayananda, Swami. 1987. *Glory of Ganesha.* Bombay: Central Chinmaya Mission Trust.

Choudhury, Bikram. 2000. *Bikram's Beginning Yoga Class.* New York: Penguin Putnam.

Clennell, Bobby. 2007. *The Woman's Yoga Book: Asana and Pranayama for All Phases of the Menstrual Cycle.* Berkeley, CA: Rodmell.

Cohen, Gene D. 2006. *The Mature Mind: The Positive Power of the Aging Brain.* Cambridge, MA: Perseus Books.

Cole, Roger. 2005. "With a Twist." *Yoga Journal* (November 2005). http://www.yogajournal.com/practice/1923.

———. "Protect the Knees in Lotus and Related Postures." *Yoga Journal.* http://www.yogajournal.com/for_teachers/978.

Cope, Stephen. 1999. *Yoga and the Quest for the True Self.* New York: Bantam.

———. 2006. *The Wisdom of Yoga: A Seeker's Guide to Extraordinary Living.* New York: Bantam-Bell.

Courtright, Paul B. 1985. *Ganesa: Lord of Obstacles, Lord of Beginnings.* New York: Oxford University Press.

Daumal, René. 2004. *Mount Analogue: A Novel of Symbolically Authentic Non-Euclidean Adventures in Mountain Climbing.* Woodstock, NY: Overlook Press. First published 1960 by Pantheon.

Davidson, Ronald M. 2003. *Indian Esoteric Buddhism: A Social History of the Tantric Movement.* New York: Columbia University Press.

———. 2005. *Tibetan Renaissance: Tantric Buddhism in the Rebirth of Tibetan Culture.* New York: Columbia University Press.

DeNoon, Daniel J. 2011. "The 10 Most Prescribed Drugs." *WebMD.* http://www.webmd.com/news/20110420/the-10-most-prescribed-drugs.

Desikachar, T. K. V. 1995. *The Heart of Yoga: Developing a Personal Practice.* Rochester, VT: Inner Traditions.

———. 1998. *Health, Healing, and Beyond: Yoga and the Living Tradition of Krishnamacharya.* New York: Aperture.

Devereux, Godfrey. 1998. *Dynamic Yoga: The Ultimate Workout That Chills Your Mind as It Charges Your Body.* New York: Thorsons.

Dharma, Krishna. 1999. *Mahabharata: The Greatest Spiritual Epic of All Time.* Badger, CA: Torchlight.

Easwaran, Eknath, trans. 1987. *The Upanishads.* Tomales, CA: Nilgiri.

Edelman, Carole Lium, and Carol Lynn Mandle. 2010. *Health Promotion throughout the Life Span.* St. Louis: Mosby.

Eliade, Mircea. 1958. *Yoga: Immortality and Freedom.* New York: Pantheon.

Espinoza, Fernando. 2005. "An Analysis of the Historical Development of Ideas about Motion and Its Implications for Teaching." *Physical Education* 40(2).

Ezraty, Maty. 2006. *Yoga Journal.* http://www.yogajournal.com/for_teachers/1880.

———. 2011. "Teaching an Aging Population." *Yoga Journal.* http://www.yogajournal.com/for_teachers/2343.

Farhi, Donna. 1996. *The Breathing Book: Good Health and Vitality through Essential Breath Work.* New York: Henry Holt.

———. 2006. *Teaching Yoga: Exploring the Teacher-Student Relationship.* Berkeley, CA: Rodmell.

Finger, Alan. 2005. *Chakra Yoga: Balancing Energy for Physical, Spiritual, and Mental Well-being.* Boston: Shambhala.

Fishman, Loren, and Ellen Saltonstall. 2008. *Yoga for Arthritis.* New York: W. W. Norton.

———. 2010. *Yoga for Osteoporosis.* New York: W. W. Norton.

Folan, Lilias. 1976. *Lilias Yoga and You.* New York: Bantam.

Forbes, Bo. 2011. *Yoga for Emotional Balance: Simple Practices to Help Relieve Anxiety and Depression.* Boston: Shambhala.

Francina, Suza. 2003. *Yoga and the Wisdom of Menopause: A Guide to Physical, Emotional, and Spiritual Health at Midlife and Beyond.* Deerfield Beach, FL: Health Communications.

Frawley, David. 1999. *Yoga and Ayurveda: Self-healing and Self-realization.* Twin Lakes, WI: Lotus.

Freedman, Françoise Barbira. 2004. *Yoga for Pregnancy, Birth and Beyond.* New York: Dorling Kindersley.

French, Roger Kenneth. 2003. *Medicine Before Science: The Rational and Learned Doctor from the Middle Ages to the Enlightenment.* Cambridge, UK: Cambridge University Press.

Friend, John. 2006. *Anusara yoga teacher training manual* 9th ed. The Woodlands, TX: Anusara.

Gambhirananda, Swami. 1989. *Taittiriya Upanishad.* Calcutta: Advaita Ashram.

Gannon, Sharon, and David Life. 2002. *Jivamukti yoga: Practices for Liberating Body and Soul.* New York: Ballantine.

Gardner, Howard. 1993. *Frames of Mind: The Theory of Multiple Intelligences.* New York: Basic.

Gaskin, Ina May. 2003. *Ina May's Guide to Childbirth.* New York: Bantam.

Gates, Janice. 2006. *Yogini: The Power of Women in Yoga.* San Rafael, CA: Mandala Publications.

Getty, Alice. 1936. *Ganesa: A Monograph on the Elephant-faced God.* Repr., Oxford: Clarendon, 1992.

Ghosh, Aurobindo Akroyd. 1914. *The Synthesis of Yoga.* Pondicherry, India: SABDA.

Grilley, Paul. 2002. *Yin Yoga: Outline of a Quiet Practice.* Ashland, OR: White Cloud.

Gudmestad, Julie. 2003. "Let's Twist Again." *Yoga Journal* (January-February 2003).

Hanh, Thich Nhat. 1975. *The Miracle of Mindfulness: A Manual on Meditation.* Boston: Beacon.

Hardy, L., R. Lye, and A. Heathcote. 1983. "Active Versus Passive Warm-up Regimes and Flexibility." *Research Papers in Physical Education* 1(5): 23–30.

Hirschi, Gertrud. 2000. *Mudras: Yoga in Your Hands.* Boston: Weiser.

Hittleman, Richard. 1982. *Richard Hittleman's Yoga: 28-day Exercise Plan.* New York: Bantam.

Hoff, Benjamin. 1982. *The Tao of Pooh.* New York: Dutton.

Holleman, Dona, and Orit Sen-Gupta. 1999. *Dancing the Body Light: The Future of Yoga.* Amsterdam: Pandion.

Huxley, Aldous. 1962. *Island.* New York: Harper and Row.

Iyengar, B. K. S. 1966. *Light on Yoga.* New York: Schockten.

———. 1985. *Light on Pranayama: The Yogic Art of Breathing.* New York: Crossroad.

———. 1988. *The Tree of Yoga.* Boston: Shambhala.

———. 2001. *Yoga: The Path to Holistic Health.* London: Dorling Kindersley.

———. 2009. *Yoga Wisdom and Practice.* London: Dorling Kindersley.

Iyengar, Geeta S. 1995. *Yoga: A Gem for Women.* Spokane, WA: Timeless.

Johari, Harish. 1987. *Chakras: Energy Centers of Transformation.* Rochester, VT: Destiny.

Jois, Sri K. Pattabhi. 2002. *Yoga Mala.* New York: North Point.

Jung, Carl. 1953. "Yoga and the West." *The Collected Works of Carl Jung* vol. 1, ed. Sir Herbert Read, Michael Fordham, and Gerard Adler. New York and Princeton, NJ: Bollingen.

Kado, Deborah M., T. Duong, K. L. Stone, K. E. Ensrud, M. C. Nevitt, G. A. Greendale, and S. R. Cummings. 2003. "Incident Vertebral Fractures and Mortality in Older Women: A Prospective Study." *Osteoporosis International* 14(7): 589–94.

Kaminoff, Leslie, and Amy Matthews. 2011. *Yoga Anatomy* 2nd ed. Champaign, IL: Human Kinetics.

Kapur, Kamla K. 2007. *Ganesha Goes to Lunch: Classics from Mystic India.* San Rafael, CA: Mandala.

Keedwell, Paul. 2008. *How Sadness Survived: The Evolutionary Basis of Depression.* Oxford, UK: Radcliffe.

Kempton, Sally. 2010. *Meditation for the Love of It.* Boulder, CO: Sounds True.

Kramer, Joel. 1977. "A New Look at Yoga: Playing the Edge of Mind and Body." *Yoga Journal* (January 1977).

———. 1980. "Yoga as Self-Transformation." *Yoga Journal* (May–June 1980).

Kramer, Joel, and Diana Alstad. 2009. *The Passionate Mind Revisited: Expanding Personal and Social Awareness.* Berkeley, CA: North Atlantic.

———. 1993. *The Guru Papers: Masks of Authoritarian Power.* Berkeley, CA: North Atlantic.

Krishnamacharya, Tiramulai. 1934. *Yoga Makaranda.* Madurai, India: Madurai CMV Press.

Kriyananda, Swami (J. Donald Walters). 1967. *Ananda Yoga for Higher Awareness.* Nevada City, NV: Crystal Clarity.

Krucoff, Carol, and Matthew Peterson. 2010. "Teaching Yoga to Seniors: Essential Considerations to Enhance Safety and Reduce Risk in a Uniquely Vulnerable Age Group." *The Journal of Alternative and Complementary Medicine* 16(8): 899–905.

Lad, Vasant. 1984. *Ayurveda: The Science of Self-healing*. Twin Lakes, WI: Lotus.

Lasater, Judith. 1995. *Relax and Renew: Restful Yoga for Stressful Times*. Berkeley, CA: Rodmell.

Levine, Stephen. 1979. *A Gradual Awakening*. Garden City, NJ: Anchor.

Little, Tias. 2001. "From the Ground Up." *Yoga Journal* (November 2001).

Maehle, Gregor. 2006. *Ashtanga Yoga: Practice and Philosophy*. Novato, CA: New World Library.

Mallinson, James, trans. 2004. *The Gheranda Samhita*. Woodstock, NY: YogaVidya.com.

Manchester, Frederick. 2002. *The Upanishads: Breath of the Eternal*. New York: Signet Classics.

McCall, Timothy. 2007. *Yoga as Medicine: The Yogic Prescription for Health and Healing*. New York: Bantam Dell.

Miller, Elise Browning. 2003. *Yoga for Scoliosis*. Menlo Park, CA: self-published.

Mittelmark, Raul Artal, Robert A. Wiswell, and Barbara L. Drinkwater, eds. 1991. *Exercise in Pregnancy*, 2nd ed. Baltimore: Williams and Wilkins.

Mohan, A. G. 1993. *Yoga for Body, Breath, and Mind: A Guide to Personal Reintegration*. Portland, OR: Rudra.

Mohan, A. G., and Indra Mohan. 2004. *Yoga Therapy: A Guide to the Therapeutic Use of Yoga and Ayurveda for Health and Fitness*. Boston: Shambhala.

Moore, Keith L., and Arthur F. Dalley. 2006. *Clinically Oriented Anatomy*, 5th ed. Baltimore: Lippincott Williams and Wilkins.

Morrison, Judith. 1995. *The Book of Ayurveda*. London: Gaia.

Muktananda, Swami. 1997. *Nothing Exists That Is Not Siva: Commentaries on the Siva Sutra, Vijnanabhairava, Gurugita, and Other Sacred Texts*. South Fallsburg, NY: Siddha Yoga Publications.

Muktibodhananda, Swami, trans. 1993. *Hatha Yoga Pradipika: Light on Yoga*. Munger, India: Bihar School of Yoga.

Narayanananda, Swami. 1979. *The Primal Power in Man, or the Kundalini Shakti*, 6th rev. ed. Gylling, Denmark: Narayanananda Universal Yoga Trust.

Netter, Frank H. 1997. *Atlas of Human Anatomy*, 2nd ed. East Hanover, NJ: Novartis.

Newton, Isaac. 1999. *The Principia: Mathematical Principles of Natural Philosophy.* Trans. I. Bernard Cohen and Anne Whitman. Berkeley, CA: University of California Press.

Ogden, Cynthia L., Margaret D. Carroll, Lester R. Curtin, Molly M. Lamb, and Katherine M. Flegal. 2010. "Prevalence of High Body Mass Index in U.S. Children and Adolescents, 2007–2008." *Journal of the American Medical Association* 303(3): 242–49.

Porth, Carol Mattson, and Genn Martin. 2008. *Pathophysiology : Concepts of Altered Health States.* Philadelphia: Wolters Kluwer Health/Lippincott Williams & Wilkins.

Powers, Sarah. 2008. *Insight Yoga.* Boston: Shambhala.

Prabhavananda, Swami, and Christopher Isherwood, trans. 1944. *Bhagavad-Gita.* Los Angeles: The Vedanta Society.

Ramaswami, Srivatsa. 2000. *Yoga for the Three Stages of Life: Developing Your Practice as an Art Form, a Physical Therapy, and a Guiding Philosophy.* Rochester, VT: Inner Traditions.

———. 2005. *The Complete Book of Vinyasa Yoga.* New York: Marlowe.

Rea, Shiva. 1997. *Hatha Yoga as a Practice of Embodiment.* Master's thesis, Univ. of California, Los Angeles, World Arts and Cultures (Dance) Department.

Rosen, Richard. 2002. *The Yoga of Breath: A Step-by-Step Guide to Pranayama.* Boston: Shambhala.

———. 2006. *Pranayama Beyond the Fundamentals: An In-depth Guide to Yogic Breathing.* Boston: Shambhala.

Satchidananda, Swami. 1970. *Integral Hatha Yoga.* Austin, TX: Holt, Rinehart and Winston.

———, trans. 1978. *The Yoga Sutras of Patanjali.* Buckingham, VA: Integral Yoga.

Scaravelli, Vanda. 1991. *Awakening the Spine: The Stress-free New Yoga That Works with the Body to Restore Health, Vitality and Energy.* New York: HarperCollins.

Schatz, Mary Pullig. 2002. "A Woman's Balance: Inversions and Menstruation." http://www.yoga.com/ydc/enlighten/enlighten_document.asp?ID=74&section=9&cat=93.

Schiffmann, Erich. 1996. *Yoga: The Spirit and Practice of Moving into Stillness.* New York: Pocket.

Schmid, A., M. Van Puymbroeck, and D. Koceja. 2010. "Effect of a 12-week Yoga Intervention on the Fear of Falling and Balance in Older Adults—a Pilot Study."

Archives of Physical Medicine and Rehabilitation 91: 576–83.

Shamdasani, Sonu, ed. 1996. *The Psychology of Kundalini Yoga: Notes of the Seminar Given in 1932 by C. G. Jung*. Princeton: Princeton University Press.

Shrier, Ian, and Kav Gossal. 2000. "The Myths and Truths of Stretching: Individualized Recommendations for Healthy Muscles." *Physician and Sportsmedicine* 28(8).

Singer, Charles A. 1957. *A Short History of Anatomy and Physiology from the Greeks to Harvey*. New York: Dover.

Singleton, Mark. 2010. *Yoga Body: The Origins of Modern Postural Practice*. New York: Oxford University Press.

Sivananda Yoga Center. 1983. *The Sivananada Companion to Yoga*. Repr., New York: Fireside, 2000.

Sjoman, N. E. 1996. *The Yoga Tradition of the Mysore Palace*. New Delhi: Abhinav.

Stanford Encyclopedia of Philosophy. 2008. "Descartes and the Pineal Gland." http://plato.stanford.edu/entries/pineal-gland.

Stenhouse, Janita. 2001. *Sun Yoga: The Book of Surya Namaskar*. St.-Christophe, France: Innerspace.

Stephens, Anastasia. 2005. "Health: The Bikram Backlash." London: *The Independent*, January 25.

Stephens, James, Joshua Davidson, Joseph DeRosa, Michael Kriz, and Nicole Saltzman. 2006. "Lengthening the Hamstring Muscles without Stretching Using 'Awareness through Movement.'" *Physical Therapy* 86(12): 1641–50.

Stephens, Mark. 2010. *Teaching Yoga: Essential Foundations and Techniques*. Berkeley, CA: North Atlantic.

———. 2011. "Art of Asana: Effort and Ease in Handstand." *Yoga International* 113 (Spring 2011).

———. 2011. "Art of Asana: Divine Expression—the Path to Natarajasana." *Yoga International* 114 (Spring 2011).

———. 2012. "How Yoga Will Not Wreck Your Body." *Elephant Journal*. http://www.elephantjournal.com/2012/01/how-yoga-will-not-wreck-your-body—mark-stephens/.

Stryker, Rod. 2011. *The Four Desires: Creating a Life of Purpose, Happiness, Prosperity, and Freedom*. New York: Delacorte.

Substance Abuse and Mental Health Services Administration, Office of Applied Studies. 2010. *The NSDUH Report: Major Depressive Episode among Youths*

Aged 12 to 17 in the United States: 2004 to 2006. Rockville, MD: SAMHSA.
Svoboda, Robert. 1988. *Prakriti: Your Ayurvedic Constitution*. Bellingham, WA: Sadhana.
Svoboda, Robert, and Arnie Lade. 1995. *Tao and Dharma: Chinese Medicine and Ayurveda*. Twin Lakes, WI: Lotus.
Swatmarama, Swami. 2004. *Hatha Yoga Pradipika*. Woodstock, NY: YogaVidya.com.
Swenson, David. 1999. *Ashtanga Yoga: The Practice Manual*. Austin, TX: Ashtanga Yoga Productions.
Taylor, Jennifer. 2008. "End-of-life Yoga Therapy: Exploring Life and Death." *International Journal of Yoga Therapy* 18: 97–103.
Thompson, Marcia, and David Harsha. 1984. "Our Rhythms Still Follow the African Sun." *Psychology Today* 12 (January 1984): 50–54.
Tigunait, Pandit Rajmani. 1999. *Tantra Unveiled: Seducing the Forces of Matter and Spirit*. Honesdale, PA: Himalayan Institute Press.
Tirtha, Swami Sada Shiva. 2006. *The Ayurvedic Encyclopedia*. Coconut Creek, FL: Educa.
Todd, Mabel. 1937. *The Thinking Body*. Repr., New York: Dance Horizons, 1972.
Tolle, Eckhart. *The Power of Now: A Guide to Spiritual Enlightenment*. Novato, CA: New World Library, 1999.
Troels, B. 1973. "Achilles Heel Rupture." *Acta Orthopaedica Scandinavica*. 152(suppl.): 1–126.
U.S. Department of Health and Human Services. 1999. *Mental Health: A Report of the Surgeon General*. Rockville, MD: HHS.
Vasu, Rai B. Chandra, trans. 2004. *The Siva Samhita*. New Delhi: Munshiram Manoharial.
Vaughan, Kathleen. 1951. *Exercises Before Childbirth*. London: Faber.
Watts, Alan. 1980. *Om: Creative Meditations*. Berkeley, CA: Crystal Arts.
Weintraub, Amy. 2004. *Yoga for Depression: A Compassionate Guide to Relieve Suffering through Yoga*. New York: Broadway.
White, David Gordon. 1996. *The Alchemical Body: Siddha Traditions in Medieval India*. Chicago: University of Chicago Press.
———, ed. 2000. *Tantra in Practice*. Princeton, NJ: Princeton University Press.
———. 2003. *Kiss of the Yogini: "Tantric Sex" in Its South Asian Contexts*. Chicago: University of Chicago Press.
———. 2009. *Sinister Yogis*. Chicago: University of Chicago Press.

White, Ganga. 2007. *Yoga Beyond Belief: Insights to Awaken and Deepen Your Practice*. Berkeley, CA: North Atlantic.

Woolery, Alison, Hector Myers, Beth Sternlieb, and Lonnie Zeltzer. 2004. "A Yoga Intervention for Young Adults with Elevated Symptoms of Depression." *Alternative Therapies in Health and Medicine* 10(2): 60–63.

Yesudian, Selvarajan, and Elisabeth Haich. 1958. *Sport and Yoga*. Paris: Albin Michel.

Yogananda, Paramhansa. 1946. *Autobiography of a Yogi*. Los Angeles: Self-Realization Fellowship.

Zimmer, Heinrich. 1972. *Myths and Symbols in Indian Art and Civilization*. New York: Bollingen Foundation.

찾아보기

Index

ㅅ

ㅇ

ㅈ

ㅊ

ㅋ

ㅌ

ㅍ

ㅎ

저자에 대해서

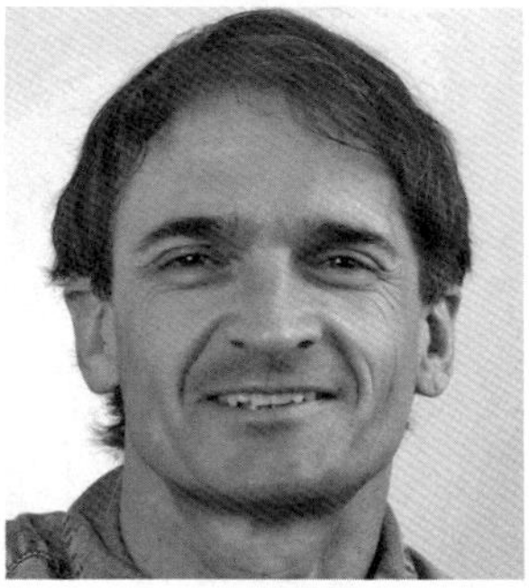

천명 이상의 요가 강사들을 지도한 존경받는 요가 스승이고, 저자로서, 마크 스티븐스는 전 세계적으로 수업, 워크숍, 수련회, 그리고 강사 연수를 행하고 있다. 1991년부터 요가를 수행하여 1996년 이래로 요가를 가르치면서, 스티븐스는 아슈탕가 빈야사, 아헹가, 빈야사 플로우, 탄트라, 요가 치료, 기능별 요가 해부와 운동요법, 전통 요가 철학, 그리고 존재와 의식에 대한 현대 철학을 연구하면서, 수련생과 스승으로서 그의 길을 따라 현대적 접근법을 찾아왔다.

베스트 셀러인 요가 지도법: 기본 원리와 지도 기술의 저자이고 최근 요가 인터내셔널 잡지에서 "Art of Asia" 칼럼니스트인 스티븐슨은 미국 전역에서, 컨퍼런스에서, 전통 수련장에서, 그리고 기타 장소(빈민지역 학교, 소년원, 치료 센타, 교도소, 정신 병원)에서 요가를 가르치고 있다. 2000년에 그는 요가 인사이드 협회와의 비영리적 작업으로 요가 저널의 첫 번째 카르마 요가상을 받았다. 그는 캘리포니아주 산타크루스에서 살고, 가르치고 있고, 산타크루스 요가에서 강사 연수의 창립자이고 책임자이다.

스티븐스의 웹사이트는 요가 수련과 강사들을 위하여 각 108개의 아사나에서 수련생들을 지도하고 수련시키는 방법에 대한 상세한 지도를 보여주는 비디오들, 지도받는 오디오 수업들, 100개 이상의 아사나와 그것들을 어떻게 전환을 하고 나오는지를 보여주는 슬라이드쇼들, 기사들, 가르치는 요령들, 수련하는 요령들, 시, 그의 워크숍 달력을 포함하여 광범위한 자료들을 제공한다.

Visit www.markstephensyoga.com